Essentials of Blood Product Management in Anesthesia Practice

麻醉实践中血液制品管理精要

Essentials of Blood Product Management in Anesthesia Practice

麻醉实践中血液制品管理精要

原著主编 Corey S. Scher Alan David Kaye
Henry Liu Seth Perelman
Sarah Leavitt

主　　译 邓小明 万小健 孟 岩

副 主 译 刘珊珊 樊玉花 易雯婧

北京大学医学出版社

MAZUI SHIJIAN ZHONG XUEYE ZHIPIN GUANLI JINGYAO

图书在版编目（CIP）数据

麻醉实践中血液制品管理精要 /（美）科瑞·舒尔（Corey S. Scher）等原著；邓小明，万小健，孟岩主译.—北京：北京大学医学出版社，2021.10

书名原文：Essentials of Blood Product Management in Anesthesia Practice

ISBN 978-7-5659-2507-8

Ⅰ.①麻… Ⅱ.①科… ②邓… ③万… ④孟… Ⅲ.①血液－生物制品－管理 Ⅳ.① R954

中国版本图书馆 CIP 数据核字（2021）第 193415 号

北京市版权局著作权合同登记号：图字：01-2021-5042

麻醉实践中血液制品管理精要

主　　译：邓小明　万小健　孟　岩
出版发行：北京大学医学出版社
地　　址：（100191）北京市海淀区学院路 38 号　北京大学医学部院内
电　　话：发行部 010-82802230；图书邮购 010-82802495
网　　址：http://www.pumpress.com.cn
E-mail：booksale@bjmu.edu.cn
印　　刷：中煤（北京）印务有限公司
经　　销：新华书店
责任编辑：王智敏　　**责任校对**：靳新强　　**责任印制**：李　啸
开　　本：889 mm×1194 mm　1/16　　**印张**：30　　**字数**：890 千字
版　　次：2021 年 10 月第 1 版　2021 年 10 月第 1 次印刷
书　　号：ISBN 978-7-5659-2507-8
定　　价：168.00 元

译者和审校专家名单

主　译

邓小明　万小健　孟　岩

副主译

刘珊珊　樊玉花　易雯婧

审校者（按姓氏汉语拼音排序）

包　睿　卞金俊　薄禄龙　邓小明　樊玉花　范晓华　江　来
蒋政宇　李金宝　李文献　林福清　刘珊珊　刘　毅　毛燕飞
冒海蕾　孟　岩　万小健　王　建　王嘉锋　王晓琳　王英伟
徐子锋　许平波　许　涛　杨　涛　杨小虎　姚　滢　易雯婧
赵晓虹　赵珍珍　邹毅清

译　者（按姓氏汉语拼音排序）

卜　岚　曹惠敏　陈　峰　陈　霞　陈　震　费苗苗　郭　玉
何　荣　胡宝吉　胡　涵　孔凯文　黎　娜　李露茜　李　娜
李秀娟　刘　强　刘　征　娄景胜　陆珠凤　孟海兵　倪丽亚
施　锋　隋大鸣　孙璐璐　孙振朕　唐文红　陶天柱　王昌理
王　飞　王丽萍　王卿宇　王　森　王　莹　文　岑　文平山
吴友平　解　健　解　群　谢　滔　许小平　杨文宇　易雯婧
殷　娜　翟学花　张建海　张　旭　赵芝佳　朱成龙　朱雅琳

中文版前言

德国思想家歌德认为“血液是最贵重的液体”。古今中外许多文学资料中把“血液”当做异常神圣和神秘的人体液体。在中国上古时代即有歃血为盟的仪式。《黄帝内经》中认为“心主身之血脉”，并认识到血液在脉管内“流行不止，环周不休”，是人体维持平衡的基础。但那时人们仍未能真正认识到血液之于人体的客观作用。随着安东尼·列文虎克（Antony van Leeuwenhoek）应用显微镜观察血液开始，有关血液作用的神秘面纱才逐渐被掀开。在蒙昧的年代，输血是一种神秘的巫术，直到 1818 年 James Blundell 为挽救大出血产妇实施了输血治疗，他因此被称为“现代输血之父”。

时至今日，血液仍然是珍贵的医疗资源，世界各地仍存在巨大的用血缺口。现代医疗科技的探索与进步提高了血液的贮存时间，成分输血、血液稀释和自体血回输等技术提高了血液制品的科学合理应用，手术技术的进步与新型止血材料与药物的应用减少了血液的丢失，基因或蛋白质重组技术改变了临床只知输注血液制品的补充疗法，日益完善的各种输血规范与指南持续改进了临床用血的习惯。但是因临床医师的习惯与地区医疗差异，临床血液制品应用管理仍存在一定的混乱。调查研究显示，我国血液成分平均合理用血率仅 68.4%，其中血浆合理用血率仅 39.1%，血小板平均合理用血率最高，达 98.9%。就用血量与输血例次合理性而言，三级医院的合理用血率分别为 70.3% 和 57.3%，而二级及以下医院合理用血率分别为 54.8% 和 51.3%。同时，医院各临床科室用血成分不一。调查显示手术科室红细胞、血浆、冷沉淀物用量占比分别为 61.3%、74.5% 和 87.3%，血小板用量仅 6.1%，而同时手术科室合理用血率仅 34.9%。输血指征过宽、无指征输血、过量输血为输血不合理的常见原因，有些临床医师甚至把血浆用于补充营养，促进伤口愈合。

《麻醉实践中血液制品管理精要》一书系统介绍了麻醉手术中血液制品合理应用的相关知识，全书从输血历史开始，详细介绍了血液、凝血、出血与止血以及输血等基础知识，并深入讨论了围手术期重大手术或疾病和老年、产科、儿科患者与药物滥用患者等特殊人群的血液管理以及输血相关的潜在并发症。期望本译著有利于提升我国麻醉学等临床从业人员的输血实践水平，规范围手术期血液管理，节约用血。在阅读参考该书时请特别注意，本书中 1 个单位的全血或血液制品是美国单位，即约 450 ～ 500 ml 全血或从 450 ～ 500 ml 全血中分离制备出的血液制品，如血小板；而我国全血以 200 ml 为 1 个单位。

该书由现在或曾在海军军医大学第一附属医院麻醉学部学习与工作的医师们完成，所有译者与审校者均为邓小明教授的硕士或博士研究生。在完成该书的翻译工作之际，我们既有团队的荣誉感又心存忐忑，由于时间紧凑，能力有限，不尽之处敬请案前诸君批评指正。

邓小明　万小健　孟　岩

海军军医大学第一附属医院麻醉学部

二〇二一年八月十八日

原著序

1600年代早期以来，人们一直尝试并应用血液和血液制品治疗临床疾病。时至今日，治疗性应用血液和血液制品的适应证已显著扩大。近期研究结果发现应用血液或血液成分有着广泛有益适应证。如今，世界各地的诸多诊所和医院都会采集患者自身血液，并有策略地重新输注相关成分，以减少炎症并促进各种临床疾病的康复。

根据临床疾病进程或操作规程使用和预订血液制品是一个复杂的问题，涵盖了经济、生理和宗教方面的事宜。有关疾病进程、患者风险因素和现代检测特异性的知识为执业临床医师创造了一个不断扩展的知识库。充分了解标准实践包括献血者的合适检测、选择与筛查，血液制品的储存，血液相容性检测，献血储备和临床应用适应证等，这些都是对当今从业人员的要求。

美国红十字会表示，就血液供需而言，在美国每两秒钟就有人需要血液，而不到38%的人口有能力或有资格捐献血液或血小板。对于接受手术、癌症治疗、患有慢性疾病或遭受创伤的人来说，完整的血液供应至关重要。仅在美国，每年就输注近2100万单位的血液成分。

本书由Corey S. Scher医学博士、Henry Liu医学博士、Seth Perelman医学博士和Alan David Kaye医学博士/理学博士等领衔编撰，他们都是我长期以来备受尊敬的同事和朋友。他们不辞辛劳地召集不同医学领域和专业学科的专家携手工作，在接下来的正文章节中分享他们的专业技能和知识。医学生和专业从业人员都可以在他们的医疗实践和继续教育中利用本书内容。我很荣幸地介绍《麻醉实践中血液制品管理精要》一书，希望读者对编者努力引领的永不过时的大量信息深感满意，这些信息将继续我们对希波克拉底誓言的共同承诺："以个人能力的最好方式治疗患者，保护患者的隐私，把医学的奥秘传授给下一代……"

Charles Fox 医学博士
Ochsner-LSU Health Shreveport 总裁兼首席执行官
美国洛杉矶什里夫波特市路易斯安那州立大学医学院
麻醉学与药理学系、毒理学系和神经科学学系
教授兼主席

原著者名单

Alaa Abd-Elsayed, MD, MPH Department of Anesthesiology, University of Wisconsin School of Medicine and Public Health, Madison, WI, USA

Caroline Raasch Alquist, MD, PhD, D(ABHI) Transplantation Immunology Division, Hoxworth Blood Center, University of Cincinnati, Cincinnati, OH, USA

Ariunzaya Amgalan, BS Georgetown University School of Medicine, Washington, DC, USA

Prathima Anandi, MD Department of Anesthesiology, LSU Health Shreveport, Shreveport, LA, USA

Erica Ash, MD NYU Langone Medical Center, Department of Anesthesiology, Perioperative Care, and Pain Medicine, New York, NY, USA

Douglas R. Bacon, MD, MD Department of Anesthesiology, University of Mississippi Medical Center, Jackson, MI, USA

Philip G. Boysen II, MD, MBA, FACP, FCCP, FCCM Department of Anesthesiology, University of Mississippi Critical Care Organization, University of Mississippi Medical Center, Jackson, MS, USA

Jason M. Buehler, MD University of Tennessee at Knoxville Medical Center, Department of Anesthesiology, Knoxville, TN, USA

John C. Cargile, MD Texas A&M University – College of Medicine, Bryan, TX, USA

Baylor Scott and White Medical Center – Temple, Department of Anesthesiology, Temple, TX, USA

Samuel Carlson, BS Medical College of Wisconsin, Department of Anesthesiology, Wauwatosa, WI, USA

Joseph Cassis, MD University of Kentucky, Department of Anesthesiology, Lexington, KY, USA

Pierre Alex Casthely, MD NYU Langone Medical Center, NYU Department of Anesthesiology, Perioperative Care, & Pain Medicine, New York, NY, USA

Destiny F. Chau, MD Division of Anesthesiology, Children's Hospital of the King's Daughters, Department of Pediatric Anesthesiology, Norfolk, VA, USA

Luis Chabla-Penafiel, MD NYU Langone, Department of Anesthesiology, Perioperative Care, and Pain Medicine, Brooklyn, NY, USA

Karina Charipova, MD Georgetown School of Medicine, Washington, DC, USA

Lin Chen, MD, PhD Department of Anesthesiology, Hubei Women & Children's Hospital, Wuhan, Hubei, China

Chrissy Cherenfant, MD NYU Langone Health, NYU Langone Orthopedic Hospital, Department of Anesthesiology, Perioperative Medicine, and Pain Medicine, New York, NY, USA

Samuel Chijioke Onyewu, MBCHB Virginia Commonwealth University Health System, Department of Anesthesiology, Richmond, VA, USA

Hyung Sun Choi, MD Department of Anesthesiology, Montefiore Medical Center, Bronx, NY, USA

Alice Tolbert Coombs, MD, MPA, FCCP Virginia Commonwealth University Health System, Department of Anesthesiology, Richmond, VA, USA

Daniel E. Core, MS LSU Health Shreveport, Shreveport, LA, USA

Elyse M. Cornett, PhD LSU Health Shreveport, Department of Anesthesiology, Shreveport, LA, USA

Jayanth Dasika, MD University of Florida–Jacksonville, Department of Anesthesiology, Jacksonville, FL, USA

Joseph Dean, BS Virginia Commonwealth University School of Medicine, Richmond, VA, USA

Mario DeAngelis, MD Department of Anesthesiology, Methodist Division, Thomas Jefferson University Hospital, Philadelphia, PA, USA

Keith P. Delaune, MS4 Department of Anesthesiology, LSU Health Shreveport, Shreveport, LA, USA

Yi Deng, MD Baylor College of Medicine, Department of Anesthesiology, Houston, TX, USA

Hermandeep Dhami, MD New York University, Anesthesiology, New York, NY, USA

Monica M. DiLorenzo, MD The Mount Sinai Hospital, Department of Anesthesiology, Perioperative, and Pain Medicine, New York, NY, USA

Dallas L. Domangue Department of Anesthesiology, LSUHSC New Orleans, New Orleans, LA, USA

Abigail P. Erwin, BS, MD Candidate Department of Anesthesiology, LSUHSC New Orleans, New Orleans, LA, USA

Joshua M. Etienne, BS, MD Candidate Department of Anesthesiology, LSUHSC New Orleans, New Orleans, LA, USA

Lisa Farmer, MD Department of Anesthesiology, The University of Texas Medical Branch at Galveston, Galveston, TX, USA

Justin B. Feit, MD NYU Langone Health, NYU School of Medicine, Department of Anesthesiology, Perioperative Care, and Pain Medicine, New York, NY, USA

Mitchell C. Fuller, BS Froedtert Hospital, Medical College of Wisconsin, Milwaukee, WI, USA

Robert Gaiser, MD University of Kentucky, Department of Anesthesiology, Lexington, KY, USA

Meera Gangadharan, MD University of Texas Medical Branch, Department of Anesthesiology, Galveston, TX, USA

Andrew Jesse Garcia, PharmD George Washington University School of Medicine and Health Sciences, Department of Anesthesia, LSU Health Sciences Center, Washington, DC, USA

Michael Godbold, MD University of Tennessee Medical Center – Knoxville, Department of Anesthesiology, Knoxville, TN, USA

Eric Gomez, MD Department of Anesthesiology, Thomas Jefferson University Hospital, Philadelphia, PA, USA

Amanda L. Granier, BS, MD Candidate Department of Anesthesiology, LSUHSC New Orleans, New Orleans, LA, USA

Kyle Gress, BS Georgetown School of Medicine, Washington, DC, USA

Ryan T. Gualtier, MD Department of Anesthesiology Perioperative Care and Pain Medicine, NYU Langone, Department of Anesthesiology, New York, NY, USA

Erik M. Helander, MD Department of Anesthesiology, LSUHSC New Orleans, New Orleans, LA, USA

Louise Helander, MBBS University of Colorado, ClinImmune Labs, Denver, CO, USA

Amie L. Hoefnagel, MD Department of Anesthesiology, Jacksonville, FL, USA

Christopher Hoffman, DO Department of Anesthesiology, Thomas Jefferson University Hospital, Philadelphia, PA, USA

Hannah J. Hsieh, MD NYU Langone Health, Department of Anesthesiology, Perioperative Care and Pain Medicine, New York, NY, USA

Albert Hsu, MD University of Florida – Jacksonville, Department of Anesthesiology, Jacksonville, FL, USA

Liang Huang, MD, PhD Department of Anesthesiology, New York University Langone School of Medicine, New York, NY, USA

Jose C. Humanez, MD University of Florida – Jacksonville, Department of Anesthesiology, Jacksonville, FL, USA

Larry R. Hutson Jr., MD Texas A&M University – College of Medicine, Bryan, TX, USA

Baylor Scott and White Medical Center – Temple, Department of Anesthesiology, Temple, TX, USA

Mary Im, MD Department of Anesthesiology, Lewis Katz School of Medicine Temple University, Temple University Hospital, Philadelphia, PA, USA

Usama Iqbal, MD Department of Anesthesiology, NYU Langone School of Medicine, New York, NY, USA

George M. Jeha, BS Department of Anesthesiology, LSUHSC New Orleans, New Orleans, LA, USA

Yang Jiang, MD University of California Los Angeles School of Medicine, Department of Hematology and Oncology, Los Angeles, CA, USA

Robert Jungerwirth, MD NYU Langone Health, Department of Anesthesiology, Perioperative Care, and Pain Medicine, New York, NY, USA

Jennifer Kaiser, BS Medical College of Wisconsin, Department of Anesthesiology, Wauwatosa, WI, USA

Jay Karri, MD, MPH Baylor College of Medicine, Department of Physical Medicine and Rehabilitation, Houston, TX, USA

Daniel Katz, MD Icahn School of Medicine at Mount Sinai, Department of Anesthesiology, New York, NY, USA

Philip J. Katzman, MD University of Rochester Medical Center, Department of Pathology and Laboratory Medicine, Rochester, NY, USA

Alan David Kaye, MD, PhD Departments of Anesthesiology and Pharmacology, Toxicology, and Neurosciences, Louisiana State University School of Medicine-Shreveport, Shreveport, LA, USA

LSU Health Shreveport School of Medicine, New Orleans, LA, USA

Tulane School of Medicine, New Orleans, LA, USA

Samir Kendale, MD NYU Langone Health, Department of Anesthesiology, Perioperative Care & Pain Medicine, New York, NY, USA

Norma J. Klein, MD University of California Medical Center Davis (UCDMC), University of California, Davis, Department of Anesthesiology & Pain Medicine, Sacramento, CA, USA

Cody Koress, BS LSU Health Sciences Center, Department of Anesthesiology, New Orleans, LA, USA

Brandan Kovacs, MD New York University School of Medicine, Department of Anesthesiology, Perioperative Care, and Pain Medicine, NYU Langone Medical Center, New York, NY, USA

Fatoumata Kromah, MD, FASA Virginia Commonwealth University Health System, Department of Anesthesiology, Richmond, VA, USA

Dustin Latimer, MS Department of Anesthesiology, LSU Health Shreveport, Shreveport, LA, USA

Sarah Leavitt, MD NYU-Grossman School of Medicine, Department of Anesthesiology, New York, NY, USA

Mingqiang Li, MD, PhD Xiangyang Central Hospital, Department of Anesthesiology, Xiangyang, Hubei, China

Na Li, MD, PhD Hubei Women & Children's Hospital, Department of Anesthesiology, Wuhan, Hubei, China

Craig J. Lilie, MD Baylor Scott and White Medical Center – Temple, Department of Anesthesiology, Temple, TX, USA

Henry Liu, MD, MS, FASA Department of Anesthesiology and Perioperative Medicine, Milton S. Hershey Medical Center, Penn State College of Medicine, Hershey, PA, USA

Alaina Lofaso, MSIV LSU Health Shreveport, Shreveport, LA, USA

Sanjana A. Malviya, MD, MBA Baylor College of Medicine, Department of Anesthesiology, Houston, TX, USA

Deepinder S. Mann, MD Department of Anesthesiology, The University of Texas Medical Branch at Galveston, Galveston, TX, USA

Haig Mannasian, MD Thomas Jefferson University Hospital, Department of Anesthesiology, Philadelphia, PA, USA

Kristen Mathias, MD University of Chicago, Department of Internal Medicine, Chicago, IL, USA

David Matson, DO Reading Hospital/Tower Health, Department of Anesthesiology, West Reading, PA, USA

Patrick O. McConville, MD, FASA The University of Tennessee Medical Center, Department of Anesthesiology, Knoxville, TN, USA

David C. McEnerney, DO University of Florida – Jacksonville, Department of Anesthesiology, Jacksonville, FL, USA

Patrick D. McFarland, MD, MBA – candidate Department of Anesthesiology, University of Tennessee Graduate School of Medicine, Knoxville, TN, USA

Shairko Missouri, MBChB, MD NYU-Grossman School of Medicine, Department of Anesthesiology, New York, NY, USA

Paul D. Mongan, MD University of Florida – Jacksonville, Department of Anesthesiology, Jacksonville, FL, USA

Jose V. Montoya-Gacharna, MD NYU Langone Medical Center, Department of Anesthesiology, New York, NY, USA

Blake A. Moore, MD Section on Cardiothoracic Anesthesia, University of Tennessee Graduate School of Medicine, Knoxville, TN, USA

Phillip Morris, MD Baylor Scott and White Medical Center – Temple, Department of Anesthesiology, Temple, TX, USA

Chris Murphy, MD Department of Anesthesiology, University of Mississippi Medical Center, Jackson, MS, USA

Nikita Nayyar, MD New York University Langone School of Medicine, Department of Anesthesiology, New York, NY, USA

Melissa Nikolaidis, MD Baylor College of Medicine, Department of Anesthesiology, Houston, TX, USA

Matthew B. Novitch, MD University of Washington Medical Center, Department of Anesthesiology, Seattle, WA, USA

Matthew E. Nungesser, BS, MD Candidate Department of Anesthesiology, LSUHSC-New Orleans, New Orleans, LA, USA

Chikezie N. Okeagu, MD Department of Anesthesiology, LSU School of Medicine, New Orleans, LA, USA

Natalia Okon, BS Department of Anesthesiology, Medical College of Wisconsin, Milwaukee, WI, USA

Oladapo Oshikoya, MD University of Florida College of Medicine – Jacksonville, Department of Anesthesiology, Jacksonville, FL, USA

Anne Lee Parsiola, MS Department of Anesthesiology, LSU Health Shreveport, Shreveport, LA, USA

Atish Patel, MD Vanderbilt University Medical Center, Department of Anesthesiology, Nashville, TN, USA

Divya Patel, MD NYU-Grossman School of Medicine, Department of Anesthesiology, New York, NY, USA

Shukan Patel, MS Department of Anesthesiology, LSU Health Sciences Center, New Orleans, LA, USA

Seth Perelman, MD, FASA NYU Grossman School of Medicine, Department of Anesthesiology, Perioperative Care and Pain Medicine, New York, NY, USA

Alex D. Pham, MD Department of Anesthesiology, LSUHSC New Orleans, New Orleans, LA, USA

Amit Prabhakar, MD, MS Emory University School of Medicine, Department of Anesthesiology, Atlanta, GA, USA

Aaron N. Primm, MD NYU Langone Health, Department of Anesthesiology, Perioperative Care and Pain Medicine, New York, NY, USA

Donald S. Prough, MD Department of Anesthesiology, The University of Texas Medical Branch at Galveston, Galveston, TX, USA

Jordan S. Renschler, BS, MD Candidate Department of Anesthesiology, LSUHSC New Orleans, New Orleans, LA, USA

Christa L. Riley, MD VCU Health, Department of Anesthesiology, Richmond, VA, USA

Pamela R. Roberts, MD, FCCM, FCCP Department of Anesthesiology, University of Oklahoma College of Medicine, Oklahoma City, OK, USA

Diana Romano, MD The Icahn School of Medicine at Mount Sinai Hospital, Department of Anesthesiology, Perioperative and Pain Management, New York, NY, USA

Renira Rugnath, BS University of Mississippi Medical Center, School of Medicine, Jackson, MS, USA

Jaime Sanders, MD Drexel University College of Medicine, West Reading, PA, USA

J. Arthur Saus, MD Department of Anesthesiology, LSU Health Shreveport, Shreveport, LA, USA

John E. Scheinuk, BS, MD Candidate Department of Anesthesiology, LSUHSC New Orleans, New Orleans, LA, USA

Corey S. Scher, MD NYU-Grossman School of Medicine, Department of Anesthesiology, New York, NY, USA

Anitha Shelvan, MBBS, DNB Department of Anesthesiology, Lahey Hospital & Medical Center, Burlington, MA, USA

Saurin J. Shah, MD University of Florida – Jacksonville, Department of Anesthesiology, Jacksonville, FL, USA

Michelle M. Sheth, MD UMMC, Department of Anesthesiology, Jackson, MS, USA

Harish Siddaiah, MD Department of Anesthesiology, LSU Health Shreveport, Shreveport, LA, USA

Lauren Smajdor, MD University of Florida, Department of Anesthesiology, Gainesville, FL, USA

Natalie Smith, MD The Icahn School of Medicine at Mount Sinai, Department of Anesthesia, Perioperative, and Pain Medicine, New York, NY, USA

Allyson L. Spence, PhD Department of Pharmaceutical Science, Regis University, Denver, CO, USA

Bruce D. Spiess, MD, FAHA University of Florida Health, Gainesville, FL, USA

Garrett D. Starling, MD Texas A&M University – College of Medicine, Bryan, TX, USA
Baylor Scott and White Medical Center – Temple, Department of Anesthesiology, Temple, TX, USA

Lu Sun, PhD LSU Health Shreveport, Department of Anesthesiology, Shreveport, LA, USA

Rayhan Tariq, MD Thomas Jefferson University Hospital, Department of Anesthesiology, Philadelphia, PA, USA

Shruthima Thangada, MD NYU Langone Health, Department of Anesthesiology, Perioperative Care, & Pain Medicine, New York, NY, USA

Jacob Tiegs, MD NYU Langone Medical Center, Department of Anesthesiology, New York, NY, USA

J. Clint Tippett, MD Baylor Scott and White Medical Center – Temple, Department of Anesthesiology, Temple, TX, USA

Anuragh Trikha, MD NYU Langone Health, Department of Anesthesiology, New York, NY, USA

Uchenna Umeh, MD, FASA NYU Langone Health, NYU Langone Orthopedic Hospital, Department of Anesthesiology, Perioperative Care and Pain Medicine, New York, NY, USA

Ivan Urits, MD Beth Israel Deaconess Medical Center Harvard Medical School, Boston, MA, USA

Arnaldo Vera-Arroyo, MD Department of Anesthesiology and Perioperative Medicine, University of Miami Miller School of Medicine, Miami, FL, USA
Division of Anesthesiology, Bruce W. Carter VA Medical Center, Miami, FL, USA

Christine T. Vo, MD University of Oklahoma College of Medicine, Department of Anesthesiology, Oklahoma City, OK, USA

Michael P. K. Webb, BHK, MSc, MBChB Middlemore Hospital, Department of Anaesthesia and Pain Medicine, Auckland, New Zealand

Marie-Christine Wright, MD, JD, MSc Tulane University School of Medicine, New Orleans, LA, USA

Hao Wu, MD NYU Medical Center, Department of Anesthesiology, New York, NY, USA

Hong Yan, MD Department of Anesthesiology, Wuhan Central Hospital, Wuhan, Hubei, China

Longqiu Yang, MD, PhD Huangshi Central Hospital, Department of Anesthesiology, Huangshi, Hubei, China

Colleen B. Yen, MD The Mount Sinai Hospital, Department of Anesthesiology, Perioperative and Pain Medicine, New York, NY, USA

Richard A. Zack-Guasp, MD Department of Anesthesiology and Perioperative Medicine, University of Miami Miller School of Medicine, Miami, FL, USA
Division of Anesthesiology, Bruce W. Carter VA Medical Center, Miami, FL, USA

Jeron Zerillo, MD The Mount Sinai Hospital, Department of Anesthesiology, Perioperative and Pain Medicine, New York, NY, USA

Jianli Zhao, MD Thomas Jefferson University Hospital, Department of Pathology, Philadelphia, PA, USA

目　录

输血和血液管理的历史　1

Philip G. Boysen II，Douglas R. Bacon
易雯婧　译　邓小明　审校

1. 引言

数千年来，血液（blood）一直是个谜，而不是科学。血液及其功能曾被宗教信仰、宗教仪式、社会习俗和人文经验所围绕。当时认为血液显然是一种“生命力”。人们只能观察到当血液从人类和动物身上流尽时，虚弱和死亡就会随之而来。在每一种语言中，一直将血液作为家庭关系的象征；“血亲”指的是家族祖先或后裔的概念，而不是“姻亲”关系。当我们谈到“皇家血统”或宣称“血浓于水”时，我们强调的是血统。

关于血的力量，也许最有力的陈述是在威廉·莎士比亚著名的历史剧《亨利五世》中。亨利国王正在劝诫他寡不敌众、营养不良、疲惫且疾病缠身的士兵们与法国军队交战。他呼喊道：

克里斯宾节，从今天直到世界末日，永远不会随便过去，

而行动在这个节日里的我们也永不会被人们忘记——

我们，是少数几个人，幸运的少数几个人，我们，**是一支兄弟的队伍，**

——因为，今天他跟我在一起流血，他就是我的好兄弟；

不论他怎样低微卑贱，

今天这个日子将会带给他绅士的身份；

而这会儿正躺在床上的英格兰绅士们以后将会埋怨自己的命运，

悔恨怎么轮不到他上这儿来；

而且以后只要听到哪个在圣克里斯宾节跟我们一起打过仗的人说话，就会面带愧色，

觉得自己不够当个大丈夫！

剧中缺少的历史事实是英国人陷入困境。他们撤退到加来，返回英格兰的登船点被法国人封锁了。他们的处境很绝望，但是英国人已经完善了长弓，配以矛状箭，这使英国军队能有节奏地发射出阵阵雨点般的箭，在法国人能够进入战线之前就将他们放倒。关键是，在绝望的战斗中挥洒鲜血使士兵们像家庭纽带一样紧密联系在一起。数世纪以来，人类真的对血液一无所知，包括它在体内是如何形成和在哪里产生、血液的实际成分以及它的用途。人们曾一直认为血液是一种生命力量，因此得出结论：饮血或用它沐浴会使人更强壮。动物或人类越强壮，其血液的作用就越强大。观众们会奔向角斗场，饮下受伤和被杀的角斗士的鲜血，以吸收他们的勇气和力量。

在宗教文献中发现了摄取血液的著名文化例外。在《旧约》中，犹太饮食法禁止食用血液，即使是最小量（《利未记》17：13）。肉必须通过盐渍和水浸泡将其中血液清除。然而，下一句（《利未记》17：14）重申了血液的生命力：“因为每个动物的生命存在于其血液中”。同样，食用沾有血液的食物违反了伊斯兰饮食法。“禁止你们食用死肉物、血液、猪肉以及诵非真主之名而宰的动物”（《古兰经》sura Al-Maida 5：3）。

2. 希波克拉底的贡献

希波克拉底的教义已经持续了2000年，是西方医学的基础[1]。他的基本理论定义了四种在体内运行的“体液”，身心健康取决于这四种体液的平衡运行，这是一种概念上的体液内稳态。四种体液分别为血液、唾液、黄胆汁和黑胆汁。希波克拉底提出，

这些体液中没有任何一个比其他更重要。进入文艺复兴时期，按体液学说的语言，多血质、黏液质、忧郁质和胆液质，表明这些体液中的哪一个失去平衡都将导致性格和行为的改变。

- 多血质：愉悦乐观向上，充满希望，自信，甚至傲慢
- 黏液质：平静，或者甚至是无动于衷
- 忧郁质：忧郁，沮丧，个性抑郁
- 胆液质：烦躁，易怒，喜怒无常

鉴于身体状态与体液相关，早期医师认为血液的主要功能是控制人体精神状态。因此，“坏血”可通过患者放血使令人不快的体液流出身体办法来解决。

古希腊人的解剖学知识有限。逐渐发展的解剖学和生理学与希波克拉底学说产生直接的矛盾，但是希波克拉底的传承是正面的，他提出了一种医学的整体观念，并希望医师应无私地治疗患者，同时秉持着最高的伦理和道德标准。

3. 古代输血的概念

在古代，第一个“输血技士”是美狄亚（Medea）——奥维德（Ovid）史诗中的一个人物——她是《变形记》第七卷中的主角。她的丈夫杰森（Jason）命令美狄亚使他年迈体弱的父亲埃森（Aeson）返老还童。起初，他乞求美狄亚将他自己的寿命传给他的父亲，这个计划是对上帝的冒犯，美狄亚拒绝了。她计划抽出埃森的血液并用一种神秘药水代替。药水原料诸多且神秘：

> 与此同时，烈性药水在青铜锅中翻滚跳跃，且不断地冒着白色的泡沫……到处都是从热锅里迸出的泡沫，它们落到地上，泥土里就长出绿色的花朵，草地繁茂。当她看到这一幕，美狄亚拔出刀割破了老人的喉咙；然后任其血液流出，再将她熬制的药水灌进老人的血管……他的胡须和头发失去苍白的灰色再次变黑；他不再瘦弱，苍白面色和怠慢神情也消失了，深深的皱纹长出了新肉，他的四肢有了年轻人的力量。

据描述，美狄亚一直围在“燃烧着的祭坛”走动，同时将许多开裂的棒子浸入黑暗的血泊中，她往里加入一长串额外的原料包括动物的器官和某些部位。

当国王珀利阿斯（Pelias）的女儿们听到了这一成果，她们乞求美狄亚用同样的方法使她们的父亲返老还童。美狄亚使用这种方法和巫术作为杀人的手段。她斥责了国王的女儿们：

> 为什么你们现在犹豫，你们退缩了？来吧，拔出你们的剑，放出他的血，这样我就可以让他的血管重新充满年轻的血液！

女儿们挥刀向她们的父王砍去，反复地刺他，但是当返老还童的时候，美狄亚却无处可寻，两个女儿意识到她们谋杀了自己的父亲。

4. 循环的发现

人类解剖学的缓慢探索以及错误推断阻碍了血液和循环生理学的发展。首篇关于循环的论著发现于 *Ebers Papyrus*（亚伯斯古医籍），这是一本记载公元前 16 世纪的医学知识书籍[2]。虽然主要内容是关于当时的治疗方法和“处方”，但是该书确定了动脉与静脉的联系，并且认为循环系统运输的是空气而非血液。当时认为空气从大气中进入肺和心脏。

公元前 6 世纪，*Sushruta Samhita*（《妙闻集》，由迦尸国王 Divodasa Dhanvantari 讲述，经他的得意门生 Susruta 整理修订而成，译者注）中描述了人体重要的体液循环，将动脉描述为通道[3]。Sushrata 也了解心脏瓣膜与重要体液定向流动有关，但是并未完全理解心脏瓣膜是如何发挥作用的。由于缺乏解剖研究和尸体解剖，动脉、静脉和血液的概念受到误解。由于人死后动静脉几乎是空的，因此推测活体动脉与静脉携带的是空气。Aristotle（亚里士多德）和他那个时代的医师们提出的三个具体错误认识导致了三个错误的概念：

（1）亚里士多德认为动脉运送的是空气而不是血液。

（2）静脉运送血液流向末梢，而不是从末梢流出。

（3）室间隔将左心室和右心室分开，但是室间隔有多个孔或者贯通的洞。

希腊医师希罗菲卢斯（Herophilus）是第一位真正的解剖学家，被称为“解剖学之父”[4]。年轻时，

他移民到托勒密法老（Ptolemaic Pharaohs）统治时期世界上最进步的城市亚历山大（Alexandria）[5]。这个城市聚集了各式各样的书籍和学者。公元前 325 年亚历山大大帝（Alexander the Great）逝世，他的一位叫托勒密（Ptolemy）的将军填补了领导空缺，他的王朝从公元前 305 年持续到公元前 30 年。在此期间，所有的法老王都改名托勒密，并且所有的托勒密皇后都称为克利奥帕特拉（Cleopatra）、阿尔西诺伊（Arsinoe）或者贝蕾妮斯（Berenice）。公元前 30 年，罗马人占领该城市时，克利奥帕特拉七世是这个王朝的最后一位统治者。在这段学术启蒙时期，希罗菲卢斯进行了约 30 ～ 40 年的解剖。有时，他被指控对囚犯进行活体解剖，但这可能是一个诬告。因为他依然相信血管里运送的是空气而不是血液，而如果他进行了活体解剖，就会纠正这个错误思想。随着托勒密王朝的消失，接下来的 1800 年禁止尸体解剖，直到 16 世纪中叶才重新开始。

公元 2 世纪，希腊医师盖伦（Galen）纠正第一个错误观念。他确定了动脉血比静脉血更为鲜红的事实。他确定了动脉血和静脉血具备两种不同且不相关的功能[6]。负责生长和能量的静脉血产生于肝脏的乳糜。动脉血产生于心脏，其功能是运输空气。血液从动脉和静脉系统流向外周和所有的器官，然后消散而不再返回。因此，心脏并不是一个泵，没有血液经静脉回流到心脏，室间隔的孔洞使得静脉血从左心室流向右心室。

1242 年阿拉伯医师伊本 · 纳菲斯（Ibn al-Nafis）纠正了心脏室间隔孔洞的错误推断[7]。1924 年，在柏林的普鲁士国家图书馆发现了他的手稿。在该文稿中，他写道：

……血液从右腔流出必须到达左腔，但是两腔之间却没有直接通路。心脏的厚间隔上没有穿孔，并不存在有些人认为的肉眼可见孔，也不存在盖伦认为的隐匿性孔。来自右腔的血液必须通过静脉_动脉（肺动脉）流入肺，在此血液物质扩散，与空气混合，再通过动脉-静脉（肺静脉）到达心脏左腔，如此形成了生命的灵气……

因此，假设心室穿孔并不存在，血液通过肺循环与肺薄壁组织回到心脏左侧（图 1.1 和书末彩图 1）。3 个世纪以来，伊本 · 纳菲斯和他的成果在欧洲几乎无人知晓。这个观点于 1552 年在西班牙、1558 年在意大利再次被提及。在该时期，Andrea Cesalpino 提出了“循环（circulation）”这个术语，并推测动脉与静脉通过一个菲薄的血管网相连接[8]。

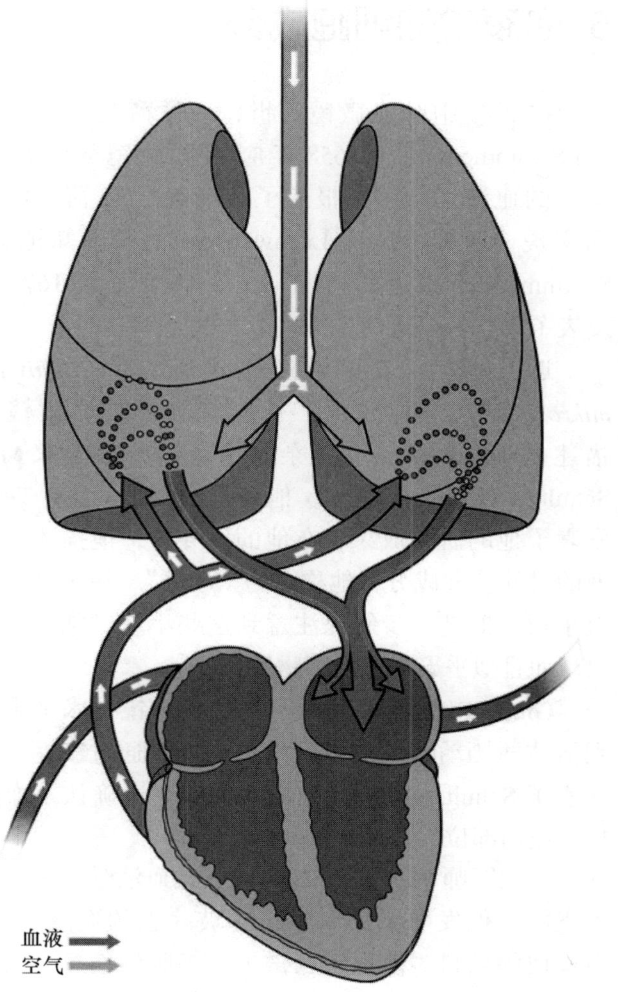

图 1.1　公元 1236 年在伊本 · 纳菲斯的著作中描述的肺循环的示意图[11]

最终，英国医师威廉 · 哈维（William Harvey）将这一切都整合在一起[9]。1628 年，他出版了《论动物心脏与血液运动的解剖学研究》（*Exercitatio Anatomica de Motu Cordis et Sanguinis in Animalibus*）。这部 100 页的巨著被广泛阅读并迅速影响了人们的观念。他描述了心脏与静脉瓣的真正作用，并断言动脉搏动只是由血液所致。他并没有提及连接着动脉与静脉的血管网的毛细血管系统，这个后来由 Marcello Malpighi 阐明[10]。

5. 血液中的细胞成分

17世纪中叶显微镜问世，一位荷兰生物学家Jan Swammerdam于1658年应用显微镜研究两栖动物的血液，第一个报道了红细胞[12]。荷兰医师列文虎克（Anton von Leeuwenhoek）在不知道Jan Swammerdam报道的情况下，于16年后的1674年发表了第二份报道[13]。

近200年后，《显微解剖学档案》（*Archiv fur mikroscopische Anatomie*）杂志首次发表显微镜下描述血小板的文章。该杂志由德国解剖学家Max Schultze于1865年创建，他在自己杂志的第一期上发表了他的研究成果。在他的研究中，他描述了血液的另外一种成分，他称之为“小球”，后来被称为血小板。他进一步研究注意到这些小球经常成簇地出现而且似乎聚集了纤维物质[14]。

Giulio Bizzozero发明了一种显微镜技术来观察到活体两栖动物的红细胞以单列方式通过细网。他证实了Schultze对于血小板的描述，还确认了血小板在损伤部位的凝血作用[15]。

德国医师Paul Ehrlich的成就是血液学发展的一大飞跃。他发明了染料用于对玻片上的血液染色。通过他的染料，他不仅获得了红细胞的信息，而且描述了白细胞，清晰地显示淋巴细胞和粒细胞的差异[16]。他因为这些研究被授予诺贝尔奖。最后，过了很长一段时间，Max Perutz博士在1959年描述了血红蛋白的结构[17]。

6. 英国皇家学会的输血实验

1661年英国皇家学会成立，1662年获得皇家特许状[18]。早期的创建者和成员有Thomas Willis、Christopher Wren、Richard Lower、Robert Hooke、Robert Boyle、William Petty爵士、Thomas Sydenham和Samuel Pepys。尽管其他欧洲学者（意大利、法国和英国）写过有关输血的概念，但是第一个有记录的输血是Christopher Wren，他用动物的膀胱和两根羽毛管建立了一个循环连接。Christopher Wren爵士因其在天文学和建筑学的贡献而更为人所知。Robert Boyle随后在1663年出版的《实验哲学的实用性》一书里描述了Wren的实验[19]。

皇家学会的另一位成员，康沃尔地区的医师Richard Lower博士在1665年2月对输血科学做出了重大的贡献[20]。他描述了第一次动物与动物之间的输血，通过给一只出血的狗输注另一只狗的血液。第一只狗因失血而濒死，但通过输血后存活。他在1669年出版的《心脏学论》（*Tractatus de Corde*）一书中描述了他的工作，此前Robert Boyle曾将其工作上报给皇家学会。

Lower在其静脉到静脉输血失败后，他首次发表了从献血者动脉向受血者静脉直接输血。这次输血失败是因为在输血完成前出现了血凝块。在当时将输血视为精神疾病疗法的年代，他能够应用输血来补充任何原因导致丢失的血液具有更重要的意义。

然而，当Lower更进一步推进动物向人类输血的技术时，他选择了一位精神病患者。Arthur Coga，一位32岁男性，患有焦虑症和抑郁症，任何疗法都无明显效果（包括可能接受过放血疗法）。Lower请了一位著名的外科医师Edmund King博士在羊的颈动脉与Coga的一侧手臂上建立通路。该输血操作成功了，但是该患者精神状态几乎没有任何改善。计划第二次输血，但并没有实施。

受雇于国王路易斯十四的年轻法国医师Jean Baptiste Denys博士读到了Lower的实验。他一直与他的外科助理Paul Emmerz博士合作进行在动物之间的输血实验。他被要求治疗一例发热数月的15岁男孩，该男孩在多次放血后无任何好转。在这次诊疗过程中，这个男孩首先放出9盎司的血液，再输入了9盎司的羊血。除了感觉手臂局部发热外，该患者忍受了输血但几乎没有明显改善。目前公认Denys于1667年施行首例动物血液输给人体[22]。

Denys继续扩大他应用羊血的输血实践，以免将邪恶或激情从一个人传染给另外一个人。Denys最终认识到Mauroy的古怪行为，因为Antoine Mauroy在公共场合裸体。他的妻子去找Denys，希望通过输血治愈。Denys没能拒绝这个挑战，他给Mauroy先生输注了少量小牛血，发现并无明显的并发症或改善。两天之内，Mauroy再次输血导致了现在经典的输血反应，包括血红蛋白尿。Denys误认为血红蛋白尿是“黑胆汁”释放的证据——大脑正在好转的积极迹象。

然而，数月后，Mauroy变得失去理性且暴力，随后他再次接受输血。由于无法获得足够的血流量，这次输血并没有实施。当天傍晚 Mauroy 死亡。医学界劝说该寡妇对 Denys 博士和 Emmerz 博士提起诉讼。当时很多医师仍然拒绝相信 Harvey 的血液循环之说，并且当时医学实践还仍然是给患者放血，以去除身体内不良体液。Denys 对这位寡妇提起了自己的诉讼并在法庭度过了一天。当发现 Mauroy 死于砷中毒且寡妇认罪后，Denys 被判无罪。

随着这个可怕的结局而来的是一个严重和不幸的后果。巴黎医学院颁布法令，未经医学院成员的许可，不得进行输血，而医学院成员永远不会同意输血。随后在 1678 年，法国议会颁布法令，此后输血是一种犯罪行为。一年后伦敦的英国皇家学会也效仿了这一做法，并不愿介入公众对输血的强烈抗议。随后的 150 年，法国与英格兰从法律上禁止输血实践。

7. James Blundell 和产科医师复兴输血医学

James Blundell 是输注人类血液的第一人（1818 年），一直被称为现代输血之父[23]。他的动机是想拯救分娩时大出血的产妇。他在重新唤起人们对输血技术的兴趣的同时，还发展了输血科学。首先他重复了 Lower 的实验，即给放干血液的犬输血。他在确定将血液从一只犬输给失血将尽的犬并没有并发症后，决定研究人与人之间的输血。他是第一个探究用于紧急输血的适配献血者（这次是一只犬）的研究者[23]。

Blundell 关注到他同时代人 John Henry Leacock 的工作，后者断言输血在急性失血时可挽救生命，如出血的产妇或者受伤的士兵，而不是给精神疾病患者输血。

Blundell 拥有机械方面的思维，并在 1824 年出版的书中介绍一种他称为“叶轮（impellor）”的装置，由一个收集献血者血液的漏斗，周围一个保持血液温度的水浴和将血液送入患者体内的管道组成。随后一项称为“引力器（the Gravitator）”的发明加强了血液输注[24]。1829 年发表的一幅插图展示了一位站着的献血者看着自己的血液流入“引力器”（图 1.2）。

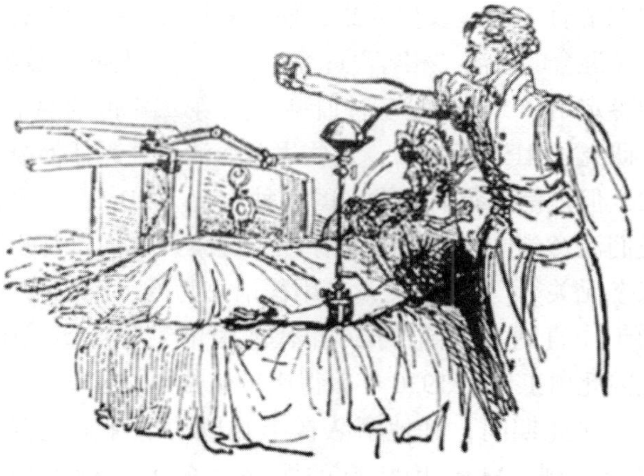

图 1.2　利用引力器进行输血，发表于《柳叶刀》（1828）

Blundell 在他的报告中指出，一些患者有发热、背痛、头痛和深色尿，可能是由于 ABO 血型不匹配。

8. Karl Landsteiner 的贡献

Karl Landsteiner（图 1.3）探讨了血液不相容的问题，沿着 Blundell 开始的相同科学观察进行工作。当他开始这项工作时，人们认识到不同物种间存在血液不相容的问题，但在特定物种内不存在。1875 年，Landois 发表了文章《输血》（Die Transfusion des Blutes），证实了将一种动物的血与其他物种的血混合会在数分钟内引起凝血和溶血[25]。25 年后，Landsteiner 在人类血液中做了类似的实验。他描述了将 22 位受试者的红细胞与血清混合后的结果。他发现了两个重要的观察结果：第一，在一些样本中观

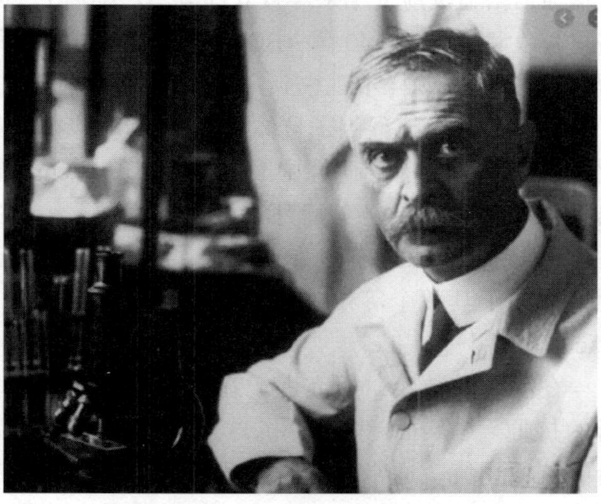

图 1.3　Karl Landsteiner

察到混合的血液发生凝集，而在其他样本中却没有发生（混合的血液“相容”）；第二，这是一种免疫现象。他鉴定出 A、B 和 C 三种血型[26]。第二年他的两个学生研究了 4155 例患者，这些患者血清里并无任何凝集素，但是都具有前面发现的三种血型（AB 型）。进而他们注意到同样的凝集素存在于健康人体内，与疾病状态无关[25]。由于文章是用德语书写的，Landsteiner 的工作直到 20 世纪初 20 年代才付诸于常规实践中。他因此项工作于 1930 年获得诺贝尔奖[27]。

在此期间，其他团队在不知情的情况下重复了他的发现。Moss 用相反的顺序命名了四种类型血液：Ⅳ、Ⅲ、Ⅱ、Ⅰ[28]。1937 年国际输血学会会议召开，会议通过采用 ABO 术语。自 20 世纪 20 年代德国第二次世界大战期间记录了血型的种族分布以来，一直就有血液形成和血液遗传的基因学方面的研究[29]。随着确定 A 型血为雅利安人的血统后，血液歧视随之而来，血型是区别犹太人和斯拉夫血统的标志。同样地在美国，美国红十字会根据献血者身份对血液进行种族隔离。黑人献血者的血液不能用作提取白蛋白的混合血浆。这样的法律在美国一直沿用至上世纪 60 年代。实际上，路易斯安那州在 20 世纪 50 年代通过了一项法律，如果医师在没有明确知情同意的情况下将黑人献血者的血液输注给白人，将被控犯有轻罪。该法律直到 1983 年才被废除[30]。

1925 年，Landsteiner 的另外一位学生 Philip Levine 开始和他一起在洛克菲勒研究所（Rockefeller Institute）工作。Levine 报道了一例个案，一对都是 O 型血的夫妻，将丈夫的血液输注给妻子后发生了出血事件。通过将丈夫的血液与妻子的血液共同孵育来研究输血后溶血反应，结果导致立即凝集。随后 Levine 将这位女性的血与 140 例 ABO 血型相同的样本共同孵育，结果 80 例样本观察到了凝集反应，由此证实了后来被称为恒河猴因子抗体的存在[31]。该抗体如此命名是因为之前的研究中 Levine 与 Landsteiner 得出类似的实验结果，实验对象正是恒河猴。一位剑桥遗传学家 Ronald Fisher 爵士确定了 Rh 抗体的复杂性，描述了其数个等位基因，他将其分别命名为 C 和 c、D 和 d、E 和 e。

在随后的数年，研究者们在血液中发现了许多新的抗原。Coombs 发明了抗球蛋白试验用于识别新的抗原系统，通常以拥有这些新抗体的第一例患者来命名[32]。Morton 和 Pickles 发现胰蛋白酶等酶与血液共同孵育可促进抗原的表达，这使得研究取得了进一步进展[33]。Coombs 在一例新生儿溶血病中鉴别出 Kell 抗原，该病不能用 Rh 抗体来解释。Joseph Duff（Fy）是一例接受多次输血且携带该基因的血友病患者。Kidd 夫人（Jk）生了个儿子，这是她第五个孩子，他患有新生儿溶血病。她血液中的抗体能使 146/189 供者的血液发生凝集[34]。

9. 寻找抗凝剂

进一步限制输血医学发展的是令人烦恼的血液凝固问题，这导致需要献血者和受血者在同一时间、同一个地点进行新鲜血液的输注。早期解决这一问题的方法即动脉-静脉连接，1913 年法国外科医师 Alexis Carrel 首次报道了将献血者的桡动脉与受血者的静脉相连。还有一次，情况紧迫和紧急性输血与一位母亲有关，她分娩了患有胎儿母红细胞增多症的胎儿。Carrel 因其成就被授予诺贝尔医学奖[35]。然而，这项技术存在明确的局限性。操作时献血者和受血者都必须立刻在现场。不可能知道究竟输了多少血，甚至不能估计血量。献血者和受血者的血管无法再次使用。

第二种技术是简单地使血液去纤维蛋白化，即将血液收集到一个容器里，用一个装置搅拌以促进凝血，取出血凝块，将剩下的液体用于输血。Prevost 和 Dumas 曾应用脱纤维的血液复苏已放血的动物，并于 1821 年报道了他们的结果[36]。他们也报道了输血后的严重发热反应。人们需要的是第三种选择，即找到一个稳定无毒的抗凝环境，这样可以收集血液并长时间储存。

英国产科医师 Braxton-Hicks 测试了一种磷酸盐苏打作为抗凝剂，但它被证明是有毒介质[37]。Richard Lewinsohn 试用了浓度为 1% 的柠檬酸钠，并指出因为该溶液也具有毒性，一些实验室用它作为样本的抗凝剂，而不是收集血液输血用。Lewinsohn 继续他的工作，探索较低浓度柠檬酸可提供抗凝作用并不产生毒性的理论[38]。最后，在 1915 年他发表了他的结果，用 0.2% 柠檬酸盐溶液具有良好的抗凝效果，即使输注 2500 ml 的血液仍无任何毒性[38]。但是血液仍然只能短时间储存。储存血液中加入葡萄糖可将红细胞存活时间延长至两周；柠檬酸右旋葡萄糖（ACD）可提高红细胞的存活且不受受血者酸碱环境影响[39]。柠檬酸-磷酸-葡萄糖（CPD）可将红细胞存活时间延长至 28 天[40-41]。

能够用无毒溶液储存血液红细胞并且能防止凝血是血制品管理的重大成就。在此之前，血液服务机构的重点是招募那些已经办理手续和接受检查的献血者，并能够在短时间内通知满足献血需求的献血者。第一个血液服务机构是由英国红十字会的公务员 Percy Oliver 于 1921 年建立[42]。建立潜在献血者名单是一个缓慢的过程，但这种需求在战后的英格兰显而易见。当时很少家庭有电话，因此由警方召集献血者并将他们护送至该机构。尽管有些医师拒绝使用抗凝剂，并且须外科手术才能开放血管解剖的难题，但是献血服务仍然扩展到整个英国。由于血型鉴定未广泛普及，仍有人死于 ABO 血型不匹配。招募献血者小组的过程本质上是一个“行走的血库”，一直存在于美国军队中，且最近被美国海军医师和沙漠边哨战地医护人员所启动[43]。最终，“血库（blood bank）”这个词指的是一个物理空间，而不再是一个活着的人。1935 年，John Lundy 博士在梅奥诊所创立了血库[44]。1937 年，Bernard Fantus 在芝加哥库克县医院的 Hektoen 研究所开设了一个血库，在瓶中的冷藏血液可在输血前储存 10 天。无论是在输血现场采集血液，还是采集并储存血液以备日后使用，都必须有一个献血者小组。

20 世纪 30 年代，俄罗斯献血者短缺迫切需要不同的解决方法，于是采取收集尸体血液[46-47]。前提是快速到达创伤患者身边，从死亡供体下腔静脉抽出血液，从而获得足够的输血血。Shamov 报道称，2500 例输注创伤患者和心搏骤停患者血液的受血者仅有 7 人死亡。在美国，Jack Kevorkian 博士（后来因他在医师协助自杀方面的工作而出名）报道了类似的结果[48]。其他医师采集并输注胎盘血液，尽管量大但更有可能在输血前就发生污染[49]。血库的建立取代了这些以及其他相关技术的应用[50]。

10. 分离血液制品

已证实血液含有各种细胞成分和血小板。直到 1940 年，哈佛医学院的物理化学家 Edwin Cohn 教授才开始有条不紊地寻找血液和血浆中的其他“成分”。他的技术包括反复将血液暴露在酒精中。随着实验的每次迭代，他改变盐含量、温度和 pH 重复实验[51]。分离出的成分 I 以纤维蛋白原为主，成分 II 和 III 主要是球蛋白，成分 V 是白蛋白。据报道，富含白蛋白的因子 V 可恢复“循环衰竭”的事故受害者的循环。1941 年 12 月 7 日——日本偷袭珍珠港之日，白蛋白被立即部署到基地并输注给 84 名受害者（主要是烧伤），显著提高了生存率。白蛋白被引入临床医学，没有像现在这样需要经过随机临床试验[52]。

成分 II 与 III 中的免疫球蛋白用于预防感染性疾病，包括麻疹和 Rh 溶血综合征[52]。男性志愿者肌内注射抗 Rh（D）抗体可覆盖曾经注射过的 Rh 红细胞。随后，一项美国与英国的联合研究发现 Rh 阴性孕妇这种保护作用的效用[53]。

血液分离和血友病治疗是现代医学的最高成就。在这种治疗方法出现之前，患病男童在青春期之前就会死亡[54]。携带血友病基因的欧洲皇室近亲繁殖导致他们的血统因血友病而几近消亡。直到 20 世纪 50 年代，牛和猪的血浆曾用于治疗血友病患者，因为两者富含所缺失的因子或因子 VIII[55]。关注到反复暴露可导致严重的过敏反应，这激发人们进行深入的研究[56]。

斯坦福大学的 Judith Graham Poole 博士于 1965 年发现了冷沉淀，并指出其凝血活性比血浆更强[57]。其可储存于冰箱中，可解冻后由医师使用[58]。

1935 年，北卡罗来纳大学教堂山分校的 Kenneth Merle Brinkhous 博士发现导致血友病的因子 VIII 缺乏。他后来将该疾病命名为 von Willebrand 病[59]。1952 年发现另一种类型的血友病是缺乏凝血因子 IX[60]。

11. 当代血液管理

数个世纪的时间才形成人类输血的概念和实际意义，使它作为一种治疗贫血和失血的手段，而不是用于治疗精神疾病。血液的安全采集和长期储存、凝血的预防以及非细胞成分的分离使人们能够“管理”血液制品，并通过针对性治疗方法扩展了治疗更多患者的能力。在过去的 50 年中，人们所获得的知识令人印象深刻。

- 1967 年：Rh 免疫球蛋白作为商业产品发布
- 1969 年：报道室温下血小板储存

- 1970 年：只允许采集志愿献血者的血液
- 1972 年：引入单采血液成分法提取献血者的血小板，并将血液的其他成分输回体内
- 1981 年：报道了同性恋相关性免疫缺陷综合征（GRID）
- 1983 年：在法国的巴斯特研究所分离出目前称为获得性免疫缺陷综合征（AIDS）的 GRID 病毒
- 1985 年：ELISA 检测用于献血者 AIDS 病毒检测
- 1987 年：引入乙型肝炎间接筛查
- 1990 年：引入非 A- 非 B（现在称为丙型肝炎）检测
- 1992 年：可直接检测献血者 HIV-1 和 HIV-2 病毒
- 1996 年：引入 HIVp24 抗原检测

除了解决甲型、乙型、丙型肝炎和 AIDS 外，还发展了用于筛选和诊断疟疾、弓形虫病和巨细胞病毒的技术。通过自体输血已可部分地达到手术“减少用血”，该技术通过手术过程中回收患者自己的血液，通过“血液回收器（cell saver）”处理后在手术结束前回输至患者体内[61-62]。

12. 血液管理的未来

血液管理的良好实施归因于近期的进步。输血的决策一直在反复审查，并且应基于患者个体生理而不是绝对的规定。应用血栓弹力图可快速评估血凝块形成和纤维蛋白溶解，以决定精准的红细胞、血小板和血制品替代治疗。一直都在探索血红蛋白和血小板的替代品。基因学方法仍在评估中，例如转基因牲畜实验和干细胞培养来产生血液的细胞成分。联合委员会为血液管理提供认证，以最大程度地利用志愿献血者收集来的资源。寻找血红蛋白替代品仍在继续。然而，未来几十年对血液和血液制品的需求仍将继续存在[63]。

参考文献

1. Lloyd GF. Hippocratic writings. London: Penguin Classics; 1978.
2. Kay AB. Eber papyrus. The book of medical knowledge of the 26th century B.C. Egyptians. Arch Hist Filoz Med. 2014;64:5–14.
3. Champaneria MC, Workman AD, Gupta SC. Sushruta: father of plastic surgery. Ann Plastic Surg. 2011;73:2–7.
4. Keynes G. Tercentenary of blood transfusion. Brit Med J. 1967;1v:410–1.
5. Hunt C. The Ptolemies: dynastic Egypt from Alexander to Cleopatra, the last Pharaoh's of Egypt were Greek. 2019. https://www.thoughtco.com/rulers-of-the-ptolemies-172247.
6. Aird WC. Discovery of the cardiovascular system: from Galen to William Harvey. J Thromb Haemost. 2011;73:2–7.
7. West JB. Ibn el-Nafis, the pulmonary circulation and the Islamic Golden Age. J Appl Physiol. 2008;105:1877–80.
8. https://en.wikipedia.org/wiki/Andrea_Cesalpino.
9. Ribatti D. William Harvey and the discovery of the circulation of the blood. J Angiogen Res. 2009;1:3.
10. Forrester JM. Malpighi's De Polypo Cordis: an annotated translation. Med Hist. 1995;39:477–92.
11. Blundell J. Observation on transfusion of blood by Dr. Blundell with a description of his gravitator. Lancet. 1828;ii:321–4.
12. Cole F. Jan Swammerdam (1637-1680). Nature. 1937;131:218–20.
13. Lane L. The unseen world: reflections on Leeuwenhoek. Philos Trans R Soc B. 2015;370:1.
14. Schultze M. Ein heizbarer objectissch und seine verwendung bei untersuchengen des blutes. Archiv fur Microskopische Anatomie. 1865;1:1–42.
15. Brewer DB. Max Schultze, G Bizzero and the discovery of the platelet. Brit J Haemotol. 2001;133:251–8.
16. Kay AB. Paul Ehrlich and the early history of granulocytes. Microbiol Spectr. 2016;4:1128–32.
17. Steensma DP, Shampo MA, Kyle RA. Max Perutz and the discovery of hemoglobin. Mayo Clin Proc. 2015;90:e89.
18. www.royalsociety.org.
19. Barry FB, Parker HS. Dir Christopher Wren: complete philosopher. JAMA. 1962;181:117–20.
20. Fastag E. Richard Lower: the origins of blood transfusion. J Emerg Med. 2013;44:1146–50.
21. Lower R. Tractatus de Corde: De Motu & Colore Sanguinis. Schaumburg: The Wood Library Museum of Anesthesiology; 1669.
22. Myhre BA. The first recorded blood transfusions. Transfusion. 1990;30:358–62.
23. Dzik S. James Blundell, obstetrical hemorrhage, and the origins of transfusion medicine. Transfus Med Rev. 2018;32:205–12.
24. Jones HW, Mackmul G. The influence of James Blundell on the development of blood transfusion. Bri Med J. 1928;iv:410–1.
25. Landois L. Transfusion des Blutes. 1875. F Vogel, Leipzig. Transfusion available www.wellcomelibrary.org.
26. Landsteiner K. On agglutination of normal human blood. Wiener Klinische Wochenschrift. 1901;14:1132–4. Translation in Transfusion. (1961). Transfusion 1, 5–8.
27. Levine F. A review of Landsteiner's contribution to human blood groups. Transfusion. 1961;I:45–53.
28. Moss WL. Studies in isoagglutinins and isohemolysins. Johns Hopkins Med J. 1910;21:63–9.
29. Hirszfeld L, Hirszfeld H. Serological differences between the blood of different races. The result of researches on the Macedonian front. Lancet. 1919;ii:675–9.
30. Marcus F. Louisiana repeals black blood laws. New York Times Archives, July 26, 1983, Section A, Page 10.
31. Levine P, Stetson R. An unusual case of intragroup agglutination. J Am Med Assoc. 1939;113:126–7.
32. Coombs R, Mourant A, Race RR. In-vivo isosensitization of red cells in babies with haemolytic disease. Lancet. 1946;I:264–6.
33. Morton J, Pickles MM. Use of trypsin in the detection of incomplete anti-Rh antibodies. Nature. 1947;159:7780790.
34. Coombs R, Mourant A, Race R. A new test or the detection of weak and "incomplete" Rh agglutinins. Pathology. 1945;26:255–66.
35. Cutbush M, Mollison P, Parkin D. A new human blood group system. Nature. 1950;165:188–9.
36. Clarke TW. The birth of transfusion. J Hist Med. 1949;4:337–8.

37. Hicks J. On transfusion and a new mode of management. Brit Med. 1868;J2:151.
38. Lewinsohn R. Blood transfusion by the citrate method. Surg Gyn Obstet. 1915;21:37–47.
39. Rous P, Turner JR. Preservation of living red blood cell corpuscles in-vitro II. The transfusion of kept cells. J Exp Med. 1916;231:219.
40. Loutit J, Mollison P. Advantages of disodium-citrate-glucose mixture as a preservative. Brit M J. 1943;ii:744.
41. Gibson J, Gregory C, Britton L. Citrate-phosphate-dextrose solution for preservation of human blood. Transfusion. 1961;I:280–7.
42. Gunson H, Dodsworth H. Toward a National Blood Transfusion Service in England and Wales. Transfus Med. 1966;6:4–16.
43. Scott C. The Sand Docs. The story of a Navy Forward Surgical Team in Afghanistan. 2010. Sanddocs.blogspot.com/2010/11/walking-blood-bank.html.
44. Ellis TA, Narr BJ, Bacon DR. Developing a specialty: 3 contributions of John Lundy to the specialty of anesthesiology. J Clin Anesth. 2004;16:226–9.
45. Fantus B. The therapy of the Cook County Hospital. JAMA. 1937;109:128–31.
46. Cohn E, Strong L, Hughes W, Mulford D, Ashworth J, Melin M, Taylor H. Preparation and properties of serum and plasma proteins. IV. A system for the separation into fractions of the proteins and lipoprotein components of biological tissue and fluids. J Am Chem Soc. 1946;68:459–75.
47. Tarssov MM. Cadaveric blood transfusions. Ann NY Acad Sci. 1960;87:512.
48. Shamov RE. The transfusion of stored cadaver blood. Lancet. 1937;8:306–9.
49. Kevorkian J, Marra JJ. Transfusion of human corpse blood with additives. Transfusion. 1964;4:112–7.
50. Goodall JR, Anderson PO, Altemas GT, McPhaill FG. An inexhaustible source of blood for transfusion and its transfusion. Surg Gyn Obstet. 1938;66:176–8.
51. Boland CR, Craig NS, Jacobs AL. Collection and transfusion of preserved blood. Lancet. 1939;I:388–9.
52. Ordman CW, Jennings CG, Janeway CA. Chemical, clinical, and immunological studies on the products of human plasma fractionation. XII. The use concentrated normal serum gamma globulin (human serum immune globulin) in the prevention and attenuation of measles. J Clin Investig. 1944;23:541–55.
53. Combined Study from Centres in England and Baltimore. Prevention of Rh haemolytic disease; results of the clinical trial. Brit Med J. 1966;ii:k907–13.
54. Larsson SA. Life expectancy of Swedish hemophiliacs 1831-1980. Brit J Haemotol. 1985;59:593–602.
55. Kekwick RA, Wolf P. A concentrate of anti-haemophilic factor in blood and its use in 6 patients. Lancet. 1957;I:647–50.
56. Biggs R, Bidwell E, Handley DA, McFarlane RG, Trueta J, Elliot-Smth A, Dike GW, Ash BJ. The preparation of an assay of a Christmas factor (factor IX) concentrate and its use in the treatment of patients. Brit J Haemotol. 1961;7:349–64.
57. Poole JG, Hershgold EJ, Pappenhagen AR. High potency antihaemophilic factor concentrate prepared rom cryoglobulin precipitate. Nature. 1964;203:312.
58. Poole JG, Shannon AE. Production of high potency of antihemophilic globulin in a closed bag system. N Engl Med. 1965;273:1443–4.
59. Shulman NR, Cowan DH, Libre EL, Watkins SP, Marder VJ. Physiologic basis for therapy of classic hemophilia (factor VIII deficiency and related disorders: combined clinical staff conference at the National Institutes of health). Ann Int Med. 1967;67:856–82.
60. Brinkhous KM, Hedner U, Carris JB, Dinness JB, Read MS. Wddwxt of recombinant factor VIIa on the hemostatic defect in dogs with Hemophilia A, hemophilia B and von Willebrand's disease. Proc Natl Acad Sci U S A. 1986;86:1382–6.
61. Lubori HK, Paleyanda RK, Velander WH, Drohan WN. Blood proteins from transgenic animal bioreactors. Transfus Med Rev. 1996;10:131–43.
62. Grant RC. Autotransfusion. Am J Surg. 1921;74:253–4.
63. Ovid metamorphosis, Books 1-8: translated by Frank Justus Miller; 1977. Cambridge: Loeb Classic Library, Harvard University Press.

现代血库 2

Louise Helander，Caroline Raasch Alquist
何荣　译　杨小虎　邓小明　审校

缩略语

AABB	formerly the American Association of Blood Banks	前美国血库管理学会
AIDS	Acquired Immunodeficiency Syndrome	获得性免疫缺陷综合征
（C:T）ratio	Crossmatch-to-transfusion（C：T）ratios	交叉配血-输血（C:T）比率
CJD	Creutzfeldt-Jakob disease	克罗伊茨费尔特-雅各布病（克-雅病）
DAT	Direct antiglobulin test	直接抗球蛋白试验
EDTA	Ethylenediaminetetraacetic acid	乙二胺四乙酸
FDA	Food and Drug Administration	美国食品药品监督管理局
FNHTR	Febrile non hemolytic transfusion reaction	发热性非溶血性输血反应
HDFN	Hemolytic disease of the fetus and newborn	胎儿和新生儿溶血病
HLA	Human leukocyte antigens	人类白细胞抗原
HPA	Human platelet alloantigens	人类血小板同种异体抗原
HTR	Hemolytic transfusion reaction	溶血性输血反应
MHC	Major Histocompatibility Complex	主要组织相容性复合物
NAIT	Neonatal alloimmune thrombocytopenia	新生儿同种免疫性血小板减少症
PRT	Pathogen reduction technologies	病原体减少技术
RBC	Red blood cell	红细胞
RhD	D antigen of Rh blood group	Rh 血型 D 抗原
TA-GVHD	Transfusion-associated graft-versus-host disease	输血相关移植物抗宿主病
TRALI	Transfusion-related acute lung injury	输血相关急性肺损伤

1. ABO 与 Rh 血液系统

一般认为 ABO 抗原是临床上最重要的血型系统。A 和 B 两种抗原决定了 ABO 血型的分型。根据这两种抗原的存在与否，可分为四种常见的血型表型：A 型、B 型、AB 型和 O 型。这些抗原存在于红细胞膜、淋巴细胞、血小板、血管内皮和许多种其他组织中。血型为 A 型、B 型或 AB 型个体中，这些抗原分泌在除脑脊液以外的体液中[1]。O 型个体会产生一种无功能酶，这是导致 A 型和 B 型抗原组成缺失的原因。ABO 表型因种族和民族不同而异（表 2.1）。

表达 A 和 B 抗原的个体相反地不表达抗 A 和抗 B 抗体（表 2.2）。A 型、B 型和 AB 型的个体主要表达 IgM 抗体。一般认为这些抗体是“天然产生的”，因为它们的形成不需要暴露于相应的抗原。例如，A 型血型的个体早在 3 个月时血清中就会产生

表 2.1 按种族划分的 ABO 和 Rh 表型（%）

	O	A	B	AB	D 阳性	D 阴性
白种人	45	40	11	4	83	17
黑种人	50	40	11	4	93	7
西班牙裔	56.5	31	10	2.5	93	7
亚洲人	40	28	25	7	98	2
献血者	47	37	12	4	85	15

Adapted from Garretty et al.[5]
小数已四舍五入到最接近的整数

表 2.2 ABO 抗原与抗体

红细胞表面抗原 [a]			血清 / 血浆中的抗体 [b]		
A	B	D	抗 A	抗 B	解释
0	0	0	+	+	O 阴性
+	0	+	0	+	A 阳性
0	+	0	+	0	B 阴性
+	+	+	0	0	AB 阳性

[a] 正定型：患者红细胞与含有抗原抗体的抗血清试剂
[b] 反定型：患者血清与加入的已知抗原的红细胞试剂

抗 B 抗体[2]。据推测，这些天然产生的抗体是为了应对结构与 ABO 抗原相似的环境与胃肠道菌群而形成，并引发免疫反应[2]。抗 A 和抗 B 抗体在室温（20 ～ 24℃）时能凝集红细胞或引起红细胞凝结，并在 37℃时能激活补体级联反应，从而引起红细胞溶血。

相反，O 型血型个体主要表达 IgG 型的抗 A 和抗 B 抗体。与 IgM 抗体相似，它们能够激活补体并引起溶血。此外，O 型血型个体具有抗 A、B 的 IgG。一般认为这种独特的抗体能与 A 型、B 型或 AB 型血型者在 A 和 B 抗原上的共同域发生反应，从而导致溶血[2]。与 IgM 抗体不同的是，IgG 免疫球蛋白能通过胎盘，这是导致 O 型血型孕妇的胎儿与新生儿溶血性疾病（hemolytic disease of fetus and newborn，HDFN）发生率较高的原因（见第 23 章）。

Rh 抗原是仅次于 ABO 血型系统的第二大重要抗原类型。Rh 抗原家族最初发现于 1939 年[1]，由 61 种不同的抗原组成。其中，D、C、c、E 和 e 为主要的抗原类型。Rh 基因在 1 号染色体上作为一组紧密连锁并遗传。一般认为该系统是所有次要血型抗原中免疫力最强的一种，其中 D 抗原（RhD）是该系统中最具免疫原性和最具临床意义的一个[3-4]。通常认为术语“Rh 阳性”或“Rh 阴性”是指患者的 RhD 抗原状态。应用术语“Rh 阳性”或“Rh 阴性”指红细胞单元更为准确。

与 ABO 抗体不同，抗 RhD 的抗体需要暴露于 D 抗原才能形成。这种抗体主要是 IgG 抗体，它们能够结合并凝集红细胞，从而引起血管外溶血。RhD 抗体通常不会激活补体。与 ABO 血型系统一样，Rh 表型因种族和民族而异。总体上，约 85% 的个体呈 Rh 抗原阳性[1, 5]。

献血者血液收集后需要进行 ABO 分型及 RhD 检测。此外，接收医院在使用前必须确认所有含有红细胞（红细胞、全血和粒细胞）血液制品的 ABO 血型和 RhD 阴性状态[2]。检测包括应用抗原特异性试剂将红细胞膜上的抗原进行分型（正定型），以及使用抗原阳性测试细胞对血清或血浆中的悬浮抗体进行筛检（反定型）。

同样，在常规输血前，必须采用正定型与反定型法确认患者的 ABO 和 RhD 血型。这种情况下，输血前必须通过两次检测来确定 ABO 类型。第二次检测包括与以前的记录进行比较，检测患者第二个样本，或者如果患者身份通过有效流程得到验证，则重新检测相同的样本，以减少错误识别[6]。这种核查有助于确保献血者红细胞与受血者血浆相容，以将致命性溶血的风险降至最低。

如果受血者血清中的 ABO 和 Rh 抗体不会与献血者细胞上的抗原产生反应，则红细胞是相容的。例如，血清中具有抗 B 抗体的 A 型受血者可能与 A 型献血者（相同血型）或红细胞缺乏 A 和 B 抗原而不能被抗 B 抗体作用的 O 型献血者相容。O 型红细胞和血小板缺乏 ABO 表面抗原，被称为万能献血者细胞。相反，含有抗 A、B 的 IgG 和抗 A 与抗 B 的 IgM 的 O 型血浆与 A 型或 B 型受血者不相容。AB 型个体的血清中缺乏 ABO 抗体，因此 AB 型血浆制品可与任何血型受血者相容。AB 型个体能接受任何 ABO 血型的含红细胞制品（表 2.3）。请注意，这些例子仅适用于受血者没有同种异体免疫的情况下，下面将进一步讨论。

在紧急情况下，如果没有确定患者的 ABO 血型类型，则能安全地使用 O 型红细胞。紧急输血情况下所选用的血液制品 RhD 抗原状态可能随着患者血型而异。同样，紧急情况下，AB 型或 A 型血浆制品可用于 ABO 和 RhD 血型分型不明的受血者。下

表 2.3 相容的受血者和献血者血液制品

受血者 ABO/Rh 血型	相容的红细胞制品	相容的血小板制品	相容的血浆制品 [a]
O－	O－	血小板不匹配 ABO 或 Rh 血型	O，A，B，AB
A＋	O＋，A＋		A，AB
B＋	O－，B－		B，AB
AB＋	O＋，A＋，B＋，AB＋		AB

Adapted from Technical Manual，Nineteenth Edition

[a] 血浆不需要 Rh 配型

面的“血液库存管理”部分讨论历史上著名的血库法则中这两个值得注意的例外。

2. 其他血液抗原系统

除了 ABO 血型和 Rh 系统外，已鉴定出 350 种以上的 RBC 其他抗原[7]。只有一些抗原被认为具有临床意义，这些抗原能够引起溶血、HDFN 以及 RBC 存活降低[8]。将没有临床意义的红细胞抗原输给存在同种异体免疫的受血者时几乎不会产生任何临床后果。红细胞抗体通常是 IgG，在标准的患者抗体筛查检测中常规进行过筛查[6-7, 9]。这种检测是应用受血者血清或血浆，观察筛查出的已知抗原类型红细胞的凝集。如果筛查的细胞与受血者血清或血浆发生凝集，则需要进行额外的处理以确定一种或多种特异性抗体。如果鉴定出具有临床意义的抗体，则患者将需要接受缺乏相应抗原的交叉配血相容的红细胞[6]。

3. 人类白细胞抗原系统

人类白细胞抗原（human leukocyte antigen，HLA）系统由位于 6 号染色体上的一组紧密连接的基因编码，该区域被称为主要组织相容性复合体（major histocompatibility complex，MHC）。HLA 在抗原的结合以及抗原呈递给 T 细胞识别中具有重要的免疫功能[10]。因为人体对自己的 HLA 类型产生了耐受性，所以人体免疫系统能通过其外来 HLA 抗原识别体内的非自身细胞[10]。就输血医学而言，Ⅰ类和Ⅱ类 HLA 对于输血管理具有重要意义。

Ⅰ类抗原存在于体内所有有核细胞的表面，包括血小板，即其为有核巨核细胞的产物。未成熟的有核红细胞也表达 HLA 抗原。这些抗原通常在细胞成熟过程中丢失，但是 Bennett-Goodspeed（Bg）抗原例外，该Ⅰ类 HLA 抗原保留在成熟的红细胞膜上[11]。Ⅱ类抗原存在于抗原呈递细胞上，包括 B 淋巴细胞、单核细胞、巨噬细胞、树突状细胞和活化的 T 淋巴细胞。选择合适的血小板和血浆献血者时，Ⅰ类和Ⅱ类 HLA 抗原和抗体尤为重要。

除 ABO 抗原和人类血小板同种异体抗原（HPA）外，血小板还携带Ⅰ类 HLA 抗原。它们不表达 Rh 或Ⅱ类 HLA 抗原。鉴于 5～7 天的短暂保质期以及通常情况下库存有限（见第 3 章：血液成分治疗），因此可能在不配型 ABO、HLA 或 HPA 的状态下输注血小板制品。输注 ABO、HLA 或 HPA 不相容的血小板制品可能与输血后血小板数量增加较少有关，但是研究表明这对临床出血并无明显影响[12]。作为该规则的例外，如果患者两次都表现出血小板输注明显无效，并且排除了非免疫机制（如发热、脾功能亢进或脓毒症），则必须考虑 HLA 和 HPA 抗体[13]。HLA 抗原是免疫介导的血小板输注无效的最常见原因[13]。咨询输血医学服务处或血库能有助于明确对特殊个体进行其他 HLA 抗体检测的必要性以及随后 HLA 配型血液制品的要求。

HLA 抗原也与输血反应有关。血浆制品是蛋白质、免疫球蛋白、凝血因子以及细胞代谢所需大量其他溶解物质的悬浮液。该悬浮液中可能包含 HLA 抗体，这能导致 HLA 抗体介导的输血反应。输注含血浆的制品可能携带 HLA 抗体，而这可能引起输血相关急性肺损伤（transfusion-related acute lung injury，TRALI）。具有 HLA Ⅰ类和Ⅱ类抗原的白细胞常见于细胞血液制品中，而这可能引起 HLA 介导的发热性非溶血性输血反应（febrile non hemolytic transfusion reaction，FNHTR）、罕见的溶血性输血反应（hemolytic transfusion reactions，HTR）、潜在致命性的输血相关移植物抗宿主病（transfusion-associated graft versus host disease，TA-GVHD）以及 TRALI[14-15]。所有输血反应在第 12 章中有更详细的阐述。

如果发生输血反应，必须立即停止输血，并进行检查[14]。最初的检查步骤包括检查所有文书工作是否有误、重新匹配患者ABO血型、目视评估指示溶血的血浆变色以及进行直接抗球蛋白试验（direct antiglobulin test，DAT）[14]。DAT能帮助区分免疫与非免疫介导的溶血原因，也用于HDFN和自身免疫性溶血性贫血的病情检查。DAT能确定个体的红细胞表面是否存在免疫球蛋白和（或）补体。必须在乙二胺四乙酸（ethylenediaminetetraacetic acid，EDTA）管中接受一份合适的标本，以螯合样品中的钙，并停止补体的体外固定，否则可能导致假阳性结果。遗憾的是，DAT假阳性的原因诸多（感染、血清免疫球蛋白高、抗磷脂综合征、用药），并且高达15%的无溶血迹象的住院患者呈阳性结果[16]。因此，DAT阳性不能诊断为溶血性贫血，但是必须结合患者的诊断、用药史、妊娠状况和输血史进行检查。如果检查排除溶血，则必须查找其他病因，以对输血反应进行分类[15]。

4. 同种异体免疫

同种异体抗体是针对个体缺乏的一种抗原所产生的一种抗体[8]。同种异体免疫（同种异体抗体形成）是输血和移植疗法的已知并发症。妊娠期间也能自然形成针对细胞抗原的同种异体抗体，并可能置随后的妊娠于危险之中（见第23章）。研究表明，同种免疫的风险取决于多种因素，包括已输注含红细胞的单位数、受血者的健康状况以及受血者的遗传因素[17-18]。一旦产生了同种异体抗体，受血者将来可能面临如上所述的血小板输注无效症和输血反应的风险。

历史上，人们一直认为最为关注的是抗-D同种异体抗体的形成。D抗原具有高度的免疫原性，抗D抗体能引起严重的、潜在致命的溶血反应。在20世纪70年代，研究证明80%的健康男性志愿者在暴露于小剂量Rh阳性红细胞后就会形成抗D抗体[19]。但是，大多数接受红细胞输血的住院患者并不“健康”。随后的研究证实，同种异体免疫的发生率要低得多，非免疫抑制的个体和接受大量输血的患者发生率为20%～30%[20-21]。免疫抑制的患者包括血液系统恶性肿瘤、获得性免疫缺陷综合征（acquired immunodeficiency syndrome，AIDS）或接受免疫抑制治疗的患者，其同种异体免疫的发生率低于10%[17, 22]。同体异体抗体形成率的降低可能是由于在这些状态下机体对外来抗原的反应减弱所致[9, 23]。

血小板与红细胞的不同之处在于，它们除了表达ABO和Ⅰ类HLA抗原外，还表达HPA抗原。暴露于外来的HLA和HPA抗原能导致HLA和HPA抗体的产生。Ⅰ类HLA抗原是最具免疫原性的血小板抗原。在输注血小板的急性骨髓性白血病患者中，有45%患者形成了HLA抗体[9]。相反，只有8%的受血者在输注血小板后形成HPA抗体[9]。这两种类型的抗体均能引起所输注的血小板快速清除，从而降低或消除其治疗带来的益处。一些血小板抗体能够通过胎盘，从而导致新生儿同种异体免疫性血小板减少症（neonatal alloimmune thrombocytopenia，NAIT）。血小板制品也可能不同程度地含有小量的悬浮红细胞。罕见情况下，RhD阴性个体被动地输入RhD阳性红细胞输血能引起抗D抗体的形成，其发生率低于4%[24]。

长期输血患者同种异体免疫风险问题是输血服务的一项独特而艰难的挑战。诊断为良性或恶性血液病患者的治疗可能需要频繁地输注红细胞或血小板，但是反复暴露于外来红细胞和血小板抗原可能导致多种红细胞、HLA和（或）HPA同种异体抗体的形成。除了上述同种异体免疫的并发症外，可能难以找到与这些患者相容的血液制品，这可导致输血延迟[9]。在这些情况下，医务人员必须意识到，可能需要数小时到数周的时间才能获得相容的RBC或血小板制品。在某些情况下，需要在全国范围内搜索献血者。

5. 血液库存管理

自2010年以来，国家血液收集和利用调查（National Blood Collection and Utilization Survey）的结果表明，献血量和血液制品用量均有所下降[25]。现代血库实践已演变为利用更少的资源做更多的事，这对血液制品选择的历史概念提出了挑战。

5.1 红细胞（RBC）注意事项

随着人们对同种异体免疫和相关输血反应的了解增加，对免疫原性最少的血液制品的需求不断增加。曾认为万能献血者 RBC 制品是 O 型、RhD 阴性（O 阴性），但是对该制品的需求已开始超过可获得量[26]。在需要大量输血或大量出血而患者血型不明的紧急情况下，O 阴性血液制品是初始复苏的首选标准，以降低 RhD 同种异体免疫的风险以及抗 RhD 溶血性输血反应的可能。此外，O 阴性 RBCs 几乎只用于因配型、血液取样和姓名核对带来挑战的新生儿、严重同种异体免疫者以及接受骨髓移植的患者[26-27]。献血者中心积极招募 O 型献血者，但 D 阴性者仅占白人的 15% 和黑人的 8%[1]。2014 年，只有 8.2% 的美国献血者为 O 阴性[28]。这些数字突显了 O 阴性红细胞制品的稀缺性和有限可用性。

为了平衡高需求与供应减少，美国各地正在制定血液保存策略和血液管理计划。许多专业学会推荐血液管理计划，这些血液管理计划通过循证指南来改善输血实践[29-30]。已实施的计划可能包括书面政策和规程，以通过限制性 RBC 输血建议（血红蛋白＜ 7.0 g/dl）、实验室指导的紧急输血方案或在没有威胁生命的出血情况下需要临时 RBC 计数发放一个单位 RBC 制品来防止不必要的输血[24, 26, 31]。研究显示，这些策略可减少血液制品用量 40%，同时降低患者发病率和死亡率[31-32]。

O 阴性血液制品保存的具体策略包括仅将这种血液制品输给已证实为 O 阴性患者、使用患者特异标准以将输注 O 阴性血液制品改为输注 O 阳性血液制品、遵守限制性输血阈值以及限制血液单位浪费[20, 24, 26-27]（表 2.4）。库存管理对于所有血型的患者都至关重要。即使在几乎完全使用 O 阴性血液制品的新生儿中心，能将同一 RBC 制品单位用于多个新生儿。另外，在无法获得 ABO 和 RhD 血型的严重创伤或紧急情况下，许多中心已拟定在育龄后男性和女性中使用 O 阳性 RBCs 的协议[26]。在这些人群中，由于因 RhD 同种异体免疫导致的延迟溶血反应极为罕见，故对患者造成的危险有限[24, 26]。这种方法为已知的 RhD 阴性患者和未知 RhD 血型的育龄年轻女性储备了 RhD 阴性血液制品，而育龄年轻女性如果在妊娠期间发生同种异体免疫则处于可能发生致命性 HDFN 的危险境地。

分配 O 阴性血液制品时，也应该考虑患者个体因素。即使是年轻女性，医院策略也可能提倡在大容量复苏时，根据当地库存情况和患者生存的可能性改用 O 阳性血液制品[24]。此外，已确定重症监护治疗病房在血液制品短缺时改用 O 阳性 RBCs 可能有益于患者。这些患者不太可能长期输血，并且寿命可能较短，因而 RhD 同种异体免疫并不重要[26]。

表 2.4　输血阈值建议[52-54]

血液制品	适应证	建议输血的指征
浓缩红细胞单位[a]	血流动力学稳定的住院成年患者	＜ 7 g/dl
	矫形外科手术	＜ 8 g/dl
	心脏手术	
	原有心血管疾病	
血小板单位[b]	血流动力学稳定的住院成年患者	＜ 10×10^9/L
	选择性中心静脉置管	＜ 20×10^9/L
	诊断性腰椎穿刺或择期重大非椎管内手术	＜ 50×10^9/L
血浆（冰冻血浆）制品	需要大量输血的创伤患者	给出建议（未提出具体建议）

[a] 这些建议不适用于急性冠脉综合征或输血依赖性贫血的患者
[b] 对于颅内出血患者的输血阈值无任何正式建议

5.2　血小板注意事项

人们实施了各种库存管理方案来解决血小板产品短缺问题。室温储存下，血小板细菌污染是一个值得关注的问题（见第 3 章）。因此，直到 2016 年，血小板的保存期限制为 5 天；在美国食品药品监督管理局（FDA）提供了有关改善血小板安全性的指南，同时通过使用经批准的储存容器、病原体减少技术（pathogen reduction technologies，PRT）和适当的细菌检测方案后（参见下文“病原体减少技术”部分内容）[33]，才将单采血小板的保存期限延长至 7 天。这些新指南已提高了血小板的利用率，并减少了过期浪费[34]。

鼓励责任制输血实践也有助于解决短缺问题。尽管各个中心之间存在差异，但是一般都已确定血小板输注阈值，且随着时间的推移减少了血小板的用量[35-36]。维持止血必需血小板尚存有争议。与更多的标准剂量相比，预防性给予低剂量血小板（1.1×10^{11} ～ 4.4×10^{11}）对出血发生率没有任何影响[37]。据此，医务主任在某些临床情况下可常规地拆分单采血小板单位，以更好地配给血小板库存。

5.3 血浆注意事项

血浆制品对库存管理提出了独特的挑战。万能血浆献血者是AB型，仅占总人口的4%[5]。必须具有备用的立即解冻血浆，以用于紧急复苏，尤其是在1级创伤中心中。虽然AB型血浆是最佳首选，但是许多中心现在提供A型血浆，用于因库存有限的初始复苏工作。尽管担心A型血浆与不相容的B型受血者之间可能发生急性溶血性输血反应，但是研究显示这种改变并不增加死亡率或ABO相关性急性溶血性输血反应[38]。这些结果部分归因于85%的人群是相容的（O型或A型受血者）[5]。另外，大量输血的受血者可能会接受大容量的O型RBCs，而这些RBCs不会受到输注的A型血浆中抗B抗体的影响[38-39]。而且，不相容的B型患者所分泌的抗原可能中和抗B抗体[38]。在初期大规模复苏期间，A型血浆是AB型血浆的一种安全替代方案，同时为医院其他值得抢救的患者保留了AB型血浆的库存[9, 14, 23, 39]。

5.4 备血程序

外科用血的备血程序在医院的血液库存管理中十分关键。备血程序包括：

- **血型和定型**：确定未经抗体测试的受血者ABO和RhD血型。
- **血型和筛选**：进行受血者ABO、RhD血型和抗体鉴定。特殊血液制品无需进行交叉配血，但是在大多数情况下宜备用相容血液制品。
- **血型和交叉配血**：进行受血者ABO、RhD血型和抗体鉴定。将相关血液制品从库存中取出，并与受血者进行交叉配血以达到相容性。

从库存中取出血液制品进行血型确认和交叉配血，并分配给特定患者。因此，这些血液制品无法用于紧急情况下，也无法用于另一例患者。交叉配血血液制品备用过多可导致库存短缺以及未使用的血液制品过期。为了缓解这些问题，需监测交叉配血与输血（C：T）的比率，比率＞2.0提示交叉配血的血液制品备用过多[6]。减少浪费的策略包括优先备用血型与筛查方案以及建立医院特定的常见手术最大量备血计划（Maximum Surgical Blood Order Schedule），该计划可根据手术设定血液制品的单位数量。

每一个输血服务机构必须通过结合他们对医院用血模式、成分血液制品失效期以及与供应商距离的了解，确定其血液供应需求。库存水平必须满足日常需求，同时储备足够的血液制品以满足紧急情况相关的输血要求[6]。特别值得一提的是，为紧急情况储备充足的O阴性RBCs（万能献血者）供应以及迅速过期的血小板制品备用量仍然是日常面临的挑战。此外，还需要考虑特殊血液制品（如巨细胞病毒阴性、HLA匹配的血小板）和改良血液制品（如去白细胞，经辐照）的需求以及供应商可供给性。

5.5 血清学与计算机交叉配血

含有≥2 ml RBCs的任何血液制品都需要进行交叉配血[6]。传统上，一直应用血清学交叉匹配来确定受血者和献血者血液之间ABO血型的相容性。在确定ABO与Rh血型后，对准备的受血者完成抗体筛查。然后血库工作人员选择可能相容的血液制品用于输血。受血者的血浆与献血者血液制备的红细胞悬液进行混合。最后检查该混合物是否有红细胞凝集的证据；如果有，表明不相容。

另外，如果准备的受血者目前或病史上没有临床意义的抗体，则可使用电子记录审阅或“计算机交叉匹配”的方法来选择和验证ABO血型相容的RBCs制品或全血制品[40]。如果使用计算机交叉匹配，则必须在现场验证该系统，仅选择ABO相容性血液制品，识别所需的献血者和受血者的数据、验证正确的数据输入，并能够识别和警告使用者血液制品单位标签与验证试验之间以及献血者与受血者之间ABO和Rh血型的差异[40]。此外，如果存在ABO配型不符，则不允许进行电子交叉配血[41]。

应用电子交叉配血的优势包括减少样本需求量、降低输血服务机构的工作负荷以及改进血液库存管理[6]。

6. 新发感染

除了库存问题之外，现代输血医学实践还关注传染病风险的管理。前美国血库管理学会（AABB）在2009年将输血传播的感染描述为“对输血安全构成真正或理论威胁的因素，但是目前缺乏有效的干预措施”[42]。当前，最危险的新发感染是那些具有无症状感染期的感染，这增加了献血者筛查的难度[43]。筛查策略困难等同于传播风险增加。新病原体的出现是不可预测的，但是数学模型预测每隔五年就会出现一种新的经输血传播的感染[44]。以下阐述输血医学中常认为的感染。

6.1 虫媒病毒

蚊子传播大多数医学上重要的虫媒病毒。症状可从无症状到严重衰弱性病症甚至致命。这些病毒最初通常无症状，这使得难以甚至不可能筛查到疾病早期阶段的献血者。研究表明，多种虫媒病毒通过输血传播，包括登革热和寨卡病毒；目前认为这两种病毒是血液供应的新兴感染风险[43]。不同于大多数虫媒病毒不能在人类宿主内产生足够的病毒血症，这些病毒可维持其病毒血症，从而使蚊子感染并在城市地区持续传播[45]。

登革热病毒通常引起一种自限性流感样疾病，很少发展成危及生命的出血热。该病毒能通过蚊子、输血或实体器官移植来传播。目前尚无用于该病毒感染的疫苗或治疗方法，但是症状通常表现为无症状或轻度，并且研究证明这些患者与未感染对照组无显著差异[42, 44]。由于该疾病病情一般较轻，目前美国[46]以及大多数其他发达国家并不筛查献血者血液制品中的登革热病毒。随着蚊子滋生地的扩大以及病例的增多，这种情况在未来几十年可能会发生改变。

像登革热病毒一样，寨卡病毒感染最初始于无症状性病毒血症，通常导致轻度的流感样疾病。这种感染能导致吉兰-巴雷样综合征或引起流产或先天性妊娠缺陷[42, 47]。传播可能通过蚊子、性接触和输血。FDA 目前要求进行核酸扩增测试（NAT）或使用病原体减少的血液制品，以试图降低其传播风险[46]。

6.2 巴贝西虫种

巴贝西虫病是一种蜱传播的原生生物疾病，流行于美国东北部和中西部[42]。临床表现从无症状到可能致命性的严重溶血性疾病。在美国发现的最常见虫种为微小巴贝西虫（*Babesia microti*）。所有已知的巴贝西虫类均能通过蜱叮咬和红细胞输血传播。FDA 建议选择性检测流行地区献血者的巴贝西虫寄生虫。目前用于检测的是献血者 RNA NAT 筛查试验，但是只能鉴定出数量有限的巴贝西虫种，包括微小巴贝西虫[42, 46]。

6.3 克罗伊茨费尔特-雅各布病（CJD）

克罗伊茨费尔特-雅各布病（Creutzfeldt-Jakob disease，CJD）是一种由异常折叠的蛋白质（朊病毒）引起的致命性神经退行性海绵状脑炎。大多数病例是由于散发性突变，其余为遗传和医源性原因（占总数的 6% ～ 16%）[48]。已发现的传播途径有某些移植物包括角膜和人类硬脑膜移植物、使用以前受污染的神经外科设备或应用人类垂体生长因子[7]。目前尚未发现输血传播的 CJD 病例，但是理论上仍然存在这种风险[46]。自 2000 年以来，由于尚无市售的检测或治疗方法，FDA 已建议基于 CJD 危险因素筛查，永久递延 CJD 者作为献血者[42, 48]。

6.4 病原体减少技术（PRT）

FDA 推荐使用病原体减少技术（pathogen reduction technology，PRT），以降低某些血液制品的传染风险。献血者的筛查和检测可降低输血传播感染的风险，但是在缺乏成熟检测方法的情况下无法解决所有还在病毒血症窗口期的无症状感染，或筛查该疾病。对每份献血者血制品进行所有已知传染风险的筛查在逻辑上和财政上也都是不现实的[49]。但是，PRT 通过消除细菌和某些病毒的繁殖，可减少大量检测的需求。

PRT 使用一种光化学化合物，光激发该化合物可引起核酸交联[50]。这种交联可导致病原体无法复制。利用 PRT 可有效灭活微小巴贝西虫、登革热病毒、寨卡病毒和其他虫媒病毒，从而显著降低其传播风险[44, 50]。这种处理方法还可以有效降低其他已知细菌、病毒和原生生物的传播风险[44]。此外，该技术可阻止白细胞增殖，从而减少辐照的需求，同时降低 TA-GVHD 的风险[51]。这项技术将来可能中止当前一些必需的传染病检测，并有助于抵消病原体减少技术有关的费用。

美国已批准 PRT 用于血浆与血小板制品。针对红细胞和全血制品的病原体减少技术目前正在试验中。PRT 尤其有益于降低血小板制品的传播风险。由于血小板的储存条件（20 ～ 24℃连续搅动 5 ～ 7 天）（见第 3 章），细菌增殖是一种已知的危害。出于这些原因，目前要求输血服务机构具有检测或灭活细菌的方法[6]。作为一种可选方案，FDA 允许应用 PRT。

PRT 确实有其局限性。朊病毒疾病不受核酸交联的影响，PRT 并不能有效地灭活无包膜病毒[50]。输注 PRT 处理后血小板，患者校正血小板计数增量较低，输血失败和血小板输注无效更常见，血小板输注时间间隔较短的患者需要输注更多的血小板。然而，当比较经 PRT 与未经 PRT 处理的血小板时，并未发现在明显出血或不良后果方面有任何差异[46]。

7. 小结

血液储存和输血医学是一门复杂且不断发展的学科。熟悉红细胞和 HLA 系统对于了解临床情况下同种异体免疫的影响至关重要。输血实践已经适应了这个血液制品库存有限的时代。献血运动已开始以年轻一代为对象，以试图重振献血者的积极性并保证长期供应。但是，血液制品保存和有限供应的时代可能是现代血液储存的新常态。输血的临床医师必须了解现代输血的话题，包括循证输血指南、保质期限制、在紧急输血下 O 阳性红细胞和解冻 A 型血浆的使用、血小板制品的拆分、备血程序对血液制品供应的影响以及新发感染与 PRT 对输血风险的潜在影响。一如既往，您的临床病理学和输血医学的同事在这个不断变化的领域仍然是一个可用资源。

参考文献

1. Reid ME, Lomas-Francis C, Olsson ML. The blood group antigen facts book. Boston: Academic Press; 2012.
2. Westman JS, Olsson ML. ABO and other carbohydrate blood group systems. Technical manual. 19th ed. Bethesda: AABB; 2017. p. 265–75.
3. Avent ND, Reid ME. The Rh blood group system: a review. Blood. 2000;95(2):375–87.
4. Denomme GA, Westhoff CM. The Rh system. Technical manual. 19th ed. Bethesda: AABB; 2017. p. 295–9.
5. Garratty G, Glynn SA, McEntire R. Retrovirus epidemiology donor study. ABO and Rh (D) phenotype frequencies of different racial/ethnic groups in the United States. Transfusion. 2004;44(5):703–6.
6. Harm SK, Dunbar NM. Transfusion-service-related activities: pretransfusion testing and storage, monitoring, processing, distribution and inventory management of blood components. Technical manual. 19th ed. Bethesda: AABB; 2017. p. 457–84.
7. Storry JR. Other blood group systems and antigens. Technical manual. 19th ed. Bethesda: AABB; 2017. p. 319–45.
8. Hamilton JR, Bailey DJ. Identification of antibodies to red cell antigens. Technical manual. 19th ed. Bethesda: AABB; 2017. p. 349–66.
9. Zimring JC, Welniak L, Semple JW, Ness PM, Slichter SJ, Spitalnik SL. NHLBI Alloimmunization working group. Current problems and future directions of transfusion-induced alloimmunization: summary of an NHLBI working group. Transfusion. 2011;51(2):435–41.
10. Petersdorf EW. HLA. In: Wingard JR, Gastineau DA, Leather HL, Snyder EL, Szczerpiorkowski ZM, editors. Hematopoietic stem cell transplantation: a handbook for clinicians. 2nd ed. AABB: Bethesda; 2015.
11. Eisenbrey AB, Kopko PMRA. The HLA system. Technical manual. 19th ed. Bethesda: AABB; 2017. p. 435–56.
12. Triulzi DJ, Assmann SF, Strauss RG, Ness PM, Hess JR, Kaufman RM, Granger S, Slichter SJ. The impact of platelet transfusion characteristics on posttransfusion platelet increments and clinical bleeding in patients with hypoproliferative thrombocytopenia. Blood. 2012;119(23):5553–62.
13. Vassallo RR, Curtis BR. Platelet and granulocyte antigens and antibodies. Technical manual. 19th ed. Bethesda: AABB; 2017. p. 413–9.
14. Harmening D. Modern blood banking and transfusion practices, 6th ed. Philadelphia: F.A. Davis Company; 2012.
15. U.S. Centers for Disease Control and Prevention. The National Healthcare Safety Network (NHSN) manual: Biovigilance Component v2.4. Atlanta: Division of Healthcare Quality Promotion, National Center for Emerging and Zoonotic Infectious Diseases. Available at: http://www.cdc.gov/nhsn/PDFs/Biovigilance/BV-HV-protocol-current.pdf. Accessed [8/24/19].
16. Parker V, Tormey CA. The direct antiglobulin test: indications, interpretation, and pitfalls. Arch Pathol Lab Med. 2017;141(2):305–10.
17. Meyer E, Uhl L. A case for stocking OD+ red blood cells in emergency room trauma bays. Transfusion. 2015;55(4):791–5.
18. Zalpuri S, Evers D, Zwaginga JJ, Schonewille H, de Vooght KM, le Cessie S, van der Bom JG. Immunosuppressants and alloimmunization against red blood cell transfusions. Transfusion. 2014;54(8):1981–7.
19. Gunson HH, Stratton F, Cooper DG, Rawlinson VI. Primary immunization of Rh-negative volunteers. Br Med J. 1970;1(5696):593–5.
20. Gonzalez-Porras JR, Graciani IF, Perez-Simon JA, Martin-Sanchez J, Encinas C, Conde MP, Nieto MJ, Corral M. Prospective evaluation of a transfusion policy of D+ red blood cells into D− patients. Transfusion. 2008;48(7):1318–24.
21. Yazer MH, Triulzi DJ. Detection of anti-D in D–recipients transfused with D+ red blood cells. Transfusion. 2007;47(12):2197–201.
22. Dutton RP, Shih D, Edelman BB, Hess J, Scalea TM. Safety of uncrossmatched type-O red cells for resuscitation from hemorrhagic shock. J Trauma Acute Care Surg. 2005;59(6):1445–9.
23. Frohn C, Dümbgen L, Brand JM, Görg S, Luhm J, Kirchner H. Probability of anti-D development in D− patients receiving D+ RBCs. Transfusion. 2003;43(7):893–8.
24. Callum JL, Waters JH, Shaz BH, Sloan SR, Murphy MF. The AABB recommendations for the choosing wisely campaign of the American Board of Internal Medicine. Transfusion. 2014;54(9):2344–52.

25. Ellingson KD, Sapiano MR, Haass KA, Savinkina AA, Baker ML, Chung KW, Henry RA, Berger JJ, Kuehnert MJ, Basavaraju SV. Continued decline in blood collection and transfusion in the United States–2015. Transfusion. 2017;57:1588–98.
26. Dunbar NM, Yazer MH, OPTIMUS Study Investigators on behalf of the Biomedical Excellence for Safer Transfusion (BEST) Collaborative. O–product transfusion, inventory management, and utilization during shortage: the OPTIMUS study. Transfusion. 2018;58(6):1348–55.
27. Zeller MP, Barty R, Aandahl A, Apelseth TO, Callum J, Dunbar NM, Elahie A, Garritsen H, Hancock H, Kutner JM, Manukian B. An international investigation into O red blood cell unit administration in hospitals: the GRoup O Utilization Patterns (GROUP) study. Transfusion. 2017;57(10):2329–37.
28. Sapiano MR, Savinkina AA, Ellingson KD, Haass KA, Baker ML, Henry RA, Berger JJ, Kuehnert MJ, Basavaraju SV. Supplemental findings from the National Blood Collection and Utilization Surveys, 2013 and 2015. Transfusion. 2017;57:1599.
29. Meybohm P, Richards T, Isbister J, Hofmann A, Shander A, Goodnough LT, Muñoz M, Gombotz H, Weber CF, Choorapoikayil S, Spahn DR. Patient blood management bundles to facilitate implementation. Transfus Med Rev. 2017;31(1):62–71.
30. Patient Blood Management [Internet]. AABB [cited 2019 Aug 27]. Available from http://www.aabb.org/pbm/Pages/default.aspx. Accessed [8/24/19].
31. Nunnes GR, Moore EE, Stettler GR, Moore HB, Ghasabyan A, Cohen M, Huebner BR, Silliman CC, Banerjee A, Sauaia A. Empiric transfusion strategies during life-threatening hemorrhage. Surgery. 2018;164(2):306–11.
32. Salpeter SR, Buckley JS, Chatterjee S. Impact of more restrictive blood transfusion strategies on clinical outcomes: a meta-analysis and systematic review. Am J Med. 2014;127(2):124–31.
33. Food and Drug Administration. Draft guidance for industry: bacterial risk control strategies for blood collection establishments and transfusion services to enhance the safety and availability of platelets for transfusion. Silver Spring: CBER Office of Communication, Outreach, and Development; 2016. Available at: https://www.fda.gov/downloads/BiologicsBloodVaccines/GuidanceComplianceRegulatoryInformation/Guidances/Blood/UCM425952.pdf. Accessed [8/24/19].
34. Harm SK, Szczepiorkowski ZM, Dunbar NM. Routine use of day 6 and day 7 platelets with rapid testing: two hospitals assess impact 1 year after implementation. Transfusion. 2018;58(4):938–42.
35. Kaufman RM, Shehata N. Hemotherapy decisions and their outcomes. Technical manual. 19th ed. Bethesda: AABB; 2017. p. 511–8.
36. Rebulla P, Finazzi G, Marangoni F, Avvisati G, Gugliotta L, Tognoni G, Barbui T, Mandelli F, Sirchia G. The threshold for prophylactic platelet transfusions in adults with acute myeloid leukemia. N Engl J Med. 1997;337(26):1870–5.
37. Slichter SJ, Kaufman RM, Assmann SF, McCullough J, Triulzi DJ, Strauss RG, Gernsheimer TB, Ness PM, Brecher ME, Josephson CD, Konkle BA. Dose of prophylactic platelet transfusions and prevention of hemorrhage. N Engl J Med. 2010;362(7):600–13.
38. Dunbar NM, Yazer MH, Biomedical Excellence for Safer Transfusion (BEST) Collaborative and the STAT Study Investigators, Carey PM, Christie JD, Fadeyi EA, Fontaine MJ, George MR, Harm SK, Hess JR, Karp JK. Safety of the use of group A plasma in trauma: the STAT study. Transfusion. 2017;57(8):1879–1884.
39. Dunbar NM, Yazer MH. Biomedical Excellence for Safer Transfusion Collaborative. A possible new paradigm? A survey-based assessment of the use of thawed group A plasma for trauma resuscitation in the United States. Transfusion. 2016;56(1):125–9.
40. American Association of Blood Banks. Committee on Standards. Standards for blood banks and transfusion services. Bethesda: AABB; 2018.
41. Food and Drug Administration Guidance for Industry: "Computer Crossmatch" (computerized analysis of the compatibility between the donor's cell type and the recipient's serum or plasma type). Rockville: Food and Drug Administration; 2011.
42. Busch MP, Bloch EM, Kleinman S. Prevention of transfusion-transmitted infections. Blood. 2019;133(17):1854–64.
43. Petersen LR, Busch MP. Transfusion-transmitted arboviruses. Vox Sang. 2010;98(4):495–503.
44. Schlenke P. Pathogen inactivation technologies for cellular blood components: an update. Transfus Med Hemother. 2014;41(4):309–25.
45. Marano G, Pupella S, Vaglio S, Liumbruno GM, Grazzini G. Zika virus and the never-ending story of emerging pathogens and transfusion medicine. Blood Transfus. 2016;14(2):95.
46. Cohn CS, Allen ES, Cushing MM, Dunbar NM, Friedman DF, Goel R, Heddle N, Hopkins CK, Klapper E, Perumbeti A, Ramsey G. Critical developments of 2018: a review of the literature from selected topics in transfusion. A committee report from the AABB's Clinical Transfusion Medicine Committee. Transfusion. 2019;59:2733.
47. Fryk JJ, Marks DC, Hobson-Peters J, Watterson D, Hall RA, Young PR, Reichenberg S, Tolksdorf F, Sumian C, Gravemann U, Seltsam A. Reduction of Zika virus infectivity in platelet concentrates after treatment with ultraviolet C light and in plasma after treatment with methylene blue and visible light. Transfusion. 2017;57(11):2677–82.
48. Crowder LA, Schonberger LB, Dodd RY, Steele WR. Creutzfeldt–Jakob disease lookback study: 21 years of surveillance for transfusion transmission risk. Transfusion. 2017;57(8):1875–8.
49. Stramer SL, Glael SA. Infectious disease screening. Technical manual. 19th ed. Bethesda: AABB; 2017. p. 193–5.
50. Magron A, Laugier J, Provost P, Boilard E. Pathogen reduction technologies: the pros and cons for platelet transfusion. Platelets. 2018;29(1):2–8.
51. Kleinman S, Reed W, Stassinopoulous A. A patient-oriented risk-benefit analysis of pathogen-inactivation blood components: application to apheresis platelets in the United States. Transfusion. 2013;53(7):1603–18.
52. Carson JL, Guyatt G, Heddle NM, Grossman BJ, Cohn CS, Fung MK, Gernsheimer T, Holcomb JB, Kaplan LJ, Katz LM, Peterson N. Clinical practice guidelines from the AABB: red blood cell transfusion thresholds and storage. JAMA. 2016;316(19):2025–35.
53. Kaufman RM, Djulbegovic B, Gernsheimer T, Kleinman S, Tinmouth AT, Capocelli KE, Cipolle MD, Cohn CS, Fung MK, Grossman BJ, Mintz PD. Platelet transfusion: a clinical practice guideline from the AABB. Ann Intern Med. 2015;162(3):205–13.
54. Roback JD, Caldwell S, Carson J, Davenport R, Drew MJ, Eder A, Fung M, Hamilton M, Hess JR, Luban N, Perkins JG. Evidence-based practice guidelines for plasma transfusion. Transfusion. 2010;50(6):1227–39.

血液成分治疗

3

Christine T. Vo，Pamela R. Roberts
隋大鸣 译 卞金俊 审校

1. 引言

美国食品药品监督管理局（food and drug administration，FDA）生物制品评估与研究中心制定了有关采集成分血和全血的标准。所有采集、制备、储存、加工或分发血制品的机构必须在 FDA 注册并接受定期审查。许多采集或制备血制品的机构也获得了美国血库协会（American Association of Blood Banks，AABB）的认证，因为该协会制定了有助于保证血库和输血实践质量和安全性的标准。类似机构在全球其他地区均有设立。

20 世纪的战争史及相关医疗救护为我们所知的创伤治疗和复苏原则作出了很大贡献，也推动了血库技术的发展。20 世纪 40 年代到 60 年代，军事行动主要使用全血；但在越南战争之后，人们对民用医疗中的血液保存和专注治疗特定成分缺陷的兴趣日益浓厚，导致 20 世纪 70 年代至 90 年代成分治疗占主导地位[1-3]。此外，成分治疗可延长储存时间，降低感染率。到 21 世纪 00 年代中期，持续性凝血功能障碍被认为是造成严重创伤后死亡的原因[4]。2012 年，Pidcoke 等发表了一项关于“伊拉克自由行动”和“持久自由行动”中受伤患者的大型回顾性队列研究，报告指出与当时传统的大量输注浓缩红细胞相反，将红细胞、血小板和新鲜冰冻血浆以 1∶1∶1 的比例输注更有利于患者生存[5]。过去十年间，全血可改善大量失血患者预后的临床研究，引起了人们对创伤性危重患者或严重大失血患者使用全血输注的新兴趣。大量输血策略会在本书其他章节介绍。本章将着重介绍通过献血获得的成分血的特点。

2. 浓缩红细胞

浓缩红细胞（packed red blood cells，PRBCs）或红细胞（red blood cell，RBC）的供应依赖志愿者献血。首先，献血者要接受专门针对传染病或其他并发症的危险因素的病史筛查。例如，应对孕妇进行筛查，因为她们体内可能出现人类白细胞抗原（human leukocyte antigen，HLA）抗体，导致受血者有发生输血相关急性肺损伤（transfusion related acute lung injury，TRALI）的风险。接下来，所有捐献的血液都要经实验室检测是否含感染性病原体或病毒。筛查和实验室检测的详细信息不在本章讨论范畴，但这些措施显著降低了输血引起的疾病传播。然而，新型传染病对血液供应一直是潜在威胁，比如最近常见的寨卡病毒和西尼罗河病毒。

献血者通常捐献一个单位 500 ～ 600 ml 的全血，通过常规离心分为红细胞、血小板、血浆等成分。RBC 也能通过单采血液分离术获得，在美国，以此法采集的 RBC 约占 20%[6]。单采血液分离术是将血细胞比容达标的献血者连接到单采血液分离机上，使其 RBC 与其他成分分离，并将其他血细胞和血浆回输给献血者。通常，这种单采血液分离术将产生两个单位的 RBC。但有些单采血液分离系统可采集一个单位的 RBC，以及一个单位的血小板和（或）血浆。由捐献全血获得的一个单位红细胞中的 RBC 数量因献血者的血红蛋白水平而不同。相比之下，单采血液分离术采集的红细胞每单位所含的红细胞数量更加标准。两种红细胞单位均能为输血提供充足的红细胞。

20 世纪 60 年代早期，由聚氯乙烯制成的血袋可用于储存血制品，为采集血分离为成分血提供无菌密封的环境。储存 RBC 的血袋使用的塑化剂是邻苯二甲酸二（2- 乙基）己酯（di-2-ethylhexylphthalate，DEHP），是长期储存时保持红细胞膜完整的关键。目前认为，少量 DEHP 会泄漏到储存的红细胞单位中，但在输注红细胞的患者中并未发现 DEHP 的毒害作用。即便如此，其他医疗设备可能接触 DEHP 的担忧扩大到 RBC 受血者，特别是可能容易受到 DEHP 或毒性代谢物相关不良影响的新生儿。基于以上考虑，现在正努力研制另一种塑化剂来维持 RBC 细胞膜的完整性[7]。

保存血液需要抗凝-防腐（anticoagulant-preservative，A-P）剂。20 世纪 40 年代的一项重大突破就是研制出枸橼酸葡萄糖作为第一种 A-P 剂，使存储天数增加到 21 天。从那以后，不断研制出其他 A-P 剂：枸橼酸磷酸葡萄糖（citrate phosphate dextrose，CPD）的储存期为 21 天，CPD 腺嘌呤的储存期为 35 天，新一代添加剂的储存期为 42 天。美国使用的几种不同制造商的添加剂配方命名为 AS-1、AS-3 和 AS-5。欧洲使用的是与 AS-1 类似的由生理盐水、腺嘌呤、葡萄糖和甘露醇组成的溶液（SAGM）。这些添加剂可维持 RBC 保存期的 pH 和其他基本参数[6]，避免因过期导致红细胞单位减少。由于添加剂的量较分离出的血浆量少，导致与初始全血相比，血细胞比容更高，容积更小。上述方法获得的红细胞的预期容积与血细胞比容见表 3.1。将全血收集到抗凝剂中，采集和制备好成分血后，立即通过一体式袋装系统向红细胞单位中加入防腐剂。单采血液分离术得到的 RBC 根据分离设备经历类似的程序。

献血过程中，白细胞与其他细胞被一起采集。1 单位全血或 PRBC 约含有 20 亿～ 50 亿个白细胞，这些白细胞会产生不良反应，例如人类白细胞抗原（human leukocyte antigen，HLA）同种异体免疫反应，非溶血性发热反应，巨细胞病毒（cytomegalovirus，CMV）或细胞内微生物传播，以及其他潜在免疫反应或炎症介导反应等。白细胞的消耗或去除是指过滤血液清除白细胞的过程，在储存前或输注过程中均可实施。首选储存前去除白细胞，因为这样可去除更多的白细胞，质量控制及流程标准化程度也更高。这些流程会去除约 99.9% 白细胞，明显降低不良反应发生率。白细胞清除可使血红蛋白浓度降低高达 15%。某些临床患者发生白细胞相关不良反应的风险较高，建议输注前去白细胞成分血[8]（表 3.2）。目前，常规去除白细胞在许多发达国家是标准做法。在美国，80% 以上的机构常规提供去白细胞 RBC，其中约 85% 在储存前去除白细胞[6]。临床拟输血前，人们需要熟悉如白细胞去除等细节，以便对有风险的患者更合适。如果红细胞未常规去除白细胞，则应专门用于特定患者。总之，储存前去除白细胞优于床旁去除白细胞，床旁去除白细胞优于输注非去白细胞 RBC。需要注意的是，白细胞去除术不能防止输血相关移植物抗宿主病（transfusion-associated graft versus host disease，TAGVHD），因为即使少量细胞也可导致这种疾病。易感患者应接受辐照血，以预防移植物抗宿主病。

淋巴细胞攻击免疫系统受损的受血者细胞会导致 TAGVHD，而输血前辐照 RBC 单位足以灭活淋巴细胞。所有造血细胞及其他组织都是 TAGVHD 的靶点。TAGVHD 可导致骨髓发育不全及其他致命并发症。尚未进行随机试验来确定哪些患者需要输注辐照血，现有建议都是基于观察证据，并尝试预估人群的免疫抑制程度。表 3.3 列出推荐使用辐照成分血的患者人群，其中一些要求终身使用，另一些是限时使用[11]。在美国，每家医院通常会自主制定政策决定哪些患者需要输注辐照血制品[12]。对于具体建议，应参考学会准则。

巨细胞病毒血清反应阴性的成分血已使用抗体检测不含有 CMV。通常会对足量的红细胞单位进行 CMV 检测，以便向有临床严重 CMV 感染风险的个体提供充足的 CMV 阴性血（表 3.4）。普通成人人

表 3.1 目前常用方法获得红细胞的实际差异

保存类型或添加剂	最终容积（ml）	血细胞比容（%）
CPD 腺嘌呤（CPD-A1）	225 ～ 350	65 ～ 80
AS 配方液	300 ～ 400	55 ～ 65
单采血液分离术	175 ～ 200	55 ～ 60

表 3.2 需要输注去白细胞成分血的人群[8]

既往有发热性非溶血性输血反应的病史
实施心脏外科手术[9]
实体器官移植或干细胞移植受体或潜在受血者[10]
急性白血病或其他恶性肿瘤
长期输血治疗
巨细胞病毒血清阴性患者接受非巨细胞病毒血清阴性成分血

表 3.3 需要输注辐照成分血的人群[11]

早产儿以及宫内或新出生交换输血的受血者
自体或同种异体造血干细胞移植的受体
各期霍奇金淋巴瘤患者
接受强效免疫抑制治疗者（如单克隆抗体、抗胸腺细胞球蛋白），可能包括血液恶性肿瘤患者和非霍奇金淋巴瘤患者
存在和捐献者部分 HLA 匹配风险者，原因有定向献血、HLA 匹配制品或者同质基因

表 3.4 非巨细胞病毒血清阳性者需输注巨细胞病毒血清阴性成分血的人群

低体重新生儿
孕妇
HIV 感染者
实体器官移植受血者
造血干细胞移植受血者

群中，至少有 40% 曾暴露于 CMV，暴露程度各地不同。具有免疫能力的个体通常不需要输注 CMV 阴性血，因为他们可启动自身的免疫反应。但 CMV 阴性的免疫功能低下的个体，如果输注了 CMV 阳性血，会发展为严重 CMV 感染。相反，如果他们已经是 CMV 阳性，则可以接受 CMV 阳性血[6]。值得注意的是，对有严重 CMV 感染风险的个体而言，去白细胞血制品的安全性与 CMV 阴性成分血相当，或可作为输注血清反应阴性血以外的另一种选择。

RBC 单位的储存温度必须控制在 1 ～ 6℃，以保持活力，防止细菌繁殖。在设备间转运过程中（如从采血设备转运到医院），温度必须维持在 1 ～ 10℃。同样地，在从血库到患者输血治疗区转运期间，也必须维持相同的温度。储存过程中红细胞的变化包括 ATP 减少、细胞膜改变、脂类和蛋白质氧化损伤、钾离子外流以及在微血管中流动时改变形态的能力丧失等。

在美国，RBC 储存天数最高可达 42 天，平均储存天数约 15 ～ 19 天[6]。大量随机临床试验研究了储存天数延长是否会导致受血者发病率增加，结果表明输注新鲜血与输注长期存储或标准存储的 RBC 相比，其预后没有差异。这些研究包括 RBC 储存时间在早产儿中输注（Age of Red Blood Cells in Premature Infants，ARIPI）试验、输血对重度贫血合并酸中毒患者组织氧合影响（Tissue Oxygenation by Transfusion in Severe Anemia with Lactic Acidosis，TOTAL）试验、RBC 储存期对心脏外科手术患者影响研究（Red Cell Storage Duration Study，RECESS）试验、标准输注对比新鲜 RBC 用于重症监护（Standard Issue Transfusion versus Fresher Red-Cell Use in Intensive Care，TRANSFUSE）试验[13-16]等。此外，Alexander 等发表的 meta 分析也表明红细胞单位存储时间短并不增加临床收益[17]。

红细胞可冻存于 40% 的甘油中，经美国 FDA 和 AABB 批准，在－ 80℃下的储存时间可长达 10 年。冻存红细胞的主要原因是保证非常罕见的血型（如孟买表型）的供应，或用于那些已产生许多抗常见红细胞血型抗原的同种抗体的人群[18]。一项纳入 57 例创伤患者的随机试验将冷藏 RBC 与冰冻解冻去甘油 RBC 进行比较，未发现血细胞比容、血栓弹力图参数或临床预后有显著差异[19]。然而，RBC 冷冻、解冻后去甘油耗时太久，既延误输注，又增加成本，因此除非必要，否则不使用。

输注红细胞应首先得到知情同意，除非紧急情况下无法立即征得同意。须确保将预定红细胞用于预定受血者，以防发生输血反应（如由于 ABO 血型不匹配引起的急性溶血性输血反应）。现有资料不支持常规预先使用对乙酰氨基酚或抗组胺药来预防输血引起的过敏或非溶血性发热反应。应目测检查红细胞是否异常。输注红细胞必须使用 170 ～ 260 微米滤过器来清除血凝块或细胞成分聚集体。对低体温风险或有自身免疫性低温诱导溶血病的患者，可将血液加热到接近体温的温度，但不宜超过 40℃，因为过热会导致溶血。

一般来说，含钙液体不应与红细胞同时经同一管道输注，因为钙与枸橼酸会形成螯合物，从而拮抗枸橼酸盐的抗凝作用，导致血管内发生凝结。可与输血配伍的液体包括 0.9% 氯化钠溶液、血浆和白蛋白。乳酸林格液因含钙离子一般被禁止使用，但由于治疗需要的迫切性，也有人主张将其用于紧急创伤患者[6]。这种做法的安全性尚未得到验证，我们建议在这种情况下避免使用乳酸林格液以确保安全。含葡萄糖的注射液不应同时经同一管道输注，因为红细胞可快速摄取葡萄糖，然后吸收水并溶解。通过多腔中心静脉导管输血时，可通过其他管腔同时输注其他药物。如与红细胞单位同时输注，很难区分药物潜在不良反应和输血反应。输血前后如果使用同一管腔来给药，应在给药前后用生理盐水冲洗管腔。

红细胞应以适宜的速率输注，不能增加容量超负荷的风险。通常，最初 15 分钟以 1 ～ 2 ml/min 输注，接下来在可耐受情况下适当加快速度。每单位红细胞的输注时间不应超过 4 小时。对于循环超负荷高风险患者，低速率输入部分红细胞可避免并发症。部分患者合用利尿药有助于预防循环超负荷。

RBC 输注适应证包括症状性贫血和急性失血。生理因素则有低血红蛋白休克、直立性低血压、组织氧合不足以维持重要器官功能导致终末器官损伤等。例如，症状性贫血可表现为呼吸困难或运动疲劳。贫血本身需要调查其原因，因此需进行适当的诊断性研究和治疗。历史上，红细胞输注遵循“10/30 原则”，旨在维持血红蛋白 100 g/L（10 g/dl）和血细胞比容 30%。为达到这一目的，过去的标准方案是每次输注两个或两个单位以上的红细胞[20]。过去 20 年，临床上对输血风险的关注，使人们认识到规定适应证的必要性，以保证患者输注红细胞益大于弊。基于不同人群的多项随机对照试验均显示，与更宽松的策略相比，限制性策略（维持血红蛋白水平在 70 ～ 80 g/L）具有非劣效性或优效性[21]。“明智选择”运动于 2012 年在美国发起，现已有五大洲 20 多个国家的医疗组织参与。美国血液病学会、AABB 和加拿大输血医学会推荐的“明智选择”提出两种策略，即在血流动力学稳定的患者中单次输血后，重新评估后和用铁替代输血治疗缺铁性贫血[22]。此外，对大多数无组织氧合不足的病情稳定住院患者来说，建议将血红蛋白 70 ～ 80 g/L 作为输血的临界点。对于既往有心血管病史的患者，有证据支持临界值为 80 g/L。建议还指出，决定输血与否应该评估临床症状和血红蛋白水平。

一项国际共识声明建议，麻醉实施者在依照策略进行术前评估过程中起主导作用，旨在从评估和治疗术前贫血开始，减少围术期输血需求。声明甚至建议延迟非紧急重大手术，以诊断和治疗贫血和铁缺乏症[23]。最近由 Chong 等发表的一篇 meta 分析，比较了在危重患者和手术患者中应用限制性输血策略和开放性输血策略的研究结果[24]。作者指出限制性输血策略可改善预后，包括降低卒中风险、减少输血反应和 PRBC 暴露风险、减少住院天数以及降低危重患者 30 天死亡率。而对于手术患者的死亡率影响则完全不同，两种策略并无差异，甚至限制性策略还具有增加死亡率的潜在风险。两类人群都采用限制性策略，红细胞用量都较少。应谨慎看待该 meta 分析的过度外推，因此需要针对围手术期不同阶段及不同手术人群的特定目的行进一步研究。

献血者改良调查问卷，结合对传染病更详细的实验室筛查，已经使输血相关感染性并发症显著降低。现在非感染性的输血相关严重并发症更为常见[25]。输血反应有发热反应、溶血反应、脓毒血症、变态反应、荨麻疹以及过敏反应。其他并发症包括错误输注、TRALI、输血相关循环超负荷（transfusion-associated circulatory overload，TACO）、TAGVHD、同种异体免疫、铁过载、代谢紊乱等。有关输注红细胞的并发症本书其他章节详述。有些显而易见的做法可以减少并发症，例如避免不必要的输血，还有使用电子系统来确认患者身份保证配血正确[26]。合理输注红细胞、注重输注细节，对于将这一重要资源安全提供给患者至关重要。

3. 新鲜冰冻血浆

新鲜冰冻血浆（fresh frozen plasm，FFP）可通过对全血或者单采捐献血离心获得。全血分离为成分血前加入含枸橼酸抗凝剂和防腐剂，以增加保存期，减少生化改变。血液通过离心分成各种组分，其中血浆沉淀在顶层，白细胞和血小板在中间层，红细胞沉淀在底层。第一次分离后基本上可获得富含血小板的血浆，第二次高速离心后，进一步分成血浆和浓缩血小板。血浆采集后 8 小时内，立即冷冻于－18℃或更低温度，储存时间长达 1 年。FFP 还能被进一步加工成冷沉淀[27]。采集时间超过 8 小时但不足 24 小时的冰冻血浆，被称作 24 小时内冰冻血浆（plasma frozen within 24 hours，PF24）。PF24 中的凝血因子的临床效果与 FFP 大致相同，只是不稳定凝血因子Ⅷ和 C 蛋白在解冻过程中会略微减少[28]。为避免污染，FFP 需在真空密封透明袋中于 33℃和 37℃解冻。一旦解冻，只要温度保持在约（22±2）℃，FFP 应该在 4 小时内输注完。如果不能立即输注，解冻的 FFP 在（4±2）℃下最多储存 120 小时[29]。

通常，临床医生预定 FFP 时，并没有明确说明出库血浆的“血型”。事实上，大多数输注用血浆是 PF24，不是真正的 FFP。研究显示，大多数凝血因子在 PF24 中得以完整保存。然而，临床医生应记住，解冻的 FP24 中Ⅷ因子比 FFP 少 15% ～ 20%，解冻的血浆中Ⅴ因子、Ⅶ因子和Ⅷ因子随时间不断减少[28, 30]。到第 5 天，Ⅷ因子活性下降超 50%，Ⅴ因子和Ⅶ因子活性下降约 20%[31]。FFP 也可用溶剂清洁剂或亚甲蓝处理来减少病原体污染，但这样做会造成凝血因子和天然抗凝剂的丢失[32]。

FFP 内含除血小板、因子Ⅱ、Ⅴ、Ⅶ、Ⅷ、Ⅸ、Ⅹ、Ⅺ外的所有凝血因子。FFP 含有纤维蛋白原（400 ～ 900 mg/ 单位）、白蛋白、C 蛋白、S 蛋白、抗凝血酶、组织因子通路抑制剂以及血管性血友病因子（von Willebrand factor，vWF）[33]。1 个标准剂量 FFP 为 10 ～ 20 ml/kg（成人约 4 ～ 6 单位 FFP），可以提高凝血因子水平约 20%。部分因子增加约 10% 就足以影响止血。纤维蛋白原在 75 ～ 100 g/L 水平且没有肝素等抑制剂情况下，将凝血因子增加至正常水平的 20% ～ 30% 就足以止血。大约输注患者总血浆容量的 1/4 ～ 1/3，或 10 ～ 15 ml/kg，应该能达到这种效果。

FFP 通常用来治疗凝血因子质或量不足，如弥散性血管内凝血（disseminated intravascular coagulation，DIC）、重度肝病、大量失血或创伤。如果没有充足的时间补充维生素 K，FFP 也可用于逆转维生素 K 缺乏症和华法林诱发的凝血障碍。这种情况常见于预计有大量失血的急诊手术、创伤或血流动力学不稳定。当特定因子浓缩物或复合物不易获得时，FFP 可用于罕见的凝血障碍。

输注任何血制品都存在风险。因为血浆中存在同种抗体，必须要考虑 ABO 血型的相容性。没有对 ABO 相容性进行筛查，可能造成急性溶血性输血反应。其他反应包括变态反应、过敏反应、TACO 和 TRALI[35]。输血反应的常见症状见表 3.5。在美国，TRALI 是导致输血相关死亡的首要原因，最常发生于 FFP[36]。感染发生率很低但无法避免。降低这些风险的措施包括核酸检测、复查献血者血浆、病原体灭活或减灭血浆等。

4. 血小板

血小板可以通过两种方法从所献全血中获得。

表 3.5 输血反应及其相关症状和体征

输血反应	症状和体征
急性溶血性输血反应	黄疸，血红蛋白尿，低血压，弥散性血管内凝血，濒死感，发热，寒战
变态反应	风疹，荨麻疹，颜面潮红
过敏反应	呼吸困难，哮鸣音，咳嗽，恶心呕吐，低血压，意识丧失，心肺功能衰竭
TACO	急性呼吸困难，缺氧，肺水肿，收缩压可能升高，心脏增大，脑钠肽升高，对利尿剂敏感
TRALI	突发呼吸困难，肺水肿，低氧血症，双肺浸润，输血 6 小时内发生

美国首选富血小板血浆，而欧洲主要使用白膜层（buffy coat）法。为生成富血小板血浆，将全血进行低速离心或“轻柔旋转”，使红细胞从富血小板血浆中分离出来。然后再将富血小板血浆高速离心或“强力旋转”，把血小板从血浆中分离出来。白膜层法是将全血通过高速离心分成红细胞、血浆和白膜层，白膜层主要含有血小板以及少量红细胞和白细胞。从 4 ～ 6 次捐献全血中分离出的白膜层加入从 1 次捐献血得到的 1 单位血浆中。然后通过低速离心生成富血小板血浆，将其留存待输注。从全血或单采血中获得血小板的方式同 FFP 类似。将每次捐献的约 500 ml 全血在捐献 8 小时内加入到枸橼酸盐防腐液中。500 ml 全血可提取约 5×10^{10} ～ 7×10^{10} 血小板，总量为 100 ～ 120 ml，其中血小板 50 ml，血浆 50 ～ 70 ml。血浆有助于维持 pH 值不低于 6.2。

1 单位全血中的 1 单位血小板不足以提升血小板计数至临床止血水平。通常，从多个献血者中收集 4 ～ 6 个单位来提供合适的血小板数量满足临床要求。另一种方法是单采血液分离术，通过专用仪器选择性去除献血者的血浆和血小板，并把红细胞和白细胞回输给献血者。这种方法可以提取 1 名献血者悬浮于约 200 ml 血浆中的血小板。以 70 kg 成年人为例，1 单位汇集血小板或 1 单位单采血小板可提升血小板计数约 30×10^9 ～ 50×10^9/L。对婴幼儿来说，输注血小板 10 ～ 15 ml/kg 可提高血小板计数 50×10^9 ～ 100×10^9/L。

血小板需保存于室温（20 ～ 24℃），同时以持续缓慢震荡来延长临床使用期。因血小板表面糖蛋白Ⅰb 的 α 亚单位不可逆凝集，冷却至 4℃的血小板存活率较低。冷冻的血小板在输注时会被循环中的巨噬细胞迅速清除。血小板采集后必须在5天内输注。汇集或洗涤后血小板须在4小时内输注。应使用170～260 μm标准滤过器来输注血小板，因为较小的过滤器会滤除血小板。要注意避免极端加热（即温度高于43℃）输注血小板，因为存在改变细胞膜骨架成分和损害聚集功能的风险[37]。目前还没有太多数据支持或反对使用手术室加热装置来输注。

血小板输注指征包括存在血小板功能障碍或存在明显的血小板减少症。血小板减少症患者活动性失血时，多数情况下建议输注血小板来维持血小板计数在50×10⁹/L以上。表3.6列出了安全进行常见围手术期操作的血小板计数。准备有创操作前，也可预防性输注血小板。血小板输注的禁忌证为血栓性血小板减少性紫癜和肝素诱导的血小板减少症，因为有进一步形成血栓及其相关并发症的风险[38]。

血小板输注也有发生并发症的风险。与其他血液成分相比，由于储存条件的原因，输注血小板的细菌感染发生率最高。血小板的细菌感染率约为1：2000，而红细胞的细菌感染率为1：30 000[42]。因为血小板中含血浆，发生TRALI、TACO、变态反应以及过敏反应的风险相似。输注后紫癜是输注血小板或含血小板血制品所特有的。残余的白细胞可能引起非溶血性输血发热反应、同种异体免疫反应和TAGVHD[43]。尽管ABO配型不适用于血小板，但应注意到RhD阴性的育龄期妇女有对血小板中可能存在的红细胞抗原发生同种异体免疫反应的风险。如果由于血小板资源缺乏而不允许做ABO配型，在输注后应该给予Rho（D）免疫球蛋白[44]。

5. 冷沉淀

冷沉淀由FFP中特定产物组成，包括纤维蛋白原、Ⅷ因子、ⅩⅢ因子、vWF和纤维连接蛋白。每单位冷沉淀预计可提高纤维蛋白原浓度7～10 g/L。冷沉淀集中输注一般5个或10个单位。纤维蛋白原正常水平为150～400 g/L，维持止血功能的最低水平为100 g/L，但是对于有颅内出血等显著失血风险的个体，建议目标值提高至150～200 g/L[45]。

冷沉淀的制备是将FFP在4℃环境下解冻，沉淀出高分子量蛋白，称作冷沉淀蛋白。再将解冻冷却的FFP离心分离，移除上清后，将冷沉淀和少量血浆共同冻存于－20℃[46]。1单位FFP（约250 ml）可制备1单位冷沉淀（约10～20 ml）冷沉淀最多可储存12个月。需要注意的是，PF24不能产出冷沉淀，因为相较于FFP，PF24中不稳定凝血因子的有效性下降，特别是Ⅷ因子在PF24中轻度至中度下降。如果需要输注，冷沉淀需解冻约10～30 min。一旦冷沉淀解冻，必须在6小时内输注。如果与其他血制品一起输注，则必须在4小时内输注。

冷沉淀输注适应证为存在凝血因子Ⅷ、ⅩⅢ、vWF或纤维蛋白原缺乏。考虑到商用浓缩纤维蛋白原、重组或血浆衍生因子浓缩物的有效性和安全性，冷沉淀通常用于继发性低纤维蛋白原血症，而不用于遗传性疾病[47]。目前在美国，浓缩纤维蛋白原仅限于遗传性疾病。现在可以通过纯化重组浓缩物来生产因子Ⅷ和vWF，这使得冷沉淀可用于治疗低纤维蛋白原血症或功能异常纤维蛋白原血症。冷沉淀曾被认为是治疗创伤性凝血障碍的"最后选择"，但现在成为凝血功能恢复的首要成分，尤其是不使用全血进行大量输血的情况下。到达创伤急救中心时，纤维蛋白原水平通常较低。冷沉淀是许多大量输血方案的一部分。冷沉淀还可用于肝病、DIC和尿毒症引起的失血。基于临床决策和实用性来决定是否使用冷沉淀、浓缩纤维蛋白原和FFP来替代纤维蛋白原。

与冷沉淀相关的风险包括可能的病原体传播，因为病毒灭活可导致可用的纤维蛋白原显著减少。由于冷沉淀混悬于血浆，ABO配型不可忽视。这些风险与血浆输注类似，但根据输注速度和输注量，发生率可能稍低。解冻可能成为限速步骤，尤其是在大量出血需要成分血方便供应的情况下[46]。

表3.6 常见围手术期操作推荐的血小板计数

操作类型	术前血小板目标计数
大手术伴活动性失血，或单纯活动性失血	50×10⁹/L[39]
神经外科手术，眼科手术，心肺转流术	100×10⁹/L[39]
中心静脉置管	20×10⁹/L[40]
硬膜外置管	80×10⁹/L[41]

参考文献

1. Cap AP, Beckett A, Benov A, Borgman M, Chen J, Corley JB, et al. Whole blood transfusion. Mil Med. 2018;183(suppl_2):44–51.
2. Miller RD. Massive blood transfusions: the impact of Vietnam military data on modern civilian transfusion medicine. Anesthesiology. 2009;110(6):1412–6.
3. Neel SH, United States. Department of the Army. Medical support of the U.S. Army in Vietnam, 1965–1970. Washington, D.C.: Dept. of the Army; for sale by Supt. of Docs.; 1973.
4. Brohi K, Cohen MJ, Ganter MT, Matthay MA, Mackersie RC, Pittet JF. Acute traumatic coagulopathy: initiated by hypoperfusion: modulated through the protein C pathway? Ann Surg. 2007;245(5):812–8.
5. Pidcoke HF, Aden JK, Mora AG, Borgman MA, Spinella PC, Dubick MA, et al. Ten-year analysis of transfusion in operation Iraqi freedom and operation enduring freedom: increased plasma and platelet use correlates with improved survival. J Trauma Acute Care Surg. 2012;73(6 Suppl 5):S445–52.
6. Kleinman S. Practical aspects of red blood cell transfusion in adults: storage, processing, modifications, and infusion. Silvergleid AJ ed. Waltham, MA. UpToDate Inc. https://uptodate.com Accessed October 26, 2020.
7. Almizraq RJ, Acker JP. Closing in on DEHP-free red blood cell concentrate containers. Transfusion. 2018;58(5):1089–92.
8. Ratko TA, Cummings JP, Oberman HA, Crookston KP, DeChristopher PJ, Eastlund DT, et al. Evidence-based recommendations for the use of WBC-reduced cellular blood components. Transfusion. 2001;41(10):1310–9.
9. Fung MK, Rao N, Rice J, Ridenour M, Mook W, Triulzi DJ. Leukoreduction in the setting of open heart surgery: a prospective cohort-controlled study. Transfusion. 2004;44(1):30–5.
10. Bynum JP, Zachary A, Ness PM, Luo X, Bagnasco S, King KE, et al. Transfusion of leukoreduced blood products and risk of antibody-mediated rejection of renal allografts. Transfusion. 2018;58(8):1951–7.
11. Treleaven J, Gennery A, Marsh J, Norfolk D, Page L, Parker A, et al. Guidelines on the use of irradiated blood components prepared by the British Committee for Standards in Haematology blood transfusion task force. Br J Haematol. 2011;152(1):35–51.
12. King KE, Ness PM. How do we prevent transfusion-associated graft-versus-host disease in children? Transfusion. 2011;51(5):916–20.
13. Fergusson DA, Hebert P, Hogan DL, LeBel L, Rouvinez-Bouali N, Smyth JA, et al. Effect of fresh red blood cell transfusions on clinical outcomes in premature, very low-birth-weight infants: the ARIPI randomized trial. JAMA. 2012;308(14):1443–51.
14. Dhabangi A, Ainomugisha B, Cserti-Gazdewich C, Ddungu H, Kyeyune D, Musisi E, et al. Effect of transfusion of red blood cells with longer vs shorter storage duration on elevated blood lactate levels in children with severe anemia: the TOTAL randomized clinical trial. JAMA. 2015;314(23):2514–23.
15. Steiner ME, Ness PM, Assmann SF, Triulzi DJ, Sloan SR, Delaney M, et al. Effects of red-cell storage duration on patients undergoing cardiac surgery. N Engl J Med. 2015;372(15):1419–29.
16. Cooper DJ, McQuilten ZK, Nichol A, Ady B, Aubron C, Bailey M, et al. Age of red cells for transfusion and outcomes in critically ill adults. N Engl J Med. 2017;377(19):1858–67.
17. Alexander PE, Barty R, Fei Y, Vandvik PO, Pai M, Siemieniuk RA, et al. Transfusion of fresher vs older red blood cells in hospitalized patients: a systematic review and meta-analysis. Blood. 2016;127(4):400–10.
18. Lecak J, Scott K, Young C, Hannon J, Acker JP. Evaluation of red blood cells stored at −80 degrees C in excess of 10 years. Transfusion. 2004;44(9):1306–13.
19. Fabricant L, Kiraly L, Wiles C, Differding J, Underwood S, Deloughery T, et al. Cryopreserved deglycerolized blood is safe and achieves superior tissue oxygenation compared with refrigerated red blood cells: a prospective randomized pilot study. J Trauma Acute Care Surg. 2013;74(2):371–6; discussion 6–7.
20. Hebert PC, Fergusson DA, Stather D, McIntyre L, Martin C, Doucette S, et al. Revisiting transfusion practices in critically ill patients. Crit Care Med. 2005;33(1):7–12; discussion 232-2.
21. Shih AW, Liu A, Elsharawi R, Crowther MA, Cook RJ, Heddle NM. Systematic reviews of guidelines and studies for single versus multiple unit transfusion strategies. Transfusion. 2018;58(12):2841–60.
22. Circular of Information Regarding Transfusions from the Choosing Wisely Campaign. American Association of Blood Banks, 2014. Available at http://www.aabb.org/pbm/Documents/Choosing-Wisely-Five-Things-Physicians-and-Patients-Should-Question.pdf. Accessed October 26, 2020.
23. Munoz M, Acheson AG, Auerbach M, Besser M, Habler O, Kehlet H, et al. International consensus statement on the peri-operative management of anaemia and iron deficiency. Anaesthesia. 2017;72(2):233–47.
24. Chong MA, Krishnan R, Cheng D, Martin J. Should transfusion trigger thresholds differ for critical care versus perioperative patients? A meta-analysis of randomized trials. Crit Care Med. 2018;46(2):252–63.
25. Hendrickson JE, Hillyer CD. Noninfectious serious hazards of transfusion. Anesth Analg. 2009;108(3):759–69.
26. Vamvakas EC, Blajchman MA. Blood still kills: six strategies to further reduce allogeneic blood transfusion-related mortality. Transfus Med Rev. 2010;24(2):77–124.
27. Rudmann SV. Textbook of blood banking and transfusion medicine. 2nd ed. Philadelphia: Elsevier/Saunders; 2005.
28. Scott E, Puca K, Heraly J, Gottschall J, Friedman K. Evaluation and comparison of coagulation factor activity in fresh-frozen plasma and 24-hour plasma at thaw and after 120 hours of 1 to 6 degrees C storage. Transfusion. 2009;49(8):1584–91.
29. Fresh Frozen Plasma Leucocyte Depleted. Guidelines for the blood transfusion services. 8th ed: Joint United Kingdom: The Stationary Office; 2013.
30. Smith JF, Ness PM, Moroff G, Luban NL. Retention of coagulation factors in plasma frozen after extended holding at 1-6 degrees C. Vox Sang. 2000;78(1):28–30.
31. Shehata N, Blajchman M, Heddle N. Coagulation factors in FFP and cryosupernatant. Transfus Med. 2001;11:391–401.
32. MacLennan S, Williamson LM. Risks of fresh frozen plasma and platelets. J Trauma. 2006;60(6 Suppl):S46–50.
33. Khawar H, Kelley W, Guzman N. Fresh frozen plasma (FFP). Treasure Islands: StatPearls; 2019.
34. O'Shaughnessy DF, Atterbury C, Bolton Maggs P, Murphy M, Thomas D, Yates S, et al. Guidelines for the use of fresh-frozen plasma, cryoprecipitate and cryosupernatant. Br J Haematol. 2004;126(1):11–28.
35. Dean L, National Center for Biotechnology Information (U.S.). Blood groups and red cell antigens. Bethesda: NCBI; 2005.
36. Pandey S, Vyas GN. Adverse effects of plasma transfusion. Transfusion. 2012;52(Suppl 1):65S–79S.
37. Jhang JS, Spitalnik SL. Glycosylation and cold platelet storage. Curr Hematol Rep. 2005;4(6):483–7.
38. Rao GH, Smith CM 2nd, Escolar G, White JG. Influence of heat on platelet biochemistry, structure, and function. J Lab Clin Med. 1993;122(4):455–64.
39. Haematology BCfSi, Force BTT. Guidelines for the use of platelet transfusions. Br J Haematol. 2003;122(1):10–23.
40. Kumar A, Mhaskar R, Grossman BJ, Kaufman RM, Tobian AA, Kleinman S, et al. Platelet transfusion: a systematic review of the clinical evidence. Transfusion. 2015;55(5):1116–27. quiz 5
41. Zeidler K, Arn K, Senn O, Schanz U, Stussi G. Optimal preprocedural platelet transfusion threshold for central venous catheter insertions in patients with thrombocytopenia. Transfusion.

2011;51(11):2269–76.
42. Van Veen JJ, Nokes TJ, Makris M. The risk of spinal haematoma following neuraxial anaesthesia or lumbar puncture in thrombocytopenic individuals. Br J Haematol. 2010;148(1):15–25.
43. Centers for Disease C, Prevention. Fatal bacterial infections associated with platelet transfusions – United States, 2004. MMWR Morb Mortal Wkly Rep. 2005;54(7):168–70.
44. Goldfinger D, McGinniss MH. Rh-incompatible platelet transfusions – risks and consequences of sensitizing immunosuppressed patients. N Engl J Med. 1971;284(17):942–4.
45. Schochl H, Maegele M, Solomon C, Gorlinger K, Voelckel W. Early and individualized goal-directed therapy for trauma-induced coagulopathy. Scand J Trauma Resusc Emerg Med. 2012;20:15.
46. Franchini M, Lippi G. Fibrinogen replacement therapy: a critical review of the literature. Blood Transfus. 2012;10(1):23–7.
47. Yang L, Stanworth S, Baglin T. Cryoprecipitate: an outmoded treatment? Transfus Med. 2012;22(5):315–20.

凝血系统和血凝块稳定性 4

Nikita Nayyar，Haig Mannasian，Longqiu Yang，Henry Liu
解群 译 刘毅 审校

1. 引言

出血是围手术期和其他有创操作中常见的并发症。这种并发症的原因众多，包括外科操作的难度和凝血功能异常[1-2]。其他章节介绍了如何减少手术相关血液丢失，本章节讨论正常的凝血系统、凝血的调节和血凝块的稳定性。凝血系统是由一系列的酶促反应组成，在止血和维持正常生命活动中发挥着重要作用。凝血级联反应是多种酶参与、血凝块生成的动态过程[2]。维持凝血系统和纤维蛋白溶解系统的微妙平衡是正常血液循环的关键。止血是损伤后出血的停止。止血可分为原发性止血和继发性止血[3-4]。在原发性止血中，血管收缩和血小板在血管损伤部位聚集。经过一系列的反应，血小板形成一个临时止血塞，防止损伤部位血液外渗。最后一步是继发性止血[5]。在继发性止血中，凝血系统被激活，一系列的酶促反应和一系列的因子参与纤维蛋白的形成，以加固原发性止血过程中的血小板血栓[6]。

血管受到各种病因损害时，血液能够维持自身在血管系统中的流动和凝结能力。1905 年，Morawitz 描述了凝血的经典理论（图 4.1），其中他首先描述了在凝血激酶和钙离子作用下凝血酶原转化为凝血酶，继而纤维蛋白原转化为纤维蛋白[7]。在接下来的几十年里，临床观察和实验研究发现了凝血级联反应的更多复杂细节。1936 年，血友病患者血液中存在可导致凝血时间延长的异常情况被发现。通过在体和体外研究证实这是Ⅷ因子缺乏症[8]。此外，大量研究犬肝脏凝血相关酶的实验发现了肝素和抗凝血酶[9]。每当发现一个新的因子时，研究者都用自己的名字来命名它，这增加了研究各因子之间相互作用及其在级联反应中作用时的困难。1954 年，国际凝血因子命名委员会成立，为当时已知的凝血因子制定了通用命名[10]。随着促凝因子的发现，抗凝因子也随之发现。发现某家族许多成员蛋白 C 水平显著低易于形成血栓，而相对于正常蛋白 C 水平的没有凝血问题后，蛋白 C 的抗凝作用得以被发现[11]。蛋白质 C 缺乏症被发现之后，实验室研究显示蛋白质 S 缺乏症也会导致促凝倾向[6, 12]。

随着对凝血因子研究进一步深入，传统的理论得以修正，凝血因子作用的描述也更加精确。1964 年 Davie 和 Rantoff 提出了瀑布假说，详细描绘了各种因子相互作用血凝块形成的过程，是现今凝血级联反应理论的基础[13]。随着不同凝血因子的作用进

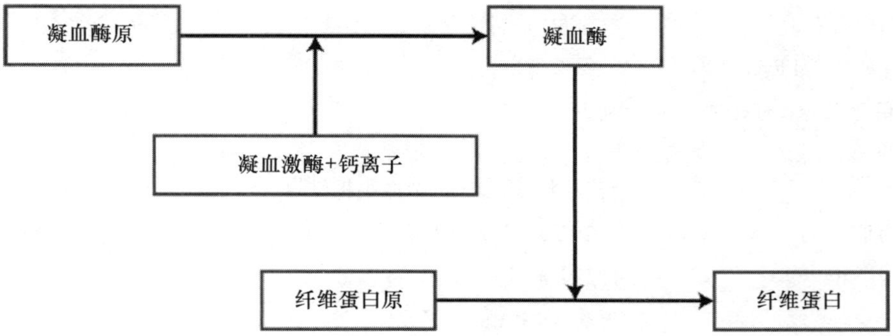

图 4.1 Morawitz 的传统凝血理论（1905）[7]

一步明确，瀑布假说也不断得以修正。

凝血级联反应可分为两条路径，内源性途径和外源性途径。内源性途径的命名是因为参与反应的所有因子均存在于血浆中，血浆接触到人工物品表面，如玻璃试管等触发内源性凝血。外源性途径需要血液接触外来分子（即组织因子）后触发凝血级联反应[3]。两条途径将在后面部分进一步深入阐述。

2. 凝血因子及其功能

大多数凝血因子是以酶原的形式存在，是酶的前体。酶原被有限的蛋白水解反应激活，变成低活性的丝氨酸蛋白酶。当这些活化的蛋白酶和特定的蛋白辅因子结合后，蛋白酶的活性明显上升。凝血级联反应的辅因子也以无活性前体形式存在于循环中，必须经蛋白酶水解转化成活化的辅因子。因此，级联反应中的酶和辅因子都需要活化后才能发挥其生物学作用。一旦酶和辅因子被活化，其后方附加小写“a”[14]。表 4.1 列出了目前所有的凝血因子及其生物学功能[15]。

组织因子（tissue factor，TF）（译者注：原文中用 thromboplastin，促凝血酶原激酶，现改为组织因子，更常用，表达更确切）是一种糖基化的内在膜蛋白，它的特殊性在于不需要活化。它作为受体参与炎症、凋亡以及细胞迁移，也作为Ⅶ / Ⅶa 因子的辅助因子发挥作用[3, 14]。它在许多血管外组织如脑、心、肺和肾中表达。此外，在受到炎性刺激，如脓毒症内毒素、黏附分子和炎症因子刺激，TF 可以在血管内皮细胞上表达。TF 在一些癌组织中也有表达[14]。Ⅶ因子在肝脏合成。Ⅶ因子含有一个富含 γ- 羧谷氨酸（gamma-carbo X yglutamic acid，GLA）的结构域，该结构域与含有负电荷的磷脂表面结合，这种结合呈钙依赖性。血液循环中含有激活的Ⅶa 和非

表 4.1 凝血因子及其功能

因子编号	凝血因子名称	生物学功能	血浆浓度（mg/L）	血浆 $T_{1/2}$（h）
Ⅰ	纤维蛋白原	血凝块形成	3000	90
Ⅱ	凝血酶原	激活Ⅰ、Ⅴ、Ⅶ、Ⅷ因子、蛋白质 C、血小板	100	65
Ⅲ	组织因子	Ⅶa 的辅因子		
Ⅳ	钙	促进了各种因子与磷脂的结合		
Ⅴ	易变因子或前加速素	X- 凝血酶原酶复合物的辅因子	10	15
Ⅵ	未命名			
Ⅶ	稳定因子 / 前转变素	激活Ⅸ、Ⅹ因子	0.5	5
Ⅷ	抗血友病因子 A	Ⅸ-tenase 复合物的辅因子	0.1	10
Ⅸ	抗血友病因子 B/Christmas 因子	激活Ⅹ因子：与Ⅷ因子形成 tenase 复合物	5	25
Ⅹ	Stuart-power 因子	与Ⅴ因子形成凝血酶原复合物，激活Ⅱ因子	10	40
Ⅺ	血浆凝血活酶前质	激活Ⅸ因子	5	45
Ⅻ	Hageman 因子	激活Ⅺ因子、Ⅶ因子、前激肽释放酶		
XIII	纤维蛋白稳定因子	纤维蛋白交联	30	200
XIV	前激肽释放酶或 Fletcher 因子	丝氨酸蛋白酶		35
XV	高分子量激肽原（HMWK）或 Fitzgerald 因子	辅因子		150
XVI	vWF	与Ⅷ因子结合，调节血小板黏附	10 μg/ml	12
XVII	抗凝血酶Ⅲ	抑制Ⅱa、Ⅹa 因子及其他蛋白酶	0.15 ～ 0.2 mg/ml	72
XVIII	肝素辅因子Ⅱ	抑制Ⅱa 因子		60
XIX	蛋白 C	灭活Ⅴa 和Ⅷa 因子		0.4
XX	蛋白 S	活化蛋白 C 的辅因子		

激活的Ⅶ。Ⅶa 对大多数血浆蛋白酶抑制剂不敏感，半衰期为 2 小时。Ⅶ因子可被Ⅸa、Xa、Ⅻa、凝血酶、纤维蛋白溶解酶和外源因子紧密复合物（TF：Ⅶa）激活[3, 14]。TF：Ⅶa 复合物可激活Ⅸ和X因子，受组织因子途径抑制剂（Tissue Factor pathway inhibitor，TFPI）Ⅻ / Ⅻa 抑制。

凝血酶在肝脏产生，并被激肽释放酶、纤维蛋白溶解酶、Ⅻa 因子激活。Ⅻ / Ⅻa 激活蛋白 C，因此凝血酶既可以促凝又可以抗凝。PK/ 激肽释放酶在肝脏产生并被Ⅻa 激活。高分子量激肽原（high-molecular-weight kininogen，HMWK）（译者注，原文为 HK，应改为 HMWK，下文同理）在肝脏合成，但是也存在于粒细胞、血小板和内皮细胞中。HMWK 以锌依赖的方式结合于细胞表面。HMWK 激活Ⅻ因子为Ⅻa。

3. 正常凝血级联反应

内源性途径取决于表面负电荷改变的激活，并涉及凝血因子Ⅻ、Ⅺ、Ⅸ、Ⅷ和Ⅴ。外源性途径依赖于 TF（Ⅲ因子）和Ⅶ因子的激活。这两种途径都集中在一个共同途径上，激活X因子，从而使凝血酶原（Ⅱ因子）转化为凝血酶（Ⅱa 因子），随后将纤维蛋白原转化为纤维蛋白。活化部分凝血活酶时间（activated partial thromboplastin time，APTT）（译者注：原文为 PTT，应改为 APTT）可用于评价内源性凝血功能，凝血酶原时间（prothrombin time，PT）可用于评价外源性凝血功能。凝血的三个阶段是起始、放大和扩展[2, 16]（图 4.2）。

起始阶段开始于内皮细胞的损伤或激活后使 TF 暴露于血液中。接着 TF 与Ⅶa 因子在细胞膜表面形成紧密复合物，激活酶原Ⅸ和X因子，活化的X因子激活Ⅱa 因子（凝血酶）。TFPI 可抑制Xa 因子和 TF：Ⅶa 形成紧密复合物。起始阶段的持续时间取决于 TF：Ⅶa 紧密复合物和 TFPI 两者浓度之间的平衡[2, 17]（图 4.3）。

放大阶段，在钙离子存在的条件下，Ⅸa 因子和Ⅷa 因子（译者注：原文为Ⅶa 因子，应改为Ⅷa 因子，下同）形成内源因子紧密复合物（FⅨa：FⅧa）。这个过程大大增加了因子Xa 产量从而显著加速了凝血酶的激活。当凝血酶原复合物（FXa：

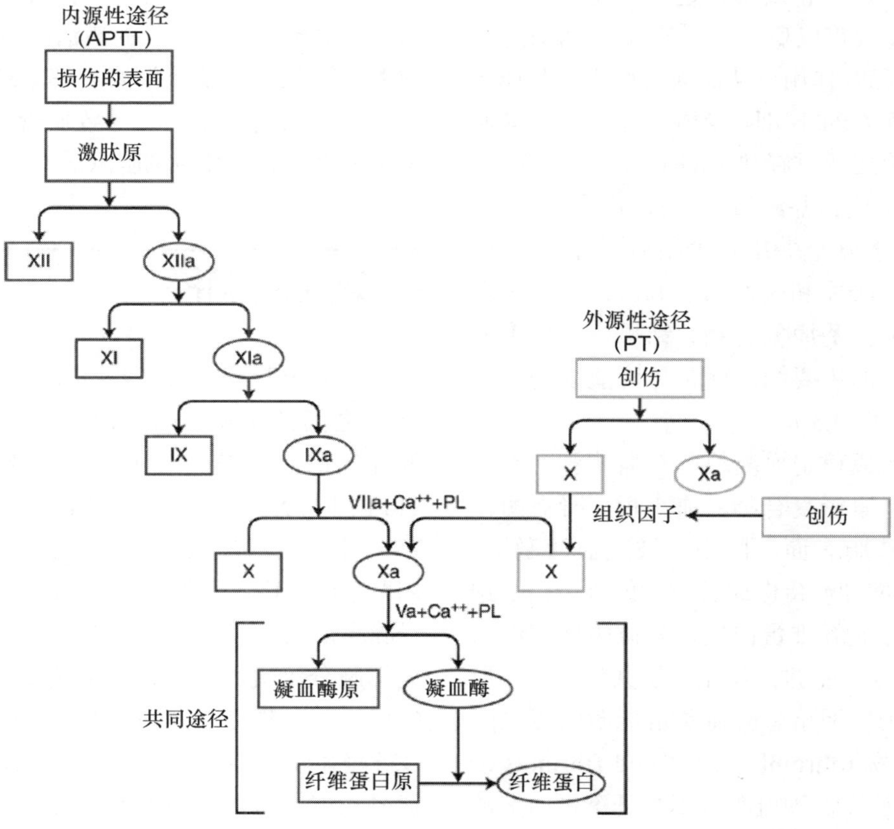

图 4.2　凝血途径[2, 14]

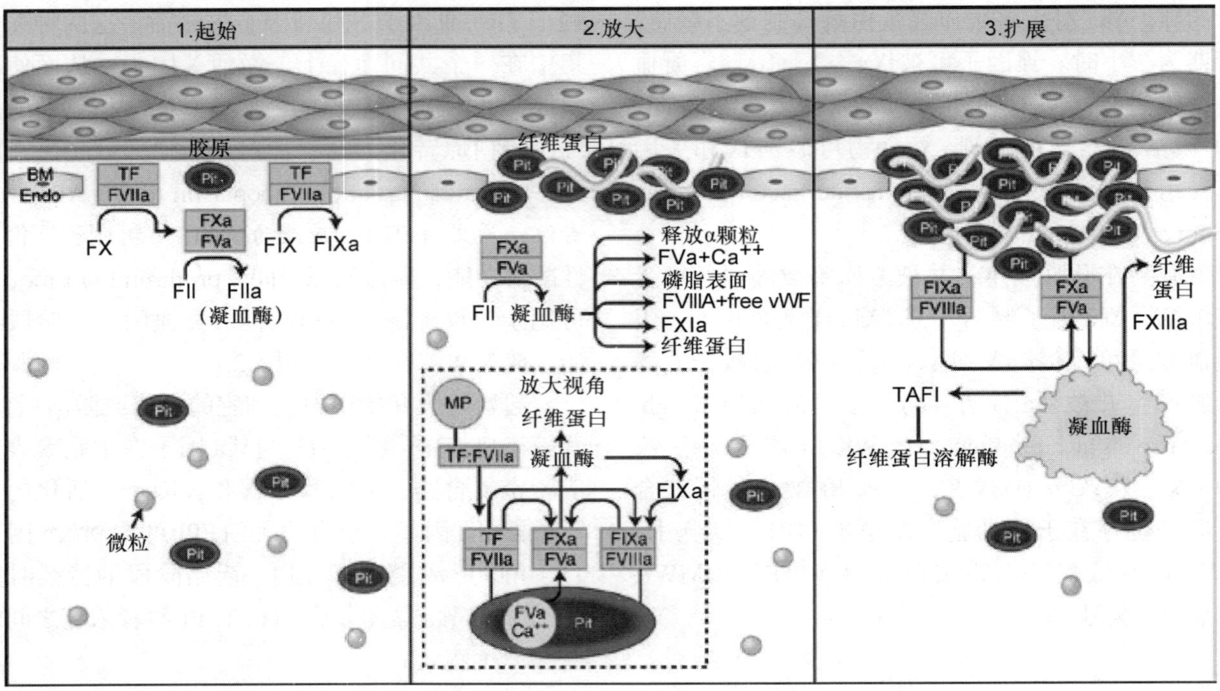

图 4.3　凝血的三个阶段

FⅤa）与FⅨa：FⅧa紧密复合物共聚集于同一个含有钙离子的磷脂表面，它们的生物效率都大大增加，进而更多的凝血酶被激活。凝血酶原复合物与紧密复合物之间形成一正反馈，足量的凝血酶被激活，新形成的凝血块得以稳定[2, 17]。凝血酶通过与血小板 GPIb 受体相互作用，从而促使血小板其他部分相互作用，激活 GPⅡb/Ⅲa 受体，进一步促进血小板聚集。凝血酶还通过释放 vWF：Ⅷ复合物中的Ⅷa 因子提高Ⅷa 浓度，并激活Ⅺ为Ⅺa 因子。随后，Ⅺa 因子附着在血小板上并引起内源性途径激活。血栓中的血小板受到胶原和凝血酶的刺激，进一步激活紧密复合物和凝血酶原复合物，结果产生更多的凝血酶。放大阶段的主要结果就是尽可能多的产生凝血酶[2, 4, 14, 18]（图 4.3）。

扩展阶段是形成稳定血凝块的最后步骤。它涉及所有凝血成分，紧密复合物，血小板，凝血酶原复合物，钙以及磷脂表面。血小板被凝血酶激活，“凝血酶爆发”促使纤维蛋白原转化为纤维蛋白。这些纤维蛋白单体形成纤维蛋白层。凝血酶也能激活ⅩⅢ因子成为ⅩⅢa 因子，促进纤维蛋白层共价交联，形成更稳定的纤维蛋白网格。凝血酶也能激活凝血酶激活的纤溶抑制物（thrombin-activated fibrinolysis inhibitor，TAFI）从而保护血凝块不被纤维蛋白溶解酶溶解[2, 4, 14, 18]（图 4.3 和图 4.4）。

内源性或接触凝血途径通常由Ⅻ因子激活。血浆与人造表面的接触能够引起Ⅻ的激活。接着，Ⅻa 因子激活Ⅺ因子。Ⅺa 因子激活Ⅸ因子，与Ⅷa 因子形成紧密复合物。该复合物激活Ⅹ因子。Ⅹa 因子的产生导致了共同途径的激活同时可以稳定血凝块。内源性途径中激肽释放酶裂解 HMWK 产生缓激肽。缓激肽与其受体结合，导致血管舒张、血管通透性增加、疼痛和中性粒细胞激活[14, 18]（图 4.2）。

4. 凝血的调控

凝血级联反应每一步都受到调控以维持凝血和抗凝之间的平衡（图 4.4）。多种酶原和辅因子在发挥作用前都需被激活，这是最重要的调节机制。TFPI 抑制Ⅹa 因子，并抑制 TF：Ⅶa 复合物形成。TFPI 主要由内皮细胞产生，血小板亦有分布。当使用肝素时，内皮细胞表达的 TFPI 被释放[2, 14]。TFPI 敲除小鼠无法存活，表明 TFPI 为生存所必需[19]。内皮细胞分泌硫酸肝素，激活抗凝血酶。这种抗凝血酶肝素复合物可以抑制多种促凝血酶[2, 14]。当蛋白 C 被凝血酶激活时，蛋白 C 会抑制Ⅷa 和Ⅴa 因子的促凝功能。蛋白 S 协助其发挥作用。蛋白 C 和 S 缺陷将引起临床上显著的高凝状态[19]。

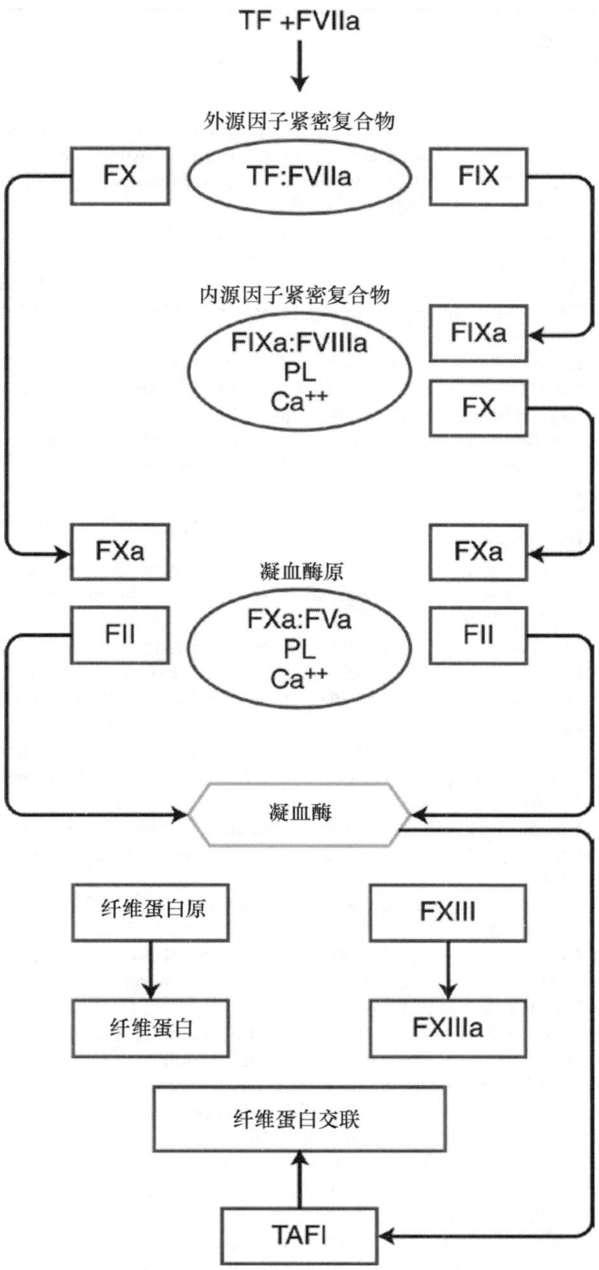

图 4.4　凝血级联反应调控[2, 14]

5. 维持血栓稳定和纤维蛋白溶解机制

精确调控血凝块的稳定性非常重要，因为一个不牢固或过度坚固的血凝块分别会导致出血和栓塞风险。维持血凝块稳定性的基本机制是调控血凝块形成和纤维蛋白溶解之间的平衡。分子、代谢、机械和药理学多种因素都可影响这种平衡，使其偏向任何一方。此外，凝血和纤维蛋白溶解在许多临床情形中同时发生。为简化这一复杂问题，我们有必要首先绘制一份凝血和纤维蛋白溶解系统相互作用的路线图。我们标记出这个网络中影响血凝块稳定性及纤维蛋白溶解活性的特殊因素及其在疾病过程中的作用。凝血级联反应启动后，凝血酶随后被激活，然后其催化纤维蛋白原转变为纤维蛋白。纤维蛋白在血液中的溶解度较低，为血管内止血提供背景。然后，在ⅩⅢa 因子的作用下纤维蛋白赖氨酸残基处交联，即所谓的“多聚化”。同时，白细胞、红细胞和血小板嵌入纤维蛋白交联网格，以增强血凝块结构的稳固性[20-22]。一旦受损的组织愈合，那么纤维蛋白溶解就开始发挥作用。纤维蛋白溶解酶是纤维蛋白溶解过程中的核心，纤维蛋白凝块表面上的组织型纤溶酶原激活物（tissue plasminogen activator，tPA）或者尿激酶型纤溶酶原激活物（urokinase-type plasminogen activator，uPA）激活纤维蛋白溶解酶原成为纤维蛋白溶解酶，其主要功能是通过其丝氨酸蛋白酶“溶解”纤维蛋白凝块[23-24]。然而，纤维蛋白溶解系统的交互作用机制（cross-talk mechanism）允许纤维蛋白溶解酶旁路激活，uPA 不需要和纤维蛋白溶解酶原集聚在同一表面就能激活纤维蛋白溶解酶[25]（译者注，原文表述不明确，查阅参考文献后适当修改）。

5.1　影响血凝块稳定性的因素

血凝块的稳定性取决于其形成时的结构完整性以及外部因素。纤维蛋白的直径和纤维蛋白网格的特殊几何形状是血凝块稳定性的主要决定因素[21]。甚至血管中局部的血流速率也会影响血栓形成时纤维蛋白网格的形状[26]。高浓度的凝血酶似乎也对纤维蛋白结构稳定性有影响[21]。容易理解的一点是如果新形成的凝块从一开始就很松散和脆弱，那么它就更容易发生纤维蛋白溶解。纤维蛋白原基因多态性也会影响纤维蛋白血栓的结构，可产生促血栓或抗血栓的效应[27]。血凝块形成时的生化环境也影响着凝块形成和稳定的各种反应，包括局部钙离子浓度、pH 值和血小板计数[21, 26]。

5.2 纤维蛋白溶解的调控及其在疾病发展过程中的作用

如上所述，纤维蛋白溶解酶是参与纤维蛋白溶解过程中的主要分子因素，tPA 或 uPA 激活纤维蛋白溶解酶原生成纤维蛋白溶解酶。内皮细胞和单核细胞产生 tPA 和 uPA 的功能对纤维蛋白溶解速率有显著影响。纤溶酶原激活物抑制物 -1（plasminogen activator inhibitor-1，PAI1）是一种重要的丝氨酸蛋白酶抑制剂（serpin），通过抑制并最终缩短 tPA 和 uPA 半衰期防止纤维蛋白溶解过度。血液中有过量的丝氨酸蛋白酶抑制剂，以确保能够快速中和 tPA 和 uPA[28]。此外，TAFI 也抑制纤维蛋白溶解，它不是丝氨酸蛋白酶抑制剂，可以被凝血酶激活[29]。TAFI 只是凝血和纤维蛋白溶解过程中众多相互作用分子之一，凝血和纤维蛋白溶解两个过程内部存在联系。

纤维蛋白溶解过程在围手术期临床中作用广泛。器官系统功能水平（如器官衰竭）和基因多态性（如纤维蛋白原）都会影响纤维蛋白溶解系统。这些“获得性”的纤维蛋白溶解异常可分为纤维蛋白溶解过度和纤维蛋白溶解低下。获得性纤维蛋白溶解过度的例子包括弥散性血管内凝血、慢性肝病继发的凝血因子缺乏和肾病综合征[30-31]。获得性纤维蛋白溶解低下的例子包括多发性骨髓瘤、抗磷脂综合征和糖尿病[30]。而临床中调控纤维蛋白溶解可以获得理想的治疗效果，例如在缺血性脑卒中早期使用 tPA，使用氨甲环酸防止外科手术出血以及血友病患者过度出血。

6. 小结

正常的凝血是一个动态的过程，涉及一系列的酶促反应。内源性途径或外源性途径的激活都会导致纤维蛋白产生和血凝块形成。凝血有三个阶段（起始、放大和扩展阶段）。血凝块形成和纤维蛋白溶解之间存在微妙的平衡，这一平衡对正常的血液循环和止血至关重要。凝血系统的调节是通过多个酶原和辅因子的激活来实现的。血凝块的稳定性也受多因素调控。凝血和纤维蛋白溶解过程中许多步骤为药物干预提供了靶点。

参考文献

1. Levi M, Sivapalaratnam S. Coagulation and anticoagulation in the intraoperative setting. Transfus Apher Sci. 2019. pii: S1473-0502(19)30106-5. https://doi.org/10.1016/j.transci.2019.06.013. PMID: 31307835.
2. Adams RL, Bird RJ. Coagulation cascade and therapeutics update: relevance to nephrology. Part 1: overview of coagulation, thrombophilias and history of anticoagulants. Nephrology. 2009;14(5):462–70. https://doi.org/10.1111/j.1440-1797.2009.01128.x. PMID: 19674315.
3. Boon GD. An overview of hemostasis. Toxicol Pathol. 1993;21(2):170–9. https://doi.org/10.1177/019262339302100209. Sage Publications. Thousands Oaks, CA.
4. Bombeli T, Spahn DR. Updates in perioperative coagulation: physiology and management of thromboembolism and haemorrhage. Br J Anaesth. 2004;93(2):275–87.
5. Bhagavan N. Medical biochemistry. San Diego: Harcourt/Academic Press; 2006. p. 839–872i.
6. Saito H, Matsushita T, Kojima T. Historical perspective and future direction of coagulation research. J Thromb Haemost. 2011;9:352–63.
7. Morawitz P. Die chemie der blutgerinnung. Ergebnisse der Physiologie. 1905;4(1):307–422. (translated text was: Beck EA. The chemistry of blood coagulation: a summary by Paul Morawitz (1905). Thrombosis and haemostasis. 1977 Jan;37(01):376–9.)
8. Patek AJ, Stetson RP. Hemophilia. I. the abnormal coagulation of the blood and its relation to the blood platelets. J Clin Invest. 1936;15(5):531–42.
9. Howell WH, Holt E. Two new factors in blood coagulation—heparin and pro-antithrombin. Am J Physiol-Legacy Content. 1918;47(3):328–41.
10. Wright HP. Blood coagulation. Br Med J. 1955;2(4932):184. PMC1980349.
11. Griffin JH, Evatt BR, Zimmerman TS, Kleiss AJ, Wideman C. Deficiency of protein C in congenital thrombotic disease. J Clin Invest. 1981;68(5):1370–3.
12. Nixon RR, Cooper MR, Esmon CT. Familial protein S deficiency is associated with recurrent thrombosis. J Clin Invest. 1984;74(6):2082–8.
13. Davie EW, Ratnoff OD. Waterfall sequence for intrinsic blood clotting. Science. 1964;145(3638):1310–2.
14. Smith SA, Travers RJ, Morrissey JH. How it all starts: initiation of the clotting cascade. Crit Rev Biochem Mol Biol. 2015;50(4):326–36.
15. https://www.researchgate.net/figure/Nomenclature-of-the-coagulation-proteins-clotting-factors_tbl1_270005500. Accessed 18 Aug 2019.
16. Palta S, Saroa R, Palta A. Overview of the coagulation system. Indian J Anaesth. 2014;58(5):515.
17. Hoffman M, Pawlinski R. Hemostasis: old system, new players, new directions. Thromb Res. 2014;133:S1–2.
18. O'Donnell JS, O'Sullivan JM, Preston RJ. Advances in understanding the molecular mechanisms that maintain normal haemostasis. Br J Haematol. 2019;186(1):24–36.
19. Dahlbäck B. Blood coagulation and its regulation by anticoagulant pathways: genetic pathogenesis of bleeding and thrombotic diseases. J Intern Med. 2005;257(3):209–23.
20. Furie B. Pathogenesis of thrombosis. ASH Education Program Book. 2009;2009(1):255–8. PMID: 20008207.
21. Wolberg AS, Pieters M. Fibrinogen and fibrin: an illustrated review. Blood Rev. 2007;21(3):131–42. Res Pract Thromb Haemost. 2019 Apr;3(2):161–72. https://doi.org/10.1002/rth2.12191. PMCID: PMC6462751.

22. Aleman MM, Walton BL, Byrnes JR, Wolberg AS. Fibrinogen and red blood cells in venous thrombosis. Thromb Res. 2014;133:S38–40. https://doi.org/10.1016/j.thromres.2014.03.017. PMID: 24759140.
23. Chapin JC, Hajjar KA. Fibrinolysis and the control of blood coagulation. Blood Rev. 2015;29(1):17–24. https://doi.org/10.1016/j.blre.2014.09.003. PMCID: PMC4314363.
24. Hajjar KA. The molecular basis of fibrinolysis. In: Hematology of infancy and childhood, vol. 2; 1998. p. 1557–73.
25. Dejouvencel T, Doeuvre L, Lacroix R, Plawinski L, Dignat-George F, Lijnen HR, et al. Fibrinolytic cross-talk: a new mechanism for plasmin formation. Blood. 2010;115(10):2048–56. https://doi.org/10.1182/blood-2009-06-228817. PMCID: PMC2896557.
26. Gersh KC, Edmondson KE, Weisel JW. Flow rate and fibrin fiber alignment. J Thromb Haemost. 2010;8(12):2826–8. PMCID: PMC3071618.
27. Cooper AV, Standeven KF, Ariëns RA. Fibrinogen gamma-chain splice variant γ' alters fibrin formation and structure. Blood. 2003;102(2):535–40. https://doi.org/10.1182/blood-2002-10-3150. PMID: 12663453.
28. Travis J, Salvesen GS. Human plasma proteinase inhibitors. Annu Rev Biochem. 1983;52(1):655–709. https://doi.org/10.1146/annurev.bi.52.070183.003255. PMID: 6193754.
29. Broze GJ, Higuchi DA. Coagulation-dependent inhibition of fibrinolysis: role of carboxypeptidase-U and the premature lysis of clots from hemophilic plasma. Blood. 1996;88(10):3815–23. PMID: 8916945.
30. Cesarman-Maus G, Ríos-Luna NP, Deora AB, Huang B, Villa R, del Carmen CM, Alarcón-Segovia D, Sánchez-Guerrero J, Hajjar KA. Autoantibodies against the fibrinolytic receptor, annexin 2, in antiphospholipid syndrome. Blood. 2006;107(11):4375–82.
31. Cucuianu M, Knauer O, Roman S. α2-Antiplasmin, plasminogen activator inhibitor (PAI) and dilute blood clot lysis time in selected disease states. Thromb Haemost. 1991;66(05):586–91.

5 纤维蛋白溶解、抗纤维蛋白溶解药物及围手术期应用

Aaron N. Primm
解健 译 孟岩 审校

缩略语

A2AP	Alpha-2-antiplasmin	α2- 纤溶酶抑制剂
ACT	Activated clotting time	激活凝血时间
APTT	Activated partial thromboplastin time	活化部分凝血活酶时间
ATC	Acute traumatic coagulopathy	急性创伤性凝血病
BART	Blood conservation using antifibrinolytics in a randomized trial	使用抗纤溶药物进行血液保护的随机试验
CABG	Coronary artery bypass graft	冠状动脉旁路移植术
CPB	Cardiopulmonary bypass	心肺转流
CRASH	Clinical randomization of an antifibrinolytic in significant hemorrhage	在严重出血使用抗纤溶药物的临床随机化研究
EACA	Epsilon-aminocaproic acid	ε- 氨基己酸
FDA	Food and drug administration	美国食品药品监督管理局
GABA/A	Gamma-aminobutyric acid type A	A 型 γ- 氨基丁酸
INR	International normalized ratio	国际标准化比值
IV	Intravenous	静脉注射
LY30	Lysis measurement 30 minutes	最大振幅 30 min 后的溶解百分比
MATTERs	Military application of tranexamic acid in trauma emergency resuscitation study	氨甲环酸在军事创伤急救复苏中的应用研究
PAI-1	Plasminogen activator inhibitor-1	纤溶酶原激活物抑制物 -1
PAI-2	Plasminogen activator inhibitor-2	纤溶酶原激活物抑制物 -2
PATCH	Prehospital antifibrinolytics for traumatic coagulopathy and hemorrhage	院前抗纤溶药物治疗创伤性凝血病和出血
PPH	Postpartum hemorrhage	产后出血
RCT	Randomized control trial	随机对照试验
ROTEM	Rotational thromboelastometry	旋转血栓弹力仪
SAH	Subarachnoid hemorrhage	蛛网膜下腔出血
TAFI	Thrombin-activated fibrinolysis inhibitor	凝血酶激活的纤溶抑制物

TBI	Traumatic brain injury	创伤性脑损伤
TEG	Thromboelastography	血栓弹力图
THA	Total hip arthroplasty	全髋关节置换术
TKA	Total knee arthroplasty	全膝关节置换术
tPA	Tissue plasminogen activator	组织型纤溶酶原激活物
TXA	Tranexamic acid	氨甲环酸
ULTRA	Ultra-early tranexamic acid after subarachnoid hemorrhage	蛛网膜下腔出血后超早期使用氨甲环酸
uPA	Urokinase plasminogen activator	尿激酶型纤溶酶原激活物
WHO	World health organization	世界卫生组织

1. 引言

纤维蛋白溶解（简称“纤溶”）是防止血栓形成的过程，受辅因子、受体和抑制剂的严格调控。它与凝血过程保持严格的相互平衡，维持生理稳定、防止血栓过度形成或出血。当机体遭受创伤或手术时，体内可产生大量的纤溶酶或纤溶酶原，进而诱导多种炎症反应，导致凝血功能障碍和不利的病理生理反应。为了应对这些不利影响，临床医师常使用抗纤溶药物来减少手术失血、异体输血以及其他潜在的不良事件。在抗纤溶药物中，氨甲环酸是研究和应用最为广泛的药物，也是今后研究的重点。本章将主要概述纤溶及其测定方法、抗纤溶药物以及氨甲环酸在围手术期的应用。

2. 纤溶与分子调控

纤溶是止血的一个组成部分，其作用是调节纤维蛋白的形成。一般而言，止血是血管系统损伤后维持其完整性的过程[1]。血管壁损伤和循环血液的溢出可触发多个凝血过程进而对损伤进行修复。为实现这一目标，组织因子被表达，并和循环血小板共同实现血管止血，同时凝血级联反应激活从而使凝血酶产生[2]。确切地说，在内皮细胞受损后，血小板接触到内皮下基质蛋白，如胶原蛋白、纤维连接蛋白和 vW 因子等，从而被活化[3]。这个过程使阴离子磷脂暴露，从而吸引促凝蛋白至细胞表面。一系列的酶切事件导致凝血酶从其酶原形式被激活[4-5]。凝血酶可催化可溶性纤维蛋白原转化为不可溶性纤维蛋白，从而实现止血[4]。首先纤维蛋白通过因子ⅩⅢa（一种谷氨酰胺转氨酶）发生交联，随后更多的血小板、红细胞和白细胞被招募，以增加凝块稳定性，从而防止纤溶[6]。

当血栓形成时，体内纤溶系统被激活以平衡损伤部位和全身的凝血反应。纤溶酶原于纤维蛋白凝块或细胞表面形成纤溶酶[7]。纤溶酶是主要的纤维蛋白溶解酶，由两种主要的丝氨酸蛋白酶——组织纤溶酶原激活物（tPA）和尿激酶型纤溶酶原激活物（uPA）激活（图 5.1 和书末彩图 2）[4]。tPA 由内皮细胞合成并释放，而 uPA 在巨噬细胞、单核细胞和泌尿系统上皮细胞中产生。两者均由肝脏代谢清除[8]。纤溶酶原的激活同样受正反馈调节，纤溶酶通过将单链 tPA 和 uPA 转化为它们的双链结构来增加激活物的活性[4]。生理条件下，tPA 和 uPA 在血浆中浓度较低，处于“监视”浓度；而在血管损伤时，tPA 和 uPA 则会被高浓度释放出来[9]。

纤溶酶是纤溶的关键酶，主要作用是裂解纤维蛋白，释放纤维蛋白降解产物。这一过程是由纤溶酶原分子中能与纤维蛋白赖氨酸残基结合的位点促进的[10]。然而，纤溶酶也可参与多种酶促过程，进一步加重凝血障碍、出血和炎症[10]。纤溶酶，特别是当其结合到巨噬细胞表面时，是引起单核细胞激活和炎症的关键因素。激活的纤溶酶可引起单核细胞趋化性运动和肌动蛋白聚合，进而导致细胞因子的释放[11]。此外，机体在细菌感染或暴露于脂多糖导致的炎症时可促使纤溶酶的产生，这一过程可导致弥散性血管内凝血和脓毒症发生[12]。无论如何，当纤溶酶的浓度超过其生理浓度时，这些不良作用

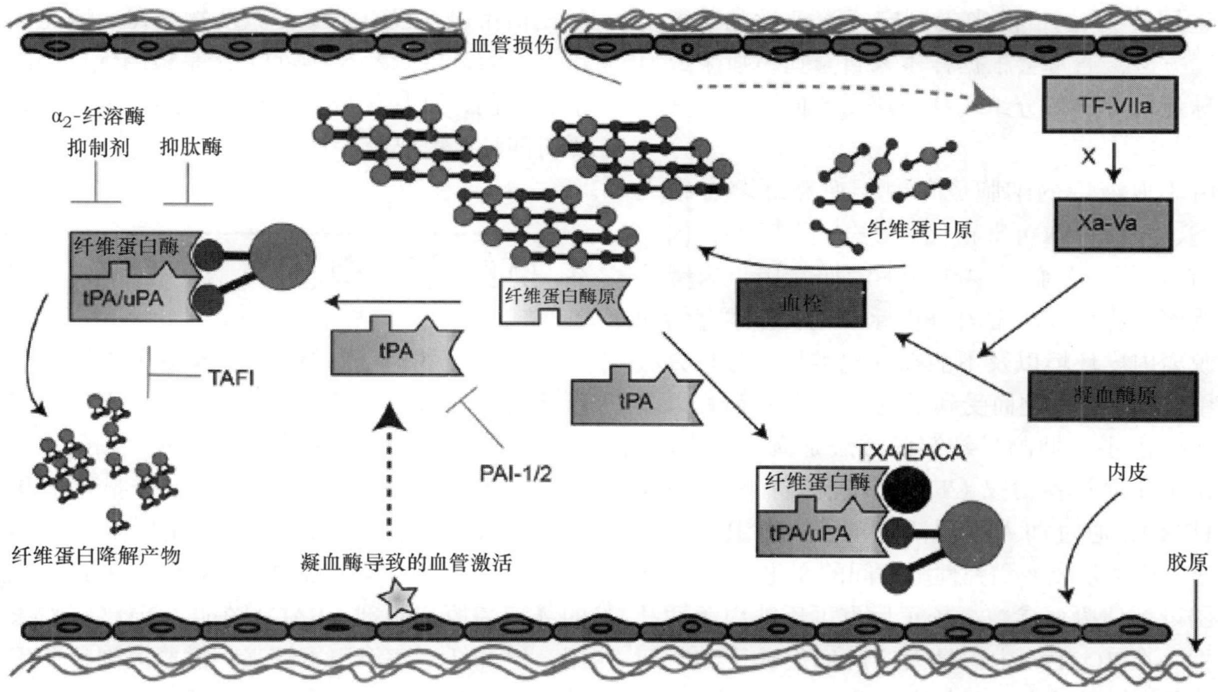

图 5.1　止血和纤溶及其抑制物的作用机制图。血管壁损伤后（红色虚线箭头），表达的组织因子（TF）与因子ⅦA 结合，使凝血酶产生并发挥止血作用。凝血酶将催化可溶性纤维蛋白原转化为纤维蛋白网，从而导致血凝块的形成。凝血酶也刺激内皮细胞释放组织型纤溶酶原激活物（tPA）（黑色虚线箭头），与纤维蛋白表面的纤溶酶原形成复合物释放活性纤溶酶。通过巨噬细胞、单核细胞和尿道上皮细胞释放的尿激酶型纤溶酶原激活物（uPA）也可以形成纤溶酶。纤溶酶将纤维蛋白裂解为可溶性的纤维蛋白降解产物。氨甲环酸（TXA）和 ε- 氨基己酸（EACA）通过竞争性结合到纤溶酶原的赖氨酸结合位点从而抑制血管内纤溶。这一过程阻止了纤溶酶的释放，并形成稳定的纤维蛋白凝块。抑肽酶能够可逆性的抑制游离纤溶酶。纤溶酶原激活物抑制物（PAI-1 和 PAI-2）、α-2 抗纤溶酶（A2AP）和凝血酶激活的纤溶抑制物（TAFI）均能发挥抗纤溶作用

都可能发生，这是抗纤溶治疗的基础[10, 13]。游离纤溶酶的浓度快速上升可导致纤维蛋白原、凝血因子Ⅴ和凝血因子Ⅶ等凝血因子的降解。此外，纤溶酶还可裂解血小板上的糖蛋白Ⅰb 和Ⅱb/ Ⅲa 受体进而阻碍血小板的黏附和聚集[14]。经过以上这些过程，纤溶酶可以导致严重的病理生理状态，如果不加以控制，将导致不良的临床结局。

分子抑制剂在纤溶过程中对控制纤溶酶或纤溶酶原激活物的过度激活起至关重要的作用。丝氨酸蛋白酶抑制剂与循环中纤溶酶和纤溶酶原激活物形成共价复合物以中和它们的作用[15]。其中最重要的丝氨酸蛋白酶抑制剂是纤溶酶原激活物抑制物 -1（PAI-1）、纤溶酶原激活物抑制物 -2（PAI-2）和 α2- 纤溶酶抑制剂（A2AP）。A2AP 可通过自杀式抑制机制不可逆地灭活纤溶酶[15]。然而，当纤溶酶与纤维蛋白结合后，可以免受 A2AP 的抑制，从而导致纤溶[16]。PAI-1 和 PAI-2 对 tPA 和 uPA 均有抑制作用。然而 PAI-2 仅在怀孕期间会大量出现[17]。C1- 酯酶抑制剂、α2- 巨球蛋白和凝血级联接触途径的其他方面则表现为次要的非丝氨酸蛋白酶抑制作用。

凝血酶激活的纤溶抑制物（TAFI）是由凝血调节蛋白相关凝血酶激活的。它是一种羧肽酶，可去除纤维蛋白 C 端的赖氨酸和精氨酸残基[18]。通过这种方式，它可减少纤溶酶原结合位点的数量，并帮助稳定凝块。TAFI 可能在调节炎症和凝血之间发挥关键作用[18-19]。

3. 纤溶活性的测量方法

用于评估纤溶活性方法要滞后于对凝血功能的检测，而后者是常规标准化的高通量筛选方法[20]。在正常血液和条件下，纤溶的检测可能需要花费数小时或数天的时间，这限制了其在临床的应用[21]。而凝血反应［如国际标准化比值（INR）和活化部分凝血活酶时间（APTT）］只需几秒钟到几分钟即可得到结果。为了便于评估纤溶，必须添加纤溶酶原激活物或去除抑制剂。然而，这将限制其在体内场

景的适用性[20]。目前尚无测定纤溶活性的“黄金标准”方法，通常会根据样本来自全血、血浆或血浆优球蛋白等进行分组，从而使用不同的方法进行检测[22]。

由于血液中的细胞成分对凝血和纤溶有很大的影响，全血样本可真正代表“全面”活性，因此最为有效[22]。全血样本在围手术期常用于床旁检测。然而，这种方法常因分析标准化、样本存储问题、脱离内皮环境以及不能在其他类型的分析方法中使用该样本等问题而受到限制[22]。目前研究最多的应用于围手术期测量纤溶的方法是血栓弹力图。该测试采用血栓弹力仪（TEG）或旋转血栓弹力仪（ROTEM），通过加入不同活化剂（如组织因子和高岭土）后测量全血黏弹性随时间的变化[22]。血栓弹力图可评估凝血参数，校正后也可反映内源性纤溶活性。在ROTEM中，最大溶解度反映了随时间变化的最大振幅减少的百分比。由于血块逐渐变小，使得样本旋转增加，从而最大溶解度可出现小幅度的下降[10, 22]。最大溶解量大于15%表明高纤溶状态，而大于3%则是创伤患者开始给予抗纤溶治疗的重要标准[23-24]。

TEG和ROTEM是最常用的评估创伤患者纤溶水平的工具，其使用越来越普及[25]。然而，由于在实践中通常选择预先给予抗纤溶治疗，因此关于评估这些患者纤溶状态的必要性存在一定争议[10, 26]。研究表明，它们对检测纤溶激活的细微变化缺乏敏感性，而其对于指导抗纤溶治疗是否有益尚存争议[10, 26]。

血浆浊度法是基于测量凝血启动后光密度的变化。通过光密度来反映纤维蛋白的形成和裂解[18]。测量纤溶和凝血活性的一种常用方法是全面止血能力。该试验通过分光光度计对两组混有磷脂酰丝氨酸的磷脂、氯化钙和组织因子的无血小板血浆进行读数[22]。样本孔中其他样本加入了tPA。根据读数可以得出总止血能力和总凝血能力，并可以计算出总纤溶能力。同时可得到血块溶解时间，即从50%最大凝血到50%溶解的时间[27]。总的纤溶水平和凝块溶解时间可为判断究竟处于偏出血或偏高凝状态提供参考。

最后，血浆中的优球蛋白因其强纤溶活性而被广为所知。与未处理的无血小板血浆相比，它在保持纤溶酶原激活物水平的情况下大大减少了PAI-1的数量。这种重新平衡的纤溶酶原激活物与PAI-1的比值可以在没有外源性激活物存在的情况下测定内在纤溶活性[22]。经典的方法是检测优球蛋白凝块溶解时间，这是优球蛋白从部分溶解至完全溶解所需时间的可视记录[22]。

4. 抗纤溶药物

20世纪50年代即已知赖氨酸在体外可以抑制纤溶酶原的激活，但这种作用太弱，不足以应用于临床。为了减少由产后出血导致的产妇死亡，日本一个研究小组在1953年进行的调查显示，几种巯基酸和氨基碳酸具有抗纤溶酶作用[29]。在这项工作中，他们发现 ε-氨基己酸（EACA）是一种强效的纤溶酶原抑制剂。EACA在此之前已在临床上使用，但抗纤溶酶作用不够强，需要大剂量使用方有效。1962年发现了一种更有效的化合物：4-氨基-甲基-环己烷-碳酸[30]。该化合物包含有两个立体异构体，其中反式结构具有抗纤溶活性（反式-4-氨基-甲基-环己烷-羧酸）。这种物质现在被称为氨甲环酸（TXA）[31-32]。EACA和TXA是合成的赖氨酸类似物，它们通过与纤溶酶原分子中的赖氨酸位点结合，并将纤溶酶原从纤维蛋白上取代下来，从而抑制纤溶。TXA的效力是EACA的6～10倍，且耐受性更好[29]。与临床应用TXA的国家不同，美国更加倾向于采用EACA，可能与其成本和早期的适用性有关。

抑肽酶是另一种抗纤溶酶，是一种广谱的蛋白酶抑制剂。1930年首次在牛腮腺中分离得到，其首次应用于临床是治疗高纤溶蛋白疾病，尤其是胰腺炎[33]。在20世纪80年代早期，阿拉巴马州的Kirkland团队开始使用抑肽酶来减轻鱼精蛋白注射后的炎症反应；在心肺转流（CPB）后发现术野出血异常少，这是一种使用试错法来开发抑肽酶使用方案，且进一步研究发现这与其对纤溶系统的作用有关[34]。到1993年，抑肽酶被FDA批准用于冠状动脉旁路移植术（CABG）。由于使用抑肽酶可以减少围手术期失血和输血，因此其也成为骨科和肝脏手术期间的常用药物。

其他尚未批准用于临床的具有抗纤溶作用的药物包括萘莫司他、MDCO-2010和从眼镜蛇体内分离得到的textilinins[10]。下面将对临床常使用的三种抗纤溶药物进行介绍。

4.1　氨甲环酸

TXA 是一种合成的赖氨酸类似物，分子量为 157 Da，它能够可逆性地与纤溶酶原上的赖氨酸位点结合，从而抑制纤溶。纤溶酶原有 4 ～ 5 个低亲和力结合位点和 1 个高亲和力结合位点。TXA 作用于高亲和力结合位点[35-36]。

其在体内的药代动力学过程根据给药途径和机体肾功能的不同而有所不同。TXA 有多种商品名（见表 5.1），它可通过静脉注射（IV）、肌内注射、口服和外用等途径给药。静脉单次给药 10 mg/kg 时血浆浓度可以达到 10 mg/L[37]。此外，其半衰期约为 80 min，1 h 经肾消除约 30%，3 h 经肾脏消除 55%，24 h 可达 90%[38]。口服氨甲环酸 10 ～ 15 mg/kg 其血浆药物浓度达峰时间为 3 h[38]。在体外组织研究中发现，100 mg/L TXA 可降低纤溶活性 98% ～ 100%[39]。TXA 极少与血浆蛋白结合，也极少被代谢[36]。它可通过胎盘，并可在胎儿血液中达到浓度平衡，但对胎儿没有不良影响。TXA 存在于母乳中，但浓度比母体血液中含量低 100 倍，对母乳喂养的婴儿没有任何影响[37，40]。

根据患者和临床情况，静脉给药剂量为 0.5 ～ 25 g，肾功能不全时需进行相应的调整[10]。在早期的工作中，Nillson 等报道了经静脉注射 TXA 10 mg/kg，每小时 3 ～ 4 次，用于治疗全身纤溶伴大出血[37]。一项针对 TXA 具有里程碑意义的研究——抗纤溶药物在严重出血中的临床随机化（CRASH-2）试验分析了一组严重创伤后大出血患者，首先静脉给予负荷量为 1 g 的 TXA，随后在 8 h 内继续输注 1 g TXA[41]。专家一致认为，在儿科创伤患者（小于 12 岁）中应给予与成人相一致的 TXA 治疗方案，首先静脉单次给予 15 mg/kg（最大剂量 1 g），随后以 2 mg/（kg · h）速率静脉持续输注至少 8 h，直至出血停止[42]。

对于月经过多的治疗，美国食品药品监督管理局（FDA）推荐口服 TXA（Lysteda；Ferring-Parsippany，New Jersey）1.3 g，每日 3 次，持续 5 日[43]。其他几个欧洲机构也有类似的口服 TXA 方案。口服 TXA 制剂应该在手术前 2 h 给予。

TXA 的副作用并不常见，其具有良好的安全记录。在 TXA 大剂量试验中观察到轻度恶心和腹泻，

表 5.1　抗纤溶药物

药物	氨甲环酸	ε - 氨基己酸	抑肽酶
构成	合成的赖氨酸类似物	合成的赖氨酸类似物	天然存在的多肽，从牛肺中分离出
分子量	157 Da	131 Da	6512 Da
作用机制	抑制纤溶； 通过可逆性、竞争性地阻断纤溶酶原上的赖氨酸位点抑制纤溶酶原向纤溶酶的转化	抑制纤溶； 通过可逆性、竞争性地阻断纤溶酶原上的赖氨酸位点抑制纤溶酶原向纤溶酶的转化	丝氨酸蛋白酶抑制剂； 可逆地抑制游离纤溶酶、胰蛋白酶、糜蛋白酶和激肽释放酶； 抑制纤溶； 因子Ⅻa 介导的激肽释放酶激活，凝血酶介导的血小板激活； 可能存在抗炎作用
排泄	经肾脏	经肾脏	蛋白酶解；经肾脏
最终清除半衰期	3 h	2 h	10 h
有害作用	可能导致血栓； 癫痫	可能导致血栓	可能导致血栓； 肾功能障碍
市面产品（北美）	Cyklokapron（IV，口服） Erfa-tranexamic（IV） Lysteda（口服）	Amicar（IV，口服）	Trasylol（IV）
批准使用	美国 加拿大 欧洲	美国 加拿大	2008 年全面撤出市场； 分别于 2011 年和 2012 年重返加拿大和欧洲市场； 在英国、荷兰、瑞典和加拿大有选择地使用； 美国仍未批准使用

但减少剂量可改善这一症状[44]。由于存在血栓负荷和输尿管阻塞的风险，上尿道肉眼可见的血尿常被认为是 TXA 使用的禁忌证[29]。有关于 TXA 引起的急性肾皮质坏死伴少尿和肾衰竭的报道。使用雌激素且合并血栓形成危险因素的患者应谨慎使用，然而目前尚缺乏证据。绝对禁忌证包括过敏、活动性血栓栓塞性疾病、消耗性凝血病伴纤溶状态。

4.2 ε-氨基己酸

EACA 是一种合成的高水溶性晶体，分子量为 131 Da，也属于赖氨酸类似物。EACA 和 TXA 均能阻断纤溶酶原向纤溶酶的转化，从而抑制纤溶。静脉给药时，其分布容积约为 30 L，10 min 可达最大血浆药物浓度[45]。药物可透过血液和组织最终分布于血管内和血管外腔室[46]。机体总清除量为 169 ml/min，终末半衰期约为 2 h[47-49]。

研究评估人体内静脉注射 10 g 或 100 mg/kg 的 EACA 可达到的初始浓度约为 1.5 g/L，在 3 ～ 4 h 内浓度下降至 35 mg/L，80% ～ 100% 经尿排出[10]。肾衰竭患者的 EACA 清除率显著下降，且只有 25% 可通过血液透析清除[50]。EACA 能够经尿快速排泄，因此需要通过静脉输注维持治疗水平。研究表明，当 EACA 浓度需达到约 130 μg/ml 可抑制全身纤溶活性。这些研究建议每 3 ～ 4 h 给予 EACA 0.1 g/kg，或给予初始剂量 10 g 随后以 1 g/h 速度持续输注[47-49]。EACA 可能可透过血脑屏障，但它是否能穿过胎盘屏障或进入母乳中尚不清楚[46]。

EACA 主要经静脉用药，也有一些病例报告描述了外用方案[51-52]。EACA 给药剂量没有标准指南，但已经制定了很多围手术期用药方案。与 TXA 一样，EACA 在心脏手术中得到了最广泛的研究。研究显示其可减少心脏手术后胸管引流，因此 EACA 成为美国许多机构的首选药物[46]。

EACA 的大多数安全性问题是由于可能存在对纤溶途径的作用导致高凝状态的发生。不良事件的报告往往来自于孤立的病例报告或低质量研究。到目前为止，没有试验显示 EACA 在引起血栓形成中与 TXA 或抑肽酶相比存在显著差异[46]。应始终谨慎考虑药物的作用机制和患者既往存在的凝血功能障碍。总体而言，EACA 的耐受性良好。

4.3 抑肽酶

抑肽酶是一种天然存在的 58 个氨基酸形成的多肽，分子量为 6512 Da，既往从牛肺中分离，而目前采用重组技术生产。它是一种丝氨酸蛋白酶抑制剂，通过直接非竞争性抑制纤溶酶而具有抗纤溶作用。其结构与组织因子途径抑制剂相似，其剂量可通过激肽释放酶抑制单元计算[10]。抑肽酶可能错误地提高或延长部分凝血活酶时间和硅藻土激活凝血时间（ACT）的测定，因此这些检测不用于手术期间肝素抗凝监测。如果在给予抑肽酶后需要 ACT 监测，欧洲麻醉学会工作组推荐此时 ACT 最低标准为 750 s，高岭土 -ACT 最低标准为 480 s[33]。

由于其非特异性，抑肽酶也能够抑制胰蛋白酶、糜蛋白酶、血小板蛋白酶激活受体 -1 和激肽释放酶。抑制蛋白酶激活受体 -1 可能是抑肽酶降低心脏手术后卒中发生率的机制之一[10]。抑肽酶可使游离的纤溶酶失活，但对结合的纤溶酶影响不大。抑肽酶经溶酶体酶代谢后经肾排泄，其血浆半衰期为 150 min，消除半衰期为 5 ～ 10 h[53]。

在 21 世纪前十年中期，有关抑肽酶安全性的报告被广泛发表，研究表明其存在多种不良事件并增加 5 年死亡率[46]。到 2006 年，FDA 在抑肽酶的安全问题列表中增加了肾功能障碍、卒中、移植物堵塞和过敏反应[33]。2007 年有关抑肽酶安全性的进一步研究中得出了相互矛盾的证据，但结果是对该药物产生了疑虑。

2008 年，使用抗纤溶药物进行血液保护的随机试验（BART）结果发表。这项盲法、随机对照试验（RCT）比较了抑肽酶、TXA 和 EACA 在高危心脏手术患者中的应用[54]。该试验于 2007 年 10 月被安全委员会叫停，原因是与抑肽酶相关的死亡率非显著性升高。BART 的结果、先前的研究结论以及 FDA 的警告导致抑肽酶在 2007 年底撤出美国市场，2008 年撤出加拿大和欧洲市场。随后的反对意见和对数据的重新分析最终说服了加拿大卫生部在 2011 年允许抑肽酶用于单独冠状动脉旁路移植术（isolated CABG）患者。2012 年，欧洲药物管理局（European Medicines Agency）也取消了对抑肽酶在欧盟的暂停使用，但强制要求建立欧洲抑肽酶使用登记处[55]。抑肽酶目前在英国、荷兰、瑞典和加拿大均有使用。

5. 围手术期注意事项

5.1　心脏手术

心脏外科是对纤溶研究最多的领域。在 BART 试验证明其相对安全性后，TXA 已成为抗纤溶治疗的关键药物，并在 CPB 或非体外循环的心脏手术中得到广泛使用[54]。TXA 能够有效减少心脏手术中失血并降低对输血的需求。胸外科医师协会和心血管麻醉科医师协会血液保护指南强烈推荐（等级为Ⅰ A 级）在心脏手术中使用 TXA 或 EACA[56]。

目前尚无 TXA 的最佳剂量，且在推荐剂量上也存在很大差异。Horrow 等在一项针对 CPB 的前瞻性双盲给药研究中，148 名患者给予安慰剂，另外五组患者在手术切皮前给予（2.5 ～ 40 mg/kg）负荷量的 TXA，随后以负荷量十分之一剂量持续输注 12 h[57]。结果发现 10 mg/kg 负荷剂量随后给予维持剂量的 TXA 可显著减少患者胸管引流量（目前推荐为“Horrow 低剂量”方案）。然而，TXA 并不影响患者对输血的需求。增加给药剂量（负荷量 20 mg/kg 和 40 mg/kg）也未进一步减少出血发生。Fiechtner 等研究表明，在体外，单次给予 10 mg/kg 随后再以 1 mg/（kg · h）的速度输注所达到的 TXA 浓度足以抑制纤溶活性[58]。Dowd 等发现给予 TXA 30 mg/kg 静脉注射后，再以 16 mg/（kg · h）持续输注 6 h，同时将 2 mg/kg 加入体外循环泵中，可 100% 抑制纤溶活性[59]。Sharma 等发现此给药方案 TXA 平均血浆浓度始终高于之前建议的阈值[60]。

自 2007 年美国 FDA 禁止抑肽酶使用并在心脏手术中使用 TXA 后，在颅脑成像没有新发缺血性病变存在的情况下，术后全身性惊厥的病例有所增加[10]。通过回顾性分析，发现此类患者使用 TXA 的剂量为 100 mg/kg 随后再以 20 ～ 50 mg/（kg · h）的速率进行输注，总剂量可达 259 mg/kg[61]。考虑到高剂量 TXA 存在诱发癫痫发作的可能，对 TXA 的使用剂量指南进行了修改，负荷剂量为 30 mg/kg，随后再以 15 mg/（kg · h）输注，同时在 CPB 预充液中加入 2 mg/kg。对于接受 CPB 下心脏直视手术的 50 岁以上患者，建议 TXA 最大剂量不要超过 100 mg/kg[62]。

最近 Myles 等进行的一项大型 RCT 研究提供了 TXA 在心脏手术中有益的强有力证据[63]。单次注射 50 mg/kg 或 100 mg/kg 的 TXA 可降低红细胞和其他血制品输注并减少因大出血而导致二次手术的概率。使用 TXA 的患者癫痫发作的发生率为 0.7%，而服用安慰剂的患者为 0.1%。

TXA 也被专门研究用于非体外循环下的 CABG，有数项研究显示，与安慰剂相比，TXA 可减少手术出血，且不增加血栓相关并发症[46]。

5.2　氨甲环酸与癫痫发生的风险

由于已成为心脏手术相关的并发症，癫痫是使用 TXA 时最为担心的问题。最近一项针对冠状动脉旁路移植术患者使用 TXA 的 28 项 RCT 的 meta 分析发现，患者术后癫痫发生率增加，相对风险为 6.67[64]。TXA 导致癫痫发作风险增加的具体机制尚不清楚，可能与 TXA 对海马 -A 型 γ- 氨基丁酸（GABA/A）和甘氨酸受体的竞争性拮抗有关[65]。TXA、GABA 和甘氨酸具有相似的分子结构。TXA 的促惊厥作用可能是通过直接作用于中枢神经系统，因为 TXA 在动物实验模型中的应用会引起全身性和颅内的血压增高，进而引起癫痫[66]。病例报告发现，在终止药物输注后脑脊液中 TXA 浓度才会达到峰值[65]。虽然没有足够的数据，但 EACA 尚未被报道会引起癫痫发作。

TXA 导致癫痫的发生可能与剂量相关，特别是剂量大于 50 mg/kg 时[67]。研究表明，癫痫发作的预测因子包括：开胸心脏手术、高龄、女性、二次手术、升主动脉疾病、深低温停循环、阻断时间、慢性肾功能不全和使用 TXA[68-71]。推测脑栓塞引起局部血脑屏障障碍是导致癫痫发作的可能原因或决定性机制。在其他情况下，如经期或创伤性出血时使用 TXA，导致癫痫发作的概率大大降低[10, 72]。

尽管确实存在癫痫发作的情况，但心脏手术后癫痫发作和使用 TXA 是否存在明确关联尚不清楚。日本儿童心脏手术数据库显示，接受 TXA 治疗的患者癫痫发生率显著增加（1.6% *vs.* 0.2%），但预后没有统计学差异[73]。然而，Myles 等研究表明使用 TXA 可增加卒中和死亡风险[63]。总之，目前尚不能确定 TXA 是导致患者心脏术后卒中的直接原因，还是其只在其他致病机制对中枢神经系统产生作用的过程中起到促进作用。

5.3 创伤、纤溶作用和创伤性脑损伤

创伤和创伤性出血是全世界致死和残疾的主要原因，每年大约有40万人因此丧命[74]。在CRASH-2和氨甲环酸应用于军事创伤急救复苏研究（MATTERs）之后，过去十年里抗纤溶药物越来越普遍地被应用于创伤性出血[41, 75]。基于这些重要研究发现，TXA被世界卫生组织（WHO）列为必备药物之一。

CRASH-2是一项用于评估TXA对20 211例创伤伴有大出血或有大出血风险的成人患者是否有治疗作用的随机试验。受试者在受伤后8 h内被随机分为两组，药物治疗组患者静脉注射1 g TXA，注射时间超过10 min，随后持续输注1 g TXA，时间大于8 h；对照组给予安慰剂。主要观察指标为28天住院死亡率。药物治疗组的全因死亡率为14.5%，安慰剂组为16%（RR = 0.91，95%置信区间为0.85 ~ 0.97，P = 0.0035）。此外，因出血导致的死亡风险也有所降低，治疗组为4.9%，安慰剂对照组为5.7%（RR = 0.85，95%置信区间为0.76 ~ 0.96，P = 0.0077）。两组的其他心脏和血栓栓塞事件发生率相似。两组在输血次数和需要手术方面无显著差异。随后对其中35%死于出血患者的事后分析表明，在受伤后的第一个小时内注射TXA获益最大。然而，受伤3 h后开始治疗反而增加了出血导致的死亡风险。

CRASH-2是第一个证明使用TXA可降低创伤死亡率的试验，然而，考虑到这些结果不是在先进的创伤网络环境下获得的，因此结果存在争议[76]。人们担心受试者是在医疗资源有限的条件下接受治疗的，这种环境下不具备识别血栓栓塞事件的条件，也未了解TXA保护作用的机制。为了解决这一问题，更多的试验被实施以解决这些问题，其中包括院前抗纤溶药物治疗创伤性凝血病和出血（PATCH）试验[77]。

MATTERs试验是一项回顾性观察研究，旨在评估TXA在战争创伤中的作用，并评估其对总血液制品使用、血栓栓塞并发症和死亡率的影响。在接受TXA治疗的患者中，未校正的院内死亡率为17.4%，而没有接受TXA治疗的患者为23.9%，且受TXA治疗的患者生存率更高，凝血功能障碍发生率更低。与CRASH-2研究相矛盾的是，MATTERs结果表明，接受TXA治疗的患者血栓栓塞事件的相关风险发生率增加，但进一步分析发现两者之间没有相关性。未来的研究将致力于阐明这些问题。

急性创伤性凝血病（ATC）的概念开始出现于文献中，是推断患者存在另一种形式的凝血病，与液体和血液制品的使用无关，而与组织损伤和出血相关[78]。在创伤后损伤反应中，出现了与活化蛋白C增加相关的原发性凝血功能障碍。休克和组织损伤导致内皮细胞中存储的大量tPA释放。由此导致的交感神经活性增加和伴糖萼损伤的“内皮病变”进一步加剧凝血功能障碍并刺激纤溶亢进[79]。此外，此反应的特点为异常纤维蛋白原血症、内皮细胞功能障碍和血小板病等[80]。纤溶亢进已被确定为是导致成人创伤患者死亡率的一个重要因素[76]。虽然数据表明纤溶亢进是引起出血的重要病理因素，但纤溶可能存在较大的个体差异。

考虑到这一点，由于担心纤溶失活或纤溶活性降低，一些研究人员对所有创伤患者使用TXA或其他抗纤溶药物的做法提出警告[81]。给这些患者使用TXA可能会增加不必要的血栓事件。在一项研究中，Moore等描述了三种纤溶表型：纤溶亢进、生理性纤溶和纤溶失活[81]。通过对三年来急诊科创伤患者TEG数据库分析，根据最大振幅30 min后的溶解百分比（LY30，percent）对受试者进行分组。最常见的表型是纤溶失活（46%），而纤溶亢进（18%）单独增加了死亡风险（OR = 3.3，95%置信区间为2.4 ~ 4.6，P < 0.0001）。急性大量失血是纤溶亢进组患者死亡的主要原因，而多器官衰竭是纤溶失活患者死亡的最常见原因[82]。对于这些结果的可能机制解释已经被提出，但均尚未在体内被证实。关于纤溶失活的相关问题一直存在争论。

创伤性脑损伤（TBI）是创伤后死亡的主要原因，通常表现为凝血功能障碍。凝血功能障碍是TBI患者预后较差的重要指标，可导致出血性损伤和死亡率升高[83]。这些患者中也存在纤溶亢进状态，其机制可能与其他创伤患者相似。目前已知的是，TBI患者受损脑组织释放组织因子进入循环增加，tPA和uPA会随着创伤时间发生变化，以及抗纤溶酶耗竭[84]。抗纤溶药物对创伤性脑损伤是否有效尚缺乏证据，但数项试验正试图解决这一问题。CRASH-3是一项关于氨甲环酸治疗严重创伤性脑损伤的研究，预计于2020年完成[85]。

5.4　骨科手术

抗纤溶药物在骨科手术中也得到了广泛的研究，特别是最常见的全膝关节置换术（TKA）和全髋关节置换术（THA）等手术。TKA 手术期间失血量可能较大且往往超出预估量，在没有 TXA 治疗的情况下平均失血量为 762 ～ 1789 ml[86]。在最近的一项研究中显示，25% 的 TKA 手术患者需要输血，输血量的中位数为 2.2 U[87]。THA 的总失血量平均为 1600 ml，取决于外科医师的技术。约 30% 的患者接受了至少一次输血，输血量的中位数为 2.2 U[87]。

总体而言，TXA 可有效降低众多类型手术的围手术期失血量和输血需求。关节成形术中 TXA 的使用剂量差异很大。很多医院通常会选择在放松止血带前或 THA 手术切皮前给患者使用 10 ～ 15 mg/kg TXA，随后 3 ～ 8 h 后再重复使用 1 次或多次此剂量。2015 年对 2720 例 TKA 和 THA 手术的 meta 分析发现，TXA 治疗后可显著降低患者失血量和输血需求[88]。对于 TKA 和 THA 手术患者，TXA 治疗组输注至少一个单位袋装红细胞的患者数量明显少于对照组。这些结果已经在数项关于 TKA 和 THA 患者的研究中得以证实[89-90]。在确定了 TXA 在大关节手术中的疗效后，Xu 等对 211 篇文献进行了系统回顾和 meta 分析，以研究不同 TXA 给药方式的安全性，目的是确定最安全和最有效的 TXA 给药方式[91]。通过研究静脉给药、关节内给药、局部给药、口服给药以及多种方式联合给药等，结果发现，经静脉和局部应用 TXA 的风险比最低（RR 为 0.11，95% 置信区间为 0.03 ～ 0.41）；与安慰剂相比，所有给药途径均可以显著降低输血率。

对单节段和多节段脊柱外科手术也进行了研究。2015 年一项包括 644 例患者的 meta 分析表明，TXA 可减少患者术中失血量 219 ml（95% 置信区间为 116 ～ 322 ml，$P < 0.05$）[92]。且此研究没有发现与此相关的肺栓塞、深静脉血栓形成或心肌梗死的发生率增加。最近关于 TXA 的综述和 meta 分析结果表明，与对照组相比，多节段脊柱外科手术中使用 TXA 可以减少失血量和对输血的需求，患者术后血红蛋白水平更高[93]。分析回顾了有关该研究中 RCT 发用药方案，其中很多为首先静脉注射 10 ～ 15 mg/kg TXA，随后以 1 ～ 2 mg/（kg · h）速度持续输注[93]。最近的研究显示，使用高剂量的 TXA，如静脉注射 50 mg/kg 负荷剂量，随后再以 5 mg/（kg · h）速度进行输注，效果良好。目前有关骨科的文献和未来对于 TXA 的研究集中于股骨粗隆间骨折、全肩关节置换、儿科患者应用以及局部使用 TXA 上。

5.5　肝脏手术和肝移植

接受肝脏外科手术的患者面临独特的挑战，即止血功能潜在改变导致凝血障碍和严重出血。止血功能由血管内皮、血小板、凝血和纤溶活性之间的复杂关系决定[94]。肝功能受损的患者通常有止血功能障碍，并可因炎症和手术创伤导致原发性纤溶亢进。纤溶亢进在肝移植手术中尤为常见[95]。早期有关肝移植期间纤溶亢进（通过血栓弹力图诊断得出）的报道极大地促进了抗纤溶药物的使用，直至有研究报道了静脉血栓栓塞和死亡率的增加，才有所改变[10]。在肝移植期间，由于血管损伤和清除减少，tPA 水平在无肝期升高。这种紊乱通常在肝再灌注后才得以纠正，此时因 PAI-1 的释放，tPA 得以被清除。

RCT 研究显示，与安慰剂相比，TXA 可减少原位肝移植（OLT）手术过程中的失血量和输血需求达 30% ～ 40%[96]。随后，大多数肝移植中心制定了相关方案，明确了在肝移植过程中何时使用 TXA 和其他抗纤溶药物。出于对安全性和血栓栓塞并发症的担忧，TXA 的使用并未得到普及。抑肽酶有大量的安全性研究数据，而 TXA 则相对缺乏，特别是在低失血风险或血栓栓塞发生风险较高的亚组患者中。此外，在过去的 15 年里，OLT 的手术和麻醉技术也发生了巨大的改变，这可能会改变血液管理实践。

Badenoch 等进行的一项倾向评分配对研究试图阐述 TXA 的临床应用，并评估其有效性和安全性[96]。该研究收集了 1799 名肝移植患者的数据，采用倾向匹配法对血栓发生风险和输血混杂因素进行回顾性分析。在配对的患者中，接受了 TXA 治疗的患者输注红细胞和新鲜冰冻血浆量减少；在匹配组之间血栓栓塞事件未发现差异。因此该研究得出结论，TXA 在现代临床实践中是有效的。然而，与之前的研究相比，该研究显示了该药物治疗有效性的程度有所降低，这可能表明了现代临床实践的进步。

TXA在肝切除术中的疗效研究较少。肝切除术是治疗原发性或转移性肝恶性肿瘤、良性肝肿瘤和一些胆道疾病的最佳方法[94]。与OLT一样，肝切除术中出血很常见，抗纤溶治疗似乎是可行的。2006年的一项前瞻性随机对照试验发现，TXA可降低肝肿瘤切除术的失血量和手术次数[97]。在2016年的一项前瞻性队列研究中，18例接受大的肝切除术患者被随机分为三组：对照组、TXA剂量Ⅰ组（负荷量1 g，随后持续输注1 g，输注时间大于8 h）和TXA剂量Ⅱ组［负荷量1 g，随后以10 mg/（kg・h）速度持续输注直至手术结束］[94]。采集患者血样检测TEG、凝血成分和TXA浓度。结论是，这些肝切除术患者血栓弹力图结果未显示患者出现纤溶亢进，且TXA不影响全身性纤溶变化。此方面需要进行进一步研究。

5.6 产科

产后出血（PPH）是产科急症，也是导致全世界产妇死亡的最主要原因。分娩时，PAI-2合成停止，tPA迅速增加，导致高纤维蛋白原血症，纤维蛋白原水平可达5000～6000 mg/L[29]。根据既往研究，世界卫生组织（WHO）的指南建议，如果子宫收缩剂不能终止产后出血，或出血是由创伤引起的，应给予TXA治疗[98]。然而，此种情况下TXA的有效性并不确定，2016年对26项RCT的分析发现，由于研究设计不严密和其他缺陷导致未能得出结论[99]。许多研究选择在剖宫产手术切皮前或阴道分娩后给产妇静脉注射1 g的TXA。

2017年发表的一项大型试验能够提高对TXA应用于PPH中的理解。本研究旨在观察TXA对PPH患者死亡及子宫切除的影响[100]。来自21个国家的193家医院年龄在16岁以上经阴道分娩或剖宫产后被诊断为PPH的患者被纳入本研究。患者被随机分配为TXA治疗组（静脉注射1 g TXA）或安慰剂对照组，如果持续出血或在第一次用药后24 h内再次出血，则可以再次给予同等剂量TXA或安慰剂。综合主要终点指标为产妇分娩后42天内全因死亡率或子宫切除情况。结果发现，接受TXA治疗的产妇因出血而导致的死亡显著减少，尤其是在出生后3 h内给药的产妇死亡人数减少了近三分之一。两组之间由其他原因导致的死亡没有显著差异。TXA并没有降低产妇子宫切除率，尽管它确实大大减少了剖腹止血手术的数量。TXA也未能有效降低全因死亡率或子宫切除术。

5.7 蛛网膜下腔出血

当患者出现蛛网膜下腔出血（SAH），再出血是导致患者并发症和死亡的重要原因。目前，由于血管内操作技术和手术操作的发展，患者入院早期的再出血率已下降至约15%。再出血风险最高的是SAH后的首个24 h，前6 h风险最高。一旦发生再出血，约60%的患者会死亡，另外30%的患者将遗留日常生活不能自理[101]。

文献支持短期使用TXA以预防SAH后再出血，研究显示使用TXA可以使再出血率降低35%～40%[46，102-103]。然而，值得注意的是，这些研究强调脑缺血不利于预后。2017年一项评估TXA在SAH和硬脑膜下出血治疗中作用的系统综述发现，TXA可以显著减少SAH患者再出血的发生，并有降低死亡率的趋势，但没有改善格拉斯哥预后评分[104]。

开始于2013年开展的蛛网膜下腔出血后超早期使用氨甲环酸（ULTRA）试验旨在确定在SAH标准治疗方案基础上超早期和短期使用TXA（随机分组后立即给予1 g TXA，随后给予1 g输注，时长8 h至最多24 h），是否可改善患者6个月时功能学预后评分[105]。本试验中使用的TXA剂量低于既往研究，以防止发生延迟性脑缺血。

5.8 儿科

抗纤溶药物，特别是TXA，在成人和儿童外科患者中均有效。对接受心脏手术、脊柱融合术、颅缝早闭修复手术的前瞻性RCT结果表明静脉给予TXA可以有效减少失血和输血[106]。尽管缺乏有效的证据，但临床上TXA已经被用于儿童整形大手术、上颌骨手术、器官移植手术、创伤和腹部大手术等。此外，世界卫生组织、美国麻醉科医师协会、欧洲麻醉学会和澳大利亚国家血液管理局有详细的血液管理指南，建议预防性使用TXA。

过去10年的药代动力学研究阐明了儿童患者使

用 TXA 的剂量方案。这些方案大多基于血浆 TXA 浓度应达到 20 ～ 100 μg/ml 的假设而设立的，然而这些假设是基于体外纤溶抑制模型，需要进一步的体内研究以验证这一方案[106]。

6　局部使用氨甲环酸

考虑到与全身性使用 TXA 相比，局部使用 TXA 可以降低不良事件发生风险，因此局部使用 TXA 开始引起兴趣和关注[107]。局部使用 TXA 时血药浓度比静脉给药时低 90%[36]。然而，局部应用 TXA 导致的局部组织药物浓度升高也可能增加不良事件的风险。之前涉及大量手术类型的 Cochrane 综述提出，局部应用 TXA 可能减少出血和输血，但缺乏安全性数据[108]。

最近进行了一项系统回顾和 meta 分析以评估局部使用 TXA 的有效性和安全性[107]。共纳入 67 项研究，其中大多数是骨科手术。与安慰剂相比，局部使用 TXA 能显著降低输血的概率（优势比为 0.28，95% 置信区间为 0.20 ～ 0.38；$P < 0.001$），并能显著降低平均失血量。与静脉给药相比，输血需求和失血量无差异。在静脉血栓栓塞并发症的发生概率方面，局部使用 TXA 组和对照组，或局部使用 TXA 和静脉注射 TXA 组之间也无差异。局部和全身使用 TXA 在安全性和有效性方面无显著差异。然而，纳入的大多数试验都没有足够的效能来检测这些差异。除骨科手术外，全身性和局部使用 TXA 之间的差异值得进一步探索。

7. 小结

抗纤溶药物，尤其是 TXA，已在各种围手术期环境下被大量研究。对于人们所担心的使用抗纤溶药物会引发血栓栓塞事件尚未见报道，尽管许多研究的效能不足以检测出这些并发症。抑肽酶在心脏手术中的有效性已被证明，但早期的安全问题使其在美国遭到禁用。欧洲医疗系统重新使用抑肽酶，并建立大型安全性档案，将被密切关注。本章所提到的三种抗纤溶药物均能减少心脏手术中失血量且降低输血率，但使用 TXA 治疗的患者诱发癫痫活动的担忧依然存在。TXA 导致心脏手术患者癫痫发作很可能与高剂量使用有关，研究其对预后的实际影响十分重要。CRASH-2 是一项具有里程碑意义的试验，结果显示创伤后早期接受 TXA 治疗可降低患者死亡率。关于对纤溶失活的检测及其对治疗的影响的争论仍需进一步研究。一些正在进行的试验将进一步探索 TXA 在创伤中的应用，包括关于创伤性脑损伤的 CRASH-3。骨科手术已经明确了围手术期使用 TXA 的益处，并继续研究其他给药途径以提高安全性。肝移植期间使用抗纤溶药物治疗明显减少了失血量，但这一重大改变可能可用手术技术和血液管理实践的改进来解释。目前还没有明确的证据表明 SAH 后使用 TXA 可改善预后，ULTRA 试验的结果非常值得期待。接受 TXA 治疗可显著降低 PPH 产妇因出血而导致的死亡，特别是在前 3 h 内用药。与成人一样，抗纤溶治疗在儿科手术中也是有效的，但最佳剂量仍在研究中。

参考文献

1. Furie B, Furie BC. Mechanisms of thrombus formation. N Engl J Med. 2008;359:938–49.
2. Sim D, Flaumenhaft R, Furie B, Furie B. Interactions of platelets, blood-borne tissue factor, and fibrin during arteriolar thrombus formation in vivo. Microcirculation. 2005;12:301–11.
3. Broos K, Feys HB, De Meyer SF, Vanhoorelbeke K, Deckmyn H. Platelets at work in primary hemostasis. Blood Rev. 2011;25:155–67.
4. Chapin JC, Hajjar KA. Fibrinolysis and the control of blood coagulation. Blood Rev. 2015;29:17–24.
5. de Witt SM, Verdoold R, Cosemans JMEM, Heemskerk JWM. Insights into platelet-based control of coagulation. Thromb Res. 2014;133(Suppl 2):S139–48.
6. Bagoly Z, Koncz Z, Hársfalvi J, Muszbek L. Factor XIII, clot structure, thrombosis. Thromb Res. 2012;129:382–7.
7. Michalets E, Harris L. Antifibrinolytics. Cardiovascular Thrombus [Internet]. Elsevier; 2018 [cited 2019 Apr 29]. p. 615–49. Available from: https://linkinghub.elsevier.com/retrieve/pii/B9780128126158000442.
8. Bu G, Warshawsky I, Schwartz AL. Cellular receptors for the plasminogen activators. Blood. 1994;83:3427–36.
9. Foley J. Plasmin(ogen) at the nexus of fibrinolysis, inflammation, and complement. Semin Thromb Hemost. 2017;43:135–42.
10. Levy JH, Koster A, Quinones QJ, Milling TJ, Key NS. Antifibrinolytic therapy and perioperative considerations. Anesthesiology. 2018;128:657–70.
11. Gong Y, Hart E, Shchurin A, Hoover-Plow J. Inflammatory macrophage migration requires MMP-9 activation by plasminogen in mice. J Clin Invest. 2008;118:3012–24.
12. Syrovets T, Simmet T. Novel aspects and new roles for the serine protease plasmin. Cell Mol Life Sci. 2004;61:873–85.
13. Longstaff C, Kolev K. Basic mechanisms and regulation of fibrinolysis. J Thromb Haemost. 2015;13 Suppl 1:S98–105.
14. Ouimet H, Francis S, Loscalzo J. Structural changes in platelet glycoprotein IIb/IIIa by plasmin: determinants and functional con-

sequences. Blood. 1994;83(2):404–14.
15. Travis J, Salvesen GS. Human plasma proteinase inhibitors. Annu Rev Biochem. 1983;52:655–709.
16. Schneider M, Nesheim M. A study of the protection of plasmin from antiplasmin inhibition within an intact fibrin clot during the course of clot lysis. J Biol Chem. 2004;279:13333–9.
17. Sprengers ED, Kluft C. Plasminogen activator inhibitors. Blood. 1987;69:381–7.
18. Broze GJ, Higuchi DA. Coagulation-dependent inhibition of fibrinolysis: role of carboxypeptidase-U and the premature lysis of clots from hemophilic plasma. Blood. 1996;88:3815–23.
19. Bajzar L, Jain N, Wang P, Walker JB. Thrombin activatable fibrinolysis inhibitor: not just an inhibitor of fibrinolysis. Crit Care Med. 2004;32:S320–4.
20. Longstaff C. Measuring fibrinolysis: from research to routine diagnostic assays. J Thromb Haemost. 2018;16:652–62.
21. Fearnley GR, Lackner R. The fibrinolytic activity of normal blood. Br J Haematol. 1955;1:189–98.
22. Ilich A, Bokarev I, Key NS. Global assays of fibrinolysis. Int J Lab Hematol. 2017;39:441–7.
23. Ives C, Inaba K, Branco BC, Okoye O, Schochl H, Talving P, et al. Hyperfibrinolysis elicited via thromboelastography predicts mortality in trauma. J Am Coll Surg. 2012;215:496–502.
24. Schöchl H, Frietsch T, Pavelka M, Jámbor C. Hyperfibrinolysis after major trauma: differential diagnosis of lysis patterns and prognostic value of thrombelastometry. J Trauma. 2009;67:125–31.
25. Theusinger OM, Levy JH. Point of care devices for assessing bleeding and coagulation in the trauma patient. Anesthesiol Clin. 2013;31:55–65.
26. Chapman MP, Moore EE, Ramos CR, Ghasabyan A, Harr JN, Chin TL, et al. Fibrinolysis greater than 3% is the critical value for initiation of antifibrinolytic therapy. J Trauma Acute Care Surg. 2013;75:961–7; discussion 967.
27. He S, Bremme K, Blombäck M. A laboratory method for determination of overall haemostatic potential in plasma. I. Method design and preliminary results. Thromb Res. 1999;96:145–56.
28. Urano T, Nishikawa T, Nagai N, Takada Y, Takada A. Amounts of tPA and PAI-1 in the euglobulin fraction obtained at different pH: their relation to the euglobulin clot lysis time. Thromb Res. 1997;88:75–80.
29. Tengborn L, Blombäck M, Berntorp E. Tranexamic acid – an old drug still going strong and making a revival. Thromb Res. 2015;135:231–42.
30. Okamoto S, Okamoto U. Amino-methyl-cyclohexane-carboxylic acid: amcha. Keio J Med. 1962;11:105–15.
31. Okamoto S, Sato S, Takada Y, Okamoto U. An active stereo-isomer (trans-form) of amcha and its antifibrinolytic (anti-plasminic) action in vitro and in vivo. Keio J Med. 1964;13:177–85.
32. Melander B, Gliniecki G, Granstrand B, Hanshoff G. Biochemistry and toxicology of amikapron; the antifibrinolytically active isomer of AMCHA. (A comparative study with epsilon-aminocaproic acid). Acta Pharmacol Toxicol (Copenh). 1965;22:340–52.
33. European Society of Anaesthesiology task force reports on place of aprotinin in clinical anaesthesia. Aprotinin: is it time to reconsider? Eur J Anaesthesiol. 2015;32:591–5.
34. Westaby S. Aprotinin: twenty-five years of claim and counter-claim. J Thorac Cardiovasc Surg. 2008;135:487–91.
35. Hoylaerts M, Lijnen HR, Collen D. Studies on the mechanism of the antifibrinolytic action of tranexamic acid. Biochim Biophys Acta Gen Subj. 1981;673:75–85.
36. McCormack PL. Tranexamic acid: a review of its use in the treatment of hyperfibrinolysis. Drugs. 2012;72:585–617.
37. Nilsson IM. Clinical pharmacology of aminocaproic and tranexamic acids. J Clin Pathol. 1980;33:41–7.
38. Eriksson O, Kjellman H, Pilbrant Å, Schannong M. Pharmacokinetics of tranexamic acid after intravenous administration to normal volunteers. Eur J Clin Pharmacol. 1974;7:375–80.
39. Andersson L, Nilsoon IM, Colleen S, Granstrand JB, Melander B. Role of urokinase and tissue activator in sustaining bleeding and the management thereof with EACA and AMCA. Ann N Y Acad Sci. 1968;146:642–56.
40. Gilad O, Merlob P, Stahl B, Klinger G. Outcome following tranexamic acid exposure during breastfeeding. Breastfeed Med. 2014;9:407–10.
41. CRASH-2 trial collaborators, Shakur H, Roberts I, Bautista R, Caballero J, Coats T, et al. Effects of tranexamic acid on death, vascular occlusive events, and blood transfusion in trauma patients with significant haemorrhage (CRASH-2): a randomised, placebo-controlled trial. Lancet. 2010;376:23–32.
42. Beno S, Ackery AD, Callum J, Rizoli S. Tranexamic acid in pediatric trauma: why not? Crit Care. 2014;18:313.
43. Drug Approval Package: Lysteda (tranexamic acid) NDA #022430 [Internet]. [cited 2019 Jul 7]. Available from: https://www.accessdata.fda.gov/drugsatfda_docs/nda/2009/022430_lysteda_toc.cfm
44. Preston JT, Cameron IT, Adams EJ, Smith SK. Comparative study of tranexamic acid and norethisterone in the treatment of ovulatory menorrhagia. Br J Obstet Gynaecol. 1995;102:401–6.
45. Amicar (Aminocaproic Acid): side effects, interactions, warning, dosage & uses [Internet]. RxList. [cited 2019 Jul 9]. Available from: https://www.rxlist.com/amicar-drug.htm.
46. Gerstein NS, Brierley JK, Windsor J, Panikkath PV, Ram H, Gelfenbeyn KM, et al. Antifibrinolytic agents in cardiac and noncardiac surgery: a comprehensive overview and update. J Cardiothorac Vasc Anesth. 2017;31:2183–205.
47. Nilsson IM, Andersson L, Björkman SE. Epsilon-aminocaproic acid (E-ACA) as a therapeutic agent based on 5 year's clinical experience. Acta Med Scand Suppl. 1966;448:1–46.
48. Nilsson IM, Sjoerdsma A, Waldenstrom J. Antifibrinolytic activity and metabolism of 6-aminocaproic acid in man. Lancet. 1960;1:1322–6.
49. Mcnicol GP, Douglas AS. Epsilon-aminocaproic acid and other inhibitors of fibrinolysis. Br Med Bull. 1964;20:233–9.
50. Fish SS, Pancorbo S, Berkseth R. Pharmacokinetics of epsilon-aminocaproic acid during peritoneal dialysis. J Neurosurg. 1981;54:736–9.
51. Sucher MG, Giordani M, Figoni A, Nedopil AJ. Peri-operative blood loss after total hip arthroplasty can be significantly reduced with topical application of epsilon-aminocaproic acid. Int Orthop. 2016;40:2019–23.
52. Gurian DB, Meneghini A, de Abreu LC, Murad N, de Matos LL, Pires AC, et al. A randomized trial of the topical effect of antifibrinolytic epsilon aminocaproic acid on coronary artery bypass surgery without cardiopulmonary bypass. Clin Appl Thromb Hemost. 2014;20:615–20.
53. Koster A, Faraoni D, Levy JH. Antifibrinolytic therapy for cardiac surgery: an update. Anesthesiology. 2015;123:214–21.
54. Fergusson DA, Hébert PC, Mazer CD, Fremes S, MacAdams C, Murkin JM, et al. A comparison of aprotinin and lysine analogues in high-risk cardiac surgery. N Engl J Med. 2008;358:2319–31.
55. McMullan V, Alston RP. Aprotinin and cardiac surgery: a sorry tale of evidence misused. Br J Anaesth. 2013;110(5):675–8.
56. Ferraris VA, Brown JR, Despotis GJ, Hammon JW, Reece TB, Saha SP, et al. 2011 update to the Society of Thoracic Surgeons and the Society of Cardiovascular Anesthesiologists blood conservation clinical practice guidelines. Ann Thorac Surg. 2011;91:944–82.
57. Horrow JC, Van Riper DF, Strong MD, Grunewald KE, Parmet JL. The dose-response relationship of tranexamic acid. Anesthesiology. 1995;82:383–92.
58. Fiechtner BK, Nuttall GA, Johnson ME, Dong Y, Sujirattanawimol N, Oliver WC, et al. Plasma tranexamic acid concentrations during cardiopulmonary bypass. Anesth Analg. 2001;92:1131–6.
59. Dowd NP, Karski JM, Cheng DC, Carroll JA, Lin Y, James RL, et al. Pharmacokinetics of tranexamic acid during cardiopulmonary bypass. Anesthesiology. 2002;97:390–9.

60. Sharma V, Fan J, Jerath A, Pang KS, Bojko B, Pawliszyn J, et al. Pharmacokinetics of tranexamic acid in patients undergoing cardiac surgery with use of cardiopulmonary bypass*: Pharmacokinetics of tranexamic acid in cardiac surgery. Anaesthesia. 2012;67:1242–50.
61. Murkin JM, Falter F, Granton J, Young B, Burt C, Chu M. High-dose tranexamic acid is associated with nonischemic clinical seizures in cardiac surgical patients. Anesth Analg. 2010;110:350–3.
62. Menkis AH, Martin J, Cheng DCH, Fitzgerald DC, Freedman JJ, Gao C, et al. Drug, devices, technologies, and techniques for blood management in minimally invasive and conventional cardiothoracic surgery a consensus statement from the International Society for Minimally Invasive Cardiothoracic Surgery (ISMICS) 2011. Innovations. 2012;7:229–41.
63. Myles PS, Smith JA, Forbes A, Silbert B, Jayarajah M, Painter T, et al. Tranexamic acid in patients undergoing coronary-artery surgery. N Engl J Med. 2017;376:136–48.
64. Zhang Y, Bai Y, Chen M, Zhou Y, Yu X, Zhou H, et al. The safety and efficiency of intravenous administration of tranexamic acid in coronary artery bypass grafting (CABG): a meta-analysis of 28 randomized controlled trials. BMC Anesthesiol. 2019;19:104.
65. Lecker I, Wang D-S, Romaschin AD, Peterson M, Mazer CD, Orser BA. Tranexamic acid concentrations associated with human seizures inhibit glycine receptors. J Clin Invest. 2012;122:4654–66.
66. Gupta S, Bhiwal A, Sharma K. Tranexamic acid: beware of anaesthetic misadventures. J Obstet Anaesth Crit Care. 2018;8:1.
67. Hessel EA. What's new in cardiopulmonary bypass. J Cardiothorac Vasc Anesth. 2019;33:2296–326.
68. Sharma V, Katznelson R, Jerath A, Garrido-Olivares L, Carroll J, Rao V, et al. The association between tranexamic acid and convulsive seizures after cardiac surgery: a multivariate analysis in 11, 529 patients. Anaesthesia. 2014;69:124–30.
69. Couture P, Lebon J-S, Laliberté É, Desjardins G, Chamberland M-È, Ayoub C, et al. Low-dose versus high-dose tranexamic acid reduces the risk of nonischemic seizures after cardiac surgery with cardiopulmonary bypass. J Cardiothorac Vasc Anesth. 2017;31:1611–7.
70. Lin Z, Xiaoyi Z. Tranexamic acid-associated seizures: a meta-analysis. Seizure. 2016;36:70–3.
71. Takagi H, Ando T, Umemoto T, All-Literature Investigation of Cardiovascular Evidence (ALICE) group. Seizures associated with tranexamic acid for cardiac surgery: a meta-analysis of randomized and non-randomized studies. J Cardiovasc Surg (Torino). 2017;58:633–41.
72. Koster A, Levy JH. Understanding potential drug side effects: can we translate molecular mechanisms to clinical applications? Anesthesiology. 2017;127:6–8.
73. Maeda T, Sasabuchi Y, Matsui H, Ohnishi Y, Miyata S, Yasunaga H. Safety of tranexamic acid in pediatric cardiac surgery: a Nationwide Database Study. J Cardiothorac Vasc Anesth. 2017;31:549–53.
74. Ker K, Kiriya J, Perel P, Edwards P, Shakur H, Roberts I. Avoidable mortality from giving tranexamic acid to bleeding trauma patients: an estimation based on WHO mortality data, a systematic literature review and data from the CRASH-2 trial. BMC Emerg Med. 2012;12:3.
75. Morrison JJ. Military Application of Tranexamic Acid in Trauma Emergency Resuscitation (MATTERs) Study. Arch Surg. 2012;147:113.
76. Ramirez RJ, Spinella PC, Bochicchio GV. Tranexamic acid update in trauma. Crit Care Clin. 2017;33:85–99.
77. Pre-hospital anti-fibrinolytics for traumatic coagulopathy and haemorrhage (The PATCH Study) - Full Text View - ClinicalTrials.gov [Internet]. [cited 2019 Jul 16]. Available from: https://clinicaltrials.gov/ct2/show/NCT02187120.
78. Brohi K, Singh J, Heron M, Coats T. Acute traumatic coagulopathy. J Trauma. 2003;54:1127–30.
79. Ostrowski SR, Henriksen HH, Stensballe J, Gybel-Brask M, Cardenas JC, Baer LA, et al. Sympathoadrenal activation and endotheliopathy are drivers of hypocoagulability and hyperfibrinolysis in trauma: a prospective observational study of 404 severely injured patients. J Trauma Acute Care Surg. 2017;82:293–301.
80. Davenport RA, Brohi K. Cause of trauma-induced coagulopathy. Curr Opin Anaesthesiol. 2016;29:212–9.
81. Moore HB, Moore EE, Liras IN, Gonzalez E, Harvin JA, Holcomb JB, et al. Acute fibrinolysis shutdown after injury occurs frequently and increases mortality: a multicenter evaluation of 2,540 severely injured patients. J Am Coll Surg. 2016;222:347–55.
82. Moore EE, Moore HB, Gonzalez E, Sauaia A, Banerjee A, Silliman CC. Rationale for the selective administration of tranexamic acid to inhibit fibrinolysis in the severely injured patient: rationale for the selective administration of TXA. Transfusion. 2016;56:S110–4.
83. Yuan Q, Sun Y-R, Wu X, Yu J, Li Z-Q, Du Z-Y, et al. Coagulopathy in traumatic brain injury and its correlation with progressive hemorrhagic injury: a systematic review and meta-analysis. J Neurotrauma. 2016;33:1279–91.
84. Gall LS, Davenport RA. Fibrinolysis and antifibrinolytic treatment in the trauma patient. Curr Opin Anaesthesiol. 2018;31:227–33.
85. Dewan Y, Komolafe EO, Mejía-Mantilla JH, Perel P, Roberts I, Shakur H, et al. CRASH-3 - tranexamic acid for the treatment of significant traumatic brain injury: study protocol for an international randomized, double-blind, placebo-controlled trial. Trials. 2012;13:87.
86. Alshryda S, Sarda P, Sukeik M, Nargol A, Blenkinsopp J, Mason JM. Tranexamic acid in total knee replacement: a systematic review and meta-analysis. J Bone Joint Surg Br. 2011;93:1577–85.
87. Gombotz H, Rehak PH, Shander A, Hofmann A. The second Austrian benchmark study for blood use in elective surgery: results and practice change. Transfusion. 2014;54:2646–57.
88. Wei Z, Liu M. The effectiveness and safety of tranexamic acid in total hip or knee arthroplasty: a meta-analysis of 2720 cases: the effectiveness and safety of tranexamic acid in total hip or knee arthroplasty. Transfus Med. 2015;25:151–62.
89. Yu X, Li W, Xu P, Liu J, Qiu Y, Zhu Y. Safety and efficacy of tranexamic acid in total knee arthroplasty. Med Sci Monit. 2015;21:3095–103.
90. Farrow LS, Smith TO, Ashcroft GP, Myint PK. A systematic review of tranexamic acid in hip fracture surgery: tranexamic acid in hip fracture surgery. Br J Clin Pharmacol. 2016;82:1458–70.
91. Xu S, Chen JY, Zheng Q, Lo NN, Chia S-L, Tay KJD, et al. The safest and most efficacious route of tranexamic acid administration in total joint arthroplasty: a systematic review and network meta-analysis. Thromb Res. 2019;176:61–6.
92. Cheriyan T, Maier SP, Bianco K, Slobodyanyuk K, Rattenni RN, Lafage V, et al. Efficacy of tranexamic acid on surgical bleeding in spine surgery: a meta-analysis. Spine J. 2015;15:752–61.
93. Zhang Y, Liu H, He F, Chen A, Yang H, Pi B. Does tranexamic acid improve bleeding, transfusion, and hemoglobin level in patients undergoing multilevel spine surgery? a systematic review and meta-analysis. World Neurosurg. 2019;127:289–301.
94. Karanicolas PJ, Lin Y, Tarshis J, Law CHL, Coburn NG, Hallet J, et al. Major liver resection, systemic fibrinolytic activity, and the impact of tranexamic acid. HPB. 2016;18:991–9.
95. Roullet S, Pillot J, Freyburger G, Biais M, Quinart A, Rault A, et al. Rotation thromboelastometry detects thrombocytopenia and hypofibrinogenaemia during orthotopic liver transplantation. Br J Anaesth. 2010;104:422–8.
96. Badenoch A, Sharma A, Gower S, Selzner M, Srinivas C, Wąsowicz M, et al. The effectiveness and safety of tranexamic acid in orthotopic liver transplantation clinical practice: a propensity score-matched cohort study. Transplantation. 2017;101:1658–65.
97. Wu C-C, Ho W-M, Cheng S-B, Yeh D-C, Wen M-C, Liu T-J, et al. Perioperative parenteral tranexamic acid in liver tumor resection: a prospective randomized trial toward a "blood transfusion"-free hepatectomy. Ann Surg. 2006;243:173–80.

98. World Health Organization. WHO recommendations for the prevention and treatment of postpartum haemorrhage. Geneva: World Health Organization; 2012.
99. Ker K, Shakur H, Roberts I. Does tranexamic acid prevent postpartum haemorrhage? A systematic review of randomised controlled trials. BJOG. 2016;123:1745–52.
100. Shakur H, Roberts I, Fawole B, Chaudhri R, El-Sheikh M, Akintan A, et al. Effect of early tranexamic acid administration on mortality, hysterectomy, and other morbidities in women with postpartum haemorrhage (WOMAN): an international, randomised, double-blind, placebo-controlled trial. Lancet. 2017;389:2105–16.
101. Fleming JB, Hoh BL, Simon SD, Welch BG, Mericle RA, Fargen KM, et al. Rebleeding risk after treatment of ruptured intracranial aneurysms. J Neurosurg. 2011;114:1778–84.
102. Roos Y, Rinkel G, Vermeulen M, Algra A, van Gijn J. Antifibrinolytic therapy for aneurysmal subarachnoid hemorrhage: a major update of a cochrane review. Stroke. 2003;34:2308–9.
103. Baharoglu MI, Germans MR, Rinkel GJ, Algra A, Vermeulen M, van Gijn J, et al. Antifibrinolytic therapy for aneurysmal subarachnoid haemorrhage. Cochrane Stroke Group, editor. Cochrane Database Syst Rev [Internet]. 2013 [cited 2019 Jul 27]; Available from: http://doi.wiley.com/10.1002/14651858.CD001245.pub2.
104. Anker-Møller T, Troldborg A, Sunde N, Hvas A-M. Evidence for the use of tranexamic acid in subarachnoid and subdural hemorrhage: a systematic review. Semin Thromb Hemost. 2017;43:750–8.
105. Germans MR, Post R, Coert BA, Rinkel GJE, Vandertop WP, Verbaan D. Ultra-early tranexamic acid after subarachnoid hemorrhage (ULTRA): study protocol for a randomized controlled trial. Trials. 2013;14:143.
106. Goobie SM, Faraoni D. Tranexamic acid and perioperative bleeding in children: what do we still need to know? Curr Opin Anaesthesiol. 2019;32:343–52.
107. Montroy J, Hutton B, Moodley P, Fergusson NA, Cheng W, Tinmouth A, et al. The efficacy and safety of topical tranexamic acid: a systematic review and meta-analysis. Transfus Med Rev. 2018;32:165–78.
108. Ker K, Beecher D, Roberts I. Topical application of tranexamic acid for the reduction of bleeding. Cochrane Database Syst Rev. 2013;(7):CD010562.

血液高凝与血栓性疾病 6

Saurin J. Shah，Jayanth Dasika，David C. McEnerney
王丽萍 译 李文献 审校

1. 引言

血液高凝状态，有时也被称为血栓形成倾向或血栓性疾病，是指个体易患动脉和（或）静脉血栓的一种临床状态[1]。血栓性疾病的临床表现多样，轻者无症状，重者可致命，其病因也纷繁复杂。既往几十年的研究为确定高凝状态的诸多危险因素提供了有利的证据支持，并建立起一套针对易感人群的长期管理流程。然而，对于易感人群的急性期（如手术期间）的管理，由于尚无大量的文献证据及明确的管理流程，对于麻醉医护团队着实是一项特殊的挑战。

血液高凝状态是围手术期发生血栓栓塞的高危因素[2]。据报道，静脉血栓栓塞症（Venous thromboembolism，VTE）在非手术人群的发生率是1/1000～2/1000，而手术患者VTE的发生率可增加至10/1000～25/1000[3]。此外，输注血液制品在术中十分常见，较之于未输注血液制品的手术，术中输注血液制品可使VTE发生率增加两到三倍[4]。因此，对于并存血栓性疾病高危因素的手术患者，接受血液制品治疗需给予格外关注和特殊管理。

2. 血液高凝状态

自1856年Rudolph Virchow提出的循环系统促凝三大条件开始就已经描述了高凝状态[1]。大多数血液高凝状态的可分为两类：原发性（先天性）和继发性（获得性）；还有一些混合病因的情况，可以将其归为以上两类或者属于病因不明。

3. 原发性（先天性）高凝状态

原发性高凝状态是由抗血栓形成蛋白缺陷／缺乏（病因1）或促血栓形成凝血因子水平异常升高（病因2）所致，其最常见的原因见表6.1。

3.1 抗凝血酶缺乏

抗凝血酶是天然抗凝剂，能抑制凝血级联反应中的凝血酶（活化凝血因子Ⅱ）、活化凝血因子Ⅹ和其他丝氨酸蛋白酶。据估计，每2000～3000人中有1例患有遗传性抗凝血酶缺乏。它是一种外显率可变的常染色体显性遗传疾病，实验室筛查虽然呈阳性，但不一定引起VTE或者需要长期抗凝治疗。遗传性抗凝血酶缺乏可分为两型：Ⅰ型缺乏最为严重，常导致抗凝血酶数量减少；而Ⅱ型缺乏是酶结构异常导致其活性降低，故而临床症状较轻。此外，还存在一些可间接降低血浆抗凝血酶浓度的疾病，这些疾病也可能导致其他凝血因子水平异常，故而加大了评估及管理获得性抗凝血酶缺乏症的难度[1, 5]。

表6.1 原发性高凝状态（血栓形成倾向）

1. 抗血栓形成蛋白减少
（a）抗凝血酶缺乏
（b）蛋白C缺乏
（c）蛋白S缺乏
2. 促血栓蛋白增加
（a）凝血因子Ⅴ突变（Ⅴ因子莱顿突变，活化蛋白C抵抗）
（b）凝血酶原基因G20210A突变
（c）凝血因子Ⅶ、Ⅺ、Ⅸ、Ⅷ和von Willebrand因子水平增加

对抗凝血酶缺乏患者的围手术期管理应依据手术的复杂性、预期的失血量和共病情况而异。如前所述，接受普外科手术的患者深静脉血栓（deep vein thrombosis，DVT）的风险高达3%，患有抗凝血酶缺乏等血栓形成倾向的人群接受普外科手术时发生VTE的风险会更高。故而，抗凝血酶缺乏人群接受手术治疗时，术前和术后使用普通肝素（unfractionated heparin，UFH）、低分子肝素（low-molecular-weight heparin，LMWH）或抗凝血酶浓缩物来预防VTE是绝对指征。然而，对于此类人群的一个例外是，如果是可能有大量失血的创伤或非创伤手术，预防性抗凝治疗则不建议或存在争议。术中管理通常并无特殊，问题多发生于输血特别是红细胞（red blood cell，RBC）输注时。输血会损害凝血因子和促发高凝状态的炎性级联反应之间的平衡。虽然机制尚不明确，但已有证据证实RBC输注量与此类患者发生VTE的风险呈正相关；对于有血栓形成倾向的患者，例如抗凝血酶缺乏患者，输血引发的反应会非常严重甚至是致命性的[6]。由于输血存在巨大风险，因而对于抗凝血酶缺乏患者，术中应尽可能采用血液保护技术来减少出血，对需要输血的患者可应用抗凝血酶浓缩物来降低VTE风险。

3.2 蛋白C和蛋白S缺乏

蛋白C缺乏时凝血因子Ⅴa和Ⅷa灭活障碍，导致凝血酶和纤维蛋白生成增加。据估计，一般人群中每200～500人中有1人患有遗传性蛋白C缺乏症，而VTE患者中每200～500人中患有遗传性蛋白C缺乏的可高达15～30人。这是一种外显率可变的常染色体显性遗传病，如同抗凝血酶缺乏症一样，可分为两个亚型：Ⅰ型缺乏症的特征是蛋白质C的表达数量减少，同时伴随酶活性成比例降低；Ⅱ型缺乏症是以蛋白质C的结构异常为特征，从而导致其酶活性一定程度降低。研究表明，肝病、弥散性血管内凝血（disseminated intravascular coagulation，DIC）和脓毒症等可引起获得性蛋白C缺乏[1，5]。

蛋白S缺陷可引起活化蛋白C的活性下降，进而促进凝血酶和纤维蛋白生成增多。蛋白S和蛋白C作为天然抗凝系统的一部分发挥协同作用，蛋白S作为结合蛋白活化蛋白C，在细胞表面形成抗凝复合物。据估计，每500人中有1例先天性蛋白S缺乏，一般临床表现轻微；严重遗传性蛋白S缺乏症十分罕见，其确切的发病率尚不清楚，与出生时各种危及生命的出血有关。遗传性蛋白S缺乏症是一种PROS1基因突变的常染色体显性遗传疾病，外显率可变。依据PROS1基因突变程度，遗传性蛋白S缺乏症可分为3个亚型：Ⅰ型缺乏以总蛋白和游离蛋白S含量皆下降为特征；Ⅱ型缺乏的特征是蛋白S结构异常而蛋白总量呈正常水平；Ⅲ型缺乏则表现为蛋白总量处于正常水平，而游离蛋白水平下降。其中Ⅰ型和Ⅱ型缺陷最常见，并有相似的临床表现。肝脏疾病、维生素K缺乏和妊娠等可导致继发性蛋白S缺乏，其引发的VTE程度较轻[1，5，7]。

蛋白C/蛋白S缺乏患者的围手术期管理应依据疾病的严重程度、手术的复杂性和并存疾病而异。蛋白C/蛋白S缺陷患者发生VTE的概率比抗凝血酶缺乏患者低；然而，此类患者实施手术可增加其围手术期发生VTE的风险，发生率较无此缺陷的健康患者接受手术时3%的VTE发生率要高。降低此风险的主要术前治疗是UFH或LMWH[7]。高风险手术患者如需要制动、合并其他并存疾病以及输血预期等，预防性使用蛋白C浓缩物和（或）新鲜冰冻血浆（其中不含蛋白S浓缩物）可进一步降低VTE发生风险[2]。

3.3 凝血因子Ⅴ莱顿突变（活化蛋白C抵抗）

凝血因子Ⅴ是凝血系统中的一种蛋白因子，一旦活化会与活化的凝血因子Ⅹ协同作用，将凝血酶原转化为凝血酶。凝血因子Ⅴ莱顿突变（Factor V Leiden，FVL）是由基因点突变引起，可使凝血因子Ⅴ对活化蛋白C产生抵抗，从而导致凝血酶降解减少和VTE风险增加[1]。

杂合子FVL在白种人后裔中很常见，存在于约5%的健康人群中，而诊断或表现为VTE的患者中有40%～50%存在此类基因突变。纯合子FVL很少见，但其血栓形成的风险增加了10倍。大多数FVL突变患者无症状，通常需要另一个“打击”或易感因素诱发VTE[5]。

手术和（或）输血可能就是促使发生VTE的“打击”因素，此时应采取标准VTE预防措施，尤其是既往有 VTE 发生史的患者。目前尚无针对 FVL 的输血指南或建议，如前所述，大多数 FVL 患者即使输注了血液制品亦无 VTE 的临床表现，目前的研究支持对于存在 FVL 的患者减少心血管手术输血可以获益（降低 VTE 发生），同时该研究的另一发现也引起了关注，即抗纤溶治疗可增加 FVL 突变患者血栓栓塞的风险。

FVL 也可见于妊娠期妇女。无论原发性或继发性（获得性）缺陷，发生 VTE 的妊娠妇女中有 20% ～ 45% 存在 FVL。与杂合子 FVL 妊娠妇女相比，纯合子 FVL 患者妊娠期发生 VTE 的风险最高；与非 FVL 的妊娠妇女相比，存在 FVL 时妊娠期发生血栓的风险几乎高出 50%[1]。既往无 VTE 病史的患者通常不建议进行预防性抗凝治疗；而在妊娠、存在 FVL 以及既往有 VTE 病史时需要进行抗凝治疗。所有接受抗凝治疗的患者均应对孕期该治疗的风险及获益进行宣教[3]。此外，FVL 突变的高危产妇在产后 4 ～ 6 周也应考虑继续进行抗凝治疗。目前尚无关于 FVL、妊娠及血液制品输注关联的推荐意见。

3.4　高同型半胱氨酸血症

同型半胱氨酸是蛋氨酸代谢过程中产生的中间氨基酸。参与这一代谢途径的酶存在先天性缺陷，或者某种维生素缺乏以及某种疾病状态导致的获得性缺陷，都会引起血液中同型半胱氨酸水平升高，而其升高将导致个体易患动脉和静脉血栓[5]。

据报道，高同型半胱氨酸血症的发病率高达 10%，其原因是多方面的，并且不同种族和地域之间差异很大。研究表明，同型半胱氨酸血症可能会导致血管内皮功能障碍，引起促凝和抗血栓活性之间丧失平衡；蛋白 C 活性降低、血管内皮的抗血栓形成下降以及一氧化氮都可能在此类血栓性疾病中发挥着关键作用[8]。

高同型半胱氨酸血症患者在围手术期应采取标准的 VTE 预防措施，通常包括使用 LMWH 和下肢间歇充气加压泵。对于同型半胱氨酸升高的患者，给予吡哆醇、甲钴胺和叶酸有助于降低血液同型半胱氨酸水平并降低血栓栓塞事件发生的风险。此外，推荐对此类患者应维持正常血容量，避免使用氧化亚氮。如前所述，高同型半胱氨酸血症患者输注血液制品也可能具有较高致栓风险，因此对于需要血制品输入的手术，应采取相应可以降低同型半胱氨酸水平的治疗措施。

3.5　其他原发性高凝状态

此外，还存在许多其他原因导致的先天性血栓形成倾向，例如凝血酶原基因变异、特定凝血因子（Ⅷ、Ⅺ、Ⅸ和 vWF）水平升高以及组织纤溶酶原激活物缺乏，其中多数发生率很低（所有人群的发生率＜ 2% ～ 3%）[7]。故而，在手术期间和输注血液制品时，关于此类高凝状态管理方面的研究及建议非常有限。因此，针对此类高凝状态风险的管理通常是个体化对待（表 6.2）。

4. 继发性（获得性）高凝状态

继发性高凝状态包括了使人群易发生血栓栓塞事件的多种情况，其病理生理状态通常复杂、多因素且难以理解。大多数获得性高凝状态的个体，由于具有 Virchow 血栓形成三要素的所有原因，因此既容易发生动脉血栓也容易发生静脉血栓（表 6.3）。

表 6.2　VTE 初次发作的相对风险（遗传性危险因素）

危险因素	相对危险度
凝血因子Ⅴ Leiden 突变	
纯合子	25
杂合子	5
抗凝血酶缺乏	5
蛋白 C 缺乏	3
蛋白 S 缺乏	2
高同型半胱氨酸血症	2

表 6.3　继发性高凝状态（血栓形成倾向）

1. 凝血抑制物缺乏
（a）恶性肿瘤
（b）手术
（c）制动
2. 促栓蛋白增加
（a）创伤
（b）妊娠
（c）药物（口服避孕药 / 激素替代治疗）
（d）抗磷脂综合征

4.1 妊娠 / 产褥期

妊娠和产褥期是公认并深入研究的血液高凝状态时期。据报道，妊娠 / 产褥期妇女发生 VTE 的风险是非妊娠妇女的 6 ～ 8 倍，尽管妊娠妇女总的 VTE 发生率仅约 1%[1, 5]。产后 8 ～ 10 周风险增高并可出现危及产妇生命安全的多种症状[9]。（因产后 8 ～ 10 周由产妇导致的胎儿生命危险说不通，对照原文献后将原文中的胎儿删除，译者注。）

妊娠和产褥期血液高凝状态的病理变化涉及一系列容易引发血栓栓塞事件的解剖、生理及生化改变。妊娠及产褥期妇女常出现凝血级联反应失平衡，包括多种凝血因子浓度增加、血小板计数上调及纤溶活性下降[10-11]，这种失平衡加上妊娠子宫压迫下肢静脉使血液回流受阻引起的血液淤滞，进一步增加了患者的血栓形成风险[12-14]。

伴随的遗传风险（主要）、高龄、既往 VTE 病史、高产次和先兆子痫是妊娠 / 产褥期发生 VTE 的独立危险因素，显著增加血栓栓塞事件的发生风险[1, 5, 15]。

妊娠期 VTE 的诊断和管理是一项极具挑战的工作。妊娠期妇女的体征和症状交叉重叠，加之可实施的影像学和实验室检查有限，增加了及时诊断 VTE 的难度。既往 VTE 病史或高度怀疑 VTE 的产妇应进行抗凝治疗直至产后 8 周[16-17]。LMWH 和 UFH 不能通过胎盘屏障且半衰期短，术前及时停药不影响术中实施椎管内麻醉，故而 LMWH 和 UFH 是妊娠期抗凝治疗的主要药物[18]。因华法林的致畸效应以及潜在的增加胎儿脑出血可能，其仅作为高危患者的后备用药。妊娠期 / 产褥期输注血液制品应持谨慎态度，从严掌握输血指征，仅控制用于高危患者（胎盘植入，严重贫血，DIC，等等）[19-21]。

4.2 口服避孕药和激素替代治疗

对于无血栓形成易感因素的个体，应用雌激素可使其 VTE 发病率增加 2 至 6 倍[22-24]。研究表明，口服避孕药（oral contraceptive，OCP）/ 激素替代疗法（hormone replacement therapy，HRT）能升高凝血因子Ⅷ水平，降低蛋白质 S 和血栓调节蛋白活性[25]。吸烟、肥胖、多囊卵巢综合征、高龄、活动受限以及原发性血液高凝疾患可进一步增加 OCP/HRT 患者发生 VTE 的风险[26]。

具有 VTE 高危因素或既往有 VTE 病史的患者在 OCP/HRT 治疗期间应进行抗凝治疗[27-28]，建议以 LMWH 或 UFH 作为主要预防性抗凝药物。OCP/HRT 患者输注血液制品必须具有确定和合理的临床指征，因为目前尚无针对该条件下预防 VTE 发生的有效措施（表 6.4）。

4.3 抗磷脂综合征

抗磷脂综合征（antiphospholipid syndrome，APS）也是一类血栓性疾病，原因是人体的自身抗体攻击血浆磷脂结构表面的磷脂蛋白[5, 29]。APS 患者体内主要存在两种自身抗体——抗心磷脂抗体和红斑狼疮相关性狼疮抗凝物。APS 也可以继发于感染、药物或胶原血管疾病[7, 30]。不论病因如何，有多达 1/3 的 APS 患者会出现静脉或动脉血栓栓塞现象[31]。

血栓通常发生在某些特殊部位，其临床表现也可能千差万别，如皮肤坏死、皮肤网状青斑、急性肾衰竭、脑血管疾病（卒中、眼部不适等）或是反复流产等[32]。相较于其他血栓形成倾向，APS 是妊娠期初始血栓形成的最常见原因。目前，对于无血栓栓塞病史的 APS 患者不建议进行抗凝治疗[33]。伴有其他高凝状态危险因素或既往有 VTE 病史的患者应接受长期抗凝治疗；然而，对于存在高滴度 APS 抗体的患者，即使没有发生 VTE 也应考虑长期抗凝治疗[34-35]。华法林是进行长期抗凝治疗的主要药物，目标 INR 应控制在 2 ～ 3 之间；LMWH 可用于对华法林过敏的患者[32, 36]。

目前尚未有关于 APS 患者使用血液制品的建议。APS 患者可能伴发血小板数量减少，输注血液制品

表 6.4 VTE 首次发作的相对风险（获得性因素）

危险因素	相对危险度
妊娠	4
产褥期	14
口服避孕药 / 激素替代治疗	3
抗磷脂抗体	9
肢体制动	10
手术	6

Data from Liem and Deloughery，Seminars in Vasc Surg 2008

应视是否具有合理输血指征和个体的生理状况而定。

4.4 其他继发性高凝状态

血栓栓塞现象也可见于炎性肠病和白塞病等胃肠疾病患者，其肠道炎症周期性发作，激活凝血系统，从而增加血栓形成风险[5]。

肾病综合征患者由于过量蛋白分泌会导致获得性抗凝血酶Ⅲ缺乏；骨髓增生性疾病也可引发诸多获得性血栓性疾病[37-38]。

红细胞畸形如溶血性疾病或镰状细胞病等可导致红细胞表面性状改变，促进凝血酶形成。

5. 小结

血液高凝状态，或称血栓形成倾向，是指人体易发生血栓栓塞的一种疾病状态；其病因或是先天性的，或是获得性的；其临床症状要么未显现，要么危及生命。诱发血栓栓塞事件的风险通常复杂且多因素，应依据疾病的严重程度和并存疾病采取相应的实验室检查和治疗措施。输注血液制品会增加血栓栓塞事件的发生率，由于目前尚无针对这些高凝状态的血制品输注建议，临床上应高度重视并周密考虑可以降低高危患者 VTE 发生风险的措施。

参考文献

1. Kojima T, Saito H. Hypercoagulable states. In: Tanaka K, Davie EW, Ikeda Y, Iwanaga S, Saito H, Sueishi K, editors. Recent advances in thrombosis and hemostasis 2008. Tokyo: Springer; 2008.
2. Martlew VJ. Peri-operative management of patients with coagulation disorders. Br J Anaesth. 2000;85(3):446–55.
3. Schafer A, Levine MN, Konkle BA, Kearon C. Thrombotic disorders: diagnosis and treatment. Am Soc Hematol Educ Prog. 2003:520–39.
4. Lin SY, Chang YL, Yeh HC, Lin CL, Kao CH. Blood transfusion and risk of venous thromboembolism: a population-based cohort study. Thromb Haemost. 2020;120(1):156–67.
5. Schafer AI. Hypercoagulable state: cardiovascular medicine. London: Springer; 2007.
6. Goel R, Patel EU, Cushing MM, et al. Association of perioperative red blood cell transfusions with venous thromboembolism in a north American registry. JAMA Surg. 2018;153(9):826–33. https://doi.org/10.1001/jamasurg.2018.1565.
7. Thomas RH. Hypercoagulability syndromes. Arch Intern Med. 2001;161(20):2433–9.
8. Aggarwal S, Verma S, Singh B, Kumar M. Hyperhomocysteinemia: anesthetic concerns. Saudi J Anaesth. 2014;8(1):143–4.
9. Greer IA. Thrombosis in pregnancy: maternal and fetal issues. Lancet. 1999;353:1258–65.
10. Bremme KA. Haemostatic changes in pregnancy. Best Pract Res Clin Haematol. 2003;16:153.
11. Cerneca F, Ricci G, Simeone R, et al. Coagulation and fibrinolysis changes in normal pregnancy. Increased levels of procoagulants and reduced levels of inhibitors during pregnancy induce a hypercoagulable state, combined with a reactive fibrinolysis. Eur J Obstet Gynecol Reprod Biol. 1997;73:31.
12. Chan WS, Spencer FA, Ginsberg JS. Anatomic distribution of deep vein thrombosis in pregnancy. CMAJ. 2010;182:657.
13. Heit JA, Kobbervig CE, James AH, et al. Trends in the incidence of venous thromboembolism during pregnancy or postpartum: a 30-year population-based study. Ann Intern Med. 2005;143:697.
14. Polak JF, Wilkinson DL. Ultrasonographic diagnosis of symptomatic deep venous thrombosis in pregnancy. Am J Obstet Gynecol. 1991;165:625.
15. Egan K, Kevane B, Ní Áinle F. Elevated venous thromboembolism risk in preeclampsia: molecular mechanisms and clinical impact. Biochem Soc Trans. 2015;43(4):696–701.
16. Bates SM, Greer IA, Middeldorp S, et al. VTE, thrombophilia, antithrombotic therapy, and pregnancy: antithrombotic therapy and prevention of thrombosis, 9th ed: American College of Chest Physicians Evidence-Based Clinical Practice Guidelines. Chest. 2012;141:691.
17. Greer IA, Nelson-Piercy C. Low-molecular-weight heparins for thromboprophylaxis and treatment of venous thromboembolism in pregnancy: a systematic review of safety and efficacy. Blood. 2005;106:401.
18. Forestier F, Daffos F, Capella-Pavlovsky M. Low molecular weight heparin (PK 10169) does not cross the placenta during the second trimester of pregnancy study by direct fetal blood sampling under ultrasound. Thromb Res. 1984;34:557.
19. Kline JA, Williams GW, Hernandez-Nino J. D-dimer concentrations in normal pregnancy: new diagnostic thresholds are needed. Clin Chem. 2005;51:825.
20. Sood SL, James AH, Ragni MV, et al. A prospective study of von Willebrand factor levels and bleeding in pregnant women with type 1 von Willebrand disease. Haemophilia. 2016;22:e562.
21. Simpson EL, Lawrenson RA, Nightingale AL, Farmer RD. Venous thromboembolism in pregnancy and the puerperium: incidence and additional risk factors from a London perinatal database. BJOG. 2001;108:56.
22. Stegeman BH, de Bastos M, Rosendaal FR, et al. Different combined oral contraceptives and the risk of venous thrombosis: systematic review and network meta-analysis. BMJ. 2013;347:f5298.
23. Gomes MPV, Deitcher SR. Risk of venous thromboembolic disease associated with hormonal contraceptives and hormone replacement therapy. Arch Intern Med. 2004;164:1965–76.
24. Heinemann LA, Dinger JC. Range of published estimates of venous thromboembolism incidence in young women. Contraception. 2007;75:328.
25. Rosendaal FR, Vessey M, Rumley A, et al. Hormonal replacement therapy, prothrombotic mutations and the risk of venous thrombosis. Br J Haematol. 2002;116:851.
26. Cushman M, Kuller LH, Prentice R, et al. Estrogen plus progestin and risk of venous thrombosis. JAMA. 2004;292:1573.
27. Marjoribanks J, Farquhar C, Roberts H, et al. Long-term hormone therapy for perimenopausal and postmenopausal women. Cochrane Database Syst Rev. 2017;1:CD004143.
28. Gris JC, Bouvier S, Molinari N, et al. Comparative incidence of a first thrombotic event in purely obstetric antiphospholipid syndrome with pregnancy loss: the NOH-APS observational study. Blood. 2012;119:2624.
29. Finazzi G, Brancaccio U, Moia M, et al. Natural history and risk factors for thrombosis in 360 patients with antiphospholipid anti-

bodies: a four year prospective study from the Italian registry. Am J Med. 1996;100:477–80.
30. Moll S, Ortel TL. Monitoring warfarin therapy in patients with lupus anticoagulants. Ann Intern Med. 1997;127:177.
31. Barbhaiya M, Erkan D. Primary thrombosis prophylaxis in antiphospholipid antibody-positive patients: where do we stand? Curr Rheumatol Rep. 2011;13:59.
32. Levine SR, Brey RL, Tilley BC, et al. Antiphospholipid antibodies and subsequent thrombo-occlusive events in patients with ischemic stroke. JAMA. 2004;291:576.
33. Erkan D, Cervera R, Asherson RA. Catastrophic antiphospholipid syndrome: where do we stand? Arthritis Rheum. 2003;48:3320–7.
34. Crowther MA, Ginsberg JS, Julian J, et al. A comparison of two intensities of warfarin for the prevention of recurrent thrombosis in patients with the antiphospholipid antibody syndrome. N Engl J Med. 2003;349:1133.
35. Kasthuri RS, Roubey RA. Warfarin and the antiphospholipid syndrome: does one size fit all? Arthritis Rheum. 2007;57:1346.
36. Dentali F, Manfredi E, Crowther M, Ageno W. Long-duration therapy with low molecular weight heparin in patients with antiphospholipid antibody syndrome resistant to warfarin therapy. J Thromb Haemost. 2005;3:2121.
37. van Genderen PJ, Mulder PG, Waleboer M, et al. Prevention and treatment of thrombotic complications in essential thrombocythaemia: efficacy and safety of aspirin. Br J Haematol. 1997;97:179.
38. Passamonti F, Malabarba L, Orlandi E, et al. Polycythemia vera in young patients: a study on the long-term risk of thrombosis, myelofibrosis and leukemia. Haematologica. 2003;88:13.

血小板异常情况或疾病　7

George M. Jeha，Alex D. Pham，Ivan Urits，Lu Sun，
Dallas L. Domangue，Karina Charipova，Kyle Gress，
Elyse M. Cornett，Alan David Kaye
陈峰　译　万小健　审校

1. 引言

血小板是血液循环中小的无核细胞，浓度约150 000～400 000/μl（150～400×10^9/L）。它们是由骨髓巨核细胞凸出的血小板前体发育形成的。血小板生成素在巨核细胞生成和刺激骨髓中其他干细胞的发育过程中非常重要[1-2]。在脾脏将血小板清除出循环前，其寿命通常是10天[3]。血小板主要作用是止血。血小板含有α颗粒和致密颗粒，在凝血中起主要作用。α颗粒含有大分子蛋白质（如血管性血友病因子vWF），而致密颗粒含有较小的非蛋白质颗粒（如ADP）[3]。血小板通过产生相关炎症介质（如血栓素）参与炎症和动脉粥样硬化，并通过抑制免疫系统促进癌症进展。因血小板具有携带淀粉样前体蛋白的能力，其甚至可能与阿尔茨海默痴呆症的进展相关。在糖尿病、肝病和肾病等各种其他系统性疾病中均发现血小板功能障碍，这些疾病通过改变血小板浆膜而影响其功能[4]。

现已发现多种与血小板相关的遗传性和获得性疾病。与获得性血小板疾病相比，遗传性血小板疾病相对罕见（遗传性与获得性vWF疾病除外）[1]。遗传性血小板疾病的发病率呈增加趋势，部分是因为常规血细胞计数仍经常导致误诊为获得性血小板疾病，或并没有进行精确分类，这使得准确测量相对困难[2]。这些障碍可导致血小板数量（定量）或功能（定性）的改变。质的改变包括血小板黏附、活化、分泌或聚集缺陷。量变包括血小板增多症或血小板减少症，可分别导致血栓形成或出血。血小板疾病引起的出血通常包括皮肤黏膜出血、鼻出血、瘀点和术后出血。这与血友病引起的深部大出血不同[1，3]。与遗传性血小板疾病有关的一些基因（如WAS、MYH-9、GP2B）也在其他细胞系中发挥作用，因此血小板疾病常合并多系统疾病[2-3]。

血小板参与系统性止血，而其他疾病会对其产生影响，因此这些疾病患者应重点关注血小板异常。高达25%的人群患有血小板减少症，当血小板浓度低于100×10^9/L时可导致轻度出血[1]。问卷形式的筛查工具已用于筛查血小板疾病，但收效甚微，这降低了患者回顾出血史和多系统受累作为主要筛查方式的作用[1，3]。由于血小板不含DNA，当怀疑有遗传性疾病时，通常采用流式细胞术进行检查[4]。还有其他各种试验可用于评估血小板功能（如聚集试验）[3]。许多不同的药物、食物和添加剂都会影响血小板功能（如阿司匹林）。因此，必须识别血小板异常患者并对其出血风险进行教育，并建议他们避免使用可能增加出血风险的复合物。在评估患者时，医师应当谨慎考虑血小板的作用。本章重点总结了血小板异常的诊断和处理，并为麻醉科医师提供了围手术期的注意事项。

2. 血小板异常的类型

血小板在止血、触发凝血和伤口愈合中起着重要作用[4-7]。无论是遗传性还是获得性血小板功能异常，其临床表现多样，从无症状到轻度瘀伤，轻度皮肤黏膜出血，甚至急性危及生命的出血[7-9]。血小板计数低于150×10^9/L但大于50×10^9/L的患者可能没有临床症状。随着血小板计数持续下降，患者可能

出现瘀点、紫癜和瘀斑。血小板计数严重偏低患者即使创伤很小也可导致出血，甚至自发性出血[9-10]。

血小板异常包括一系列疾病，如血小板数量异常减少（血小板减少症）、血小板数量异常增加（血小板增多症）或血小板功能异常[6]。

2.1 血小板减少症

血小板减少症是一种常见的临床疾病，潜在病因复杂，诊断具有挑战性[11-13]。可能的原因包括骨髓中血小板生成减少、外周血小板破坏或消耗增加、脾清除增强和血液稀释等[14-15]。

消耗性血小板减少性紊乱包括外周血小板消耗增加，例如弥散性血管内凝血（DIC）、脓毒血症，以及血栓性血小板减少性紫癜、溶血性尿毒症综合征等血栓性微血管病[15-17]。血小板破坏通常指通过血小板反应性抗体、同种异体抗体或药物依赖性抗体导致的血小板破坏增加[15，18-19]。

有些药物可通过抗体调节过程诱导血小板破坏或抑制骨髓中血小板的生成，从而导致血小板减少。已知可能引起药物性血小板减少症的药物包括青霉素和头孢菌素等β内酰胺类抗生素、万古霉素、苯妥英钠、哌拉西林、甲氧苄啶磺胺甲噁唑、磺胺类、利福平、奎宁、奎尼丁、卡马西平、阿昔单抗、依替巴肽和替罗非班；具有剂量依赖性骨髓抑制可能的药物包括丙戊酸钠、利奈唑胺、达托霉素和金化合物[20-29]。

肝素诱导的血小板减少症（heparin-induced thrombocytopenia，HIT）是一种与肝素暴露有关的危及生命的状况，由识别血小板因子4和肝素复合物的抗体引起。这些抗体还会激活血小板，导致动脉和静脉血栓形成，在未经治疗的病例中其致死率可达20%[30-31]。

导致骨髓血小板生成减少的后天原因包括恶性肿瘤、化学制剂或感染性因素[14]。血小板减少症在实体瘤患者中很常见，可能与多种因素有关，如骨髓和脾的肿瘤浸润、慢性DIC、微血管病、细胞因子谱的改变以及化疗药物的使用等[32-33]。在白血病患者中，造血功能受损、造血细胞形态异常和骨髓浸润可导致血小板减少[34]。当中性粒细胞仍存在且排除感染性病因时，慢性粒细胞白血病也可能是血小板减少症的病因[10]。白细胞计数显著升高伴随血小板减少症可能提示淋巴恶性肿瘤[35]。

如果中性粒细胞增多同时出现血小板减少，则应考虑感染性因素[10]。多种感染因素与血小板减少相关，最常见的机制是免疫反应介导的血小板破坏、骨髓抑制和血小板消耗。一些病毒可能影响血小板和巨核细胞的功能，并诱导产生抗血小板抗体[36]。EB病毒、腮腺炎、风疹、细小病毒、水痘和丙型肝炎病毒感染可导致血小板减少症。

寨卡病毒感染致血小板减少症也有报道[37]。由于血小板生成素是在肝脏产生的，任何可导致重型肝炎的病毒感染都可能引起血小板减少[38-39]。与慢性丙型肝炎感染相关的血小板减少症中，骨髓抑制、脾功能亢进和自身免疫原性也是促使血小板减少的因素[38，40]。

轻度血小板功能障碍可能与多种食品和添加剂有关，包括洋葱、小茴香子、姜黄素、姜黄、丁香、大蒜、鱼油、维生素E，其可能病因与血栓素A2合成减少、花生四烯酸代谢减少以及抑制纤维蛋白原与血小板结合有关[41-43]。

2.2 血小板增多症和血小板增多

血小板增多通常定义为血小板计数大于450×10^9/L，有许多可能的原因，通常可以分为假性增多、反应性增多或克隆性增多[44-46]。最常见的病因是反应性血小板增多，占血小板增多症病例的97%[47-48]。血小板增多症患者可能同时存在血栓并发症和反常的出血风险[46，49-50]。

血小板增多症诊断评估的要点是明确到底是反应性增多还是克隆性增多[46]。反应性血小板增多的常见病因包括感染、组织损伤、慢性炎症性疾病、缺铁性贫血和恶性肿瘤[46-48，51]。

排除反应性血小板增多后，应查明克隆性增多病因。血小板增多最常见的克隆原因是原发性血小板增多症、慢性粒细胞白血病（CML）、真性红细胞增多症和原发性骨髓纤维化[46]。

当外周血中的非血小板结构（如冷球蛋白晶体、细胞碎片或细菌）被自动血液计数器计数为血小板时，就会发生假性血小板增多症。可以通过外周血涂片的检查来进一步明确[46]。

2.3　遗传性血小板异常

与获得性病因相比，血小板异常的遗传因素较少见，但往往预示着较高的出血倾向[52-53]。虽然罕见，但这些遗传性血小板异常有助于我们更好地了解血小板的功能和止血的作用机制。

遗传性血小板异常可能影响血小板数量或损害正常血小板功能，如黏附、受体功能、分泌、酶活性或信号通路等[2, 54-57]。遗传性血小板减少通常被分为血小板黏附、聚集和分泌异常[2]。

通常，血小板表型在评估血小板减少症的鉴别诊断时具有重要意义。例如，维-奥综合征（Wiskott-Aldrich syndrome，X 染色体的 WAS 基因突变，导致血小板和免疫细胞的功能异常，血小板数目低下或血小板形状小，译者注）和 X- 连锁血小板减少症都可能导致血小板体积缩小[2, 58-59]。此外，也有疾病表现为血小板异常增大，如颚心面综合征（velocardiofacial syndrome，22q 染色体长臂的 22q11.21 ～ q11.23 区基因缺失所致，主要表现为腭裂、面容畸形、边缘型学习障碍、先天性心脏畸形、特殊面容为特征，译者注）、地中海大血小板减少症（由 ABCG5 和 ABCG8 基因突变引起的常染色体隐性遗传疾病，一种相对普遍和温和形式的大血小板减少症，没有明显的出血或瘀伤，通常在常规血液分析中偶然发现受影响的个体，译者注）、血小板型血管性血友病、杜尔小体白细胞异常综合征（May-Hegglin syndrome，一种罕见的常染色体显性基因 MYH9 突变所致，特征是嗜中性粒细胞具有异常的胞浆内含物，大血小板和可变的血小板减少症，译者注）、Fechtner 综合征（一种罕见的常染色体显性遗传病，典型临床表现为血小板巨大、血小板减少、中性粒细胞包涵体及肾炎，可伴有耳聋及先天性白内障，译者注）、Sebastian 综合征（一种罕见的常染色体显性遗传疾病，其特征是巨噬细胞减少症伴有粒细胞包涵体，与 Fechtner 综合征相似，但没有遗传性肾炎和感觉神经性听力损失的特征，译者注）或 Epstein 综合征（以血小板疾病，肾衰竭和感觉神经性耳聋为特征的遗传性疾病，译者注）[2, 58, 60-64]。

血小板黏附障碍的例子有 Bernard-Soulier 综合征和血小板型血管性血友病。Bernard-Soulier 综合征是一种常染色体隐性出血综合征，与血小板糖蛋白Ⅰb、Ⅸ和Ⅴ的缺陷相关，它们形成复合物，通过结合血管性血友病因子（vWF）帮助血小板黏附到血管内皮上[65-66]。该综合征以出血倾向、血小板异常增大和血小板减少为特征[53, 66]。典型的纯合子突变通常在出生后表现为紫癜、鼻出血或牙龈出血[53]。在杂合子个体中有出血倾向的报道，但这些患者通常无症状[67-68]。血小板型血管性血友病是一种罕见的常染色体显性遗传疾病，其特征是对 vWF 的糖蛋白Ⅰb 的亲和力增加，导致血小板对 vWF 的结合异常增强[69-71]。因此，血小板与 vWF 的高分子量多聚体复合物在循环中被清除，导致血小板减少和 vWF 多聚体水平降低[72]。血小板型血管性血友病和 2B 型血管性血友病在临床和实验室发现上非常相似，因此需通过基因分析进行诊断[70, 72]。前者需要输注血小板治疗，后者则需要注射外源性 vWF[71]。因误诊可能低估血小板型血管性血友病患病率[72-74]。

Glanzmann 血小板减少症（Glanzmann's thrombasthenia）是影响血小板聚集的典型疾病。这是一种常染色体隐性遗传综合征，通过影响血小板上 $\alpha_{\text{Ⅱb}}\beta 3$ 整联蛋白（糖蛋白Ⅱb/Ⅲa）的数量和质量，进而影响血小板在损伤血管部位的聚集[75]。该综合征以血小板聚集不足为特征，通常在出生时表现为紫癜、鼻出血和牙龈出血等出血症状[75]。在血小板计数和大小正常的情况下，黏膜出血伴有血小板聚集不足时，应怀疑 Glanzmann 血小板减少症，可通过流式细胞术确诊[53]。

涉及血小板颗粒的数量、含量、储存或释放的遗传性血小板疾病属于异质性障碍，称之为贮存池病（SPD）。α-SPD，或称灰色血小板综合征，是与 α 颗粒及其含量相关的遗传缺陷。Delta-SPDs 则是致密体异常导致二磷酸腺苷、三磷酸腺苷和血清素的缺乏[8, 76-77]。最常见的 Delta-SPD 包括 Hermansky-Pudlak 综合征（常染色体隐性遗传疾病，以眼、皮肤白化病为特征，可伴有凝血障碍、肺纤维化、肉芽肿性结肠炎和肾衰竭，译者注）、Chediak-Higashi 综合征（LYST 基因突变导致的常染色体隐性遗传疾病，主要表现为免疫系统减弱，从婴儿期开始反复感染持续感染，眼白化病，凝血障碍和虚弱，行走困难和癫痫发作等神经系统异常，译者注）和魁北克血小板综合征（血小板颗粒疾病，特征为创伤、手术后出现中重度出血，频繁的瘀斑，黏膜皮肤出血以及肌肉和关节出血，译者注）[8, 53, 78-79]。

影响血小板伸展和聚集的血小板膜受体紊乱是

一新兴研究领域[8]。例如二磷酸腺苷诱导血小板聚集所必需的P2Y12受体缺陷，糖蛋白Ⅵ血小板胶原受体，血栓素A2受体和肾上腺素受体缺陷等[8, 80-81]。

还有一些遗传性血小板疾病会引起正常血小板功能所需的血小板酶的异常，包括血栓素A2合成酶、胞质磷脂酶A2、环氧合酶-1、前列腺素H合成酶1、脂氧合酶、糖原-6合成酶以及参与三磷酸腺苷代谢的酶在内的酶的缺陷等[56-57]。

3. 诊断

血小板异常的诊断具有挑战性。首先，最重要的是确定患者是否有出血异常。出血史往往是高度主观的。例如，遗传性出血性疾病的患者可能没有经历过明显的出血问题，而没有出血性疾病的患者可能会夸大他们的症状[82-83]。有时，很难区分大量出血和正常范围上限内的出血。其次，出血倾向的表现可能因患者的病理生理状况和药物使用而复杂化。无出血障碍的患者如合并癌症、酒精滥用、肝病、肾病、结缔组织疾病和甲状腺功能减退等疾病可能表现为更易出血。药物包括但不限于非甾体抗炎药、阿司匹林、糖皮质激素、抗生素和SSRI（选择性血清素再吸收抑制剂，如氟西汀、帕罗西汀、舍曲林、氟伏沙明、西酞普兰等治疗抑郁症、焦虑症、强迫症及神经性厌食症的药物，译者注）也会增加出血的风险。最后，当怀疑出血性疾病时，确定血凝块形成的哪一部分受到影响是至关重要的。血小板功能异常需要与凝血障碍进行鉴别，以确保患者得到有效治疗[84]。

在初步评估时，医师应获得详细的个人出血史和家族史。其中包括就诊原因、既往出血事件、瘀伤或缺铁史、出血倾向的结局、严重到需要手术治疗的出血事件以及女性患者的月经和妊娠史[85]。频繁的黏膜出血是出血倾向的一个标志。月经过多出血应引起警觉，因为在这类女性群体中，出血性疾病的发病率很高（10% ～ 30%）[85-89]。相反，若在过去的出血性创伤、大的外科手术或拔牙期间患者不需要输血，则他们就不太可能有出血障碍。许多机构采用标准化的出血评估工具（bleeding assessment tool，BAT）来评估出血性疾病的可能性。BAT根据对鼻出血、皮肤出血、口腔出血和胃肠道出血的频率和严重程度的回答来生成出血评分。分数越高表示出血性疾病的风险越高[90-91]。

如果在最初的病史和有针对性的体检后怀疑有出血性疾病，通常采用一系列实验室检查来确定这些异常是由血小板功能不全/功能障碍（原发性止血功能障碍）还是凝血障碍（继发性止血功能障碍）引起的。患者通常首先行包括血小板计数（正常为 150×10^9 ～ 450×10^9/L）、形态学、活化部分凝血活酶时间（30 ～ 40 s）和凝血酶原时间（9.5 ～ 13.5 s）在内的检测。血小板计数和（或）形态的异常可通过全血细胞计数进行复查。皮肤出血时间试验曾用于评估血小板异常，然而，由于结果的可重复性很差，现在已不常用。血小板功能分析仪（PFA-100）作为出血时间的替代方法，模拟血管在剪切应力作用下的原发性止血过程，该检测仪对血管性血友病因子缺陷特别敏感[84, 92]。血管性血友病（vWD）是最常见的遗传性出血性疾病。结合vWF活性和vWF抗原水平，可以用PFA-100进行确诊。值得注意的是，在罕见的2N型vWD中，Ⅷ因子水平可能很低，PFA-100正常；而在2B型vWD中，患者可能有不同程度的血小板减少。

尽管PFA-100是检测vWD非常有用的工具，但它对许多其他血小板功能异常的敏感性较差。相反，利用光透射凝集测定法（LTA）进行的血小板聚集分析已被广泛应用于血小板障碍的诊断[84]。添加激动剂（如ADP、胶原、肾上腺素和凝血酶）触发血小板聚集，这些激动剂使血小板从溶液中沉淀下来。因此，溶液的浊度降低，并且光的透射增加。光透射与激动剂诱导的血小板聚集程度成一定比例关系[93]。应用特定的激动剂有助于确定潜在的疾病。例如，GPⅡb-Ⅲa复合物缺陷导致的Glanzmann血小板减少症，血小板只会在利托菌素作用下凝集；而GPⅠb-Ⅸ复合体缺陷引起的Bernard-Soulier综合征中，血小板在凝血酶、胶原、肾上腺素和ADP的作用下会聚集，但不会在利托菌素作用下聚集。

在上述试验中观察到异常后，可对新鲜血液样本进一步检测。然而，这些测试可能比较昂贵，且耗时较长，并且产生的结果取决于样本寿命。例如流式细胞术可针对重要表面受体（例如GPⅡb/Ⅲa、GPⅠb/Ⅸ/Ⅴ、GPⅠa/Ⅱa和GPⅢb）和（或）重要的血小板聚集信号通路的血小板内分子用特异性抗体标记。流式细胞术可提供血小板聚集的定性和定量分析，从而有助于检测导致聚集功能障碍的特定缺陷分子[94]。另外的例子是透射电子显微镜（TEM），如果怀疑患者有诸如 Chediak-Higashi 综合征或 Hermansky-Pudlak 综合征等血小板贮存池疾病，则可以使用 TEM 来检测血小板颗粒（α 和 δ 颗粒）的超微结构[95]。除此之外，这些患者常表现为正常的血小板聚集功能检测和 PFA-100 检测结果。TEM 还有助于诊断非肌肉肌球蛋白重链 9（MYH9）相关疾病（即 May-Hegglin 异常、Fechtner 综合征、Epstein 综合征和 Sebastian 综合征）。除透射电镜外，也可通过 ELISA 方法和光度法根据释放的血小板因子 4、PDGF、ATP/ADP 和血清素等产物评估血小板颗粒的含量和分泌[96]。血小板黏附和扩散障碍可分别应用黏附和扩散试验检测。应用不同材料制成的表面（如胶原、纤维蛋白原、硅化玻璃和内皮下基质）评估血小板黏附功能。用光学显微镜观察血小板的大小和体积可提供血小板扩散能力的相关信息[84]。最后，许多血小板功能障碍是遗传性疾病。因此，基因检测在诊断已知的血小板功能紊乱方面越来越受欢迎[97]。

4. 治疗

有多种方法可以治疗血小板功能障碍引起的出血，包括保守治疗到药物治疗和血小板输注治疗。合理的治疗取决于几个因素，包括病因学、血小板障碍类型、出血的严重程度以及患者是否计划进行有创手术等等。仔细回顾患者的病史也是治疗的一部分。一般而言，首要的措施应包括确定和消除任何引起血小板病变的外在原因。可能就是去除某些药物或改变患者的饮食方式。而另外一些病例如果是遗传性或获得性血小板障碍，对治疗的反应可能会有所不同。在本节中，我们将讨论血小板障碍患者出血并发症的处理和治疗。

4.1　去氨加压素

去氨加压素是加压素的类似物。已知这种药物能缩短出血时间且减少失血。去氨加压素诱导血管内皮细胞释放 vWF，从而增强血小板与血管壁的黏附[5]。它可以静脉注射、皮下注射，或作为鼻喷雾剂（依他停）使用[53, 98]。推荐的非口服给药剂量为 0.3 μg/kg 体重，鼻内剂量为 300 μg。研究表明，去氨加压素能缩短因血小板贮存池减少引起的血小板病变患者的出血时间。然而，特别是对于 Glanzmann 血小板减少症或 Bernard-Soulier 综合征患者，去氨加压素的作用可能有限[53, 98]。此外，去氨加压素不会缩短血小板减少症患者的出血时间。基于该药的这种变异性，尝试试验剂量可能是正确做法。该药物的副作用也较多，包括头痛、面部潮红、血压变化、过敏反应（支气管痉挛、发热、皮疹）、液体潴留和（或）低钠血症，并可能增加癫痫发作的风险[53, 98]。

4.2　浓缩血小板

浓缩血小板通常用于血小板产生不足或消耗过多患者的治疗。浓缩血小板也用于对去氨加压素无反应或手术 / 创伤后出现严重出血并发症的患者。

基于此点考虑，浓缩血小板的使用有特定的适应证。首先，对继发于 Glanzmann 血小板减少症或 Bernard-Soulier 综合征出血并发症的患者可输注浓缩血小板[5, 53, 98]，这些血小板障碍通常对去氨加压素无反应。第二个适应证是对巨核细胞生成缺陷或继发于 DIC、肝病或免疫性血小板减少性紫癜的出血患者紧急治疗。第三个适应证是大量输血后的血小板减少症。血小板输注的最后一个适应证是对确定有高出血风险的患者进行术前预防[53, 98]。

一个单位的浓缩血小板含有大约（2 ～ 4）× 10^{11} 个血小板，通常情况下输注一个单位浓缩血小板可使一个 70 kg 的成人血小板计数增加（20 ～ 30）× 10^9/L（译者注：美国使用的血小板的剂量与国内有所不同，且在美国国内也并不统一，一般而言，由全血制成的血小板常常将 5 ～ 6 单位的全血分离出的血小板合并制成一袋）。对于新生儿和儿童，建议输注量为 10 ml/kg 体重。一般来说，如果患者的血小板计数低于 5×10^9/L，可以预防性地输注血小板。然而，如果患者合并有血小板功能缺陷，那么即使血小板计数大于 20×10^9/L 也应输注血小板[53]。

4.3　重组活化因子Ⅶ（rFⅦa）

重组活化因子Ⅶ可用于常规方法无效的出血。

据报道，它对Glanzmann血小板减少症或Bernard-Soulier综合征出血的治疗和外科手术中出血的治疗有效。Poon等的研究证实，31例Glanzmann血小板减少症患者预防性给予rFⅦa，其中29例有效[53]。对于既往因输注血小板产生抗体的患者，rFⅦa也是一种可行的替代方法。在欧洲，rFⅦa已被批准用于具有抗GPⅡb/Ⅲa和（或）HLA抗体的患者以及对血小板输注无反应的患者[53]。

rFⅦa给药方法：每1.5～3 h一次，至少3次的80～120 μg/kg体重的大剂量注射，直到达到止血效果。该方法已被证明可以治疗贮存池疾病、Bernard-Soulier综合征和一些获得性血小板疾病患者的出血。有研究证明单次270 g/kg体重的剂量也有效。既往的研究表明，即使血小板计数＜20×10^9/L，rFⅦa仍然有效。但是，血小板计数越高，效果越好。对于急性出血发作后不到12 h的患者，建议多次使用rFⅦa[5, 53]。

4.4　抗纤维蛋白溶解药

氨基已酸和氨甲环酸等抗纤维蛋白溶解药用于防止血块进一步降解，从而防止再出血[98]。通常用于治疗皮肤黏膜出血、月经过多或胃肠道出血。抗纤溶药物联合冷沉淀是治疗血管性血友病的首选方法。抗纤维蛋白药物可以每天口服2～3次，总量每天1000～1500 mg。也可以静脉注射或制成溶液，直接在口或鼻表面应用。该药物的已知缺点是必须反复使用，因为生物利用度可能低至30%[98]。

4.5　性激素疗法

避孕药也可作为控制出血的备选方案，尤其是对于月经量大的妇女。另一备选方案是放置释放孕酮的宫内节育器。该治疗方法对严重月经出血的女性患者合并出血性疾病有效。

4.6　鼻出血的治疗

鼻出血可以通过局部措施治疗。一种方法是让患者坐位头前倾，同时捏住鼻子柔软部位（鼻翼，译者注）10分钟，直到出血停止。有些患者可用凡士林或丙二醇防止黏膜干燥。如果出血时间延长，可以使用含有纤维蛋白原、凝血酶、ⅩⅢ因子和抑肽酶等纤维蛋白封闭药物治疗[98]。

4.7　月经和分娩相关出血

月经过多的患者可以使用去氨加压素、rFⅦa和抗纤溶药。在月经周期开始和周期内使用这些药物都是有效的。宫内节育器或避孕措施可用于月经相关出血的长期预防管理[98]。

对于已怀孕的女性患者，建议与产科医师讨论分娩计划。基于不同的血小板疾病，患者过去出血的经历以及分娩是剖宫产还是阴道产，患者的出血方式可能会有所不同。但值得注意的是，分娩后和产后几周出血的风险会升高。

4.8　拔牙

患有血小板疾病的患者行拔牙手术时应给予去氨加压素作为管理措施之一。存在出血风险的患者施行下颌骨阻滞治疗前也应给予去氨加压素。建议在行下颌骨阻滞前，用去氨加压素或其替代物纠正血小板功能。已证明抗纤维蛋白溶解治疗可减少拔牙术中和手术后的出血。这些药物的使用时机很重要，应在手术前开始并持续数天。最后，可在手术中局部应用纤维蛋白胶[98]。

4.9　应避免使用的药物

某些药物会导致血小板功能障碍，应尽可能避免使用。阿司匹林是常用的抗血小板药物，其不可逆地抑制血小板环氧化酶从而阻碍血栓素A2。200 mg阿司匹林即可使出血时间延长一倍，并且产生的效果长达4～10天。苯丁氮酮、吲哚美辛、非诺洛芬和布洛芬等其他NSAIDs也具有类似效果[5]。

华法林或肝素等其他常用药物可加重血小板障碍患者的出血。尤其是肝素能引起肝素诱导的血小板减少症。还有一些抗生素也可干扰止血，包括羧苄青霉素、替卡西林、青霉素G、氨苄西林和头孢菌素等。

4.10　应避免摄入的营养品和食物

血小板疾病患者应避免摄入某些食物、添加剂和草药制品，包括酒精、中国黑木耳、大蒜烯（大蒜的一种成分）、小白菊、锯棕榈和各种植物皮。

对于血小板功能紊乱的患者，有一些治疗复杂出血的方法。这些治疗方法取决于致病因素（如食物、药物等），特定血小板障碍，出血的严重程度，以及患者是否计划进行有创操作手术等。基于这些因素，治疗可能是保守或需药物治疗和（或）血小板输注。同时了解这些治疗方案的适应证和副作用很重要，尤其是去氨加压素等药物。大多数血小板功能障碍患者不需要治疗，但确定有出血并发症风险时，可能需要及时的医疗处理。

5. 术中注意事项

5.1　手术类型和预防性治疗

术中出血异常可继发于直接手术解剖操作或止血异常[99]。止血异常可能是患者的基线状态，或是由围手术期相关的生理和药理学变化所致[99]。遗传性血小板功能障碍等基础血液系统异常，术中出血风险明显高于遗传性血小板数量异常[100]。血小板计数和自发性手术出血的风险之间似乎没有线性关系，使得这种严重的并发症的风险很难预测[101]。合并血小板疾病患者的外科手术和治疗措施（SPATA）研究表明，疾病类型影响手术出血风险，双等位基因 Bernard-Soulier 综合征围手术期出血发生率最高[100]。既往出血史及性别也是手术出血风险的决定因素，女性出血频率更高[100]。心血管和泌尿外科手术术中出血发生率最高[100]。已证明即使在高危手术中，与开腹手术相比，腹腔镜手术以及预防性建立两个大口径静脉导管通路可能降低术中止血并发症的发生率。有趣的是，SPATA 研究表明，对遗传性血小板功能紊乱而不是遗传性血小板数量异常的患者，术前使用止血剂作为术前预防措施可降低出血发生率[100]。考虑到围手术期大量出血风险仅与遗传性血小板疾病相关，因此术前预防性止血药物治疗似乎对降低出血发生率至关重要[100]。

血小板输注通常在确定高出血风险患者中使用频率最高[100]。虽然已证明预防性血小板输注可显著降低临床出血的发生率，但并未能改善患者预后，减少围手术期红细胞需求，或降低总体死亡率[101]。随着时间的推移，已经证实血小板输注与术后入 ICU 概率更高，以及住院时间更长等负面结果显著相关[101]。在抗血小板治疗期间出现急性原发性自发性脑出血患者中，输注血小板与出血范围扩大和感染率增加相关[101]。在所有血液制品中血小板引起细菌性脓毒症的风险最高[101]。血小板输注也与输血相关性急性肺损伤、免疫调节、输血后紫癜和同种异体免疫相关[101]。以上观察结果为其他预防性和反应性治疗铺平了道路，如去氨加压素、抗纤维蛋白溶解药（ε-氨基己酸和氨甲环酸）、促凝血旁路药（重组因子Ⅷa 和活化凝血酶原复合物浓缩物）、血小板生成素受体激动剂（罗米洛亭、艾曲波帕、阿凡波帕和鲁索曲波帕），其机制已在上文中描述[101]。值得注意的是，目前除了慢性肝病继发血小板减少患者外，血小板生成素受体激动剂应用属于超说明书外使用[101]。

5.2　麻醉对止血功能的影响

已经证明麻醉药对止血有影响作用[99]。在体外，氯胺酮通过作用于血小板 1,4,5- 三磷酸肌醇形成、5- 三磷酸鸟苷酸酶活性和钙电流呈剂量依赖性地抑制血小板聚集[99]。氯胺酮的血小板抑制作用在其剂量超过临床使用浓度时最为显著。因麻醉药对血小板功能的具体作用尚不清楚，这一机制十分重要[99]。因为血小板功能的测定具有一定的难度，因此麻醉作用对血小板的作用很难评估[99]。目前，出血时间、血小板聚集测定和血栓弹力图等技术可用于血小板功能的测量，但在准确性和易用性方面尚无金标准[99]。在现有条件下，血小板聚集测定表明，除氯胺酮之外，包括氟烷和七氟烷在内的大多数麻醉药都能抑制血小板功能[99]。此外，丙泊酚一直被认为与显著的血小板抑制有关[99]。不幸的是，没有任何数据表明哪一种全身麻醉方案是减少围手术期出血的最佳方案[99]。到目前为止，关于继发于不同麻醉药对止血功能潜在影响的基础研究结果已经引起了临床医师的注意。仍需进一步研究确定临床作用与遗传因素和围手术期状况的影响。

5.3 体温调节与低温凝血障碍

患者术中低体温可由多种因素共同引发[102]。患者进入手术室后，低环境温度开始从外部冷却患者[102]。在麻醉诱导后，人体对低温的感知阈值从37.5℃下降至34.5℃[102]。随后，机体错误地开始舒张血管，降低核心温度，重新分配热量到四肢[102]。由于手术室寒冷环境温度，机体持续丢失热量，因此手术期间暴露的表面积与通过对流和辐射途径损失的热量直接相关[103]。热量损失进一步导致机体体温下降[103]。当体温下降至大约34.5℃时大脑重新启动体温调节控制，并诱导血管收缩，防止进一步的核心热量损失；然而，这种血管收缩是以四肢血供减少为代价，使四肢的温度持续下降[103]。由于血栓素A3的反应性释放，低温对凝血级联反应产生灾难性影响[104-105]。这种可逆的血小板血栓形成障碍，加上低温患者凝血级联酶活性降低，增加了出血风险[104-105]。在创伤患者中可以看到低体温、酸中毒和凝血病的致命三联征。在这种情况下，低体温和酸中毒会导致纤维蛋白原失活。从机制上来说，低体温使代谢率下降，从而阻止纤维蛋白原的合成，而酸中毒时，由于过低的pH值抑制酶活性，导致其降解增加，同时可用的纤维蛋白原大量消耗，因此可引起凝血障碍[104-105]。一项meta分析显示，患者低体温联合以上机制，可导致围手术期失血增加20%[106]。为防止低温，应对皮肤暴露的上身和下身均应用强制空气加温装置进行保温，同时在输注冷藏血液制品时应使用液体加温装置，以保持体温正常，从而保证足够的凝血能力[105]。

5.4 术后失血及输血要求

围手术期或术后失血的情况下，已建议用输血流程处理凝血因子降低和低血容量性休克，而防止给患者过度输血[105]。在术中，最新的输血方案建议每30 min实验室检测PT/PTT、纤维蛋白原、纤维蛋白原、全血细胞计数、动脉血气分析和旋转式血栓弹力图[105]。同时建议在血红蛋白低于70 g/L，血小板计数低于50×10^9/L，纤维蛋白原水平低于2000 mg/L时应及时纠正，如果纤维蛋白原低于1500 mg/L以及PT/INR大于基线的150%，则给予双倍剂量纤维蛋白原[105]。如果需要4单位以上的红细胞来恢复血红蛋白浓度，建议遵循平衡复苏方案，即等量的血细胞和血浆同时补充血小板和冷沉淀。该输血方案适用于非创伤患者，不应取代创伤环境下公认的pRBC：FFP：血小板比例为1：1：1方案。这些方案为非创伤凝血功能障碍失血提供了更精确指导性的治疗方法，比其他方案更宽松地输注血小板和纤维蛋白原以达到更平衡的生理方式补充的目的。

在选择输血方案时还必须考虑手术的类型；某些操作本身就具有更高的凝血功能障碍风险[107]。对接受冠状动脉心脏手术的患者检查血小板计数和功能时，发现心肺转流（体外循环）期间血小板计数和功能均下降，增加了术后总体出血风险和输血需求[107]。由于心脏病患者病情的复杂性，已建立与上述策略不同的个体化方案；主要的区别在于建议在处理其他异常之前更积极地纠正纤维蛋白原异常[105]。

6. 小结与结论

血小板数量和功能的改变影响机体的凝血功能。血小板异常可以是遗传性缺陷或获得性缺陷，表现为血小板数量或功能异常。血小板增多（血小板增多和血小板增多症）会增加血栓形成的机会，而血小板减少（血小板减少症）将损害血小板的初始血栓形成能力。血小板黏附、受体功能、分泌、酶活性或信号通路的改变也可能导致血小板功能障碍。若血小板血栓形成能力不足，则机体往往会出现出血、紫癜、鼻出血和黏膜皮肤出血等症状。将这些体征与凝血疾病的体征进行鉴别诊断非常重要，以便能够及时识别血小板功能障碍，并进行充分的止血。

对血小板异常的评估通常从病史和体格检查开始。常用出血评估工具（BAT）来筛选出有异常出血的患者。如果怀疑异常出血，则可以进行更正规的测试检查。首选的检查通常包括完整的血清学和显微镜检查来评估血小板计数和形态。血液凝固功能检测也可以被用来评估凝血疾病。在评估原发性出血时，出血时间检查已被血小板功能分析仪取代。其他血小板疾病通常用光透射-聚集测量法进行检测，通过添加不同的激动剂后检测血小板的聚集情况，从而缩小评估误差。不同类型的表面可以用来评估血小板与体内不同分子的黏附性。流式细胞术可以在确定不同可能的疾病后检测特定受体缺陷。透射电镜、ELISA 和分光光度法均可用于检测血小板颗粒评估分泌功能。最后，当怀疑有遗传性疾病时，还可以进行遗传测试。需要结合使用这些测试检查才能判断患者是否存在血小板障碍，并明确具体诊断。通过这些诊断方法对特定的患者进行确诊还高度依赖于患者的自身情况及病史。

一旦发现血小板功能紊乱，如果可能一定要在治疗前排除任何可能引起血小板功能紊乱的病因，例如非甾体抗炎药、肝素、抗生素、酒精以及一些食物和草药都可能是导致血小板紊乱的罪魁祸首。去氨加压素可使血管收缩从而减少失血，同时还可释放血管性血友病患者体内储存的血管性血友病因子。它也适用于月经、分娩和拔牙引起的出血。去氨加压素在有受体缺陷的患者中或血小板减少症患者中没有作用。在这些情况下，可以考虑输注血小板。血小板输注治疗也适用于血小板大量丢失的患者，如消耗性疾病，偶适用于那些确定有围手术期高出血风险的患者。在血小板输注治疗无效，或在患者因先前输血而致敏的情况下，重组激活因子Ⅶ已被证明是有效的治疗方法。抗纤维蛋白溶解药对皮肤黏膜出血和血管性血友病有效，但其使用的主要限制因素是需频繁给药。血小板障碍的治疗选择在很大程度上取决于临床判断，而这些临床判断同时也依赖于各种检查结果。

血小板异常是外科手术需要关注的重点问题。血小板异常增加了术中出血的风险，血小板功能障碍疾病的风险高于血小板减少疾病。术前应用去氨加压素、抗纤维蛋白溶解药、促凝血旁路药和血小板生成素受体激动剂可降低出血风险。不推荐预防性血小板输注，因为血小板输注相关风险较多而获益有限。手术室环境温度过低，加上麻醉后体温调节能力下降，可导致围手术期低体温。围手术期低体温会影响各种凝血酶和凝血因子的功能，导致凝血功能障碍。这些影响可以通过在手术过程中根据需要使用加温装置和液体加温来避免。围手术期各种实验室检查应每 30 min 进行一次，以监测出血风险。如果血小板浓度低于 50×10^9/L，就可以给予血小板输注，而在大量输血时为保持血液生理平衡也应输注血小板。麻醉科医师及其团队成员在决定对有出血风险的患者进行适当治疗时，必须要考虑手术类型、患者病史和手术的情况。

参考文献

1. Krishnegowda M, Rajashekaraiah V. Platelet disorders: an overview. Blood Coagul Fibrinolysis. 2015;26(5):479–91.
2. D'Andrea G, Chetta M, Margaglione M. Inherited platelet disorders: thrombocytopenias and thrombocytopathies. Blood Transfus. 2009;7:278–92.
3. Freson K, Wijgaerts A, van Geet C. Update on the causes of platelet disorders and functional consequences. Int J Lab Hematol. 2014;36(3):313–25.
4. Ghoshal K, Bhattacharyya M. Overview of platelet physiology: its hemostatic and nonhemostatic role in disease pathogenesis. Scientific World Journal. Scientific World Ltd. 2014;2014:781857.
5. Huebsch LB, Harker LA. Disorders of platelet functions. Mechanisms, diagnosis and management. West J Med. 1981;134(2):109–27.
6. Krishnegowda M, Rajashekaraiah V. Platelet disorders: an overview. Blood Coagul Fibrinolysis. Lippincott Williams and Wilkins. 2015;26:479–91.
7. George JN. Platelets. Lancet. 2000;355(9214):1531–9.
8. Simon D, Kunicki T, Nugent D. Platelet function defects. Haemophilia. 2008;14(6):1240–9.
9. Gauer RL, Braun MM. Thrombocytopenia. Am Fam Physician. 2012;85:612–22.
10. Wolfromm A, Dallemagne J. Management of thrombocytopenia. Rev Med Brux. 2018;39(4):296–301.
11. Ali N, Auerbach HE. New-onset acute thrombocytopenia in hospitalized patients: pathophysiology and diagnostic approach. J Community Hosp Intern Med Perspect. 2017;7(3):157–67.
12. Wong EY, Rose MG. Why does my patient have thrombocytopenia? Hematol Oncol Clin North Am. 2012;26:231–52.
13. Moulis G, Christiansen CF, Darvalics B, Nørgaard M. Prevalence of thrombocytopenia and thrombocytosis upon acute hospital admission to internal medicine units. A cross-sectional study in Denmark. Eur J Intern Med. Elsevier B.V. 2018;57:e34–7.
14. Smock KJ, Perkins SL. Thrombocytopenia: an update. Int J Lab Hematol. 2014;36(3):269–78.
15. Warkentin TE, Warkentin AE. Acquired thrombocytopenia. In: Concise guide to hematology. Oxford, UK: Wiley-Blackwell; 2011. p. 154–73.
16. Dewitte A, Lepreux S, Villeneuve J, Rigothier C, Combe C, Ouattara A, et al. Blood platelets and sepsis pathophysiology: a new therapeutic prospect in critical ill patients? In: Annals of intensive care, vol. 7: Springer; 2017. https://www.ncbi.nlm.nih.gov/pmc/articles/PMC5709271/.
17. Venkata C, Kashyap R, Christopher Farmer J, Afessa B. Thrombocytopenia in adult patients with sepsis: incidence, risk factors, and its association with clinical outcome. J Intensive Care. 2013;1(1):9.
18. Sarode R, Nagalla S. Recent advances in understanding and management of acquired thrombocytopenia. F1000Research. Faculty of 1000 Ltd. 2018;7.
19. George JN, Aster RH. Drug-induced thrombocytopenia: pathogenesis, evaluation, and management. Hematology Am Soc Hematol Educ Program. 2009:153–8.
20. Patel N, VanDeWall H, Tristani L, Rivera A, Woo B, Dihmess A, et al. A comparative evaluation of adverse platelet outcomes among Veterans' Affairs patients receiving linezolid or vancomycin. J Antimicrob Chemother. 2012 Mar;67(3):727–35.
21. ten Berg MJ, Huisman A, Souverein PC, Schobben AFAM, Egberts ACG, van Solinge WW, et al. Drug-induced thrombocytopenia: a population study. Drug Saf. 2006;29(8):713–21.
22. Aster RH, Curtis BR, McFarland JG, Bougie DW. Drug-induced immune thrombocytopenia: pathogenesis, diagnosis, and management. J Thromb Haemost. 2009;7(6):911–8.
23. Reese JA, Li X, Hauben M, Aster RH, Bougie DW, Curtis

BR, et al. Identifying drugs that cause acute thrombocytopenia: an analysis using 3 distinct methods. Blood. 2010;116(12):2127–33.
24. Pedersen-Bjergaard U, Andersen M, Hansen PB. Drug-specific characteristics of thrombocytopenia caused by non-cytotoxic drugs. Eur J Clin Pharmacol. 1998;54(9–10):701–6.
25. Pedersen-Bjergaard U, Andersen M, Hansen PB. Drug-induced thrombocytopenia: clinical data on 309 cases and the effect of corticosteroid therapy. Eur J Clin Pharmacol. 1997;52(3):183–9.
26. Pedersen-Bjergaard U, Andersen M, Hansen PB. Thrombocytopenia induced by noncytotoxic drugs in Denmark 1968-91. J Intern Med. 1996;239(6):509–15.
27. George JN, Raskob GE, Shah SR, Rizvi MA, Hamilton SA, Osborne S, et al. Drug-induced thrombocytopenia: a systematic review of published case reports. Ann Intern Med. 1998;129:886–90.
28. Von Drygalski A, Curtis BR, Bougie DW, McFarland JG, Ahl S, Limbu I, et al. Vancomycin-induced immune thrombocytopenia. N Engl J Med. 2007;356(9):904–10.
29. Arnold D, Cucker A. Drug-induced immune thrombocytopenia. Post TW, ed. UpToDate. Waltham: UpToDate Inc.
30. Vardiman JW, Arber DA, Brunning RD, Borowitz MJ, Porwit A, Harris NL, et al. The 2008 revision of the World Health Organization (WHO) classification of myeloid neoplasms and acute leukemia: rationale and important changes. Blood. 2009;114(5):937–51.
31. Alimeida JI, Coats R, Liem TK, Silver D, Sobel M. Reduced morbidity and mortality rates of the heparin-induced thrombocytopenia syndrome. J Vasc Surg. 1998;27(2):309–16.
32. Liebman HA. Thrombocytopenia in cancer patients. Thromb Res. 2014;133(Suppl 2):S63.
33. Ghanavat M, Ebrahimi M, Rafieemehr H, Maniati M, Behzad MM, Shahrabi S. Thrombocytopenia in solid tumors: prognostic significance. Oncol Rev. Page Press Publications. 2019;13:43–8.
34. Shahrabi S, Behzad MM, Jaseb K, Saki N. Thrombocytopenia in leukemia: pathogenesis and prognosis. Histol Histopathol. 2018;33:895–908.
35. Tefferi A, Hanson CA, Inwards DJ. How to interpret and pursue an abnormal complete blood cell count in adults. Mayo Clin Proc. Elsevier Ltd. 2005;80:923–36.
36. Assinger A. Platelets and infection - an emerging role of platelets in viral infection. Front Immunol. Frontiers Media S.A. 2014;5:649.
37. Chammard TB, Schepers K, Breurec S, Messiaen T, Destrem AL, Mahevas M, et al. Severe thrombocytopenia after zika virus infection, Guadeloupe, 2016. Emerg Infect Dis. 2017;23(4):696–8.
38. Olariu M, Olariu C, Olteanu D. Thrombocytopenia in chronic hepatitis C. J Gastrointestin Liver Dis. 2010;19(4):381–5.
39. Jelkmann W. The role of the liver in the production of thrombopoietin compared with erythropoietin. Eur J Gastroenterol Hepatol. 2001;13:791–801.
40. Dahal S, Upadhyay S, Banjade R, Dhakal P, Khanal N, Bhatt VR. Thrombocytopenia in patients with chronic hepatitis C virus infection. Mediterr J Hematol Infect Dis. 2017;9(1).
41. Chaudhary B, Imam Rabbani S. Thrombocytopenia and its causes. Available online www.jocpr.com. J Chem Pharm Res. 2016;8(2):184–9.
42. Navon L, Moritz E, Austin C, Wahl M, Aks S, Layden J. The public health response to a large poisoning outbreak involving an illicit substance: synthetic cannabinoids contaminated with a long-acting anticoagulant rodenticide, Illinois, March–July, 2018. J Public Heal Manag Pract. 9000;Publish Ah, Publish Ahead of Print.
43. Rahman K. Effects of garlic on platelet biochemistry and physiology. Mol Nutr Food Res. 2007;51:1335–44.
44. Harrison CN, Bareford D, Butt N, Campbell P, Conneally E, Drummond M, et al. Guideline for investigation and management of adults and children presenting with a thrombocytosis. Br J Haematol. 2010;149(3):352–75.
45. Skoda RC. Thrombocytosis. Hematol Am Soc Hematol Educ Progr. 2009;2009:159–67.
46. Bleeker JS, Hogan WJ. Thrombocytosis: diagnostic evaluation, thrombotic risk stratification, and risk-based management strategies. Thrombosis. 2011;2011:1–16.
47. Santhosh-Kumar CR, Yohannan MD, Higgy KE, al-Mashhadani SA. Thrombocytosis in adults: analysis of 777 patients. J Intern Med. 1991;229(6):493–5.
48. Griesshammer M, Bangerter M, Sauer T, Wennauer R, Bergmann L, Heimpel H. Aetiology and clinical significance of thrombocytosis: analysis of 732 patients with an elevated platelet count. J Intern Med. 1999;245(3):295–300.
49. Coon WW, Penner J, Clagett GP, Eos N. Deep venous thrombosis and postsplenectomy thrombocytosis. Arch Surg. 1978;113(4):429–31.
50. Buss DH, Stuart JJ, Lipscomb GE. The incidence of thrombotic and hemorrhagic disorders in association with extreme thrombocytosis: an analysis of 129 cases. Am J Hematol. 1985;20(4):365–72.
51. Kuku I, Kaya E, Yologlu S, Gokdeniz R, Baydin A. Platelet counts in adults with iron deficiency anemia. Platelets. 2009;20(6):401–5.
52. Koscielny J, Ziemer S, Radtke H, Schmutzler M, Kiesewetter H, Salama A, et al. [Preoperative identification of patients with impaired (primary) haemostasis. A practical concept]. Hamostaseologie. 2007;27(3):177–84.
53. Kirchmaier CM, Pillitteri D. Diagnosis and management of inherited platelet disorders. Transfus Med Hemother. 2010;37:237–46.
54. Rao AK. Congenital disorders of platelet function: disorders of signal transduction and secretion. Am J Med Sci. 1998;316(2):69–76.
55. Rao AK, Jalagadugula G, Sun L. Inherited defects in platelet signaling mechanisms. Semin Thromb Hemost. 2004;30:525–35.
56. Nurden AT, Nurden P. Inherited disorders of platelets: an update. Curr Opin Hematol. 2006;13(3):157–62.
57. Nurden P, Nurden AT. Congenital disorders associated with platelet dysfunctions. Thromb Haemost. 2008;99(2):253–63.
58. Malik MA, Masab M. Wiskott-Aldrich Syndrome. [Updated 2020 Jun 29]. In: StatPearls [Internet]. Treasure Island (FL): StatPearls Publishing; 2020 Jan-. Available from: https://www.ncbi.nlm.nih.gov/books/NBK539838/.
59. Villa A, Notarangelo L, Macchi P, Mantuano E, Cavagni G, Brugnoni D, et al. X–linked thrombocytopenia and Wiskott–Aldrich syndrome are allelic diseases with mutations in the WASP gene. Nat Genet. 1995;9(4):414–7.
60. Rodriguez V, Nichols WL, Charlesworth JE, White JG. Sebastian platelet syndrome: a hereditary macrothrombocytopenia. Mayo Clin Proc. 2003;78(11):1416–21.
61. Fechtner syndrome: physiologic analysis of macrothrombocytopenia. - PubMed - NCBI.
62. Untanu RV, Vajpayee N. May Hegglin anomaly. StatPearls. 2019.
63. Mhawech P, Saleem A. Inherited giant platelet disorders classification and literature review materials and methods. Am J Clin Pathol. 2000;113:176.
64. Bishop BN, Brady R. Velocardiofacial syndrome. StatPearls. 2019.
65. Berndt MC, Fournier DJ, Castaldi PA. Bernard-Soulier syndrome. Baillieres Clin Haematol. 1989;2(3):585–607.
66. Lanza F. Bernard-Soulier syndrome (hemorrhagiparous thrombocytic dystrophy). Orphanet J Rare Dis. 2006 Nov;1:46.
67. Savoia A, Balduini CL, Savino M, Noris P, Del Vecchio M, Perrotta S, et al. Autosomal dominant macrothrombocytopenia in Italy is most frequently a type of heterozygous Bernard-Soulier syndrome. Blood. 2001;97(5):1330–5.
68. Bragadottir G, Birgisdottir ER, Gudmundsdottir BR, Hilmarsdottir B, Vidarsson B, Magnusson MK, et al. Clinical phenotype in heterozygote and biallelic Bernard-Soulier syndrome – a case control studyfile:///Users/johannhauksson/Downloads/Bragadottir_et_al-2015-American_Journal_of_Hematology.pdf. Am J Hematol.

2015;90(2):149–55.
69. Matsubara Y, Murata M, Sugita K, Ikeda Y. Identification of a novel point mutation in platelet glycoprotein Ibalpha, Gly to Ser at residue 233, in a Japanese family with platelet-type von Willebrand disease. J Thromb Haemost. 2003;1(10):2198–205.
70. Franchini M, Montagnana M, Lippi G. Clinical, laboratory and therapeutic aspects of platelet-type von Willebrand disease. Int J Lab Hematol. 2008;30(2):91–4.
71. Othman M, Notley C, Lavender FL, White H, Byrne CD, Lillicrap D, et al. Identification and functional characterization of a novel 27-bp deletion in the macroglycopeptide-coding region of the GPIBA gene resulting in platelet-type von Willebrand disease. Blood. 2005;105(11):4330–6.
72. Giannini S, Cecchetti L, Mezzasoma AM, Gresele P. Diagnosis of platelet-type von willebrand disease by flow cytometry. Haematologica. 2010;95(6):1021–4.
73. Federici AB. Diagnosis of inherited von Willebrand disease: a clinical perspective. Semin Thromb Hemost. 2006;32(6):555–65.
74. Sadler JE, Budde U, Eikenboom JCJ, Favaloro EJ, Hill FGH, Holmberg L, et al. Update on the pathophysiology and classification of von Willebrand disease: a report of the Subcommittee on von Willebrand Factor. J Thromb Haemost. 2006;4(10):2103–14.
75. Nurden AT. Glanzmann thrombasthenia.
76. Ambrosio AL, Di Pietro SM. Storage pool diseases illuminate platelet dense granule biogenesis. Platelets. 2017;28(2):138–46.
77. Sandrock K, Zieger B. Current strategies in diagnosis of inherited storage pool defects. Transfus Med Hemother. 2010;37:248–58.
78. Nurden AT, Nurden P. The gray platelet syndrome: clinical spectrum of the disease. Blood Rev. 2007;21(1):21–36.
79. Huizing M, Anikster Y, Gahl WA. Hermansky-Pudlak syndrome and Chediak-Higashi syndrome: disorders of vesicle formation and trafficking. Thromb Haemost. 2001;86:233–45.
80. Gachet C. P2 receptors, platelet function and pharmacological implications. Thromb Haemost. 2008;99:466–72.
81. Arthur JF, Dunkley S, Andrews RK. Platelet glycoprotein VI-related clinical defects. Br J Haematol. 2007;139(3):363–72.
82. Wahlberg T, Blomback M, Hall P, Axelsson G. Application of indicators, predictors and diagnostic indices in coagulation disorders. II. Evaluation of laboratory variables with continuous test results. Methods Inf Med. 1980;19(4):201–5.
83. Wahlberg T, Blombäck M, Brodin U. Carriers and noncarriers of haemophilia A: I. Multivariate analysis of pedigree data, screening blood coagulation tests and factor VIII variables. Thromb Res. 1982;25:401.
84. Kirchmaier CM, Pillitteri D. Diagnosis and management of inherited platelet disorders. Transfus Med Hemother. 2010;37:3.
85. Lee CA. Women and inherited bleeding disorders: menstrual issues. Semin Hematol. 1999;36(3 Suppl 4):21–7.
86. Philipp CS, Faiz A, Bowling N, Dilley A, Michaels LA, Ayers G, et al. Age and the prevalence of bleeding disorders in women with menorrhagia. Obstet Gynecol. 2005;105:61.
87. Trasi SA, Pathare AV, Shetty SD, Ghosh K, Salvi V, Mohanty D. The spectrum of bleeding disorders in women with menorrhagia: a report from Western India. Ann Hematol. 2005;84:339.
88. Woo YL, White B, Corbally R, Byrne M, O'Connell N, O'Shea E, et al. von Willebrand's disease: an important cause of dysfunctional uterine bleeding. Blood Coagul Fibrinolysis. 2002;13:89.
89. Kadir RA, Economides DL, Sabin CA, Owens D, Lee CA. Frequency of inherited bleeding disorders in women with menorrhagia. Lancet. 1998;351:485.
90. Rodeghiero F, Tosetto A, Abshire T, Arnold DM, Coller B, James P, et al. ISTH/SSC bleeding assessment tool: a standardized questionnaire and a proposal for a new bleeding score for inherited bleeding disorders. J Thromb Haemost. 2010;8:2063.
91. Tosetto A, Castaman G, Plug I, Rodeghiero F, Eikenboom J. Prospective evaluation of the clinical utility of quantitative bleeding severity assessment in patients referred for hemostatic evaluation. J Thromb Haemost. 2011;9:1143.
92. Jilma B. Platelet function analyzer (PFA-100): a tool to quantify congenital or acquired platelet dysfunction. J Lab Clin Med. 2001;138:152.
93. Hvas AM, Favaloro EJ. Platelet function analyzed by light transmission aggregometry. Methods Mol Biol. 2017;1646: 321–31.
94. Michelson AD, Barnard MR, Krueger LA, Frelinger AL, Furman MI. Evaluation of platelet function by flow cytometry. Methods. 2000;21:259.
95. Ahnadi CE, Chapman ES, Lépine M, Okrongly D, Pujol-Moix N, Hernández A, et al. Assessment of platelet activation in several different anticoagulants by the Advia 120 hematology system, fluorescence flow cytometry, and electron microscopy. Thromb Haemost. 2003;90(5):940–8.
96. Taaning E. Platelet immunology. ELISA for detection of platelet antibodies, platelet-specific antigens and platelet glycoproteins. Dan Med Bull. 1992;39(4):343–54.
97. Lentaigne C, Freson K, Laffan MA, Turro E, Ouwehand WH. Inherited platelet disorders: toward DNA-based diagnosis. Blood. 2016;127:2814.
98. Fuse I. Disorders of platelet function. Crit Rev Oncol Hematol. Elsevier Ireland Ltd. 1996;22:1–25.
99. Faraday N. Platelets, perioperative hemostasis, and anesthesia. Anesthesiology. 2002;96(5):1042–3.
100. Orsini S, Noris P, Bury L, Heller PG, Santoro C, Kadir RA, et al. Bleeding risk of surgery and its prevention in patients with inherited platelet disorders. Haematologica. 2017;102(7):1192–203.
101. Nagrebetsky A, Al-Samkari H, Davis NM, Kuter DJ, Wiener-Kronish JP. Perioperative thrombocytopenia: evidence, evaluation, and emerging therapies. Br J Anaesth. 2019;122(1):19–31.
102. Sun Z, Honar H, Sessler DI, Dalton JE, Yang D, Panjasawatwong K, et al. Intraoperative core temperature patterns, transfusion requirement, and hospital duration in patients warmed with forced air. Physiol Behav. 2015;122(2):276–85.
103. Kurz A, Sessler DI, Christensen R, Dechert M. Heat balance and distribution during the core-temperature plateau in anesthetized humans. Anesthesiology. 1995;83(3):491–9.
104. Martini WZ. Coagulopathy by hypothermia and acidosis: mechanisms of thrombin generation and fibrinogen availability. J Trauma - Inj Infect Crit Care. 2009;67(1):208–9.
105. Ghadimi K, Levy JH, Welsby IJ. Perioperative management of the bleeding patient. Br J Anaesth. 2016;117:iii18–30.
106. Reed RL, Johnston TD, Hudson JD, Fischer RP. The disparity between hypothermic coagulopathy and clotting studies. J Trauma - Inj Infect Crit Care. 1992;33:465–70.
107. Adeli EK, Alavi SM, Alizadeh-Ghavidel A, Bakhshandeh-Abkenar H, Pourfathollah AA. Perioperative changes in platelet count and function in patients undergoing cardiac surgery. Med J Islam Repub Iran. 2017;31(1):213–8.

大量输血方案 8

Mary Im，Usama Iqbal，Hong Yan，Jaime Sanders，Henry Liu
文岑　译　孟岩　审校

1. 引言

成人大量输血通常定义为在 24 小时内输注 10 个或更多单位的红细胞（RBCs），这几乎相当于一位 70 kg 男性的总血容量[1]。如果符合下列条件之一，也可定义为大量输血：24 小时内失血量超过循环血量；3 小时内失血达到循环血量的 50%；失血速度超过 150 ml/min；失血需要输注血浆和血小板（PLTs）[2]。出血是严重创伤患者入院后的主要死亡原因[3]。本章将讨论大量输血的适应证、大量输血方案（massive transfusion protocol，MTP）的组成部分和策略、针对特定患者群体的大量输血策略以及监测实施与预后。

2. 大量输血指征

围手术期大出血可由各种原因引起，见表 8.1。

2.1　创伤

严重创伤是围手术期大出血的主要原因之一；在入院患者中，出血是严重创伤入院后死亡的主要原因，而入院后 1～3 小时死亡率最高[3]。重大创伤的病因包括机动车事故、枪击伤、钝器伤、高处坠落伤、玻璃相关损伤、爆炸伤等。这些创伤可能导致大血管撕裂或器官破裂，从而发生大量失血。大多数伤者于前往医院的途中死于大出血。因此，出血合并失血性休克仍是全世界所有严重创伤的主要死亡原因[3]。

表 8.1　围手术期大出血的病因分析

分类	病因
手术类型	复杂肝脏手术
	肝移植
	心脏 / 大血管手术
	巨大肿瘤手术
	脊柱手术
凝血功能异常	急性创伤性凝血病
	凝血因子缺乏
	未确诊遗传性出血性疾病
	稀释性凝血障碍
产科疾病	胎盘异常
	子宫收缩乏力
	胚胎栓子相关性 DIC

2.2　外科手术

2.2.1　肝移植

1963 年，Starzl 等实施了第一例人体肝移植手术。前 5 名患者均死于出血并发症[4]。肝移植手术常发生大出血，并需要大量输血。肝移植相关性出血与多种因素有关，包括术前肝衰竭、肝硬化、胆汁淤积和脾肿大；术中处理脆弱的侧支血管、同种异体肝细胞释放肝素样因子、凝血障碍；以及术后血管吻合口出血、移植物抗宿主病、血小板减少和凝血障碍[5]。术中管理相关性事件，如容量超负荷以及随后继发于柠檬酸盐中毒导致的低体温和低钙血症，也会显著加重原有的凝血障碍，从而进一步加重围手术期出血[6]。原位肝移植期间失血量过多及大量输血与移植存活率显著降低、脓毒症发生风险增高、ICU 住院时间延长相关[6]。原则上，出血的程度可根据受者术前肝脏疾病严重程度和凝血功能、供体的肝脏质量、受者整体临床状况以及移植团队的技术和经验来预计[7]。在接受原位肝移植的患者中，终末期肝病模型（model for end-stage liver disease，MELD）评分与输血需求之间有较强的相关性。与 MELD 评分较低（＜30）的患者相比，MELD 评分较高（＞30）的患者术中出血和输血需求显著增加[8]。大出血可能由多种临床结局引起，见表 8.2。

表 8.2 肝脏疾病对凝血功能的影响

1. 血小板减少
2. 纤维蛋白溶解亢进或纤维蛋白溶解减少
3. 血小板质量缺陷
4. 纤维蛋白溶解倾向

2.2.2 心脏及大血管手术

在心胸或大血管手术中，外科医师处理的主要血管有主动脉、冠状动脉、股动脉、胫动脉、肱动脉或椎动脉。这些手术通常涉及血管吻合，因此术中和术后严重出血发生的风险更高，从而导致严重的不良结局。

2.2.3 巨大肿瘤与脊柱手术

脊柱手术与脊柱融合术等重建和多节段手术，可能会因为术中大量失血和需要异体输血而变得复杂。脊柱手术独特的俯卧位可能导致腹内压力增加，继而增加硬膜外静脉压，从而加重术中出血。增高的腹内压可通过膀胱导尿管测量[9]。术中总失血量与腹内压成正比，也与患者的体重指数（BMI）成正比[9]。一项研究比较了俯卧位和折刀位对腰椎间盘突出症手术中腹内压和术中出血的影响，发现俯卧位的腹内压更高[10]。脊柱和肿瘤手术中使用的麻醉药也可影响术中失血量，如使用七氟烷导致的术中失血比丙泊酚更为显著[11]。某些肿瘤手术也可导致围手术期大出血，因为肿瘤内大量的血管网可能导致术中不可预测的内出血。据报道，1 例转移性前列腺癌患者发生了纤维蛋白溶解亢进，导致广泛瘀斑和弥散性血管内凝血（DIC）。任何试图切除这类肿瘤的手术都有可能导致围手术期大出血和其他并发症[12]。

2.3 凝血功能异常

2.3.1 急性创伤性凝血病

急性创伤性凝血病可能主要是医源性或继发性凝血病，可由多种因素造成，包括凝血因子的消耗、大量晶体液输注造成的血液稀释、酸中毒和低体温。凝血病的确切机制仍不清楚。某种理论认为，实际损伤会导致某些组织因子的释放，引起凝血酶和纤维蛋白的产生和消耗，从而导致 DIC[13]。而另一种理论认为，创伤引起的低灌注和缺血可促进活化蛋白 C 的释放，从而导致纤维蛋白溶解酶原激活物抑制剂的消耗、凝血级联反应的抑制、全身抗凝和纤维蛋白溶解亢进[14]。

2.3.2 凝血因子缺乏

凝血因子缺乏可能为先天性的或获得性的。先天性凝血因子缺乏症包括凝血因子Ⅷ缺乏症（A 型血友病）和凝血因子Ⅸ缺乏症（B 型血友病）。另一种先天性出血性疾病是由血管性血友病因子（vWF）缺乏引起的遗传性假血友病（von Willebrand's disease）。由于自身抗体影响凝血因子的活性或加速凝血因子的清除，获得性凝血因子缺乏症可发生于某些个体中[15]。这类抗体通常直接抑制因子Ⅷ和血管性血友病因子（vWF）。这些获得性抗体是针对多种凝血因子一些表位的 IgG4 型抗体[16]。

2.3.3 稀释性凝血病

稀释性凝血病定义为“当血液被不含足够凝血因子的液体替代时，凝血因子的丢失、消耗或稀释所引起的凝血异常”[17]。持续输注晶体液、酸中毒、纤维蛋白溶解和低体温会进一步加重这种止血障碍。稀释性凝血病可引起多方面的变化，从而影响凝血酶生成、血凝块坚固性和纤维蛋白溶解。获得性纤维蛋白原缺乏则被认为是稀释性凝血病的主要原因[18]。高分子量右旋糖酐也可能导致严重的血凝块形成障碍[19]。随着新的低分子量淀粉应用，这种对血凝块形成的影响显著降低，但与所给液体量相关，仍可观察到明显的止血受损。旋转血栓弹性试验（Rotation Thromboelastometry，ROTEM）可用于评估围手术期凝血状态。稀释性凝血障碍和大量输血的治疗方案为输注 30 ml/kg 新鲜冰冻血浆（FFP）[20]。

2.4　产科疾病

产科大出血的定义包括血红蛋白浓度下降＞ 40 g/L，或失血量＞ 2500 ml，或输注＞ 4 个单位红细胞[21]。产后出血（postpartum hemorrhage，PPH）是指分娩后 24 小时内经生殖道失血量超过 1000 ml[22]。常见病因包括子宫收缩乏力、前置胎盘、胎盘植入、胎盘早剥、子宫破裂或胚胎栓子相关性 DIC。产妇的纤维蛋白原水平为 4 ～ 6 g/L，几乎是未怀孕女性的两倍。蛋白 C 和 S 的同时下降导致高凝状态，使 PT 和 aPTT 值缩短。因此，大出血患者的该项检查结果可表现为正常[23]。

导致 DIC 的羊水栓塞通常发生在足月妊娠或产后即刻[24]。羊水中含有表面活性物质和各种促凝和抗凝物质。表面活性物质是一种由胎肺产生的脂蛋白，随着胎龄的增加，其在羊水中的含量不断增加，在结构上类似于组织凝血活酶，具有显著的促凝活性。同时，其含有直接激活 X 因子的半胱氨酸蛋白酶，并直接抑制血小板功能[25]。羊水栓塞的新生儿可能会出现呼吸窘迫和发绀。产妇可出现低血压、短暂全身性痉挛、大量阴道出血和昏迷的迹象。实验室检查结果 PT、aPTT 和出血时间均延长，而纤维蛋白原水平显著降低。治疗策略为成分输血，包括红细胞、新鲜冰冻血浆、血小板、冷沉淀和必要时输注浓缩纤维蛋白原。与未接受 rFⅦa 治疗的患者相比，使用重组激活因子Ⅶa（rFⅦa）的患者死亡率增加[26]。

3. 大量输血方案（MTP）

损伤控制复苏的概念最初于 2000 年代中期提出，作为失血性休克的可选处理方法。损伤控制复苏方案见表 8.3[17, 27]。

表 8.3　损伤控制复苏方案

1. 外科出血的快速控制
2. 早期以 1 ∶ 1 ∶ 1 的比例使用红细胞、血浆和血小板
3. 低血压复苏策略
4. 低体温、低钙血症及酸中毒的预防和治疗
5. 限制过量使用晶体液

MTP 的提出可为不稳定的创伤患者迅速提供一套可持续应用的标准血液制品输注流程[28]。MTP 可预设输注血液制品中 RBC、FFP 和 PLT 的比例，该比例通常为全血中各成分的比例[29-30]。每个组成部分的固定比例应根据各个主要处理创伤、产科、心脏和其他大血管相关手术的机构需要进行个体化调整。

虽然大多数机构都制定了各自的 MTP，但所有这些方案的共同主题是确定 MTP 启动的特定触发因素、输血终极目标、血液制品的运送以及辅助治疗的获得[31]。一旦方案被采纳，即需组建一个多学科的团队，包括外科医师、麻醉科医师、血液科医师和血库工作人员[28]。MTP 的共同组成部分见表 8.4。

表 8.4　大量输血方案（MTP）的共同组成部分[39, 68]

大量输血方案（MTP）的共同组成部分
1. MTP 的启动和终止程序
2. 病区与血库之间的通信
3. 血液制品运送的输血服务流程
4. 血型一致的血液成分包
5. 未使用的血液成分的处理
6. 启动辅助治疗
7. 配型和及时的实验室检测
8. 效果改进监测

3.1　MTP 的目的

MTP 的主要目的是在复苏早期提供血液制品，并及时且持续治疗凝血病[28, 32]。止血性复苏可通过提供预设比例的 RBC、FFP 及 PLT 来实现。据报道，止血性复苏对于创伤是有益的。有证据表明高比例输注血浆与 RBC 是有益的，这种做法也已推广到非创伤患者中[33-34]。

一般情况下，MTP 可被下列条件启动：24 h 内更换机体总血量、需要≥ 10 个单位 RBC；1 h 内需要＞ 4 个单位 RBC；预计持续需要血液制品或在 3 h 内更换机体总血量的 50%；失血速度达 1.5 ml/（kg · min）并持续 20 min 以上。在儿童中，输注 4 ～ 10 个单位 RBC 后可启动 MTP[35]。

血液制品的紧急发放可以是普遍兼容的［即O型、Rh（D）阴性RBC或AB型血浆］，如患者的血型已知也可以是特定类型的[36]。启动MTP后，可以在较短的周转时间内输送足够类型和体积的血液[37]。而获得血液制品时间延迟会严重影响大出血的复苏，并导致并发症的发生与死亡[38]。方案中应包括定期实验室检查，以监测凝血状态和止血性复苏。在某些情况下，床旁（point of care，POC）凝血检测可以为评估持续出血提供指导[39]。

3.2 血液制品的最佳比例与成分

3.2.1 RBC、FFP和PLT

2000年代早中期以来，大多数机构均提供RBC、FFP和PLT比例为1∶1∶1的MTP。回顾军队和平民创伤患者的幸存数据显示，在复苏的早期阶段输注等量的RBC、FFP和PLT是有益的[28, 40]。但是血液制品的最佳比例仍然存在争议。Holcomb等前瞻性队列研究发现，在入院后24 h内以1∶1∶1或2∶1∶1比例输注RBC、FFP和PLT，死亡率未见临床差异[3]。这一结果在一项对680名严重创伤患者进行的多点随机临床试验中得到证实[41]。此研究发现，RBC、FFP和PLT输注比例为1∶1∶1或2∶1∶1的严重创伤和大出血患者在24 h和30天的死亡率无显著差异。近期对16个随机对照试验的系统性回顾认为：尚缺乏证据表明MTP中RBC、FFP和PLT输注比例为2∶1∶1或1∶1∶1的死亡率和发病率存在差异[42]。尽管推荐使用1∶1∶1优于2∶1∶1（RBC∶FFP∶PLT）输注的证据有限，但美国大多学术机构的创伤中心都使用1∶1的RBC与FFP[43]。

3.2.2 纤维蛋白原的补充

在严重出血患者中观察到血浆纤维蛋白原水平降低，增加了大量输血的风险[33,42,44]。大出血期间，除常规使用RBC、FFP和PLT外，可考虑补充纤维蛋白原。然而，就改善患者预后而言，补充纤维蛋白原的证据有限。一项为明确冷沉淀或纤维蛋白原浓缩物可行性的随机对照试验发现，在MTP时接受纤维蛋白原治疗的患者，研究结果未显示死亡率或发病率存在差异[45-46]。

3.2.3 全血疗法与成分输血疗法的比较

根据军事环境中的经验，使用全血治疗较1∶1∶1（RBC∶FFP∶PLT）成分输血可降低死亡率[47-48]。一项随机对照试验将全血疗法与成分输血疗法进行了比较，结果显示两组患者的24 h或30天死亡率及发病率无显著差异。这项研究中，作者使用去白细胞的冷藏全血，可以减少全血输注的安全性问题[30]。

由于大量的军事经验提示可能的生存益处，因而有必要进行多中心随机对照试验来评估全血疗法用于大出血治疗的预后和不良反应[47]。

3.3 大出血的预测及方案启动

预测大出血和启动MTP的决定具有挑战性。Foster等回顾了来自美国麻醉学会（ASA）、美国外科医师协会（ACS）和欧洲严重创伤出血处理学会（ABC-Trauma）的指南，以及大量输血预测评分系统的支持文献[49]。三个学会都建议使用评分系统来启动大量输血。ASA和ACS建议使用血液消耗（assessment of blood consumption，ABC）评分评估大出血和启动方案，这是一个评估创伤患者大量输血风险的四变量评分系统，见表8.5[39, 50-51]。

美国指南推荐使用ABC评分来启动MTP，而欧洲指南建议使用休克指数（shock index，SI）来评估低血容量休克的程度[52]。休克指数定义为心率与收缩压的比值，已被用于对严重出血患者进行大量输血风险的评估[53-55]。可预测大量输血的休克指数见表8.6。

表8.5 出血量血液消耗评分[49]

变量	数值	分值
收缩压（mmHg）	≤90	1
心率（次/分）	≥120	1
创伤的超声重点评估（FAST）	阳性	1
损伤机制	贯穿伤	1
得分范围	阳性分数-阈值	0～4（译者注：原文为“0～49”，此处应为笔误）

表 8.6　休克指数[52]

休克指数	心率（次 / 分）/ 收缩压（mmHg）
阳性-分数阈值	休克指数≥ 0.9 预测大出血（Olaussen） 休克指数≥ 0.8 预测 MTP（EI-Menya）

3.4　持续大量输血与监测

在大出血时，临床医师应根据患者的生理、损伤类型、出血机制和复苏后的初步反应来评估出血的严重程度[56]。大多数 MTP 基于固定比例输注血制品，然而，在血流动力学监测和凝血试验的指导下，不断重新评估持续变化和进一步的复苏是必要的。MTP 的实施应该着眼于出血的具体因素、源头控制、止血监测和大量输血后的生理反应，而非仅仅对所有危重出血患者应用同一种标准化的方案。

3.5　MTP 中实验室指导下的输血管理

3.5.1　凝血酶原时间及活化部分凝血活酶时间

凝血酶原时间（PT）用于检测外源性途径中凝血因子Ⅶ。活化部分凝血活酶时间（aPTT）则衡量内源性系统（因子Ⅷ、Ⅸ、Ⅺ和Ⅻ）的完整性。当国际标准化比率（INR）为正常临界值的 1.5 倍以上时，PT 在检测创伤后至少一种非止血性凝血因子水平时的敏感性和特异性分别为 88% 和 88%，而 aPTT 延长的敏感性和特异性分别为 50% 和 100%，这是因为在创伤和外科患者中，Ⅷ因子水平常作为急性期反应物而升高[57]。表 8.7 总结了 PT 与 aPTT 的局限性。

3.5.2　床旁即时检测

对于大多数有严重创伤的患者建议进行床旁即时（POC）检测，以便及时提供有价值的信息。关注点检测的优缺点见表 8.8。

表 8.7　PT/aPTT 的局限性[80-81]

1. PT 和 aPTT 不能提供血小板与凝血因子在体内相互作用的任何线索
2. 即使由于抗凝血酶或蛋白 C 缺乏导致凝血酶生成增加，PT 和 aPTT 仍延长
3. PT/aPTT 并不能说明止血性血栓的整体稳定性，因为这两项检测都终止于凝血酶水平极低及纤维蛋白聚合前

3.5.2.1　血栓弹力图（TEG）和旋转血栓弹性试验（ROTEM）

由于 PT 和 aPTT 测试通常在医院的中心实验室进行，因此得出结果有较长的延迟。TEG 或 ROTEM 可作为 POC 止血监测试验。两项测试均评估了血凝块形成的速度和强度以及血凝块的稳定性，同时也有助于诊断血友病、纤维蛋白原缺乏症、ⅩⅢ因子缺乏症和纤维蛋白溶解状态[33, 58]。

3.5.2.2　动脉血气分析

动脉血气分析包括基础电解质、血糖水平、乳酸检测、动脉血红蛋白水平和血气分析。及时测量这些参数有助于评估任何紊乱的出现及其严重程度，并有助于进行相应处理[39]。

3.6　MTP 的终止

基于实用随机最佳血小板和血浆比例（The Pragmatic，Randomized Optimal Platelet and Plasma Ratios，PROPPR）试验，终止 MTP 的决定应包括解剖上的出血控制以及生理恢复，如稳定的血流动力学状态。另外应根据实验室数值来指导进一步的输血的需求。一旦持续的出血得到控制，固定比例的 MTP 可以根据实验室检测切换至目标导向方案。医务人员之间的频繁沟通有利于 MTP 的进程，以指导持续输血、是否需要辅助治疗以及决定终止方案[39]。

3.7　大量输血的并发症及缺点

大量输血可导致某些并发症，如酸碱紊乱、电

表 8.8　床旁即时检测（POC）的优缺点[80, 82]

POC 的优点	POC 的缺点
所需样本体积小	设备之间性能差异
快速得到检测结果	缺乏性能和质量控制的详细指导方针
样品无需运输	检测价格过高
便携式设备可灵活运送至实验室或检查室	先前存在的凝血病或体温过低 / 过高均会影响结果

解质异常和体温过低，以及急性创伤性凝血病，见表 8.9。

此外，应考虑使用多种血液制品的经济后果，以最大限度地减少未使用血液制品的浪费[32, 39]。通过确定方案的启动和终止过程以确保 MTP 不会浪费宝贵资源至关重要[39]。

3.8　创伤及非创伤环境中的 MTP 策略

早期输注较高比例的血浆、血小板与红细胞的止血性复苏可改善患者预后，包括创伤环境下的死亡率和发病率[59]。创伤性凝血病（trauma-induced coagulopathy，TIC）是创伤患者中的一种复杂现象，可导致严重出血。而通过启动 MTP 早期纠正 TIC 在创伤患者的早期复苏中起着至关重要的作用[60]。

尽管 MTP 对于创伤和非创伤导致的严重出血患者均适用，但对于非创伤患者实施创伤性 MTP 而改善预后的证据有限[61-62]。Patel 等对创伤性 MTP（6 个单位 RBC、5 个单位 FFP 和 1 个单位 PLT）和非创伤性 MTP（6 个单位 RBC 和 3 个单位 FFP）的血液利用进行了回顾性研究，在非创伤性 MTP 组中，大多数患者不需要更改为创伤性输血方案，其接受的输血次数较少，未使用的血液制品浪费也较少。非创伤性 MTP 可以优化血液利用率，而不应在创伤和非创伤环境中使用通用的 MTP[62]。

4. 针对特定患者群体的 MTP

4.1　创伤

在创伤患者中，MTP 通过提供更接近全血比例的血液制品和早期纠正凝血障碍，改善患者预后。MTP 的实施提高了严重创伤患者的初始复苏效率，如更快地获得第一批血液制品、多学科团队合作以及医务人员之间更好的沟通。根据 PROPPR 数据，对于作为 24 h 内死亡主要原因的失血，以 1∶1∶1 的比例使用 RBC、FFP 和 PLT 仍是有益的，但与 2∶1∶1 组相比，24 h 和 30 天的死亡率和发病率没有差别[41]。触发方案启动的标准和创伤性 MTP 中的后续流程见表 8.10 和表 8.11。

4.2　肝脏大手术与肝移植

肝脏大手术，包括肝移植，常发生手术中大出血。肝脏手术均在控制良好的条件下进行，凝血监测可用于指导输血。

POC 凝血监测仪可在术中准确、快速地评估凝

表 8.9　大量输血的并发症[35]

急性
稀释性凝血病
溶血
代谢性酸中毒
电解质失衡
高钾血症
低钙血症
低镁血症
输血相关性急性肺损伤（TRALI）
输血相关性循环超负荷（TACO）
组织氧供减少
延迟性
术后细菌感染
微嵌合
全身炎症反应综合征
免疫抑制
住院时间延长
死亡率增加

表 8.10　触发 MTP 启动的条件[39]

ABC 评分≥ 2
持续存在血流动力学不稳定
活动性出血，需进行手术或血管栓塞术
创伤中心进行输血治疗

表 8.11　创伤 MTP 的示例[39]

以 1∶1 或 2∶1 的比例输注通用 RBC 和 FFP
每输注 6 个单位红细胞添加一个单位单采血小板或多采血小板
血库自动发出一个冷藏箱，内含固定比例的血液制品
后续冷藏箱应每隔 15 min 发送一次，直至 MTP 终止
一旦大出血得到控制，应根据实验室检查或 POC 检测指导进行输血治疗
一旦实验室数据可用，复苏应根据临床评估和实验室结果指导进行

血状态，以治疗凝血障碍。对于未控制的出血，固定比例的 MTP 仍被认为是可行的方案。Tune 等报道了 MTP 在肝切除并发急性血管性出血中的应用[63]。MTP 可以减少血液制品的调配和运送时间，并在发生未控制的出血时改善输注时间。

尽管实验室检查指导下的目标驱动复苏或固定比例 MTP 复苏的证据依然有限，但 POC 凝血监测指导的输血策略仍可推荐在肝脏手术等可控环境中使用。Ball 等进行了一项回顾性队列研究以评估高血浆比例的 MTP 对严重肝损伤患者的影响[64]，总体而言，死亡率没有差异；然而，在 MTP 队列中，初次腹膜关闭率显著高于非 MTP 队列。作者观察到使用 MTP 后晶体液复苏有所减少。MTP 的实施和较少的晶体液复苏导致内脏和腹壁水肿发生率降低，这可能与腹膜关闭率的提高有关[64]。

4.3　心脏及大血管手术

心脏手术常需要大量输血。心脏手术期间大出血与心肺转流导致的血小板功能障碍有关。然而，心脏手术期间的 MTP 方案目前尚未明确。Delaney 等对来自前瞻性随机对照试验的数据进行分析，探究大量输注高比例的 FFP：RBC（1：1 或更高）或 PLT：RBC（1：5 或更高）是否会影响复杂心脏手术患者的临床结局[65-66]。结果发现，输注高比例的 FFP：RBC 或 PLT：RBC 的患者器官功能障碍较少，且输注高比例的 FFP：RBC 的患者死亡率较低。目前，TEG 和 ROTEM 已被成功用于预测心脏手术大出血，但它们对死亡率的影响尚具争议[67]。

4.4　产科出血

在妊娠期间，包括纤维蛋白原、vWF 和Ⅷ因子在内的凝血因子水平升高，从而导致高凝状态[68]。在产科出血中，推荐使用出血治疗方案或 MTP 来保障产妇安全[37, 69]。然而，产科 MTP 主要基于创伤的经验，并未在产科出血中进行验证。ACOG 建议使用固定比例的输血方案，而 CMQCC 建议在时间允许的情况下实施根据实验室检查导向的输血策略并紧急发放血袋[32, 70]。

产科出血时的纤维蛋白原水平被认为是严重产后出血（PPH）的生物标志物。血清纤维蛋白原水平低于 2000 mg/L 对严重 PPH 的阳性预测值为 100%[71]。虽然对 PPH 期间纤维蛋白原的适宜维持浓度尚无明确界定，但大多数指南建议当纤维蛋白原水平在 1250 到 2000 mg/L 之间时可进行替代物补充[22, 70, 72]。冷沉淀（CRYO）是美国最常用的纤维蛋白原替代物，通常剂量为 10 个单位的冷沉淀可将成人血清纤维蛋白原水平提高 1000 mg/L。在分娩过程中可观察到早期纤维蛋白溶解[73]。根据创伤和手术的试验结果，建议在 PPH 中使用抗纤维蛋白溶解药物[32, 74]。最近，一项研究早期使用氨甲环酸（TXA）的效果的国际随机对照试验表明，在分娩后 3 h 内使用 TXA 可降低 PPH 导致的死亡[74]。实验室检查应在 MTP 启动期间根据临床征象进行。推荐的产科 MTP 见表 8.12。

表 8.12　产科出血的 MTP 示例[32, 70]

轮次	RBC（单位）	FFP（单位）	PLT（单位）	CRYO（单位）	TXA
1	6	6	6		
2	6	6	6		
3	6	6	6	每三轮重复输注 8～10 个单位	静脉注射 1 g 超过 10 min

如果需要在 2 h 内更换 50% 或更多的血容量；在 1～2 h 内输注 4 个单位 RBC 后持续出血；或者在未控制的出血的情况下收缩压低于 90 mmHg、心率超过 120 次 / 分时，可以考虑启动 MTP。输注冷沉淀以维持血清纤维蛋白原浓度为 1500～2000 mg/L。在第三轮后，如果 MTP 没有终止，将从第一轮开始重复

4.5　小儿患者

对于大多数小儿，MTP 可以采用成人比例，即 RBC：FFP：PLT 比例为 1：1：1。但是对于年纪较小的儿童，这一方案应调整为以体重为基础[75-76]。Dehmer 等对小儿创伤患者的输血管理进行了 meta 分析，并在其最新发表的成果中提出了小儿 MTP 建议[76]。作者推荐的小儿 MTP 见表 8.13。

5. 预后、效果及并发症监测

有大量证据表明，MTP 的实施改善了患者的预

表 8.13 小儿 MTP[76]

方案启动	持续存在血流动力学不稳定 输注 40 ml/kg 晶体液后持续出血 输注超过 40 ml/kg 红细胞
输血成分	≥ 30 kg，1：1：1（RBC：FFP：PLT）输注，在低纤维蛋白原水平（1000 ～ 1500 mg/L）或第一轮输血后持续出血，输注 4 ml/kg 的冷沉淀 ＜ 30 kg，基于体重输注 30：30：20（RBC：FFP：PLT） 估计失血量（ml/kg）20 ～ 40：输注晶体液 20 ～ 40 ml/kg 估计失血量（ml/kg）40 及以上：输注 RBC 30 ml/kg 丧失 1 个 BV：输注 RBC 30 ml/kg ＋ FFP 20 ml/kg 丧失 2 个 BV：输注 RBC 30 ml/kg ＋ FFP 20 ml/kg ＋ PLT 20 ml/kg ＋ CRYO 4 ml/kg
监测	体温 实验室检查包括血清钙及血 PH 值
rFⅦa	极端个例中（如丧失 3 个 BV），考虑补充 90 μg/kg

（译者注：BV，应为 body volume，即机体血容量）

后，并潜在提高了血液利用的效率、医疗质量，并改善了医务人员之间的沟通[33]。Riskin 等的一项研究中发现，实施 MTP 后，尽管血液成分比例和输血次数无明显变化，但患者的死亡率显著下降[77]。作者认为，存活率的提高主要是由于血液制品的及时可获得性，以及多学科团队的合作。

一旦启动 MTP，强烈建议由多学科委员会对实施情况和质量改进进行审查，以确保其合规性[28]。实施情况指标应包括从 MTP 启动到第一次输注 RBC 和血浆的时间，在开始后 1 ～ 2 h 内遵守预设的比例或目标，在方案终止后 1 h 内反馈输血疗效，以及血液制品的损耗率[39]。实施情况指标见表 8.14。据文献报道，方案实施的完全合规与患者存活率显著相关[78-79]。Bawazzer 等根据他们的标准方案观察了 MTP 中的合规性，包括方案的及时启动与终止，创伤中心的实验室评估，与血库的沟通，以及对血液制品浪费的预防。根据这项研究的结果，在创伤中心派出完整的出血工作组以及定期检查输血工作时，更常见的是不符合规定的情况。此外，根据标准终止方案可减少血液制品浪费[79]。

表 8.14 创伤中 MTP 审核流程示例[28]

方案启动	创伤手术启动方案
血液制品	及时获取血液样本进行分型和筛查
	以 3：2 输注红细胞与血浆
	以 5：1 输注红细胞与血小板
	及时向血库反映所需人员及血液制品
	未使用的血液制品适当储存
方案终止	当活动性出血得到控制时，终止 MTP

大量输血会增加输血相关并发症的发生率，包括输血相关性急性肺损伤、免疫调节、感染性疾病、输血反应、代谢紊乱和循环超负荷等。因此，建议创伤中心除了检查实施情况指标外，还应重视大量输血相关并发症[39]。

6. 小结

本章重点介绍应用 MTP 用于大出血的处理。讨论了 MTP 的指征，包括创伤、肝脏大手术、大血管手术、心胸手术、脊柱手术以及产科和儿科患者。讨论了 MTP 的启动和终止标准。基于创伤 MTP，目前的证据建议使用 2：1：1 或 1：1：1 的 RBC、FFP 及 PLT。补充纤维蛋白原也适用于产科出血和其他无法控制的、持续并伴有低纤维蛋白原血症的出血。当严重出血得到控制时，可依据 POC 测试或其他凝血检测，将初始输注固定比例的血液制品转换为基于实验室检测的方案。而结局和合规性衡量对于提高 MTP 的实施和质量是必要的。MTP 的实施可影响患者预后，并提高血液利用和医疗效率。而多学科团队合作在 MTP 的成功实施中起着至关重要的作用。

参考文献

1. Cleland S, Corredor C, Ye JJ, Srinivas C, McCluskey SA. Massive haemorrhage in liver transplantation: consequences, prediction and management. World J Transplant [Internet]. 2016;6(2):291; [cited 2019 May 19]. Available from: http://www.wjgnet.com/2220-3230/full/v6/i2/291.htm.
2. Hellstern P, Haubelt H. Indications for plasma in massive transfusion. Thromb Res [Internet]. 2002;107(Suppl 1):S19–22; [cited 2019 May 19]. Available from: http://www.ncbi.nlm.nih.gov/pubmed/12379288.
3. Holcomb JB, del Junco DJ, Fox EE, Wade CE, Cohen MJ, Schreiber MA, et al. The prospective, observational, multicenter, major trauma transfusion (PROMMTT) study: comparative effectiveness of a time-varying treatment with competing risks. JAMA Surg [Internet]. 2013;148(2):127–36; [cited 2019 May 14]. Available from: http://www.ncbi.nlm.nih.gov/pubmed/23560283.

4. Eiseman B. The puzzle people: memoirs of a transplant surgeon. Arch Surg [Internet]. 1992;127(9):1009–11; [cited 2019 May 28]. Available from: http://www.ncbi.nlm.nih.gov/pubmed/1514901.
5. Donohue CI, Mallett SV. Reducing transfusion requirements in liver transplantation. World J Transplant [Internet]. 2015;5(4):165; [cited 2019 May 19]. Available from: http://www.ncbi.nlm.nih.gov/pubmed/26722645.
6. Pandey CK, Singh A, Kajal K, Dhankhar M, Tandon M, Pandey VK, et al. Intraoperative blood loss in orthotopic liver transplantation: The predictive factors. World J Gastrointest Surg [Internet]. 2015;7(6):86; [cited 2019 May 19]. Available from: http://www.ncbi.nlm.nih.gov/pubmed/26131330.
7. Feltracco P, Brezzi M, Barbieri S, Galligioni H, Milevoj M, Carollo C, et al. Blood loss, predictors of bleeding, transfusion practice and strategies of blood cell salvaging during liver transplantation. World J Hepatol [Internet]. 2013;5(1):1–15; [cited 2019 May 19]. Available from: http://www.wjgnet.com/1948-5182/full/v5/i1/1.htm.
8. Perkins JD. Are we reporting the same thing? Liver Transpl [Internet]. 2007;13(3):465–6; [cited 2019 May 19]. Available from: http://www.ncbi.nlm.nih.gov/pubmed/17396292.
9. Han IH, Son DW, Nam KH, Choi BK, Song GS. The effect of body mass index on intra-abdominal pressure and blood loss in lumbar spine surgery. J Korean Neurosurg Soc [Internet]. 2012;51(2):81; [cited 2019 May 19]. Available from: http://www.ncbi.nlm.nih.gov/pubmed/22500198.
10. Akinci IO, Tunali U, Kyzy AA, Guresti E, Sencer A, Karasu A, et al. Effects of prone and jackknife positioning on lumbar disc herniation surgery. J Neurosurg Anesthesiol [Internet]. 2011;23(4):318–22; [cited 2019 May 19]. Available from: https://insights.ovid.com/crossref?an=00008506-201110000-00006.
11. Willner D, Spennati V, Stohl S, Tosti G, Aloisio S, Bilotta F. Spine surgery and blood loss. Anesth Analg [Internet]. 2016;123(5):1307–15; [cited 2019 May 19]. Available from: http://www.ncbi.nlm.nih.gov/pubmed/27749350.
12. Palma Anselmo M, Nobre de Jesus G, Lopes JM, Victorino RMM, Meneses Santos J. Massive bleeding as the first clinical manifestation of metastatic prostate cancer due to disseminated intravascular coagulation with enhanced fibrinolysis. Case Rep Hematol [Internet]. 2016;2016:7217915; [cited 2019 May 28]. Available from: https://www.hindawi.com/journals/crihem/2016/7217915/.
13. Gando S, Otomo Y. Local hemostasis, immunothrombosis, and systemic disseminated intravascular coagulation in trauma and traumatic shock. Crit Care [Internet]. 2015;19(1):72; [cited 2019 May 19]. Available from: http://www.ncbi.nlm.nih.gov/pubmed/25886801.
14. Brohi K, Cohen MJ, Ganter MT, Schultz MJ, Levi M, Mackersie RC, et al. Acute coagulopathy of trauma: hypoperfusion induces systemic anticoagulation and hyperfibrinolysis. J Trauma Inj Infect Crit Care [Internet]. 2008;64(5):1211–7; [cited 2019 May 19]. Available from: http://www.ncbi.nlm.nih.gov/pubmed/18469643.
15. Franchini M, Castaman G, Coppola A, Santoro C, Zanon E, Di Minno G, et al. Acquired inhibitors of clotting factors: AICE recommendations for diagnosis and management. Blood Transfus [Internet]. 2015;13(3):498–513; [cited 2019 May 19]. Available from: http://www.ncbi.nlm.nih.gov/pubmed/26192778.
16. Lindgren A, Wadenvik H, Tengborn L. Characterization of inhibitors to FVIII with an ELISA in congenital and acquired haemophilia A. Haemophilia [Internet]. 2002;8(5):644–8; [cited 2019 May 19]. Available from: http://www.ncbi.nlm.nih.gov/pubmed/12199673.
17. Ho AM-H, Dion PW, Yeung JHH, Holcomb JB, Critchley LAH, Ng CSH, et al. Prevalence of survivor bias in observational studies on fresh frozen plasma:erythrocyte ratios in trauma requiring massive transfusion. Anesthesiology [Internet]. 2012;116(3):716–28; [cited 2019 May 19]. Available from: http://anesthesiology.pubs.asahq.org/Article.aspx? https://doi.org/10.1097/ALN.0b013e318245c47b.
18. Innerhofer P, Kienast J. Principles of perioperative coagulopathy. Best Pract Res Clin Anaesthesiol [Internet]. 2010;24(1):1–14; [cited 2019 May 19]. Available from: http://www.ncbi.nlm.nih.gov/pubmed/20402166.
19. Fenger-Eriksen C, Tønnesen E, Ingerslev J, Sørensen B. Mechanisms of hydroxyethyl starch-induced dilutional coagulopathy. J Thromb Haemost [Internet]. 2009;7(7):1099–105; [cited 2019 May 19]. Available from: http://doi.wiley.com/10.1111/j.1538-7836.2009.03460.x.
20. Haas T, Mauch J, Weiss M, Schmugge M. Management of dilutional coagulopathy during pediatric major surgery. Transfus Med Hemother [Internet]. 2012;39(2):114–9; [cited 2019 May 19]. Available from: http://www.ncbi.nlm.nih.gov/pubmed/22670129.
21. Collis RE, Collins PW. Haemostatic management of obstetric haemorrhage. Anaesthesia [Internet]. 2015;70:78-e28; [cited 2019 May 19]. Available from: http://www.ncbi.nlm.nih.gov/pubmed/25440400.
22. Committee on Practice Bulletins-Obstetrics. Practice Bulletin No. 183. Obstet Gynecol [Internet]. 2017;130(4):e168–86; [cited 2017 Oct 24]. Available from: http://www.ncbi.nlm.nih.gov/pubmed/28937571.
23. Szecsi P, Jørgensen M, Klajnbard A, Andersen M, Colov N, Stender S. Haemostatic reference intervals in pregnancy. Thromb Haemost [Internet]. 2010;103(4):718–27; [cited 2019 May 19]. Available from: http://www.ncbi.nlm.nih.gov/pubmed/20174768.
24. Tamura N, Farhana M, Oda T, Itoh H, Kanayama N. Amniotic fluid embolism: Pathophysiology from the perspective of pathology. J Obstet Gynaecol Res [Internet]. 2017;43(4):627–32; [cited 2019 May 28]. Available from: http://www.ncbi.nlm.nih.gov/pubmed/28188959.
25. Harnett MJP, Hepner DL, Datta S, Kodali BS. Effect of amniotic fluid on coagulation and platelet function in pregnancy: an evaluation using thromboelastography. Anaesthesia [Internet]. 2005;60(11):1068–72; [cited 2019 May 19]. Available from: http://www.ncbi.nlm.nih.gov/pubmed/16229690.
26. Leighton BL, Wall MH, Lockhart EM, Phillips LE, Zatta AJ. Use of recombinant factor VIIa in patients with amniotic fluid embolism. Anesthesiology [Internet]. 2011;115(6):1; [cited 2019 May 28]. Available from: http://www.ncbi.nlm.nih.gov/pubmed/21720243.
27. del Junco DJ, Bulger EM, Fox EE, Holcomb JB, Brasel KJ, Hoyt DB, et al. Collider bias in trauma comparative effectiveness research: The stratification blues for systematic reviews. Injury [Internet]. 2015;46(5):775–80; [cited 2019 May 19]. Available from: http://www.ncbi.nlm.nih.gov/pubmed/25766096.
28. Nunez TC, Young PP, Holcomb JB, Cotton BA. Creation, implementation, and maturation of a massive transfusion protocol for the exsanguinating trauma patient. J Trauma [Internet]. 2010;68(6):1498–505; [cited 2019 May 11]. Available from: http://www.ncbi.nlm.nih.gov/pubmed/20539192.
29. Patil V, Shetmahajan M. Massive transfusion and massive transfusion protocol. Indian J Anaesth [Internet]. 2014;58(5):590; [cited 2019 May 19]. Available from: http://www.ncbi.nlm.nih.gov/pubmed/25535421.
30. Cotton BA, Podbielski J, Camp E, Welch T, del Junco D, Bai Y, et al. A randomized controlled pilot trial of modified whole blood versus component therapy in severely injured patients requiring large volume transfusions. Ann Surg [Internet]. 2013;258(4):527–32; [cited 2019 May 22], discussion 532-3. Available from: https://www.facs.org/-/media/files/quality-programs/trauma/tqip/transfusion_guildelines.ashx.
31. Guerado E, Bertrand ML, Valdes L, Cruz E, Cano JR. Resuscitation of polytrauma patients: the management of massive skeletal bleeding. Open Orthop J [Internet]. 2015;9(1):283–95; [cited 2019 May 19]. Available from: http://www.ncbi.nlm.nih.gov/pubmed/26312112.
32. Pacheco LD, Saade GR, Costantine MM, Clark SL, GDV H. An update on the use of massive transfusion protocols in obstetrics. Am J Obstet Gynecol [Internet]. 2016;214(3):340–4; [cited 2019 Mar 25]. Available from: https://www-sciencedirect-com.ezproxy2.

library.drexel.edu/science/article/pii/S0002937815010169.
33. Flint AWJ, McQuilten ZK, Wood EM. Massive transfusions for critical bleeding: is everything old new again? Transfus Med [Internet]. 2018;28(2):140–9; [cited 2019 Mar 25]. Available from: http://www.ncbi.nlm.nih.gov/pubmed/29607593.
34. Mesar T, Larentzakis A, Dzik W, Chang Y, Velmahos G, Yeh DD. Association between ratio of fresh frozen plasma to red blood cells during massive transfusion and survival among patients without traumatic injury. JAMA Surg [Internet]. 2017;152(6):574; [cited 2019 May 1]. Available from: http://archsurg.jamanetwork.com/article.aspx? https://doi.org/10.1001/jamasurg.2017.0098.
35. Guerado E, Medina A, Mata MI, Galvan JM, Bertrand ML. Protocols for massive blood transfusion: when and why, and potential complications. Eur J Trauma Emerg Surg [Internet]. 2016;42(3):283–95; [cited 2019 Apr 8]. Available from: http://www.ncbi.nlm.nih.gov/pubmed/26650716.
36. Main EK, Goffman D, Scavone BM, Low LK, Bingham D, Fontaine PL, et al. National partnership for maternal safety. Obstet Gynecol [Internet]. 2015;126(1):155–62; [cited 2019 May 1]. Available from: http://www.ncbi.nlm.nih.gov/pubmed/26091046.
37. Fung M, Harm S, Nester T. Transfusion management of the obstetrical patient: a clinical casebook. Cham: Springer; 2018. p. 39–45.
38. Shaylor R, Weiniger CF, Austin N, Tzabazis A, Shander A, Goodnough LT, et al. National and international guidelines for patient blood management in obstetrics. Anesth Analg [Internet]. 2017;124(1):216–32; [cited 2019 May 1]. Available from: http://www.ncbi.nlm.nih.gov/pubmed/27557476.
39. American College of Surgeons. ACS TQIP massive transfusion in trauma guidelines. 2013 [cited 2019 May 24]. Available from: https://www.facs.org/~/media/files/quality programs/trauma/tqip/massive transfusion in trauma guildelines.ashx.
40. Cannon JW, Khan MA, Raja AS, Cohen MJ, Como JJ, Cotton BA, et al. Damage control resuscitation in patients with severe traumatic hemorrhage. J Trauma Acute Care Surg [Internet]. 2017;82(3):605–17; [cited 2019 May 14]. Available from: http://www.ncbi.nlm.nih.gov/pubmed/28225743.
41. Holcomb JB, Tilley BC, Baraniuk S, Fox EE, Wade CE, Podbielski JM, et al. Transfusion of plasma, platelets, and red blood cells in a 1:1:1 vs a 1:1:2 ratio and mortality in patients with severe trauma: the PROPPR randomized clinical trial. JAMA [Internet]. 2015;313(5):471–82; [cited 2016 Nov 28]. Available from: http://www.pubmedcentral.nih.gov/articlerender.fcgi?artid=4374744&tool=pmcentrez&rendertype=abstract.
42. McQuilten ZK, Crighton G, Brunskill S, Morison JK, Richter TH, Waters N, et al. Optimal dose, timing and ratio of blood products in massive transfusion: results from a systematic review. Transfus Med Rev [Internet]. 2018;32(1):6–15; [cited 2019 Mar 25]. Available from: http://www.ncbi.nlm.nih.gov/pubmed/28803752.
43. Treml AB, Gorlin JB, Dutton RP, Scavone BM. Massive transfusion protocols. Anesth Analg [Internet]. 2017;124(1):277–81; [cited 2019 Apr 12]. Available from: http://www.ncbi.nlm.nih.gov/pubmed/27749352.
44. Lee DH, Lee BK, Noh SM, Cho YS. High fibrin/fibrinogen degradation product to fibrinogen ratio is associated with 28-day mortality and massive transfusion in severe trauma. Eur J Trauma Emerg Surg [Internet]. 2018;44(2):291–8; [cited 2019 May 22]. Available from: http://www.ncbi.nlm.nih.gov/pubmed/28921171.
45. Curry N, Rourke C, Davenport R, Beer S, Pankhurst L, Deary A, et al. Early cryoprecipitate for major haemorrhage in trauma: a randomised controlled feasibility trial. Br J Anaesth [Internet]. 2015;115(1):76–83; [cited 2019 May 22]. Available from: https://www.sciencedirect.com/science/article/pii/S0007091217312436.
46. Nascimento B, Callum J, Tien H, Peng H, Rizoli S, Karanicolas P, et al. Fibrinogen in the initial resuscitation of severe trauma (FiiRST): a randomized feasibility trial. Br J Anaesth [Internet]. 2016;117(6):775–82; [cited 2019 May 22]. Available from: https://www.sciencedirect.com/science/article/pii/S0007091217372008
47. Murdock AD, Berséus O, Hervig T, Strandenes G, Lunde TH. Whole blood: the future of traumatic hemorrhagic shock resuscitation. Shock [Internet]. 2014;41:62–9; [cited 2019 May 22]. Available from: http://www.ncbi.nlm.nih.gov/pubmed/24662782.
48. Nessen SC, Eastridge BJ, Cronk D, Craig RM, Berséus O, Ellison R, et al. Fresh whole blood use by forward surgical teams in Afghanistan is associated with improved survival compared to component therapy without platelets. Transfusion [Internet]. 2013;53(Suppl 1):107S–13S; [cited 2019 May 22]. Available from: http://doi.wiley.com/10.1111/trf.12044.
49. Foster JC, Sappenfield JW, Smith RS, Kiley SP. Initiation and termination of massive transfusion protocols. Anesth Analg [Internet]. 2017;125(6):2045–55; [cited 2019 Mar 25]. Available from: http://insights.ovid.com/crossref?an=00000539-201712000-00034.
50. Smith MC, Bauer AM, Pivalizza EG, Tanaka K, Boral L, Shander A, et al. Massive Transfusion ProtocoL (MTP) for hemorrhagic shock ASA Committee on Blood Management. 2012;1–11.
51. Cotton BA, Dossett LA, Haut ER, Shafi S, Nunez TC, Au BK, et al. Multicenter validation of a simplified score to predict massive transfusion in trauma. J Trauma [Internet]. 2010;69(Suppl 1):S33–9; [cited 2019 May 24]. Available from: https://insights.ovid.com/crossref?an=00005373-201007001-00006
52. Spahn DR, Bouillon B, Cerny V, Duranteau J, Filipescu D, Hunt BJ, et al. The European guideline on management of major bleeding and coagulopathy following trauma: fifth edition. Crit Care [Internet]. 2019;23(1):98; [cited 2019 May 21]. Available from: http://www.ncbi.nlm.nih.gov/pubmed/30917843.
53. Olaussen A, Blackburn T, Mitra B, Fitzgerald M. Review article: shock index for prediction of critical bleeding post-trauma: a systematic review. Emerg Med Australas [Internet]. 2014;26(3):223–8; [cited 2019 May 21]. Available from: http://doi.wiley.com/10.1111/1742-6723.12232.
54. El-Menyar A, Goyal P, Tilley E, Latifi R. The clinical utility of shock index to predict the need for blood transfusion and outcomes in trauma. J Surg Res [Internet]. 2018;227:52–9; [cited 2019 May 21]. Available from: https://linkinghub.elsevier.com/retrieve/pii/S0022480418300994.
55. Paladino L, Subramanian RA, Nabors S, Sinert R. The utility of shock index in differentiating major from minor injury. Eur J Emerg Med [Internet]. 2011;18(2):94–8; [cited 2019 May 28]. Available from: http://content.wkhealth.com/linkback/openurl?sid=WKPTLP:landingpage&an=00063110-201104000-00008.
56. Janelle GM, Shore-Lesserson L, Smith CE, Levy JH, Shander A. What is the PROPPR transfusion strategy in trauma resuscitation? Anesth Analg [Internet]. 2016;122(4):1216–9; [cited 2019 May 14]. Available from: http://www.ncbi.nlm.nih.gov/pubmed/26991624.
57. Yuan S, Ferrell C, Chandler WL. Comparing the prothrombin time INR versus the APTT to evaluate the coagulopathy of acute trauma. Thromb Res [Internet]. 2007;120(1):29–37; [cited 2019 May 28]. Available from: https://linkinghub.elsevier.com/retrieve/pii/S004938480600243X
58. Spiezia L, Radu C, Marchioro P, Bertini D, Rossetto V, Castelli M, et al. Peculiar whole blood rotation thromboelastometry (Rotem) profile in 40 sideropenic anaemia patients. Thromb Haemost [Internet]. 2008;100(6):1106–10; [cited 2019 May 22]. Available from: http://www.ncbi.nlm.nih.gov/pubmed/19132237.
59. McCullough J. Chapter 12: Transfusion therapy in specific clinical situations. In: Transfusion medicine. 4th ed. West Sussex: Wiley; 2017. p. 304–59.
60. Chang R, Cardenas JC, Wade CE, Holcomb JB. Advances in the understanding of trauma-induced coagulopathy. Blood [Internet]. 2016;128(8):1043–9; [cited 2019 May 22]. Available from: http://www.ncbi.nlm.nih.gov/pubmed/27381903.
61. Sommer N, Schnüriger B, Candinas D, Haltmeier T. Massive transfusion protocols in nontrauma patients. J Trauma Acute Care Surg [Internet]. 2019;86(3):493–504; [cited 2019 May 11]. Available

from: http://www.ncbi.nlm.nih.gov/pubmed/30376535.

62. Patel EU, Ness PM, Marshall CE, Gniadek T, Efron DT, Miller PM, et al. Blood product utilization among trauma and non-trauma massive transfusion protocols at an Urban Academic Medical Center. Anesth Analg [Internet]. 2017;125(3):967–74; [cited 2019 Apr 8]. Available from: http://www.ncbi.nlm.nih.gov/pubmed/28719428.
63. Tune B. Utilization of a massive transfusion protocol during liver lobe resection: a case report [Internet]. AANA J. 2012;80:174; [cited 2019 May 16]. Available from: www.aana.com/aanajournalonline.
64. Ball CG, Dente CJ, Shaz B, Wyrzykowski AD, Nicholas JM, Kirkpatrick AW, et al. The impact of a massive transfusion protocol (1:1:1) on major hepatic injuries: does it increase abdominal wall closure rates? Can J Surg [Internet]. 2013;56(5):E128–34; [cited 2019 May 16]. Available from: http://www.ncbi.nlm.nih.gov/pubmed/24067528.
65. Steiner ME, Assmann SF, Levy JH, Marshall J, Pulkrabek S, Sloan SR, et al. Addressing the question of the effect of RBC storage on clinical outcomes: The Red Cell Storage Duration Study (RECESS) (Section 7). Transfus Apher Sci [Internet]. 2010;43(1):107–16; [cited 2019 May 23]. Available from: http://www.ncbi.nlm.nih.gov/pubmed/20655807.
66. Delaney M, Stark PC, Suh M, Triulzi DJ, Hess JR, Steiner ME, et al. Massive transfusion in cardiac surgery: the impact of blood component ratios on clinical outcomes and survival. Anesth Analg [Internet]. 2017;124(6):1777–82; [cited 2019 Mar 25]. Available from: http://www.ncbi.nlm.nih.gov/pubmed/28333704.
67. Petrou A, Tzimas P, Siminelakis S. Massive bleeding in cardiac surgery. Definitions, predictors and challenges. Hippokratia [Internet]. 2016;20(3):179–86; [cited 2019 May 16]. Available from: http://www.ncbi.nlm.nih.gov/pubmed/29097882.
68. Muirhead B, ADH W. Massive hemorrhage and transfusion in the operating room. Can J Anaesth [Internet]. 2017;64(9):962–78; [cited 2019 May 6]. Available from: http://link.springer.com/10.1007/s12630-017-0925-x.
69. O'Brien KL, Shainker SA, Lockhart EL. Transfusion management of obstetric hemorrhage. Transfus Med Rev [Internet]. 2018;32(4):249–55; [cited 2019 Mar 25]. Available from: https://www-sciencedirect-com.ezproxy2.library.drexel.edu/science/article/pii/S0887796318300130.
70. California Maternal Quality Care Collaborative. OB Hem Appendix D: sample massive transfusion protocol California Maternal Quality Care Collaborative [Internet]. [cited 2019 May 24]. Available from: https://www.cmqcc.org/resource/ob-hem-appendix-d-sample-massive-transfusion-protocol.
71. Charbit B, Mandelbrot L, Samain E, Baron G, Haddaoui B, Keita H, et al. The decrease of fibrinogen is an early predictor of the severity of postpartum hemorrhage. J Thromb Haemost [Internet]. 2007;5(2):266–73; [cited 2019 May 24]. Available from: http://doi.wiley.com/10.1111/j.1538-7836.2007.02297.x.
72. Royal College of Obstetricians and Gynaecologists. Postpartum haemorrhage, prevention and management (Green-top Guideline No. 52) [Internet]. 2016 [cited 2019 May 29]. p. Green-top Guidance No. 52. Available from: https://www.rcog.org.uk/en/guidelines-research-services/guidelines/gtg52/.
73. Kruithof EK, Tran-Thang C, Gudinchet A, Hauert J, Nicoloso G, Genton C, et al. Fibrinolysis in pregnancy: a study of plasminogen activator inhibitors. Blood [Internet]. 1987;69(2):460–6; [cited 2019 May 24]. Available from: http://www.ncbi.nlm.nih.gov/pubmed/2432970.
74. WOMAN Trial Collaborators H, Roberts I, Fawole B, Chaudhri R, El-Sheikh M, Akintan A, et al. Effect of early tranexamic acid administration on mortality, hysterectomy, and other morbidities in women with post-partum haemorrhage (WOMAN): an international, randomised, double-blind, placebo-controlled trial. Lancet (London, England) [Internet]. 2017;389(10084):2105–16; [cited 2019 May 24]. Available from: http://www.ncbi.nlm.nih.gov/pubmed/28456509.
75. Dressler AM, Finck CM, Carroll CL, Bonanni CC, Spinella PC. Use of a massive transfusion protocol with hemostatic resuscitation for severe intraoperative bleeding in a child. J Pediatr Surg [Internet]. 2010;45(7):1530–3; [cited 2019 May 16]. Available from: http://www.ncbi.nlm.nih.gov/pubmed/20638538.
76. Dehmer JJ, Adamson WT. Massive transfusion and blood product use in the pediatric trauma patient. Semin Pediatr Surg [Internet]. 2010;19(4):286–91; [cited 2019 May 29]. Available from: http://www.ncbi.nlm.nih.gov/pubmed/20889085.
77. Riskin DJ, Tsai TC, Riskin L, Hernandez-Boussard T, Purtill M, Maggio PM, et al. Massive transfusion protocols: the role of aggressive resuscitation versus product ratio in mortality reduction. J Am Coll Surg [Internet]. 2009;209(2):198–205; [cited 2019 May 11]. Available from: https://linkinghub.elsevier.com/retrieve/pii/S1072751509004670.
78. Cotton BA, Gunter OL, Isbell J, Au BK, Robertson AM, Morris JA, et al. Damage control hematology: the impact of a trauma exsanguination protocol on survival and blood product utilization. J Trauma Inj Infect Crit Care [Internet]. 2008;64(5):1177–83; [cited 2019 May 19]. Available from: http://www.ncbi.nlm.nih.gov/pubmed/18469638.
79. Bawazeer M, Ahmed N, Izadi H, McFarlan A, Nathens A, Pavenski K. Compliance with a massive transfusion protocol (MTP) impacts patient outcome. Injury [Internet]. 2015;46(1):21–8; [cited 2019 May 9]. Available from: https://linkinghub.elsevier.com/retrieve/pii/S0020138314004604.
80. Iqbal U, Sanders J, Yang L, Li M, Zebrower M, Liu H. Massive perioperative hemorrhage: considerations in clinical management. In: Catastrophic perioperative complications and management [Internet]. Cham: Springer International Publishing; 2019. p. 133–49; [cited 2019 May 29]. Available from: http://link.springer.com/10.1007/978-3-319-96125-5_10.
81. Bolliger D, Görlinger K, Tanaka KA. Pathophysiology and treatment of coagulopathy in massive hemorrhage and hemodilution. Anesthesiology [Internet]. 2010;113(5):1205–19; [cited 2019 May 22]. Available from: http://anesthesiology.pubs.asahq.org/Article.aspx?doi=10.1097/ALN.0b013e3181f22b5a
82. Weber CF, Zacharowski K. Perioperative point of care coagulation testing. Dtsch Aerzteblatt Online [Internet]. 2012; [cited 2019 May 22]. Available from: https://www.aerzteblatt.de/10.3238/arztebl.2012.0369.

辅助凝血的新生物制剂 9

Liang Huang，Christopher Hoffman，Lin Chen，Henry Liu
殷娜 译 李金宝 审校

1. 引言

出血可能导致发病率和死亡率明显增加。发生出血是由于外伤或某些基础疾病导致血管完整性破坏。细胞损伤和器官功能障碍是一个复杂的过程，取决于出血和低灌注的持续时间和发生速度[1]。尽管存在诸多输血相关潜在风险，但这些患者通常需要输血治疗[2]。与输血有关的风险可能包括：丙型和乙型肝炎、人类免疫缺陷病毒（human immunodeficiency virus，HIV）、克-雅病（Creutzfeldt-Jakob disease）、西尼罗病毒（West Nile virus）、巨细胞病毒等传染性疾病；细菌感染；过敏反应，其症状包括呼吸困难、发热、寒战、眩晕、发汗、心动过速、低血压或血流动力学不稳定；输血后 6 小时内可发生输血相关的急性肺损伤（transfusion-related acute lung injury，TRALI），可导致非心源性肺水肿[3]；急性免疫性溶血反应发生于受血者输血后 24 h 以上产生针对献血者细胞抗体时；当供体淋巴细胞攻击受体抗原时导致输血相关移植物抗宿主病；当患者接受大量输血时会出现铁过载，导致铁积累使肝脏、心脏、胰腺和睾丸受损；是由于对供体血液中的白细胞产生反应而引起急性或迟发性发热反应[2-3]。输血相关的风险和并发症将在本书的其他章节中详细讨论。

外科医生在手术室常用的止血方法包括直接加压、缝合结扎和烧灼。在过去的几十年中，已经开发出更新型的静脉内用药的药剂和局部止血剂，旨在通过提供血管外基质或血管内凝血级联成分来促进止血。外用止血敷料可用于包括战伤或腹股沟或腋窝等连接部位出血等紧急止血。本章旨在根据临床情况、手术方案和凝血状态来回顾和总结新开发的止血药物。

2. 局部止血剂

局部止血剂被用以改善术中或术后的止血效果的辅助措施，见表 9.1[4]。生物局部止血剂包括活性剂或黏合剂、机械止血剂和密封剂。活性剂包含纤维蛋白原和凝血酶，可主动触发凝血级联反应和纤维蛋白凝块形成[5-6]。这些药物对凝血障碍患者特别有用。它们以液体形式（纤维蛋白胶）单独使用[7-8]或与胶原蛋白（纤维蛋白贴剂）[9-11]联合使用。有

表 9.1 局部止血剂的分类[4]

分类	类别	品牌
局部活性剂	基于纤维蛋白的活性黏合剂和纤维蛋白贴剂	Tiesseel，Evicel，Tachosil
	基于凝血酶的局部止血剂	Thrombin JMI，Evithrom
	混合的可流动明胶和凝血酶或基于胶原蛋白的局部止血剂	Floseal，Surgiflo，Vitagel，Tachosil
局部机械止血药	氧化纤维素	Surgicel，Nu-Knit，Surgicel Fibrillar
	基于明胶的机械止血剂	Gelfilm surgifoam and Gelfcam
	基于牛胶原蛋白的机械止血剂	Avitene，Avitene，Ultrafoam，UltraWrap，Instat，Helitene，andHelistat
	基于多糖的机械止血剂	Arista，Hemostase，Vitasure
局部合成止血剂	氰基丙烯酸酯	Dermabond
	聚乙二醇水凝胶	CoSeal
	戊二醛交联白蛋白	BioGlue
	合成局部止血纳米分子	

时，由于这些药物的止血和封闭作用而被称为黏附止血剂[12-15]。机械止血剂含猪明胶[16]、氧化纤维素[17]、牛胶原蛋白[18]和植物来源的多糖球[19]。这类产品促进血小板活化和聚集，在出血部位形成凝血基质。这类药物被称为被动止血剂，因为都是通过增强凝血系统的功能以达到止血效果。密封剂通常为低黏度液体制剂，通过聚合作用形成固体膜连接组织表面[20-23]。这些密封剂可分为合成类（例如氰基丙烯酸酯和聚乙二醇-PEG密封剂）[24-26]和半合成类（例如戊二醛白蛋白衍生的密封剂）[27-28]。快速发展的纳米技术也被用于自组装环肽纳米管和壳聚糖纳米纤维等产品中。

3. 静脉止血剂

血液制品（如新鲜冷冻血浆、冷沉淀、血小板）和重组凝血因子（NovoSeven，诺其）是静脉止血剂，可用于纠正因大量失血引起的凝血障碍患者的凝血功能[29]。生物制剂存在局限性，包括免疫原性和病毒传播风险、特殊的储存条件、保质期短和生产制造工艺复杂。因此，合成静脉内止血剂更具青睐。合成静脉止血剂的一个主要优点是可以通过改变合成聚合物和聚合物纳米粒子的物理和化学性质以满足临床应用。这些制剂与生物制品相比，制造工艺相对简单，保质期更长。可通过静脉注射合成止血剂来治疗无法触及的损伤部位出血[30]。

表9.2总结了通过纤维蛋白形成和交联促进血液凝结的产品。新开发的血小板替代物可以使用修饰的脂质体和聚乳酸-羟基乙酸（PLGA）纳米颗粒等药物载体，以模拟血小板特性[30]。血小板样分子

表9.2 静脉止血药

1 静脉纤维蛋白类药物	1.1 人造血小板
	1.2 纤维蛋白结合微凝胶颗粒
2 血小板衍生剂	
3 脂质体血小板替代品	
4 聚合物纳米颗粒	
5 氨甲环酸（TXA）	
6 重组因子Ⅶa（rFⅦa）	
7 抑肽酶	

是通过合成聚乳酸-羟基乙酸共聚物交联多聚赖氨酸（PLGA-PLL）和具有RGD肽（Arg-Gly-Asp）功能末端的聚乙二醇（PEG）等分子核制备而成[31]。其他纳米颗粒则使用聚乳酸（PLA）核代替PLGA[31]。

包被不同部分的合成脂质体纳米颗粒在出血模型中被证实能改善止血作用[32-33]。血小板样纳米颗粒（platelet-like nanoparticle，PLN）是另一种更接近人体血小板功能的产品[34]。PLN周围由聚烯丙胺盐酸盐和牛血清白蛋白（PAH/BSA）双分子层组成，提供了一个可连接胶原结合肽（CBP）、vWF结合肽（VBP）和纤维蛋白原模拟肽（FMP）的柔性壳。这些颗粒的可变形性模仿血小板的延展性，允许它们在纤维蛋白基质中移动和扩散，并形成血凝块的收缩。一种被称为PolySTAT的分子最近被开发用于交联纤维蛋白和延迟纤维蛋白溶解[30]。

3.1 静脉纤维蛋白止血剂

以纤维蛋白为基础的静脉止血剂通常针对血小板血栓形成下游的凝血阶段。增强后期止血取决于最初的内源性凝血，并可避免不必要的血栓形成活动。当血小板通过GPⅠbα和GPⅠa-Ⅱa/GPⅥ与血管性血友病因子（von Willebrand factor）和胶原的结合而黏附在内皮下基质上时，凝血过程就始于止血过程中最初血小板栓子形成。多个血小板与同一纤维蛋白原分子结合导致血小板聚集。然后在继发止血过程中形成纤维蛋白，局部激活的凝血酶将循环的纤维蛋白原切割成纤维蛋白单体形成原纤维，然后形成纤维蛋白纤维。这些纤维蛋白纤维形成网状，散布在血小板血栓复合物中得以止血[35]。

3.2 人造血小板

纤维蛋白原和RGD肽包裹的微粒可作为人造血小板发挥作用。在血小板活化过程中，血小板表面整联蛋白GPⅡb-Ⅲa的构象变化使其能够与纤维蛋白原中三个肽域（RGD基序：RGDF、RGDS；H12序列）中的任何一个结合[36]。

商业血小板替代品最初是通过将纤维蛋白原偶联到血小板和红细胞表面，并在表面显示含有RGD的肽[37-38]。当将其用于血小板减少症的大鼠时，可

以使血小板聚集增强。将吸附有纤维蛋白原的人白蛋白微囊（市场上称为合成细胞）用于治疗兔严重血小板减少症模型时，发现出血时间得以改善[39]。

纯化的纤维蛋白原增加了感染风险。为了规避这一风险，出现了带有 RGD 序列的纤维蛋白原模拟肽的红细胞。RGD 肽是 GPⅡb-Ⅲa 的结合位点，比纤维蛋白原分子小。因此，与纤维蛋白原修饰的红细胞（每个红细胞约 58 个纤维蛋白原）相比，红细胞可以产生更多的 RGD 肽结合位点［每个红细胞约（0.5 ～ 1.5）$\times 10^6$ 个肽］[38]。这种产品被称为“血小板红细胞”，是肽在血小板工程中最早应用的代表之一。也有研究表明，血小板红细胞和合成细胞在有效减少出血和由此产生的不良免疫反应的风险方面无效[40]。其他的纳米工程制剂在动物模型中显示出有望通过局部和静脉给药实现止血[41]。

虽然这些止血剂可有效诱导血小板聚集，但将这些材料转化成临床应用中受到针对生物衍生成分可能的免疫反应的限制，难以扩大应用。

3.3　纤维蛋白结合微凝胶颗粒

超低交联（ULC）聚 N- 异丙基丙烯酰胺 - 丙烯酸（pNIPAm-AAc）微凝胶颗粒对纤维蛋白有较强亲和力。这些静脉内止血剂被称为血小板样颗粒（PLPs），具有高变形性，可以模拟继发性止血中的血小板延展性。这些 PLPs 已经在受伤的大鼠模型中进行了实验，发现在股静脉损伤的大鼠实验模型中可以将出血时间减半[42]。PLPs 还能增强纤维蛋白基质并促进伤口愈合。但是，当使用 PLPs 时，血凝块形成后凝块收缩会更快[43]。

3.4　血小板源性止血剂（PDHA）

创伤诱导的凝血病伴有严重出血导致血小板计数低和血小板功能障碍，需通过输注血小板进行平衡复苏[44]。新鲜血小板的保质期短，不到 1 周，这就凸显了开发新产品的必要性[45]。一种解决办法是设计类似血小板样静脉止血剂，作为加强止血的替代疗法。血小板源性止血剂（PDHA）是用脂质体或修饰的 PLGA 纳米颗粒制备的替代品，以获得血小板的大小、形状和弹性特征[46]，并具有类似血小板的止血功能[46]。为防止失血和休克而开发的冻干血小板始于 20 世纪 50 年代，通过冷冻干燥保存血小板以提供用于战伤的稳定的不溶性止血剂。通过交联剂固定可赋予血小板耐受冻干的能力，但也会导致功能丧失。50 年来对固定程序的不断改进，在一定程度上改善了基本的止血性能，其最终产品在动物模型中显示出有效性[47]。因固定过程可以杀死悬浮液中的病毒和细菌，冻干血小板是一种无菌输血产品。PDHA 可以用水重新水化，延长保质期并易于使用。

关于 PDHA 使用的研究结果好坏参半。猪出血模型在 60% 的动物中实现了止血[48]。然而，Macko 等在灵长类动物模型中使用冻干血小板，失血量并没有显著减少[49]。使用专有工艺的新一代 PDHA（商品名 Stasix）为将来的产品奠定了基础。但是，这种新一代的 PDHA 需要进一步评估疗效和剂量反应确定治疗剂量范围。Stasix 已在兔模型中进行了评估，但尚未显示出剂量依赖方式改善止血效果[46, 50]。在过渡到人体试验之前，有必要进一步完善新型 PDHA 的研究。

3.5　以脂质体为载体的静脉内血小板替代物

由于脂质体同时携带疏水性和亲水性分子，因此被认为是药物输送领域的一项关键技术。对聚合物表面的修饰可能提高其功能和延长在循环中的停留时间[51]。血小板样脂质体含有 15 种以上的血小板膜蛋白，包括 GPⅠb、GPⅡb-Ⅲa 和 GPⅥ/Ⅲ。血小板替代物可以通过配体（如 vWF 结合肽和胶原结合肽）进行功能化，以模拟血小板黏附。纤维蛋白原模拟肽（如 H12 和 RGD 肽）和 P- 选择蛋白表面物标记结合肽促进血小板聚集和血小板血栓形成。H12 靶向脂质体为基础的血小板也可提供 ADP 活化血小板[52]。

3.6　静脉聚合物纳米颗粒

止血纳米颗粒是最早合成的基于聚合物的血小板替代物之一，由 PLGA-PLL 共聚物核与带有 RGD 肽末端的冠状 PEG 臂结合而成[31]。RGD、RGDS

和 GRGDS 肽通过 PEG 连接体和侧翼残基相连。在实验模型中，PEG4600 连接体与 GRGDS 多肽的结合可使出血时间缩短一半，从而达到最大的血小板聚集和止血效果。在大鼠肝损伤模型中，静脉注射这些纳米粒可以减少失血[40]。

3.7 氨甲环酸

氨甲环酸（TXA）是赖氨酸的合成类似物，可阻断纤溶酶原的赖氨酸结合位点，从而起到抗纤溶剂的作用。静脉注射氨甲环酸可以减少心脏和创伤手术中出血和输血需求[53]。此类研究表明，如果在创伤后 3 小时内输注 TXA，出血风险显著降低。

3.8 重组因子Ⅶa（rFⅦa）

研究表明，在严重钝性创伤中使用重组因子Ⅶa（rFⅦa）可以减少所需的大量输血[54]。rFⅦa 降低了凝血功能障碍患者血液制品的使用率[55]。rFⅦa 的使用是否会降低出血性创伤的死亡率目前尚不清楚。

3.9 抑肽酶

抑肽酶是一种胰蛋白酶抑制剂，在反复进行的心脏手术中表现出有效的抗纤溶作用并减少失血量。1993 年，美国食品药品监督管理局（FDA）批准了它在心脏直视手术中的应用。然而，后来有报道称使用后可增加肾功能不全的风险[56-57]。其他试验发现，在接受高危心脏手术的患者中，抑肽酶与 TXA 或氨基己酸相比，30 天死亡率显著升高[58]。抑肽酶随后被完全撤出市场。后来的研究调查了在肝移植患者中使用抑肽酶与失血之间的关系，结果不一[59-60]。

最近的一项 Cochrane 系统综述分析了抑肽酶与对照组、TXA 与对照组、TXA 与抑肽酶的差异。没有发现在 60 天死亡率或血栓栓塞事件方面存在显著差异。尽管降低了输血量，抑肽酶并未带来任何与预后相关的益处[61]。目前的临床上仍然倾向于在存在纤溶的情况下使用 TXA。

4. 外用止血敷料

开发外用止血敷料是为了在战场上或严重创伤无法获得手术治疗紧急情况下阻止严重出血。在今天的战场上，严重出血仍然可能导致潜在幸存者高死亡率。止血敷料用于止血带不能有效止血的躯体连接部位（如腋下、腹股沟）的外部出血[62-65]。它们分为因子浓缩剂（沸石）、促凝剂（高岭土）和黏膜黏附剂（壳聚糖）[65-67]。它们以颗粒、粉末或绷带的形式呈现[68]。这些敷料可用于增加伤口组织中血小板、凝血因子和红细胞的局部浓度[69]。示例如表 9.3 所示。科技的进步造成创伤类型和严重程度变得复杂。军方和民间团体建议对无法使用止血带控制的严重出血，可院前使用外用止血剂。止血敷料用于院前救护已取得长足进步，并且升级了许多战术和常规救护指南。

4.1 纤维蛋白原止血敷料

这些是当前药物的极具吸引力的替代品，因为它们能在缺乏宿主凝血蛋白或尽管存在这些凝血因子但处于凝血病状态下（如体温过低）的情况下形成血凝块[70]。

4.2 沸石

沸石（zeolites）是可在自然界中找到的微孔结晶铝硅酸盐矿物。其结构以［SiO_4］$^{4-}$和［AlO_4］$^{5-}$

表 9.3 外用止血敷料

基于纤维蛋白原	鲑鱼凝血酶纤维蛋白原（STF）
沸石	QuikClot，高级凝血海绵，高级凝血海绵+
黏土基矿	
高岭土组	QuikClot 战斗纱布™（QCG），QuikClot 战斗纱布 XL，QuikClot 战斗纱布创伤垫，QuikClot 介入
蒙脱石	WoundStat 组
多聚糖和聚合电解质	Celox Gauze（CEG），Celox 快速（CR）纱布，ChitoGauze（HCG），HC ChitoFlex Pro

四面体单元为特征，通过共享氧原子配位。沸石具有笼状空腔，可容纳水分子和 Ca^{2+}、Na^{+}等正电荷离子。这些阳离子可以与生理溶液中的其他阳离子交换[71]。沸石含有三维结构，有助于水分子进出，同时保持刚性[72]。市售沸石商品有 QuikClot 粒状粉末和 Advanced Clotting Sponge（Z-MedicaCorporation，Wallingford，CT）。案例研究表明，QuikClot 可用于对多发枪伤和无法控制的盆腔出血的止血，这些出血不适合常规治疗[73]。

QuikClot 会增加伤口表面和周围组织的温度，并可能导致热损伤和坏死[74]。此外在出血部位清除 QuikClot 存在一定困难。2008 年军需目录中剔除了 QuikClot，但是 Advanced Clotting Sponge 和 Advanced Clotting Sponge plus 等新一代沸石止血剂已被 FDA 批准外用。据报道，对于不规则空洞和大量出血，Advanced Clotting Sponge 比 QuikClot 更有效。它也比 QuikClot 更易清除[69]。Advanced Clotting Sponge plus 引起的放热反应最小，且易于使用和清除。该产品对动脉出血效果欠佳，通常被第二代敷料（如黏土材料）代替。

4.3　黏土基止血剂

黏土矿物由四面体硅酸盐和八面体铝酸盐薄片组成[75]。根据四面体和八面体薄片的比例，这些黏土可分为 1∶1 和 2∶1 两类[75-76]。1∶1 黏土表示一个硅四面体层与一个铝八面体层（如高岭土）。2∶1 黏土由两个四面体薄片（例如蒙脱石）之间的一个八面体薄片组成。黏土具有热稳定性、小粒径、相对较大的表面积、明显的表面电荷和离子交换能力等特点。虽然沸石与黏土矿物相似（都是铝硅酸盐），但它们的结构不同。黏土矿物具有层状晶体结构，当水被清除和层间吸收时会收缩和膨胀[76]。

4.4　多聚糖与聚合电解质

最近推出了几种第三代基于壳聚糖的敷料作为补充剂或替代剂。壳聚糖是一种广泛应用于药物释放系统的生物聚合物，是一种独特的带正电多糖。它具有良好的生物相容性，生物降解性高，毒性小，生产成本低[77-78]。

壳多糖及其脱乙酰化的产物壳聚糖都具有一定的止血性能。壳多糖敷料的止血特性主要由于可以引起血管收缩及红细胞、凝血因子及血小板向损伤部位移动。因此，它们通过与红细胞和血小板的直接相互作用来产生止血。它们是凝血病患者止血的理想敷料，因为它们的止血机制不依赖于宿主凝血途径[77]。壳多糖敷料，例如快速部署止血剂（rapid deployment hemostat，RDH），可有效治疗较小的伤口[78]，并且在猪脾裂伤模型中的止血效果比纤维蛋白胶更快[79]。

壳聚糖敷料（市售名为 HemCon）含有来自贝类的壳聚糖，因此不建议对贝类过敏的患者使用。然而，研究显示贝类过敏患者在使用绷带期间没有不良反应[67]。壳聚糖的酸性（如 HemCon 绷带中的醋酸）使其能够破坏革兰氏阴性菌的细胞膜，这归因于其天然的强杀菌特性[80]。

输送系统通常由天然的基于生物聚合物的聚电解质复合物（polyelectrolyte complexes，PEC）构成，其由两种带相反电荷的生物聚合物之间的静电相互作用形成的。在兔肝出血模型中评估了使用羧甲基淀粉和壳聚糖低聚糖的 PECs 的作用。该研究表明，聚电解质复合物能显著激活和加速凝血级联反应，并显示出对金黄色葡萄球菌的抗菌活性（但对大肠杆菌无效）。此外，PECs 在兔肝模型中也显示出一定的组织相容性[81]。不同形式的基于壳聚糖的 PEC 药物输送系统（如纳米颗粒、微粒、珠粒、凝胶、薄膜和膜）已被开发用于各种特定应用。壳聚糖敷料可能是通过机械密封伤口并黏附周围组织发挥作用。HemCon 目前已被美国军方使用，并在军事和民用紧急医疗环境中证实具有止血的作用[82-83]。HemCon 需要实际操作培训。HemCon 的疗效取决于绷带的黏附性，而对于形状不规则的伤口需要切断绷带黏附于伤口。这在紧急情况下可能具有挑战性，因此需要培训和经验。

5. 小结

应用止血剂可显著降低出血的发病率和死亡率。各种局部和静脉药物可用于临床。大多数是局部应用的。出血的类型、药物的具体机制、患者的个体凝血状态以及临床医生的偏好可能决定哪种药物最适合使用。目前解决创伤或手术中出血的方法包括局部止血和输注血液制品或重组凝血因子以恢复凝血功能。局部止血剂仅限于治疗可触及的部位。生物衍生产品可能是有效的，但存在诸多限制，如保质期短、制造过程复杂以及周围组织受压的风险。合成的静脉止血剂可用于不易接近的伤口止血。已经使用脂质体和PLGA等纳米粒子开发了许多血小板替代物，并且模拟血小板边缘、变形和黏附到血管壁等功效。它们可以诱导血小板聚集和收缩。纤维蛋白已用于静脉止血药的研制，以稳定血栓结构。优化的物理颗粒性质和结合成分排列成一个血小板结构可能是未来静脉止血剂发展的重点。矿物质和聚醋酸纤维素等止血外用敷料与压迫对控制严重出血有一定的效果。在临床上可能会推荐使用基于高岭土的药物。

将来止血剂可能会被设计为对初级和继发性止血机制的同时干预，以增强和加快止血反应。

参考文献

1. Oklu R, Albadawi H, Jones JE, Yoo HJ, Watkins MT. Reduced hind limb ischemia-reperfusion injury in toll-like receptor-4 mutant mice is associated with decreased neutrophil extracellular traps. J Vasc Surg. 2013;58(6):1627–36.
2. Despotis GJ, Zhang L, Lublin DM. Transfusion risks and transfusion-related pro-inflammatory responses. Hematol Oncol Clin North Am. 2007;21(1):147–61.
3. Vamvakas EC, Blajchman MA. Transfusion-related mortality: the ongoing risks of allogeneic blood transfusion and the available strategies for their prevention. Blood. 2009;113(15):3406–17.
4. Chiara O, Cimbanassi S, Bellanova G, Chiarugi M, Mingoli A, Olivero G, et al. A systematic review on the use of topical hemostats in trauma and emergency surgery. BMC Surg. 2018;18(1):68. https://doi.org/10.1186/s12893-018-0398-z.
5. Dhillon S. Fibrin sealant (Evicel® [Quixil®/CrossealTM]): a review of its use as supportive treatment for haemostasis in surgery. Drugs. 2011;71(14):1893–915.
6. Echave M, Oyagüez I, Casado MA. Use of Floseal®, a human Gelatine-thrombin matrix sealant, in surgery: a systematic review. BMC Surg. 2014;14:111. https://doi.org/10.1186/1471-2482-14-111.
7. Saha SP, Muluk S, Schenk W 3rd, Dennis JW, Ploder B, Grigorian A, et al. A prospective randomized study comparing fibrin sealant to manual compression for the treatment of anastomotic suture-hole bleeding in expanded polytetrafluoroethylene grafts. J Vasc Surg. 2012;56(1):134–41.
8. Spotnitz WD. Fibrin sealant: the only approved hemostat, sealant, and adhesive-a laboratory and clinical perspective. ISRN Surg. 2014;2014:203943. https://doi.org/10.1155/2014/203943. eCollection 2014.
9. Colombo GL, Bettoni D, Di Matteo S, Grumi C, Molon C, Spinelli D, Mauro G, et al. Economic and outcomes consequences of TachoSil®: a systematic review. Vasc Health Risk Manag. 2014;10:569–75.
10. Genyk Y, Kato T, Pomposelli JJ, Wright JK Jr, Sher LS, Tetens V, et al. Fibrin sealant patch (TachoSil) vs oxidized regenerated cellulose patch (surgicel original) for the secondary treatment of local bleeding in patients undergoing hepatic resection: a randomized controlled trial. J Am Coll Surg. 2016;222(3):261–8.
11. Koea J, Baldwin P, Shen J, Patel B, Batiller J, Arnaud A, et al. Safety and hemostatic effectiveness of the fibrin pad for severe soft-tissue bleeding during abdominal, retroperitoneal, pelvic, and thoracic (non-Cardiac) surgery: A randomized, controlled, superiority trial. World J Surg. 2015;39(11):2663–9.
12. Cheng Y, Ye M, Xiong X, Peng S, Wu HM, Cheng N, et al. Fibrin sealants for the prevention of postoperative pancreatic fistula following pancreatic surgery. Cochrane Database Syst Rev. 2016;2:CD009621. https://doi.org/10.1002/14651858.CD009621.pub2. Review. Update in: Cochrane Database Syst Rev. 2018 6:CD009621.
13. Cormio L, Perrone A, Di Fino G, Ruocco N, De Siati M, de la Rosette J, et al. TachoSil ® sealed tubeless percutaneous nephrolithotomy to reduce urine leakage and bleeding: outcome of a randomized controlled study. J Urol. 2012;188(1):145–50.
14. Green AL, Arnaud A, Batiller J, Eljamel S, Gauld J, Jones P, et al. A multicentre, prospective, randomized, controlled study to evaluate the use of a fibrin sealant as an adjunct to sutured dural repair. Br J Neurosurg. 2015;29(1):11–7.
15. Kobayashi S, Takeda Y, Nakahira S, Tsujie M, Shimizu J, Miyamoto A, et al. Fibrin sealant with polyglycolic acid felt vs fibrinogen-based collagen fleece at the liver-cut surface for prevention of post-operative bile leakage and hemorrhage: a prospective, randomized, controlled study. J Am Coll Surg. 2016;222(1):59–64.
16. Ragusa R, Faggian G, Rungatscher A, Cugola D, Marcon A, Mazzucco A. Use of gelatin powder added to rifamycin versus bone wax in sternal wound hemostasis after cardiac surgery. Interact Cardiovasc Thorac Surg. 2007;6(1):52–5.
17. Wagenhäuser MU, Mulorz J, Ibing W, Simon F, Spin JM, Schelzig H, et al. Oxidized (non)-regenerated cellulose affects fundamental cellular processes of wound healing. Sci Rep. 2016;6:32238. https://doi.org/10.1038/srep32238.
18. Sabino L, Andreoni C, Faria EF, Ferreira PS, Paz AR, Kalil W, et al. Evaluation of renal defect healing, hemostasis, and urinary fistula after laparoscopic partial nephrectomy with oxidized cellulose. J Endourol. 2007;21(5):551–6.
19. Emmez H, Tonge M, Tokgoz N, Durdag E, Gonul I, Cevıker N. Radiological and histopathological comparison of microporous polysaccharide hemospheres and oxidized regenerated cellulose in the rabbit brain: a study of efficacy and safety. Turk Neurosurg. 2010;20(4):485–91.
20. Bruckner BA, Blau LN, Rodriguez L, Suarez EE, Ngo UQ, Reardon MJ, et al. Microporous polysaccharide hemosphere absorbable hemostat use in cardiothoracic surgical procedures. J Cardiothorac Surg. 2014;9:134. https://doi.org/10.1186/s13019-014-0134-4.
21. Imkamp F, Tolkach Y, Wolters M, Jutzi S, Kramer M, Herrmann T. Initial experiences with the Hemopatch® as a hemostatic agent in zero-ischemia partial nephrectomy. World J Urol. 2015;33(10):1527–34.
22. Lewis KM, Kuntze CE, Gulle H. Control of bleeding in surgical procedures: critical appraisal of HEMOPATCH (Sealing Hemostat). Med Devices (Auckl). 2015;9:1–10.
23. Xu D, Ren Z, Chen X, Zhuang Q, Sheng L, Li S. A randomized controlled trial on effects of different hemostatic sponges in posterior spinal fusion surgeries. BMC Surg. 2016;16(1):80.
24. Belletrutti PJ, Romagnuolo J, Hilsden RJ, Chen F, Kaplan B, Love J, et al. Endoscopic management of gastric varices: efficacy and outcomes of gluing with N-butyl-2-cyanoacrylate in a North American patient population. Can J Gastroenterol. 2008;22(11):931–6.
25. Dumville JC, Coulthard P, Worthington HV, Riley P, Patel N, Darcey J, et al. Tissue adhesives for closure of surgical incisions. Cochrane Database Syst Rev. 2014;(11):CD004287. https://doi.org/10.1002/14651858.CD004287.pub4.

26. Öllinger R, Mihaljevic AL, Schuhmacher C, Bektas H, Vondran F, Kleine M, et al. A multicentre, randomized clinical trial comparing the Veriset™ haemostatic patch with fibrin sealant for the management of bleeding during hepatic surgery. HPB (Oxford). 2013;15(7):548–58.
27. Miscusi M, Polli FM, Forcato S, Coman MA, Ricciardi L, Ramieri A, et al. The use of surgical sealants in the repair of dural tears during non-instrumented spinal surgery. Eur Spine J. 2014;23(8):1761–6.
28. Wright NM, Park J, Tew JM, Kim KD, Shaffrey ME, Cheng J, et al. Spinal sealant system provides better intraoperative watertight closure than standard of care during spinal surgery: a prospective, multicenter, randomized controlled study. Spine (Phila Pa 1976). 2015;40(8):505–13.
29. Spahn DR, Bouillon B, Cerny V, Coats TJ, Duranteau J, Fernández-Mondéjar E, et al. Management of bleeding and coagulopathy following major trauma: an updated European guideline. Crit Care. 2013;17(2):R76. https://doi.org/10.1186/cc12685.
30. Chan LW, White NJ, Pun SH. Synthetic strategies for engineering intravenous hemostats. Bioconjug Chem. 2015;26(7):1224–36.
31. Bertram JP, Williams CA, Robinson R, Segal SS, Flynn NT, Lavik EB. Intravenous hemostat: nanotechnology to halt bleeding. Sci Transl Med. 2009;1(11):11ra22.
32. Lashof-Sullivan MM, Shoffstall E, Atkins KT, Keane N, Bir C, VandeVord P, et al. Intravenously administered nanoparticles increase survival following blast trauma. Proc Natl Acad Sci U S A. 2014;111(28):10293–8.
33. Lashof-Sullivan M, Shoffstall A, Lavik E. Intravenous hemostats: challenges in translation to patients. Nanoscale. 2013;5(22):10719–28.
34. Anselmo AC, Modery-Pawlowski CL, Menegatti S, Kumar S, Vogus DR, Tian LL, et al. Platelet-like nanoparticles: mimicking shape, flexibility, and surface biology of platelets to target vascular injuries. ACS Nano. 2014;8(11):11243–53.
35. Lord ST. Molecular mechanisms affecting fibrin structure and stability. Arterioscler Thromb Vasc Biol. 2011;31(3):494–9.
36. Salsmann A, Schaffner-Reckinger E, Kabile F, Plançon S, Kieffer N. A new functional role of the fibrinogen RGD motif as the molecular switch that selectively triggers integrin alphaIIbbeta3-dependent RhoA activation during cell spreading. J Biol Chem. 2005;280(39):33610–9.
37. Agam G, Livne A. Passive participation of fixed platelets in aggregation facilitated by covalently bound fibrinogen. Blood. 1983;61(1):186–91.
38. Agam G, Livne AA. Erythrocytes with covalently bound fibrinogen as a cellular replacement for the treatment of thrombocytopenia. Eur J Clin Investig. 1992;22(2):105–12.
39. Davies AR, Judge HM, May JA, Glenn JR, Heptinstall S. Interactions of platelets with Synthocytes, a novel-platelet substitute. Platelets. 2002;13(4):197–205.
40. Shoffstall AJ, Atkins KT, Groynom RE, Varley ME, Everhart LM, Lashof-Sullivan MM, et al. Intravenous hemostatic nanoparticles increase survival following blunt trauma injury. Biomacromolecules. 2012;13(11):3850–7.
41. Annabi N, Tamayol A, Shin SR, Ghaemmaghami AM, Peppas NA, Khademhosseini A. Surgical materials: current challenges and nano-enabled solutions. Nano Today. 2014;9(5):574–89.
42. Brown AC, Stabenfeldt SE, Ahn B, Hannan RT, Dhada KS, Herman ES, et al. Ultrasoft microgels displaying emergent platelet-like behaviours. Nat Mater. 2014;13(12):1108–14.
43. Nandi S, Sproul EP, Nellenbach K, Erb M, Gaffney L, Freytes DO, et al. Platelet-like particles dynamically stiffen fibrin matrices and improve wound healing outcomes. Biomater Sci. 2019;7(2):669–82.
44. Saillant NN, Sims CA. Platelet dysfunction in injured patients. Mol Cell Ther. 2014;2:37. https://doi.org/10.1186/s40591-014-0037-8. eCollection 2014.
45. Dunbar NM, Dumont LJ, Szczepiorkowski ZM. How do we implement day 6 and day 7 platelets at a hospital-based transfusion service? Transfusion. 2016;56(6):1262–6.
46. Burdette AJ, Andrew Pratt G 3rd, Campagna MV, Sheppard FR. Evaluation of a new generation platelet-derived hemostatic agent in a rabbit thrombocytopenic model. Thromb Res. 2017;158:79–82.
47. Bode AP, Fischer TH. Lyophilized platelets: fifty years in the making. Artif Cells Blood Substit Immobil Biotechnol. 2007;35(1):125–33.
48. Hawksworth JS, Elster EA, Fryer D, Sheppard F, Morthole V, Krishnamurthy G, et al. Evaluation of lyophilized platelets as an infusible hemostatic agent in experimental non-compressible hemorrhage in swine. J Thromb Haemost. 2009;7(10):1663–71.
49. Macko AR, Crossland RF, Cap AP, Fryer DM, Mitchell TA, Pusateri AE, Sheppard FR. Control of severe intra-abdominal hemorrhage with an infusible platelet-derived hemostatic agent in a nonhuman primate (rhesus macaque) model. J Trauma Acute Care Surg. 2016;80(4):617–24.
50. Jy W, Johansen ME, Bidot C Jr, Horstman LL, Ahn YS. Red cell-derived microparticles (RMP) as haemostatic agent. Thromb Haemost. 2013;110(4):751–60.
51. Allen TM, Cullis PR. Liposomal drug delivery systems: from concept to clinical applications. Adv Drug Deliv Rev. 2013;65(1):36–48.
52. Okamura Y, Takeoka S, Eto K, Maekawa I, Fujie T, Maruyama H, Ikeda Y, Handa M. Development of fibrinogen gamma-chain peptide-coated, adenosine diphosphate-encapsulated liposomes as a synthetic platelet substitute. J Thromb Haemost. 2009;7(3):470–7.
53. Ramirez RJ, Spinella PC, Bochicchio GV. Tranexamic acid update in trauma. Crit Care Clin. 2017;33(1):85–99.
54. Khan AZ, Parry JM, Crowley WF, McAllen K, Davis AT, Bonnell BW, et al. Recombinant factor VIIa for the treatment of severe postoperative and traumatic hemorrhage. Am J Surg. 2005;189(3):331–4.
55. Martin JT, Alkhoury F, McIntosh BC, Fidler P, Schulz J. Recombinant factor VIIa: hemostatic adjunct in the coagulopathic burn patient. Eplasty. 2009;9:e27. PMID: 19649159.
56. Karkouti K, Beattie WS, Dattilo KM, McCluskey SA, Ghannam M, Hamdy A, et al. A propensity score case-control comparison of aprotinin and tranexamic acid in high-transfusion-risk cardiac surgery. Transfusion. 2006;46(3):327–38.
57. Mangano DT, Tudor IC, Dietzel C, Multicenter Study of Perioperative Ischemia Research Group, Ischemia Research and Education Foundation. The risk associated with aprotinin in cardiac surgery. N Engl J Med. 2006;354(4):353–65.
58. Fergusson DA, Hébert PC, Mazer CD, Fremes S, MacAdams C, Murkin JM, et al. A comparison of aprotinin and lysine analogues in high-risk cardiac surgery. N Engl J Med. 2008;358(22):2319–31.
59. Schofield N, Sugavanam A, Thompson K, Mallett SV. No increase in blood transfusions during liver transplantation since the withdrawal of aprotinin. Liver Transpl. 2014;20(5):584–90.
60. Trzebicki J, Kosieradzki M, Flakiewicz E, Kuzminska G, Wasiak D, Pacholczyk M, et al. Detrimental effect of aprotinin ban on amount of blood loss during liver transplantation: single-center experience. Transplant Proc. 2011;43(5):1725–7.
61. Gurusamy KS, Li J, Vaughan J, Sharma D, Davidson BR. Cardiopulmonary interventions to decrease blood loss and blood transfusion requirements for liver resection. Cochrane Database Syst Rev. 2012;5:CD007338. https://doi.org/10.1002/14651858.CD007338.pub3.
62. Bulger EM, Snyder D, Schoelles K, Gotschall C, Dawson D, Lang E, et al. An evidence-based prehospital guideline for external hemorrhage control: American College of Surgeons Committee on Trauma. Prehosp Emerg Care. 2014;18(2):163–73.
63. Te Grotenhuis R, van Grunsven PM, Heutz WM, Tan EC. Prehospital use of hemostatic dressings in emergency medical services in the Netherlands: a prospective study of 66 cases. Injury. 2016;47(5):1007–11.

64. Jacobs LM, Rotondo M, McSwain N, Wade DS, Fabbri WP, Eastman A, et al. Joint committee to create a national policy to enhance survivability from mass casualty shooting events: Hartford Consensus II. Conn Med. 2014;78(1):5–8.
65. Shina A, Lipsky AM, Nadler R, Levi M, Benov A, Ran Y, et al. Prehospital use of hemostatic dressings by the Israel Defense Forces Medical Corps: a case series of 122 patients. J Trauma Acute Care Surg. 2015;79(4 Suppl 2):S204–9.
66. Rhee P, Brown C, Martin M, Salim A, Plurad D, Green D, et al. QuikClot use in trauma for hemorrhage control: case series of 103 documented uses. J Trauma. 2008;64(4):1093–9.
67. Waibel KH, Haney B, Moore M, Whisman B, Gomez R. Safety of chitosan bandages in shellfish allergic patients. Mil Med. 2011;176(10):1153–6.
68. Kheirabadi BS, Mace JE, Terrazas IB, Fedyk CG, Estep JS, Dubick MA, et al. Safety evaluation of new hemostatic agents, smectite granules, and kaolin-coated gauze in a vascular injury wound model in swine. J Trauma. 2010;68(2):269–78.
69. Achneck HE, Sileshi B, Jamiolkowski RM, Albala DM, Shapiro ML, Lawson JH. A comprehensive review of topical hemostatic agents: efficacy and recommendations for use. Ann Surg. 2010;251(2):217–28. https://doi.org/10.1097/SLA.0b013e3181c3bcca.
70. Grissom TE, Fang R. Topical hemostatic agents and dressings in the prehospital setting. Curr Opin Anaesthesiol. 2015;28(2):210–6.
71. Mortazavi SM, Atefi A, Roshan-Shomal P, Raadpey N, Mortazavi G. Development of a novel mineral-based haemostatic agent consisting of a combination of bentonite and zeolite minerals. J Ayub Med Coll Abbottabad. 2009;21(1):3–7.
72. Pourshahrestani S, Zeimaran E, Djordjevic I, Kadri NA, Towler MR. Inorganic hemostats: the state-of-the-art and recent advances. Mater Sci Eng C Mater Biol Appl. 2016;58:1255–68.
73. Shanmugam V, Robinson MH. Case report of uncontrollable pelvic bleeding--managed by a previously unreported method (QuikClot). Color Dis. 2009;11(2):221–2.
74. Wright JK, Kalns J, Wolf EA, Traweek F, Schwarz S, Loeffler CK, et al. Thermal injury resulting from application of a granular mineral hemostatic agent. J Trauma. 2004;57(2):224–30.
75. Rosales-Landeros C, Barrera-Díaz CE, Bilyeu B, Guerrero VV, Núñez FU. A review on Cr(VI) adsorption using inorganic materials. Am J Anal Chem. 2013;4:8–16.
76. Williams LB, Haydel SE. Evaluation of the medicinal use of clay minerals as antibacterial agents. Int Geol Rev. 2010;52(7/8):745–70.
77. Khan MA, Mujahid M. A review on recent advances in chitosan-based composite for hemostatic dressings. Int J Biol Macromol. 2019;124:138–47.
78. Kulling D, Vournakis JN, Woo S, Demcheva MV, Tagge DU, Rios G, et al. Endoscopic injection of bleeding esophageal varices with a poly-N-acetyl glucosamine gel formulation in the canine portal hypertension model. Gastrointest Endosc. 1999;49(6):764–71.
79. Chan MW, Schwaitzberg SD, Demcheva M, Vournakis J, Finkielsztein S, Connolly RJ. Comparison of poly-N-acetyl glucosamine (P-GlcNAc) with absorbable collagen (Actifoam), and fibrin sealant (Bolheal) for achieving hemostasis in a swine model of splenic hemorrhage. J Trauma. 2000;48(3):454–7; discussion 457-8.
80. Tsai GJ, Su WH. Antibacterial activity of shrimp chitosan against Escherichia coli. J Food Prot. 1999;62(3):239–43.
81. Chen X, Yan Y, Li H, Wang X, Tang S, Li Q, et al. Evaluation of absorbable hemostatic agents of polyelectrolyte complexes using carboxymethyl starch and chitosan oligosaccharide both in vitro and in vivo. Biomater Sci. 2018;6(12):3332–44.
82. Wedmore I, McManus JG, Pusateri AE, Holcomb JB. A special report on the chitosan-based hemostatic dressing: experience in current combat operations. J Trauma. 2006;60(3):655–8.
83. Brown MA, Daya MR, Worley JA. Experience with chitosan dressings in a civilian EMS system. J Emerg Med. 2009;37(1):1–7.

影响止血的草药 10

Craig Lilie，Phillip Morris，J. Clint Tippett
孙振朕　译　刘珊珊　审校

英文缩写

AA	Arachidonic Acid	花生四烯酸
ADP	Adenosine Diphosphate	二磷酸腺苷
aPTT	Activated Partial Thromboplastin Time	活化部分凝血活酶时间
CAM	Complementary and Alternative Medicine	补充和替代医学
CBD	Cannabidiol	大麻二酚
CBN	Cannabinol	大麻酚
COX	Cyclooxygenase	环氧合酶
FDA	Food and Drug Administration	美国食品药品监督管理局
INR	International Normalized Ratio	国际标准化比值
NO	Nitric Oxide	一氧化氮
NSAIDS	Nonsteroidal Anti-inflammatory Drugs	非甾体抗炎药
PAF	Platelet-Activating Factor	血小板活化因子
PAI-1	Plasminogen Activator Inhibitor-1	纤溶酶原激活剂抑制物 -1
PT	Prothrombin Time	凝血酶原时间
PTT	Partial Thromboplastin Time	部分凝血活酶时间
THC	Tetrahydrocannabinol	四氢大麻酚

1. 背景

人类用天然植物治疗疾病这一行为可以追溯到大约 5000 年前，跨越了地域上不同的文明和遗迹，沉淀于今天的多种文化中。据世界卫生组织数据，大约 80% 的世界人口仍在使用传统医学，主要包括植物及其成分[1]。据称这些天然物质的传统疗效涵盖面广泛，包括发热、心血管疾病、胃肠道疾病、疼痛和创伤[2]。如今，营养品和草药制剂已经成为人们自我治疗身体不适的普遍选择，在美国，过去几十年中使用量稳步增加[3]。营养品作为补充和替代医学（Complementary and Alternative Medicine，CAM）的一个组成部分，是公认常规之外的做法。CAM 通常不在美国或英国的医学院校教授，也不在医院应用[4]。CAM 疗法还包括顺势疗法制剂、脊柱推拿、按摩、针灸、冥想和祈祷[5]，这些不在本章范围内。营养品和草药制剂常以天然制剂或顺势疗法作为推销手段，为人们自我改善健康状况提供了机会。因此，这些具有药理活性的产品通常被消费者认为是低风险的，从而解释了使用情况反馈少、使用未经专家咨询以及与其他药物同时使用（可能存在相互作用）的现象。

近年来，草药膳食制剂的销售额持续上升，2017 年在美国超过 80 亿美元。与单一制剂相比，草药的复方制剂占销售额的41.1%[6]。草药制造拥有全球600亿美元的产业[7]。约有3800万美国人（占人口的18.9%）使用草药或其他天然制剂，但只有1/3的人将此事告诉了他们的医师[8]。草药制剂和营养品的销售增长趋势、美国食品药品监督管理局（Food and Drug Administration，FDA）的不同监管规则以及每种制剂的潜在复杂性，要求医师对这些物质及其潜在的围手术期影响有所认识。

尽管草药制剂使用普遍，但是支持这些药理活性物质在临床上的应用提高了发病率和死亡率的高质量证据仍然相对缺乏。而所谓的以进一步提高对这些疗法风险相关知识体系认知的高质量临床研究代价昂贵并难以实施，尤其是业界所追求的随机、安慰剂对照试验缺乏财政支持[5]。大量关于草药制剂安全性的可用文献依赖于离体研究、在体动物实验和临床病例报告。而病例报告本身的结论可能存在一定的局限性，因为人们通常摄入一种以上的草药制剂[9-10]。

对营养品和草药制剂业的管控是保护消费者免于遭受药物潜在副反应以及确保正规销售和标识所必需的。FDA目前对膳食补充制剂的规定主要是由1994年通过的《膳食补充制剂健康和教育法》界定的。认为膳食补充制剂视作食品，而减少了上市和销售前所需的监管审查和科学评估。要求任何膳食添加物或成分必须是纯净和正确识别的，并声明如果制造商违反了这一规定，FDA有责任采取行动。2006年通过后续法规要求制造商在接到消费者严重不良事件反馈后15天内通报FDA。此外，2007年通过的优质生产规范标准旨在确保所售制剂质量，包括成分的准确性、无污染物和正确标识，与其他食品和药品的监管条例有所不同[11-12]。尽管如此，草药和膳食补充制剂行业缺乏生产强制规范化，因此不同制造商的产品存在差异[13]。理想情况下，草药制剂的包装上应标明其纯度、精确的剂量、无杂质。文献中已经报道了满足这些要求的尝试。在一项研究中，只有83.8%的银杏叶制剂中可检测到银杏叶成分[14]。此外，现已证明草药制剂中的杂质会对使用者造成伤害[15-16]。因此，确保这些制剂的安全性具有一贯的重要性，新技术亦被用以评估草药制剂的质量和效果[17-18]。国家卫生研究院国家补充和综合健康中心（原名“国家补充和替代医学中心”）资助了许多研究项目，探索补充和替代医学，改善消费者资讯和安全性[11]。

为了正确指导患者围手术期类似物质的摄入，首先要明确其用途。一项针对诊所患者的研究显示，只有21.3%的患者向医师透露了他们的草药制剂使用情况[19]。另一项针对日间手术的研究中，32%的患者承认使用了草药制剂，尽管进行常规术前评估，还是有70%的患者未告知医师[20]。因此，对于围手术期医师来说，询问营养品的使用和常规药物的使用一样至关重要。而草药通常是复方制剂，故术前评估时要求患者随身携带用药清单或者药品本身是谨慎的做法。最近的一项研究表明，在美国，1999年至2012年52%的成年人使用过营养品[3]。此外，一些特殊患者群体草药制剂持续使用率很高，包括老年人[21]、实质器官移植受者[11]、慢性疼痛患者[22]、乳腺癌和妇科癌症患者[23]、整容手术患者[10]和儿童唐氏综合征患者[24]（表10.1）。

超过90种膳食补充制剂可能具有抗血小板和抗凝的药效[13]。其中许多是最畅销的草药制剂，可能会增加围手术期出血的风险。这些制剂与其他药物可能通过抑制或诱导CYP450同工酶而发挥间接的相互作用，增加或降低患者抗凝药或抗血小板药的疗效。这些草药制剂甚至可能导致器官功能障碍从而增加出血的风险[25-26]。草药制剂引起的肝损伤具有多因性[26-27]。可表现为肝脏合成凝血因子受损而导致的单纯性凝血障碍，也可能表现为器官功能障碍的征象促使我们对肝功能障碍的原因进行调查。无论其机制如何，围手术期出血风险与使用营养品相关，必须意识到围手术期存在这一潜在风险。

表10.1 部分患者人群营养品使用率

人群	营养品使用率
老年人（62～85岁）	63.7%
肾脏、肝脏、肾脏/心脏联合移植受者	58%
慢性疼痛患者	52%
乳腺癌、卵巢癌患者	52%和45%
整形手术患者	49%
儿童唐氏综合征患者	49%

2. 草药和植物提取物

由于全球植物的多样性和人类多种文明的探索，

大量的草药被用于不同的医疗目的。目前，许多最常用的草药似乎不会导致出血倾向，在此不做讨论。根据可引起出血倾向和应用的广泛性，选择了以下草药制剂（表 10.2）。

表 10.2　草药制剂、复合维生素和非草药维生素制剂

制剂	市场用途 / 功效	抗凝 / 抗血小板作用	药物相互作用 / 其他
草药制剂			
穿心莲属 穿心莲	免疫刺激，抗病毒，抗菌，抗炎，抗肿瘤，抗糖尿病，抗疟，保肝，心血管疾病，不孕	抑制血小板活化因子（platelet-activating factor，PAF）诱导的血小板聚集	—
南非醉茄	抗关节炎，抗风湿，消炎	抑制血小板聚集	—
橄榄科乳香属 齿叶乳香树	骨关节炎，类风湿性关节炎，炎性肠病，哮喘	延长凝血酶原时间（PT）和活化部分凝血活酶时间（aPTT），抑制因子Ⅹa 和Ⅺa	—
菠萝蛋白酶 凤梨科植物	抗水肿，抗炎，抗血栓，溶解纤维蛋白	抑制二磷酸腺苷（ADP）诱导的血小板聚集，减少血小板内皮黏附，延长 PT 和部分凝血活酶时间（PTT）	化学性烧伤清创剂
大麻素 大麻属	多发性硬化，慢性疼痛，恶心 / 呕吐，其他	大麻酚（CBN）和四氢大麻酚（THC）抑制凝血酶诱导的血栓形成，延长凝血时间	大麻二酚（CBD）可能增加华法林浓度
蔓越莓 大果越橘	改善尿路感染、新陈代谢状况，抗氧化剂	成分复合物抑制血小板，没有数据支持蔓越莓汁本身抑制血小板	服用华法林患者的国际标准化比值（INR）升高
丹参 丹参注射液	动脉粥样硬化，高胆固醇血症，关节炎，失眠，月经不调	抑制 ADP 诱导的血小板聚集、血栓形成	显著增加华法林血浆浓度
南非钩麻	止痛药，解热药	抑制环氧合酶（COX）-1 和 COX-2	—
当归	痛经，调节月经，偏头痛，解痉药	抑制血小板聚集	可能增强华法林作用
夜来香 月见草油	消炎，女性健康	抗血小板作用，香豆素成分	可能增强华法林作用
葫芦巴 三角叶前粒	增加产奶量，抗糖尿病，抗癌，抗胆固醇，抗氧化，抗炎，抗菌，保肝，神经保护	含有维生素 K 拮抗剂和香豆素	避免与华法林同时使用
菊科植物 菊蒿属 银胶菊属	发热，偏头痛，风湿性关节炎，月经不调	减少 ADP 诱导的血小板聚集，减少 COX 生成	—
大蒜	动脉粥样硬化，高血压，血栓形成，降低血脂和胆固醇水平	以剂量依赖的方式抑制体内血小板聚集	使用华法林增加出血风险，富含含硫化合物大蒜素
姜 生姜醇提取物	关节炎，风湿，肌肉酸痛，疼痛，喉咙痛，腹部绞痛，便秘，消化不良，恶心，呕吐，晕车，高血压，痴呆，发热，传染病，蠕虫病	抑制花生四烯酸（AA）诱导的人血小板 5- 羟色胺释放及聚合	—
银杏叶 银杏叶提取物	认知障碍，外周血管疾病，勃起功能障碍	抑制 PAF 诱导的血小板聚集	—
人参 人参属	提高精力和警觉性，壮阳，糖尿病血糖控制	抑制体外血栓素合成，延长凝血时间，抑制 PAF	加速华法林清除
绿茶 茶树	心血管益处，抗氧化，抗炎，抗糖尿病、抗病毒	抑制 AA、胶原蛋白和 ADP 诱导的血小板聚集	含维生素 K，可降低华法林作用

（续表）

制剂	市场用途 / 功效	抗凝 / 抗血小板作用	药物相互作用 / 其他
草药制剂			
山楂 山楂属	消化不良，胆囊疾病，哮喘	抑制 ADP 诱导的血小板聚集、减少血栓素 A2 生物合成	—
七叶树 七叶树科 马栗树	慢性静脉功能不全，痔疮，抗炎、抗氧化、抗水肿	抑制 ADP 诱导的血小板聚集，5-HT（2A）受体介导的动脉和静脉收缩	含有七叶皂苷，生吃可导致死亡
卡瓦胡椒 胡椒科植物	抗焦虑药，镇静剂	抑制 COX，剂量依赖性抑制血小板聚集	肝毒性
益母草	月经失调，血瘀，止痛	抑制 ADP 诱导的血小板聚集	—
牛至 牛至属	呼吸和胃肠疾病等	延长 aPTT	—
甘蔗原素	有心血管益处，减轻跛行疼痛	抑制 AA、胶原蛋白和 ADP 诱导的血小板聚集	增加甘蔗和蜂蜡植物中提取物 ω-3 脂肪酸和阿司匹林的功效
白藜芦醇	抗炎、抗癌、抗老年痴呆、抗糖尿病	增加血小板一氧化氮（NO），抑制纤溶酶原激活剂抑制物 -1（PAI-1）	部分解释了葡萄酒对心血管的作用
锯棕榈 锯齿棕属	用于良性前列腺肥大，抗炎	抑制 COX	—
黄芩 黄芩属	抗氧化、抗菌、抗病毒、抗肿瘤等	延长 aPTT、PT，抑制纤维蛋白聚合和血小板聚集	疗效记载于古代医书
圣约翰草 金丝桃属	治疗抑郁、焦虑、睡眠障碍	诱导 CYP3A4 同工酶	降低华法林疗效，提高氯吡格雷疗效
姜黄 姜黄属	治疗皮肤病、呼吸系统疾病、疼痛、肝功能障碍	抑制 ADP 和 GP Ⅵ诱导的血小板聚集	—
白柳皮 柳树皮	抗炎，镇痛，抗风湿，解热	抑制 AA 诱导的血小板聚集	含有水杨酸的前体
冬青油（水杨酸甲酯）	关节痛、皮肤刺激	结构与阿司匹林相似	与华法林合用时 INR 升高
复合维生素和非草药维生素制剂			
辅酶 Q10	对心血管有益，可能对肝、肌肉和大脑有益		与华法林合用增加出血风险
鱼油（ω-3 长链脂肪酸）	心血管益处	可能降低 ADP 诱导的血小板聚集、出血时间	增加服用华法林或阿司匹林/非甾体抗炎药（NSAIDS）患者的出血风险
氨基葡萄糖 / 硫酸软骨素	有益于骨关节炎患者关节软骨	氨基葡萄糖抑制 ADP 诱导的血小板活化	服用华法林者的 INR 升高
维生素 E	抗氧化剂、抗动脉粥样硬化、癌症预防	拮抗维生素 K 效应，抑制凝血酶诱导的血小板聚集	如果剂量过高或服用抗凝剂，出血风险可能会升高
其他：镁，茄红素，硒，牛磺酸	多种	可能抑制血小板功能	硒可增强华法林活性

2.1　穿心莲

草本植物穿心莲有很多种药理作用，可用于多种疾病状态，包括预防心血管疾病，不孕，以及其他潜在的疾病。其成分草药复方穿心莲内酯以剂量依赖的方式抑制 PAF 诱导的人血小板聚集，并通过其他分子机制表现抗血小板活性[28]。

2.2　南非醉茄

南非醉茄是一种重要的印度药用植物，可能具有抗关节炎、抗风湿、抗炎等特性。提取物对血小板聚集有一定的抑制作用[29]。

2.3　乳香树

齿叶乳香树 / 印度乳香传统上被用作抗炎剂治疗关节炎。有证据表明，其提取物具有显著的抗血栓特性，延长 PT 和 aPTT，似乎与直接抑制因子Ⅹa 和Ⅺa 相关[30]。

2.4　菠萝蛋白酶

菠萝蛋白酶从菠萝中提取，具有抗水肿、抗炎、抗血栓和纤溶活性。含有一系列蛋白酶，阻止 ADP 诱导的血小板聚集和血小板与血管内皮细胞的黏附。大剂量时，也可延长 PT 和 PTT。在临床上可用作化学烧伤清创剂或抗水肿剂，但尚未有引起人类出血不良反应的报道[31]。

2.5　大麻素

大麻提取物用于治疗多发性硬化、慢性疼痛、恶心 / 呕吐等。大鼠模型实验中，大麻酚（CBN）和四氢大麻酚（THC）可抑制离体凝血酶诱导的血栓形成，延长在体凝血时间[32]。另一组实验中，CBD 抑制 P450（CYP）3A 酶（及其他同工酶），导致华法林代谢的降低[33]。

2.6　蔓越莓

蔓越莓汁或其制剂被用来改善尿路感染和代谢状况，也作为抗氧化剂使用。目前没有临床数据报道蔓越莓对血小板聚集有影响，尽管它的一些成分已被证明有此作用[34]。病例报告显示蔓越莓和华法林之间相互作用可导致 INR 升高[35-36]。

2.7　丹参

丹参是数百年用来改善心血管健康的一种草药。提取物的几种成分已被证明能抑制血栓形成和血小板聚集[37]。丹参中的至少一种活性成分可以抑制 ADP 诱导的血小板聚集[38]。与华法林合用通过直接增加其血浆浓度而增强抗凝作用[39]。

2.8　南非钩麻

南非钩麻是芝麻科的一种植物，用于止痛、解热。先前的离体实验中显示，其活性成分钩果草苷与血小板功能改变相关[40]。进一步研究证实，其作用机制可能是对 COX-1 和 COX-2 的抑制[41]。其临床意义仍未明确。

2.9　当归

当归是一种古老的中草药，主要用于治疗痛经、月经不调和偏头痛，也用作解痉[42]。一项特定受试者临床研究显示，它的几种已知有效成分是通过抑制血栓素 A2 的合成而减少血小板聚集[43-44]。个别病例显示，当归可增强华法林的作用[42]。

2.10　月见草油

月见草油提取于月见草，用于消炎和调节女性健康。据推测，它因含有香豆素成分，与华法林相互作用而具有抗血小板作用[45-46]。

2.11　葫芦巴

葫芦巴是一种古老的草药，含有多种维生素和活性成分，用于增加产奶量，治疗糖尿病、癌症和高胆固醇血症。它具有抗氧化、抗炎、抗菌、肝和神经保护作用[47]。葫芦巴含有大量可导致出血风险增加的香豆素类化合物。易感患者如过量摄入葫芦巴可翻转维生素 K 作用，升高 INR，导致凝血功能衰竭。使用华法林的患者最好避免使用[48]。

2.12 菊科植物

菊科植物传统上被用来治疗发热和偏头痛。其活性成分倍半萜内酯被认为作用于血小板。主要作用是减少 ADP 诱导的血小板聚集[49]，亦可通过减少 COX 的生成进而减少血栓素的合成[50]。

2.13 大蒜

大蒜是洋葱科的一种植物鳞茎，因其烹饪用途而闻名，被用于医药已有几千年的历史了。如今，大蒜主要用于治疗动脉粥样硬化、高血压、血栓以及降低血脂和胆固醇水平[51]。大蒜的主要化学成分阿藿烯和挥发油与不可逆增强血小板抑制剂有关，包括前列环素、吲哚美辛和双嘧达莫[52]。据报道，大蒜以剂量依赖的方式抑制体内血小板聚集[53-54]，主要是通过含硫化合物蒜氨酸和大蒜素抑制血栓素和腺苷的合成和释放[55]。然而，这些抗血小板作用并非在所有的临床试验中都能重现[56-58]。一些研究表明，陈年大蒜提取物可显著减少肾上腺素诱导的血小板聚集，并在较小程度上减少胶原诱导的血小板聚集，但对 ADP 诱导的血小板聚集无影响[59-60]。文献中有些病例是饮食中摄入过量大蒜或将大蒜用作改变凝血的药物[61]。其中一个提示大蒜和华法林之间的相互作用导致 INR 升高[62]。推荐剂量下，在不使用抗凝药物的患者中，大蒜制剂并未显示抗凝作用。然而，当食用剂量高于推荐剂量或与抗凝剂联合使用时，大蒜可能是增加出血风险的一个因素。

2.14 姜

生姜是姜的根状茎，广泛用于治疗关节炎、高血压和痴呆的炎症状态。常用于治疗恶心和胃肠不适[63-64]。姜辣素是生姜的关键活性成分，能抑制 AA 诱导的人血小板 5- 羟色胺释放和聚集[65]。体外研究表明，其 COX-1 抑制作用导致的抗血小板活性比单独服用阿司匹林更有效[66]。尽管如此，进一步的研究未能证明其能使服用华法林患者的凝血状态或凝血功能发生显著变化[67]。

2.15 银杏叶

市售银杏叶提取物用于改善周围血管疾病，勃起功能障碍，并已开始用于阿尔茨海默病和多发性梗死性痴呆的治疗。银杏内酯是一种被广泛研究的活性成分，具有剂量依赖性，起效快，对 PAF 诱导的血小板聚集有很强的抑制作用[68]。一些病例报道银杏是围手术期意外出血的原因，包括无诱因的颅内出血[69-70]。

2.16 人参

人参（人参属）在东亚文化中用于增强免疫系统的历史悠久。如今，人参成为能量饮料中的重要添加剂，以提高警觉性和注意力[71]。人参的生物活性成分之一人参皂苷具有抗凝作用，通过抑制血小板活化因子而减少血小板体积。已证明人参抑制体外血栓素的合成，导致凝血时间延长[72]。一项临床试验显示，尽管有效抑制了凝血级联反应，但同时人参可提高华法林清除率，从而导致抗凝效果降低，故难以达到治疗预期的 INR 值[73]。

2.17 绿茶

绿茶作为世界上消费量第二大的饮料，据称有众多益处，包括改善心血管健康、抗氧化、抗炎、抗糖尿病和抗病毒[27, 42]。绿茶的成分包括多酚和儿茶酚，能抑制 AA、胶原蛋白和 ADP 诱导的血小板聚集[74]。在体研究显示，给予绿茶和儿茶酚的清醒小鼠出血时间显著延长[75]。此外，绿茶中含有大量维生素 K，可能会降低华法林的抗凝作用[34]。

2.18 山楂

山楂常用于治疗胃肠功能失调，含有多种活性成分，有的影响血小板功能。离体研究显示，山楂提取物能抑制 ADP 诱导的血小板聚集，显著减少血栓素 A2 的生物合成[76]。

2.19 七叶树

七叶树作为草药历史上用于治疗慢性静脉功能不全，据称其有抗炎、抗氧化和抗水肿的特性。提取物抑制 ADP 诱导的人血小板聚集，可引起静脉和动脉的收缩[77]。一项临床研究显示，它在治疗慢性静脉功能不全方面与弹力袜一样有效。与其他抗血小板药物的相互作用需要进一步研究[74]。

2.20 卡瓦胡椒

卡瓦胡椒主要具有精神运动活性，用作抗焦虑和镇静。其抑制 COX 的效力与 NSAIDS 相似，剂量依赖性抑制血小板聚集，可引起肝毒性[78]。

2.21 益母草

益母草传统上用于治疗月经不调，如闭经和痛经，但应用范围扩大到其他血瘀病症和用于镇痛。研究表明，静脉注射后抑制血小板聚集[79]。进一步的体外研究已经分离出一种活性成分双螺环戊二烯，能够显著抑制 ADP 诱导的血小板聚集[80]。

2.22 牛至

牛至作为草药制剂，据称可用于治疗呼吸系统疾病、胃肠道疾病等，体外研究表明，牛至可以延长 aPTT[81]。

2.23 甘蔗原素

甘蔗原素被认为可以改善脂质并具有心血管益处，可抑制 AA、胶原蛋白和 ADP 诱导的血小板聚集[82]。尽管没有报道指出甘蔗原素可导致临床出血[83-84]，但与阿司匹林和 ω-3 脂肪酸一起服用时，可表现为抗血小板作用。

2.24 白藜芦醇

白藜芦醇是一种存在于葡萄皮中的酚类抗氧化剂，部分解释了葡萄酒对心血管的有益作用。通过活化血小板增加一氧化氮（NO）的生成，抑制炎症通路而减弱血小板功能[85]。白藜芦醇减少 PAI-1，可增强患者的纤溶状态[86]。暂无白藜芦醇引起临床显著出血的病例报告。

2.25 锯棕榈

锯棕榈是改善良性前列腺肥大症状的常用草药制剂[87]。因为抑制 COX，被认为与开颅手术期间严重出血病例及血尿和凝血疾病病例有关[27]。但其对凝血的真正临床影响尚不清楚。

2.26 黄芩

黄芩作为传统的中草药，据称有许多药用价值，最著名的作用是抗氧化、抗菌、抗病毒和抗肿瘤。它是数十种中药制剂的组成成分，其成分被广泛研究，以确定其药用价值[88]。其中一个主要成分木蝴蝶素，可延长 aPTT 和 PT，抑制纤维蛋白聚合和血小板聚集[89]。

2.27 圣约翰草

圣约翰草被广泛使用，特别是治疗抑郁症、焦虑症和睡眠障碍。对凝血的影响大多是通过有效调节细胞色素同工酶实现的。圣约翰草通过诱导 CYP3A4 和其他可能的 CYP 异构体降低血浆华法林浓度，因为华法林是 R- 和 S- 对映体的外消旋混合物，由 CYP1A1 和 CYP3A4（R- 华法林）和 CYP2C9（S- 华法林）代谢。这种相互作用已在临床试验中得到证实，表现为其可使华法林和苯丙香豆素的血浆浓度降低[90]。相反，氯吡格雷与圣约翰草合用可增强疗效。CYP3A4 的诱导促进了前药氯吡格雷向其活性形式的转化，导致 ADP 诱导的血小板聚集明显减少[91]。

2.28 姜黄

姜黄是印度次大陆国家烹饪常用的香料，尤其是咖喱菜，但也用作治疗疼痛、呼吸系统疾病、皮肤疾病和肝功能不全[92]。姜黄素是具有抗炎特性的活性成分，但其对血小板功能影响的数据有限。体外研究发现，姜黄素抑制 ADP 和糖蛋白Ⅵ诱导的血小板聚集[93-94]。尽管离体血小板抑制效应已得到证实，但缺乏在体研究的临床数据[34]。

2.29 柳树皮

柳树树皮提取物是一种古老的制剂，历史上用于治疗炎症，此外也具有镇痛、抗风湿及解热的作用。其主要的药理活性成分是水杨苷，后者一旦被氧化就会变成水杨酸[34]。在一项双盲、随机对照试验中，35 名患者接受柳树皮提取物或安慰剂治疗，16 名患者接受乙酰水杨酸治疗，结果显示柳树皮提取物对 AA 诱导的血小板聚集的抑制作用与安慰剂相比具有统计学意义。然而，这种抑制作用并没有服用乙酰水杨酸盐的患者显著[95]。

2.30 冬青油

冬青油，或水杨酸甲酯，最常用作外用软膏治疗关节炎和其他皮肤刺激。活性成分水杨酸甲酯在结构上与阿司匹林非常相似，即使局部吸收也会导致很高的血药浓度。有病例报道，当患者在使用稳定的华法林治疗方案中同时使用冬青油时，其 INR 升高[96-97]。

许多其他草药复合物可能对凝血过程也有一些影响。体外研究表明，小檗碱直接抑制凝血酶诱导的血小板聚集[98]。波耳多叶与华法林相互作用可能导致 INR 升高[99]。据报道，中国牡丹具有抗凝血作用，提取物的分析显示与动物肝素的化学结构相似[100]。延胡索抑制血小板聚集[101]。花青素 -3-葡萄糖苷是一种基于植物的花青素，可从多方面抑制血小板功能，包括血小板活化、聚集、分泌和血栓形成[102]。柿叶乙醇提取物延长 aPTT 并抑制血小板活化，而柿叶和柑橘的乙醇提取物可延长小鼠的 aPTT 和 PT[103-104]。香茅素含有香豆素类化合物，常用于治疗胃肠道疾病，能抑制 ADP、PAF、AA 和胶原蛋白诱导的兔血小板聚集[105]。胡椒含有抑制 PAF 诱导的血小板聚集的化合物成分[106]。漆树作为传统的草药制剂，可减少体内血小板聚集成胶原[107]。红花提取物及其成分具有显著的抗血小板和抗凝活性[108]。值得注意的是，许多草药含有大量的维生素 K，可能会降低华法林的疗效，包括刺荨麻（荨麻）、诺丽果（巴戟天）、蒲公英（蒲公英属）和木贼属（木贼）[109]。

当多种已被确定为抑制凝血或血小板功能的草药制剂一起服用时，可能会进一步增加围手术期出血的风险[110]。传统的草药通常是复方制剂，具有抗血栓形成和抗血小板作用[111]。例如，用生脑康汤（由六种草药成分组成）作用于大鼠，可延长 aPTT、PT、血浆凝血酶时间，减少纤维蛋白原[112]。

2.31 复合维生素和维生素制剂

复合维生素 / 矿物质、钙和单个维生素（B、D、C、E）是人们最常用的营养补充剂[21]。临床医师应该注意到它们带来的围手术期潜在出血问题（表 10.2）。

2.32 辅酶 Q10

辅酶 Q10 制剂可能有心血管方面的功效，也可能有益于肝脏、肌肉和大脑。单独服用时，似乎不会增加出血[71]。辅酶 Q10 与华法林之间具有复杂的相互作用。它看似增加了华法林的 R- 和 S- 对映异构体的清除率，却不影响其疗效。服用华法林的患者如果同时服用辅酶 Q10 可能会轻度增加出血风险，而这种相互作用的机制尚不清楚，也缺乏证据支持[27]。

2.33 鱼油

ω-3 长链脂肪酸天然存在于某些鱼类中，因其所谓的心血管益处而被使用。额外摄入 1 g/d 的 ω-3 长链多不饱和脂肪酸可降低心肌梗死和冠状动脉疾病的风险，尤其对那些鱼类摄入量低的人来说可能更为重要[3]。最近，通过多重血小板聚集测定法和黏弹旋转血栓弹性测定法评估，标准剂量的鱼油可减少血小板聚集和血栓形成[113]。尽管有研究显示鱼油可使血小板聚集减少和出血时间延长，不过单独使用不会导致显著的异常手术出血、异常出血时间或血小板聚集[71]。当其与华法林或阿司匹林 / NSAIDS 同时服用时，似乎可以延长出血时间[27]。

2.34　氨基葡萄糖 / 硫酸软骨素

氨基葡萄糖和硫酸软骨素制剂通常一起服用，以改善骨关节炎患者的关节软骨健康。有趣的是，软骨素与肝素具有相似的糖胺聚糖结构[114]。氨基葡萄糖通过抑制 ADP 诱导的人类血小板活化而降低血小板功能[115]。单纯地说，并没有令人信服的证据显示这些制剂可以增加临床出血。氨基葡萄糖或氨基葡萄糖硫酸软骨素与华法林一起使用可能导致 INR 升高和瘀伤[116]。

2.35　维生素 E

维生素 E 制剂被认为是抗氧化剂，有抗动脉粥样硬化和预防癌症的功效[114]。维生素 E 拮抗维生素 K 的作用，并抑制维生素 K 依赖因子的产生，尽管通常仅在高剂量时发生[117]。已知维生素 E 抑制内源性凝血通路，并可能抑制血小板减少症或糖尿病患者的血小板聚集和黏附[118]。离体和一些临床研究显示，维生素 E 诱导的血小板聚集抑制或其与阿司匹林或华法林的相互作用，可致出血风险显著增加，尽管后续临床研究无法重现这些结果。因此，维生素 E 的任何抗凝作用都可能是剂量依赖性的，如果与抗凝剂合用，则出血风险可能增加[27, 114]。

2.36　其他

镁、茄红素、硒和牛磺酸可能抑制血小板功能[71, 118]。在动物模型研究中，硒可以增加华法林的活性，可能是通过取代结合在白蛋白上的华法林实现的[119]。

3. 补充制剂与处方药的相互作用

营养制剂相关性出血的机制之一与处方药的相互作用有关。研究得最好的处方药是华法林[34]。一般来说，当任何本文提到的具有独立抗血小板或抗凝作用的营养制剂与具有抗血小板或抗凝作用的药物合用时，围手术期出血风险可能会增加。

4. 围手术期注意事项

常规询问患者营养制剂的使用情况是合理和可行的。一些学会和护理组织推荐了手术前停止服用营养制剂的时间。由于这些建议受到现有临床数据的限制，故不应取代不同患者护理方案中的临床判断。美国麻醉科医师协会此前曾建议在择期手术前 2 ～ 3 周停用所有草药制剂[120]。瑞典医疗产品局建议在手术前 2 周停止使用一些最常用的自然疗法药物[113]。虽然常规牙科和口腔科手术前不需要服用草药制剂，牙科专业人士还是建议在接受侵入性外科手术前 14 天停止服用[121]。亦有建议在择期泌尿外科体外冲击波碎石术前 15 天左右停用任何草药制剂[122]。出于谨慎应考虑到某些草药制剂即使在给药后 14 天仍有作用[123]。美国区域麻醉和疼痛医学会发布了关于接受任何抗血栓或溶栓治疗的患者与区域麻醉的出血相关并发症风险的最新指南。作者虽不建议在神经干手术前停止使用草药制剂，但指出使用这些疗法的患者不应给予区域麻醉。即使患者未停用草药制剂，亦无需取消手术或治疗[124]。

在更为严谨的草药制剂相关出血风险的研究结果出现之前，2 周似乎是择期手术前停用草药制剂的合理且公认的时间界定。在个别情况下，例如在出血会造成危险的急诊手术前，谨慎起见，推荐使用标准凝血试验推测患者服用的营养制剂产生的影响，以对出血治疗提供参考。

参考文献

1. Craig WJ. Health-promoting properties of common herbs. Am J Clin Nutr. 1999;70(3,Suppl):491S–9S.
2. Petrovska BB. Historical review of medicinal plants' usage. Pharmacogn Rev. 2012;6:1–5.
3. Khan SU, Khan MU, Riaz H, Valavoor S, Zhao D, Vaughan L, et al. Effects of nutritional supplements and dietary interventions on cardiovascular outcomes: an umbrella review and evidence map. Ann Intern Med. 2019;9. Epub ahead of print
4. Mohan A, Lahiri A. Herbal medications and plastic surgery: a hidden danger. Aesthet Plast Surg. 2014;38(2):479–81.
5. Miller FG, Emanuel EJ, Rosenstein DL, Straus SE. Ethical issues concerning research in complementary and alternative medicine. JAMA. 2004;291(5):599–604.
6. Smith T, Kawa K, Eckle V, Morton C, Stredney R. Herbal supplement sales in US increased 8.5% in 2017, Topping $8 Billion. Herbal Gram. 2018;119:62–71.
7. Kirk J, Dunker KS. Dietary counseling: the ingredient for successfully addressing the use of herbal supplements and probiotics in chronic kidney disease. Adv Chronic Kidney Dis.

2014;21(4):377–84.
8. Kennedy J, Wang CC, Wu CH. Patient disclosure about herb and supplement use among adults in the US. Evid Based Complement Alternat Med. 2008;5(4):451–6.
9. Wang L, Lanka L, Chen D, Pruthi RK. Severe postoperative hemorrhage in a patient on dietary and herbal supplements. J Perioper Pract. 2018;28(10):263–6.
10. Zwiebel SJ, Lee M, Alleyne B, Guyuron B. The incidence of vitamin, mineral, herbal, and other supplement use in facial cosmetic patients. Plast Reconstr Surg. 2013;132(1):78–82.
11. Corey RL, Rakela J. Complementary and alternative medicine: risks and special considerations in pretransplant and posttransplant patients. Nutr Clin Pract. 2014;29(3):322–31.
12. Cohen MH. Complementary and integrative medical therapies, the FDA, and the NIH: definitions and regulation. Dermatol Ther. 2003;16(2):77–84.
13. Abe A, Kaye AD, Gritsenko K, Urman RD, Kaye AM. Perioperative analgesia and the effects of dietary supplements. Best Pract Res Clin Anaesthesiol. 2014;28(2): 183–9.
14. Little DP. Authentication of Ginkgo biloba herbal dietary supplements using DNA barcoding. Genome. 2014;57(9):513–6.
15. Amster E, Tiwary A, Schenker MB. Case report: potential arsenic toxicosis secondary to herbal kelp supplement. Environ Health Perspect. 2007;115(4):606–8.
16. Buettner C, Mukamal KJ, Gardiner P, Davis RB, Phillips RS, Mittleman MA. Herbal supplement use and blood lead levels of Unites States adults. J Gen Intern Med. 2009;24(11):1175–82.
17. Yan G, Zhu Z, Jin L, Chen J, Xie H, Miozzi J, et al. Study on the quality evaluation of compound Danshen preparations based on the xCELLigence real-time cell-based assay and Pharmacodynamic authentication. Molecules. 2018;23(9):2090.
18. Vaclavik L, Krynitsky AJ, Rader JI. Mass spectrometric analysis of pharmaceutical adulterants in products labeled as botanical dietary supplements or herbal remedies: a review. Anal Bioanal Chem. 2014;406(27):6767–90.
19. Aykan DA, Aykan AC. Factors associated with the concomitant use of cardiovascular drugs and dietary herbal products: a cross-sectional study. J Cardiovasc Pharmacol Ther. 2018;27:1074248418794938. Epub ahead of print
20. Kaye AD, Clarke R, Sabar R, Vig S, Dhawan KP, Hofbauer R, Kaye AM. Herbal medicines: current trends in anesthesiology practice – a hospital survey. J Clin Anesth. 2000;12(6):468–71.
21. Qato DM, Wilder J, Schumm LP, Gillet V, Alexander GC. Changes in prescription and over-the-counter medication and dietary supplement use among older adults in the United States, 2005 vs 2011. JAMA Intern Med. 2016;176:473–82.
22. Rosenberg EI, Genao I, Chen I, Mechaber AJ, Wood JA, Faselis CJ, et al. Complementary and alternative medicine use by primary care patients with chronic pain. Pain Med. 2008;9(8):1065–72.
23. Navo MA, Phan J, Vaughan C, Palmer JL, Michaud L, Jones KL, et al. An assessment of the utilization of complementary and alternative medication in women with gynecologic or breast malignancies. J Clin Oncol. 2004;22(4):671–7.
24. Lewanda AF, Gallegos MF, Summar M. Patterns of dietary supplement use in children with down syndrome. J Pediatr. 2018;201:100–5.
25. Shaikh SA, Tischer S, Choi EK, Fontana RJ. Good for the lung but bad for the liver? Garlic-induced hepatotoxicity following liver transplantation. J Clin Pharm Ther. 2017;42(5):646–8.
26. Medina-Caliz I, Garcia-Cortes M, Gonzalez-Jimenez A, Cabello MR, Robles-Diaz M, Sanabria-Cabrera J. et al; Spanish DILI registry. Herbal and dietary supplement-induced liver injuries in the Spanish DILI registry. Clin Gastroenterol Hepatol. 2018;16(9):1495–502.
27. Wang CZ, Moss J, Yuan CS. Commonly used dietary supplements on coagulation function during surgery. Medicines. 2015;2(3):157–85.
28. Jayakumar T, Hsieh CY, Lee JJ, Sheu JR. Experimental and clinical pharmacology of Andrographis paniculata and its major bioactive Phytoconstituent Andrographolide. Evid Based Complement Alternat Med. 2013;2013:846740.
29. Madhusudan M, Zameer F, Naidu A. M N Nagendra Prasad, Dhananjaya BL, Hegdekatte R. Evaluating the inhibitory potential of Withania somnifera on platelet aggregation and inflammation enzymes: an in vitro and in silico study. Pharm Biol. 2016;54(9):1936–41.
30. Kokkiripati PK, Bhakshu LM, Marri S, Padmasree K, Row AT, Raghavendra AS, et al. Gum resin of Boswellia serrata inhibited human monocytic (THP-1) cell activation and platelet aggregation. J Ethnopharmacol. 2011;137(1):893–901.
31. Maurer HR. Bromelain: biochemistry, pharmacology and medical use. Cell Mol Life Sci. 2001;58(9):1234–45.
32. Coetzee C, Levendal RA, van de Venter M, Frost CL. Anticoagulant effects of a Cannabis extract in an obese rat model. Phytomedicine. 2007;14(5):333–7.
33. Yamaori S, Ebisawa J, Okushima Y, Yamamoto I, Watanabe K. Potent inhibition of human cytochrome P450 3A isoforms by cannabidiol: role of phenolic hydroxyl groups in the resorcinol moiety. Life Sci. 2011;88(15–16):730–6.
34. McEwen BJ. The influence of herbal medicine on platelet function and coagulation: a narrative review. Semin Thromb Hemost. 2015;41(3):300–14.
35. Paeng CH, Sprague M, Jackevicius CA. Interaction between warfarin and cranberry juice. Clin Ther. 2007;29(8):1730–5.
36. Hamann GL, Campbell JD, George CM. Warfarin-cranberry juice interaction. Ann Pharmacother. 2011;45(3):e17.
37. Fei YX, Wang SQ, Yang LJ, Qiu YY, Li YZ, Liu WY, et al. Salvia miltiorrhiza Bunge (Danshen) extract attenuates permanent cerebral ischemia through inhibiting platelet activation in rats. J Ethnopharmacol. 2017;207:57–66.
38. Maione F, De Feo V, Caiazzo E, De Martino L, Cicala C, Mascolo N. Tanshinone IIA, a major component of Salvia mlthorriza Bunge, inhibits platelet activation via Erk-2 signaling pathway. J Ethnopharmacol. 2014;155(2):1236–42.
39. Chan TY. Interaction between warfarin and danshen (Salvia miltiorrhiza). Ann Pharmacother. 2001;35(4):501–4.
40. Bermejo Benito P, Diaz Lanza AM, Silvan Sen AM, De Santos GJ, Fernandez Matellano L, Sanz Gomez A, et al. Effects of some iridoids from plant origin on arachidonic acid metabolism in cellular systems. Planta Med. 2000;66(4):324–8.
41. Anauate MC, Torres LM, de Mello SB. Effect of isolated fractions of Harpagophytum procumbens D.C. (devil's claw) on COX-1, COX-2 activity and nitric oxide production on whole-blood assay. Phytother Res. 2010;24(9):1365–9.
42. Page RL 2nd, Lawrence JD. Potentiation of warfarin by dong quai. Pharmacotherapy. 1999;19(7):870–6.
43. Dong WG, Liu SP, Zhu HH, Luo HS, Yu JP. Abnormal function of platelets and role of angelica sinensis in patients with ulcerative colitis. World J Gastroenterol. 2004;10(4):606–9.
44. Norred CL, Brinker F. Potential coagulation effects of preoperative complementary and alternative medicines. Altern Ther Health Med. 2001;7:58–67.
45. Bayles B, Usatine R. Evening primrose oil. Am Fam Physician. 2009;80(12):1405–8.
46. Werneke U, Earl J, Seydel C, Horn O, Crichton P, Fannon D. Potential health risks of complementary alternative medicines in cancer patients. Br J Cancer. 2004;90(2):408–13.
47. Ahmad A, Alghamdi SS, Mahmood K, Afzal M. Fenugreek a multipurpose crop: potentialities and improvements. Saudi J Biol Sci. 2016;23(2):300–10.
48. Philips CA, Augustine P. Rare cause of isolated severe coagulation failure in cirrhosis: traditional healing with fenugreek. BMJ Case Rep. 2018;12:2018.
49. Groenewegen WA, Heptinstall S. A comparison of the effects of an extract of feverfew and parthenolide, a component of feverfew, on human platelet activity in-vitro. J Pharm Pharmacol.

1990;42(8):553–7.
50. Heptinstall S, White A, Williamson L, Mitchell JR. Extracts of feverfew inhibit granule secretion in blood platelets and polymorphonuclear leucocytes. Lancet. 1985;1(8437):1071–4.
51. Stevinson C, Pittler MH, Ernst E. Garlic for treating hypercholesterolemia. A meta-analysis of randomized clinical trials. Ann Intern Med. 2000;133(6):420–9.
52. Apitz-Castro R, Escalante J, Vargas R, Jain MK. Ajoene, the antiplatelet principle of garlic, synergistically potentiates the antiaggregatory action of prostacyclin, forskolin, indomethacin and dypiridamole on human platelets. Thromb Res. 1986;42(3):303–11.
53. Chan KC, Yin MC, Chao WJ. Effect of diallyl trisulfide-rich garlic oil on blood coagulation and plasma activity of anticoagulation factors in rats. Food Chem Toxicol. 2007;45(3):502–7.
54. Fukao H, Yoshida H, Tazawa Y, Hada T. Antithrombotic effects of odorless garlic powder both in vitro and in vivo. Biosci Biotechnol Biochem. 2007;71(1):84–90.
55. Makheia AN, Vanderhoek JY, Bailey JM. Inhibition of platelet aggregation and thromboxane synthesis by onion and garlic. Lancet. 1979;1(8119):781.
56. Scharbert G, Kalb ML, Duris M, Marschalek C, Kozek-Langenecker SA. Garlic at dietary doses does not impair platelet function. Anesth Analg. 2007;105(5):1214–8.
57. Macan H, Uykimpang R, Alconcel M, Takasu J, Razon R, Amagase H, et al. Aged garlic extract may be safe for patients on warfarin therapy. J Nutr. 2006;136(3 Suppl):793S–5S.
58. Mohammed Abdul MI, Jiang X, Williams KM, Day RO, Roufogalis BD, Liauw WS, et al. Pharmacodynamic interaction of warfarin with cranberry but not with garlic in healthy subjects. Br J Pharmacol. 2008;154(8):1691–700.
59. Steiner M, Lin RS. Changes in platelet function and susceptibility of lipoproteins to oxidation associated with administration of aged garlic extract. J Cardiovasc Pharmacol. 1998;31(6):904–8.
60. Beckert BW, Concannon MJ, Henry SL, Smith DS, Puckett CL. The effect of herbal medicines on platelet function: an in vivo experiment and review of the literature. Plast Reconstr Surg. 2007;120(7):2044–50.
61. Borrelli F, Capasso R, Izzo AA. Garlic (Allium sativum L.): adverse effects and drug interactions in humans. Mol Nutr Food Res. 2007;51(11):1386–97.
62. Sunter W. Warfarin and garlic. Pharm J. 1991;246:722.
63. Al-Suhaimi EA, Al-Riziza NA, Al-Essa RA. Physiological and therapeutical roles of ginger and turmeric on endocrine functions. Am J Chin Med. 2011;39:215–31.
64. Saenghong N, Wattanathorn J, Muchimapura S, Tongun T, Piyavhatkul N, Banchonglikitkul C, et al. Zingiber officinale improves cognitive function of the middle-aged healthy women. Evid Based Complement Alternat Med. 2012;2012:383062.
65. Koo KL, Ammit AJ, Tran VH, Duke CC, Roufogalis BD. Gingerols and related analogues inhibit arachidonic acid-induced human platelet serotonin release and aggregation. Thromb Res. 2001;103(5):387–97.
66. Nurtjahja-tjendraputra E, Ammit AJ, Roufogalis BD, Tran VH, Duke CC. Effective anti-platelet and COX-1 enzyme inhibitors from pungent constituents of ginger. Thromb Res. 2003;111(4–5):259–65.
67. Jiang X, Williams KM, Liauw WS, Ammit AJ, Roufogalis BD, Duke CC, et al. Effect of ginkgo and ginger on the pharmacokinetics and pharmacodynamics of warfarin in healthy subjects. Br J Clin Pharmacol. 2005;59(4):425–32.
68. Koch E. Inhibition of platelet activating factor (PAF) - induced aggregation of human thrombocytes by ginkgolides: considerations on possible bleeding complications after oral intake of Ginkgo biloba extracts. Phytomedicine. 2005;12(1–2):10–6.
69. Rowin J, Lewis SL. Spontaneous bilateral subdural hematomas associated with chronic Ginkgo biloba ingestion. Neurology. 1996;46(6):1775–6.
70. Vale S. Subarachnoid haemorrhage associated with Ginkgo biloba. Lancet. 1998;352(9121):36.
71. Stanger MJ, Thompson LA, Young AJ, Lieberman HR. Anticoagulant activity of select dietary supplements. Nutr Rev. 2012;70(2):107–17.
72. Teng CM, Kuo SC, Ko FN, Lee JC, Lee LG, Chen SC, et al. Antiplatelet actions of panaxynol and ginsenosides isolated from ginseng. Biochim Biophys Acta. 1989;990(3):315–20.
73. Janetzky K, Morreale AP. Probable interaction between warfarin and ginseng. Am J Health Syst Pharm. 1997;54(6):692–3.
74. Jagroop IA. Plant extracts inhibit ADP-induced platelet activation in humans: their potential therapeutic role as ADP antagonists. Purinergic Signal. 2014;10(2):233–9.
75. Kang WS, Lim IH, Yuk DY, Chung KH, Park JB, Yoo HS, et al. Antithrombotic activities of green tea catechins and (−)-epigallocatechin gallate. Thromb Res. 1999;96(3):229–37.
76. Vibes J, Lasserre B, Gleye J, Declume C. Inhibition of thromboxane A2 biosynthesis in vitro by the main components of Crataegus oxyacantha (hawthorn) flower heads. Prostaglandins Leukot Essent Fatty Acids. 1994;50(4):173–5.
77. Felixsson E, Persson IA, Eriksson AC, Persson K. Horse chestnut extract contracts bovine vessels and affects human platelet aggregation through 5-HT(2A) receptors: an in vitro study. Phytother Res. 2010;24(9):1297–301.
78. Raduege KM, Kleshinski JF, Ryckman JV, Tetzlaff JE. Anesthetic considerations of the herbal, kava. J Clin Anesth. 2004;16(4):305–11.
79. Zou QZ, Bi RG, Li JM, Feng JB, Yu AM, Chan HP, et al. Effect of motherwort on blood hyperviscosity. Am J Chin Med. 1989;17(1–2):65–70.
80. Xiong L, Zhou QM, Peng C, Xie XF, Guo L, Li XH, et al. Sesquiterpenoids from the herb of Leonurus japonicus. Molecules. 2013;18(5):5051–8.
81. Alikhani Pour M, Sardari S, Eslamifar A, Azhar A, Rezvani M, Nazari M. Cheminformatics-based anticoagulant study of traditionally used medicinal plants. Iran Biomed J. 2017;21(6):400–5.
82. Arruzazabala ML, Molina V, Mas R, Fernandez L, Carbajal D, Valdes S, et al. Antiplatelet effects of policosanol (20 and 40 mg/day) in healthy volunteers and dyslipidaemic patients. Clin Exp Pharmacol Physiol. 2002;29(10):891–7.
83. Arruzazabala ML, Valdes S, Mas R, Carbajal D, Fernandez L. Comparative study of policosanol, aspirin and the combination therapy policosanol-aspirin on platelet aggregation in healthy volunteers. Pharmacol Res. 1997;36(4):293–7.
84. Castaño G, Arruzazabala ML, Fernández L, Mas R, Carbajal D, Molina V, et al. Effects of combination treatment with policosanol and omega-3 fatty acids on platelet aggregation: a randomized, double-blind clinical study. Curr Ther Res Clin Exp. 2006;67(3):174–92.
85. Gresele P, Pignatelli P, Guglielmini G, Carnevale R, Mezzasomoa AM, Ghiselli A, et al. Resveratrol, at concentrations attainable with moderate wine consumption, stimulates human platelet nitric oxide production. J Nutr. 2008;138(9):1602–8.
86. Tomé-Carneiro J, Gonzálvez M, Larrosa M, Yáñez-Gascón MJ, García-Almagro FJ, Ruiz-Ros JA, et al. One-year consumption of a grape nutraceutical containing resveratrol improves the inflammatory and fibrinolytic status of patients in primary prevention of cardiovascular disease. Am J Cardiol. 2012;110(3):356–63.
87. Oki T, Suzuki M, Nishioka Y, Yasuda A, Umegaki K, Yamada S. Effects of saw palmetto extract on micturition reflex of rats and its autonomic receptor binding activity. J Urol. 2005 Apr;173(4):1395–9.
88. Zhao T, Tang H, Xie L, Zheng Y, Ma Z, Sun Q, et al. Scutellaria baicalensis Georgi. (Lamiaceae): a review of its traditional uses, botany, phytochemistry, pharmacology and toxicology. J Pharm Pharmacol. 2019;71(9):1353–69.
89. Ku SK, Lee IC, Bae JS. Antithrombotic activities of oroxylin a in vitro and in vivo. Arch Pharm Res. 2014;37(5):679–86.

90. Borrelli F, Izzo AA. Herb-drug interactions with St John's wort (Hypericum perforatum): an update on clinical observations. AAPS J. 2009;11(4):710.
91. Lau WC, Welch TD, Shields T, Rubenfire M, Tantry US, Gurbel PA. The effect of St John's wort on the pharmacodynamic response of clopidogrel in hyporesponsive volunteers and patients: increased platelet inhibition by enhancement of CYP3A4 metabolic activity. J Cardiovasc Pharmacol. 2011;57(1):86–93.
92. Aggarwal BB, Sundaram C, Malani N, Ichikawa H. Curcumin: the Indian solid gold. Adv Exp Med Biol. 2007;595:1–75.
93. Shah BH, Nawaz Z, Pertani SA, Roomi A, Maymood H, Saeed SA, et al. Inhibitory effect of curcumin, a food spice from turmeric, on platelet-activating factor- and arachidonic acid-mediated platelet aggregation through inhibition of thromboxane formation and Ca2+ signaling. Biochem Pharmacol. 1999;58(7):1167–72.
94. Mayanglambam A, Dangelmaier CA, Thomas D, Damodar Reddy C, Daniel JL, Kunapuli SP. Curcumin inhibits GPVI-mediated platelet activation by interfering with the kinase activity of Syk and the subsequent activation of PLCgamma2. Platelets. 2010;21(3):211–20.
95. Krivoy N, Pavlotzky E, Chrubasik S, Eisenber E, Brook G. Effect of salicis cortex extract on human platelet aggregation. Planta Med. 2001;67(3):209–12.
96. Yip AS, Chow WH, Tai YT, Cheung KL. Adverse effect of topical methylsalicylate ointment on warfarin anticoagulation: an unrecognized potential hazard. Postgrad Med J. 1990;66(775):367–9.
97. Joss JD, Leblond RF. Potentiation of warfarin anticoagulation associated with topical methyl salicylate. Ann Pharmacother. 2000;34(6):729–33.
98. Wang X, Zhang Y, Yang Y, Wu X, Fan H, Qiao Y. Identification of berberine as a direct thrombin inhibitor from traditional Chinese medicine through structural, functional and binding studies. Sci Rep. 2017;7:44040.
99. Lambert JP, Cormier J. Potential interaction between warfarin and boldo-fenugreek. Pharmacotherapy. 2001;21(4):509–12.
100. Liapina LA, Novikov VS, Pastorova VE, Uspenskaia MS, Smolina TI, Liapin GI. An anticoagulant from extracts of peony roots: its isolation and properties. Izv Akad Nauk Ser Biol. 1995;2:249–51.
101. Li CH, Chen C, Zhang Q, Tan CN, Hu YJ, Li P, et al. Differential proteomic analysis of platelets suggested target-related proteins in rabbit platelets treated with Rhizoma Corydalis. Pharm Biol. 2017;55(1):76–87.
102. Yao Y, Chen Y, Adili R, McKeown T, Chen P, Zhu G, et al. Plant-based food Cyanidin-3-glucoside modulates human platelet glycoprotein VI signaling and inhibits platelet activation and thrombus formation. J Nutr. 2017;147(10):1917–25.
103. Kim AH, Kim HJ, Ryu R, Han HJ, Han YJ, Lee MK, et al. A mixture of ethanol extracts of persimmon leaf and citrus junos sieb improves blood coagulation parameters and ameliorates lipid metabolism disturbances caused by diet-induced obesity in C57BL/6J mice. J Microbiol Biotechnol. 2016;26(2):295–308.
104. Ryu R, Kim HJ, Moon B, Jung UJ, Lee MK, Lee DG, et al. Ethanol extract of persimmon tree leaves improves blood circulation and lipid metabolism in rats fed a high-fat diet. J Med Food. 2015;18(7):715–23.
105. Teng CM, Li HL, Wu TS, Huang SC, Huang TF. Antiplatelet actions of some coumarin compounds isolated from plant sources. Thromb Res. 1992;66(5):549–57.
106. Shi YN, Shi YM, Yang L, Li XC, Zhao JH, Qu Y, et al. Lignans and aromatic glycosides from Piper wallichi and their antithrombotic activities. J Ethnopharmacol. 2015;162:87–96.
107. Lee JH, Kim M, Chang KH, Hong CY, Na CS, Dong MS, et al. Antiplatelet effects of Rhus verniciflua stokes heartwood and its active constituents-fisetin, butein, and sulfuretin-in rats. J Med Food. 2015;18(1):21–30.
108. Yao D, Wang Z, Miao L, Wang L. Effects of extracts and isolated compounds from safflower on some index of promoting blood circulation and regulating menstruation. J Ethnopharmacol. 2016;191:264–72.
109. Fasinu PS, Bouic PJ, Rosenkranz B. An overview of the evidence and mechanisms of herb-drug interactions. Front Pharmacol. 2012;3:69.
110. Bedi HS, Tewarson V, Negi K. Bleeding risk of dietary supplements: a hidden nightmare for cardiac surgeons. Indian Heart J. 2016;68(Suppl 2):S249–50.
111. Kim TH, Lee KM, Hong ND, Jung YS. Anti-platelet and antithrombotic effect of a traditional herbal medicine Kyung-ok-Ko. J Ethnopharmacol. 2016;178:172–9.
112. Dang X, Miao JJ, Chen AQ, Li P, Chen L, Liang JR, et al. The antithrombotic effect of RSNK in blood-stasis model rats. J Ethnopharmacol. 2015;173:266–72.
113. Bagge A, Schott U, Kander T. Effects of naturopathic medicines on Multiplate and ROTEM: a prospective experimental pilot study in healthy volunteers. BMC Complement Altern Med. 2016;16:64.
114. Wong WW, Gabriel A, Maxwell GP, Gupta SC. Bleeding risks of herbal, homeopathic, and dietary supplements: a hidden nightmare for plastic surgeons? Aesthet Surg J. 2012;32(3):332–46.
115. Hua J, Suguro S, Iwabuchi K, Tsutsumi-Ishii Y, Sakamoto K, Nagaoka I. Glucosamine, a naturally occurring amino monosaccharide, suppresses the ADP-mediated platelet activation in humans. Inflamm Res. 2004;53(12):680–8.
116. Knudsen JF, Sokol GH. Potential glucosamine-warfarin interaction resulting in increased international normalized ratio: case report and review of the literature and MedWatch database. Pharmacotherapy. 2008;28(4):540–8.
117. Booth SL, Golly I, Sacheck JM, Roubenoff R, Dallal GE, Hamada K, et al. Effect of vitamin E supplementation on vitamin K status in adults with normal coagulation status. Am J Clin Nutr. 2004;80(1):143–8.
118. Grisa A, Florio S, Bellia E, Cho SC, Froum SJ. The role of dietary supplements in postsurgical bleeding: an update for the practitioner. Compend Contin Educ Dent. 2016;37(10):690–5.
119. Davila JC, Edds GT, Osuna O, Simpson CF. Modification of the effects of aflatoxin B1 and warfarin in young pigs given selenium. Am J Vet Res. 1983;44(10):1877–83.
120. Frost EA. Herbal medicines and interactions with anesthetic agents. Middle East J Anaesthesiol. 2006;18(5):851–78.
121. Spolarich AE, Andrews L. An examination of the bleeding complications associated with herbal supplements, antiplatelet and anticoagulant medications. J Dent Hyg. 2007;81(3):67.
122. Gravas S, Tzortzis V, Rountas C, Melekos MD. Extracorporeal shock-wave lithotripsy and garlic consumption: a lesson to learn. Urol Res. 2010;38(1):61–3.
123. Morihara N, Hino A. Aged garlic extract suppresses platelet aggregation by changing the functional property of platelets. J Nat Med. 2017;71(1):249–56.
124. Horlocker TT, Vandermeulen E, Kopp SL, Gogarten W, Leffert LR, Benzon HT. Regional anesthesia in the patient receiving antithrombotic or thrombolytic therapy. Reg Anesth Pain Med. 2018;43:263–309.

出血性疾病的超声检查 11

Chrissy J. Cherenfant
王卿宇　译　毛燕飞　审校

1. 超声原理

超声显像又称声像图，是利用高频声波使身体内部显影[1-2]。超声（ultrasound，US）的频率在 20 000 Hz 以上，超出了人类所能听到的频率范围[1]。理解超声成像的一个重要概念是分辨率。分辨率指超声在一定组织深度内区分两点的能力。横向分辨率是指垂直于超声波束的两点之间的最小距离，由超声波束宽度决定。轴向或纵向分辨率是平行于超声波束方向的两点之间区分的最小距离[3-5]。轴向分辨率取决于频率。探头又称换能器，高频探头波长较短，穿透力较小，分辨率较高。与之相反，低频探头波长更长，分辨率更低，穿透力更好，更适合观察深层结构[1, 3-4]。

组织回声性是另一个对超声价值至关重要的概念。回声性是身体组织相对于周围组织传输和反射波的能力。有利的是，结构回声性的差异在图像上显示为可见的对比度。回声性的描述包括高回声、等回声、低回声和无回声。高回声描述的是较亮的回声，与周围结构相比呈白色，等回声是指在相对外观上相等的回声，低回声是指呈灰色的较暗回声，而无回声是完全为黑色的成像。例如，腹水和血液是无回声的，这有助于超声检查在检测实性高回声或低回声结构中的液体[1]。回声也可以包括成像纹理描述，因为异构是不均匀的，而均匀性则表示为单一纹理[3, 6]。

采集超声图像包括将探头（换能器）放置在皮肤上或身体自然腔道（如阴道或直肠）中。换能器的用途是将电能转换为声波的机械能，从而将声波传导至患者体内。同时换能器还可以接收身体组织反射波的反射回声，并将其发送到计算机上进行处理和图像显示[5, 7]。为利于图像采集，皮肤上需涂抹一层凝胶，这层凝胶可作为超声波从探头传输到体内的一种介质。最常用的三种探头分别是凸阵、相控阵和线性探头。凸阵探头又称曲线探头，是一种具有楔形 US 光束的低频换能器，超声波从表面发出的面积大，视野大，低频具有更强的组织穿透力，被称为腹部探头的弯曲阵列，它更适合腹部成像。与凸阵探头相比，相控阵探头的频率也较低，但扫描面积较小，适用于经肋间隙观察心脏和胸腔内结构，以及超声心动图检查。线性探头具有较高的分辨率和频率，并保留了横向分辨率，使其更适合用于操作引导以及观察血管、神经和肺尖等浅表结构[3-6, 8-10]（图 11.1）。值得注意的是，尽管探头的

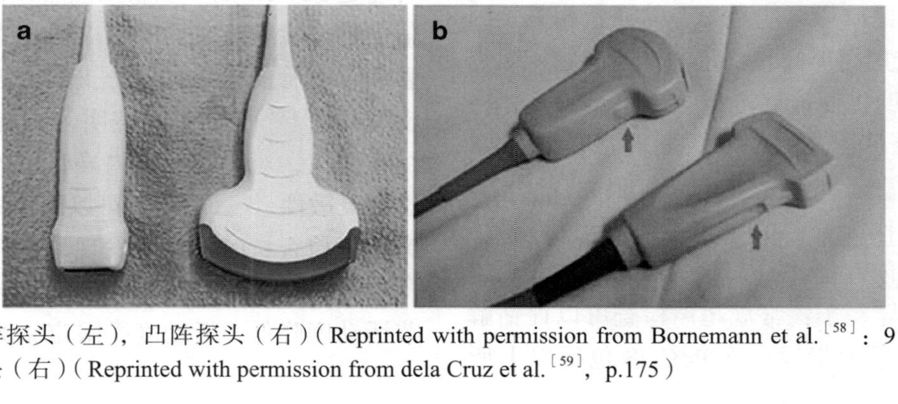

图 11.1 （**a**）相控阵探头（左），凸阵探头（右）（Reprinted with permission from Bornemann et al.[58]：9）。（**b**）：曲线探头（左），高频线性探头（右）（Reprinted with permission from dela Cruz et al.[59]，p.175）

选择取决于特定的目标，但更倾向于选择能够达到所需深度的最佳分辨率探头。然而，探头的选择和偏好最终取决于使用者[6]。

模式的选择对超声成像的质量和应用价值有着重要的影响。振幅或A型是显示一维图像的最简单的超声类型。作为早期超声检查的产物，A型超声通过显示距离上的回声幅度来评估结构的深度。A型超声常用于眼科和超声治疗，比如治疗软组织病变、结石或肿瘤消融[1, 11-12]。亮度模式，也称为B模式、灰阶或2D，是二维黑白成像，通常是超声机器上的默认模式。B型/2D还以灰色图像的阴影显示回声，并允许显示所选的平面、矢状面、横断面、冠状或斜面。运动模式或M模式通过屏幕上可调节的线条测量或显示随时间变化的运动。M型主要用于超声心动图和肺部疾病的评估，如胸腔积液、气胸[1, 3, 13]。频谱多普勒超声在连续和脉冲波中显示流速随时间的变化，这有利于进行心脏评估。彩色多普勒则通过颜色显示血流的速度和方向，通常情况下，红色表示流向探头，蓝色表示远离探头。还有一些附加模式，如三维和四维，多用于产科；然而，在医学成像中最常用的模式在上文中均已提到[3]。

可能影响超声成像的其他特征包括探头方向、操作、入射角、滑动/对齐及施加的压力。这些技能和技术在根本上取决于使用者的教育水平、临床经验。然而，值得注意的是，这些因素可能影响超声的有效性，最终对患者的临床管理产生影响[3, 6]。

2. 床旁超声是什么？

床旁超声（point-of-care ultrasound，PoCUS）是由医务工作者在床旁对患者实施和解读的实时的、以目标为导向的超声检查，旨在改善患者预后。PoCUS的快速成像质量可能与患者的症状相关，因此PoCUS是指应用超声回答特定的诊断问题，缩小差异，筛查，辅助以便最终进行临床决策，是体格检查的辅助手段[1, 8, 14-17]。可重复性强是PoCUS的特点，在监护患者病情变化上具有很大优势[1]。此外，它还可以作为紧急的干预手段和治疗指导，同时还可指导有创性操作[14, 18]。PoCUS与常规超声检查的根本差异在于：常规超声检查可以评估解剖、身体功能及手术指导，而PoCUS包括以上所有特征，并增加了目标导向和床旁提供即时临床信息等[19]。

3. 适应证

在麻醉学及其分支学科中，超声的应用非常广泛，包括中心静脉导管（central venous catheter，CVC）穿刺引导、静脉置管、US引导的周围神经阻滞、小关节和经椎间孔神经根注射以及超声心动图。PoCUS能够完成现有操作，并在围手术期、术中和术后对患者进行进一步的床边诊断[1, 14, 20-23]。此外，床旁超声在患者全身评估中具有重要价值（表11.1）。

3.1 眼科/神经内科

研究发现，经PoCUS测量的视神经鞘直径（optic nerve sheath diameter，ONSD）与颅内压（intracranial pressure，ICP）相关[20]（图11.2）。与脑蛛网膜下腔相连时，视神经鞘可反映ICP。虽然测量直径的正常范围为5～7 mm，但当ONSD大于5 mm时，与CT上显示的ICP升高明显相关[23-25]。在孕产妇中，先兆子痫患者的视神经鞘更厚[26]。神经系统疾病患儿，ONSD增大与ICP升高相关[27]。因此，在出现颅内压升高症状或病理改变患者中，尤其紧急情况下，PoCUS可用于诊断。

3.2 气道评估

超声对上呼吸道局部梗阻的处理具有指导作用[23]。对重症医师和麻醉科医师而言，气道评估和管理是PoCUS的一项新兴应用，在术前和术中的评估中都非常有意义。PoCUS可以帮助确认气管内导管和双腔管的位置，区分支气管插管、气管插管及食管插管[23, 28]。研究表明，在胸骨上切迹处使用线性探头，对确定气管内导管位置具有很高的特异性和灵敏性[21]。超声也可以用作术前对患者进行床旁气道检查。一项研究发现，超声与常规气道筛查（如张口度和颈部活动度）相比，US测量的下颌关节活动度降低（活动度受限定义为小于10 mm）与

表 11.1　超声在麻醉学中的应用：重症医学和围手术期医学

目标	PoCUS 应用
气道	操作：气管插管、双腔管置入、环甲膜穿刺、环甲膜切开术、上呼吸道局部阻滞、气管造口术 诊断：颈椎、颈前脂肪组织、声带活动度、膈肌运动、预计拔管失败
腹部	操作：腹横肌平面阻滞（TAP）/ 躯干阻滞引导，穿刺引流术 诊断：游离液体（超声重点评估创伤，FAST）、胃容量和内容物
心脏病学	操作：心脏起搏器置入术，心包穿刺术 诊断：超声心动图、心室和瓣膜功能、血流动力学、液体状态、心包积液
眼科 / 神经内科	诊断：通过视神经鞘直径估计 ICP、眼内异物、视网膜剥离、晶状体脱位、玻璃体出血、眼部血肿
肺部	操作：支气管内 / 双腔管插管术，胸腔穿刺术 诊断：呼吸困难、胸腔积液、气胸、肺水肿、肺炎、重度间质性肺疾病
局部麻醉 / 疼痛医学	操作：周围神经阻滞、椎管内阻滞、躯干阻滞、经椎间孔 / 椎板间神经根注射
休克	诊断：液体状态监测、血流动力学评价
泌尿系统	操作：导尿术 诊断：泌尿系统梗阻
血管性	操作：静脉（中心和外周）和动脉穿刺术、中心静脉导管置入术 诊断：动脉和静脉通畅性、主动脉夹层、主动脉瘤、下腔静脉（IVC）塌陷性、外周动脉和左心室流出道（LVOT）的多普勒血流、深静脉血栓形成（DVT）下的血液压迫
其他	操作：脓肿引流 诊断：蜂窝织炎和脓肿评估

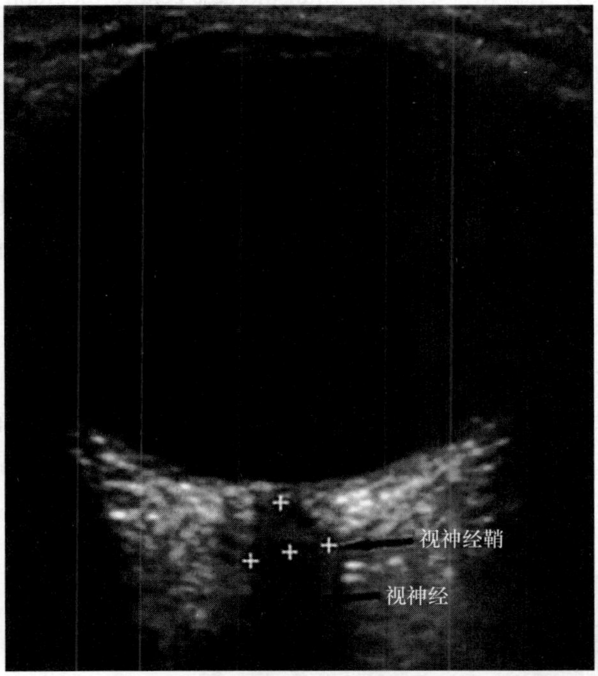

图 11.2　视神经鞘直径（Reprinted with permission from Jeong[60], p.151）

喉镜暴露困难相关[29-30]。PoCUS 还可通过在舌骨和甲状舌骨膜水平测量颈前软组织厚度，以此帮助识别潜在的困难气道[15]。另一项研究发现，US 在声带水平测量的颈前软组织厚度大于 0.23 cm 可能是困难气道的预测因素[31]。麻醉诱导前预测插管困难的其他 US 气道测量和成像检查包括舌骨间距、气管直径、声带病变或功能障碍及解剖变异等[23, 28]。PoCUS 还可减少急诊手术气道管理失败或降低其并发症风险，研究发现，在肥胖患者中，US 比人工定位环甲膜更加可靠[32]。当可能发生气道并发症时，床旁超声可作为使患者受益的宝贵工具[14, 18, 26, 28, 32]。

3.3　肺部

在急诊医学和重症医学领域，可通过超声下肺滑动征消失来确诊气胸[16, 33-34]。从 US 中我们可以看到，肺滑动征是呼吸过程中壁胸膜向脏胸膜移动的伪影。当发生气胸时，空气位于脏层和壁层胸膜之间，肺滑动征就会消失[8, 35]。由创伤、中心静脉置管或周围神经阻滞导致的医源性并发症发生时，确定气胸的发生非常重要。PoCUS 在气胸患者中十分有益，因为它提供了快速的关键图像，临床医师可以在床旁立即解读并进行处理。我们可以利用 B 型、M 型以及频率更高、分辨率更好的线性传感器（图 11.3），通过 PoCUS 诊断气胸。在 B 型探头下，

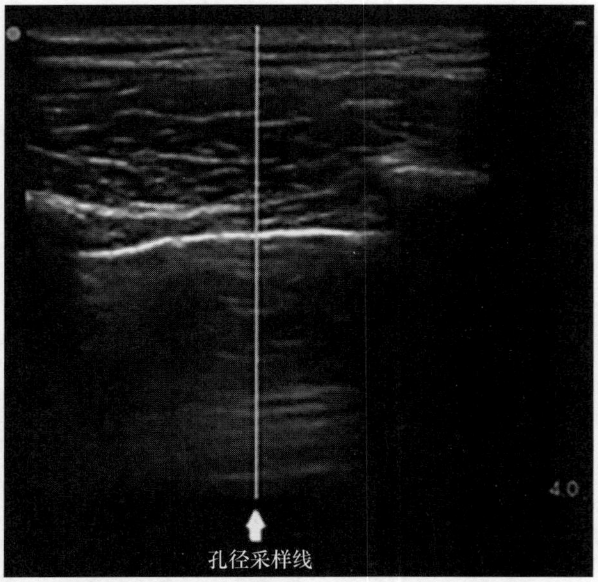

图 11.3 M 型探头肋间采样线（Reprinted with permission from dela Cruz et al.[59]，p.180）

影像学显示肺滑动征消失，而使用 M 型探头时，气胸在胸膜线的上方和下方显示为均匀的线性模式，称为“条形码或平流层征”。相反，使用 M 型探头时，正常肺超声将显示“沙滩征”模式，在脏胸膜线呈线性至颗粒状模式改变[8, 6, 35]（图 11.4）。在评估创伤患者时，US 在检测隐匿性气胸方面的灵敏度是仰卧位胸片的 2 倍[1, 36]。然而，值得注意的是，提示气胸的肺滑动征消失必须是在无其他肺部疾病及适当的临床背景中。肺滑动征消失并非气胸所特有，因为其他肺部疾病，如肺炎、肺不张或单腔支气管插管，也可表现为肺滑动征消失。此外，US 可能会遗漏小气胸、水泡或瘢痕从而导致假阳性[1, 20-21, 35]。

肺部超声在诊断缺氧方面具有较高准确性，这增强了 PoCUS 在肺部表现中的诊断作用[38]。PoCUS 可发现的病变包括肺水肿、胸腔积液、肺实变、肺炎的动态空气支气管造影、慢性阻塞性肺疾病、肺栓塞、肺纤维化和肺泡间质性疾病等[9, 14, 35, 37-38]。常见超声检查的表现之一为 B 线，它可能代表液体过剩、胸腔积液、肺炎引起的肺实变或间质性疾病[1, 21, 35]。在检测到胸腔积液后，PoCUS 可进一步作为胸腔穿刺术的诊断和治疗辅助手段[23]。也有研究者建议，使用 PoCUS 进行术前肺不张检查，并可用于解决术中血氧饱和度降低的问题[18]。由于其灵敏性、特异性以及可以快速检查众多肺部病变的特点，尤其是在急诊患者疾病恶化期间，肺部超声被认为是一种必要的 PoCUS 手段[9, 39]。

3.4 心脏病学

麻醉科医师可以利用心脏超声进行诊断。经食管超声心动图（transesophageal echocardiography，TEE）是心脏外科手术中的常规操作，是一项具有标准指南的 PoCUS 技能[14, 21, 40]。在 ICU，我们可以采用床旁经胸超声心动图（transthoracic echocardiography，TTE）来确诊心力衰竭和心包积液[15, 27]。PoCUS 可以用来帮助麻醉科医师进行心脏体格检查。例如，检查时听到的杂音可能与瓣膜病变高度相关[40]。通过 PoCUS 可以检查的心脏病变包括心包积液、心脏压塞、肺栓塞、严重低血容量、产后心肌病、心肌肥厚以及心脏扩张[15, 26, 29]。PoCUS 还可指导心包穿刺及放置心脏起搏器[23]。值得注意的是，PoCUS 与心脏病专家进行 TTE 的不同之处在于，PoCUS 并不全面，而主要是在辅助医师进行快速排除或诊断时更具有目标导向性[21]。相控阵探头又称心脏探头，在 2D 或 M 模式下更适合用于对心脏的评估[3, 9, 41-42]（图 11.5～图 11.8）。

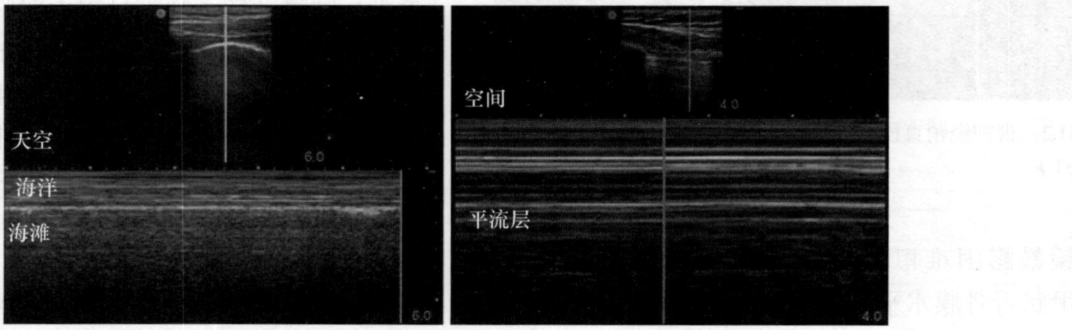

图 11.4 正常 M 型沙滩征（左）和条形码 / 平流层征提示气胸（右）（Reprinted with permission from dela Cruz et al.[59]，p.181）

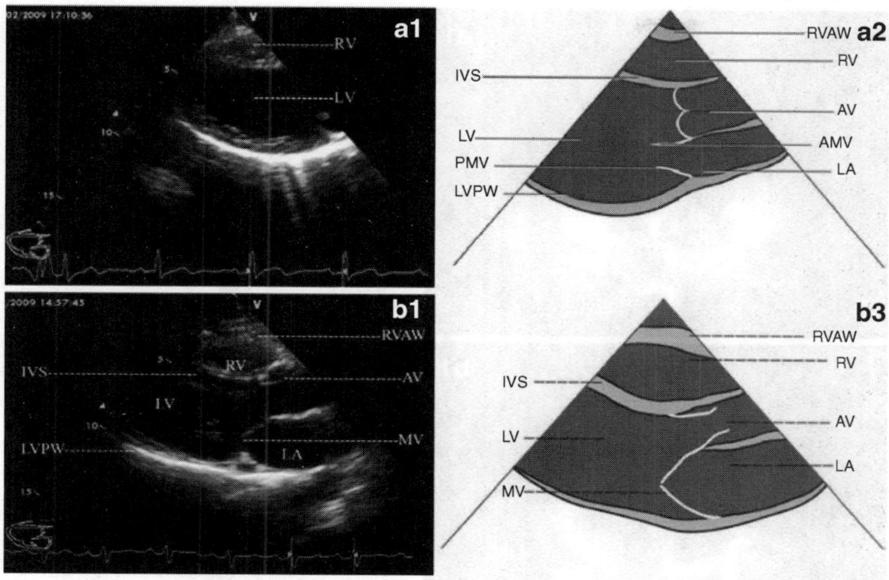

图 11.5　胸骨旁左心室长轴切面（**a**）舒张期和（**b**）收缩期。IVS，室间隔；LV，左心室；PMV，肺动脉瓣；LVPW，左心室后壁；LA，左心房；AMV，二尖瓣前叶；AV，主动脉瓣；RV，右心室；RVAW，右心室前壁（Reprinted with permission from He[61]，p.75）

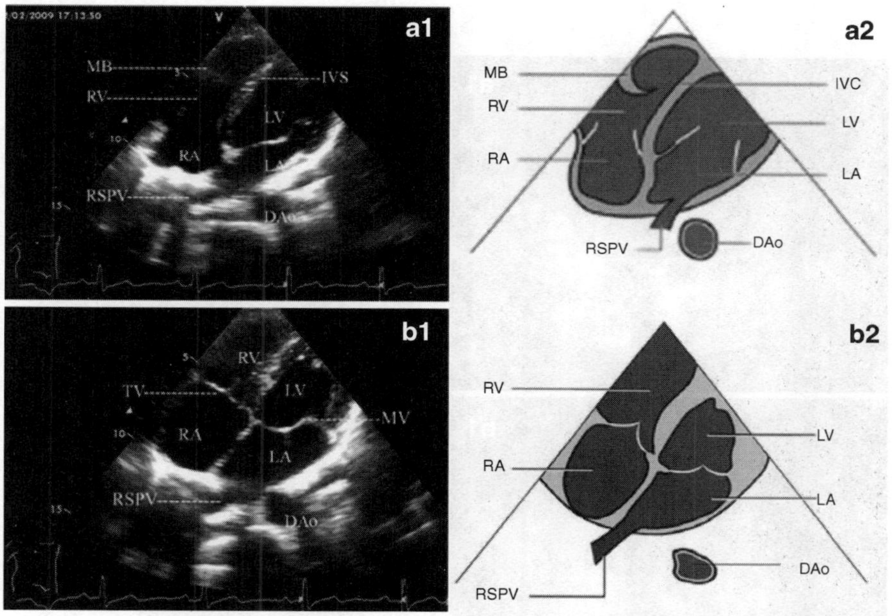

图 11.6　胸骨旁四腔心切面（**a**）舒张期和（**b**）收缩期。MB，隔缘肉柱（节制索）；RV，右心室；RA，右心房；RSPV，右上肺静脉；DAo，降主动脉；LA，左心房；LV，左心室；IVC，下腔静脉（Reprinted with permission from He[61]，p.84）

心脏 PoCUS 实质上是一种聚焦的 TTE，它不仅在心脏手术期间，而且在非心脏手术期间、血流动力学不稳定时以及术前均可识别和监测心室功能障碍和严重瓣膜病变[1，14，23]。研究表明，聚焦的 TTE 能够改变并影响患者围手术期管理。对有心脏病风险或血流动力学不稳定的患者，术前 TTE 可诊断射血分数低、主动脉瓣和二尖瓣病变、血容量不足、心脏压塞和心室衰竭等。这些结果常导致麻醉策略的改变，如药物的改变、弃用、液体的推注或限制，以及有创性监测的实施[15，29，40，43]。这些影响支持术前使用心脏 PoCUS。

在心脏骤停脉搏检查期间，PoCUS 也有助于制订治疗策略。这是由于 PoCUS 可以进一步提供更多信息，如当存在心包积液或血容量不足等潜在病因，并

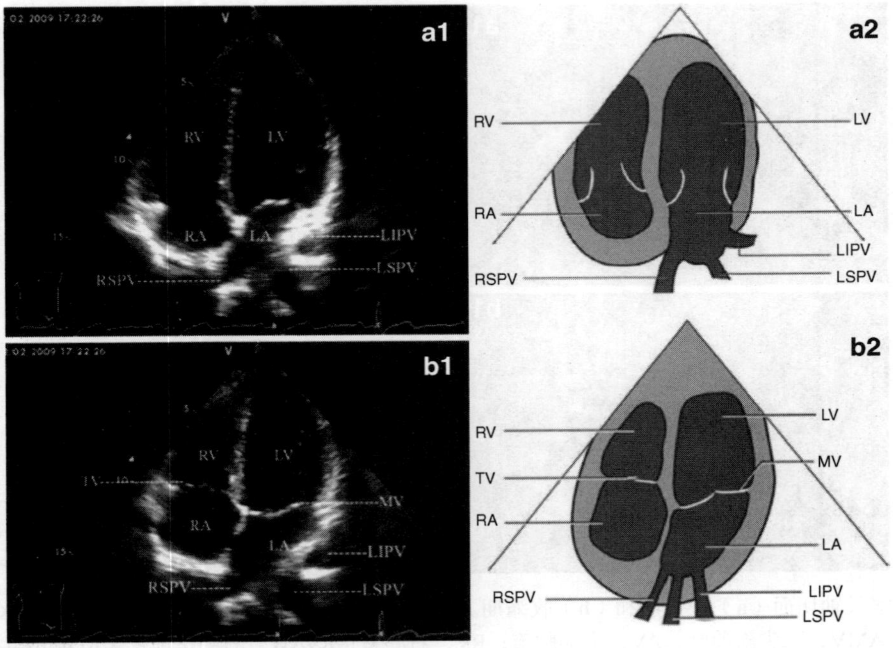

图 11.7 心尖四腔心切面（**a**）舒张期和（**b**）收缩期。RV，右心室；RA，右心房；LV，左心室；LA，左心房；RSPV，右上肺静脉；LSPV，左上肺静脉；LIPV，左下肺静脉；TV，三尖瓣；MV，二尖瓣（Reprinted with permission from He[61]，p.85）

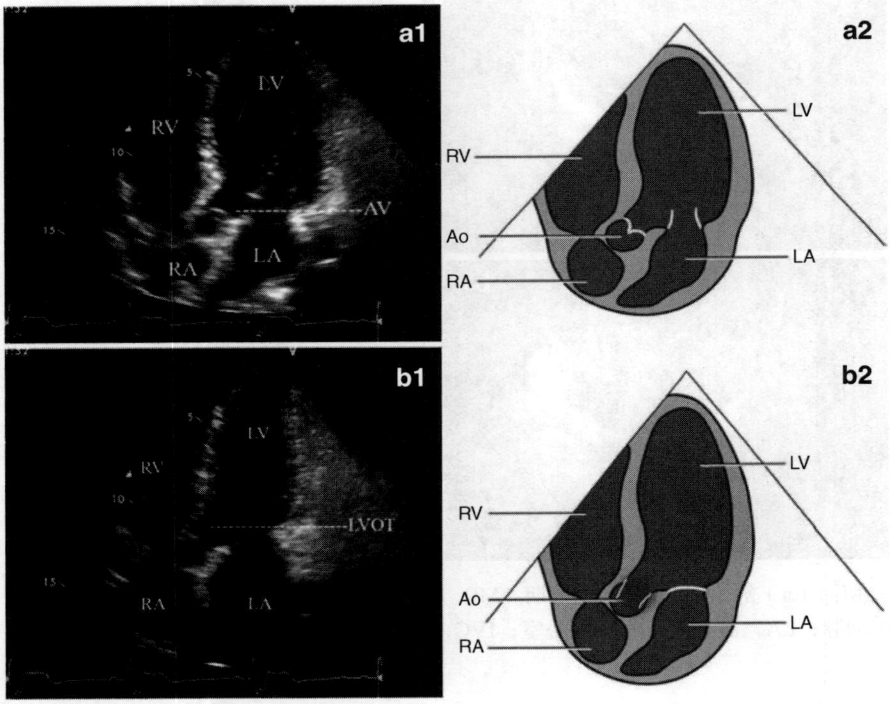

图 11.8 心尖五腔心切面（**a**）舒张期和（**b**）收缩期。RV，右心室；Ao，主动脉；RA，右心房；LA，左心房；LV，左心室（Reprinted with permission from He[61]，p.93）

显示没有心脏收缩时，这表明在进行三轮心肺复苏药物治疗后，自主循环恢复的可能性极小[16, 44]。此外，超声重点评估创伤（focused assessment with sonography for trauma，FAST）的评估重点包括在创伤患者中获得心包图像，以此诊断心脏积液，如血液[16]。这也显示了 PoCUS 在确定心脏损伤方面的实用性。

3.5　腹部

腹部床旁超声有助于即时显示腹部组织和器官[2]。这在腹部创伤、急腹症或手术中是有益的。曲线或凸阵探头由于其低频和更大的外显率，更适用于腹部成像[3, 8]。在急诊医学中，FAST 检查对腹部游离液体重点评估的作用是众所周知的。FAST 的评估范围包括肝肾间隙、脾周间隙、肋下 / 剑突下间隙和耻骨上区[8, 16, 21]（图 11.9）。

腹部 PoCUS 可对脓毒症的发病过程及病因作出准确评估。胆囊结石表现为圆形强回声结构和胆总管扩张，胆囊炎则表现为胆囊壁增厚和胆囊周围积

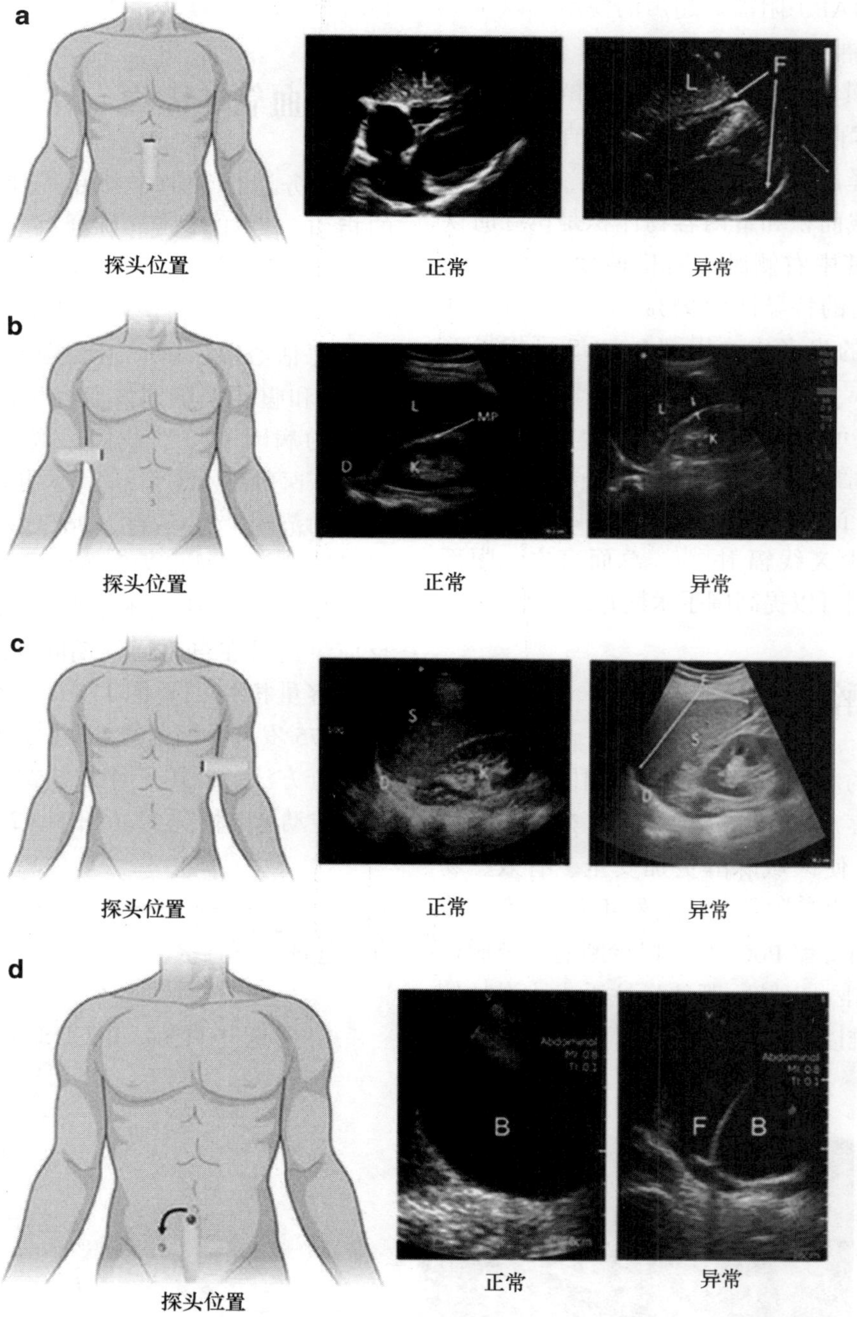

图 11.9　FAST 检查。(**a**) 探头位于剑突下，肝（L）显示不存在心包积液（F）。(**b**) 探头至右上象限（RUQ），显示肝和肾（K）之间的肝肾隐窝（MP）不存在或存在游离液体。(**c**) 探头至左上象限（LUQ），显示脾（S）和肾附近不存在或存在游离液体（F）。(**d**) 长轴骨盆视图，左侧膀胱正常（B），左侧膀胱后方有游离液体。B，膀胱；D，膈；F，液体；K，肾；L，肝；MP，肝肾隐窝；S，脾（Reprinted with permission from Bornemann et al.[58]，p.15）

液。超声可以通过肠袢＞3 cm、肠腔外积液、肠腔积气和肠壁增厚诊断肠梗阻。PoCUS 还可以通过显示结石和肾积水来评估肾绞痛的病因，并识别腹主动脉瘤[16]。腹部超声也用于腹水的床旁诊断，并通过指导腹腔穿刺术进行治疗[23]。

在腹部手术的疼痛管理中，超声可用于指导神经阻滞，如腹直肌鞘和腹横肌平面（transversus abdominis plane，TAP）阻滞。超声的使用可以减少并发症的发生，使神经阻滞位置更加准确[26, 39, 45-46]。腹部 PoCUS 还有其他应用，这有助于麻醉科医师的围手术期管理。术前，PoCUS 可通过检查胃内容物和胃容积，帮助降低误吸的风险[17, 21, 23, 27, 41]。超声测量的胃窦横截面积和胃内容物体积是诱导时误吸风险的指标，其中右侧卧位时横截面积＜4 cm^{2}的患者，诊断空腹的特异性为 95%[20-22]。因此，在不遵循禁食规则的患者中，胃部 PoCUS 可指导麻醉策略的改变[22]。术后腹部 PoCUS 检查可发现腹腔内液体渗出（intra-abdominal fluid extravasation，IAFE）[29, 47]，这增加了麻醉监护室内疼痛评分。腹部 PoCUS 的另一个适应证是在 ICU 确认胃管的放置位置，这可减少 X 线辐射[20]。总而言之，腹部 PoCUS 的广泛应用可以提高围手术期管理水平。

3.6　局部麻醉

局部麻醉中的超声引导通常用于周围神经、躯干阻滞以及介入疼痛医学，其有效性与 X 线透视相当[20, 23, 48]。超声使区域麻醉更加安全、有效、易于教学[20-21, 26, 29, 41, 45-46, 49-52]。虽然不能取代 X 线的金标准，但肌肉骨骼 PoCUS 可以诊断肩关节脱位和复位[8]。在肥胖、水肿、既往脊柱手术、脊柱侧凸、脊柱前凸和难以识别标志的情况下，US 引导下椎管内麻醉可通过定位椎间隙、棘突间隙、角度和硬膜外深度进行，优于触诊[18, 26, 48, 53]。美国区域麻醉和疼痛医学学会（American Society of Regional Anesthesia and Pain Medicine，ASRA）支持以下建议：椎管超声可以提高椎管内麻醉效率，并且在预测目标深度方面比触诊更为准确[52]。尽管存在这些优势，但由于腰椎棘突触诊的可行性，US 引导下椎管内麻醉仍未得到广泛应用[41]。

3.7　血管 / 休克

医务工作者通常将超声作为建立动静脉通路的指引，例如开放静脉通路、中心静脉穿刺置管术[1, 18, 21, 23, 26, 39, 41]。PoCUS 被 ICU 的重症医师和围手术期的麻醉科医师用于对休克的定性。超声可通过评估心脏、肺、下腔静脉（inferior vena cava，IVC）和腹部来鉴别低血容量性、心源性和分布性休克的病因[9, 44]。我们已经发现，PoCUS 可以帮助临床医师缩小对急诊室不明原因低血压患者鉴别诊断的范围[16]。因此，PoCUS 能够进行快速诊断，尽早治疗，同时也为监测治疗结果提供了平台[44]。PoCUS 还可以评估术前和在 PACU 时的液体复苏反应。这是在自主通气期间通过测量 IVC 完成的，与血容量相关[27]（图 11.10 和图 11.11）。此外，在 65～75 岁有吸烟史的男性中，超声是其腹主动脉瘤的筛查方法，可用于评估并发主动脉破裂症状患者的腹主动脉瘤情况[20]（图 11.12）。

4. 超声图像

根据这些目标，PoCUS 在一些图像中得到了

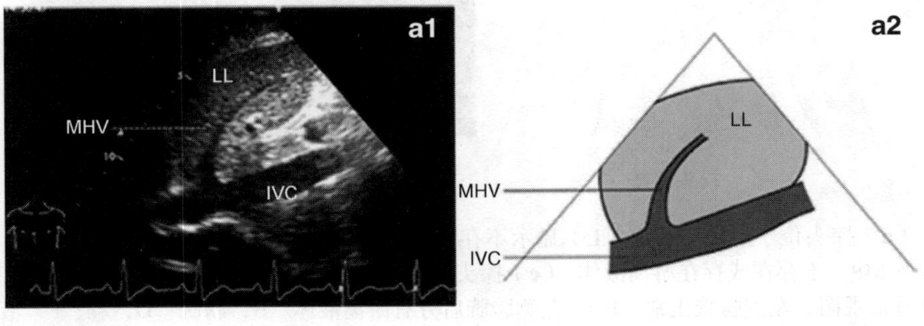

图 11.10　下腔静脉短轴切面。MHV，肝中静脉；LL，肝；IVC，下腔静脉（Reprinted with permission from He[61], p.94）

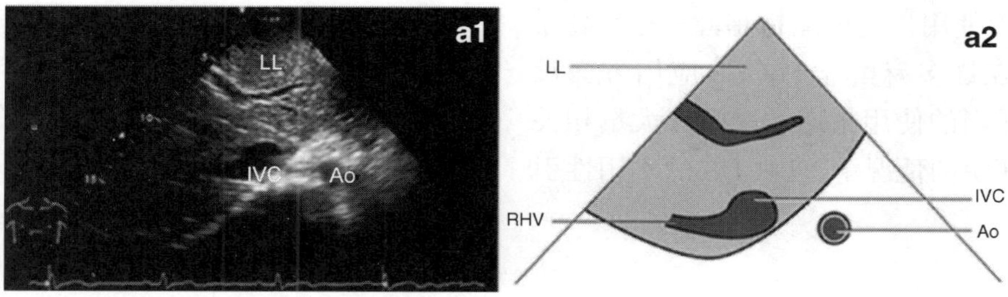

图 11.11　下腔静脉长轴切面。IVC，下腔静脉；LL，肝；RHV，肝右静脉；Ao，主动脉（Reprinted with permission from He[61]，p.95）

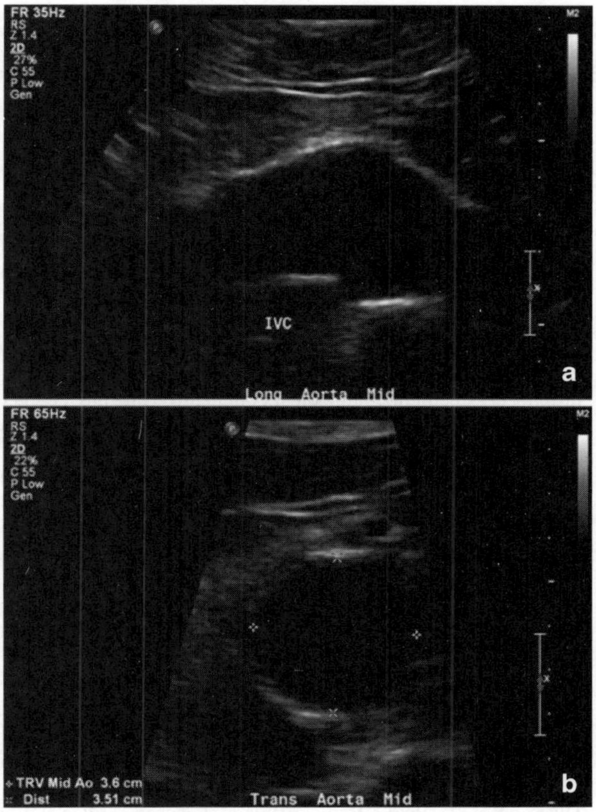

图 11.12　腹主动脉瘤（**a**）短轴和（**b**）长轴（Reprinted with permission from Bornemann et al.[58]，p.29）

最佳利用。通常可以在短轴、长轴和斜位视图中查看组织结构。血管、神经和其他解剖结构常在短轴上进行观察，而针和血管入路首选长轴入路，因此在操作过程中可以看到针的走行。然而，血管和针在短轴视图中可能更容易被看到[1，6]。对于心脏 PoCUS，建议采用胸骨旁长轴和短轴切面。为了进一步评价瓣膜疾病，心尖或肋下心腔视图和彩色多普勒也是有帮助的[40]。FAST 检查包括心包切面，也称为肋下或剑突下切面、右上腹或肝周切面、左上腹或脾周切面、耻骨上或骨盆视图。扩展的 FAST 还包括双侧前胸壁切面，以评估在锁骨中线处 M 模式下常见的肺滑动征[1，8，16，21]。从根本上来讲，可以很容易地选择多种视图和模式，这最终取决于操作者。

5. 优缺点

床旁检查的主要优势是提高了诊断的速度和准确性。能够缩短症状出现和治疗开始之间的时间窗，从而使患者预后更好[16]。床旁超声的优点是可靠且省时，因为临床医师的即时检查使他们不必等待放射科医师和心内科医师的结果判读，这对急诊患者是十分有利的[1，18]。PoCUS 易于重复，是理想的检查选择[1]。由于没有电离辐射，尤其是在产科和儿科，诊断性超声的安全性是毋庸置疑的[1，20]。围手术期 PoCUS 下引导穿刺，减少了操作次数和并发症的发生，进而改善了安全性和护理质量[20-21]。现如今 PoCUS 设备变得愈发便宜且便携，使其在资源匮乏环境中更加实用[1，20-21]。

PoCUS 的主要缺点在于获得的信息取决于操作者使用探头（换能器）的技巧及避免伪影的同时准确识别伪影的能力。在不熟练的操作者手中，PoCUS 可能对患者无益，因为不准确的诊断可能导致并发症发生或不恰当治疗[1，5，54]。患者静止不动时也可能对超声成像产生负面影响[37]。在某些情况下，尽管 PoCUS 可提供快速成像，但不能取代放射科医师判读的诊断成像[20]。还存在另外一个问题，即在多名患者中连续使用 PoCUS 如果没有消毒，这可能会增加疾病传播的机会。由于假阳性结果导致不必要的干预或由于假阴性导致进一步评估不充分，造成 PoCUS 被过度使用，这可能是有害且花费高昂的[1, 21]。此外，在许多麻醉学 PoCUS 应用方面没有教育、培训或适当的使用指南。在没有大量相关知识储备或能力证明的情况下，PoCUS 的实用性引发了关注[54]。

6. 展望

与急诊医学相比，在麻醉学科中未能广泛使用床旁超声的主要障碍是该领域 PoCUS 教育和培训的不足。在美国，大多数麻醉科医师没有接受过任何 PoCUS 培训，大多数麻醉科住院医师没有标准的 PoCUS 课程[14, 55]。因此，许多医师呼吁采取行动共同制定围手术期 PoCUS 的使用课程和指南[14, 23, 54-55]。

2015 年，在 ASRA 内创建了围手术期 PoCUS 特别关注小组。2016 年，他们举行了第一次会议，如今会员人数持续增长[14, 56]。本文就围手术期麻醉超声评价（perioperative anesthesiology ultrasonographic evaluation，PAUSE）方法在围手术期管理中的应用进行了探讨。它是麻醉科医师在不同时期“暂停”并使用 PoCUS 评估患者病情的一种工具，并扩展了体格检查和生命体征监测的相关信息[40]。随着人们对 PoCUS 的兴趣越来越浓厚，关于围手术期 PoCUS 制度化以及对其现有和额外应用的评估已经进行了许多讨论和研究。需要一个多用途的课程来模拟许多麻醉学实践的环境[15]。有人建议通过在线学习、教学、实践环节、人体模型或刺激练习等多种方式实施 PoCUS。在麻醉科住院医师的培训中，在线教学、实践培训和基于模拟的课程扩展了知识，改善了图像采集和动手的灵活性，提高了参与者的满意度和技能的临床转移能力。有学者建议，教学和培训应该是纵向的，跨年度和轮换的，以减少在没有强化和继续使用的情况下可能发生的技能减退[34, 39, 54, 57]。PoCUS 课程仍需继续以改善患者管理为目标[34, 56]。从根本上说，依然需要研究床旁超声对患者管理及预后的影响，以及如何实施有效的 PoCUS 培训。

7. 小结

床旁超声作为一种工具和技能，可以优化临床评价，超越体格检查。PoCUS 由于其在心脏、肺、腹部、神经、气道、血流动力学和血管系统中应用的多样性而具有优势。它能够安全、及时地回答特定的诊断问题、指导治疗及操作，进一步证实了其重要性。由于床旁超声对患者管理有积极影响，因此仍然需要制定 PoCUS 教育培训的课程和指南，并进行研究，从而进一步证明其优势及用途。正如超声通常用于区域阻滞和中心静脉穿刺置管术一样，可以想象的是，在未来床旁超声也可能被广泛使用。

参考文献

1. Moore CL, Copel JA. Point-of-care ultrasonography. N Engl J Med. 2011;364(8):749–57.
2. Center for Devices and Radiological Health. Ultrasound imaging. U.S. Food and Drug Administration. https://www.fda.gov/radiation-emitting-products/medical-imaging/ultrasound-imaging. Published 8 Aug 2019. Accessed 5 Sept 2019.
3. Baston CM, Moore C, Krebs EA, Dean AJ, Panebianco N, editors. Physics and knobology. In: Pocket guide to POCUS: point-of-care tips for point-of-care ultrasound. New York: McGraw-Hill. http://accessmedicine.mhmedical.com.ezproxy.med.nyu.edu/content.aspx?bookid=2544&sectionid=210344236. Accessed 5 Sept 2019.
4. Ng A, Swanevelder J. Resolution in ultrasound imaging. Contin Educ Anaesth Crit Care Pain. 2011;11(5):186–92. https://doi.org/10.1093/bjaceaccp/mkr030.
5. Rumack CM, Levin D, editors. Diagnostic ultrasound. 5th ed. Philadelphia: Elsevier; 2018.
6. Ihnatsenka B, Boezaart AP. Ultrasound: basic understanding and learning the language. Int J Shoulder Surg. 2010;4(3):55–62. https://doi.org/10.4103/0973-6042.76960.
7. NCI Dictionary of Cancer Terms. National Cancer Institute. https://www.cancer.gov/publications/dictionaries/cancer-terms/def/ultrasound-transducer. Accessed 5 Sept 2019.
8. Gleeson T, Blehar D. Point-of-care ultrasound in trauma. Semin Ultrasound CT MR. 2018;39(4):374–83.
9. Díaz-gómez JL, Via G, Ramakrishna H. Focused cardiac and lung ultrasonography: implications and applicability in the perioperative period. Rom J Anaesth Intensive Care. 2016;23(1):41–54.
10. Coté CJ, Lerman J, Anderson BJ, Karmakar MK, Kwok WH. Ultrasound-guided regional anesthesia. In: A practice of anesthesia for infants and children. 6th ed. Philadelphia: Elsevier; 2019. p. 988–1022. https://www.sciencedirect.com/science/article/pii/B9780323429740000434. Accessed 5 Sept 2019.
11. Silverman RH. Focused ultrasound in ophthalmology. Clin Ophthalmol. 2016;10:1865–75. Published 2016 Sep 27. https://doi.org/10.2147/OPTH.S99535.
12. Miller DL, Smith NB, Bailey MR, et al. Overview of therapeutic ultrasound applications and safety considerations. J Ultrasound Med. 2012;31(4):623–34.
13. Carovac A, Smajlovic F, Junuzovic D. Application of ultrasound in medicine. Acta Inform Med. 2011;19(3):168–71. https://doi.org/10.5455/aim.2011.19.168-171.
14. De marchi L, Meineri M. POCUS in perioperative medicine: a North American perspective. Crit Ultrasound J. 2017;9(1):19.
15. Jasudavisius A, Arellano R, Martin J, Mcconnell B, Bainbridge D. A systematic review of transthoracic and transesophageal echocardiography in non-cardiac surgery: implications for point-of-

care ultrasound education in the operating room. Can J Anaesth. 2016;63(4):480–7.
16. Adhikari S, Zeger W, Schmier C, et al. Pilot study to determine the utility of point-of-care ultrasound in the assessment of difficult laryngoscopy. Acad Emerg Med. 2011;18(7):754–8.
17. Haskins SC, Feldman D, Fields KG, et al. Teaching a point-of-care ultrasound curriculum to anesthesiology trainees with traditional didactic lectures or an online E-learning platform: a pilot study. J Educ Perioper Med. 2018;20(3):E624.
18. Mok D, Schwarz SKW, Rondi K. Point-of-care ultrasonography in Canadian anesthesiology residency programs: a national survey of program directors. Can J Anaesth. 2017;64(10):1023–36.
19. Smallwood N, Dachsel M. Point-of-care ultrasound (POCUS): unnecessary gadgetry or evidence-based medicine? Clin Med (Lond). 2018;18(3):219–24.
20. Roche D, Iohom G. Point-of-care ultrasound in anaesthesia and intensive care medicine. Rom J Anaesth Intensive Care. 2018;25(2):95–6.
21. Ursprung E, Oren-grinberg A. Point-of-care ultrasound in the perioperative period. Int Anesthesiol Clin. 2016;54(1):1–21.
22. Alakkad H, Kruisselbrink R, Chin KJ, et al. Point-of-care ultrasound defines gastric content and changes the anesthetic management of elective surgical patients who have not followed fasting instructions: a prospective case series. Can J Anaesth. 2015;62(11):1188–95.
23. Meineri M, Bryson GL, Arellano R, Skubas N. Core point-of-care ultrasound curriculum: what does every anesthesiologist need to know? Can J Anaesth. 2018;65(4):417–26.
24. Blaivas M, Theodoro D, Sierzenski PR. Elevated intracranial pressure detected by bedside emergency ultrasonography of the optic nerve sheath. Acad Emerg Med. 2003;10(4):376–81.
25. Baston CM, Moore C, Krebs EA, Dean AJ, Panebianco N, editors. Ocular ultrasound. In: Pocket guide to POCUS: point-of-care tips for point-of-care ultrasound. New York: McGraw-Hill. http://accessmedicine.mhmedical.com.ezproxy.med.nyu.edu/content.aspx?bookid=2544&sectionid=210344762. Accessed 16 Sept 2019.
26. Su E, Dalesio N, Pustavoitau A. Point-of-care ultrasound in pediatric anesthesiology and critical care medicine. Can J Anaesth. 2018;65(4):485–98.
27. Ramsingh D, Rinehart J, Kain Z, et al. Impact assessment of perioperative point-of-care ultrasound training on anesthesiology residents. Anesthesiology. 2015;123(3):670–82.
28. You-ten KE, Siddiqui N, Teoh WH, Kristensen MS. Point-of-care ultrasound (POCUS) of the upper airway. Can J Anaesth. 2018;65(4):473–84.
29. Ramsingh D, Gudzenko V, Martin RD. Point-of-care ultrasound: novel technology to routine perioperative assessment tool. Anesth Analg. 2017;124(3):709–11.
30. Yao W, Zhou Y, Wang B, et al. Can mandibular condylar mobility sonography measurements predict difficult laryngoscopy? Anesth Analg. 2017;124(3):800–6.
31. Reddy PB, Punetha P, Chalam KS. Ultrasonography – a viable tool for airway assessment. Indian J Anaesth. 2016;60(11):807–13.
32. You-ten KE, Desai D, Postonogova T, Siddiqui N. Accuracy of conventional digital palpation and ultrasound of the cricothyroid membrane in obese women in labour. Anaesthesia. 2015;70(11):1230–4.
33. Melgarejo S, Schaub A, Noble VE. Point of care ultrasound: an overview. American College of Cardiology. https://www.acc.org/latest-in-cardiology/articles/2017/10/31/09/57/point-of-care-ultrasound. Published 31 Oct 2017. Accessed 5 Sept 2019.
34. Deshpande R, Montealegre-gallegos M, Matyal R, Belani K, Chawla N. Training the anesthesiologist in point-of-care ultrasound. Int Anesthesiol Clin. 2016;54(1):71–93.
35. Baston CM, Moore C, Krebs EA, Dean AJ, Panebianco N, editors. Lung ultrasound: parenchyma and lung sliding. In: Pocket guide to POCUS: point-of-care tips for point-of-care ultrasound. New York: McGraw-Hill. http://accessmedicine.mhmedical.com.ezproxy.med.nyu.edu/content.aspx?bookid=2544&sectionid=210367900. Accessed 5 Sept 2019.
36. Kirkpatrick AW, Sirois M, Laupland KB, et al. Hand-held thoracic sonography for detecting post-traumatic pneumothoraces: the Extended Focused Assessment with Sonography for Trauma (EFAST). J Trauma. 2004;57(2):288–95.
37. Adler AC, Greeley WJ, Conlin F, Feldman JM. Perioperative Anesthesiology UltraSonographic Evaluation (PAUSE): a guided approach to perioperative bedside ultrasound. J Cardiothorac Vasc Anesth. 2016;30(2):521–9.
38. Volpicelli G, Elbarbary M, Blaivas M, et al. International evidence-based recommendations for point-of-care lung ultrasound. Intensive Care Med. 2012;38(4):577–91.
39. Lee A, Loughrey JPR. The role of ultrasonography in obstetric anesthesia. Best Pract Res Clin Anaesthesiol. 2017;31(1):81–90.
40. Bøtker MT, Vang ML, Grøfte T, Kirkegaard H, Frederiksen CA, Sloth E. Implementing point-of-care ultrasonography of the heart and lungs in an anesthesia department. Acta Anaesthesiol Scand. 2017;61(2):156–65.
41. Pulton D, Feinman J. Hocus POCUS: making barriers to perioperative point-of-care ultrasound disappear. J Cardiothorac Vasc Anesth. 2019;33(9):2419–20.
42. Baston CM, Moore C, Krebs EA, Dean AJ, Panebianco N, editors. Cardiac ultrasound. In: Pocket guide to POCUS: point-of-care tips for point-of-care ultrasound. New York: McGraw-Hill. http://accessmedicine.mhmedical.com.ezproxy.med.nyu.edu/content.aspx?bookid=2544&sectionid=210344444. Accessed 5 Sept 2019.
43. Canty DJ, Royse CF, Kilpatrick D, Bowman L, Royse AG. The impact of focused transthoracic echocardiography in the preoperative clinic. Anaesthesia. 2012;67(6):618–25.
44. Kimura BJ. Point-of-care cardiac ultrasound techniques in the physical examination: better at the bedside. Heart. 2017;103(13):987–94.
45. Blanco R, Ansari T, Girgis E. Quadratus lumborum block for postoperative pain after caesarean section: a randomised controlled trial. Eur J Anaesthesiol. 2015;32(11):812–8.
46. Abrahams M, Derby R, Horn JL. Update on ultrasound for truncal blocks: a review of the evidence. Reg Anesth Pain Med. 2016;41(2):275–88.
47. Haskins SC, Desai NA, Fields KG, et al. Diagnosis of intraabdominal fluid extravasation after hip arthroscopy with point-of-care ultrasonography can identify patients at an increased risk for postoperative pain. Anesth Analg. 2017;124(3):791–9.
48. Lawson W, Uy M, Strike K, et al. Point of care ultrasound in haemophilia: building a strong foundation for clinical implementation. Haemophilia. 2017;23(5):648–51.
49. Champaneria R, Shah L, Wilson MJ, Daniels JP. Clinical effectiveness of transversus abdominis plane (TAP) blocks for pain relief after caesarean section: a meta-analysis. Int J Obstet Anesth. 2016;28:45–60.
50. Børglum J, Gögenür I, Bendtsen TF. Abdominal wall blocks in adults. Curr Opin Anaesthesiol. 2016;29(5):638–43.
51. Ranganath A, Srinivasan KK, Iohom G. Ultrasound guided axillary brachial plexus block. Med Ultrason. 2014;16(3):246–51.
52. Neal JM, Brull R, Horn JL, et al. The second American society of regional anesthesia and pain medicine evidence-based medicine assessment of ultrasound-guided regional anesthesia: executive summary. Reg Anesth Pain Med. 2016;41(2):181–94.
53. Srinivasan KK, Lee PJ, Iohom G. Ultrasound for neuraxial blockade. Med Ultrason. 2014;16(4):356–63.
54. Haskins SC, Boublik J, Wu CL. Point-of-care ultrasound for the regional anesthesiologist and pain specialist: a series introduction. Reg Anesth Pain Med. 2017;42(3):281–2.
55. Mahmood F, Matyal R, Skubas N, et al. Perioperative ultrasound training in anesthesiology: a call to action. Anesth Analg. 2016;122(6):1794–804.

56. Boublik J, Haskins S. Introducing the Perioperative Point-of-Care Ultrasound (PoCUS) Special Interest Group (SIG). American Society of Regional Anesthesia eand Pain Medicine. https://www.asra.com/news/129/introducing-the-perioperative-point-of-c. Published November 25, 2016. Accessed 10 Sept 2019.
57. Weiniger CF, Sharoni L. The use of ultrasound in obstetric anesthesia. Curr Opin Anaesthesiol. 2017;30(3):306–12.
58. Bornemann P, Wagner MS, Barron KR. Abdomen. In: Daniels JM, Hoppmann RA, editors. practical point-of-care medical ultrasound. Cham: Springer; 2016.
59. dela Cruz J, Cowley B, Patel C, Yeghiazarian S. The Thorax. In: Daniels JM, Hoppmann RA, editors. Practical point-of-care medical ultrasound. Cham: Springer; 2016.
60. Jeong DH, Chitturi S. Eye (Ocular). In: Daniels JM, Hoppmann RA, editors. Practical point-of-care medical ultrasound. Cham: Springer; 2016.
61. He S. Echocardiography. In: Zhang M, editor. Atlas of human body ultrasound scanning. Singapore. Singapore: Springer; 2018.

输血并发症 12

Joseph Cassis，Robert Gaiser
刘强　译　刘毅　审校

任何医疗操作对患者既有益处也有风险，输注血液制品也不例外。严重失血时，输血提高血液携氧能力，增加组织氧供，患者的收益是明确的。然而对输血相关风险的认识并不充分。接受血液制品时患者主要担心感染的风险，但医务人员还必须考虑其他输血相关的风险。

1. 输血相关急性肺损伤

输血相关急性肺损伤（transfusion-related acute lung injury，TRALI）是一种在输血 6 小时内发生的急性肺损伤，该概念最早在 1951 年被提出[1]。直到 1983 年，TRALI 才被确定是真实存在的综合征，且其发病机制与输注血液制品有关。在 3130 个连续输血病例中，5 名患者出现与输血密切相关的呼吸窘迫[2]。TRALI 这一术语将肺损伤与输血联系在一起。TRALI 可发生在除新生儿之外任何年龄段的女性和男性患者。因其显著的发病率和死亡率，TRALI 受到越来越多的关注。TRALI 患者的存活率估计为 50%。所有含血浆的血液和血液成分都可导致 TRALI 的发生。TRALI 病例的一个共同特征是出现肺部症状前 6 h 接受了血液制品。其他可能出现的症状包括发热和低血压等。

2004 年召开的专家会议确定了 TRALI 的诊断标准[3]。TRALI 的定义是输血期间或完成输血后 6 h 内新出现的急性肺损伤，且排除引起肺损伤的其他原因。虽然诊断 TRALI 需要肺损伤发生在输注血液制品完成后的 6 h 内，但绝大多数 TRALI 患者症状发生在输血后的 1 ～ 2 h 内。TRALI 诊断基于临床症状与放射学诊断结果。表 12.1 概括了 TRALI 的诊断标准。胸部 X 线检查应显示双侧斑片状或弥漫性的浸润性肺泡或间质性病变[4]。

当难以确定肺损伤的实际病因是 TRALI 还是其他原因时，可诊断为可疑 TRALI（possible TRALI）[5]。有时临床医师难以确定肺损伤是否与输血相关。当患者符合 TRALI 诊断标准，但又有其他原因可以解释急性肺损伤时，可疑 TRALI 成为备选项。可疑 TRALI 是指输血之前已有肺损伤危险因素的患者出现的 TRALI。然而这一诊断术语未被普遍接受，许多人认为可疑 TRALI 实际就是急性呼吸窘迫综合征（ARDS），或是Ⅱ型 TRALI，即输血前已有 ARDS 危险因素或轻度 ARDS 的患者（译者注：原文无轻度 ARDS，应添加）发生的 TRALI[6]。

TRALI 患者的尸检显示肺水肿、弥漫性肺泡损伤和肺泡内粒细胞浸润。尸检发现肺血管中性粒细胞聚集。TRALI 患者的主要表现是肺微血管通透性增加与蛋白渗出。TRALI 患者的胸部 X 线片显示双侧浸润，提示心力衰竭，但没有心源性的证据。

TRALI 发病机制尚不明确，最常用的理论是输血二次打击模型[1]。这一理论认为中性粒细胞反应性升高的患者在接受输血后发生二次打击。可引起第一次打击的危险因素包括慢性酗酒、脓毒症、机械通气、休克、手术、吸烟、炎症和液体超负荷（表 12.2）。TRALI 患者体内炎症蛋白升高，包括白细胞介素 -6、白细胞介素 -8 以及 C 反应蛋白。第二次打击来自输入血液制品中的抗体。二次打击模

表 12.1　TRALI 的诊断标准

1. 突然发作
2. 没有左心房高压的证据
3. 胸部 X 线检查显示双侧浸润
4. 低氧血症，$PaO_2/FiO_2 \leqslant 300$ mmHg 或吸室内空气氧饱和度＜（译者注：原文为≤，应为＜）90%

表 12.2 TRALI 发生的危险因素

心脏手术	
机械通气伴高气道峰压	
慢性酗酒	
当前吸烟者	
终末期肝病	
肝移植	
血液系统恶性肿瘤	

型中，初次打击使得患者体内具备了 TRALI 发生的阈值，而当输血二次打击时血液制品中抗体数量和效价足够时可诱发 TRALI。如果患者输注的抗体量不足以超过阈值激活抗体-抗原反应，则不会诱发 TRALI。在危重患者中，中性粒细胞已处于致敏状态，容易被输入血中的抗体活化，从而导致肺水肿的发生。

大约 80% 的 TRALI 病例是由于供体抗体诱发的，如抗人类白细胞或抗人类中性粒细胞抗体。相关抗体包括同种 HLA- Ⅱ类抗体和抗人类中性粒细胞抗原（human neutrophil antigen，HNA）抗体。抗体是 TRALI 发生的第二次打击。TRALI 患者输注的血液制品中可以检测到Ⅰ类或Ⅱ类 HLA 抗体或 HNA 抗体。供体血液制品中的这些抗体激活了受体肺部的中性粒细胞，导致肺损伤和毛细血管渗漏。献血者在妊娠、输血或移植时其免疫系统接触了外来的 HNA 或 HLA，从而产生了这些抗体[7]。

其余 20%TRALI 病例的发生与血液制品中的生物脂质或血液老化产生的物质有关。这些微粒存在于血液制品中，激活炎症介质，导致肺内血浆渗漏。这些微粒可以来自任何细胞，包括血小板、红细胞和白细胞。这些物质导致 TRALI 的确切机制还不清楚[7]。

鉴于人类白细胞抗原抗体在 TRALI 发生中的作用，血库已经转为使用男性献血者为主的血浆。经产妇接触胎儿 HLA 抗原和其他来自胎儿的粒细胞携带抗原的概率很高。因此，2004 年开始不输注经产妇捐献的血浆或筛查女性献血者 HLA 抗体。这一变化前，不同研究报道的 TRALI 发病率估计为：输血和成分输血 1/5000，输含血浆的血液 1/2000，输新鲜冰冻血浆 1/7900 单位，输全血来源的血小板 1/432 单位[8]。自从改为输注以男性献血者为主的血浆后，TRALI 发生率已经下降。休斯敦的得克萨斯大学健康科学中心评估了 TRALI 的发病率，该中心早期更加积极地使用血浆治疗创伤[9]。最近 10 年的时间里，该中心总共使用了 714 757 单位的血液制品，其中发生了 7 例 TRALI，发生率为 1/102 000。与筛查和弃用含有抗体的血液不同，另一种方法是输注溶剂和洗涤剂处理的混合血浆以取代新鲜冰冻血浆。溶剂和洗涤剂处理方法原本是用来灭活脂质包裹的病毒。这种方法已被证明可有效消除抗体[10]。

目前没有针对 TRALI 的特殊治疗方法。所有患者都需要增加吸氧浓度，大多数患者需要机械通气[7]。考虑到 TRALI 的肺损伤因素，建议使用肺保护通气策略。此外，这些患者不应该使用利尿剂治疗，因为液体超载不是诱发因素。TRALI 与输血相关性循环超负荷（transfusion-associated circulatory overload，TACO）可以通过检测 B 型利尿钠肽（B-type natriuretic peptide，BNP）来鉴别，后者 BNP 升高。鉴别 TRALI 与 TACO 的其他方法包括后者肺动脉毛细血管楔压升高和利尿剂反应阳性。根据二次打击学说，控制患者潜在的危险因素和减少输血可以降低 TRALI 的发生率。

2. 输血相关性循环超负荷

TACO 是一种最常见的输血相关肺部并发症，其发生率估计为 1% ～ 8%（尽管有研究报道高达 11%）[11]。TACO 在 20 世纪 30 年代首次被发现，但 20 世纪 90 年代才被确定为一种特殊的临床病症[12]。TACO 的发病率因研究而异，被动监测其发病率很低，而主动监测其发病率较高。TACO 被严重低估已是共识，而且 TACO 缺乏一套清晰明确的诊断标准，主动监测其发病率差异较大也证明了这一点。来自英国输血严重危害报告系统的数据显示，从 2007 年到 2013 年，随着关于 TACO 的报道逐年增加，人们对 TACO 的认识也有所提高[13]。与输注血浆（1/15 000）或血小板（1/48 000）时的发生率相比，输注浓缩红细胞（1/8000）时更容易发生 TACO[14]。尽管输注速率对 TACO 发病率的影响尚不清楚，但多项研究支持输注的容量与 TACO 有关。

TACO 定义为在接受输血后 6 h 内发生容量超负荷的急性心源性肺水肿[15]。这种输注血液制品与肺水肿之间的时间关系是 TACO（包括 TRALI）区别于其他形式肺水肿的一个关键特征。TACO 引起的肺水肿是由于静水压力增加（即心源性肺水肿），而非毛细血管渗漏（即非心源性肺水肿），后者与 TRALI 发生有关[16]。尽管目前就 TACO 的诊断标准未达成共识，但美国疾控中心血液监控管理系统提出了识别和诊断 TACO 的可能标准（表 12.3）[17]。疾控中心的标准规定，患者必须在停止输血后 6 h 内有以下 3 种或 3 种以上症状：急性呼吸窘迫；BNP 升高；CVP 升高；左心衰竭的证据；液体正平衡的证据，肺水肿的放射学证据。

由于 TACO 是一种与输注血液制品相关的心源性肺水肿，了解肺水肿的病理生理将有助于 TACO 的治疗。正常肺组织中，肺泡上皮细胞间紧密连接阻碍从循环滤出进入肺泡间质的液体进入肺泡，这些液体通过淋巴管移除。促进液体滤出的静水压力在毛细血管和肺泡微循环之间大致相等，而毛细血管内的渗透压略高于肺泡微循环，有利于液体留在毛细血管循环内[14]。TACO 时，循环容量的快速增加导致静水压力增加，该平衡被打破。液体滤出增加（肺间质水肿），上皮细胞的紧密连接被突破，蛋白含量低的液体进入肺泡腔，从而导致肺水肿。

表 12.3　不同机构 TACO 诊断标准比较

	CDC 血液监控管理系统	国际输血协会
出现时间	停止输血后 6 h 内	输血中至输血后 12 h 内
基于观察到的体征 / 症状或测量值的诊断标准	以下三项或更多项证据：	急性或加重的呼吸窘迫和（或）肺水肿的证据，以及下列三项或更多项证据：
	急性呼吸窘迫 肺水肿的放射学证据 左心衰竭的证据 液体正平衡的证据 BNP 升高 中心静脉压升高	急性或加重的呼吸窘迫 急性或加重的肺水肿的证据（体格检查、胸部 X 线检查或超声心动图） 有证据支持心血管系统变化，但与基础疾病无关。这些证据包括高血压、心动过速、颈静脉扩张、心影增大、外周水肿、脉压增宽 液体超负荷的证据：液体正平衡，围输血期体重变化，利尿治疗有效（使用药物或透析） 生化标志物：BNP 或 NT-pro BNP 高于年龄校正的参考值范围，且大于输血前数值的 1.5 倍，多数情况下正常 BNP 水平与 TACO 的诊断不符

TACO 的危险因素是多方面的，其中年龄、心血管功能障碍和肾脏疾病是主要的危险因素。尽管 TACO 可以发生在任何年龄，但大多数研究报告显示，高龄似乎是最大的风险，70 岁以上的患者发病率最高。伴有心血管功能障碍的患者也有较高的 TACO 发生率。充血性心力衰竭（尤其是 NYHA 4 级）、房颤、有冠状动脉疾病史、使用利尿剂（但 TACO 发生时未使用）和使用胺碘酮的患者发生 TACO 的风险更高[16]。慢性肾衰竭也被证明是一种危险因素。其他危险因素包括液体正平衡（血液制品以外的液体促进 TACO 的发生）、输注血液制品单位数、血液制品类型（可能与容量有关）、输注速度、既往肺部疾病、女性（尽管证据不确凿）、身材矮小、休克、贫血和住院患者（特别是手术室和 ICU 的患者）[12, 14-15]。许多危险因素都支持这样一种观点，即 TACO 的发生是由于血管内容量超过身体调节能力，特别是当血管内容量大幅增加或输注速度过快时。例如，TACO 的发生率与输血单位的数量相关，有证据表明输注速度越快，TACO 的发生率就越高[12, 18]。

输血后 6 h 内呼吸窘迫或肺功能恶化是 TACO 的主要表现。应在输血期间密切监测患者呼吸、血氧饱和度、心率、体温、血压和液体平衡。应警惕患者对氧气的需求增加和脉搏血氧饱和度降低，如果出现需要进一步对患者检查，包括胸部 X 线和体格检查。应考虑输血后 24 h 密切监测患者，因为多项研究表明，主动监测可提高 TACO 的识别率。手术室和 ICU 中患者常规吸氧可掩盖肺功能恶化，特别是气管插管时。动脉血气监测氧分压与吸入氧浓度的比值（PaO_2/FiO_2）用于 ARDS 和 TRAILI 的诊断，在 TACO 中也被证明是有效的。呼吸功能不全可表现为[14]：呼吸困难；呼吸急促；低氧血症；肺水肿，胸部 X 线片显示心影可能增大、胸腔积液、血管蒂增宽、水肿均匀分布或呈中央型分布；端坐呼吸；湿性啰音。

除呼吸功能监测外，输血前、中、后均应监测患者的心功能。血压升高，尽管并非总是如此，是

TACO区别于TRALI相关的非心源性肺水肿的一个显著特征。体格检查可发现颈内静脉扩张和外周水肿。患者的液体平衡应该在输血前确定，因为研究表明总的液体正平衡促进TACO的发生。病历回顾、尿量、患者体重、对利尿剂的反应以及通过透析排出的液体量都用来确定液体的平衡。床旁超声心动图可以确定心功能和容量状态。

BNP和NT-Pro-BNP已被用于诊断TACO，并用其与TRALI鉴别，以协助临床决策。然而，BNP作为一种生化标志物鉴别TACO和TRALI的证据并不一致，该指标用于鉴别其他形式肺水肿的证据较弱[19]。影响这些标志物鉴别效能的最大问题是其浓度的个体差异较大以及影响因素众多。心力衰竭、肾功能不全、年龄、性别、脓毒症和ACE抑制剂都影响BNP和NT-Pro-BNP浓度。

TACO治疗本质上与其他原因引起的心源性肺水肿相同。如果怀疑发生TACO，治疗的第一步是停止输血。治疗应首先吸氧和将床头抬高30°。可经鼻导管吸氧，但如果肺水肿严重，可能需要正压通气、双相气道正压通气或高流量经鼻导管吸氧。利尿剂的使用不仅显著降低TACO的发病率，且可降低其死亡率。严重肾衰竭时，连续肾脏替代治疗或血液透析可用来减轻容量超负荷。如果患者耐受，降低后负荷已被证明可有效减少心脏做功以及增加心输出量。最严重时，TACO的治疗需要气管插管，使用血管升压药和肌松药。

3. 输血反应

抗原/抗体反应为基础的血型系统建立在Karl Landsteiner博士早期的研究上，该研究探讨了红细胞与不同血浆和不同类型凝集原混合后产生的现象[20]。Landsteiner博士将第一种凝集原定义为A型，将第二种凝集原定义为B型。还有一些人没有任何凝集原，定义为C型。前两种凝集原最后命名为A型血和B型血；缺少凝集原的命名为O型血。Landsteiner博士根据观察结果进一步推测，红细胞上无论哪种ABO抗原缺失，人体都会产生相应的抗体，这一理论被称为Landsteiner定律。ABO系统的抗原是由各种酶产生的，这些酶将糖添加到低聚糖链上。抗体的来源不甚清楚，可能是来源于遗传抗体，也可能是由经典的免疫反应介导。当输注ABO血型不合的血液时，可能会发生溶血。

输注红细胞时，患者可以接受O型血的红细胞，因为这些红细胞缺乏A和B抗原，与任何血型的血浆相容。输血浆时，所有患者可接受缺乏抗A和抗B抗体的AB型血浆。值得注意的是，尽管ABO血型相容对预防红细胞输注后致命的急性溶血输血反应至关重要，但输注血浆和血小板时ABO血型相容并非那么重要。虽然输注的血浆可能含有抗A或抗B抗体，但受体内皮细胞上的A和B抗原、血容量被稀释以及其血浆中含有分泌的可溶性A和B抗原能够发挥保护性作用[21]。

供体和受体是否存在D抗原也必须考虑。D抗原的抗体不是天然存在的，需要接触才能产生。D^-患者接触D^+红细胞会导致每5例接触者中就有1例产生抗体。育龄期妇女产生D抗体会对今后怀孕造成重要影响。由于D^-血液短缺，男性和未怀孕的女性通常会接受D^+的红细胞。事实上，因D^-血已经变得非常短缺，许多提供输血服务的机构甚至对育龄期妇女也输注D^+的红细胞[21]。

非溶血性输血发热反应为输血过程中或输血后体温在37℃基础上升高1℃，这种反应在输血过程中最为常见。这种反应可能伴有或不伴有寒冷、寒战和皮疹的症状。产生非溶血性输血反应最常见的血液制品是血小板。最初，人们认为这种反应是因为患者血浆中存在白细胞与血液制品中的白细胞发生反应。这一解释主要适用于输注红细胞，输注血小板时则有不同的解释。血小板储存时间越久，这种反应发生的可能性越大。血小板在存储过程中会产生细胞因子，这些细胞因子引起了该反应[22]。当患者输血时出现发热反应，最重要的是确定该反应不是急性溶血反应或输注了污染的血液制品。

血型不匹配的输血风险总是存在。虽然输血传播传染病的风险已经减少，但患者仍然面临错误输血的风险[23]。为了防止这种血型不相容的错误输血，机构实施了一项质量改进计划，引入了认知辅助工具。这种认知辅助工具是一张简单的卡片，上面贴上患者的标志，如表12.4所示。根据测试，采用这种工具后输血时ABO血型相容性有了显著提高。

当受体体内的抗体与红细胞表面的抗原发生反应时，就会出现溶血性输血反应，这些反应分为急性反应或延迟反应。急性反应发生在输血过程中，

表 12.4 基于血型的 ABO 配型

血型	O	B	A	AB
相容的红细胞 ABO 血型				
AB	•	•	•	•
A	•		•	
B	•	•		
O	•			
相容的新鲜冰冻血浆 ABO 血型				
AB				•
A			•	•
B		•		•
O	•	•	•	•

而延迟反应发生在输血后几天或几周内。溶血性输血反应最常见的原因是患者核对或血样标记错误。当 IgM 抗体与抗原结合时，红细胞膜被破坏，导致红细胞内容物释放到循环中，游离血红蛋白损害肾脏，而补体激活导致弥散性血管内凝血[24]。溶血性输血反应治疗措施包括停止输血，补液，升压药以及使用血液制品治疗凝血障碍。引起延迟溶血反应的抗体是前次输血后产生的。实验室检查时这些抗体浓度未达到可检测的水平，输血后几天才检测得到。延迟溶血反应的典型表现包括贫血和黄疸。

4. 感染并发症

随着密闭消毒的血液采集和储存系统的应用，病毒和细菌污染引起的输血感染显著减少。John Elliott 在 1940 年发明了第一个用于采血的真空瓶[25-26]。此外，对献血者进行检测进一步大大降低了通过输血传播感染疾病的风险。1947 年开始采集的每单位血液都进行梅毒检测，随后是 1971 年的乙型肝炎病毒检测，1990 年的丙型肝炎病毒检测，以及 1992 年的 HIV-1 和 HIV-2 的检测[26]。随着时间的推移，输血相关的病毒感染率出现了明显下降，但是在过去 30 年中输血传播的细菌感染率没有显示同样的下降。美国食品药品监督管理局的研究、法国输血监控研究以及英国 SHOT 研究发现，输血相关细菌污染或脓毒症发病率的下降未达到病毒感染发病率下降的相同程度（事实上没有变化）[25]。

细菌污染是输血感染最常见的原因，估计总的发生率为 0.2%[27-28]。细菌感染比病毒或真菌感染更为常见。据估计，3000 单位血液制品中就有 1 例细菌污染[29]。输血细菌感染导致死亡人数占输血相关死亡病例的 20%，仅次于 ABO 血型配对错误（译者注：此处原文有歧义，参考原文后作如上修改）[25, 30]。不同研究报道输血细菌感染的实际发生率存在差异（表 12.5）。这种差异很可能是血液制品加工和储存的不同造成的[30]。美国食品药品监督管理局报告显示，血液制品总的输血相关感染死亡率在 1/600 万～1/900 万之间，而输血小板相关感染死亡率为 1/100 万[30]。

虽然不同血液制品的细菌污染和输血相关细菌感染发生率不同，但血小板污染和感染风险最高。这是由于血小板在室温下储存，细菌容易生长，如在冷藏条件下，这些细菌将处于较低水平的休眠状态。在使用 Bact/ALERT 培养系统筛查血小板的国家，输血传播细菌感染的发生率较低[31]。血小板样本中细菌污染的检测结果在很大程度上依赖于细菌浓度，如先前筛查阳性的样本 Bact/ALERT 再次检测可能得到阴性结果[32]。与病毒不同，细菌在储存期间具有繁殖能力，储存时间与输血相关的细菌感染相关。一项研究发现，存储时间不超过 4 天的血小板其细菌污染概率显著低于存储 5 天及以上的血小板[33]。

红细胞输注主要担心病毒感染。病毒感染风险取决于进行了哪些项目检测。目前对红细胞的检测包括乙型肝炎病毒（1987 年抗体检测；2009 年核酸

表 12.5 输血传播细菌感染的风险（译者注：原文表 12.5 错误较多，且排版混乱，进行了如下调整）

血液制品	输血传播细菌感染的比率（每百万）	
	法国 Bacthem 病例对照研究[28]*（译者注：原文为 4，应为 28）	美国输血传播细菌感染研究[30]&（译者注：原文为 5，应为 30）
浓缩红细胞	5.8	0.21
多采血小板	71.8	10.64
单一献血者血小板	9.4	9.98
单采血小板	31.8	—
新鲜冰冻血浆	0（译者注：原文为 7.4，应为 0）	—

注：* 该研究输注血液制品总量为 5 423 597 单位；
& 该研究中革兰氏阴性菌感染的患者死亡风险最大，在输血相关患者死亡病例中，输血细菌感染死亡占比（1985—1999 年＞ 10%）仅次于溶血反应

检测）、丙型肝炎病毒（1990 年抗体检测；1999 年核酸检测）、HIV（1985 年抗体检测；2000 年核酸检测）以及西尼罗河病毒和寨卡病毒[34]。当一种病毒出现还未进行检测时，病毒感染的风险可能发生，就像寨卡病毒的出现促使 2016 年增加寨卡病毒的检测项目[35]。目前，血液中没有进行甲型肝炎病毒、疟原虫或克雅病朊病毒新变种的检测。

5. 小结

输注血液制品对患者有一定的风险。输错血液制品的风险总是存在。即使患者进行了恰当的交叉配型试验，患者依然存在感染已知或未知病原的风险。TRALI 和 TACO 风险可能会降低，但不能完全消除。认识到以上问题，医务人员就能理解并不断改进输血阈值，以确保只有在真正需要时才给予患者血液制品。

参考文献

1. Semple JW, McVey MJ, Kim M, Rebetz J, Kuebler WM, Kapur R. Targeting transfusion-related acute lung injury: the journey from basic science to novel therapies. Crit Care Med. 2018;46:e452–8.
2. Popovsky MA, Moore SB. Diagnostic and pathogenetic considerations in transfusion-related acute lung injury. Transfusion. 1985;25:573–7.
3. Kleinman S, Caulfield T, Chan P, Davenport R, McFarland J, et al. Toward an understanding of transfusion-related acute lung injury: statement of a consensus panel. Transfusion. 2004;44:1774–89.
4. Goldman M, Webert KE, Arnold DM, Freedman J, Hannon J, Blaichman MA, Consensus Panel TRALI. Proceedings of a consensus conference towards an understanding of TRALI. Transfus Med Rev. 2005;19:2–31.
5. Friedman T, Javidroozi M, Lobel G, Shander A. Complications of allogeneic blood product administration, with emphasis on transfusion-related acutelung injury and transfusion-associated circulatory overload. Adv Anesth. 2017;35:159–73.
6. Vlaar APJ, Toy P, Fung M, Looney MR, Juffermans NP, et al. A consensus redefinition of transfusion-related acute lung injury. Transfusion. 2019;1111:1–12.
7. Peters AL, Van Stein D, APJ V. Antibody-mediated transfusion-related acute lung injury; from discovery to prevention. Br J Haematol. 2015;170:597–614.
8. Toy P, Popovsky MA, Abraham E, et al. Transfusion-related acute lung injury: definition and review. Crit Care Med. 2005;33:721–6.
9. Meyer DE, Reynolds JW, Hobbs R, Bai Y, Hartwell B, Pommerening MJ, Fox EE, Wade CE, Holcomb JB, Cotton BA. The incidence of transfusion-related acute lung injury at a large,urban tertiary medical center: a decade's experience. Anesth Analg. 2018;127:444–9.
10. Lorello GR, Alam A. Perioperative transfusion-related acute lung injury. Int Anesth Clin. 2018;56:47–67.
11. Bachowski G, et al. A compendium of transfusion practice guidelines. 3rd ed. Washington, DC: American Association Blood Banks; 2017.
12. Piccin A, Cronin M, Murphy C, Eakins E, Lawlor E. Transfusion associated circulatory overload (TACO) incidence and risk factors. Blood. 2009;114:3157.
13. Ware LB, Matthay MA. Clinical practice. Acute pulmonary edema. N Engl J Med. 2005;353:2788–96.
14. Centers for Disease Control. National healthcare safety network biovigilance component hemovigilance module surveillance protocol. Accessed 30 July 2019. www.cdc.gov/nhsnm
15. Murphy EL, Kwaan N, Looney MR, et al. Risk factors and outcomes in transfusion-associated circulatory overload. Am J Med. 2013;126:e29–38.
16. Bolton-Maggs PH, Cohen H. Serious Hazards of Transfusion (SHOT) haemovigilance and progress is improving transfusion safety. Br J Haematol. 2013;163:303–14.
17. Semple JW, Rebetz J, Kapur R. Transfusion-associated circulatory overload and transfusion-related acute lung injury. Blood. 2019:epub.
18. International Society of Blood Transfusion Working Party on Haemovigilance Transfusion-associated circulatory overload (TACO) Definition (2018). Accessed 30 July 2018. http://www.aabb.org/research/hemovigilance/Documents/TACO-2018-Definition.pdf.
19. Li G, Daniels CE, Kojicic M, et al. The accuracy of natriuretic peptides (BNP and NT-pro-BNP) in the differentiation between Transfusion Related Acute Lung Injury (TRALI) and Transfusion Related Circulatory Overload (TACO) in the critically ill. Transfusion. 2009;49:13–20.
20. Branch DR. Anti-A and anti-B: what are they and where do they come from? Transfusion. 2015;55:S74–9.
21. Harm SK, Dunbar NM. Immunologic risks of whole blood: ABO compatibility, D alloimmunization, and transfusion-related acute lung injury. Transfusion. 2019;59:1507.
22. Heddle NM. Pathophysiology of febrile nonhemolytic transfusion reactions. Curr Opin Hematol. 1999;6:420–6.
23. MacDougall N, Dong F, Broussard L, Comunale ME. Preventing mistransfusions: an evaluation of institutional knowledge and a response. Anesth Analg. 2018;126:247–51.
24. Panch SR, Montemayor-Garcia C, Klein HG. Hemolytic transfusion reactions. NEJM. 2019;381:150–62.
25. Wagner SJ. Transfusion-transmitted bacterial infection: risks, sources, and interventions. Vox Sang. 2004;86:157–63.
26. AABB. Highlights of transfusion medicine history. Accessed 31 July 2019. http://www.aabb.org/tm/Pages/highlights.aspx.
27. Fuller AK, Uglik KM, Savage WJ, Ness PM, King KE. Bacterial culture reduces but does not eliminate the risk of septic transfusion reactions to single donor platelets. Transfusion. 2009;49:2588–93.
28. Perez P, Rachid-Salmi L, Follea G, et al. Determinants of transfusion-associated bacterial contamination: results of the French Bacthem Case-Control Study. Transfusion. 2001;41:862–72.
29. Blajichman MA, Goldman M. Bacterial contamination of platelet concentrates: incidence, significance, and prevention. Sem Hematol. 2001;38:S20–6.
30. Kuehnert MJ, Roth VR, Haley NR, et al. Transfusion-transmitted bacterial infection in the United States, 1998 through 2000. Transfusion. 2001;41:1493–9.
31. Kreuger AL, Middelburg RA, Kerkhoffs JLH, et al. Storage medium of platelet transfusions and the risk of transfusion-transmitted bacterial infections. Transfusion. 2017;57:657–60.
32. Mueller TH, Montag T, Seltsam AW. Laboratory evaluation of the effectiveness of pathogen reduction procedures for bacteria. Transfus Med Hemother. 2011;38:242–50.
33. Yomtovian R, Lazarus HM, Goodnough LT, et al. A prospective microbiologic surveillance program to detect and prevent the transfusion of bacterially contaminated platelets. Transfusion. 1993;33:902–9.
34. Goodnough LT, Ranigrahi AK. Blood transfusion therapy. Med Clin North Am. 2017;101:431–47.
35. Fauci AS, Morens DM. Zika virus in the Americas – yet another arbovirus threat. N Engl J Med. 2016;374:601–4.

凝血系统疾病：血友病、血管性血友病、冷球蛋白血症和先天性凝血因子合成障碍 13

Pierre Alex Casthely，Shruthima Thangada
赵芝佳　译　范晓华　审校

1. 血友病

1.1　血友病 A

血友病根据缺乏的凝血因子不同，可以分为三种类型：A 型、B 型和 C 型。其中血友病 A 和 B 是由于 X 染色体长臂上 F8 和 F9 基因突变所导致，属于 X 染色体隐性遗传病。男性发病，女性是携带者[1]。血友病 A 是最常见的 X 染色体隐性遗传病，也是仅次于血管性血友病（von Willebrand disease，vWD）的常见凝血因子缺乏症。全世界范围内血友病 A 在男性人群中的患病率为 1/5000[2]，但目前血友病 A 确切的患病人数尚不清楚[3]。血友病 A 的患病率因国家而异，大约每 10 万名男性中有 5.4 ～ 14.5 例患者。美国的血友病 A 型患病率为每 10 万名男性中有 20.6 例患者，截至 2016 年美国血友病患者大约有 2 万例[4]。

1.1.1　病因学

血友病 A 是由凝血因子Ⅷ缺乏、功能异常或者该因子抑制物所导致的正常内源性凝血级联反应中断而引起。凝血因子Ⅷ的任何缺陷或缺失都会导致内源性凝血途径中活化的凝血因子Ⅸ和活化的凝血因子Ⅷ对凝血酶激活的减少。凝血因子Ⅷ基因片段较大，约占 X 染色体 DNA 总量的 0.1%。其基因突变可引起凝血因子Ⅷ编码序列的缺陷，从而不能准确地转录完整的凝血因子Ⅷ蛋白，进而导致其正常功能的丧失[4]。

1.1.2　体征和症状

出血是血友病 A 最主要的症状，其严重程度取决于血浆中凝血因子Ⅷ的含量。正常情况下，血浆中凝血因子Ⅷ的水平在 50% ～ 150%（0.5 ～ 1.5 IU/ml）之间。当凝血因子Ⅷ水平低于 50% 或低至形成血栓所需的一半水平时，即可出现出血症状。凝血因子Ⅷ的水平在 6% ～ 49% 时，称为轻型血友病，约占所有病例的 25%。该类型的患者通常只有在严重受伤、创伤或手术后才会出血。许多轻型血友病患者在受伤后出现长时间的出血，往往此时才会被确诊。轻型血友病的女性患者常有月经过多的症状，并且在分娩期间有出血的风险[5]。

凝血因子Ⅷ的水平在 1% ～ 5% 时，称为中型血友病，约占所有病例的 15%，该类型的患者在受伤后可能会出血，但很少出现自发性出血。

凝血因子Ⅷ的水平低于 1% 时，即为重型血友病，约占所有病例的 60%。除受伤后出血外，该类型的患者还经常出现自发性关节内出血和肌肉出血[5]。慢性关节内出血（特别是膝、肘和踝关节），可能会导致关节活动度减小、挛缩和肌肉肥大。并且随着时间的推移，进展为退行性关节病、骨关节炎以及形成骨赘，此时需手术治疗[6]。

除关节内出血外，胃肠道也可能发生出血。幽门螺杆菌感染可以增加血友病患者胃肠道出血的发生率[7]。颅内出血是一种罕见的情况，但其在血友病患者中的发病率和死亡率可高达30%，可导致死亡。低血压、嗜睡和贫血都可能是颅内出血的非特异性表现，更严重的体征和症状包括头痛、反复呕吐、复视或癫痫发作[7]。

1.1.3 诊断

具有血友病A家族史的儿童，约70%在出生时即可被确诊。对疑似病例应进行完整的病史采集和体格检查，并收集人口统计数据，这些对于诊断都至关重要，随后应进行止血试验以确定诊断。筛查试验包括全血细胞计数、活化部分凝血活酶时间（activated partial thromboplastin time，APTT）、凝血酶原时间（prothrombin time，PT）和vWF：Ag试验。在血友病A的检测指标中，PT和血小板计数是正常的。中型和重型血友病的APTT延长，如果轻型血友病凝血因子水平高于15%，那么APTT可能是正常的[8]，因此APTT正常并不能排除轻型血友病。此外，血友病A的诊断还需要特异性凝血因子Ⅷ的检测。

1.1.4 获得性血友病A

获得性血友病A（acquired hemophilia A，AHA）指患者体内产生了针对凝血因子Ⅷ的特异性抗体，这些抗体可以抑制凝血因子Ⅷ的功能。该疾病的发病率很低，大约每年每百万人中有1.5例患者，老年人发病率较高（年龄中位数70岁），男性的发病率高于女性[9]。与先天性血友病A相似，AHA的临床表现也以自发性出血为特征，表现为广泛的皮肤血肿、严重的肌肉出血、腹膜后出血、鼻出血、血尿、消化道出血甚至颅内出血。但不同的是AHA患者没有家族出血史，并且关节内出血也并不常见。恶性肿瘤、妊娠（产后抑制剂）、感染、药物和自身免疫性疾病都与AHA相关，实验室检查显示APTT延长，凝血酶原时间、纤维蛋白原水平和血小板计数正常。经典的Bethesda试验可以测定AHA抑制物的滴定度，从而确定最适合患者的治疗方式。当患者凝血因子Ⅷ抑制物滴定度高于5 BU/ml时，仅用人凝血因子Ⅷ浓缩物替代治疗可能是无效的。旁路药物和重组猪Ⅷ因子被批准用于治疗AHA的急性出血[9]，其中旁路药物包括活化重组Ⅶ因子、Ⅷ因子旁路活性抑制剂（factor Ⅷ inhibitor bypassing activity，FEIBA）。通过抑制免疫耐受来降低抑制物滴定度也是一种可能的治疗方式[6]。

1.2 血友病B

血友病B（又称为Christmas病）是由于凝血因子Ⅸ缺乏所致的X染色体隐性遗传疾病。所有种族患病率均一致[10]。大约每30 000例男性中有1例患者，占血友病病例的20%[8]。血友病B的患病率为5.3例/10万名男性，其中44%的患者患有严重疾病。

1.2.1 病因学

血友病B是由于X染色体上的F9基因突变所引起的。目前已经发现数百种的氨基酸替代突变，包括部分或完全缺失突变，错义突变。这些突变会导致凝血因子Ⅸ产生减少或异常，进而导致内源性凝血途径中的凝血酶生成不足[11]。

1.2.2 体征和症状

血友病B的体征和症状与血友病A相似，根据凝血因子Ⅸ水平的不同，患者之间的体征和症状也会有所不同。轻型血友病B患者在手术或创伤后可能容易出现瘀斑和长时间出血；中型患者可能有自发性关节内出血和肌肉出血；自发性关节内出血是重型血友病B患者最常见的症状[11]。

1.2.3 诊断

同血友病A一样，血友病B的诊断也是通过患者病史和实验室检查来完成的。首先检查APTT，如果APTT升高，则应进行更特异的血液检查，从而确定APTT升高的原因是缺乏凝血因子Ⅸ还是其他凝血因子。如果怀疑是血友病B，则应检查特异性凝血因子Ⅸ活性水平[11]，若该因子活性水平低于正常的40%则可以确定诊断[8]。

1.3 血友病 C（Rosenthal 病）

血友病 A、B 为 X 染色体隐性遗传病，而血友病 C 为常染色体隐性遗传病。常染色体病是指由常染色体上基因变异引起的疾病。因此血友病 C 的患病率男性和女性是相同的[11]。该疾病的特征是缺乏凝血因子Ⅺ，在德系犹太人的发病率更高，发病率大致为百万分之一[12]。出血是最常见的症状，并且根据凝血因子Ⅺ的水平可将病情分为轻型和重型。不论凝血因子缺乏的程度如何，大多数患者都会有轻微的出血症状。最近一项调查结果表明，在目前已知的先天性凝血因子缺乏症中，凝血因子水平与症状之间相关性最差的是凝血因子Ⅺ[13]。凝血因子Ⅺ缺乏症的共同特征是创伤或手术后出血时间延长，尤其是口鼻或泌尿生殖道内部出血，其他症状包括反复的鼻出血、易瘀伤、牙龈出血、月经过多或分娩后出血时间延长。血尿、消化道出血以及颅内出血在凝血因子Ⅺ缺乏症中并不常见，但在病情严重时仍可发生[13]。

1.4 血友病的治疗

血友病治疗和管理的主要目标是预防可能导致疼痛和致残性关节病的出血。预防性地使用凝血因子浓缩物是血友病 A 和 B 的标准治疗方案[14]。预防性治疗是基于轻型或中型血友病患者很少有自发性出血或发展为慢性关节病的情况，因此，预先提高凝血因子水平，从而使重型血友病患者转变为轻中型患者，这样有助于减少自发性出血[6]。

在美国一项针对重型血友病 A 青年男性患者的多中心试验中，预防性地定期输注重组因子Ⅷ与关节内出血时按需加强输注重组因子Ⅷ进行比较，几年后对研究对象进行评估，发现预防性治疗组大约有 93% 的患者在 MRI 成像下有正常的关节结构（肘、膝和踝关节），但按需治疗组只有约 55% 的患者在 MRI 成像下有正常的关节结构[15]。虽然这些研究极大地支持了预防性治疗的观点，但该疗法也有不足之处，其中一个主要缺点是必须按照周期进行治疗。由于凝血因子的半衰期短（因子Ⅷ为 10 ～ 14 h，因子Ⅸ为 15 ～ 24 h），因此必须每周替换 2 ～ 3 次凝血因子[6]。

最初的凝血因子替代产品是从人血浆中提取出来的，它是血液中含有抗体、白蛋白和凝血因子的液体部分。1992 年，美国食品药品监督管理局（FDA）批准了来自非人类血浆的重组因子Ⅷ浓缩物。这种浓缩物使用 DNA 技术进行了基因改造，不含血浆或白蛋白，因此不会传播血液病毒，这使得它比从人血浆中提取的凝血因子安全性更高[16]。

重组因子Ⅷ（Fc 融合蛋白）和重组因子Ⅸ（Fc 融合蛋白）是这些重组凝血因子中的两个代表。2014 年 3 月，FDA 批准重组因子Ⅸ Fc 融合蛋白用于治疗血友病 B。B-LONG 研究评估了长效重组凝血因子Ⅸ Fc 融合蛋白（factor Ⅸ Fc fusion protein，rFⅨFc）治疗重型血友病 B 的安全性和有效性。结果表明，每周接受 rFⅨFc 治疗的患者出血次数减少，此外，该药物在受试者体内的半衰期和循环时间延长，从而延长了预防性输注的间隔时间[6]。

FDA 还批准重组因子Ⅷ Fc 用于成人和儿童血友病 A 的出血控制和预防，以及围手术期管理和常规预防用药。该药物在体内的半衰期延长，从而延长了预防性输注的间隔时间[6]。

对于凝血因子Ⅺ缺乏症有多种治疗方法，包括新鲜冰冻血浆（fresh frozen plasma，FFP）（最好是病原体灭活的）、凝血因子Ⅺ浓缩物和抗纤维蛋白溶解药。通常患者只需要在手术前进行预防性治疗。在美国，最常用的治疗方法是 FFP，这对于治疗凝血因子Ⅺ缺乏症患者是有效的。FFP 存在感染和发生过敏反应的风险，但感染的风险很小。而在美国禁止使用凝血因子Ⅺ浓缩物[17]。

优先使用纯化因子产品（灭活病毒的血浆衍生浓缩物或重组产品），从而避免潜在的输血传播感染和输血反应。然而如果无法使用它们，可以使用 FPP 或冷沉淀（用于血友病 A）[8]。

1.5 凝血因子抑制物患者的治疗

所有患者都应筛查凝血因子Ⅷ和Ⅸ的抑制物，根据抑制物的数量将患者分为低危组（＜ 5 BU/ml）或高危组（＞ 5 BU/ml）[1]。低危组患者可以使用高剂量的凝血因子浓缩物治疗，而高危组患者则可以使用旁路药物如重组因子Ⅶa（recombinant factor Ⅶa，rFⅦa）及活化的凝血酶原复合物浓缩物（activated prothrombin complex concentrates，aPCC）来治疗[18]。rfⅦa 可以直接激活凝血因子Ⅹ，进而促进凝血酶的形成。rfⅦa 在 80% 的病例中都有疗效[1, 18]，并且可以在预防性出血中发挥作用，但目前为止效果有限[18]。

aPCC 是凝血因子Ⅱ、Ⅶ、Ⅸ、Ⅹ和蛋白 C、S 的混合物，使用剂量为 50 U/kg，半衰期为 8 ～ 12 h，它可使出血频率总体降低 62%[18]。

1.6 其他治疗方式

除了凝血因子及血液制品外，血友病患者还可以选择其他药物来控制出血。合成加压素的类似物醋酸去氨加压素（desmopressin acetate，DDAVP）已经用于治疗轻型血友病 A 的轻度出血，它在单次给药（0.3 μg/kg）20 ～ 30 min 后，可使 FⅧ水平在 1 h 内升高 3 ～ 6 倍[2, 19]。

氨甲环酸（tranexamic acid，TXA）也是治疗血友病的有效辅助药物。TXA 是氨基酸赖氨酸的合成类似物，可竞争性地抑制纤溶酶原向纤溶酶的转化，进而抑制纤维蛋白的降解。该药物的半衰期为 2 h，可口服（每 8 小时，15 ～ 25 mg/kg）或静脉注射（每 8 小时，10 mg/kg）[1, 19]。

1.7 麻醉方面的考虑

血友病患者需要详细采集病史和体格检查，必须评估输血史、先前对 DDAVP 应答反应以及重组因子的使用情况等。术前的实验室检查应包括完整的血细胞计数、凝血功能检测、纤维蛋白原水平和凝血因子特异性分析[1]。术前必须筛查凝血因子同种抗体[2, 18]。血友病 A 患者在大手术前需要纠正 80% ～ 100% 凝血因子Ⅷ水平[1]。骨科手术术后该凝血因子水平应维持 6 周，其他类型手术应维持 1 ～ 2 周[1]。严重出血时，凝血因子活性水平应始终维持在 50% 以上，并立即补充凝血因子，使其峰值水平达到 80% ～ 100%。凝血因子Ⅷ、Ⅸ的起始剂量分别为 50 U/kg 和 100 U/kg 时，可使凝血因子水平达到 100%。凝血因子Ⅷ静脉注射剂量为 1 U/kg 时，可使该因子血浆水平升高 2% 左右（所需凝血因子Ⅷ单位数＝患者体重 × 所需凝血因子水平 %×0.5）。凝血因子Ⅸ静脉注射剂量为 1 U/kg 时，可使该因子血浆水平升高 1% 左右（所需凝血因子Ⅸ单位数＝患者体重 × 所需凝血因子水平 %）[1]。血浆置换可能对高滴定度抑制物的患者有用，其可以降低抑制物滴定度从而允许给予替代凝血因子治疗，当患者有生命危险的出血或抑制物滴定度＞ 5 BU 时，可采用该方法[20]。

虽然没有血友病患者局部麻醉的相关指南，但在局部麻醉前，应纠正凝血因子水平并评估风险效益比。遗憾的是，对于孕妇或普通患者并没有推荐的神经阻滞安全系数水平，孕妇在分娩前和分娩后都应立即测量凝血因子Ⅷ、Ⅸ的水平，使其保持血浆总量的 50% 以上，从而最大限度地降低危及生命的大出血风险[1]。

2. 血管性血友病

血管性血友病（Von Willebrand’s disease，VWD）是常见的先天性出血性疾病，它是位于 12 号染色体短臂上的常染色体遗传病，因此男性和女性的发病率相同。VWD 患病率差异很大，从 3 ～ 4/100 000 至最高 1.3% 不等[21]。本病以血管性血友病因子（von Willebrand factor，vWF）的功能紊乱或缺乏为特点，vWF 在损伤部位可以介导血小板的黏附，同时也是凝血因子Ⅷ的载体蛋白。vWF 是一种在巨核细胞和内皮细胞中合成的凝血蛋白，它以不同大小的多聚体形式在血浆中循环。血小板黏附只能被大分子形式的 vWF 激活[22]。在凝血过程中，vWF 可与凝血因子Ⅷ、血小板结合从而促进血小板止血栓的形成。vWF 的任何损伤都可能导致形成无效的血小板止血栓，进而无法维持止血功能。

2.1 病因学

根据 vWF 定性或定量的缺陷，可将 VWD 主要分为三种类型。获得性 VWD 是第四种类型，它不具有遗传性。1 型 VWD 约占 60% ～ 80%，其 vWF 数量减少，并呈常染色体显性遗传，血液中 vWF 水平约为正常水平的 20% ～ 50%。症状通常是轻微的。2 型 VWD 约占 15% ～ 30%，其 vWF 存在质量缺陷，并呈常染色体显性遗传，症状从轻度到中度表现不等。根据 vWF 多聚体的形式及反应，可将 2 型 VWD 进一步分为四种类型即 2A、2B、2M 和 2N。2A 型 VWD 的特点是蛋白质质量异常，其只能以小分子的多聚体形式存在，而不能以介导血小板黏附的大分子形式存在。2B 型 VWD 的特点是血小板在血液中过早聚集，而不是在损伤部位聚集。2M 型 VWD 的 vWF 活性较低并与血小板相互作用较少。2N 型 VWD 的特点是 vWF 不能将凝血因子Ⅷ转运到损伤部位，从而导致血液中凝血因子Ⅷ水平降低[23]。3 型 VWD 约占 5% ～ 10%，是一种罕见的常染色体隐性遗传病，其 vWF 不仅数量极少而且还存在质量缺陷，是最严重的遗传性 VWD，其症状包括关节内和肌肉的自发性出血。获得性 VWD 同时合并自身免疫性疾病、心脏病、某些类型的癌症或在服用某些药物。

2.2　体征和症状

血管性血友病的症状一般较轻，大多数是黏膜出血（鼻出血、牙龈出血、月经过多）甚至可以没有症状。胃肠道出血可能会发生，但并不常见。手术或拔牙后切口出血很常见，服用阿司匹林后会加重出血。妊娠或服用雌激素会减少出血，这与妊娠过程中 vWF 和凝血因子Ⅷ水平逐渐升高有关[24]。

2.3　诊断

实验室检查结果包括血小板正常，出血时间可能延长。1 型 VWD 最常见，其特征是血浆 vWF 水平降低，这可以间接通过检测凝血因子Ⅷ抗原（检测 vWF 的免疫存在）或瑞斯托菌素辅因子活性（衡量 vWF 在介导血小板黏附及聚集方面的功能特性）得知。

2.4　治疗

虽然大多数 VWD 病例症状轻微，不需要治疗，但治疗方法最终还是取决于疾病的严重程度。接受外科或牙科手术的 VWD 患者在术前应经过血液科医师适当的准备与优化。手术前最好的疗效指标是出血时间，如果出血时间正常，那么患者接受小手术是不需要针对血友病治疗的。国家心肺血液研究所的建议对于小手术，vWF 和凝血因子Ⅷ的活性至少保持在 30%，在 1 ～ 5 天内最好保持在 50% 以上[25]。DDAVP 是天然加压素的合成类似物，它用于治疗轻度 1 型 VWD，可以注射或经鼻腔给药。DDAVP 的作用机制是释放内皮细胞中储存的 vWF，同时间接增加凝血因子Ⅷ。DDAVP 是一种抗利尿剂，在给予 DDAVP 预防低钠血症时，应注意适当限制输液[26]。麻醉科医师必须注意，在手术前接受 DDAVP 治疗的患者（尤其是老年人和心脏病、高血压、脑卒中患者）不能因为液体超负荷而导致低钠血症和电解质失衡。医学科学咨询委员会（Medical and Scientific Advisory Council，MASAC）发布了治疗各种类型 VWD 的指南。有症状的 1 型 VWD 患者应使用 DDAVP（1.5 mg/ml 注射剂或鼻腔喷雾剂）治疗。对于任何可能发生出血增加的情况，如果 DDAVP 不能有效控制出血，那么可以考虑使用富含 vWF 的凝血因子Ⅷ浓缩物。

如果 2A、2M 和 2N 型 VWD 患者对 DDAVP 试验有反应，则可以先使用 DDAVP 治疗；若 2B、3 型以及 1、2A、2M 和 2N 型患者对 DDAVP 无效，那么可以使用凝血因子Ⅷ浓缩物进行治疗。若没有可用的 vWF，那么 DDAVP 治疗应每 24 小时进行一次，除非得到专业血友病医师的建议，否则不应连续使用超过 3 天[22]。对于更严重的 VWD，可以使用凝血因子Ⅷ浓缩物或冷沉淀来代替凝血因子进行治疗。其中一些产品含有功能性 vWF，可筛查艾滋病病毒，甲、乙、丙型肝炎等传染性疾病，人体血浆衍生品 Humate-P（Armour）就是这类产品。Baxaltas Vonvendi 是 FDA 于 2015 年批准的第一个重组 vWF 产品，该产品仅含 vWF，可经批准按需用于治疗 18 岁及以上成年人的出血[22]。冷沉淀只能在 DDAVP、凝血因子Ⅷ浓缩物或重组 vWF 因子由于潜在的疾病传播而无法使用的危急情况下才能使用。如果使用凝血因子或冷沉淀物进行治疗，那么必须注意过敏反应、血栓并发症和血液传播病原体等潜在风险。氨甲环酸和氨基己酸是抗纤溶药物，可用于牙科手术和黏膜出血的治疗，在这种情况下，推荐的治疗方法包括先使用凝血因子以形成血凝块，然后使用抗纤溶药物来防止血凝块的破裂。对于出血症状不明显的儿童和青少年患者，VWD 的诊断可能具有挑战性。调查性的实验室检测和研究通常在有 VWD 家族史、凝血系统疾病或术前实验室检查异常的患者身上进行。

3. 冷球蛋白血症

3.1 病因学

冷球蛋白血症是由于异常免疫球蛋白（冷球蛋白）形成，导致血流受限及主要器官和组织受到损害的罕见血管炎疾病。

这种疾病的病因尚不清楚，但感染/病毒、遗传、药物和环境是诱发因素。据估计，全球患病率为 1/1 000 000，其中 50 岁以上的女性比同年龄的男性更易患病[27]。冷球蛋白是一种异常的血液蛋白，其在寒冷的温度下聚在一起，从而可能导致以肾脏为主的多器官损害。根据血清学的不同，冷球蛋白可分为三类，Ⅰ型指在免疫系统严重受损的情况下没有类风湿性因子活性的单克隆免疫球蛋白生成，此时也应该对血液系统恶性肿瘤进行筛查。Ⅰ型主要表现为血管内梗阻。Ⅱ型有多克隆 IgG 和单克隆 IgM 类风湿性因子，Ⅲ型有多克隆 IgG 和类风湿性因子。Ⅱ型和Ⅲ型由于其组成成分，通常被称为混合冷球蛋白[28]，这些通常被认为是由真正的免疫复合物介导的血管炎[29]。这种疾病最常见于丙型肝炎，也可见于炎症和结缔组织疾病。因为 90% 的混合冷球蛋白血症与丙型肝炎有关，因此治疗丙型肝炎是非常必要的。

3.2 体征和症状

冷球蛋白血症的临床表现是多样的，包括以膜增生性肾小球肾炎为主的肾损害，红斑状皮疹，皮下出血（紫癜），肌肉酸痛及关节痛，周围神经病变，乏力和呼吸困难。在严重情况下，大脑和心脏可能会受累[27]。

3.3 诊断

冷球蛋白血症的诊断是多方面的，但检测冷球蛋白是主要的诊断手段。详细采集病史及体格检查、临床表现、影像学检查、尿液分析、四肢神经传导测试以及病变组织器官的活组织检查有助于诊断和治疗。

3.4 治疗

如果症状轻微，可以采取保守治疗（如避免低温和非甾体抗炎药）改善症状；如果症状严重，可用免疫抑制剂治疗。冷球蛋白血症作为一种免疫性疾病，在必要时可以采用皮质类固醇和其他抑制免疫系统的药物进行治疗。在大多数情况下，一旦基础疾病得到治疗，那么冷球蛋白血症也会相应得到改善，当诊断为丙型肝炎时，也应给予抗病毒药物治疗。因为病情可能会复发，因此病情缓解后的随访很重要。冷球蛋白血症患者的麻醉应注意持续的体温监测，冷球蛋白在 37℃以下会发生沉淀，引起血液黏度增加和微血管病变，进而导致器官功能障碍。在低温条件下进行体外循环手术的患者在术前应接受适当的治疗，对于这类患者，围手术期的血浆置换和类固醇脉冲治疗措施可以降低血液黏度[30]。

参考文献

1. Shah U, Narayanan M, Graham SJ. Anaesthetic considerations in patients with inherited disorders of coagulation. Contin Educ Anaesth Critic Care Pain. 2015;15(1):26–31.
2. Mensah PK, Gooding R. Surgery in patients with inherited bleeding disorders. Anaesthesia. 2015;70:112–20. https://doi.org/10.1111/anae.12899.
3. Hemophilia: Data & Statistics. Centers for Disease Control and Prevention. Available at http://www.cdc.gov/ncbddd/hemophilia/data.html. 12 Apr 2017. Accessed 5 Aug 2019.
4. Drelich, Douglass A. Hemophilia A. Practice essentials, background, pathophysiology. 26 Feb 2019. emedicine.medscape.com/article/779322-overview#a4.
5. Hemophilia A. National Hemophilia Foundation, 15 July 2015. www.hemophilia.org/Bleeding-Disorders/Types-of-Bleeding-Disorders/Hemophilia-A. Date Accessed: 5 Aug 2019.
6. Bauer K. Current challenges in the management of Hemophilia. Am J Manag Care. 2015;21(6 Suppl):S112–22.
7. Mansouritorghabeh H. Clinical and laboratory approaches to Hemophilia A. Iran J Med Sci. 2015;40(3):194–205.
8. Hoots, W Keith, and Amy Shapiro. Clinical manifestations and diagnosis of hemophilia. UpToDate, 16 July 2019, https://www.uptodate.com/contents/clinical-manifestations-and-diagnosis-of-hemophilia/print.
9. Knoble P. Prevention and management of bleeding episodes in patients with acquired Hemophilia A. Drugs. 2018;78(18):1861–72. https://doi.org/10.1007/s40265-018-1027-y.

10. Zaiden, R. Hemophilia B. Medscape https://emedicine.medscape.com/article/779434-overview. Date Accessed: 5 Aug 2019.
11. Shapiro, A. National organization for rare diseases. Hemophilia B. https://rarediseases.org/rare-diseases/hemophilia-b/. Date Accessed 6 Aug 2019.
12. Peyvandi F, Duga S, Akhaven S, Mannucci PM. Rare coagulation deficiencies. Haemophilia. 2002;8:208.
13. Wheeler AP, Gailani D. Why factor XI deficiency is a clinical concern. Expert Rev Hematol. 2016;9(7):629–37. https://doi.org/10.1080/17474086.2016.1191944. Epub 2016 Jun 24. Citation on PubMed or Free article on PubMed Central.
14. Acharya S. Advances in hemophilia and the role of current and emerging prophylaxis. Am J Manag Care. 2016;22(5 Suppl):s116–25. PMID: 27266808
15. Manco-Johnson MJ, Abshire TC, Shapiro AD, et al. Prophylaxis versus episodic treatment to prevent joint disease in boys with severe hemophilia. N Engl J Med. 2007;357(6):535–44.
16. Hemophilia: treatment of Hemophilia. Centers for Disease Control and Prevention. Available at http://www.cdc.gov/ncbddd/hemophilia/data.html. 11 Mar 2019. Accessed 6 Aug 2019.
17. Factor XI Deficiency. NORD (National Organization for Rare Disorders). https://rarediseases.org/rare-diseases/factor-xi-deficiency/.
18. Kempton, Christine L., and Shannon L. Meeks. Toward optimal therapy for inhibitors in Hemophilia. Blood J Am Soc Hematol. 27 Nov 2014. http://www.bloodjournal.org/content/bloodjournal/124/23/3365.
19. Peyvandi F, Garagiola I, Biguzzi E. Advances in the treatment of bleeding disorders. J Thromb Haemost. 2016;14(11):2095–106.
20. Hoots, W Keith, and Amy D Shapiro. Treatment of bleeding and perioperative management in Hemophilia A and B. UpToDate, 26 Nov 2018. https://www.uptodate.com/contents/treatment-of-bleeding-and-perioperative-management-in-hemophilia-a-and-b.
21. Oshika H, Koyama Y. Perioperative management of a pediatric patient with suspected type 1 von Willebrand disease undergoing tonsillectomy: a case report. JA Clin Rep. 2019;5:54.
22. Von Willebrand Disease. National Hemophilia Foundation. www.hemophilia.org/Bleeding-Disorders/Types-of-Bleeding-Disorders/Von-Willebrand-Disease. Date Accessed 1 Aug 2019.
23. Von Willebrand Disease. National Organization for Rare Disorders, https://rarediseases.org/rare-diseases/von-willebrand-disease/. Date Accessed 1 Aug 2019.
24. Kadir R. Chapter 6: Von Willebrand Disease. In: Inherited bleeding disorders in women. 2nd ed. Newark: John Wiley & Sons; 2018. p. 83–91.
25. Nichols WL, Hultin MB. Von Willebrand disease (WD): evidence based diagnosis and management guidelines, the National Heart, Lung, and Blood Institute (NHLBI) Expert Panel Report (USA). Hemophilia. 2008;14:171–232.
26. Mannucci PM. Desmopressin (DDAVP) for treatment of disorders of hemostasis. Prog Hemost Thromb. 1986;8:19–45.
27. Cryoglobulinemia. Vasculitis Foundation. https://www.vasculitisfoundation.org/education/forms/cryoglobulinemia/#1545061618025-a76f8b6a-11d8. Date Accessed 8 Aug 2019.
28. Agnello V, Chung R, Kaplan L. A role for hepatitis C virus infection in type II Cryoglobulinemia. N Engl J Med. 1992;327:1490–5.
29. Desbois A, Cacoub P, Saadoun D. Cryoglobulinemia: An update in 2019. Elsevier. 2019;86(3):241–8.
30. Satomi S, Kasai A, Hamaguchi E. Normothermic cardiopulmonary bypass in patient with Waldenstrom's macroglobulinemia and cryoglobulinemia: a case report. A A Case Rep. 2017;9(6):162–3.

血液保护策略和免输血医学　14

Eric Gomez，Mario DeAngelis，Henry Liu
施锋　译　江来　审校

1. 引言

多项研究表明，贫血和异体输血（allogeneic blood transfusion，ABT）是围手术期不良预后的独立危险因素[1]。世界卫生组织（World Health Organization，WHO）将贫血定义为：血红蛋白（hemoglobin，Hb）浓度男性＜ 130 g/L，女性＜ 120 g/L[2]。贫血已被证明与非心脏手术患者术前的发病率和死亡率密切相关。麻醉科医师和外科医师每日都要给输血患者做出使用血液制品的决定。约 9% 的非心脏大手术术中需要输注血液制品[3]。但是，由于某些临床情况，如患者的宗教信仰或血液制品资源不足，医师们在救治患者时将不得不面临是否取消手术的挑战。输血有许多有据可查的有害影响，数家大型血液学协会开展了几项国际活动以促进血液制品的合理使用和（或）保护[4]。患者可能会因为各种原因拒绝接受 ABT；此外，在交叉配型过程完成后，某些特殊患者可能无法获得合适的血液制品。血液保护策略被研究出来以解决这些问题[3]。最近的研究表明，通过采取适当的血液保护管理，拒绝 ABT 的患者与接受 ABT 的患者可能具有相似的临床预后[5]。鉴于与 ABT 相关的众多风险的存在，越来越多的患者拒绝输血，越来越多的医疗中心已经实施所谓的“免输血医学（bloodless medicine）”计划[5]。

“免输血医学”项目是多学科的以患者为中心的治疗模式，为不愿意使用血液制品的患者实施血液保护策略。这些计划需要外科医师、麻醉科医师、血液学专科医师、护士、实验室技术员、灌注师以及患者组成的团队。个人可能愿意接受的血液制品或因素因人而异。在计划的外科手术之前，应与患者就他们的偏好进行非常详细的单独讨论。“免输血医学”开始于术前为患者做好围手术期准备，术前通过增加血液容量，术中通过实施各种血液保护技术并最大程度地减少手术失血，术后采取措施减少出血量并改善止血效果。麻醉技术和适当的血流动力学管理、新的床旁检测模式、自体血液抢救和等容血液稀释是减少术中红细胞流失的常用方法[1]。在心脏外科手术中血液保存策略已被越来越多地实施，并使患者受益，这降低了患者的发病率和死亡率[6]。随着有利于血液保护技术的证据不断积累，越来越多的其他避免或减少 ABT 的策略正在出现并日趋成熟，例如使用抗纤溶蛋白、无创手术技术 / 仪器和血液替代品等[6-7]。

2. 与输血相关的风险

如本书其他章节所述，输血并不是一个完全良性的过程。输血可以显著影响发病率和死亡率（表 14.1）。根据 FDA 数据库（FDA/CBER），从 2012 年到 2016 年，输血相关急性肺损伤（transfusion-related acute lung injury，TRALI）、输血相关循环超负荷（transfusion-associated circulatory overload，TACO）、非 ABO 血型不合引起的溶血性输血反应（hemolytic transfusion，HTR）以及微生物污染占输血相关死亡率中的 84%。输血并发症的详细内容已在第 12 章中进行了阐述。尽管相应的改进措施和基于医疗系统的安全制度已经建立，可以减少与输血有关的风险，但完全消除风险的唯一方法是尽量避免输注血

表 14.1 与输血有关的风险

感染	—
病毒	HIV，HCV，HBV，西尼罗河病毒
细菌	微生物污染，脓毒症
免疫	—
TRALI，TRIM，TACO	肺水肿，肿瘤进展
溶血性输血反应	ABO 与非 ABO 血型不兼容
移植抗宿主疾病	移植排斥反应
病毒传播	巨细胞病毒，EB 病毒，HTLV
过敏反应	低血压
发热	良性
生理的	—
电解质紊乱	钾，钙螯合作用
低体温	—

液制品[8]。

3. 血液保护策略和益处

3.1 术前管理

为了减少围手术期输血的需求，手术患者应该在术前一周或更长时间询问病史并进行体格检查，以便有时间纠正术前贫血。有术前贫血的患者需要输血的风险更高。在一些研究中，术前贫血的患者，即男性的血红蛋白低于 130 g/L 或女性的血红蛋白低于 115 g/L，术中需要输血的比例高达 60%[9]。对于择期手术患者的术前贫血，可以考虑推迟手术直至贫血纠正[9]。

术前贫血最常见的原因是铁缺乏[10]。这些患者可以给予铁、维生素 B_{12} 和叶酸纠正因各自的缺陷引起的继发性贫血。在血液学团队的指导和监测下，促红细胞生成素也可用于纠正围手术期贫血。手术前 4 天给予低剂量重组促红细胞生成素可诱导红细胞快速生成，可将心脏手术中的输血需求显著降低至一半[11]。择期行子宫肌瘤切除术 / 子宫切除术的患者可能存在继发于子宫出血的贫血。对这些患者同时给予铁和亮丙瑞林（Lupron Depot），可以在 3 个月内使血红蛋白增加＞ 20 g/L[12]。

对于有任何出血史和使用抗凝剂 / 抗血小板药物的患者，应当特别关注并进行全面的病史回顾。血液病患者，如血管性血友病或尿毒症血小板功能障碍患者应在术前确诊。服用长效抗凝药物（如华法林）的患者在围手术期可能需要转换为短效桥接药物，在某些情况下，甚至可能需要逆转抗凝，尤其是在实施急诊手术时[8]。

术前自体献血可用于输注自体血液而非异体血液。根据美国麻醉科医师学会（American Society of Anesthesiologists，ASA）工作组的研究，如果首选自体血且择期手术时间允许，可为患者提供在入院前进行献血的机会，且有足够的时间进行红细胞再生。术前自体献血可能会潜在增加术前贫血的发生率并增加费用，因此不能常规使用。自体输血可能仍然有不良反应，包括继发于记录错误的输血反应甚至细菌污染[8]。

3.2 术中管理

手术过程中，需要联合手术操作、细致的麻醉药物 / 血流动力学管理和血液保存策略以最大限度地减少红细胞丢失和随后 ABT 的需要。与开腹手术相比，微创手术、血管内技术和介入放射学可能对血液保护产生深远影响[13-14]。介入放射科医师可以通过术前特定供血动脉栓塞术显著减少术中失血量[15]。外用止血药也可以作为完善外科手术止血的辅助手段。目前，市面上有几种产品分别以明胶、胶原蛋白、凝血酶等材料为核心原料。由于对改善手术止血的持续关注，从而开发了射频双极止血封口机（radiofrequency bipolar hemostatic sealer，RHBS），这是一种改良的电烧灼术，RHBS 使用盐水冷却的能量密封血管而无需烧灼。研究表明，在肝切除术、全髋关节置换术、全膝关节置换术和多节段脊柱融合术中，使用该技术可以减少输血需求[16]。

麻醉和血流动力学管理可能对输血需求有潜在重大影响。作为生理学专家，麻醉科医师对于确保外科手术患者的凝血和止血最佳状态的重要性应有全面的了解。体温过低、酸中毒和严重低钙血症可使血小板的聚集和激活受损[17]。对创伤患者难治性凝血病病例报告的回顾揭示了纠正 / 避免体温过低和酸中毒的重要性[18]。生理参数的调控曾经也被应用于特定类型的外科手术。控制性低血压已被用于各类外科手术以减少总失血量和改善手术视野。多项研究证明了其在大型脊柱手术中具有减少输血需求的益处[19]。最近一项 Cochrane 综述回顾了在功能性内镜鼻窦手术中使用丙泊酚进行控制性降压，结果显示没有足够的证据表明低血压对减少失血有明显的益处，但在改善手术视野方面可能有一些益处。这篇综述的局限性在于只有四个已发表的试验，且参与者很少[20]。使用麻醉技术和液体管理维持低中心静脉压已用于肝切除手术以减少失血和输血需求[21]。

床旁检测在围手术期血液保护中具有十分重要的意义。黏弹力止血功能检测，尤其是血栓弹力图（thromboelastography，TEG）和旋转血栓弹力测定法（rotational thromboelastometry，ROTEM），与输血方案结合使用时，已被证明可以减少心脏手术中 ABT 的发生率和总需要量[22]。TEG 分析可以提供有关血凝块形成速度、血小板功能和纤维蛋白溶解的信息。通过这些信息，医师可以纠正特定的凝血异常并加快止血。TEG 指导治疗可以帮助确定哪些患者可以从新鲜的冷冻血浆、血小板或抗纤溶剂的应用中获益。对于术中血红蛋白可能有快速变化的患者，血红蛋白即时检测评估有助于减少不必要的输血。为了减少频繁的血液采样并准确评估血红蛋白，可以使用无创连续血红蛋白监测仪。此外，还有可以即时检测 PT/APTT 和血小板功能的监护设备[23]。

3.3　术中血液回收

术中血液或细胞回收是指收集手术中丢失的血液并将其回输至同一患者的过程。采用低压抽吸法抽吸血液同时加入抗凝剂。一旦回收到足够的血液量，将其洗涤、浓缩和过滤并回输至患者体内。经过处理后，流失血液的回收可以使血细胞比容达到 45% 或更高[24]。

血细胞回收可应用于经历重大手术失血、没有进行交叉配型以及拒绝同种异体输血但接受自体输血的患者（如耶和华见证会），血细胞回收可用于心胸外科、骨科、血管外科、妇产科、泌尿外科以及神经外科等手术中[25]。在失血存在不确定性的情况下，细胞回收可以处在“待命”状态或在“收集”模式下使用；如果收集到足够的血液，可以进行输血处理。值得注意的是，细胞回收不能消除异体输血相关并发症，而只能减少并发症的发生，但有利的是明显降低了对异体血液的总体需求。但是，如果患者没有贫血，回收的血液不必回输，因为其仍可能会引起一些并发症。

患者拒绝可能是术中细胞回收的唯一绝对禁忌证。对于耶和华见证会成员，患者的诊疗应针对患者个人的意愿量身定制。有些患者愿意接受与他们同在一个“闭合回路”中的自体血液。这使得一些患者可以接受心肺转流术[26]。入院前应该与患者进行充分的讨论以确定最佳治疗方案。

通过使用白细胞清除过滤器（leukocyte depletion filter，LDF）进行清洗并回收红细胞，可以减少或最小化许多输血相对禁忌证的风险，包括细菌污染、产科和恶性肿瘤[25]。血细胞回收产物的细菌污染是很常见的，但经过过滤和洗涤后，可以观察到细菌载量下降 99%[27]。过去由于理论上存在羊水栓塞或致命的胎儿血红蛋白 Rh 致敏的风险，血细胞回收几乎完全不用于产科。随着细胞回收洗涤和更好的过滤技术的发展，已有大量产科出血的病例报告并改变了产科实践工作的标准。目前，美国妇产科学会提倡使用细胞回收技术。在恶性肿瘤患者中，从细胞回收产物过滤可去除肿瘤细胞，降低了恶性肿瘤细胞的扩散风险[28]。

3.4　等容血液稀释

急性等容血液稀释（acute normovolemic hemodilution，ANH）是麻醉后从患者身上抽出部分血液，同时输注晶体和（或）胶体进行替代，目的是在手术过程中降低患者的血红蛋白浓度，以减少手术失血中丢失的血红蛋白量。在手术过程中或手术后，将抽出的血液回输到患者体内。

对于初始 / 术前血细胞比容高、输血触发血细胞比容值低和大量失血的患者，ANH 可最有效地减少或排除同种异体输血。ANH 最好用于能够耐受红细胞初始下降的健康患者[29]。

ANH 可以在闭环系统中使用，让一些耶和华见证人也能接受这一方法[30]。在心胸外科手术中，ANH 的研究表明，血液稀释引起的黏度降低可能有一定的心脏保护作用[31]。与术中血细胞回收相比，

ANH 的另一个优点是成本相对较低。

3.5 术后管理

术后应继续应用血液保护技术，且通常应针对个别患者的具体需要。在无法控制的出血患者中，介入放射治疗可用于栓塞源动脉。应尽量减少术后高血压和频繁的实验室检查导致的医源性失血，有时可以在较小的“儿科”管中收集血液样本。动脉和静脉血气可以从不到 1 ml 的血液中获得电解质和血红蛋白值。血液保护也包括术后血液回收的使用。手术引流管可收集大量血液，且可以通过血液回收机进行处理。

4. 骨科手术中的血液保护

一些骨科手术可能有大量失血，且全关节手术中已采取多种策略。已证明控制性降压可显著减少失血和输血需求，特别是在硬膜外麻醉时[32-33]。硬膜外麻醉相关性低血压也可降低深静脉血栓形成的风险，并提供相对“干燥”的外科手术视野用于关节的融合[34]。

抗纤维蛋白溶解药物，如氨甲环酸（tranexamic acid，TXA）在全关节手术中也被用于血液保护[7]。TXA 已被静脉注射和局部使用。目前关于 TXA 绝对禁忌证的争论还在进行中。虽然过去静脉血栓栓塞的患者避免使用 TXA，最近的研究可能将此风险归为可忽略不计[35]。有关抗纤维蛋白溶解剂的更多详细信息和作用机制可参见本书的其他章节。

5. 心脏手术中血液保护的预后

围手术期输血最多发生于接受心胸外科手术的患者。胸外科与心血管麻醉科医师学会已经确定，某些特征可以将患者定义为存在输血高风险，包括高龄、术前贫血、体型小、非冠脉旁路移植或急诊手术、术前使用抗血栓药物、凝血异常与多种合并症（胰岛素依赖型糖尿病、脓毒症、肝衰竭和周围血管疾病）。输血风险高的手术患者应采取适当的血液保护策略（药物干预、术中血液回收、等容血液稀释、机构特定的输血程序辅以 POC 检测，以及血液保护的多模式方法）。作为血液保护的一部分，容许性贫血（血红蛋白 60 ～ 70 g/L）已经被证明在减少输血和降低并发症方面的安全性和有效性[6]。

6. 免输血医学的未来

人工血液替代品目前正在积极研究和开发中，但目前没有一种得到 FDA 批准。人工血液替代品基于全氟化合物（perfluorochemical，PFC）或血红蛋白。PFCs 是惰性、无毒的携氧溶液。基于血红蛋白的血液替代品可来源于人类（来自过期的血袋）、动物或重组。来自地龙蚯蚓（lumbricus terrestris，LtEc）的血红蛋白是另一种非常有吸引力的血液替代品。其主要特点之一是在贮存过程中的抗氧化和抗聚集性。一些研究探讨了通过控制 pH 值、抗氧化补充剂和脱氧作用来优化 LtEc 储存期间的热稳定性和氧化稳定性。还开发了用抗氧化剂还原完全氧化的 LtEc 的技术。在 pH 7.0 的 10 mmol/L HEPES 缓冲系统乳酸溶液中，LtEc 表现出最高的热稳定性。LtEc 的脱氧作用显著减少了亚铁血红素铁的氧化。LtEc 的氧传输特性被认为不受高温存储或氧化的影响[36]。通过聚（丙烯酸）偶合作用也能提高蚯蚓（无脊椎动物）血红蛋白的稳定性[37]。从干细胞中提取红细胞的研发也正在开展中。多能干细胞的使用可能使未来红细胞的大规模生产成为可能。高生产成本是最大的限制因素。随着时间的推移，这一影响因素可能会减弱[38]。

7. 小结

输血虽然可以潜在地挽救生命，但也面临挑战，如输血风险、患者拒绝以及无法获得血液制品。输血会导致发病率和死亡率上升。免输血医学包括术前贫血评估和减少医源性 / 外科失血。各种患者包括耶和华见证人、骨科患者以及心脏病患者都可以采用相应策略。许多血液替代品正在开发中，可以提高红细胞的携氧能力。随着免输血医学的不断发展，对输血的需求将会减少。

参考文献

1. Blaudszun G, Butchart A, Klein AA. Blood conservation in cardiac surgery. Transfus Med. 2018;28(2):168–80. https://doi.org/10.1111/tme.12475.
2. Rivilla Marugán L, Lorente Aznar T, Molinero Rodriguez M, García-Erce JA. Anaemia and the elderly: critical review of its definition and prevalence. Rev Esp Geriatr Gerontol. 2019 Jul - Aug;54(4):189–94. https://doi.org/10.1016/j.regg.2019.02.008.
3. Chen A, Trivedi AN, Jiang L, Vezeridis M, Henderson WG, Wu WC. Hospital blood transfusion patterns during major noncardiac surgery and surgical mortality. Medicine (Baltimore). 2015;94(32):e1342. https://doi.org/10.1097/MD.0000000000001342.
4. Callum JL, Waters JH, Shaz BH, et al. The AABB recommendations for the choosing wisely campaign of the American Board of Internal Medicine. Transfusion. 2014;54:2344–52.
5. Frank SM, Wick EC, Dezern AE, Ness PM, Wasey JO, Pippa AC, et al. Clinical outcomes for bloodless patients. Transfusion. 2004;54:2668–77. https://doi.org/10.1111/trf.12752.
6. Moskowitz DM, McCullough JN, Shander A, Klein JJ, Bodian CA, Goldweit RS, et al. The impact of blood conservation on outcomes in cardiac surgery: is it safe and effective? Ann Thorac Surg. 2010;90(2):451–8. https://doi.org/10.1016/j.athoracsur.2010.04.089.
7. Álvarez JC, Santiveri FX, Ramos I, Vela E, Puig L, Escolano F. Tranexamic acid reduces blood transfusion in total knee arthroplasty even when a blood conservation program is applied. Transfusion. 2008;48:519–25. https://doi.org/10.1111/j.1537-2995.2007.01564.x.
8. American Society of Anesthesiologists Task Force on Perioperative Blood Management. Practice guidelines for perioperative blood management: an updated report by the American Society of Anesthesiologists Task Force on perioperative blood management. Anesthesiology. 2015;122(2):241–75. https://doi.org/10.1097/ALN.0000000000000463.
9. Shander A, Knight K, Thurer R, Adamson J, Spence R. Prevalence and outcomes of anemia in surgery: a systematic review of the literature. Am J Med. 2004;116(Suppl 7A):58S–69S. https://doi.org/10.1016/j.amjmed.2003.12.013.
10. Kansagra AJ, Stefan MS. Preoperative anemia: evaluation and treatment. Anesthesiol Clin. 2016;34(1):127–41. https://doi.org/10.1016/j.anclin.2015.10.011.
11. Yazicioğlu L, Eryilmaz S, Sirlak M, Inan MB, Aral A, Taşöz R, et al. Recombinant human erythropoietin administration in cardiac surgery. J Thorac Cardiovasc Surg. 2001;122(4):741–5. https://doi.org/10.1067/mtc.2001.115426.
12. Abbvie Inc. Lupron Depot 3.75 mg and –3 Month 11.25 mg: Highlights of prescribing information. https://www.rxabbvie.com/pdf/lupron3month11_25mg.pdf. Accessed 18 Apr 2019.
13. Patel AA, Zfass-Mendez M, Lebwohl NH, Wang MY, Green BA, Levi AD, et al. Minimally invasive versus open lumbar fusion: a comparison of blood loss, surgical complications, and hospital course. Iowa Orthop J. 2015;35:130–4.
14. Kiran RP, Delaney CP, Senagore AJ, Millward BL, Fazio VW. Operative blood loss and use of blood products after laparoscopic and conventional open colorectal operations. Arch Surg. 2004;139(1):39–42. https://doi.org/10.1001/archsurg.139.1.39.
15. Dumousset E, Chabrot P, Rabischong B, Mazet N, Nasser S, Darcha C, et al. Preoperative uterine artery embolization (PUAE) before uterine fibroid myomectomy. Cardiovasc Intervent Radiol. 2008;31(3):514–20. https://doi.org/10.1007/s00270-005-0342-3.
16. Frank SM, Wasey JO, Dwyer IM, Gokaslan ZL, Ness PM, Kebaish KM. Radiofrequency bipolar hemostatic sealer reduces blood loss, transfusion requirements, and cost for patients undergoing multilevel spinal fusion surgery: a case control study. J Orthop Surg Res. 2014;9:50. https://doi.org/10.1186/s13018-014-0050-2.
17. De Robertis E, Kozek-Langenecker SA, Tufano R, Romano GM, Piazza O, Zito MG. Coagulopathy induced by acidosis, hypothermia and hypocalcaemia in severe bleeding. Minerva Anestesiol. 2015;81(1):65–75.
18. Ferrara A, MacArthur JD, Wright HK, Modlin IM, McMillen MA. Hypothermia and acidosis worsen coagulopathy in the patient requiring massive transfusion. Am J Surg. 1990;160(5):515–8. https://doi.org/10.1016/S0002-9610(05)81018-9.
19. Dutton RP. Controlled hypotension for spinal surgery. Eur Spine J. 2004;13(Suppl 1):S66–71. https://doi.org/10.1007/s00586-004-0756-7.
20. Boonmak P, Boonmak S, Laopaiboon M. Deliberate hypotension with propofol under anaesthesia for functional endoscopic sinus surgery (FESS). Cochrane Database Syst Rev. 2016;(10) Art. No.: CD006623 https://doi.org/10.1002/14651858.CD006623.pub3.
21. Hughes MJ, Ventham NT, Harrison EM, Wigmore SJ. Central venous pressure and liver resection: a systematic review and meta-analysis. HPB (Oxford). 2015;17(10):863–71. https://doi.org/10.1111/hpb.12462.
22. Shore-Lesserson L, Manspeizer HE, DePerio M, Francis S, Vela-Cantos F, Ergin MA. Thromboelastography-guided transfusion algorithm reduces transfusions in complex cardiac surgery. Anesth Analg. 1999;88(2):312–9.
23. Van Cott EM. Coagulation point-of-care testing. Clin Lab Med. 2001;21(2):337–50.
24. AuBuchon JP, Puca K, Saxena S, Shulman IA, Waters JH. Getting started in patient blood management. [Internet]. AABB; 2011. Available from: https://www.aabb.org/pbm/Documents/112024DB.pdf. Accessed 10 May 2019.
25. Esper SA, Waters JH. Intra-operative cell salvage: a fresh look at the indications and contraindications. Blood Transfus. 2011;9(2):139–47. https://doi.org/10.2450/2011.0081-10.
26. Lawson T, Ralph C. Perioperative Jehovah's witnesses: a review. Br J Anaesth. 2015;115(5):676–87. https://doi.org/10.1093/bja/aev161.
27. Waters JH, Tuohy MJ, Hobson DF, Procop G. Bacterial reduction by cell salvage washing and leukocyte depletion filtration. Anesthesiology. 2003;99(3):652–5.
28. Kongsgaard UE, Wang MY, Kvalheim G. Leucocyte depletion filter removes cancer cells in human blood. Acta Anaesthesiol Scand. 1996 Jan;40(1):118–20.
29. Jamnicki M, Kocian R, van der Linden P, Zaugg M, Spahn DR. Acute normovolemic hemodilution: physiology, limitations, and clinical use. J Cardiothorac Vasc Anesth. 2003;17(6):747–54.
30. Lindstrom E, Johnstone R. Acute normovolemic hemodilution in a Jehovah's witness patient: a case report. AANA J. 2010;78(4):326–30.
31. Licker M, Ellenberger C, Sierra J, Kalangos A, Diaper J, Morel D. Cardioprotective effects of acute normovolemic hemodilution in patients undergoing coronary artery bypass surgery. Chest. 2005;128(2):838–47.
32. Sharrock NE, Salvati EA. Hypotensive epidural anesthesia for total hip arthroplasty. Acta Orthop Scand. 1996;67:91–107.
33. Juelsgaard P, Larsen UT, Sorensen JV, Madsen F, Soballe K. Hypotensive epidural anesthesia in total knee replacement without tourniquet: reduced blood loss and transfusion. Reg Anesth Pain Med. 2001;26:105–10.
34. Sambandam B, Batra S, Gupta R, Agrawal N. Blood conservation strategies in orthopedic surgeries: a review. J Clin Orthop Trauma. 2013;4(4):164–70. https://doi.org/10.1016/j.jcot.2013.11.002.
35. Goobie SM, Frank SM. Tranexamic acid: what is known and unknown, and where do we go from here? Anesthesiology. 2017;127:405–7. https://doi.org/10.1097/ALN.0000000000001788.
36. Muzzelo C, Neely C, Shah P, Abdulmalik O, Elmer J. Prolonging the shelf life of Lumbricus terrestris erythrocruorin for use as a novel

blood substitute. Artif Cells Nanomed Biotechnol. 2018;46(1):39–46. https://doi.org/10.1080/21691401.2017.1290645.
37. Spivack K, Tucker M, Zimmerman D, Nicholas M, Abdulmalik O, Comolli N, Elmer J. Increasing the stability of Lumbricus terrestris erythrocruorin via poly(acrylic acid) conjugation. Artif Cells Nanomed Biotechnol. 2018;46(sup2):1137–44. https://doi.org/10.1080/21691401.2018.1480491.
38. Moradi S, Jahanian-Najafabadi A, Roudkenar MH. Artificial blood substitutes: first steps on the long route to clinical utility. Clin Med Insights Blood Disord. 2016;9:33–41.

当不能选择输血时：对耶和华见证会信徒患者的管理

15

Justin B. Feit，Seth Perelman
刘征　译　王晓琳　邓小明　审校

1. 临床病例描述

患者女性，58岁，是一位耶和华见证会（Jehovah's Witness，JW）信徒，合并尚未透析的终末期肾病（end-stage renal disease，ESRD）、慢性阻塞性肺疾病（chronic obstructive pulmonary disease，COPD）。患者目前临床表现为进行性加重的呼吸急促。检查发现二尖瓣与三尖瓣重度反流。外科医师讨论后，决定行开胸二尖瓣与三尖瓣置换术。患者将接受术前检查，以优化术前内科与外科情况。

2. 引言

围手术期血液管理是麻醉科医师临床工作职责中的一个重要部分，其对避免/防止围手术期贫血所致的发生率和病死率来说至关重要[1]，但是输注血液制品有其自身引起的并发症[2]，包括输血反应[3]、病原体传播[4]、免疫调理[5]、输血相关急性肺损伤（transfusion relative acute lung injury，TRALI）[6]和输血相关循环超负荷（transfusion-associated circulation overload，TACO）[7]。目前有特定血液制品输注的适应证，包括诸如需要增强携氧能力和组织氧合以及治疗继发于凝血因子缺乏或血小板功能障碍的凝血病[8-9]。

尽管在某些情况下有输注血液制品的指征（并且不输注这些血液制品，患者可能面临死亡），但是有些患者基于宗教信仰拒绝输注血液制品，这些患者中最引人注目的人群包括JW信徒。这些患者拒绝使用某些血液制品，术中治疗选择有限，这给麻醉科医师围手术期血液管理提出了特殊的挑战。

3. 输血

输血的近代史始于17世纪60年代中期，英国内科医师Richard Lower进行了犬之间输血的实验，不久后内科医师Jean Denis实验性地将取自犬的血液输给人类[10]。18世纪末期，法国化学家Antonie Lavoisier描述了氧气在呼吸中的重要性，不久后Joseph Priestley记述了红细胞能够携带氧气[11]。19世纪早期，“自身输血之父”的英国产科医师James Blundell进一步推动了输血的发展；当时发现，手术期间将丢失的血液回输给患者不仅比动物血液输给人类更安全，而且自身输血可降低手术大量出血的死亡率[13]。

尽管19世纪Blundell已证明输血可改善疾病的结局，但是仍存在很多问题有待进一步研究，包括输血反应和血液制品储存。在20世纪早期，德国内科医师Karl Landsteiner阐明了红细胞ABO抗原系统，据此有助于显著降低致命性输血反应的数量[14]。通过添加（Richard Weil发现的）枸橼酸[15]和（Peyton Rous和JR Turner发现的）葡萄糖[16]，可将血液制品储存时间延长至近3周。第二次世界大战后，随着Bernard Fantus和Lindon Seed在伊利诺伊州芝加哥创建了现代血库，输血对于人类来说更加具有实际意义[17]。

从 Lower 博士的输血实验至今已有 300 余年，输血医学在有效性和安全性方面已取得了无数的进步。时至今日，输血是美国所有医学领域中实施的最常见的侵入性治疗方案[18]。在许多外科手术中，特别是贫血、凝血病和灾难性手术出血相关的发病率和死亡率增加的手术，输血能拯救生命。然而，尽管有明确的输血适应证，但是在住院期间因任何原因接受输血后的患者也更可能增加住院时间和 28 天内的死亡率[19]，并且同种异体输血的有效性已受到了质疑。

对麻醉科医师来说，最重要的是掌握可供输注的血液制品类型及其具体的适应证。围手术期最常见的四种血液制品为红细胞、血小板、新鲜冰冻血浆（FFP）和冷沉淀物[20]。红细胞用于提高因贫血或严重失血而影响组织氧供的患者携氧能力[21]。血小板通常用于治疗或预防因患者血小板计数低或血小板功能障碍所致的出血[22]。FFP 是全血的液体部分的冰冻状态，其包括除了血小板以外的所有凝血因子[23]。FFP 输注常适用于存在活动性出血状态下的凝血因子缺乏[24]，其他情况包括凝血功能异常和血栓性血小板减少性紫癜患者的择期手术。如果 FFP 在 4℃而不是正常的 37℃解冻，就会生成冷沉淀物[25]。FFP 含有所有的凝血因子，而冷沉淀物由纤维蛋白原、因子Ⅷ、因子ⅫI和因子 Von Willebrand（vWF）组成[25]。冷沉淀物常用于低纤维蛋白原血症相关的大出血中，最常见于心脏外科、产科和肝移植术中[25]。

用于围手术期的其他血液制品衍生产品包括白蛋白、单一的凝血因子、凝血酶原复合物浓缩物（prothrombin complex concentrate，PCC）和免疫球蛋白。

4. 耶和华见证会（JW）

1881 年，一位匹兹堡的基督教牧师 Charles Taze Russell 创立了 JW[26]。Russell 开始在《锡安守望台与高举基督同在》（Zion's Watch Tower and Herald of Christ's Presence）中传播他的信仰，这份宗教月刊杂志用于传播最终成为 JW 信仰的主要原则的教义[26]。为了忠于他们关于血液的信仰，他们的教义基于圣经中的特殊章节，即《创世纪》9：4，其陈述到“唯独带着生命的肉，就是带着血的肉，你们不可食用”[27]，以及《利未记》17：10，其叙述到：“以色列家的任何人，或是在你们中间寄居的外人，如果吃了任何血，我必向那吃血的人变脸，把他从自己的族人中剪除”[27]。这些段落被解读为 JW 宗教的主要信条之一：他们拒绝各种类型的血液制品。因此，这种宗教信仰给 JW 信徒的医疗和手术管理带来了多重挑战。

JW 宗教在美国有 200 万信徒，在全球超过 800 万[18]；麻醉科医师可能会遇到 JW 的患者，且临床上这些患者可能有输血适应证，但是患者的宗教信仰可能使得这种情况在医学上和法律上都面临挑战。

5. 合法性

对于任何患者群体来说，重要的是在医疗服务方面了解每例患者的具体要求 / 宗教信仰。关于血液管理和 JW 患者，他们拒绝 / 接受各种血液制品深深植根于古代的圣经经文中，并代代相传[26]。即使在有生命危险的情况下，对于这些拒绝输注某种血液制品的理由，作为麻醉科医师应当理解和尊重这些患者群体的愿望。尽管人们普遍认为 JW 信徒会拒绝输注所有类型的血液制品，但重要的是要与每例患者进行个体化的交流，并明确哪些血液制品是可接受的，哪些血液制品是不可接受，因为不同血液制品接受与否可能因患者而异。一般而言，大多数 JW 患者会拒绝“血液主要成分”，即红细胞、白细胞、血浆和血小板，而有些患者会接受“血液次要成分”，包括基于血红蛋白类的氧载体、干扰素、白蛋白、冷沉淀物和特殊凝血因子[28]。大多数 JW 患者接受液体（晶体 / 胶体）、合成类刺激因子（促红细胞生成素、促血小板生成素）、重组因子Ⅶa 和人工血液代用品[28]。

基于 JW 信徒对圣经经文的解读，这些人群中某些患者为什么可能接受或拒绝某些血液制品的原因因人而异，重要的是要记录他们的具体意愿，以在择期手术前拟定医师和患者双方都可以接受的方案。在为这些患者群体提供医疗服务前，在病案中记录这些意愿同样具有重要的作用。在择期手术之前咨询医疗机构里的风险管理部门或 JW 医院联络服务人员（Hospital Liaison Services，HLS）可能也有助于制订有关方案。医疗机构不仅提供围手术期法律 / 风险管理服务，而且有具体的用血知情同意书，内容包括每种血液制品 / 代替品以及可供患者打钩选择哪些血液制品可接受或拒绝。

大多数情况下，有足够的时间与患者讨论这个问题，并明确患者接受和不接受的血液制品。紧急情况下或如果患者没有能力进行这种交流时，怎么办？许多 JW 信徒携带一个永久授权（Durable Power of Attorney，DPA）卡，该卡上可能描述了在紧急情况下可以接受和不可以接受的血液制品，并且可能指定一人在特殊时间他们不能表达其意愿时能够将其确切愿望清楚表达[29]。如果 DPA 卡和医疗服务委托人在治疗方案上有不一致时，DPA 卡的意见最终优先于医疗服务委托人。如果在紧急威胁生命的情况下无法立即获得 DPA 卡或医疗服务委托人，则医务人员应按照医疗标准进行治疗，包括输注任何有临床适应证的血液制品或衍生品[29]。

6. 可接受的和不可接受的治疗

如上所述，JW 患者通常不接受“血液主要成分”的输注，而大多数 JW 患者可能接受“血液次要成分”的输注。大多数 JW 患者通常也接受一些制品，包括液体（晶体和胶体液）、合成类刺激因子（促红细胞生成素和促血小板生成素）、重组Ⅶ因子和人工血液替代品[28]。所有这些药物都是指静脉血液替代品，是整体血液中的一部分。局部止血药物（Avitene™，Tisseel™ 等）通常都会被接受，可用作手术止血的一部分；这些药物通常通过直接激活血小板和促进凝血酶形成而发挥其作用，从而稳定手术出血时血凝块的形成。与其他产品一样，这些局部止血药物应该作为血液输注取舍知情同意书中的部分内容，因为部分 JW 患者可能会拒绝含有凝血酶的产品。

JW 患者的其他治疗方法包括体外闭环技术——急性等容血液稀释（acute normovolemic hemodilution，ANH）、心肺转流术（cardiopulmonary bypass，CPB）和透析[28]。如果环路保持在闭环结构中，大多数的这类技术是可以接受的。ANH 是指先从患者体内采集血液，随后输注无细胞液体替代，通常为晶体或胶体[30]；这种方法可减少手术中红细胞的丢失。手术结束时，再将采集的血液回输给患者[31]。

7. 围手术期评估

围手术期评估对优化管理这类特殊患者人群至关重要。传统意义上，麻醉科医师在患者血液管理方面的作用只在手术室内，但是在过去的 15 ～ 20 年里，麻醉科医师作为包括外科医师、内科医师和血液科医师在内的多学科团队的一部分，已更加普遍地参与到患者术前阶段的优化管理[32]。

术前评估的部分内容是公开讨论什么具体的制品和方案是可接受的，哪些存有异议。这种讨论对于 JW 围手术期管理计划至关重要，尤其在根据临床指征可能输注血液制品的情况下。理想情况下，这种尊重的讨论应该在患者医疗服务的早期进行，而不需要在每次与医务人员见面时都重复这种讨论，因为这样可能被视为不尊重或最坏情况下被视为胁迫。

虽然所有种类的主要血液制品都有术前输注适应证，但是红细胞是术前最常输注的血液制品[18]。围手术期贫血不仅是围手术期发病率与病死率增加的风险因素，也是术中和术后输注红细胞的预测指标[1]；因此，纠正 JW 人群的贫血对改善其术后结局尤为重要。无论如何，在不使用血液制品的情况下，还是有机会优化这些患者的血红蛋白水平[34]。应对不同原因所致的贫血进行鉴别和治疗，如缺铁性贫血（补充铁剂）、巨幼细胞性贫血（补充维生素 B12，叶酸），或促红细胞生成素合成不足（给予促红细胞生成素）[35]。这些可接受的替代治疗方案有不同的制剂，包括口服剂、静脉注射剂、肌内注射剂和皮下注射剂，这为这类 JW 患者提供了术前优化的选择，而不需要同种异体输血。早期评估和治疗术前贫血的重要性不应该局限于 JW 人群，而应该是所有患者术前评估的一部分，但是对 JW 患者至关重要。

8. 围手术期血液管理策略

围手术期可采取许多方法为这些患者提供最佳的医疗 / 外科服务，并同时尊重他们特定的宗教信仰。作为医师的职责并不局限于患者的身体疾病，还应当延伸到尊重他们精神上的宗教信仰。重要的是与外科医师合作，最大限度地减少失血。例如采用微创手术、术中血液回收、使用动脉止血带、急性等容血液稀释以及允许性低血压都是能用于与外科医师合作，最大程度地减少术中失血的策略[1]。与开放手术技术相比，在适当情况下采用介入放射学也能最大限度地减少失血[1]。

维持血容量对贫血耐受性的生理反应至关重要，包括增加组织氧摄取量、增加心输出量和增加交感神经反应以维持氧供[36]。辅助给氧与术前积极优化肺功能能够有助于最大程度地提高氧供，特别是在低血红蛋白状态下[28]。积极治疗术中和术后高代谢需求状态（如应用抗生素治疗脓毒性休克、心源性休克的机械支持、液体 / 血管活性药治疗低血容量性休克、肌松）可使氧需降到最小，从而代偿潜在的携氧能力较低的状态[28]。

临床上通常应用血浆和（或）血小板治疗凝血缺陷，但是这些血液制品通常限用于 JW 人群。对于麻醉科医师来说，最大程度地减轻凝血病的最简单但也是最重要的方法之一是维持正常体温，因为低温损害作为凝血启动部分的凝血酶生成，因此通过维持正常体温，或者更重要的是避免低体温，能避免无谓的凝血病[37]。还有许多治疗凝血病的药理方法可避免对血浆 / 血小板的需求；这些治疗方法包括凝血酶复合物（PCC）、钙剂、维生素 K、氨甲环酸（tranexamic acid，TXA）/ 氨基己酸、去氨加压素和重组因子等[36]。如果术中或术后发生某些可逆性凝血病，围手术期请血液学专家会诊可提供如何应用这些治疗方法的进一步指导。

围手术期尽量不要行静脉切开术，以最大限度地减少医院获得性贫血（hospital acquired anemia，HAA）；虽然 HAA 与可能的术中大量出血相比显得无关紧要，但是研究显示与医源性失血较少的患者相比，HAA 可导致更差的后果[38]。虽然应用实验室检查来评估患者临床整体状态非常重要，但是通过更有效的技术能获得同样的信息。即时（point-of-care，POC）检测和应用儿童试管也能减少医院获得性贫血。此外，对于机械通气患者，应用连续呼气末二氧化碳监测和无创血氧测定来评估呼吸状态能取代机械通气患者的常规动脉血气检查，从而可减少频繁采血[39]。

9. 贫血耐受和患者预后

虽然麻醉科医师了解如何应用替代疗法而不是应用“血液主要成分”显得十分重要，但是还需要掌握输血阈值及其与患者结局的关系，尤其是在 JW 人群。在出现大出血和凝血病的情况下，大多数临床医师在得到任何实验室检查之前会根据广泛认同的医疗标准据经验给予血液制品。但是，也有其他情况下时间允许根据 POC 检测进行目标导向治疗，这取决于麻醉科医师对信息如何解读以及是否存在输血指征。充分的证据表明输血存在副作用、潜在并发症以及质疑的有效性[40]，因此输血不应以阈值为依据，而应以贫血或凝血病的临床表现为依据。

当患者进行术前检查并询问其宗教信仰将会如何影响其整体结局时，我们应告知患者什么？与没有输血限制的患者相比，接受心脏手术时拒绝所有主要血液制品的 JW 患者的短期与远期死亡率相近[41]。类同地，接受心脏手术时拒绝输血的 JW 患者术后心肌梗死发生率较低、拔管时间较短、住院时间较短以及 ICU 与医院费用减少[42]。仔细注意这些患者从计划手术到他们出院，血液制品接受方面限制较少的患者可能得出类同的结果。虽然这些研究可能表明，与普通人群相比，JW 患者的结局可能相似或者更好，但重要的是要认识到这些研究的局限性，即这些研究大多数是观察性，对考虑到的类似信息没有随机对照试验。此外，临床医师知道这类患者在不可控制的术中出血情况下输血受到限制，从而可能对手术技术进行了有意识和潜意识的修改，因此研究中 JW 患者可能并非随机。

10. 小结

对于我们计划进行心脏手术的患者，尽管可能是大量失血的手术，但是仍有许多优化患者的方法。虽然不是择期手术，但是也并非紧急手术，因此有足够时间进行优化。对于最大限度地降低围手术期死亡率，十分必要且至关重要的是术前咨询麻醉科医师。透析依赖的患者通常伴有慢性贫血，这是由于其肾脏皮质中的间质细胞促红细胞生成素产生受损所致。终末期肾病患者贫血的其他病因包括尿毒症诱导的红细胞生成抑制因子以及营养缺乏（铁、叶酸、维生素 B12）。针对这类患者上述每一种病因进行治疗，可改善贫血状况：应用促红细胞生成素（erythropoiesis-stimulating agents，ESA）（包括 Aranesp™，Epogen™）、严格透析以及应用去氨加压素来改善尿毒症性血小板功能障碍，并通过静脉补充铁剂、叶酸和维生素 B12 治疗可能的营养缺乏。术中最大限度地减少出血的策略包括 ANH、自体血回收以及如有指征，应用许可的“血液次要成分”。术后策略包括尽量减少采血次数、有指征情况下应用血管升压药物，并继续治疗术后贫血。

JW 患者的血液管理对麻醉科医师提出了特别的挑战，最明显的是他们因为宗教信仰而拒绝某些血液制品。应该尽早评估术中出现中度失血可能性较高的患者，以评价术前贫血状况及治疗措施，同时也要为患者和临床医师做好心理预期准备。在尊重患者宗教信仰的前提下，我们有许多方法来处理高风险、高失血量手术中这种具有挑战性的临床情况；通过了解可利用的医疗机构资源以及清楚了解患者的具体意愿，我们就可能在避免输血的同时获得良好的手术结局。

参考文献

1. Resar LMS, Frank SM. Bloodless medicine: what to do when you can't transfuse. ASH Educ Program Book. 2014;2014(1):553–8.
2. Vincent J-L, et al. Efficacy of allogeneic red blood cell transfusions. Best Pract Res Clin Anaesthesiol. 2007;21(2):209–19.
3. Siddon AJ, et al. Delayed haemolytic and serologic transfusion reactions: pathophysiology, treatment and prevention. Curr Opin Hematol. 2018;25(6):459–67.
4. Busch MP, Kleinman SH, Nemo GJ. Current and emerging infectious risks of blood transfusions. JAMA. 2003;289(8):959–62.
5. Blajchman MA. Immunomodulation and blood transfusion. Am J Ther. 2002;9(5):389–95.
6. Bux J, Sachs UJH. The pathogenesis of transfusion-related acute lung injury (TRALI). Br J Haematol. 2007;136(6):788–99.
7. Gilliss BM, Looney MR, Gropper MA. Reducing noninfectious risks of blood transfusion. Anesth J Am Soc Anesth. 2011;115(3):635–49.
8. Crosby ET. Perioperative haemotherapy: I. indications for blood component transfusion. Can J Anaesth. 1992;39(7):695–707.
9. Yaddanapudi S, Yaddanapudi LN. Indications for blood and blood product transfusion. Indian J Anaesth. 2014;58(5):538.
10. Giangrande PLF. The history of blood transfusion. Br J Haematol. 2000;110(4):758–67.
11. Schofield RE. The enlightened Joseph Priestley: a study of his life and work from 1773 to 1804. University Park, PA: Penn State Press; 2004.
12. Karamanou M, Tsoucalas G, Androutsos G. Hallmarks in the study of respiratory physiology and the crucial role of Antoine-Laurent de Lavoisier (1743–1794). Am J Phys Lung Cell Mol Phys. 2013;305(9):L591–4.
13. Blundell J. Experiments on the transfusion of blood by the syringe. Med Chir Trans. 1818;9(Pt 1):56.
14. Landsteiner K. Uber agglutinationserscheinungen normalen menschlichen blutes. Wien Klin Wshr. 1901;14:1132–4.
15. Weil R. Sodium citrate in the transfusion of blood. J Am Med Assoc. 1915;64(5):425–6.
16. Rous P, Turner JR. The preservation of living red blood cells in vitro: I. Methods of preservation. J Exp Med. 1916;23(2):219–37.
17. Strauss RG. Elmer L. DeGowin, MD: blood transfusions in war and peace. Transfus Med Rev. 2006;20(2):165–8.
18. Jorgenson TD, et al. When blood is not an option: the case for a standardized blood transfusion consent form. ASA Newsl. 2017;81(6):48–50.
19. Vincent JL, et al. Anemia and blood transfusion in critically ill patients. JAMA. 2002;288(12):1499–507.
20. Beliën J, Forcé H. Supply chain management of blood products: a literature review. Eur J Oper Res. 2012;217(1):1–16.
21. Suresh S. Mechanical response of human red blood cells in health and disease: some structure-property-function relationships. J Mater Res. 2006;21(8):1871–7.
22. Weiss HJ. Platelet physiology and abnormalities of platelet function. N Engl J Med. 1975;293(11):531–41.
23. Dara SI, et al. Fresh frozen plasma transfusion in critically ill medical patients with coagulopathy. Crit Care Med. 2005;33(11):2667–71.
24. Khawar H, Kelley W, Guzman N. Fresh Frozen Plasma (FFP). Stat Pearls [Internet]. Treasure Island, FL: Stat Pearls Publishing; 2019.
25. Callum JL, Karkouti K, Lin Y. Cryoprecipitate: the current state of knowledge. Transfus Med Rev. 2009;23(3):177–88.
26. Knox Z. Writing witness history: the historiography of the Jehovah's witnesses and the watch tower bible and tract Society of Pennsylvania. J Relig Hist. 2011;35(2):157–80.
27. The Holy Bible: New International Version. Zondervan; 1984.
28. Lawson T, Ralph C. Perioperative Jehovah's witnesses: a review. Br J Anaes. 2015;115(5):676–87.
29. Remmers PA, Speer AJ. Clinical strategies in the medical care of Jehovah's witnesses. Am J Med. 2006;119(12):1013–8.
30. Bryson GL, Laupacis A, Wells GA. Does acute normovolemic hemodilution reduce perioperative allogeneic transfusion? A meta-analysis. Anesth Analg. 1998;86(1):9–15.
31. Segal JB, et al. Preoperative acute normovolemic hemodilution: a meta-analysis. Transfusion. 2004;44(5):632–44.
32. Gupta A. Preoperative screening and risk assessment in the ambulatory surgery patient. Curr Opin Anesthesiol. 2009;22(6):705–11.
33. Wu W-C, et al. Preoperative hematocrit levels and postoperative outcomes in older patients undergoing noncardiac surgery. JAMA. 2007;297(22):2481–8.
34. SABM. Anemia prevention and management program implementation guide. 2015.
35. Scharman CD, et al. Treatment of individuals who cannot receive blood products for religious or other reasons. Am J Hematol. 2017;92(12):1370–81.
36. Crookston KP. The approach to the patient who declines blood transfusion. In: Post TW, editors. UpToDate. Waltham: UpToDate Inc. https://uptodate.com. Accessed on 28 Mar 2019.
37. Eddy VA, Morris JA Jr, Cullinane DC. Hypothermia, coagulopathy, and acidosis. Surg Clin N Am. 2000;80(3):845–54.
38. Fischer DP, Zacharowski KD, Meybohm P. Savoring every drop–vampire or mosquito? Crit Care. 2014;18(3):306.
39. Koch CG, et al. Hospital-acquired anemia: prevalence, outcomes, and healthcare implications. J Hosp Med. 2013;8(9):506–12.
40. Fung YL, et al. To transfuse, or not to transfuse: that is the question. Crit Care Resusc. 2009;11(1):71.
41. Reyes G, et al. Bloodless cardiac surgery in Jehovah's witnesses: outcomes compared with a control group. Revista Española de Cardiología (English Edition). 2007;60(7):727–31.
42. Pattakos G, et al. Outcome of patients who refuse transfusion after cardiac surgery: a natural experiment with severe blood conservation. Arch Intern Med. 2012;172(15):1154–60.

血液替代品与人工氧载体 16

Jacob Tiegs
李露茜 译 邓小明 审校

1. 历史

有关给组织供氧的材料研发实验可以追溯到 17 世纪[1]。最初，给人体注射血红蛋白溶液，效果非常差。其相关并发症可能是由于游离血红蛋白颗粒及其对泌尿生殖系统，尤其是肾脏的负性作用。20 世纪战争的增加以及血源性传染病的发现等许多因素促使研究人员再次关注人工氧载体。但是随着输血的安全性提高以及降低输血相关感染风险方法的发展，研发血液替代品的劲头有所减弱。然而，不久后，许多公司曾研发出具有发展潜力的人工氧载体，且当时已处于临床试验的后期阶段。可惜的是，由于担心资金匮乏情况下能否获得监管部门的批准，这些试验很快就结束了[2]。尽管如此，对血液替代品与人工氧载体的需求仍然存在，一些产品仍在研发中。

2. 理想氧载体的特点

一种理想的人工氧载体有许多特点。首先，它易于获得且能大规模生产。它还需要安全。这意味着其副作用最小，能以无害的方式与一氧化氮相互作用，而且无菌。理想情况下，该物质应便于携带，易于储存，同时保质期长或易于管理。该化合物能普遍适用于所有患者，且具有成本效益。似乎不可能有同时具备这些特点的物质；但是，目前至少有两种化合物满足大多数上述要求。

3. 目前氧载体的类型

到目前为止，氧载体有两种主要类型。来源于牛或人类血液的血红蛋白类氧载体（hemoglobin-based oxygen carriers，HBOCs）。首先，通过超滤和纯化将血红蛋白从红细胞中分离出来[3]。然后通过交联、吡啶氧基化、聚合或聚乙二醇化等处理过程稳定血红蛋白化合物并备用。这些处理过程可防止血红蛋白的四链构型解离成其基本的 α 与 β 二聚体[4]。可惜的是，该制品一直受到副作用的限制。曾认为早期剂型引起的肾毒性是继发于血红蛋白中的红细胞基质碎片。曾尝试包裹型 HBOCs，但遇到宿主防御系统（网状内皮系统）的问题[5]。最近，理论上认为低氧状态下正常可出现低氧性血管扩张，而 HBOCs 可削弱这种作用，因为 HBOCs 化合物可通过清除一氧化氮而使这种反射失活，从而引起棘手的血管收缩。由于这些缺陷，目前尚无一种 HBOCs 能替代当前应用红细胞输注的医疗标准。然而，每次试验都给我们提供了新的信息，以用于下一个可能的产品研发中。希望仍然存在，产品仍在研发中（表 16.1）。

全氟碳化合物（perfluorocarbons，PFCs）是化学惰性化合物，其中氟取代氢原子。该化合物不溶于水，需要脂质乳化系统才能被利用。PFCs 是氧的溶剂；不同于血红蛋白与氧气偶联反应和关系，溶解于 PFCs 的氧总量呈线性级数，遵循亨利定律，并且与 PO_2 直接相关[6]。然而，PFCs 的半衰期相当短（2 ～ 4 h），且其必需的乳剂限制了该化合物的给药速度。在 PFCs 的早期临床试验报道了一些副作用，但是其病因不明。应用 PFCs 后，患者常会出现流感样症状和血小板减少，后者可能是由于乳剂对血小

表 16.1 HBOCs 产品示例

名称	说明
双乙酰水杨酸交联的血红蛋白（HemAssist）	化学交联的血红蛋白 α 链
Hemopure（HBOC-201）	聚合的牛血红蛋白
PolyHeme	来源于人类过期血液的吡哆氧基化聚合血红蛋白
MP4OX	聚乙二醇共轭的人类血红蛋白
rHb1.1，rHb2.0	重组人类血红蛋白（源于大肠埃希菌）
Sanguinate	聚乙二醇羧基化的牛血红蛋白

板表面的作用[6]。最初，曾批准一种 PFCs（Fluosol）用于组织缺血状态，但是后来由于不盈利而被撤销[7]。目前，正在试验中的 PFCs 似乎并不多。

4. 目前氧载体最有益的用途

目前在美国，还没有获得美国食品药品监督管理局（US Food and Drug Administration，FDA）批准的氧载体；获得这种氧载体批准的唯一途径是通过美国 FDA 的“拓展准入协议”（Expanded Access Protocol）。具体来说，未经许可的 OC HBOC-201（Hemopure）可能会批准用于患有危及生命的贫血且无法进行同种异体红细胞输注的患者[8]。值得注意的是，目前 Hemopure 在俄罗斯和南非正在使用[9]。

5. 氧载体的副作用和挑战

围绕 HBOCs 的问题已导致大多数试验被中止，并妨碍了进一步研究的开展。前面已提到一些副作用，但是人们已注意到一些不同的并发症。给予治疗剂量 HBOCs 的最常见反应之一是全身性高血压。血压似乎升高了，但心输出量并没有相应增加。这种高血压也发生在肺血管系统。因此，总而言之，外周血管阻力（SVR）、肺血管阻力（PVR）、平均动脉压（MAP）和肺血管阻力指数增加，而同时心输出量下降。目前普遍认为，血管内皮细胞产生的一氧化氮是一种强效血管扩张剂，而 HBOCs 可与该一氧化氮相互作用并使其失活[10]。

研究还观察到对心血管系统的其他一些影响。接受 HBOCs 的患者心肌梗死增加。显然，这是一种令人担忧的并发症，但是其病因尚未完全明了。似乎一氧化氮的清除作用并不能完全解释这种现象。实际上，将 HBOCs 直接注入冠状动脉的研究并未观察到血管收缩作用的增强[11]。

HBOCs 应用中还存在凝血功能变化和凝血病。凝血病的可能病因包括稀释性凝血病和低钙血症、HBOCs 氧化成高铁血红蛋白并随后抑制血小板聚集、大分子量的 HBOCs 与血管性血友病因子（von Willebrand factor）结合并加速其消除，最后是上述提及的一氧化氮清除作用[12]。

早期试验中发现的一种副作用是肾毒性，这在最近的试验中可能得到改善或消除。无基质的血红蛋白可引起肾小球滤过血红蛋白二聚体过多，导致急性肾小管坏死和少尿。

除了上述不良反应，HBOCs 和游离血红蛋白还可导致许多其他可能的并发症：巨噬细胞功能的干扰、胃肠道不适、铁沉积、神经毒性、抗原性、一些临床实验室检查结果的改变（胆红素、肌酐激酶、镁、尿酸和 γ - 谷氨酰转移酶）[13]。

PFCs 的主要副作用是流感样反应和症状，这可能继发于细胞因子介导的 PFCs 作用以及血小板在脾和肝中扣留[3]。

6. 展望与未来发展

遗憾的是，美国 FDA 没有批准任何一种现在的氧载体在美国使用。虽然有些公司仍在不断研发这种氧供的方式，但是既往产品的副作用以及没有得到证实的安全性和有效性限制了其进一步的研发。未来的 HBOCs 化合物必须解决一氧化氮的清除作用以及血红蛋白分子的大小与性质问题。至于 PFCs，目前尚不明确在未来血液替代品中 PFCs 是否占有一席之地。

一个令人兴奋的新可能性是体外红细胞培养。利用脐带血和干细胞等来源的造血祖细胞的研究进展使之在理论上成为可能。创造永生的成年红细胞祖细胞的前景也是如此。然而，在这成为一种真正的可能性之前，在科学和监管方面还存在许多障碍[14]。

HBOCs 继续让人们窥见到一种可能性。一个无需献血和输血的未来是一个崇高但仍值得为之奋斗的目标。随着不断的调查研究，有可能研发出一种化合物，它至少可以减少人们对血液产品管理的依赖，这将极大地有益于医疗卫生系统，最重要的是可造福于患者。

参考文献

1. Winslow RM. Blood substitutes, a moving target. Nature Med. 1995;1:1212–5.
2. Fridey JL, Silvergleid AJ, Tirnauer JS editors. Oxygen carriers as alternatives to red blood cell transfusion. Up to Date. Accessed 30 Aug 2019. https://www-uptodate-com.proxy1.lib.tju.edu/contents/oxygen-carriers-as-alternatives-to-red-blood-cell-transfusion?search=oxygen%20carriers%20as%20alternatives%20to%20red%20blood%20cell%20transfusion&source=search_result&selectedTitle=1~150&usage_type=default&display_rank=1
3. Scott MG, Kucik DF, Goodnough LT, Monk TG. Blood substitutes: evolution and future applications. Clin Chem. 1997;43(9):1724.
4. Natanson C, Kern SJ, Lurie P, Banks SM, Wolfe SM. Cell-free hemoglobin-based blood substitutes and risk of myocardial infarction and death: a meta-analysis. JAMA. 2008;299(19):2304. Epub 28 Apr 2008.
5. Szebeni J, Wassef NM, Hartman KR, Rudolph AS, Alving CR. Complement activation in vitro by the red cell substitute, liposome-encapsulated hemoglobin: mechanism of activation and inhibition by soluble complement receptor type 1. Transfusion. 1997;37(2):150.
6. Scott MG, Kicik DF, Goodnough LT, Monk TG. Blood substitutes: evolution and future applications. Clin Chem. 1997;43(9):1724–31.
7. Kerins DM. Role of the perfluorocarbon Fluosol-DA in coronary angioplasty. Am J Med Sci. 1994;307(3):218.
8. Donahue LL, Shapira I, Shander A, Kolitz J, Allen S, Greenburg G. Management of acute anemia in a Jehovah's witness patient with acute lymphoblastic leukemia with polymerized bovine hemoglobin-based oxygen carrier: a case report and review of literature. Transfusion. 2010;50(7):1561.
9. Mer M, Hodgson E, Wallis L, Jacobson B, Levien L, Snyman J, Sussman MJ, James M, van Gelder A, Allgaier R, Jahr JS. Hemoglobin glutamer-250 (bovine) in South Africa: consensus usage guidelines from clinician experts who have treated patients. Transfusion. 2016;56(10):2631. Epub 2016 Sep 23
10. Kim HW. Acellular hemoglobin-based oxygen carrier mediated blood pressure elevation and vasoconstriction: a review of proposed mechanisms and contributing factors. In: Kim H, Greenburg A, editors. Hemoglobin-based oxygen carriers as red cell substitutes and oxygen therapeutics. Berlin/Heidelberg: Springer; 2013.
11. Estep TN. HBOCs and cardiac integrity. In: Kim H, Greenburg A, editors. Hemoglobin-based oxygen carriers as red cell substitutes and oxygen therapeutics. Berlin/ Heidelberg: Springer; 2013.
12. Jahr JS, Chung M, Anvarhosseini A, Kim HW. Effects of hemoglobin-based oxygen carriers on blood coagulation. In: Kim H, Greenburg A, editors. Hemoglobin-based oxygen carriers as red cell substitutes and oxygen therapeutics. Berlin/Heidelberg: Springer; 2013.
13. Smani Y. HBOC interferences with routine clinical laboratory tests. In: Kim H, Greenburg A, editors. Hemoglobin-based oxygen carriers as red cell substitutes and oxygen therapeutics. Berlin/Heidelberg: Springer; 2013.
14. Trakarnsanga K, Griffiths R, Wilson M, Blair A, Satchwell T, Meinders M, Cogan N, Kupzig S, Kurita R, Nakamura Y, Toye A, Anstee D, Frayne J. An immortalized adult human erythroid line facilitates sustainable and scalable generation of functional red cells. Nature Communications. 2017;8:14750.

贫血的术前治疗 17

Larry R. Hutson Jr，John C. Cargile，Garrett D. Starling
李娜 译 范晓华 审校

1. 贫血的定义及现状

任何有关贫血及其纠治的讨论都需要先明确贫血的定义。过去几十年中，世界卫生组织（World Health Organization，WHO）对全球贫血流行病学调查、贫血发病率及最常见病因的研究一直是最权威的[7]。WHO 标准中，贫血是指成年男性（≥ 15 岁）血红蛋白浓度＜ 130 g/L；12 ～ 14 岁儿童及非妊娠女性血红蛋白浓度＜ 120 g/L；5 ～ 11 岁儿童血红蛋白浓度＜ 115 g/L；5 岁以下儿童及妊娠女性血红蛋白浓度＜ 110 g/L。WHO 还进一步把贫血分为轻度、中度及重度贫血（表 17.1）[8]。成年女性血红蛋白浓度为 120 g/L 时需要输血的可能性是血红蛋白为 130 g/L 的成年男性的 2 倍，这是因为女性的循环血容量一般比男性少，所以贫血阈值比男性低 10 g/L[9]。

WHO 最新的调查显示，全球贫血总发病率为 32.9%[8]。在一些高风险人群中，贫血发病率为 50% ～ 80%，其中 10% ～ 20% 为中重度贫血[10]。风险最高的是社会经济地位低、体重轻以及处于产后阶段的人群[11]。当然，不同的国家贫血的发病率及病因也各不相同。缺铁是最常见的原因，其次是寄生虫感染（如疟疾、血吸虫病及钩虫病）、血红蛋白病和妇产科疾病等[7]。

表 17.1 贫血的定义

人群	重度	中度	轻度
6 ～ 59 个月的儿童	＜ 70	70 ～ 99	100 ～ 109
5 ～ 11 岁的儿童	＜ 80	80 ～ 109	110 ～ 114
12 ～ 14 岁儿童	＜ 80	80 ～ 109	110 ～ 119
非妊娠女性	＜ 80	80 ～ 109	110 ～ 119
妊娠女性	＜ 70	70 ～ 99	100 ～ 109
男性（≥ 15 岁）	＜ 80	80 ～ 109	110 ～ 129

按性别与年龄分类的贫血定义（单位：g/L）[10]

研究表明，美国贫血总发病率为 5.1% ～ 6.1%，中重度贫血的发病率为 1.4% ～ 1.7%（妊娠女性除外）。80 岁之前，女性贫血发病率是男性的 2 倍，中重度贫血的发病率是男性的 5 倍，80 岁以后男女贫血发病率持平[12]。非洲裔美国人贫血发病率是总人群的 3 倍[13]。尽管研究表明，对美国普通人群来说贫血仅为轻度公共卫生问题，但对特定人群来说却十分严重，因为其贫血和中重度贫血发病率较高，如非洲裔美国人、西班牙裔美国人、60 岁以上的成年人、育龄非妊娠和妊娠女性[8, 12]。与全球其他国家相比，美国缺铁性贫血发病率较低，这意味着与低收入国家相比，虽然缺铁性贫血依然是美国最常见的贫血类型，但由血红蛋白病、慢性肾病及胃肠出血性疾病引起的贫血比低收入国家更多[7, 12]。

随着年龄的增长，贫血的发病率逐步增加。75 ～ 84 岁的老年人贫血发病率为 13%；85 岁及以上的老年人贫血发病率几乎翻了一番，达到 23%[14]，总的来说，老年人贫血发病率平均为 17%，其中 1/3 属于中重度贫血[15]。

住院患者的贫血发病率为 19%，高于普通人群。更有趣的是，入院时没有贫血的患者 60% 出现了医院获得性贫血[16]。欧洲一项针对癌症患者的研究表明，接受放射治疗的患者贫血发病率为 29%，以顺铂为基础的化疗患者贫血发病率为 75%，几乎是普通化疗的 3 倍[17]。充血性心力衰竭患者普遍存在贫血（17%），导致生存率降低[18-19]。

在非心脏手术的患者中，贫血发病率约为 34%，其中 3/4 的患者是由于铁缺乏[20]。某类外科手术往往面临着贫血的挑战。骨科患者贫血发病率为 10.5%，主要原因为营养不良及慢性炎症[21]。另外，在拟择期行结肠癌切除术的患者中，一半以上伴有铁缺乏，但不一定伴有贫血[22]。

据 WHO 研究报道，全球贫血发病率从 1990 年的 40.2% 降至 2011 年的 32.9%[8]。下降原因主要来自女性和儿童的贫血改善，因为他们一直是世界卫生大会或者其他项目（如联合国秘书长“每个妇女每个儿童”的倡议和“全球妇女和儿童健康战略”等）重点关注的改善营养的群体，这些项目强调必须降低对这两个群体产生不利影响的风险因素[23]。然而，在美国 2003 年至 2012 年间贫血及中重度贫血的发病率几乎翻了一番，原因尚不清楚[12]。

2. 贫血的手术风险

术前贫血增加了手术患者的并发症发病率及死亡率[24]。尽管贫血的严重程度及原因与手术风险程度密切相关，但任何程度的贫血都对围手术期输血风险、术中及术后并发症、患者住院时间和再入院率产生负面影响[25-27]。事实上，术前血红蛋白低于 100 g/L 的患者，术后发生肺部并发症的风险增加了 3 倍[28-29]。当血红蛋白低于 100 g/L 时，并发症发病率增加，当血红蛋白水平低于 70 g/L 时，死亡率增加，如果血红蛋白水平接近 25 g/L 时还未输血，死亡率将高达 50%[30-31]。对于一般状况良好的住院成人患者，目前推荐的输血阈值为 70 g/L，但如果考虑到术前合并心脏病、正在出血或预计发生出血以及手术类型等因素，输血阈值需要提高[32-33]。

术前贫血增加了输注红细胞的机会，虽然对于有缺血风险的贫血患者来说，输注红细胞是提高血液携氧能力最有效和最直接的方法，但同时也增加了输血相关的风险，如感染、输血相关性急性肺损伤（transfusion-related acute lung injury，TRALI）、输血相关性循环超负荷（transfusion-associated circulatory overload，TACO），以及多种类型的超敏反应和溶血反应[34]。

世界血制品供应比以往任何时候都更加安全，但是某些细菌、病毒及寄生虫仍然可以通过输注血制品进行传播。所有献血者都应通过问卷筛查风险，所有血液制品都应进行各种感染源的检测。美国食品药品监督管理局网站上有一份全面的病原体清单和用来筛查病原体的检测方法。尽管如此，新出现的病原体（尚未检测出危害）仍有可能在输血过程中传播。

正如在输血相关并发症章节中讨论的那样，输血相关性急性肺损伤（TRALI）对受血者来说是一种潜在的可危及生命的反应，主要表现为呼吸困难、低血压和发热。绝大多数病例是由于多次妊娠的女性献血者，其血液中含有抗人类白细胞抗原和（或）抗粒细胞抗体导致的。虽然红细胞悬液中几乎没有血浆，但仍有足够的献血者抗原能与受血者的抗体发生反应。输血相关性循环超负荷（TACO）是由于机体对输血增加的循环血容量代偿超过了自身的能力导致的。患者输血相关并发症的易感性随着既往存在的疾病、急慢性疾病和输血量不同而异，治疗措施包括使用利尿剂和合理地使用血制品。

过敏反应是由过敏原引起，主要包括 IgA 和结合珠蛋白。输注红细胞时其发生率大约为 0.15%[35]，包括但不仅限于 TRALI 和 TACO，治疗上主要是对症治疗。轻度过敏反应可以使用抗组胺药和类固醇药物治疗，更严重的过敏反应则可能需要肾上腺素才能控制病情。当发生疑似输血过敏反应时，可测定血清类胰蛋白酶水平来确诊。发生过敏反应时，粒细胞大量释放类胰蛋白酶，并可在释放后保持高浓度水平长达 2 h。

溶血反应是指在输血过程中或输血后红细胞发生破坏，可由免疫或非免疫反应所介导。免疫介导的溶血反应是因为输注了与患者的抗 A、抗 B 或其他红细胞抗体不相容的红细胞引起的，有时候这种反应可能会延迟。如果患者在输血后产生抗体，这些抗体的水平可能会随着时间的推移而降低。事实上，这些抗体可能无法通过常规的交叉配型检测到，再次输血时机体将通过记忆反应使抗体水平升高，导致延迟性溶血性输血反应。

有研究表明，接受输血的患者中肝癌和非霍奇金淋巴瘤的发病率增加，但这一观点存在争议，因为并没有一项研究表明二者间有直接关系。有理论认为这可能和输注了与癌症相关的病毒或通过输血直接转移癌细胞有关。免疫调节也可能是一种发病机制。之前有实验模型发现了这种情况，如丙型肝炎病毒如何成为肝细胞癌的诱发因素，E 病毒如何与淋巴瘤相关。然而每一种理论，都有很多混杂变量限制了论证的逻辑性[36]。癌症发生的风险可能与相应的病毒传播有关，该问题将在另一章节中详细阐述。

3. 术前贫血门诊

曾经一段时间，患者会在术前几周预存自己的血液供术中使用，这种自身的血液回输解决了组织相容性的问题，尽管如此但其使用在逐渐减少，因为医疗机构发现其不仅成本高，几乎一半的血液会被浪费掉而不是被使用，并且患者往往因献血导致术前贫血，反而增加了患者的风险[37]。通过（非自体）输血纠正贫血又会导致前面所述的风险，产生不利影响，且术后住院时间延长、ICU 转入率升高，住院期间死亡率增加[38-42]。

因此，医院更倾向于利用术前贫血门诊（preoperative anemia clinic，PAC）解决那些能够推迟手术患者的贫血问题。杜克大学医学院的术前贫血门诊是创建最早、体制最健全的 PAC 之一。在加速康复外科（enhanced recovery after surgery，ERAS）取得早期成功的基础上，他们于 2013 年 7 月成立了一个多学科团队——围手术期优化团队（perioperative enhancement team，POET），作用是优化可能影响手术的患者状态，其中包括了 PAC[43]。PAC 最初是为拟行全髋或全膝关节置换术的骨科患者开展的试点项目，因为尽管积极使用抗纤溶药物、合理的自体血回收技术和限制性输血策略，但该类手术输血率仍然较高[44]。

目前尚无一级证据表明治疗术前贫血可改善患者预后[45]。另外，对于围手术期输血风险较高的患者，采用 PAC 也许能减少输血，有利于更好地管理血制品供应，尤其是血液采集供不应求时[46]。

一项单中心研究表明，接受 PAC 治疗的贫血患者，其住院时间显著减少了 36%（从 5.5 天减少到 3.5 天），且输血量也减少了 48%[47]。另一项单中心研究表明，接受 PAC 治疗的患者，其住院时间有类似的减少，围手术期输血的患者数量也减少了 37%。他们最初计算的成本节省估计为每年 200 000 美元，这一数字还不包括住院时间的缩短[48]。尽管 PAC 相关费用和术前检查费用增加了，但是杜克大学 POET 项目的财务模型预测在 5 年内医疗费用还可净节省 250 万美元，这是由于输血率降低、改善患者预后和术前输血的原因[44]。

作为最普遍的贫血类型，大多数关于术前纠正贫血的研究都与缺铁性贫血有关。一项对结直肠手术患者的研究表明，术前纠正患者贫血后平均住院时间减少了 2 天多，并且根据静脉注射铁剂类型的不同，成本节省（包括直接和间接）了 300 ～ 500 美元[49]。另一项单中心研究对缺铁性贫血的患者也采取静脉补铁，从而将下肢全关节手术患者的输血率从 26.4% 降至 11.5%[50]。英国目前正在进行一项范围更广、规模更大的 PREVENTT 试验，旨在提供足够的研究证据以阐述在大型腹部开放性手术前静脉输注铁剂将对术前贫血患者有利，该研究将于 2019 年底完成[51]。

每个医疗机构都应该根据自身情况创立 PAC，因为每个机构的患者数量、医疗资源和手术种类差别都很大，对所有手术患者均实施相同的贫血治疗方案是极其不妥的。此外，并不是所有的贫血患者都需要延迟手术或进行积极的贫血治疗，一些小手术并不需要输血[46]。Guinn 等在一份研究中提及，POET 项目应该从试点人群开始，该人群应该具备以下条件：贫血时需要治疗的概率高，围手术期输血率高，可持续随访，且外科团队愿意推迟手术以利于纠正患者术前低血红蛋白症。一些医疗机构利用护理工作站的检测设备，在患者离开安排手术的会诊之前允许在外科门诊进行贫血的初步筛查[44]。

实验室检查应尽早进行，以确定患者是否存在贫血，如果存在，要确定贫血的性质。此外，如果不采取输血治疗，贫血需要时间来纠正。例如，在缺铁性贫血中，静脉补铁达到最大疗效需要 2 ～ 3 周[52-53]。最终，PAC 的成功依赖于医疗机构的支持以及外科、内科和麻醉学之间的多学科合作。

4. 缺铁性贫血

缺铁性贫血（iron deficiency anemia，IDA）是世界范围最常见的贫血类型，约占贫血总数的 50%[7]。在美国，普通人群 IDA 的发病率为 1% ～ 2%，20 ～ 49 岁女性的发病率为 12%[54]。缺铁性贫血的主要原因包括铁摄入不足、吸收不良和失血[55]。2016 年全球疾病研究的一项系统评价指出，缺铁性贫血是致残的第四大病因，表明这种类型贫血可产生严重不良后果[56]。围手术期贫血的不良后果包括围手术期输血风险增加、并发症发病率（急性心肌梗死、缺血性卒中或肾损伤）增加以及住院期间和30天内死亡率升高[57]。因此，大手术前应及时诊断并正确治疗缺铁性贫血[58-59]。

虽然缺铁性贫血常常由家庭医师来诊治，但围手术期医师也必须掌握评估缺铁性贫血的基本知识。当怀疑患者存在贫血时，应该详细询问相应的病史及症状，包括乏力、活动时呼吸困难、吞咽困难、舌炎、唇干裂、面色苍白、指甲凹陷、心悸、头痛、耳鸣、味觉障碍和异食癖；体征包括疲惫、结膜或舌体苍白、口角炎、舌炎、心动过速、收缩期血流杂音、肺水肿、肝脾肿大、指甲凹陷、皮肤苍白和毛细血管充盈不良[55, 60-61]。慢性失血通常与月经和胃肠疾病有关，因此还应获取患者的胃肠和妇科相关病史。此外，应询问患者是否有炎性肠病、乳糜泻的症状和胃肠手术病史[62]。详细的药物使用情况也很重要，因为某些药物，如抗酸剂、H_2受体阻滞剂、质子泵抑制剂、非甾体抗炎药以及锌和锰补充剂等，会影响铁吸收，从而导致缺铁性贫血[55]。

根据病史和体格检查，疑似贫血的患者还应通过实验室检查进行确诊。全血计数（complete blood count，CBC）检查既可确诊贫血又能明确患者贫血的程度，它包括了几个红细胞相关的指数，有助于诊断缺铁性贫血，平均红细胞体积（mean corpuscular volume，MCV）诊断缺铁性贫血的敏感度为97.6%，缺铁时其通常低于80 μm[63-64]。CBC还可显示红细胞分布宽度，缺铁性贫血时该指标通常增大[55]。网织红细胞计数在缺铁性贫血中通常下降[65]。其他相关实验室检查及其在缺铁性贫血时的变化如下：血清铁水平降低、总铁结合力升高、转铁蛋白饱和度降低，铁蛋白水平降低[63, 66]。转铁蛋白受体分析有助于鉴别缺铁性贫血（升高）和慢性疾病导致的贫血（正常）[55]。

诊断缺铁性贫血的金标准是骨髓铁染色。缺铁性贫血时骨髓染色缺失或减少，但该检查比前述检查昂贵，通常也没有必要[55]。许多患者仅需要很少的检查就能确诊，比如一个健康的育龄妇女可能只需要病史、体格检查、血常规和铁蛋白检测就能确诊缺铁性贫血[66]。在围手术期患者中，血常规和转铁蛋白饱和度通常是确定铁需求的最可靠方法[48]。

尽管缺铁性贫血有多种并发症，但并不建议无症状患者或非妊娠患者进行常规筛查[59]。此外，并非所有手术患者术前都需要检查血红蛋白、血细胞比容或血常规。因此，临床工作中必须判断哪些患者需要进行缺铁性贫血相关的术前检测。建议所有实施大型外科手术的医院都需要有明确的围手术期贫血管理路径，包括术前检测指南。术中输血风险≥10%和（或）术中预计失血量≥500 ml的患者应接受适当的贫血相关实验室检查[48]。

一旦确诊缺铁性贫血，明确并治疗潜在的病因十分重要。贫血严重程度、手术的紧急性以及围手术期出血的可能性将决定对贫血的诊疗应该在术前还是术后进行。根据患者血红蛋白水平、贫血耐受性和共存疾病情况，选择口服铁剂或静脉输注铁剂治疗，可联用或不联用重组人红细胞生成素（rHuEPO）[58]。输注红细胞（red blood cell transfusion，RBCT）只用于重度贫血或血流动力学显著改变的贫血。

英国国家卫生保健优化研究所（NICE）建议缺铁性贫血患者在术前或术后口服铁剂治疗[67]，但口服补铁导致的胃肠道不良反应可能会降低其耐受性和依从性[68]。每日一次或隔日一次的低剂量给药可以减少这些不良反应，并最大限度地提高铁剂吸收率[69]。一项对首次髋关节置换手术患者的回顾性研究表明，与不补充铁剂相比，脂质体包裹的焦磷酸铁（术前3～4周，30 mg/d）耐受性良好，减少了输血需求、缩短了住院时间，且出院30天后血红蛋白水平更高[70]。术前口服补铁需要数周时间才能使血红蛋白升高，因此如果手术前有足够的时间，口服补铁更适合治疗轻中度缺铁性贫血[48]。目前没有足够的证据支持术后口服补铁。一个涵盖了7项包括骨科、心脏手术患者随机对照试验的综述表明，口服大剂量铁剂组在纠正术后贫血或减少输血方面并不优于安慰剂组，并且还可能引起明显的胃肠道不良反应[71]。

在患者对口服铁剂严重不耐受、中重度贫血、持续失血、炎症状态、使用促红细胞生成素、术前准备时间短或非择期手术的情况下，静脉补铁是首选途径[48]。治疗术后贫血方面静脉补铁同样优于口服铁剂[71]。已有研究证明静脉补铁可以减少妇科、结直肠癌患者的输血需求[72-73]，对实体脏器恶性肿瘤和血液系统恶性肿瘤的患者同样有效[74]。一项对结直肠癌贫血患者的前瞻性研究发现，术前静脉补充铁剂2周可使血红蛋白平均上升110 g/L[75]。大多数专业学会指南也推荐用静脉补铁治疗围手术期缺铁性贫血。

5. 慢性病贫血

慢性病贫血（anemia of chronic disease，ACD）是一种由系统性疾病和（或）炎症引起的再生障碍性贫血，是仅次于缺铁性贫血的第二常见贫血类型[76]。它与感染、恶性肿瘤、自身免疫性疾病、慢性肾衰竭和慢性心力衰竭等多种疾病相关，是促红细胞生成素（erythropoietin，EPO）产生不足、骨髓红系对EPO反应迟钝、铁限制性红细胞生成障碍和EPO反应细胞数量减少的结果[77]。血清铁水平低是ACD的常见症状，是由于一种主要由肝细胞产生的称之为铁调素的激素增加所致，其可减少胃肠道对铁的吸收，体内铁储备的释放减少[78]。

ACD的诊断比较困难。除了详细的病史和体格检查，确诊贫血通常需要进行全血计数检查。ACD通常表现为正常细胞正常色素性贫血，但后期可能会演变为小细胞性贫血。评估炎症的实验室结果包括中性粒细胞增多、单核细胞增多、血小板增多症、C反应蛋白升高和红细胞沉降率升高。区分ACD和IDA十分困难，因为这两种情况往往并存，且功能性缺铁在ACD中很常见。转铁蛋白水平有助于二者的鉴别，因为其在IDA中升高，但在ACD中表现为正常或降低[77]。其他检测，如新生红细胞指数和铁调素的测定可用来辅助诊断ACD，但还需要进一步的研究[79]。

ACD的治疗方案应包括针对性治疗炎症或恶性肿瘤的潜在原因，同时改善贫血状态。促红细胞生成素联合铁剂是最常用于治疗贫血的药物方案。重组人促红细胞生成素（rHuEPO）是一种常用的促红细胞生成素，研究显示即使ACD的病因不同，比起单独使用铁剂，重组人促红细胞生成素可显著提高血红蛋白水平。但同时有人担心促红细胞生成素的使用可能会增加心血管事件和血栓形成的风险，并可能通过细胞保护作用促进肿瘤的生长[77]。

美国食品药品监督管理局已经就促红细胞生成素的两种不良反应发布了警告，并特别指出不要在某些类型的肿瘤患者中使用促红细胞生成素[80]。功能性缺铁是ACD发病机制中的一部分，且IDA常与ACD共存，因此补铁通常能有效改善ACD患者的贫血状况[79]。在某些类型的ACD中，静脉补铁比口服铁剂更有效，比如慢性肾病引起的贫血[81]。此外，有证据表明，静脉补铁可增强其他类型ACD患者对促红细胞生成素的反应[82]。美国血液病学会的指南建议对接受促红细胞生成素治疗的患者进行铁状态监测，但目前并不建议将静脉补铁与促红细胞生成素联合使用以改善反应性[83]。

6. 镰状细胞性贫血

镰状细胞性贫血（sickle cell disease，SCD）是最常见的遗传性红细胞疾病，是染色体突变导致血红蛋白分子β-珠蛋白亚基异常的结果[84]。当出现多种触发因素时，包括低氧血症、低体温和脱水，异常血红蛋白分子会形成不溶性的珠蛋白聚合物，这一过程被称为镰状化，导致红细胞相互粘连并附着在血管内皮上，继而血管内皮受损且产生炎症，进一步诱发镰状化，最终导致红细胞沉积、血管闭塞[85]。正是因为血管闭塞形成了SCD一系列并发症的根源。

正常红细胞的寿命为120天，而镰状红细胞的寿命仅10～20天。它们易碎、容易发生溶血，可导致巨幼细胞性或再生障碍性贫血。慢性溶血可使患者适应新的“正常”血红蛋白水平，通常低至60～90 g/L[86]。SCD的其他后遗症，如红细胞脾隔离导致的严重贫血，在任何情况下均需要输血，包括围手术期[87]。SCD患者慢性、长期贫血会引起慢性心输出量增高，并导致心血管并发症，包括左心室肥大、心脏扩大和肥厚型心肌病[86]。

围手术期SCD慢性贫血的治疗主要依赖于RBCT，共有三种基本的输血策略：置换式输血、“补充”式输血和非常规输血。置换式输血尝试将异常血红蛋白水平降至总血红蛋白的30%以下；“补充”式输血是简单地将血红蛋白提升至预设目标水平；非常规输血策略不提倡对SCD患者进行自动化输血[88]。大量的研究对各种输血策略进行了比较，结果参差不齐[89]。Cochrane数据库最近对现有的随机对照试验进行分析，发现尚无足够证据可确定每种输血策略的有效性。该综述确实发现术前输血可以预防急性胸部综合征的发生，但证据等级很低[90]。尽管缺乏证据，美国目前的共识是“在进行全身麻醉手术之前，血红蛋白水平需达到100 g/L”[91]。最近的一项国际综述建议，“输血需要根据SCD的类型、血红蛋白基线水平、心肺储备功能基线水平和手术风险进行选择，实现个体化治疗”[89]。

7. 巨幼细胞性贫血

巨幼细胞性贫血是由于维生素 B_{12} 和（或）叶酸缺乏引起的，它们是甲基从N5-甲基四氢叶酸转移到钴胺素所必需的物质。二者缺乏所导致的巨幼红细胞可通过血常规中平均红细胞体积增大而发现，在外周涂片上可通过中性粒细胞过度染色来鉴定。当维生素 B_{12} 水平下降时，甲基丙二酸辅酶A（methylmalonic coenzyme A，MMA）和同型半胱氨酸的水平升高。实际上，在维生素 B_{12} 水平低于实验室检测的正常下限前，MMA和同型半胱氨酸的水平就已经开始升高，因此这是维生素 B_{12} 缺乏的早期指标[92]。检测自身抗体具有非常高的特异性（接近100%），但灵敏度仅为70%[93]。叶酸缺乏也能导致同型半胱氨酸水平升高。因此很难区分究竟是维生素 B_{12} 缺乏还是叶酸缺乏，且一种缺乏也将导致另一种缺乏，所以治疗巨幼细胞性贫血需要同时补充维生素 B_{12} 和叶酸。

8. 贫血的其他原因

择期手术前需要进一步评估贫血的其他原因。术前详尽的病史采集和多次体格检查很有可能发现胃肠道出血、肾功能不全或其他一系列可能提示血液病或肿瘤性疾病的症状。这些疾病多数是需要治疗且择期手术可能会使情况复杂化，而且这些共存病会增加择期手术的术中和术后并发症的发病率和死亡率。

参考文献

1. Mantilla CB, Wass CT, Goodrich KA, et al. Risk for perioperative myocardial infarction and mortality in patients undergoing hip and knee arthroplasty: the role of anemia. Transfusion. 2011;51:82–91.
2. Wu WC, Schifftner TL, Henderson WG, et al. Preoperative hematocrit levels and postoperative outcomes in older patients undergoing noncardiac surgery. JAMA. 2007;297:2481–8.
3. Carabini LM, Zeeni C, Moreland NC, et al. Development and validation of a generalizable model for predicting major transfusion during spine fusion surgery. J Neurosurg Anesthesiol. 2014;26:205–15.
4. Rosencher N, Kerkkamp HE, Macheras G, et al. Orthopedic surgery transfusion Hemoglobin European overview (OSTHEO) study: blood management in elective knee and hip arthroplasty in Europe. Transfusion. 2003;43:459–69.
5. Beattie WS, Karkouti K, Wijeysundear DN, et al. Risk associated with preoperative anemia in noncardiac surgery: a single-center cohort study. Anesthesiology. 2009;110:574–81.
6. Hebert PC, Wells G, Blajchman MA, et al. A multicenter, randomized, controlled clinical trial of transfusion requirements in critical care. Transfusion requirements in critical care investigators, Canadian critical care trials group. N Engl J Med. 1999;340:409–17.
7. Kassebaum NJ, Jasrasaria R, Naghavi M, et al. A systematic analysis of global anemia burden from 1990 to 2010. Blood. 2014;123:615–24.
8. WHO. The global prevalence of anemia in 2011. Geneva: World Health Organization; 2015.
9. WHO. Haemoglobin concentrations for the diagnosis of anaemia and assessment of severity. WHO/NMH/NHD/MNM/11.1. http://www.who.int/vmnis/indicators/haemoglobin.pdf.
10. WHO. The prevalence of anemia in women: a tabulation of available information. 2nd ed. Geneva: WHO; 1992.
11. Bentley ME, Griffiths PL. The burden of anemia among women in India. Eur J Clin Nutr. 2003;57(1):52–60.
12. Le CCH. The prevalence and anemia and moderate-severe anemia in the US population (NHANES 2003-2012). PLoS One. 2016;11(11):e0166635. https://doi.org/10.1371/journal.pone.0166635.
13. Zakai NA, McClure LA, Prineas R, et al. Correlates of anemia in American blacks and whites: the REGARDS renal ancillary study. Am J Epidemiol. 2009;160(3):355–64.
14. Gurlanik JM, Einsenstaedt RS, Ferrucci L, et al. Prevalence of anemia in person 65 years and older in the United States: evidence for a high rate of unexplained anemia. Blood. 2004;104:2263–8.
15. Gaskell H, Derry S, Andrews Moor R, Mcquay HJ. Prevalence of anemia in older persons: systematic review. BMC Geriatr. 2008;8:1.
16. Koch CG, Li L, Sun Z, et al. From bad to worse: anemia on admission and hospital acquired anemia. J Patient Saf. 2014; https://doi.org/10.1097/PTS.00000000000142.
17. Ludwig H, Van Belle S, Barrett-Lee P, et al. The European Cancer Anaemia Survey (ECAS): a large, multinational, prospective survey defining the prevalence, incidence, and treatment of anemia in cancer patients. Eur J Cancer. 2004;40:2293–306.
18. Horwich TB, Fonarow GC, Hamilton MA, MacLellan WR, Borenstein J. Anemia is associated with worse symptoms, greater impairment in functional capacity and a significant increase in mortality in patients with advanced heart failure. J Am Coll Cardiol. 2002;39(11):1780–6.
19. Ezekowitz JA, McAlister FA, Armstrong PW. Anemia is common in heart failure and is associated with poor outcomes: insights from a cohort of 12065 patients with new onset heart failure. Circulation. 2003;107(2):223–5.
20. Garca-Erce JA, Laso-Morales MJ, Gomez-Ramrez S, et al. Analysis of the prevalence and causes of low preoperative haemoglobin levels in a large multicenter cohort of patients undergoing major noncardiac surgery. Transfus Med. 2016;26(Suppl 1):48.
21. Jans O, Jorgensen C, Kehlet H, Johansson PI. Role of preoperative anemia for risk of transfusion and postoperative morbidity in fast track hip and knee arthroplasty. Transfusion. 2014;54:717–26.
22. Diaz Espallardo C, Laso Morales MJ, Colilles Calvert C, et al. The multidisciplinary approach is useful for optimizing preoperative hemoglobin in colorectal cancer surgery. Cir Esp. 2011;89:392–9.

23. Stevens GA, Finucane MM, De-Regil LM, et al. Global, regional, and national trends in hemoglobin concentration and prevalence of total and severe anemia in children and pregnant and nonpregnant women for 1995-2011: a systematic analysis of population-representative data. Lancet Glob Health. 2013;1(1):e16–25.
24. Glance LG, Dick AW, Mukamel DB, Fleming FJ, Zollo RA, Wissler R, Salloum R, Meredith UW, Osler TM. Association between intraoperative blood transfusion and mortality and morbidity in patients undergoing noncardiac surgery. Anesthesiology. 2011;114(2):283–92.
25. Abdullah HR, Sim YE, Hao Y, Lin GY, Liew GHC, Lamoureux EL, Tan MH. Association between preoperative anaemia with length of hospital stay among patients undergoing primary total knee arthroplasty in Singapore: a single-Centre retrospective study. BMJ Open. 2017;7(6):e016403.
26. Viola J, Gomez MM, Restrepo C, Maltenfort MG, Parvizi J. Preoperative anemia increases postoperative complications and mortality following total joint arthroplasty. J Arthroplast. 2015;30(5):846–8.
27. Hare GM, Freedman J, David MC. Review article: risks of anemia and related management strategies: can perioperative blood management improve patient safety? Can J Anaesth. 2013;60(2):168–75.
28. Canet J, Gallart L, Gomar C, et al. Prediction of postoperative pulmonary complications in a population-based surgical cohort. Anesthesiology. 2010;113(6):1338–50.
29. Lee JY, Lee SH, Jung MJ, Lee JG. Perioperative risk factors for in-hospital mortality after emergency gastrointestinal surgery. Medicine (Baltimore). 2016;95(35):e4530.
30. Shander A, Javidroozi M, Aregbeyen O, et al. An update on mortality and morbidity in patients with very low postoperative hemoglobin levels who decline blood transfusion. Transfusion. 2014;54(10 Pt 2):2688–95.
31. Weiskopf RB, Silverman TA. Balancing potential risks and benefits of hemoglobin-based oxygen carriers. Transfusion. 2013;53:2327–33.
32. Shander A, Lobel GP, Javidroozi M. Anesthesia for Patients with Anemia. Anesthesiol Clin. 2016;34(4):711–30.
33. Carson JL, Guyatt G, Heddle NM, et al. Clinical practice guidelines from the AABB: red blood cell transfusion thresholds and storage. JAMA. 2016;316(19):2025–35.
34. Connell NT. Transfusion medicine. Prim Care. 2016;43(4):651–9.
35. Delaney M, Wendel S, Bercovitz RS, et al. Biomedical excellence for safer transfusion (BEST) collaborative. Transfusion reactions: prevention, diagnosis, and treatment. Lancet. 2016;388(10061):2825–36.
36. Yang TO, Cairns BJ, Reeves GK, Green J, Beral V. Million women study collaborators. Cancer risk among 21st century blood transfusion recipients. Ann Oncol. 2017;28(2):393–9.
37. Kumar A. Perioperative management of anemia: limits of blood transfusion and alternatives to it. Cleve Clin J Med. 2009;76(4):S112–8.
38. Hogan M, Klein AA, Richards T. The impact of anaemia and intravenous iron replacement therapy on outcomes in cardiac surgery. Eur J Cardiothorac Surg. 2015;4:218–26.
39. Carson JL, Duff A, Poses RM, et al. Effect of anaemia and cardiovascular disease on surgical mortality and morbidity. Lancet. 1996;348:1055–60.
40. Ferraris VA, Davenport DL, Saha SP, et al. Surgical outcomes and transfusion of minimal amounts of blood in the operating room. Arch Surg. 2012;147:49–55.
41. Musallam KM, Tamil HM, Richards T, et al. Preoperative anemia and postoperative outcomes in noncardiac surgery: a retrospective cohort study. Lancet. 2011;378:1396–407.
42. Baron DM, Hochrieser H, Posch M, et al. European Surgical Outcomes Trials (EuSOS) group for trials groups of European Society of Intensive Care; European Society of Anesthesiology. Preoperative anemia is associated with poor clinical outcome in noncardiac surgery patients. Br J Anaesth. 2014;113(3):416–23.
43. Aronson S, Westover J, Guinn N, et al. A perioperative medicine model for population health: an integrated approach for an evolving clinical science. Anesth Analg. 2018;126(2):682–90.
44. Guinn NR, Guercio JR, Hopkins TJ, et al. How do we develop and implement a preoperative anemia clinic designed to improve perioperative outcomes and reduce cost? Transfusion. 2016;56:297–303.
45. Munoz M, Acheson AG, Auerbach M, et al. International consensus statement on the perioperative management of anaemia and iron deficiency. Anaesthesia. 2017;72:233–47.
46. US Department of Health and Human Services. The 2007 National Blood Collection and Utilization Survey. Available at: http://www.aabb.org/Documents/Programs_and _Services/Data_Center/07nbcusrpt.pdf.
47. Lentendre P, Coberly E, Dettenwanger K, et al. Patient Blood Management: Implementation of a Preoperative anemia clinic for elective orthopedic surgical patients. Poster presentation ASH Annual meeting 2018.
48. Perepu US, Leitch AM, Reddy S. Implementation of a preoperative anemia management clinic in a tertiary academic medical center. Blood. 2016;128:1004.
49. Calvet X, Gene E, Ruiz MA, et al. Cost-minimization analysis favors intravenous ferric carboxymaltose over ferric sucrose or oral iron as preoperative treatment in patients with colon cancer and iron deficiency anemia. Technol Health Care. 2016;24:111–20.
50. Munoz M, Gomez-Ramirez S, Martin-Montanez E, et al. Cost of post-operative intravenous iron therapy in total lower limb arthroplasty: a retrospective matched cohort study. Blood Transfus. 2014;12:40–9.
51. Richards T, Clevenger B, Kiedan J, et al. PREVENTT: preoperative intravenous iron to treat anemia in major surgery: study protocol for a randomized control trial. Trials. 2015;16:254.
52. Theussinger OM, Leyvraz PF, Schanz U, et al. Treatment of iron deficiency anemia in orthopedic surgery with intravenous iron: efficacy and limits: a prospective study. Anesthesiology. 2007;107:923–7.
53. Jin L, Kapadia TY, Gehr AV, et al. Feasibility of a preoperative anemia protocol in a large integrated health care system. Perm J. 2019;23:17–200.
54. Centers for Disease Control and Prevention (CDC). Iron deficiency - United States, 1999–2000. MMWR Morb Mortal Wkly Rep. 2002;51:897–9.
55. Hempel EV, Bollard ER. The evidence-based evaluation of iron deficiency anemia. Med Clin N Am. 2016;100(5):1065–75.
56. Vos T, Abajobir AA, Abate KH, et al. GBD 2016 disease and injury incidence and prevalence collaborators. Global, regional, and national incidence, prevalence, and years lived with disability for 328 diseases and injuries for 195 countries, 1990-2016: a systematic analysis for the global burden of disease study 2016. Lancet. 2017;390(10100):1211–59.
57. Fowler AJ, Ahmad T, Phull MK, et al. Meta-analysis of the association between preoperative anaemia and mortality after surgery. Br J Surg. 2015;102(11):1314–24.
58. Gomez-Ramirez S, Bisbe E, Shander A, et al. Management of perioperative iron deficiency anemia. Acta Haematol. 2019;142:21–9.
59. McCarthy M. Evidence for iron deficiency screening "inadequate" US panel concludes. BMJ. 2015;350:1841.
60. Clark SF. Iron deficiency anemia. Nutr Clin Pract. 2008;23:128–41.
61. Frewin R, Henson A, Provan D. ABC of clinical haematology. Iron deficiency anemia. BMJ. 1997;314:360–3.
62. Bermeja J, Garcia-Lopez S. A guide to diagnosis of iron deficiency and iron deficiency anemia in digestive diseases. World J Gastroenterol. 2009;15:4638–43.
63. Ioannou GN, Spector J, Scott K, et al. Prospective evaluation of a clinical guideline for the diagnosis and management of IDA. Am J Med. 2002;113:281–7.
64. Killip S, Bennett J, Chambers M. Iron deficiency anemia. Am Fam Physician. 2007;75:671–8.
65. Means. Iron deficiency anemia. Hematology. 2013;18:305–6.

66. Punnonen K, Irjala K, Rajamaki A. Serum transferrin receptor and its ratio to serum ferritin in the diagnosis of iron deficiency. Blood. 1997;89:1052–7.
67. NICE. guideline (NG24). Blood transfusion. National Institute for Health and Care Excellence. Available from: https://www.nice.org.uk/guidance/ng24/chapter/Recommendations#alternatives-to-blood-transfusion-for-patients-having-surgery-2.
68. Tolkien Z, Stecher L, Mander AP, et al. Ferrous sulfate supplementation causes significant gastrointestinal side-effects in adults: a systematic review and meta-analysis. PLoS One. 2015;10(2):e0117383.
69. Stoffel NU, Cercamondi CI, Brittenham G, et al. Iron absorption from oral iron supplements given on consecutive versus alternate days and as single morning doses versus twice-daily split dosing in iron-depleted women: two open-label, randomised controlled trials. Lancet Haematol. 2017;4(11):e524–33.
70. Scardino M, Di Matteo B, Martorelli F, et al. Improved patient blood management and cost saving in hip replacement surgery through the implementation of pre-operative Sucrosomial® iron supplementation: a quality improvement assessment study. Int Orthop. 2019;43(1):39–46.
71. Munoz M, Acheson AG, Bisbe E, et al. An international consensus statement on the management of postoperative anaemia after major surgical procedures. Anaesthesia. 2018;73(11):1418–31.
72. Van Wyck DB, Mangione A, Morrison J, et al. Large-dose intravenous ferric carboxymaltose injection for iron deficiency anaemia in heavy uterine bleeding: a randomised, controlled trial. Transfusion. 2009;49:2719–28.
73. Munoz M, Garcia-Erce JA, Diez-Lobo AI, et al. Usefulness of the administration of intravenous iron sucrose for the correction of preoperative anemia in major surgery patients. Med Clin (Barc). 2009;132:303–6.
74. Henry DH, Dahl NV, Auerbach M, et al. Intravenous ferric gluconate significantly improves response to epoetin alfa versus oral iron or no iron in anemic patients with cancer receiving chemotherapy. Oncologist. 2007;12:231–42.
75. Simpson JAD, Ng SL, Brookes MJ, Acheson AG. Single dose preoperative administration of intravenous iron corrects iron deficiency anaemia in colorectal cancer. J Blood Disord Transfus. 2010;1(1):101.
76. Dallman PR, Yip R, Johnson C. Prevalence and causes of anemia in the United States, 1976 to 1980. Am J Clin Nutr. 1984;39:437–45.
77. Cullis JO. Diagnosis and management of anaemia of chronic disease: current status. Br J Haematol. 2011;154:289–300.
78. Brasse-Lagnel C, Karim Z, Letteron P, et al. Intestinal DMTI cotransporter is downregulated by hepcidin via proteasome-internalization and degradation. Gastroenterology. 2011;140:1261–71.
79. Goodnough LT, Nemeth E, Ganz T. Detection, evaluation, and management of iron-restricted erythropoesis. Blood. 2010;116:4754–61.
80. Jenkins JK. Erythropoiesis-stimulating agents (ESA). 2007. Available at: http://www.fda.gov/NewsEvents/Testimony/ucm110908.htm.
81. Locatelli F, Covic A, Eckardt KU, et al. Anaemia management in patients with chronic kidney disease: a position statement by the anaemia working Group of European Renal Best Practice (ERBP). Nephrol Dial Transplant. 2009;24:348–54.
82. Littlewood TJ, Alikhan R. The use of intravenous iron in patients with cancer-related anaemia. Br J Haematol. 2008;141:751–6.
83. Rizzo JD, Brouwers M, Hurley P, et al. American Society of Clinical Oncology/American Society of Hematology clinical practice guideline update on the use of epoetin and darbepoetin in adult patients with cancer. Blood. 2010;116:4045–59.
84. Yawn BP, Buchanan GR, Afenyi-Annan AN, et al. Management of sickle cell disease: summary of the 2014 evidence-based report by expert panel members. JAMA. 2014;312:1033–48.
85. Farrell K, Dent L, Nguyen ML, et al. The relationship of oxygen transport and cardiac index for the prevention of sickle cell crises. J Natl Med Assoc. 2010;102:1000–7.
86. Khurmi N, Gorlin A, Misra L. Perioperative considerations for patients with sickle cell disease: a narrative review. Can J Anesth. 2017;64:860–9.
87. Manci EA, Culberson DE, Yang YM, et al. Causes of death in sickle cell disease: an autopsy study. Br J Haematol. 2003;123:359–65.
88. Howard J, Malfroy M, Llewelyn C, et al. The transfusion alternatives preoperatively in sickle cell disease (TAPS) study: a randomised, controlled, multicentre clinical trial. Lancet. 2013;381:930–8.
89. Adjepong KO, Otegbeye F, Adjepong YA. Perioperative management of sickle cell disease. Mediterr J Hematol Infect Dis. 2018;10(1):e2018032.
90. Estocourt LJ, Fortin PM, Trivella M, Hopewell S. Preoperative blood transfusions for sickle cell disease. Cochrane Database Syst Rev. 2016;4(4):CD003149.
91. Yawn BP, Buchanan GR. Elective surgery in children with sickle cell disease without preoperative blood transfusion. J Pediatr Surg. 1993;28(5):681–5.
92. Klee GG. Cobalamin and folate evaluation: measurement of methylmalonic acid and homocysteine vs vitamin B(12) and folate. Clin Chem. 2000;46(8 Pt 2):1277–83.
93. Hvas AM, Nexo E. Diagnosis and treatment of vitamin B12 deficiency--an update. Haematologica. 2006 Nov;91(11):1506–12.

自然灾难和军事战争中血液制品管理　18

Christa L. Riley，Joseph Dean
王昌理　译　蒋政宇　审校

缩略词表

AABB	American Association of Blood Banks	美国血库协会
ARC	American Red Cross	美国红十字会
ASBP	Armed Services Blood Program	武装部队血液计划
BSCM	Blood supply chain management	血液供应链管理
CDC	Centers for Disease Control	疾病控制中心
DCR	Damage control resuscitation	损伤控制复苏
DCS	Damage control surgery	损伤控制手术
DHSS	Department of Health and Human Services	卫生与公共服务部
EDP	Emergency donor pool	紧急献血者小组
FDA	Food and Drug Administration	食品药品监督管理局
FFP	Fresh frozen plasma	新鲜冰冻血浆
FLYP	French lyophilized plasma（freeze dried plasma）	法国冻干血浆
FWB	Fresh whole blood	新鲜全血
ICU	Intensive care unit	加强监护病房
JTS CPG	Joint Trauma System Clinical Practice Guideline	关节创伤系统临床实践指南
MCE	Mass casualty event	大规模伤亡事件
MERT	Medical Emergency Response Team	医疗应急反应小组
MTF	Military treatment facility	军事治疗机构
RBC	Red blood cells	红细胞
SAMU	Service d'Aide Medicale Urgente	（法国）紧急医疗救护队
SWB	Stored whole blood	冷藏全血
TTD	Transfusion-transmitted disease	输血传播疾病
WBB	Walking blood bank	移动血库

1. 应对灾难事件、患者复苏与麻醉科医师

自“9 · 11”世界贸易中心遭受恐怖袭击以来，公共卫生部门加强了应对灾难、紧急反应和灾后康复的关注。为了应对大规模伤亡事件（mass casualty event，MCE）中可能出现的大量伤员，美国全国（national）和各州的组织主要侧重于院前和急诊的准备工作。此外，医院还应该做好接诊大量伤员的准备，并为需要紧急干预的伤员开展特殊救治，例如损害控制手术或重症监护。大规模伤亡事件的定义是指导致大量人员严重受伤的事件，这些事件使可用资源超负荷，限制了医疗救治能力[1]。大规模伤亡事件通常指恐怖袭击或大规模枪击事件。自然灾难（飓风、地震等）也可能导致大规模人员伤亡，还导致基础设施损坏从而增加救治难度。

麻醉科医师是围手术期和复苏医师，能在各种环境中为危重患者提供高级救治。麻醉科医师还擅长指导外科医护团队，因此可以领导医护团队准备紧急情况和应对突发事件[2]。因此将麻醉科医师在院前和院内紧急救治或灾难准备工作中的作用发掘出来具有很大前景。虽然在美国，麻醉科医师未被列入应急准备规划和演习，但是他们的技能受到越来越多的重视，并经常在其他国家的突发事件中发挥重要作用。英国皇家空军在前方空中医疗后送方面有着悠久的历史，2006 年的医疗应急反应小组（Medical Emergency Response Team，MERT）在阿富汗救治了大量伤病员[3]。MERT 是由麻醉科医师或急诊医师领导的多学科医疗团队。该小组在将伤员从战场接回的飞行途中即开始对伤员进行救治，同时将伤员送往后方医疗机构接受进一步救治[3]。几十年来，麻醉科医师一直是法国灾难响应系统的一部分，也是（法国）紧急医疗救护队（Service d'Aide Medicale Urgente, SAMU）的关键组成部分[2]。麻醉科医师通常是 SAMU 的主要临床医师，在灾难现场附近提供高级救护，并与消防人员和警察协调。法国通过此模式将院前灾难管理与医院灾难管理结合起来[2]。

出血是大规模伤亡事件中可预防的死亡的主要原因[1, 4-7]。2000—2014 年，恐怖袭击造成的死亡增加了 500%。虽然自 2014 年以来恐怖袭击的死亡率已经下降到 27%，但是目前的恐怖主义比 2014 年更广泛地影响着更多的国家[8]。虽然大规模伤亡事件中只有少数伤员需要输血，但少数重伤和多发创伤员需要立即输血，输血是损伤控制复苏（damage control resuscitation，DCR）的一部分。DCR 是一种预防大出血死亡的复苏策略，指的是美国为在伊拉克和阿富汗大规模流血事件中制定的军事准则。有较多的创伤和复苏文献详细描述了 DCR，其涉及多种干预措施，包括早期平衡血浆和血小板的输注以及尽早输注红细胞。DCR 是从损伤控制手术（damage control surgery，DCS）概念发展而来，即基本复苏后进行快速、简短的手术，清除异物、粪便和体液来控制出血并降低感染风险，随后在加强监护病房（intensive care unit，ICU）进行持续复苏并稳定各项生理指标[9]。明确的手术修复可以推迟几天，因为 DCS 强调避免致命的酸中毒、低体温和凝血功能障碍（死亡三联征）。然而，直接治疗凝血功能障碍并非 DCS 的主要关注点，因为凝血功能障碍主要是由于基本复苏、血液稀释和低温造成，并非机体对创伤和出血作出的反应[10]。DCR（结合 DCS）是一种包括创伤部位及明确治疗的综合方法，能最大限度减少失血，维持组织氧合，并在创伤后最早期纠正“死亡三联征”[9-10]。出血和凝血功能障碍时输注血液制品是损伤控制复苏不可或缺的一部分，最近的 DCR 相关的研究表明，启动院前复苏，包括输注红细胞、血浆和血小板可以降低有休克风险的创伤患者的发病率和死亡率[11-15]（图 18.1）。

发生大规模伤亡事件时血液制品的需求激增，且 DCR 所需的血液制品较早且数量较多，因此需要将输血应急准备纳入医疗应急准备规划[16-17]。在自然和人为灾难以及军事冲突中需要及时有效地部署血液制品，还需要将工业工程与运筹学、应急准备、血库、输血医学以及急诊和创伤医学整合起来。麻醉科医师在医院和社区应急准备中扮演着重要的角色，因此对整个救治过程中的输血应急准备有基本的了解十分必要。

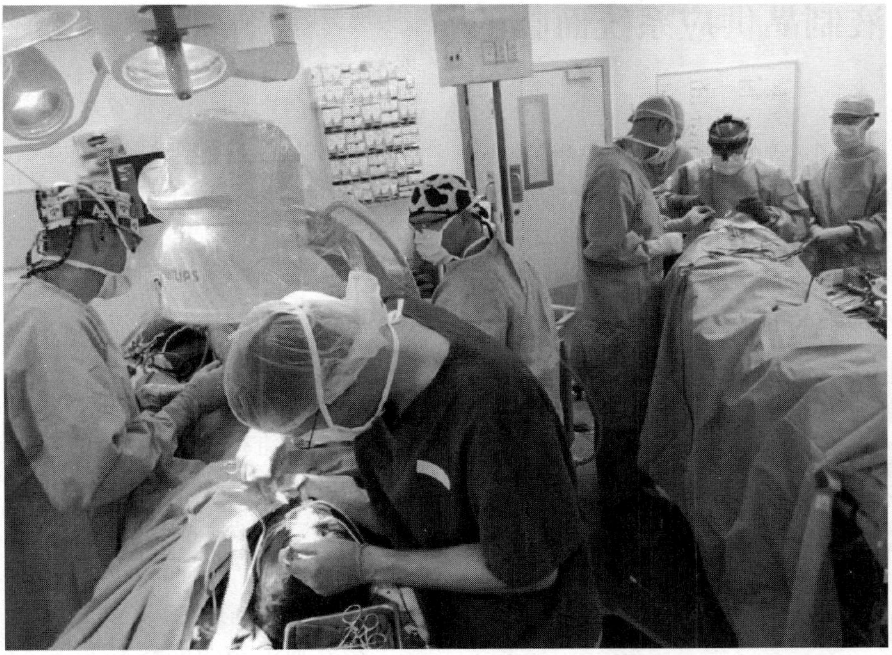

图 18.1　2011 年巴格拉姆空军基地发生大规模伤亡事件，一个手术室同时开展两台手术（Photograph from author's private collection）

2. 美国血液制品供应体系及当前血液制品供应可持续性和弹性的挑战

2.1　组织架构

美国的血液制品供应体系由许多不同结构、不同理念和不同功能的组织构成，以满足国家对成分输血和血浆的需求。本章的重点是用于全血加工成血液制品（红细胞、血浆、血小板、冷沉淀）的全血收集过程。成分输血是 MCE 所需的主要治疗方法。通过血浆置换收集的血浆虽然也可用于输血，但该收集过程独立，收集的血浆通常用于生产纤维蛋白原、Ⅸ因子、抗凝血酶Ⅲ等。美国的血液采集系统具有特殊性，因为它是在自由市场中发展而来，没有考虑患者的转诊模式[18]。血液是由联邦监管的非营利组织中开展，采用无偿献血的方式采集。近一半的血液由美国红十字会（American Red Cross，ARC）采集中心收集。其余的血液采集工作由独立的社区非盈利血液中心和医院血库开展。大多数区域仅有一个血液采集组织。虽然血液是由非营利性的采集中心从志愿者身上采集，但血液及其分离产品是具有加工和分销成本的商品，而且“市场价格”会因供求关系而波动。高供给低需求地区可以通过血液资源共享的方式将血液制品输出到高需求低供给地区。“现货”市场是因紧急采购而存在，其价格基于当前市场供应和即时交货量。各采血中心为获得医院和其他卫生保健机构的供应合同而对血液制品的价格进行竞争[18]。

2.2　管理

美国的血站由美国食品药品监督管理局（FDA）监管。其他参与维护血液制品供应健康与安全的联邦组织机构包括卫生与公共服务部（Department of Health and Human Services，DHHS）、公共卫生服务系统（Public Health Service，PHS）和疾病控制中心（Centers for Disease Control，CDC），它们提供指导和监督。美国血库协会（American Association of Blood Banks，AABB）是一个非营利性协会，对血库和血液中心进行检查和认证；颁布血液采集、处理和储存标准；并参加国家血液制品交换计划，促进血液制品从富余地区向短缺地区流动。

2.3 美国血液制品供应系统面临的挑战

过去十年对血液制品的需求已经显著下降。2009—2016年，美国红十字会采集和分发的血液数量减少超过25%[19]。这很大程度上是由于临床医疗实践和医院成本控制方面的进步。微创手术、输血的替代药物、恶性肿瘤的非清髓性治疗和完善的血液管理策略减少了对血液制品的需求[20]。患者血液管理的目标是改善血液安全和患者预后，维持血液库存并限制不断增加的医疗费用[21]。血液管理策略可促进对血液成分的合理使用，其目标是最大限度地减少输血并促进替代输血。

尽管对血液制品的需求减少，但收集、处理和分配血液制品的血液中心数量几乎保持不变。这些血液中心的成本也一直保持不变或有所增加。针对特定疾病的新检测和更广泛的病原体清除技术增加了血液中心的生产和检测成本，而这些成本很难转嫁给医院[22]。例如，寨卡病毒在波多黎各的出现需要开发和实施额外的检测，因此血液中心需要支付额外的费用。此外，来自未受寨卡病毒影响地区的血液制品转运到该地区时，在寨卡病毒检测检测试剂盒开发出来前需保持血液供应链安全。其他血液中心的成本增加还包括选择性更强的献血者标准、昂贵的数据分析信息系统和减少混杂在红细胞中的白细胞。所有这些都使输血更安全，但也更昂贵。医院合并使血液中心在谈判中的话语权变小，使得各血液成分的价格降低。商业和政府保险公司不将血液制品纳入可报销范围，从而导致医院报销与成分输血的真实成本之间没有直接联系。大约80%的输血发生在医院。

血液中心对这些挑战的反应是可以预见的，但涉及美国血液供应系统保持弹性的能力，尤其是面对长期的灾难时，血液中心是否有能力应对？许多血液中心通过最低限度采集血液、减少工作人员、限制特种血液制品的供应以及减少或取消监测和教育等无偿服务来消除过剩产能[23]。为了应对血液中心随经济形势变化而发生的改变，DHHS与兰德公司签订了在美国研究血液供应的可持续性的合同。兰德（研究与发展）公司是美国一家非盈利的全球政策智库，由道格拉斯飞机公司于1948年创建，为美国武装部队提供研究和分析。兰德公司的报告“实现美国可持续的血液供应：现行制度分析与未来选择”[22]的结论是：目前美国的血液供应系统较健全，大部分时间运行有效，但持续的市场收缩可能导致未来更广泛的血液制品短缺。提高美国血液供应弹性的建议包括市场解决方案和政府干预。他们的结论如下：

1. 血液制品单独支付可以减轻血液系统的压力。

2. 评估新技术以获得最大效益，鼓励采用这些技术。

3. 制定一个适当的可紧急增加献血的策略。

4. 区分维持血液制品供应激增能力的成本和正常经营的成本，并为激增能力提供资金。

5. 建立血液制品代理商之间的关系［ARC，武装部队血液计划（Armed Services Blood Program，ASBP）］以解决短期和当地的短缺。

6. 在血液短缺的情况下，执行DHHS对血液替换物的紧急使用授权。

文献回顾表明，国际血液制品共享协议可以应对长期的血液供应短缺，例如寨卡病毒爆发等传染病紧急情况[24]。

血液供应面临的其他持续挑战还包括献血人数下降、血液制品不易保存和运输费用昂贵。由于越来越多的献血者不合格和人口老龄化，血液捐赠规模正在缩小。少数族裔献血率较低，原因是献血拖延率较高，对医学不信任，以及对献血过程和稀有血液的需求缺乏认识[25]。血液制品保质期短，因此很可能造成浪费，这进一步加重了血液制品的生产成本。血液制品对温度控制要求高，因此运输血液制品需要增加绝缘和冰的重量，这也进一步增加了成本。

3. 武装部队血液计划

3.1 组织和管理

美军通过武装部队血液计划（ASBP）维持自身的血液供应。ASBP代表了美军所有的三个军种，其采集、处理、储存、运输血液制品并向驻扎在世界各地的军人及其家属输血。与民用血液中心一样，ASBP受FDA指导方针的约束，从而保证血液制品的安全和质量。ASBP还遵循AABB的标准、程序、建议和指导方针。任何在战斗区域接受血液或血液制品的军人都将通过 ASBP 输血。虽然在平时紧急情况下，ASBP 与 ARC 和其他血液中心合作，但是两种血液供应体系不同。ASBP 将所有在军事献血中心（军事基地和平民场所）采集的血液送到两处军队全血处理实验室（Armed Services Whole Blood Processing Laboratories，ASWBPLs）。血液可以在血制品仓库冷冻，也可以被运送到远征血液转运站，进而到达战区，最终血液制品被运送到血液供应单位。自此血液在战区被输送到部署在前线的外科医疗单位、战区医院、美国海军舰艇和盟军 / 联盟医院。前方外科医疗单位和战区医院向各单位的急救人员提供血液和血液制品[26]。

3.2　联合军区血液供应面临的挑战

军队血液供应链面临着不同的挑战，特别是在某些作战环境中。大规模作战行动可能会导致血液制品的需求大幅增加，同时减少美军的行动能力，并降低向前线作战地点运输血液制品的能力。如果一场持续的冲突成功摧毁了关键的军事基础设施，如指挥中心、跑道和燃料库，那么献血中心向战区的血液流动就会受限制。医疗单位中储存的血液在战斗伤员救治中也会耗尽[27]。美国高级研究计划局（Defense Advanced Research Projects Agency，DARPA）专注于开发提高血液制品供应弹性的方法。三种提高血液供应弹性原则已被纳入联合服务血液供应链。分级别供应可以使供应链中的要素按比例缩放，可以根据需要部署降级范围。例如，在建立或恢复更大的供应能力之前，可以部署一个小型的远征血液采集中心。组合供应能力以最适合下游的需求。虽然正在执行任务的陆军旅可能没有解冻和处理冰冻血液的能力，但空军有提供这些服务的能力。可以将空军的相应人员和设备分配陆军部队。通过更适合操作需求的替代品来增加血液供应能力，例如储存保质期更长的冷冻红细胞[27]。

4. 应对灾难的输血准备

4.1　应对灾难的输血应急计划

在大规模伤亡事件的卫生保健对策中输血支持至关重要，各医院应在其总体应急规划中列入输血准备工作。灾难时的输血准备的总体目标应该是整体的，并包括以下目标[28]。

1. 保护关键血液制品和服务。
2. 在法规要求范围内管理事故。
3. 努力尽快恢复正常医疗活动。
4. 保障工作人员及献血者的健康、安全和福利。

2001 年 9 月 11 日后，美国麻醉科医师协会成立了创伤和应急准备委员会（Committee on Trauma and Emergency Preparedness，COTEP）。认识到麻醉科医师的独特技能后，COTEP 与不同的组织合作，创建了一个供麻醉科医师学习应急准备的资源中心。COTEP 为麻醉科组织和管理部门制定了《应急准备手册》，该手册强调了医院内部医护协调的重要性，以便成功对需要干预的患者人数的激增进行管理。任何医院应急准备计划的核心概念应包括以下内容：

1. 整合——私人和公共医疗机构与公共卫生系统相结合。
2. 医疗准备——提高反应能力和快速部署能力。
3. 高危人群——确定事件发生后最有风险的人群，并确定医疗需求。
4. 业务连续性——维持足够的公共卫生和医疗服务。

更具体的细节应包括过程和结果以及监控方法的确定。应该确定指挥链和预期的信息流，包括与公众沟通的方法。应确定人员响应时间和阶段，包括临床和行政领导，还应确定设备需求。麻醉科医师可以在急诊科作为急救人员提供气道和复苏专业知识，并与手术室人员保持联系，促进手术室的合理利用。图 18.2 详细列出了大规模伤亡事件中手术室准备的一般清单。

AABB 已制定了灾难操作手册，以帮助血液中心、医院血库和输血服务应对影响血液供应或血液制品分配的灾难事件[29]。该手册旨在促进血液中心、医院血库、国家血液组织和政府官员之间的协调，以确定对血液制品的需求，建立血液运输途径，并向全国血制品机构和公众传达受灾地区血液供应状况的信息。AABB 对灾难的定义是：

1. 短时间内血液需求比平时显著增加。
2. 暂时限制 / 消除血液捐献、测试、处理和分配。
3. 临时限制 / 阻止当地居民献血。
4. 暂时限制 / 防止使用需要立即更换的现有血液

大规模伤亡事件中手术室准备

分步管理流程

目标

在发生大规模人员伤亡事件时有能力在手术室内管理大量患者

步骤（标明每个步骤的日期和时间）

□ 参阅各设备的操作手册
设备准备

□ 启动手术
指定一人来启动手术。使用文书或自动寻呼系统（如果有）

□ 评估手术室状态
确定手术室内0～2 h、2～12 h和12～24 h的人员配备并备案

□ 手术室警报
尽快完成当前的外科手术并准备接受创伤患者

□ 人员安排
为创伤/急诊患者做好准备

□ 麻醉科医师应该担任手术室医疗人员的领导者
与手术室护士长协调合作，促进人员和设备的沟通与协调

□ 向医院指挥中心报告手术室状态
使用电话或电子邮件向指挥中心报告

□ 确保物品供应充足
与麻醉技术人员/物资供应人员进行协调，确保提供足够的液体、药物、一次性用品和其他物品

□ 联系麻醉复苏室
将患者快速转移到PACU或ICU，增加手术室流通效率

□ 麻醉科医师担任急诊科联络员
派一名经验丰富的麻醉科医师到急诊科担任联络员，并保持与协调人员的沟通

□ 组建医疗团队
根据需要将麻醉、外科、护理等人员进行编组

□ HAZMET/WND事件
查看是否需要特殊的个人防护，例如DECON和隔离。考虑是否应将手术室或走廊的一部分当做“隔离点”，或应加强通风

□ 与血液中心合作
确保血液供应

□ 与其他科医疗人员进行协调
由创伤和应急准备委员会制定，确保新患者和现有患者的治疗不间断

创伤和应急准备委员会公布的流程

图 18.2 大规模伤亡事件中手术室的分步管理流程（Reprinted with permission of the American Society of Anesthesiologists，1061 American Lane，Schaumburg，Illinois 60，173-4973）

制品库存。

5. 献血者的突然增加，需要加速采集血液以满足其他地方的紧急需要。

灾难的定义很广泛，因此应该将注意力集中在任何可造成血液供应链中断的事件上来。广义的定义鼓励血液供应链中所有节点之间早期沟通，以确保对血液制品供应中断的早期反应。血液供应链的上下沟通可能是任何灾难时输血准备计划中最重要的一环，沟通链还应包括参与应急反应的医疗人员，详见图 18.3。

任何灾难时输血准备计划的另一个重要元素是业务连续性，以防止在日常基础设施（计算机网络、

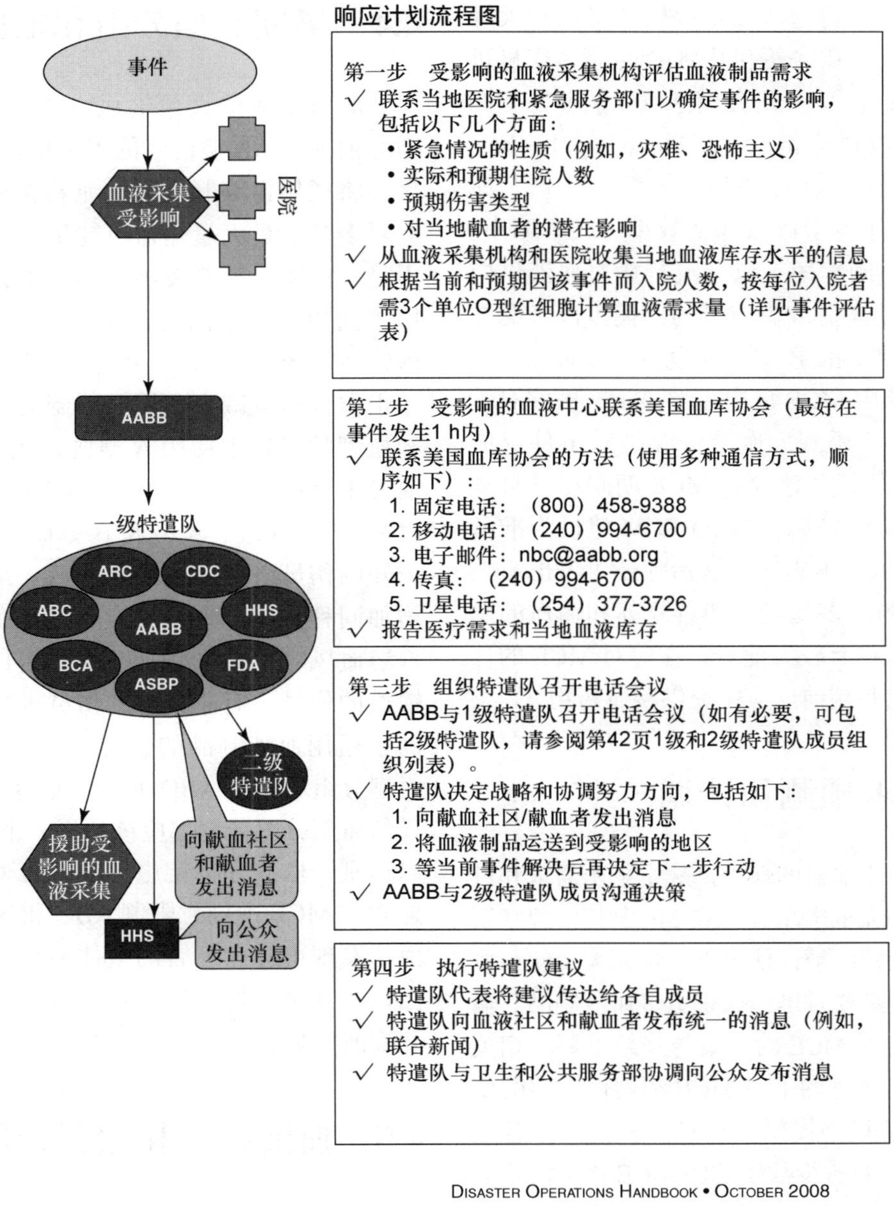

图 18.3　响应计划流程图——此流程图显示了灾难期间用于输血响应的双向交流流程。ARC，美国红十字会；CDC，美国疾病控制中心；HHS，健康与公共事业服务部；AABB，美国血库协会；BCA，美国血液中心；ASBP，武装部队血液计划；FDA，食品药品监督管理局

血液处理中心）中断时功能丧失[30]。应对灾难的计划还应该定期演练[28-29]。演练可以是简单的桌面演习，这不需要大量的模拟设备。低保真度演练可以挑战当前的假设，并发现不完善或低效的流程[28]。以前的假设基于过去的数据，不能反映未来的挑战，因此应将输血应急计划视为动态计划且反复的修订。例如，在过去十年中，复苏和输血都发生了变化，在许多事件中（包括恐怖袭击和大规模枪击事件）致死率均增加[1, 31]。

4.2　血液供应链管理

Glasgow 等[1]发现伤亡和红细胞使用之间存在关联，但是血液使用报告往往前后不一致或不完整。理解大规模伤亡事件中血液供应链如何运作是一个挑战，因为数据收集和实验在事件中的等级较低。此外，血液供应链是动态的，供应不规律，需求随机，血液制品容易变质，加工成本和技术要求高，运输费用昂贵。运筹学提供了一种方法来研究这个复杂的系统，因为这些技术提供了可以在大规模伤亡事件中与输血服务提供中涉及的众多变量进行交互和实验的模型[32]。研究模型可以按照以下四个主要过程对血液供应链管理（blood supply chain management，BSCM）进行评估：采购、生产、库存和分销[33]。其他模型可以评估效率（成本缩小）和有效性（交货时间缩短）以及流行病对血液供应的影响[34-35]。对动态血液供应链的建模可以考虑在代表不同 MCE 时期的阶段对供应设备的位置和供应能力进行调整。院内 MCE 反应模型显示，医院对管理 MCE 的能力过于乐观，血液资源是对事件反应时间的限制因素[36]，并建议在 MCE 期间尽早自动补充红细胞以维持红细胞供应。BSCM 建模为准备 MCE 提供额外技术，不影响患者治疗还可考虑影响复杂血液供应链的诸多变量。随着复苏和输血的发展，这一研究领域将有较大前景，在应对 MCE 的计划中还必须在院内和院前反应中提供凝血药物。

4.3 输血需求预测和计划

应对灾难时关于输血的最大挑战是平衡需求和供应，尤其是对通用血的需求，如在 MCE 中 O 型红细胞的储备。输血机构必须评估事件，预测大量使用血液的可能性，并在必要时迅速获得更多血液制品。输血需求规划对于应对 MCE 的预案越来越重要，相关文献也不断出现。全球的平民 MCE 和创伤医学的变化趋势为输血需求规划提供了信息。来自世界各地 MCE 的证据表明，只有少数住院的 MCE 伤员需要输血。平均每名伤员需要 2～3 单位的浓缩红细胞，中、重度伤员平均需要输注 6～7 单位的浓缩红细胞。大部分输血发生在受伤 6～12 h[1, 28, 37-38]。然而事件发生后的血液使用报告结论与上述数据不一致，报告的标准化将改善数据的真实性。此外，许多用于得出上述结论的数据在引入损害控制复苏之前收集。随着止血药物[1]的使用，院前和院内的血液使用在过去十年发生了变化。虽然这可能会减少对红细胞的需求，但是未来血浆、血小板和冷沉淀的供应可能会出现短缺。最近一项输血需求与损伤机制和严重程度相关性的研究发现，虽然血液制品的需求与伤亡人数相关，但损伤机制在预测血液需求方面用处不大[28, 31]，这可能是因为不同事件的反应和疏散时间差异较大。

4.4 早期血型分组和输血分类

应对出血的大量输血方案导致对 Rh 阴性的 O 型红细胞和 AB 型血浆的需求增加。在 MCE 中，如果不将通用血液制品和止血药物纳入需求计划，那么对多名伤员大量输血可能很快导致血液制品供应不足。将输血患者按年龄和性别分开可以确定能够接受通用血液制品的伤员（将 Rh 阳性的 O 型红细胞输注给 50 岁以上的男性和女性）。使用抗 D 免疫球蛋白也可以减少通用血液制品带来的风险。在未知血型的患者中使用 A 型血浆代替 AB 型血浆，目前尚未有证据显示会增加 B 型血伤员的发病率和死亡率[39]。同理，A 型和 B 型血小板已经用于血型未知的伤员以代替 O 型血小板。虽然红细胞污染可增加同种异体免疫的风险，但是血小板添加剂可降低溶血风险[40-41]。输血分类也可以识别不需要立即输血的伤员。对非紧急的伤员进行早期血型分组有助于通用血液制品的供应[28]。此外，MCE 期间的血型分组增加了 ABO 血型不相容输血的风险，因此任何血型分组计划都应该包括一个明确的紧急计划，以识别、取样和标记患者及其血型。Glasgow 等[32]建立在 MCE 中刻意限制 RBC 和急诊 O 型血输注建模，发现可提高患者的整体治疗率。限制红细胞输注，尤其是与控制出血相结合，早期使用氨甲环酸和院前血浆输注可增加 MCE 事件中血液供应。

4.5 血液捐献和储存管理

MCE 期间的血液储存管理和血液捐献对应对突发事件至关重要。维持大库存会因血液制品保质期短而损耗，但库存不足可能会影响临床需求。现有库存应能满足血液的即时需求，这可能需要库存量具有流动性。出现任何计划外的事件时都应预料到血液短缺问题，并且应该准备好应对血液短缺计划。更多的农村地区可能无法依赖当前的血液储备。在 MCE 事件持续时间长、出现大量伤亡或事件发生在偏远地区时，血液捐献和储存管理计划需要更新。采血机构应与献血者密切合作以确保血液持续供应，在灾难期间也不会使血液采集系统不堪重负。2001 年 9 月 11 日世界贸易中心和五角大楼遭受恐怖袭击后，共采集了 47.5 万单位血液，但是只有 258 单位血液被使用[42]。血液采集中心需要呼吁人们在非灾难期间保持利他主义，以完成血液采集目标，确保紧急事件发生时的血液供应能力。大多数血液机构宁愿持有足够的替代库存而不愿接受紧急捐赠，但长期 MCE 可能需要多种方法补充血液供应，包括库存流动，献血者紧急献血，提高血液采集目标，调整测试和处理以及其他血液机构的支持[16]。血液制品的运输也应该是血液储备计划的一个考虑因素。在继续进行血液制品补给的应急计划中必须考虑到常规运输方式和路线中断的因素。无人机等新兴技术为向偏远地区运送血液制品提供了替代选择。任何运输替代都必须考虑血液制品所需的冷链管理，以确保血液制品的安全。无人机在各种任务中的广泛使用加速了其发展，同时降低了成本。当速度和有效载荷能力方面提升后，使得无人机技术有望在灾难中恢复血液储备[43]。

4.6 紧急献血和全血

血液成分输血的发展主要集中于针对特定患者的输血治疗。成分输血使单一血细胞或凝血因子缺乏（如镰状细胞贫血或血友病）的患者能够得到特定治疗。成分输血还优化了依赖献血者获取的有限血液资源的存储。与内科患者相比，大出血患者血液中的所有成分都缺失，目前的平衡输血方法试图补充这些血液成分。

自第一次世界大战以来，美军一直在通过输注全血对严重创伤性出血进行复苏[44-45]。全血输注可以为偏远环境中受伤的军人提高携氧能力，美军和北约联军在伊拉克和阿富汗战争中广泛使用全血输注[44, 46-48]。现行的美国军队关节创伤系统临床实践指南（Joint Trauma System Clinical Practice Guideline，JTS CPG）提供了冷储存全血和新鲜全血的输血指南[49]。在收集、存储和检测输血播疾病时，FDA 批准在全血中添加枸橼酸抗凝剂。根据枸橼酸溶液的不同，可以在 1 ～ 6℃存储 21 ～ 35 天，称为冷藏全血（cold-stored whole blood，SWB）。SWB 的止血功能在采集后的前 2 周较稳定，在 2 周以后可能需要补充其他血液成分（血小板，FFP）才能发挥其止血作用。新鲜全血（fresh whole blood，FWB）是指从“移动血库”（walking blood bank，WBB）中紧急采集的全血，WBB 是指经过筛选的响应军事治疗机构（military treatment facility，MTF）紧急呼吁的献血者。FWB 可以在室温储存 24 小时。如果在采集后 8 小时内冷藏并进行完整的输血传播疾病检测，FWB 可变成 SWB。FWB 具有完全止血功能，通常在输血前不进行 FDA 批准的输血传播疾病（transfusion-transmitted disease，TTD）测试。基于此，FWB 输血没有得到 FDA 的批准，只有在检验合格的血液制品不足和急需输血时使用[49]。图 18.4 为紧急捐献全血的调查表样表。

输注全血时最重要的安全因素是供体红细胞与受血者预先形成的抗 A 或抗 B 抗体的相容性。O 型全血中含有与所有受体相容的红细胞，但如果抗 A 或抗 B 抗体滴度高，O 型全血的血浆可能导致溶血。这可以通过只输注相同血型全血或使用低滴度抗 A 和抗 B 抗体的 O 型全血（low titer anti-A and anti-B group O WB，LTOWB）来解决[50-51]。LTOWB 被认为是通用全血，低滴度 SWB 是失血性休克患者院前治疗的首选[52]。如果情况允许，在输血前对血液进行快速传染病检测（艾滋病病毒、乙肝病毒和丙肝病毒），并将所血液样品送往 FDA 批准的机构进行回顾性检测。

临床数据表明，使用全血治疗出血的结果至少与使用包括红细胞、血浆和血小板在内的成分输血的结果相同[14]。全血输注缓解了成分血储备不足的一些挑战，并以仅需要较少的抗凝血药物即可达到止血目的[53]。在对献血者进行适当筛选后，感染风险也相对降低。武装部队血液计划开展了一项流行病学研究以探讨与紧急采集的血液制品输血相关的输血传播感染特征[54]。这项研究观察了 761 名接受紧急采集的血液的患者，没有发现艾滋病病毒或乙肝病毒的传播，发现一例丙肝病例。该研究预计输注 WBB 全血的患者的输血相关感染性疾病的感染率，乙肝为 4‰，丙肝为 8‰。这种风险要求经验丰富的临床医师在使用 FWB 之前进行风险收益分析，以评估输血风险。一个功能强大的 WBB 应具有血液采集和检测能力，可以为重大事件提供更灵活和更有弹性的血液制品（尤其在偏远地区）。挪威卑尔根市海于克兰大学医院免疫学和输血医学科与挪威海军特种作战突击队合作，为军队提供 WBB。该合作为医院制定了大规模伤亡事件的应急计划，其中包括使用已采集的或预先测试的低滴度抗 A 和抗 B 抗体的 O 型全血[55]。2018 年 7 月，一名危重患者接受了 200 多单位血液制品，耗尽了储存的 LTOWB。采集 FWB 是获得含血小板的血液制品以进行立即输血的最快方法[53]。挪威的地理和人口低密度给血液运输带来了诸多挑战，尤其是在漫长的冬季，因此输血项目具有地区性，而不是全国性。血库由地方和地区医院管理，需要维持血液储备以满足医院的日常需要。挪威的这种独立管理的血液供应模式与美国大部分血液供应系统的独立血液中心管理类似。各个地区制定的输血防灾计划，包括建立一个步行血库，特别是在重大事件中提高血液供应的弹性和反应能力。

4.7 灾难时输血的未来：创伤的黄金时段

过去十年，军事创伤医疗已经改变了民事创伤医疗。军事行动也影响了民事部门应对大规模伤亡事件的计划，目前的创伤医疗依赖在损害控制复苏方面接受过培训的急救人员网络，以及能应对大量输血需求的血液中心，经验丰富的临床医师领导的急诊和外科团队进行分诊和资源分配，从而在重大事件中发挥最大的治疗能力。创伤登记的发展促进了协作转化研究，提高了创伤患者的总体生存率。

紧急献血小组问卷和评估表

- 快速将献血志愿者分成紧急献血小组
- 按要求确认献血小组
- 排除机组人员、重型卡车驾驶员和关键设备操作员

初级分诊（分组提问）

得分	问题	是	否	备注
1	您是否愿意献血？			如果“否”资格取消
2	您以前是否献过血？			如果“是”早期筛选

次级分诊（单独提问）

	问题	是	否	备注
3	现在是否感觉不适？ 发热/腹泻/呕吐/慢性病以及不适			如果“是”资格取消
4	是否服用降压药；卒中或心脏、肺、肾、癌症或血液疾病？			如果“是”资格取消
5	去年是否输血或血液制品？			如果“是”资格取消
6	是否患有乙型肝炎、丙型肝炎/艾滋病，或者与任何患有这些疾病的人一起生活？			如果“是”资格取消
7	是否曾被拒绝献血或被告知不宜献血？ （既往贫血治疗史可接受）			如果“是”资格取消
8	是否和男性发生过性关系？（仅男性回答）			如果“是”资格取消
9	是否曾经注射过违禁药物？（包括类固醇）			如果“是”资格取消
11	是否在怀孕期或哺乳期？			如果“是”资格取消
12	进行体格检查：体温、皮疹、营养不良、苍白、黄疸、发绀、呼吸急促、药物或酒精中毒、静脉穿刺是否困难			取消任何可能不适的献血者或静脉穿刺困难的献血者资格

- 剩余志愿者组成紧急献血小组
- 用风险分类表对献血者进行风险评分

图 18.4 现场紧急献血小组调查表（Reproduced with permission from Wiley）

风险评估（单独提问）

得分	问题	小计	备注
	血液捐献史		
1	规律献血		最佳
2	有献血史		
3	无献血史		
	静脉穿刺难度和体重		
1	静脉穿刺良好		最佳
3	静脉穿刺困难		
3	体重低于60 kg		存在晕厥风险
	感染		
1	21天内无感染		最佳
3	21天内有感染		
	旅行史		
1	在过去6个月内，未旅行至下列国家/地区		最佳
2	南美洲		
4	亚洲和非洲		
	生活习惯		
1	一名性伴侣		最佳
3	多名性伴侣但均有安全措施		
-	与性工作者发生关系或换取金钱/毒品		避免12个月
	严重疾病		
1	无		最佳
3	过去或现存严重疾病，但是治疗效果良好		
3	当前疾病未得到治疗，但状况良好		
	总分		

- 得分相加：低得分=低风险
- 即时检测血液传播疾病——任何阳性结果均排除
- 献血者的血型结果和文件记录

图 18.4（续）

紧急献血者小组［译者注：原文中正文采用了“emergency donor panels（EDPs）”，文前缩略词采用了“emergency donor pool（EDP）”，译文按照原文分别进行翻译，不影响全文理解］和输注全血，止血带和止血敷料以及早期使用氨甲环酸和止血药物是应对创伤的经验，在过去十年中已被纳入民事创伤救治。尽管创伤救护方法发生了变化，创伤患者的总体生存率有所改善，但接受剖腹手术并伴有低血压的创伤患者在急诊室的死亡率保持约 48% 不变[56]。

降低死亡率风险的努力现集中于院前早期出血控制，有时被称为创伤的黄金时段。在患者休克前控制出血可降低酸中毒、低温和凝血功能障碍的发生风险。预解冻血浆已被纳入许多急诊科的输血储备，因为它减少血浆解冻时间和使患者更早接受血浆与红细胞为 1∶1 输血方案。2018 年，FDA 向美国国防部授予了紧急使用授权，允许使用病原体去除且去白细胞的冻干血浆。冻干血浆（freeze-dried plasma），也被称为法国 FDP 或法国冻干血浆（french lyophilized plasma，FLYP），因其是由法国军事血液研究所研制，已被欧盟使用近二十年。冻干血浆可在室温下保存 2 年，凝血因子没有流失，止血性能良好，可与新鲜冷冻血浆相媲美[57-58]。冻干血浆的即用性可更早实现血浆和红细胞的平衡输血，并可能减少创伤患者的大量输血需求[59]。冻干血浆可能降低血液制品供应链挑战。血液成分的替代储存方法和合成血液成分（血小板和携氧分子）的开发仍在继续[60-62]，其目标是降低创伤性出血的死亡率。

5. 小结

输血能力对于医疗机构应对 MCE 至关重要，关键挑战是要满足血液制品的供需平衡。医院和社区卫生保健服务部门应在其应急准备计划中添加输血计划。回顾历史事件可以为未来的规划提供指导，每一个新的大规模伤亡事件都为输血管理提供新的见解。输血应急准备对于及时、安全和可持续的血液供应十分必要。输血应急准备计划包括框架建模，以了解供应链运作情况。运筹学是一个新的研究领域，它有助于建造各种场景的模型，包括血液制品需求变化、运输中断和限制输血等。应该加强了解可能挑战供应链的压力来源，因此任何计划都应该包括事后复盘和定期的演练。低真实度的沙盘演练可能会暴露备灾的薄弱环节，应该让有代表性的医护人员参与整个演练过程。应查明备灾系统目前在哪方面有什么差距，并应考虑解决办法。血液进入手术室的延迟可能与血液供应、手术室和输血之间的通信或运输缺陷有关，但这种缺陷在没有评估时会持续存在。应该评估不断发展的新技术和替代输血方法以提高对大规模伤亡事件的适应能力。最后，单纯依靠一种技术或缓解办法可能不足以弥补血液供应不足，但综合多种方法可以缓解这些缺陷。提前使用氨甲环酸，预先解冻的血浆和冷藏全血可以减少成分输血的总量，并减轻供应压力。

麻醉科医师有资格参加并领导医院的应急计划。麻醉科医师在临床复苏方面的专业知识和在医院许多部门参与医疗救治使他们对同时管理多个危重患者有独特的理解。

参考文献

1. Glasgow S, Davenport R, Perkins Z, Tai N, Brohi K. A comprehensive review of blood product use in civilian mass casualty events. J Trauma Acute Care Surg. 2013;75(3):468–74.
2. Mangunta VR, Patel D. The era of mass casualty events: perspectives on care paradigms from Mangunta a critical care anesthesiologist. Mo Med. 2019;116(1):49–52.
3. Thomas A. An overview of the medical emergency response team (MERT) in Afghanistan: a paramedic's perspective. J Paramed Pract. 2014;6(6):296–302.
4. Eastman AB. Wherever the dart lands: toward the ideal trauma system. J Am Coll Surg. 2010;211(2):153–68.
5. Zink KA, Sambasivan CN, Holcomb JB, Chisholm G, Schreiber MA. A high ratio of plasma and platelets to packed red blood cells in the first 6 hours of massive transfusion improves outcomes in a large multicenter study. Am J Surg. 2009;197(5):565–70.
6. John HB, Neil MR, Lisa PE, Jim CR, Charles WK, Lynne O-GK, et al. Causes of death in US special operations forces in the global war on terrorism: 2001–2004. Ann Surg. 2007;245(6):986–91.
7. Brian EJ, Robert ML, Peter SE, Joyce CK, Terrill TS, Paul UB, et al. Death on the battlefield (2001–2011): implications for the future of combat casualty care. J Trauma Acute Care Surg. 2012;73(6 Suppl 5):S431–7.
8. Institute for Economics and Peace. Global Terrorism Index 2018: measuring the impact of terrorism. Institute for Economics and Peace: Sydney; 2018.
9. Oakley P, Dawes R, Rhys Thomas GO III. The consultant in trauma resuscitation and anaesthesia. Br J Anaesth. 2014;113(2):207–10.
10. John HB, Don JD, Peter RJ, Jay JJ, Peter MF, Sumeru MW, et al. Damage control resuscitation: directly addressing the early coagulopathy of trauma. J Trauma Inj Infect Crit Care. 2007;62(2):307–10.
11. Brown JB, Guyette FX, Neal MD, Claridge JA, Daley BJ, Harbrecht BG, et al. Taking the blood bank to the field: the design and rationale of the Prehospital Air Medical Plasma (PAMPer) trial. Prehosp Emerg Care. 2015;19(3):343–50.
12. Sperry JL, Guyette FX, Brown JB, Yazer MH, Triulzi DJ, Early-Young BJ, et al. Prehospital plasma during air medical transport in trauma patients at risk for hemorrhagic shock. N Engl J Med. 2018;379(4):315–26.
13. Joshua BB, Mitchell CJ, Joseph MP, Ronald MV, Michaela WA, Timothy BR, et al. Pretrauma center red blood cell transfusion is associated with reduced mortality and coagulopathy in severely injured patients with blunt trauma. Ann Surg. 2015;261(5):997–1005.
14. Shackelford SA, Del Junco DJ, Powell-Dunford N, Mazuchowski EL, Howard JT, Kotwal RS, et al. Association of prehospital blood product transfusion during medical evacuation of combat casualties in Afghanistan with acute and 30-day survival. JAMA. 2017;318(16):1581.
15. Holcomb JB, Del Junco DJ, Fox EE, Wade CE, Cohen MJ, Schreiber MA, et al. The prospective, observational, multicenter, major trauma transfusion (PROMMTT) study: comparative effectiveness of a time-varying treatment with competing risks. JAMA Surg. 2013;148(2):127.
16. Doughty H, Glasgow S, Kristoffersen E. Mass casualty events: blood transfusion emergency preparedness across the continuum of care. Transfusion. 2016;56(S2):S208–16.
17. Rackham R, Kelly A. Emergency planning and business continuity: why blood services must plan for both. How the EBA working group (WG) is assisting blood services. ISBT Sci Ser. 2018;13(1):51–8.
18. Klein HG, Hrouda JC, Epstein JS. Crisis in the sustainability of the US blood system. N Engl J Med. 2017;377(15):1485–8.
19. Ellingson KD, Sapiano MRP, Haass KA, Savinkina AA, Baker ML, Chung K, et al. Continued decline in blood collection and transfusion in the United States–2015. Transfusion. 2017;57(S2):1588–98.
20. Hébert PC, Carson JL. Transfusion threshold of 7 g per deciliter — the new normal. N Engl J Med. 2014;371(15):1459–61.
21. Murphy WG. Of mad cows and bolted horses: the economics of blood safety. Transfusion. 2012;52(11):2278–81.
22. Mulcahy AW, Kapinos KA, Briscombe B, Uscher-Pines L, Chaturvedi R, Case SR, Hlavka JP, Miller BM. Building a more sustainable US blood system. Santa Monica: RAND Corporation, RB-9939-DHHS; 2016. As of December 12, 2019: https://www.rand.org/pubs/research_briefs/RB9939.html
23. Snyder EL, Stramer SL, Benjamin RJ. The safety of the blood supply — time to raise the bar. N Engl J Med. 2015;372(20):1882–5.
24. Ravi SJ. Strengthening health systems through international blood product sharing agreements. Health Secur. 2017;15(1):11–117.
25. Frye V, Caltabiano M, Kessler DA, Schaffler H, Reboza M, Hillyer CD, et al. Evaluating a program to increase blood donation among racial and ethnic minority communities in New York City. Transfusion. 2014;54(12):3061–7.
26. Armed Services Blood Distribution Chart Text Version. https://www.militaryblood.dod/about/distrib_chart_text.aspx. Accessed 6 Sept 2019 and again 12 Mar 2019.
27. Thomas B, Anania K, DeCicco A, Hamm JA. Toward resiliency in the joint blood supply chain. Santa Monica: RAND Corporation, RR-2482-DARPA; 2018. As of December 10, 2019: https://www.rand.org/pubs/research_reports/RR2482.html
28. Doughty H, Rackham R. Transfusion emergency preparedness for mass casualty events. ISBT Sci Ser. 2019;14(1):77–83.
29. Disaster Operations Handbook – Coordinating the nation's blood supply during disasters and Biological events, AABB, Maryland. 2008. Available from: http://www.aabb.org/programs/disasterresponse/Documents/disastophndbkv2.pdf.

30. Morgan SJ, Rackham RA, Penny S, Lawson JR, Walsh RJ, Ismay SL. Business continuity in blood services: two case studies from events with potentially catastrophic effect on the national provision of blood components. Vox Sang. 2015;108(2):151–9.
31. Ramsey G. Blood component transfusions in mass casualty events. Vox Sang. 2017;112(7):648–59.
32. Glasgow SM, Perkins ZB, Tai NRM, Brohi K, Vasilakis C. Development of a discrete event simulation model for evaluating strategies of red blood cell provision following mass casualty events. Eur J Oper Res. 2018;270(1):362–74.
33. Mansur A, Vanany I, Arvitrida NI. Modified allocation capacitated planning model in blood supply chain management. IOP Conf Ser Mater Sci Eng. 2018;337(1):012028.
34. Fahimnia B, Jabbarzadeh A, Ghavamifar A, Bell M. Supply chain design for efficient and effective blood supply in disasters. Int J Prod Econ. 2017;183(PC):700–9.
35. Simonetti A, Ezzeldin H, Walderhaug M, Anderson SA, Forshee RA. An inter-regional US blood supply simulation model to evaluate blood availability to support planning for emergency preparedness and medical countermeasures. Disaster Med Public Health Prep. 2018;12(2):201–10.
36. Abir M, Davis MM, Sankar P, Wong AC, Wang SC. Design of a model to predict surge capacity bottlenecks for burn mass casualties at a large academic medical center. Prehosp Disaster Med. 2013;28(1):23.
37. Eilat SG, Vered YG, Barbara SG. Meeting blood requirements following terrorist attacks: the Israeli experience. Curr Opin Hematol. 2006;13(6):452–6.
38. Glasgow SM, Allard S, Doughty H, Spreadborough P, Watkins E. Blood and bombs: the demand and use of blood following the London bombings of 7 July 2005--a retrospective review. Transf Med (Oxford, England). 2012;22(4):244–50.
39. Stevens TW, Bryan MC, Andrew BL, Daniel DG, Valerie SD, Michael GM, et al. Incompatible type a plasma transfusion in patients requiring massive transfusion protocol: outcomes of an Eastern Association for the surgery of trauma multicenter study. J Trauma Acute Care Surg. 2017;83(1):25–9.
40. Lozano M, Heddle N, Williamson LM, Wang G, Aubuchon JP, Dumont LJ. Practices associated with ABO-incompatible platelet transfusions: a BEST collaborative international survey. Transfusion. 2010;50(8):1743–8.
41. Eastcourt LJ, Birchall J, Allard S, Bassey SJ, Hersey P, Kerr JP, et al. Guidelines for the use of platelet transfusions. Br J Haematol. 2017;176(3):365.
42. Schmidt PJ. Blood and disaster—supply and demand. N Engl J Med. 2002;346(8):617.
43. Ling G, Draghic N. Aerial drones for blood delivery. Transfusion. 2019;59(S2):1608–11.
44. Spinella PC, Dunne J, Beilman GJ, O'Connell RJ, Borgman MA, Cap AP, et al. Constant challenges and evolution of US military transfusion medicine and blood operations in combat. Transfusion. 2012;52(5):1146–53.
45. David KS, John HB, Gary NC, John HR. Fresh whole blood transfusion: a controversial military practice. J Trauma Inj Infect Crit Care. 2006;61(1):181–4.
46. Miller BT, Lin AH, Clark SC, Cap AP, Dubose JJ. Red tides: mass casualty and whole blood at sea. J Trauma Acute Care Surg. 2018;85(1S Suppl 2):S134–9.
47. Beckett A, Callum J, da Luz LT, Schmid J, Funk C, Glassberg E, et al. Fresh whole blood transfusion capability for special operations forces. Can J Surg. 2015;58(3 Suppl 3):S153–6.
48. Garcia Hejl C, Martinaud C, Macarez R, Sill J, Le Golvan A, Dulou R, et al. The implementation of a multinational "walking blood bank" in a combat zone: the experience of a health service team deployed to a medical treatment facility in Afghanistan. J Trauma Acute Care Surg. 2015;78(5):949–54.
49. Joint Trauma System Clinical Practice Guideline (JTS CPG ID:21) – Whole Blood Transfusion. 15 May 2018. Available on the Internet at the following address: https://jts.amedd.army.mil/assets/docs/cpgs/JTS_Clinical_Practice_Guidelines_(CPGs)/Whole_Blood_Transfusion_15_May_2018_ID21.pdf.
50. Tamara BR, Mark YH, Michael MA, Roland FL, Wilbur MW, James SR, et al. An evaluation of methods for producing low-titer group O whole blood to support military trauma resuscitation. J Trauma Acute Care Surg. 2017;82(6S Suppl 1):S79–86.
51. Yazer MH, Seheult J, Kleinman S, Sloan SR, Spinella PC. Who's afraid of incompatible plasma? A balanced approach to the safe transfusion of blood products containing ABO-incompatible plasma. Transfusion. 2018;58(2):532–8.
52. Cap AP, Beckett A, Benov A, Borgman M, Chen J, Corley JB, et al. Whole blood transfusion. Mil Med. 2018;183(suppl 2):44–51.
53. Doughty H, Strandenes G. Whole blood in disaster and major incident planning. ISBT Sci Ser. 2019;14(3):323–31.
54. Hakre S, Peel S, O'Connell R, Sanders-Buell E, Jagodzinski L, Eggleston C, et al. Transfusion—transmissible viral infections among US military emergency transfusion recipients. Prehosp Disaster Med. 2010;25(S2):s99.
55. Kaada SH, Apelseth TO, Hagen KG, Kristoffersen EK, Gjerde S, Sønstabø K, et al. How do I get an emergency civilian walking blood bank running? Transfusion. 2019;59(S2):1446–52.
56. Max MM, Rich CG, Lalin NM, Iain SRM, Jowan P-BM, Luke KM, et al. Outcomes following trauma laparotomy for hypotensive trauma patients: a UK military and civilian perspective. J Trauma Acute Care Surg. 2018;85(3):620–5.
57. Beaume S, Prunet B, Cotte J, Guyen CN, Aguillon P, Vinciguerra D, et al. Utilisation du plasma lyophilisé (PLYO) en salle d'accueil des urgences vitales (SAUV) pour l'accueil des traumatisés graves. Annales francaises d'anesthesie et de reanimation. 2014;33:A125.
58. Sailliol A, Martinaud C, Cap A, Civadier C, Clavier B, Deshayes A, et al. The evolving role of lyophilized plasma in remote damage control resuscitation in the French armed forces health service. Transfusion. 2013;53(s1):65S–71S.
59. Nguyen C, Bordes J, Cungi P-J, Esnault P, Cardinale M, Mathais Q, et al. Use of French lyophilized plasma transfusion in severe trauma patients is associated with an early plasma transfusion and early transfusion ratio improvement. J Trauma Acute Care Surg. 2018;84(5):780–5.
60. Gould SA, Moore EE, Moore FA, Haenel JB, Burch JM, Sehgal H, et al. Clinical utility of human polymerized hemoglobin as a blood substitute after acute trauma and urgent surgery. J Trauma. 1997;43(2):325.
61. Moore EE, Moore FA, Fabian TC, Bernard AC, Fulda GJ, Hoyt DB, et al. Human polymerized hemoglobin for the treatment of hemorrhagic shock when blood is unavailable: the USA multicenter trial. J Am Coll Surg. 2009;208(1):1–13.
62. Hickman DA, Pawlowski CL, Shevitz A, Luc NF, Kim A, Girish A, et al. Intravenous synthetic platelet (SynthoPlate) nanoconstructs reduce bleeding and improve 'golden hour' survival in a porcine model of traumatic arterial hemorrhage. Sci Rep. 2018;8(1):1–14.

影响凝血的常用处方药：综述 19

Anitha Shelvan，Allyson L. Spence，Anne Lee Parsiola，Prathima Anandi，Harish Siddaiah，Dustin Latimer，J. Arthur Saus，Amit Prabhakar，Daniel E. Core，Elyse M. Cornett，Alan David Kaye
朱成龙　译　易雯婧　审校

1. 引言

在我们的脉管系统内，血液必须保持流动性，同时在血管损伤时仍能快速凝结。当血管受损时，精细调节的止血过程会修复血管损伤，以限制失血。在正常情况下，止血维持着凝血和纤溶之间的复杂平衡。这一途径的失调可能导致两个极端：血栓形成或出血[1]。

血栓形成或血液凝块可能发生在静脉或动脉中，这两种类型的血液凝块都可能是致命的。在发达国家，血栓栓塞性疾病也是主要的死亡原因[2]。冠状动脉血栓形成可能导致心脏病发作，脑血栓形成可能导致卒中——这两个在美国是主要的死亡原因[3]。静脉血栓形成通常发生在腿部的深静脉（深静脉血栓形成，deep vein thrombosis，DVT）。这些凝块可以破裂并进入肺动脉，导致肺栓塞（pulmonary embolism，PE）[4]。90% 以上的 PE 患者都缘于深静脉血栓形成（DVT）[5]。此外，静脉血栓栓塞症（venous thromboembolisms，VTEs）很常见，在美国每年有近 90 万人受到影响，其中多达三分之一的人死亡[6]。据估计，VTEs 每年给美国医疗系统造成的损失约为 70 亿～ 100 亿美元[7]。尽管些统计数据令人震惊，但涉及 VTEs 的事件在过去几十年里一直存在。血栓形成主要与导致止血通路失调的事件有关，如长时间不动、肥胖、癌症和手术。随着这些事件普遍持续增加，人们越来越担心 VTEs 的发病率也会增加[8]。

抗血栓疗法用于预防血栓已有近 80 年的历史[2]。这两类抗血栓药物包括抗凝血剂（阻断凝血级联反应的各个步骤）和抗血小板药物（减弱血小板活化和凝块形成）[9]。根据每个患者血栓形成的风险、出血并发症和经济花费的不同，给药的类型和剂量也不同[10]。

用于预防 VTEs 的研究最广泛使用最多的处方抗凝剂包括肝素及其衍生物和维生素 K 拮抗剂，如华法林[2]。肝素存在于肥大细胞的分泌颗粒中，可以从动物来源（如牛和猪）中提取。普通肝素（unfractionated heparin，UFH）和低分子肝素（lowmolecular-weight heparins，LMWHs）通过激活抗凝血酶间接改变抗凝血活性，抗凝血酶是一种自然发生的血液稀释剂，并使与凝血途径相关的酶失活[11]。这些药物通常在下肢矫形手术后用于预防 VTE[2]。华法林是另一种可以预防 VTE 的抗凝血剂。肝素是非肠道给药，华法林可以口服。由于凝血途径中有一步依赖维生素 K，华法林通过阻断体内维生素 K 的激活来产生其抗凝血活性[12]。

抗凝剂干扰参与凝血级联反应的酶，而抗血小板药物干扰血小板的结合，从而防止实际的血块形成[9]。几十年来，阿司匹林（乙酰水杨酸）一直被认为是预防动脉血栓的“黄金标准”[13-14]。虽然阿司匹林在降低 VTE 复发风险方面是有效的，但华法林和其他抗凝剂更为有效[15-16]。

与使用抗血栓治疗预防或延缓血液凝块形成的

作用相比，抗纤溶药物通过降低凝块破裂的速度来减少过度出血。它们被用来防止过度出血和诱导血块的形成[17]。纤维蛋白是凝血级联系统中的一种重要蛋白质，在血块的形成过程中起着至关重要的作用[18]。通过抑制纤维蛋白溶解或血栓内纤维蛋白的酶解，抗纤溶剂可以显著减少出血。它们通常在高出血风险的手术中使用，如心脏手术[19]。氨甲环酸在减少心脏和骨科手术后需要输血的患者数量方面显示出显著的疗效[17，20]。氨甲环酸对治疗血友病和周期性月经大出血也有效[21]。

必须仔细监测凝血调节剂，并适当调整剂量，以确保有效的治疗，同时减少潜在的危险和危及生命的不良影响。虽然抗血栓治疗相对有效，但它们在患者中产生高度可变的抗凝效果，需要彻底的监测和持续的患者教育。许多常用的抗凝血剂（如华法林和肝素）的治疗窗口很窄，必须进行仔细的监测，以降低血栓的风险，避免出血并发症[22]。正如必须密切监测抗血栓治疗以降低不良出血事件的风险一样，凝血剂也必须密切监测，因为它们增加了VTE的风险[17，23]。

此外，必须对服用凝血调节剂的患者宣教，使他们了解和中草药的相互作用可能加剧这些药物的副作用[24]。非甾体抗炎药，如布洛芬，是一些最常用的非处方药物，但这些药物对于在服用抗血栓药物的患者是禁忌的，因为这些药物联合使用会增加胃肠道（gastrointestinal，GI）出血的风险[25]。中草药如大蒜和银杏，当与抗血栓药物联合使用时，可能会增加出血的风险。其他中草药包括圣约翰草和人参，都是禁忌。它们会降低抗凝剂和抗血小板药物的疗效[26]。其他药物组合也必须受到密切监测。例如，如果在华法林治疗中加入抗抑郁药，如选择性5-羟色胺再摄取抑制剂（selective serotonin reuptake inhibitors，SSRIs），则必须仔细监测患者是否有出血[27-28]。

虽然凝血调节剂对治疗用途有重要影响，但这些药物需要仔细的监测，彻底的患者教育，以及医护工作者和患者之间的保持良好关系。这才能确保有效的治疗效果，并减少并发症。在这篇文章中，我们将讨论抗凝剂、抗纤溶药物、抗血小板以及与这些药物之间可能发生的相互作用。

2. 抗凝血药

几种常见的抗凝剂具有重要的术中意义。新的口服抗凝剂，如直接凝血酶抑制剂（达比加群）和凝血因子Ⅹa抑制剂（利伐沙班、阿哌沙班、依多沙班和贝曲沙班），已被FDA批准用于各种临床适应证。它们能有效预防血栓和预防深静脉血栓形成（DVT）。此外，这些药物还具有良好的药效学和药代动力学特性。

尽管华法林多年来一直是口服抗凝的“备用”药物，但华法林通过与“直接口服抗凝剂”（direct oral anticoagulants，DOAC；以前称为新型口服抗凝剂）不同的作用机制发挥抗凝活性[29-30]。与传统的口服抗凝剂（如华法林）相比，DOAC具有更好的安全性，可以按固定的每日剂量给药，不需要定期监测国际标准化比值（INR），并且药物与药物的相互作用较少。这使得这些药物的管理更容易、更安全[31-34]。

为了在术中或围手术期正确管理抗凝剂，医务人员应熟悉与这些药物相关的作用机制、适应证、禁忌证、剂量、副作用和药物相互作用。目前，抗凝血药有四种不同的作用机制：

- 维生素K拮抗剂（香豆素、华法林）
- 肝素和低分子肝素（LMWH）
- 直接凝血酶抑制剂
- 凝血因子Ⅹa抑制剂

图19.1[35]显示了凝血酶原转化为凝血酶的凝血级联图，以及凝血酶不仅在将纤维蛋白原转化为纤维蛋白中起主要作用，而且在稳定纤维蛋白凝块中发挥酶的作用。

凝血因子Ⅱ、Ⅶ、Ⅸ和Ⅹ的形成依赖维生素K的存在，这些都是内源性和外源性凝血级联反应所必需的。凝血酶原Ⅱ（凝血酶原）在蛋白质的氨基末端有10个羧化的谷氨酸。凝血酶原在凝血过程中起着如此关键的作用。如果没有维生素K，羧化就不会发生，合成凝血酶原的蛋白质在生物活性上是失活的[36]。

虽然维生素K存在于多种食物中，包括绿叶蔬菜、花椰菜和小牛肝，但在大多数情况下，饮食中维生素K的缺乏是无关紧要的。在大肠中发现的细菌合成维生素K，这是人体内维生素K的主要来源。

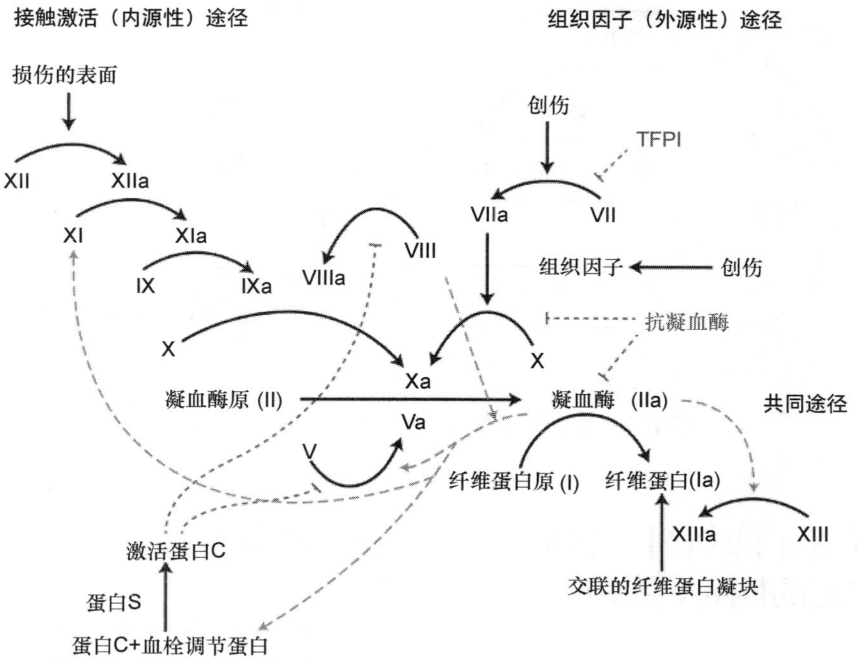

图 19.1　凝血级联瀑布（Modified from［35］）

维生素 K 是一种脂溶性维生素。饮食中消耗的维生素 K 和微生物作用形成的维生素 K 都与其他脂质一起被吸收到肠道淋巴中。由于维生素 K 是脂溶性物质，肠道吸收依赖于胆汁分泌到肠道。肝脏疾病导致胆汁合成减少会损害维生素 K 的吸收，进而导致维生素 K 缺乏。此外，大多数凝血因子几乎都是在肝脏中合成的。肝脏疾病可以通过几种机制导致血液凝固缺陷。维生素 K 的吸收减少和凝血所需的其他因子合成减少都容易导致严重肝硬化患者经常有出血倾向[36]。

在怀孕期间，胎儿通过胎盘从母亲那里获得维生素 K。新生儿的肝脏基本上没有维生素 K 储备，人类婴儿缺乏维生素 K 可导致新生儿维生素 K 缺乏性出血（vitamin K defciency bleeding，VKDB）[37-39]。

新生儿的维生素 K 储备较低。下面是对维生素 K 偏低的一些解释。

1. 维生素 K 通过胎盘屏障的转运是受限的。

2. 肝脏对维生素 K 的储备量很低。

3. 新生儿，尤其是早产儿，维生素 K 循环可能并不完全正常。

4. 母乳中维生素 K 含量偏低。

5. 母亲服用抗癫痫药物的婴儿有患维生素 K 缺乏症的风险。

缺乏维生素 K 摄入，或干扰细菌合成的维生素 K 吸收，都可能会使新生儿维生素 K 缺乏，导致死亡或永久性脑损伤[40]。纯母乳喂养的新生儿患维生素 K 缺乏症的风险更高，因为与配方奶相比，母乳中的维生素 K 含量相对较低。由于 VKDB 威胁生命且易于预防，美国儿科学会（American Academy of Pediatrics）和一些类似的国际组织建议，对所有新生儿给予肌内注射叶洛醌（维生素 K_1）[38]。

在活性凝血因子Ⅱ、Ⅶ、Ⅸ和Ⅹ的形成过程中，化学还原形式的维生素 K 与含有谷氨酸的目标蛋白反应生成 γ 羧基谷氨酸。化学还原形式的维生素 K 变成氧化形式（维生素 K 氧化物）。然后，维生素 K 氧化物被还原为原始的维生素 K，再次与目标蛋白反应，形成更活跃的凝血因子。香豆素衍生物，如双香豆素和华法林，通过干扰维生素 K 的循环，从而干扰因子Ⅱ、Ⅶ、Ⅸ和Ⅹ的生成而产生抗凝作用，所有这些都是凝血级联发生所必需的。这种干扰导致这些蛋白质浓度较低，并干扰凝血过程，参见图 19.2[36]。

肝素多年来一直是主要的注射用抗凝剂。肝素和新的低分子肝素药物依诺肝素（Lovenox）和达肝素（Fragmin）通过阻断凝血因子Ⅹ和凝血因子Ⅱ（凝血酶原）起到抗凝作用；这种作用是通过抑制纤维蛋白原向纤维蛋白的转化来提供抗凝作用的。

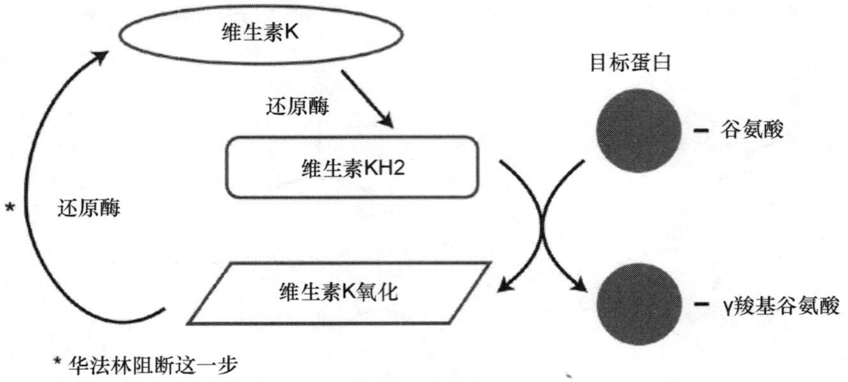

图 19.2　维生素 K 和华法林（Modified from［36］）

2.1　直接因子Xa 抑制剂（名称以 -aban 结尾的四种药物）

活化的X因子（Xa 因子）通过酶解凝血酶原上的两个位点来产生凝血酶。反过来，凝血酶起丝氨酸蛋白酶的作用，将可溶性纤维蛋白原转化为不可溶的纤维蛋白链，也将XIII因子转化为活化的XIIIa 因子。凝血酶诱导的因子XIIIa 的激活使纤维蛋白链交联，形成更稳定的纤维蛋白凝块（如图 19.1 所示的凝血级联图中可以很容易地看到），凝血酶作为丝氨酸蛋白酶，以"正反馈方式"（如图绿色箭头所示）作用，进一步促进凝血酶的形成，并促进交联纤维蛋白凝块的形成。

因此，任何干扰凝血酶原向凝血酶转化的药物，如凝血因子Xa 抑制剂，都是一种非常有效的抗凝血剂[41]。直接抑制凝血因子Xa 的药物不需要其他辅因子，如抗凝血酶，就能发挥抗凝作用。

目前有四种口服药物可作为Xa 因子的选择性直接抑制剂，即利伐沙班（Xarelto）、阿哌沙班（Eiquis）和依多沙班（Savaysa），以及贝曲沙班（Bevyxxa）。这些凝血因子Xa 的直接抑制剂通过抑制游离的和结合在凝血酶原复合物上的凝血因子Xa、凝血酶原酶活性和凝血酶诱导的血小板聚集来减少凝血酶的生成和血栓的形成。无论何时使用这些药物，可观察凝血酶原时间（PT）、国际标准化比值（INR）和活化部分凝血活酶时间（APTT）的变化。然而，对这些参数的评估无助于监测凝血因子Xa 抑制剂产生的抗凝效果。

2.2　利伐沙班

利伐沙班（Xarelto）是一种口服的直接凝血因子Xa 抑制剂，是第一个获得批准用于人类的口服直接凝血因子Xa 抑制剂。它针对游离和凝血酶原酶复合体中的凝血因子Xa，从而延长凝血时间[41]。这种作用与间接凝血因子Xa 抑制剂的作用明显不同。利伐沙班与凝血因子Xa 直接可逆结合，通过竞争性抑制凝血因子Xa 的活性发挥作用。它对Xa 因子的选择性是对其他相关丝氨酸蛋白酶的 10 000 多倍，并且在浓度高达 20 μM 时不抑制其他丝氨酸蛋白酶[42]。在利伐沙班达到治疗相关浓度（80 ～ 100 nM）[43-44]时，凝血酶的生成几乎完全被抑制。利伐沙班起效迅速，最大 PT 延长出现在服药后 1 ～ 4 小时，PT 延长与利伐沙班血浆浓度（高达 500 μg/L）几乎呈线性相关[45]。

利伐沙班用于血栓预防，如全膝关节置换术（total knee replacement，TKR）或全髋关节置换术（total hip replacement，THR）后的静脉血栓栓塞（venous thromboembolism，VTE）预防。利伐沙班也被用于近期急性冠脉综合征（acute coronary syndrome，ACS）后的二级预防和心房颤动患者的卒中预防[42]。当用于预防髋关节或膝关节置换术后静脉血栓栓塞时，通常推荐延长治疗至少 3 个月或更长时间[46]。在出现严重的肾或肝损害时，利伐沙班的使用可能是禁忌的，或者至少需要显著减少剂量[41, 46]。利伐沙班的清除依赖于细胞色素 P3A4 系统。不推荐同时使用 CYP3A4 强抑制剂和 P- 糖蛋白－唑类抗真菌药物（如酮康唑）或 HIV 蛋白酶抑制剂（如利托那韦）进行全身治疗，因为它们可能会将利伐沙班的血浆浓度提高到临床相关程度。由于利福平强烈诱导 CYP3A4，与利福平联合给药可导致药效降低，给药剂量清除更快。联合应用萘普生（500 mg）、阿司匹林（500 mg 后 100 mg）、氯吡格雷（300 mg 后 75 mg）、依诺肝素（40 mg）和华法林（滴定 INR 至 2.0 ～ 3.0）并不影响利伐沙班的药代动力学[42]。

利伐沙班的副作用包括颅内出血、胃肠道出血，以及增加 PE 或 DVT 的风险。最常见的不良反应（＞ 5%）是出血、非瓣膜性心房颤动停药后卒中风险增加以及脊髓 / 硬膜外血肿[47]。与其他直接口服抗凝剂（DOAC）相比，利伐沙班报告的不良事件比例最高。突发性静脉血栓栓塞的风险似乎比其他 DOAC 更高，但当其他潜在疾病过程也存在时，这似乎更有可能[42，48]。

2.3　阿哌沙班

阿哌沙班（Eiquis），另一种口服的Ⅹa 因子抑制剂，与利伐沙班有类似的适应证。与其他抗凝剂相似，最显著的副作用是剂量依赖性出血风险增加[31，47]。在所有因子Ⅹa 抑制剂中，阿哌沙班对肾脏代谢的依赖性最小，但目前的指南仍然建议根据肌酐清除率、年龄和体重调整剂量[41]。阿哌沙班的剂量取决于临床情况；对于外科患者的 VTE 预防，推荐每天两次 2.5 mg，持续 12 ～ 25 天。至于二级预防或治疗静脉血栓栓塞症，一般建议是每日两次服用 10 mg，连续 7 天，然后每天两次服用 5 mg。对于年龄≥ 80 岁、体重≤ 60 kg 或血清肌酐≥ 1.5 mg/dl 的房颤患者，为预防血栓栓塞引起的脑血管意外，建议给药剂量为 2.5 mg 或 5 mg，每日两次[41]。与其他 DOACs 相比，阿哌沙班的不良事件发生率似乎最低[47]。

2.4　艾多沙班

与利伐沙班和阿哌沙班一样，艾多沙班（Savaysa）是一种口服直接因子Ⅹa 抑制剂。此外，与凝血酶相比，艾多沙班对凝血因子Ⅹa 的选择性＞ 10 000 倍，这使其成为一种有效的抗凝血药[49]。艾多沙班的使用适应证包括静脉血栓栓塞治疗和预防心房颤动（房颤）患者的卒中和全身栓塞[50]。不推荐孕妇、有机械心脏瓣膜的人或肌酐清除率＞ 95 ml/min 或＜ 15 ml/min 的人使用艾多沙班。当用于房颤患者时，最常见的不良反应是出血和贫血（≥ 5%）。当用于 DVT 和肺栓塞患者时，出血、皮疹或肝功能检查异常的风险据报道为≥ 1%[51]。同样，像利伐沙班和阿哌沙班一样，主要的副作用包括在出血风险增加和椎管内穿刺或实施神经轴麻后蛛网膜下腔或硬膜外血肿风险增加。在接受静脉血栓栓塞症治疗的患者中，推荐的艾多沙班剂量是在 5 天的肠外抗凝后每天一次 30 ～ 60 mg[41]。

2.5　贝曲沙班

贝曲沙班（Bevyxxa）也是一种口服的凝血因子Ⅹa 抑制剂。它每天只服用一次，主要在胆汁中排泄，肾脏排泄很少（大约 17%）[52]。贝曲沙班选择性地阻断因子Ⅹa 的活性部位，并且不需要辅因子（如抗凝血酶Ⅲ）来发挥活性。贝曲沙班以浓度依赖的方式抑制游离和凝血酶原酶结合因子Ⅹa，从而减少凝血酶的生成[53]。研究表明，与磺达肝素相比，贝曲沙班对凝血酶–抗凝血酶复合物和 F1 ＋ 2 生成的抑制作用更强。贝曲沙班对血小板聚集无直接影响。

与其他凝血因子Ⅹa 抑制剂类似，它的适应证主要是预防因急性疾病住院的成人患者的静脉血栓栓塞（venous thromboembolism，VTE），这些患者由于中度或严重的活动受限而面临血栓栓塞并发症的风险，并有 VTE 的其他危险因素。目前，它是 FDA 批准的唯一一种直接口服抗凝剂，用于对急性内科疾病患者的 VTE 进行长期预防。虽然在 2 期 EXPERT 试验中，研究并没有证明在预防全膝关节置换术患者的大出血和非大出血方面优于依诺肝素，但 15 mg 和 40 mg 剂量的抗血栓活性得到证明，且这些剂量的患者耐受性良好。在对非瓣膜性心房颤动患者进行的 2 期 EXPLORE-Ⅹa 试验中，40 mg、60 mg 和 80 mg 的贝曲沙班显示出血事件的发生率最低。在有卒中风险的心房颤动患者中，出血的风险与控制良好的华法林相当。使用贝曲沙班与使用华法林相比，腹泻发生率更高[52]。

虽然没有数据建议孕妇使用贝曲沙班，但预计使用这种药物（以及所有直接的凝血因子Ⅹa 抑制剂）会增加分娩和分娩期间出血的风险。此外，肾功能严重受损（肌酐清除率大于 15 ml/min 但低于 30 ml/min）的患者可能会增加出血事件的风险。肌酐清除率大于 30 ml/min 的患者不需要调整剂量。肝损害患者常有内源性凝血功能异常。贝曲沙班还没有在肝功能受损的患者身上进行测试，因此，不推荐在这些患者中使用。该药在儿科患者中的安全性和有效性尚未确定。贝曲沙班有 40 mg 和 80 mg 两种胶囊。

2.6 磺达肝素

磺达肝素是一种基于五糖序列的合成抗凝剂，它构成了肝素最小的抗血栓结合区。磺达肝素通过模拟肝素与抗凝血酶Ⅲ的结合部位发挥作用，从而增强 A TⅢ的抗凝作用[54]。它是激活因子Ⅹ的一种高度选择性的间接抑制剂。磺达肝素与血小板没有相互作用，半衰期比肝素长。它实际上并不抑制凝血酶，而是作为Ⅹa 因子的间接抑制物发挥作用。对全髋关节置换术后患者的初步研究表明，每天最小剂量为 1.5 mg 的患者比每 12 小时注射 30 mg 依诺肝素的患者发生静脉血栓栓塞的情况要少，但每天注射 6 mg 或 8 mg 时，这些患者也会出现大量出血。在抗凝效果理想，但患者对低分子肝素和普通肝素表现出超敏反应的情况下，推荐使用磺达肝素[55]。进一步的研究表明，当患者在怀孕期间服用磺达肝素时，在胎儿中没有检测到效果，这意味着药物没有胎盘转移[56]。

3. 直接凝血酶抑制剂

3.1 达比加群

另一种 DOAC，达比加群（Pradaxa），与直接的凝血因子Ⅹa 抑制剂相比，有一些相似之处，也有一些不同之处。与这些药物一样，达比加群也用于静脉血栓的预防和治疗，以及急性冠脉综合征发生后的二级预防。与直接凝血因子Ⅹa 抑制剂不同，达比加群是一种可逆的口服直接凝血酶（因子Ⅱa）抑制剂，半衰期约为 12 ～ 14 小时[30]。达比加群通常在摄入后 2 ～ 3 小时内发挥最大的抗凝作用，但同时不影响药物的生物利用度，脂肪食物会延迟其吸收。达比加群既能抑制游离凝血酶，又能抑制凝血酶结合型凝血酶；它还能抑制凝血酶诱导的血小板聚集。达比加群可抑制凝血级联过程中纤维蛋白原向纤维蛋白的转化，防止血栓的形成。因此，达比加群延长凝血标志物，如 aPTT、ecarin 凝血时间（ecarin clotting time，ECT）和凝血酶时间（thrombin time，TT）。抗凝活性的程度可以通过 ECT 和 aPTT 来评估[33, 57]。

肾功能不全患者不推荐使用达比加群[41]。使用达比加群存在胃肠道出血和颅内出血的主要风险。据报告达比加群的缺血性卒中发病率最高[47]。达比加群的其他禁忌证包括肥胖和同时使用 P- 糖蛋白抑制剂或诱导剂，如酮康唑、维拉帕米或利福平。达比加群最常见的不良反应是胃炎样症状和出血（＞ 15%），过早停药后血栓形成事件的风险增加，以及人工心脏瓣膜患者的血栓栓塞和出血事件[58]。

当用于外科患者的 VTE 预防时，达比加群的剂量是术后 1 ～ 4 小时 110 mg，然后每天 220 mg，连续 28 ～ 35 天（全髋关节置换术）或 10 天（全膝关节置换术）。如果用于 VTE 的治疗，最初应该进行 5 ～ 10 天的肠外抗凝；然后达比加群每天两次，每次 150 mg[41]。

3.2 使用适应证

目前，DOAC 被批准用于以下适应证：

1. 非瓣膜性心房颤动（non-valvular atrial fibrillation，NVAF）患者卒中和全身栓塞的预防
2. 深静脉血栓形成（DVT）和肺栓塞（PE）的治疗及其复发的预防
3. 髋膝关节置换手术患者静脉血栓栓塞症（VTE）的预防

3.3 DOACs 的给药和剂量建议

当考虑使用 DOAC 时，定期评估肾功能作为临床用药指征，并据此调整疗法[52]。美国 FDA 对以下适应证的推荐剂量[39, 59-60]：

1. 非瓣膜性心房颤动（NVAF）患者卒中和全身栓塞的预防

达比加群：肌酐清除率（CrCl）＞ 30 ml/min 者口服 150 mg，每日 2 次；CrCl 15 ～ 30 ml/min 者口服 75 mg，每日 2 次。

利伐沙班：CrCl ＞ 50 ml/min 者口服 20 mg，每日 1 次，晚餐时口服；CrCl 15 ～ 50 ml/min 者口服 15 mg，每日 1 次，晚餐时口服。

阿哌沙班：口服 5 mg，每日 2 次；有以下至少两个特征的患者口服 2.5 mg，每日 2 次：年龄≥ 80 岁，体重≤ 60 kg，或血肌酐≥ 1.5 mg/dl。

艾多沙班：CrCl ＞ 50 ～≤ 95 ml/min 者口服 60 mg，每日 1 次；CrCl ＞ 95 ml/min 者避免使用；对 CrCl 15 ～ 50 ml/min 者口服 30 mg，每日 1 次。

2. DVT 和 PE 的治疗以及预防这些情况的复发

CrCl ＞ 30 ml/min 的患者在以往治疗后口服达比加群 150 mg，每日 2 次。

利伐沙班在前 21 天随食物口服 15 mg，每日 2 次；此后随食物口服 20 mg，每日 1 次；标准抗凝治疗至少 6 个月后，为预防复发，随食物口服 10 mg，每日 1 次[61]。阿哌沙班口服 10 mg，每日 2 次，疗程 7 天；此后口服 5 mg，每日 2 次[62]。

艾多沙班口服 60 mg，每日 1 次；CrCl 15 ～ 50 ml/min 或体重≤ 60 kg 或使用某些 P-gp 抑制剂的患者口服 30 mg，每日 1 次。

3. 髋关节与膝关节置换术患者 VTE 的预防

CrCl ＞ 30 ml/min 的患者首日口服达比加群 110 mg，然后 220 mg，每日 1 次。

利伐沙班口服 10 mg，随或不随食物。

阿哌沙班口服 2.5 mg，每日 2 次。建议髋关节置换术患者用药 35 天，膝关节置换术患者用药 12 天。

3.4　副作用和禁忌证

达比加群最常见的不良反应是胃炎样症状和出血（＞ 15%），过早停药后血栓形成，以及人工心脏瓣膜患者的血栓栓塞和出血的风险增加[63-64]。利伐沙班最常见的不良反应是出血（＞ 5%）、非瓣膜性心房颤动停药后卒中以及脊髓 / 硬膜外血肿风险增加[65-66]。使用艾多沙班治疗 NVAF 时最常见的不良反应是出血和贫血（≥ 5%），用于 DVT 和 PE 时最常见的不良反应是出血、皮疹、肝功能异常和贫血（≥ 1%）[67-68]。使用阿哌沙班，最常见的不良反应与过早停药后出血和血栓事件风险增加有关（＞ 1%）[69]。达比加群和 FⅩa 抑制剂药物禁忌用于有活动性病理性出血、对达比加群有严重超敏反应史和机械心脏瓣膜的患者[39，59-60]。

3.5　静脉注射直接凝血酶抑制剂

比伐卢定（Angiomax）和阿加曲班也可作为凝血抑制剂，但不被视为“DOAC”，因为它们必须通过静脉途径给药，而不是口服途径。比伐卢定是水蛭素的合成衍生物，水蛭素是药用水蛭（水蛭）唾液腺中的一种化合物。因此，它有时被幽默地称为“蜗牛的口水”。比伐卢定是一种有效且高度特异的凝血酶抑制剂（因子Ⅱa）。静脉注射后，它既能抑制循环和凝血酶原复合物结合的凝血酶，又能抑制凝血酶介导的血小板活化和聚集。由于其起效快，半衰期短，其抗血栓反应是非常可预测的。虽然比伐卢定直接抑制凝血酶，但它与肝素无关，因此没有肝素诱导的血小板减少症（heparin-induced Thrombocytopenia，HIT）的风险。它可用于那些易发生 HIT 的患者。虽然目前还没有药物可以终止或抑制比伐卢定的作用，但它可以通过肾脏机制（约 20%）和血清和肝脏中存在的蛋白质的蛋白水解作用（约 80%）相结合来清除。

在肾功能正常的患者中，比伐卢定抗凝作用的预期半衰期约为 25 分钟，在停止输注比伐卢定后约一小时内，凝血时间有望恢复到基线水平；对于严重肾功能不全的患者，这一时间可能延长至略低于一小时。当给有严重肾损害的患者用药时，需要调整剂量[70]。透析依赖患者的抗凝作用半衰期可延长至 3.5 h 左右。

在美国，比伐卢定的典型剂量是初始静脉推注 0.75 mg/kg，然后输注 1.75 mg/（kg · h）。尽管比伐卢定未被批准用于心脏手术或其他围手术期使用，但它是唯一的“替代抗凝剂”，该药已被作为前瞻性地研究用于心脏手术中的 HIT 和非 HIT 患者[71]。当作为需要体外循环心脏手术的抗凝剂时，通常建议静脉注射初始剂量为 1.5 mg/kg，并在体外循环泵启动液中额外添加 50 mg 比伐卢定。给予初始剂量后，通过活化凝血时间（activated clotting time，ACT）监测比伐卢定的抗凝效果。ACT 至少 500 秒可为心肺体外循环提供合适的抗凝，超过200秒用于血管手术如心肺体外循环停机。目前无“逆转药物”来中止比伐卢定的作用，因此抗凝效果的结束依赖患者自身清除机制。

3.6 阿加曲班

阿加曲班是一种直接的凝血酶抑制剂。FDA最初批准它用于肝素诱导的血小板减少症（HIT）患者的预防或血栓治疗。目前，它既用于HIT的治疗，也用于抗凝。阿加曲班在肝脏中代谢，清除主要通过肝脏代谢。对于肝功能不全的患者，调整阿加曲班的剂量可能是必要的[72]。在肝功能正常的患者中，阿加曲班的半衰期约为45～50分钟。在肝功能受损的患者中，清除率大约是健康患者的四分之一，给药剂量的半衰期增加了两到三倍[73]。

为了达到足够的血管外科抗凝效果，在使用阿加曲班时，通常先以350 μg/kg的剂量在3～5分钟内注射，然后继续以25 μg/(kg·min)的速度输注。阿加曲班是一种直接凝血酶抑制剂，半衰期约为40～50分钟。这使得它作为需要体外循环的心脏手术的抗凝剂不太适合，因为需要频繁的监测和重复给药。如果用于“非体外循环冠状动脉旁路术”，应确保ACT大于200 s。应在大剂量注射后约5～10分钟检查活化凝血时间（ACT），以确保抗凝足以满足后续计划的操作。像比伐卢定一样，目前还没有“逆转药物”来终止服用阿加曲班后的抗凝效果。比伐卢定或阿加曲班均可用于持续性肝素诱导的血小板减少IgG抗体阳性患者的心脏手术抗凝。

3.7 监测抗凝效果

无论何时使用比伐卢定或阿加曲班进行抗凝，监测抗凝效果，将剂量滴定到预期效果都可能是具有挑战性的。虽然黏弹性测试（如TEG或ROTEM）广泛用于指导“护理点（point of care）”促凝剂和止血剂的治疗，但很少有数据描述其用于肠外直接凝血酶抑制剂。直接凝血酶抑制剂，包括阿加曲班和比伐鲁丁，可以延长血栓形成时间，但对最大凝血强度可能只有很小的影响[74]。使用蛇静脉酶凝结时间可以更准确地测量直接凝血酶抑制剂的浓度[75]。

4. 传统使用的抗凝剂：华法林和肝素

4.1 华法林

华法林自1954年开始用于人类医学，是世界上使用最广泛的抗凝血剂。华法林的发现历史可以追溯到30多年前。在20世纪20年代，美国北部和加拿大的牛突然出现一种罕见的疾病，其特征是致命的出血，要么是自发的，要么是受了轻伤。人们认识到，这些牛吃的是发霉的甜三叶草制成的青贮饲料[39]。科学检查表明，这种发霉的三叶草含有一种通过降低凝血酶原活性而导致出血的因子。直到1940年，威斯康星大学麦迪逊分校（University of Wisconsin-Madison）的美国生物化学家卡尔·林克（Karl Link）和他的学生哈罗德·坎贝尔（Harold Campbell）分离出这种出血性化合物，后来发现甜三叶疾病中的抗凝剂是双香豆素［3,3′-亚甲基双-(4-羟基香豆素)］[59]。随着进一步的研究，到1945年，林克合成了华法林并获得了专利。它最初于1952年在美国被批准为灭鼠剂，后来在1954年被批准为人类抗凝剂。华法林这个名字来源于“威斯康星州校友研究基金会”（持有该化合物专利的企业实体）的首字母——WARF，以及源自主要化合物“香豆素（arin）”学名结尾的华法林[39]。

与前面讨论的DOAC药物相比，华法林是一种口服抗凝剂，它通过竞争性抑制多单位维生素K环氧化物还原酶复合物的亚基1发挥作用。这会减少维生素K依赖蛋白的羧化（如本章前面所述），并抑制凝血因子Ⅱ（半衰期为59小时）、凝血因子Ⅱ（半衰期为6小时）、凝血因子Ⅸ和凝血因子Ⅹ的激活。华法林还降低调节抗凝蛋白C和蛋白S的活性，导致最初的促凝状态。因为它对循环中的完全羧化分子没有影响，所以需要几天的时间才能建立起抗血栓作用。华法林已被用于有房颤、急性冠脉综合征、心力衰竭、人工心脏瓣膜、卒中、深静脉血栓形成（DVT）、肺栓塞（PE）或抗磷脂综合征病史的个体的血栓栓塞预防。

华法林以两种光学活性异构体R和S的形式存在，它们与蛋白质高度结合（99%）。口服生物利用度在90%左右。华法林在肝脏中通过氧化代谢，涉及几种细胞色素 P450 同工酶；华法林的消除几乎完全由肝微粒体酶代谢完成。S- 华法林的药效是 R- 华法林的 5 倍，主要由 CYP2C9 代谢，而 R- 华法林主要由 CYP2C19、CYP1A2 和 CYP3A4 代谢。某些个体携带 CYP2C9 的等位基因变异，这会降低华法林的代谢率。据估计，这些变异发生在高达 11% 的高加索人口中。华法林的半衰期为 25 ～ 60 小时（平均为 40 小时），作用持续时间为 2 ～ 5 天[76]。

华法林的治疗指数很窄，需要的剂量也不尽相同。这种不同剂量要求、不同代谢率和清除率的组合，使得患者很难维持在规定的抗凝范围内。将患者维持在大于 2 但小于 3 的理想 INR 目标范围内是具有挑战性的；INR 小于 2 会增加血栓事件的风险，而 INR 大于 3 则会增加出血的风险[39]。这些出血事件包括瘀斑、隐匿性出血或出血、上消化道或下消化道出血、镜下或肉眼血尿、鼻出血或颅内出血。与新的 DOAC 药物相比，使用华法林具有最高的致命性颅内出血风险[42]。此外，在蛋白 C 缺乏的患者中，使用华法林还存在致畸性、胆固醇栓塞、血管钙化、肾病和皮肤坏死等相关风险。另外，亚治疗 INR 可能导致危及生命的血栓栓塞事件。

与使用其他抗凝剂类似，使用华法林的禁忌证包括活动性出血、严重血小板减少症（定义为血小板计数＜ 50 000/L）、严重创伤、侵入性操作、产科分娩、颅内出血史、颅内或脊髓肿瘤史、实施神经麻醉以及严重的未控制的高血压。对华法林更具特异性的其他禁忌证包括甲状腺疾病和肾功能不全[39]。开始华法林治疗的患者；通常在治疗的第一天和第二天开始每天服用 5 mg；然后在第三天，通常根据 PT/INR 的结果调整剂量。老年、虚弱、营养不良或既往有肝、心脏或肾疾病的患者通常每天服用 2.5 mg 或 2.5 mg 与每天 5 mg 交替使用[59]。多种因素影响华法林剂量，包括年龄、体重指数、性别、种族、伴随药物使用、合并症，以及影响华法林药代动力学和药理学的遗传变量。萨利赫等已经提出应用人工神经网络（artificial neural network，ANN）来开发华法林剂量算法，他们能够预测 48% 的患者的理想华法林剂量[77]。

4.2 肝素

与前面讨论的其他口服和静脉注射抗凝剂不同，肝素不依赖于抗凝血酶活性来提供抗凝效果，肝素是一种抗凝血酶依赖的间接凝血因子Ⅹa 抑制剂[60]。肝素可以通过皮下或静脉途径给药，但不能通过口服途径给药。肝素的使用适应证包括预防和治疗血栓栓塞性疾病（VTE、PE）和与心房颤动相关的血栓并发症，防止血管和心脏手术期间的凝血，以及作为体外循环和透析程序的抗凝剂。肝素的禁忌证包括对肝素过敏、严重的血小板减少症、肝素诱发的血小板减少史（HIT）和无控制的活动性出血，除非出血是由于弥散性血管内凝血（diffuse intravascular coagulation，DIC）[66]。肝素抗凝的起始量通常是 80 U/kg，然后是 18 U/（kg · h）的治疗量或术前 2 小时 5000 U 的皮下注射，然后每 8 ～ 12 小时一次，作为预防性剂量[78]。与使用肝素相关的副作用包括血小板减少、HIT、胸痛、休克、血栓形成、血管痉挛、出血和肝酶升高[66]。与华法林不同的是，肝素不会穿过胎盘，因此当怀孕期间需要抗凝时，它被认为是一种更有用的抗凝药物且显著降低风险。肝素可用于治疗妊娠期血栓栓塞性疾病[65]。

华法林、肝素和新型 DOAC 可用于预防和治疗围手术期可能出现的严重血栓栓塞并发症。虽然这些药物都有特定的副作用，但所有抗凝剂的共同之处是有大出血的风险。由于使用上述任何一种抗凝药物的患者经常同时服用会影响抗凝剂代谢的药物，他们发生不良事件的风险往往会增加。开这些药或使用这些药的临床医生应该充分了解各种药物-药物存在的相互作用。抗凝剂和抗抑郁剂、抗血小板、抗生素、非甾体抗炎药和中草药保健品之间的相互作用已清楚地记录在案[60-63，78]。

5. 药物的相互作用：药物分类

5.1 抗抑郁药和 SSRIs

华法林是由细胞色素 P450 酶代谢的。其中细胞色素 P450 2C9（简称 CYP2C9）在外源和内源化合物的氧化中起重要作用。这种酶被抗抑郁药氟西汀和氟伏沙明抑制。当使用这些抗抑郁药的患者同时使用华法林时，华法林的代谢效率就会降低。这导致华法林水平增加，效应增强。其他抗抑郁药，如西酞普兰、奈法唑酮和舍曲林，还未表明与华法林有关[69]。同样，同时使用度洛西汀和华法林也发现

INR严重升高。这被认为是各种细胞色素P450酶代谢的结果，或者是两种物质在蛋白结合位点的竞争性结合的结果[63]。

5.2 抗血小板药物

多项研究表明，联合使用抗血小板药物和抗凝血剂会导致不良协同反应，最终导致出血增加。SO和Eckman在一篇论文中详细介绍了一个这样的例子；他们说，“多项研究检验了具有这两种适应证的患者联合使用抗血小板和抗凝治疗的结果，表明与单独使用任何一种治疗方法相比，大出血的风险增加了”[79]。同样，一项对25307名患者的meta分析表明，ACS患者联合使用抗血小板和抗凝剂并不能减少主要不良心脏事件（major adverse cardiac events，MACE），如全因死亡、非致命性心肌梗死和非致命性血栓栓塞性卒中，但它确实增加了大出血的风险。由于同时使用全剂量华法林和阿司匹林会带来负面的临床结果，这种联合用药不是冠心病或外周动脉疾病长期治疗的首选[63]。“影响血小板功能的药物与华法林具有协同药效作用；因此，联合使用可导致PT-INR显著增加，进而增加出血风险”[68]。一项对278 074名一直在使用华法林的澳大利亚退伍军人进行的研究表明，大约7.2%的退伍军人接受了非甾体抗炎药的联合治疗，5.9%的退伍军人接受了非甾体抗炎药等抗血小板药物的治疗。然而，这项研究没有评估与这些潜在危险的相互作用相关的危害，并指出他们的研究不能评估同时购买的非处方药，如阿司匹林和一些非甾体抗炎药[80]。

5.3 抗生素

抗生素和抗抑郁药一样，是由CYP450酶大量代谢的，尤其是CYP3A4，也被发现与通透性糖蛋白相互作用。由于许多抗凝剂同时与CYP3A4和通透性糖蛋白相互作用，药物与药物的相互作用可能会发生并影响这些药物的代谢。值得注意的是，同时使用克拉霉素和利福平会降低达比加群的生物利用度。克拉霉素、红霉素、氟康唑和酮康唑影响利伐沙班的生物利用度。由于阿哌沙班和依度沙班是较新的药物，可获得的药物–药物相互作用数据较少[62]。正如Minno等的表格中详细描述的那样，由于通透性糖蛋白（P-gp）和CYP450酶的抑制[68]，同时使用常用抗真菌药物和抗生素可以增加血浆DOAC浓度。抑制P-gp和CYP3A4的是“康唑”类抗生素：酮康唑、伊曲康唑、伏立康唑和泊沙康唑。抑制P-gp和CYP450的是“霉素”类抗生素：红霉素、克拉霉素和阿奇霉素。

5.4 非甾体抗炎药

同时使用非甾体抗炎药和华法林具有协同效应，导致出血增加。其他常用的抗炎药物，如对乙酰氨基酚、别嘌呤醇、塞来昔布、右丙氧芬、吲哚美辛、甲泼尼龙、吡罗昔康、舒林酸和曲马多，都能增加PT/INR，而美沙拉嗪和柳氮磺胺吡啶则降低PT/INR[68]。已经注意到不良药物相互作用发生在非甾体抗炎药与多种伴随给予的药物之间，如阿司匹林、酒精、一些抗高血压药、抗抑郁药和其他常用药物[81]。

5.5 中草药保健品/银杏

与前面讨论的药物一样，许多中草药保健品与抗凝剂有药物间的相互作用，因此可能会增加出血风险。与维生素K拮抗剂（如华法林）相比，DOAC的作用已被证明更稳定，受中草药保健品或饮食差异的影响更小[68]。此外，已经服用华法林的患者服用的中药保健品的数量也会影响出血的风险；Chan等研究发现，与每周服用4次大于1种中草药相比，不服用或仅服用1种中草药＜4次/周的华法林患者PT-INR值更有可能在2.0～3.0的最佳治疗范围内（58.1% *vs.* 51.1%，$P = 0.046$）[60]。食用银杏也会增加出血的风险；体外研究表明，银杏中的成分黄烷醇苷元（如杏仁黄酮）可以抑制CYP2C9，从而增加这种酶代谢的抗凝血剂的血浆浓度[68]。

6. 药物–药物相互作用：特定药物

6.1 胺碘酮

由于华法林用于预防或降低心房颤动患者、人工瓣膜患者和有血栓栓塞病史的患者卒中的风险，因此胺碘酮和华法林一直同时使用。当存在室性或室上性心律失常时，胺碘酮（作为一种半衰期较长的 Vaughan-Williams Ⅲ类抗心律失常药）可与华法林同时使用。当患者同时使用这两种药物时，意识到由此产生的相互作用是至关重要的。胺碘酮经 CYP3A4 和 CYP2C8 代谢为脱乙胺碘酮，这些肝酶在一定程度上也参与了华法林的代谢。胺碘酮降低 CYP2C91A2 和 3A4 酶，从而抑制华法林羟基化[82-84]。这降低了更有效的 S- 华法林的清除率。在接受胺碘酮和华法林联合用药的患者中，无论何时使用这两种药物，肝脏清除率的减少都会增加抗凝效果。由于达到治疗性 INR 所需的华法林剂量减少，因此增强了抗凝作用。一些研究还表明，蛋白质结合的改变也是造成这种效果的原因之一。

多种因素会影响这些相互作用，例如患者的特殊基因，心脏、肝脏或肾脏系统的合并症，甲状腺功能障碍，胃肠道出血或癌症。影响新陈代谢和清除率的特定相互作用也可能与使用的其他特定药物有关。这些相互作用是患者特有的，不能很清楚地预测。高龄患者也可能降低这两种药物的清除率，增加不良反应的可能性。

华法林与胺碘酮之间的药物相互作用可增强华法林的药效并延长 INR，原因是延长了半衰期。在 Holm 等人进行的一项瑞典回顾性研究中，超过三分之一的同时接受华法林和胺碘酮治疗的患者在 3 周内显示出超治疗抗凝作用，INR 约为 3.07[82]。

当患者同时使用胺碘酮和华法林时，出血风险增加。在胺碘酮开始使用后，每 3 ～ 4 天密切监测一次 INR，以维持抗凝治疗水平，并及时调整剂量，这对于防止危及生命的出血事件和住院至关重要。在 Sanoski 等的一项研究中，为了确定长期服用胺碘酮患者的剂量关系，两者相互作用在 7 周时达到峰值，并与华法林剂量平均最大减少 44% 相关；此后华法林需求量逐渐增加。此外，他们还报道了这种相互作用依赖于胺碘酮的维持剂量[83]。Lam 等在一项对老年患者的回顾性研究中发现，与单独接受华法林治疗的患者相比，接受胺碘酮治疗的患者发生出血的风险更大，并且在开始使用胺碘酮后死亡率为 12.5%[85]。

在开始胺碘酮治疗时，有很多建议。Holm 等建议最初将华法林的平均剂量减少 25%[82]。Sanoski 的一项研究建议，使用 400 mg/d 的胺碘酮时，华法林的剂量减少 40%，当胺碘酮的剂量逐渐减少以达到 INR 2 ～ 3 时，华法林的剂量再减少 55%[83]。2002 年，家庭医生被告诫注意胺碘酮和华法林之间的相互作用；建议在胺碘酮剂量的基础上减少华法林剂量的百分比[86]。Carpenter 等建议在开始胺碘酮后经验性减少华法林剂量 30% ～ 50% 并每周 INR 监测[84]。

6.2　环丙沙星

在一项基于人群的研究中，Fischer 等指出在老年患者中同时使用华法林和环丙沙星会增加上消化道出血入院的风险[87]。莱恩和他的同事发现，在华法林使用者中，42.6% 的抗菌处方药有过度出血风险（TMP/SMX、环丙沙星、左氧氟沙星、甲硝唑和氟康唑）[88]。

一项对 1987 年至 1997 年向 FDA 自动报告系统（spontaneous reporting system，SRS）数据库报告的所有 66 例病例的研究，包括发生在他的机构（Ellis 等）的两例。报道称，以前使用华法林抗凝的患者在接受环丙沙星治疗后，可能会出现过度的凝血酶原反应和出血特异质。在这些患者中，有 50 名患者在首次使用环丙沙星后 5.5 天内发现了这种凝血障碍。环丙沙星-华法林凝血病最常发生在 60 ～ 70 岁的患者和需要多种药治疗的患者中。此外，他们报告说，当患者接受凝血障碍的积极治疗时，凝血障碍的消退更快，而不是简单地停用相关药物和在凝血障碍自发消失的同时继续对患者进行医学观察。Ellis 的这项研究建议，环丙沙星治疗后 4 ～ 5 天内应检查 INR，尤其是老年患者[89]。

6.3　克拉霉素（比亚辛）

克拉霉素是一种大环内酯类抗生素。如 Lane 等所述，该药物是一种高风险抗生素，与华法林相互作用，增加需要住院治疗的严重出血风险[90]。克拉霉素通过 CYP3A 和 P- 糖蛋白抑制华法林代谢。它还可以消除肠道中产生维生素 K 的细菌，进一步改变华法林的治疗效果，延长 INR。INR 监测在用药后 3 ～ 14 天内是必不可少的，以降低严重出血事件的风险。2006 年发表在《急诊医学杂志》上的一份病例报告了一例 69 岁妇女腹膜后血肿的病例，她一直在服用慢性华法林，并被给予克拉霉素治疗下呼吸道感染[91]。

6.4 红霉素和奎尼丁

红霉素和奎尼丁都能影响细胞色素 P1A2 和 P3A4。Al-Jody 和 Rubin 描述了一例患者因胸部感染而接受红霉素治疗，服用华法林后出现罕见的自发性心脏压塞[92]。

6.5 利福平（Rifadin，Rimactane）

利福平可以诱导 CYP2C9 和 CYP3A4，因此可以增加华法林的清除率。这可能导致 INR 降低，除非开始使用利福平治疗时华法林剂量增加 25 ～ 40%。Poon 等报道了一名 20 个月大的女婴存在华法林与利福平药物相互作用——由于华法林剂量要求的急剧增加，对华法林管理提出了挑战[93]。

6.6 甲硝唑（灭滴灵）

甲硝唑降低 CYP2C9 活性，从而干扰 S- 华法林的代谢。当患者使用华法林时，在服用的药物中加入甲硝唑，这会导致 INR 的增加。这种情况 / 现象可能在临床上很重要，因为 INR 每增加 1.0，颅内出血的风险就会加倍。即使没有发生颅内出血，其他轻微出血并发症的风险似乎也会增加。建议在开始甲硝唑（灭滴灵）治疗时，华法林剂量应减少 25% ～ 40%[94]。Holt 等的一项回顾性研究建议在服用甲硝唑的同时将平均每日剂量减少 30% ～ 35% 以维持治疗性抗凝。然而，在考虑预先减少华法林剂量的同时，应权衡亚治疗 INR 的风险和血栓栓塞事件与出血的风险。在血栓栓塞风险较高的情况下，INR 应在两种药物开始使用后不晚于 72 小时进行监测[94]。

6.7 甲氧苄啶 / 磺胺甲噁唑（复方新诺明）

复方新诺明是一种与华法林相互作用的强效抗菌剂。抗菌素可以抑制 CYP450 同工酶，改变蛋白质结合，改变肠道菌群，从而减少维生素 K 的吸收。几项研究表明，这种药物显著且迅速地提高了服用华法林的患者的 INR，并显著增加了意外出血的风险，特别是在老年患者中。2010 年的《内科年鉴》讨论了华法林和复方新诺明的联合使用。这篇文章清楚地指出，很少有药物之间的相互作用像这两种药物一样十分明确。这些相互作用被认为显著增加了胃肠道的风险，这被国家质量论坛定为“从未发生过的事件”[95]。复方新诺明降低 CYP2C9 活性；这主要是由于成分中的磺胺甲噁唑，而不是甲氧苄啶。同时使用华法林和甲氧苄啶 / 磺胺甲噁唑，出血风险增加 2 ～ 5 倍[96]。当使用华法林的患者同时开始接受复方新诺明治疗时，应在开始使用抗菌药后的 3 ～ 4 天内监测 INR。当复方新诺明开始使用时，推荐华法林剂量减少 10% ～ 20%，以避免在 INR 随访前潜在危险的增加[97]。由于华法林的半衰期较长，剂量滴定应较慢。同样重要的是，一旦停用抗菌药物，调整华法林剂量，以避免亚治疗 INR。Fischer 推荐服用华法林的老年患者，当复方磺胺甲噁唑和华法林同时使用时，考虑到上胃肠道出血高风险，建议最好更换其他抗生素[87]。

6.8 氟伐他汀（来司可）

HMG-CoA（3- 羟基 -3- 甲基戊二酰辅酶 A）还原酶抑制剂对缺血性心脏病的一级预防和二级预防均有效。由于它们通常长时间使用于老年患者身上，因此必须始终牢记药物的相互作用。氟伐他汀是一种人工合成的 HMG 辅酶 A 还原酶抑制剂，也是一种调脂药物。心血管疾病患者经常同时服用华法林和他汀类药物。在对两者相互作用的研究中发现，氟伐他汀显著取代了华法林的血浆蛋白结合[98]。氟伐他汀抑制 CYP2C9 和 7- 羟基华法林的形成。这增加了华法林浓度，增加了出血风险。其他的“他汀类”药物，洛伐他汀、瑞舒伐他汀和辛伐他汀也有类似的效果。尽管“他汀类药物”和华法林的联合治疗经常被认为是有效的，但在开始治疗或改变药物剂量后，应密切监测 INR。

6.9 阿托伐他汀（立普妥）

另一种 HMG-CoA 还原酶抑制剂通常用于缺血

性心脏病的一级和二级预防。由于这类药物通常在老年患者中使用较长时间，因此必须始终牢记药物相互作用。除了已经注意到的与这类药物的相互作用外，阿托伐他汀还抑制 CYP3A4 同工酶，它参与活性较低的 R 异构体代谢，并产生了之前使用伊曲康唑（Sporanox）时遇到的同样的问题。Schelleman 等的一项观察性研究报道了长期服用华法林的患者在服用他汀类药物的开始便会增加胃肠道出血的潜在风险，特别是在第一次服用降高脂药期间[99]。《英国医院医学杂志》上的一篇病例报告描述了在接受稳定的阿托伐他汀治疗的患者开始使用华法林后发生的罕见的急性横纹肌溶解事件[100]。其机制似乎是华法林增加了他汀类药物的生物利用度，导致急性横纹肌溶解。密切监测 INR、血清肌酸激酶水平，当这些药物联合使用时，需要保持警惕，因为这两种药物都有可能提高生物利用度。

6.10　卡马西平（替格列托）

卡马西平是一种亚胺类抗癫痫药物，用于治疗颞叶癫痫 / 复杂部分性癫痫。此外，卡马西平已被用作治疗三叉神经痛的一线药物。它通过诱导细胞色素 P450 组（主要是 CYP2C9 和 CYP3A4）增强华法林代谢。瑞典的一项回顾性研究报告称，联合服用卡马西平的华法林患者在 3 ～ 5 周内出现亚治疗抗凝效果。随后，平均华法林剂量增加了 49.2%（95% 置信区间为 42.8 ～ 55.9），以维持理想的抗凝水平[101]。Clarke 等也发现卡马西平开始用药后，华法林剂量需求量增加了 32%。在这项研究中，与华法林的相互作用是缓慢的，起效时间不一致，从 16 天到 30 天不等。因此，作者没有对预测的剂量优先调整提出建议[102]。

当卡马西平在华法林治疗期间开始或停用时，密切的 INR 监测是必不可少的，以满足剂量需求的预期变化，并预防缺血性卒中和血栓形成。

6.11　氟伏沙明（兰释）

同时使用氟伏沙明或其他选择性 5- 羟色胺再摄取抑制剂（SSRIs）和华法林是非常普遍的，因为心血管疾病和抑郁症经常共存。理论上，SSRIs 可以通过阻止血小板重摄取 5- 羟色胺来抑制血小板聚集。马来酸氟伏沙明对多种细胞色素（CYP1A2、CYP2C9、CYP2C19 和 CYP3A4）有明显的抑制作用。它是一种有效的 CYP2C9 抑制剂，单次给药后半衰期为 17 ～ 22 h。这是一个重要的考虑，因为 CYP2C9 是香豆素更活跃（S）- 对映体的主要代谢酶。当这些药物联合使用时，这似乎会增加华法林过度抗凝作用的风险。

Dong 等的多数据库队列研究对 52 129 名患者进行了长达 180 天的跟踪调查，并分析了服用 SSRIs 和华法林的患者的出血和血栓栓塞事件以及死亡率。他们的结论是，同时使用华法林和 CYP2C9 抑制剂 SSRIs 治疗的患者出血、缺血或血栓事件和死亡率相似。这项研究表明，在临床实践中，抑制 CYP2C9 的 SSRI 似乎不会影响华法林治疗的主要安全性或有效性，因为在临床实践中，患者可能受到密切监测[103]。对药代动力学相互作用的影响比预期的要小，因此对临床结果的影响很小，一个可能的解释是代谢华法林的其他酶表达上调。

然而，与 Dong 的研究相反，在其发表前几年 Quinn 等报道了在服用华法林的患者中，服用 SSRI 与大出血相关[104]。大约两年前，Hackam 等还描述了与仅使用口服抗凝剂的患者相比，同时使用 SSRI 和口服抗凝剂的患者脑内和颅内出血的风险增加[105]。显然，在管理同时使用 SSRI 药物和华法林的患者时，即使可能没有明确的“因果”关系，也应该谨慎行事。

6.12　氟西汀（百忧解）

氟西汀是一种选择性 5- 羟色胺再摄取抑制剂，在与华法林同时使用的药物中排名第 14 位[76]。盐酸氟西汀是一种有效的 CYP2C9 抑制剂，能抑制 S- 华法林的氧化代谢。这种药物对血浆白蛋白有很高的亲和力。SSRIs 可能通过降低血小板 5- 羟色胺水平而阻碍血小板聚集，并增加治疗反应和 INR。考虑到华法林的治疗指数很窄，且精神病学中有多种药物可能会干扰华法林的作用，2009 年发表的一项数据分析建议，虽然氟伏沙明和氟西汀具有最高的潜在风险，但舍曲林和西酞普兰似乎是华法林患者使用的最安全的抗抑郁药物[106]。

6.13 伊曲康唑（斯波拉诺）

伊曲康唑是一种广谱三唑类抗真菌药，用于预防和治疗曲霉病、地方性真菌病、甲真菌病和阴道念珠菌病。它抑制 CYP3A4，而 CYP3A4 参与 R（＋）华法林（华法林的生物活性较低的对映体）和 P- 糖蛋白代谢，因此，相互作用没有其他唑类抗真菌药物严重[107]。伊曲康唑初始 / 剂量增加时抗凝作用增加（如 INR、出血），停用 / 剂量减少时抗凝作用减少，因此建议监测凝血功能（如 INR）[107]。

6.14 氟康唑（大扶康）

氟康唑通过 CYP2C9 抑制 S- 华法林的代谢，通过 CYP2C19 抑制 R- 华法林的 8- 羟基化[108]。UpToDate 建议经验性地减少华法林剂量 10% ～ 20%，同时进行剂量滴定的 INR 监测[109]。

6.15 咪康唑（莫尼司特）

咪康唑是一种广谱抗真菌药，对 CYP2C9 和 CYP2C19 的抑制作用最强，其次是伏立康唑和氟康唑。由于 CYP2C9 的强烈抑（S）华法林向（S）7- 羟基华法林的转化，PT-INR 增加[108]。服用华法林的老年患者通常有合并症，并增加了口腔念珠菌病的风险。局部给药后的全身吸收降低了（R）和（S）华法林的总清除率。一项研究报告了与华法林同时使用两周后易发生出血，表现为瘀斑、皮下血肿和血尿[68]。另一个病例报告描述了局部应用咪康唑治疗阴道念珠菌病后出现肠壁内血肿的急腹症[110]。在使用华法林的患者中，制霉菌素似乎是口服治疗念珠菌病的更安全的选择[111]。

6.16 伏立康唑（威凡）

伏立康唑是一种具有广谱抗真菌活性的三唑类化合物。它由 CYP450 酶代谢，主要由 CYP2C19、CYP2C9 和 CYP3A4 代谢[108]。它也是一种很强的 CYP3A4 抑制剂。（S）型是药理活性更强的异构体。由于 CYP2C9 途径参与其代谢，使得其与抗凝药物的相互作用具有重要的临床意义。这会导致凝血酶原时间的延长。Purkins 等进行了一项双盲随机对照研究，发现伏立康唑可能延长了华法林诱导的凝血酶原时间。在不减少华法林剂量的情况下，伏立康唑使用后 40 ～ 50 h 抗凝达峰效应似乎要高出近 50%。即使在与伏立康唑联合给药 144 h 后，仍能看到这种增强的抗凝作用。他们建议，如果伏立康唑和华法林联合应用，定期监测凝血酶原时间[112]。

6.17 扎鲁司特（安可来）

扎鲁司特是三种白三烯 C4、D4 和 E4（LTC4、LTD4 和 LTE4）的选择性肽白三烯受体拮抗剂，是过敏反应慢反应物质（slow-reacting substance of anaphylaxis，SRSA）的组成部分。半胱氨酰白三烯的产生和受体的占据与哮喘的病理生理相关，包括气道水肿、平滑肌收缩和炎症过程中细胞活性的改变，这些都是哮喘的体征和症状的原因。体外研究表明，扎鲁司特可拮抗三种白三烯（LTC4、LTD4 和 LTE4），对实验动物和人气道平滑肌有收缩作用。它还可以防止皮内 LTD4 诱导的皮肤血管通透性增加，并抑制吸入 LTD4 诱导的嗜酸性粒细胞进入动物肺部。在人类中，扎鲁司特抑制了因几种吸入性刺激引起的支气管收缩。支气管扩张、抗炎和类固醇的作用为过敏性和运动性哮喘患者带来了显著的益处。单剂量口服扎鲁司特预处理可抑制二氧化硫和冷空气引起的哮喘患者支气管收缩。当使用这类药物时，通常需要几周的时间才能看到最大的益处。因此，这些药物主要用于预防和治疗过敏性和运动性哮喘。扎鲁司特在口服后 3 h 内血药浓度达高峰，血浆蛋白结合率＞ 99%。其平均末端消除半衰期约为 10 h，主要利用 CYP2C9，通过 CYP450 体系羟化经肝脏代谢清除。体内研究表明扎鲁司特抑制 CYP3A4 和 CYP2C9 同工酶[113]。与正常受试者相比，有明显肝损害的患者（例如，活检证实的肝硬化）清除率降低导致最大浓度增加 50% ～ 60%，曲线下面积延长[114]。如果联合使用华法林治疗，扎鲁司特会损害华法林的正常清除，从而增强抗血栓作用。凝血研究显示 PT 和 INR 值增加证明了这一点。

6.18　西咪替丁（泰格美）

服用华法林的患者似乎并不十分关心西咪替丁的使用。参与西咪替丁代谢的细胞色素同工酶 CYP1A2 和 CYP3A4 主要参与较低效的 R- 华法林异构体的代谢。其作用和代谢抑制通常比联合用药影响 CYP2C9 同工酶的程度要小。

6.19　艾滋病病（HIV）毒感染者

患有艾滋病的患者容易形成静脉血栓。抗逆转录病毒药物的作用是通过细胞色素 P450 途径和 P- 糖蛋白介导的。抗 HIV 药物是蛋白酶抑制剂，因此表现出对细胞色素 P450 系统的抑制；它们也倾向于诱导 CYP2C9。这往往会增强华法林的代谢。这种影响涉及特定 CYP450 同工酶因抗 HIV 药物的不同而不同。当患者在使用抗凝药物的同时使用任何抗 HIV 药物，应监测任何一种药物的 INR 反应。

6.20　吲哚那韦（佳息患）

吲哚那韦是一种蛋白酶抑制剂，也是 CYP3A4 的抑制剂。尽管吲哚那韦表现出轻微到中度的肝损害，但当联合应用吲哚那韦时，人们对华法林代谢过度抑制的关注较少，因为没有涉及 CYP2C9 同工酶。

6.21　利托那韦（诺维雅）

Liedtke 和 Rathbun 发现间歇性使用利托那韦可能抑制而不是诱导 CYP2C9 和 CYP3A4[115]。

6.22　泼尼松（去氢可的松，sterap-red，普雷兹等）

泼尼松是一种常用的抗炎药。泼尼松和华法林联合用于特发性高嗜酸性粒细胞综合征（idiopathic hypereosinophilic syndrome，IHES），这是一种罕见的疾病，与心脏血栓形成和心内膜壁厚度有关。它们还用于治疗与自身免疫性疾病、系统性红斑狼疮（systemic lupus erythematosus，SLE）、多发性骨髓瘤、白塞病等相关的外周血管疾病。病例报告表明，在华法林中加入泼尼松后，INR 反应增强[116]。

在 Dowd 等的随机对照试验中，研究人员预先将剂量减少 10% ～ 20% 与根据反应来调整剂量组进行了比较，结果发现，预先减少华法林剂量后超治疗 INR 没有显著降低，反而与预期相反，增加了亚治疗 INR 的概率[117]。这些研究表明，使用皮质类固醇后 3 ～ 10 天内 INR 可能会增加。当这两种药物同时服用时，及时监测 INR 是至关重要的。治疗剂量的调整是可以预期的，但应基于 INR 反应。

6.23　非甾体抗炎药（NSAIDs）

非甾体抗炎药通常用于控制肌肉骨骼疼痛。非甾体抗炎药与华法林有相互作用，因其蛋白结合率高和细胞色素 P450 依赖性清除机制。此外，它们还具有抗血小板作用。当与华法林的抗凝作用叠加时，非甾体抗炎药可能通过侵蚀胃黏膜而引起胃溃疡，并增加发生重大消化道出血的风险。Yildirim 等描述了一名 80 岁女性的罕见并发症，她在过去 10 年中接受长期稳定的华法林治疗，并定期检测抗凝状态。在这次紧急报告之前，她最后一次的 INR 值是 2.1。三天前她使用非类固醇消炎药治疗关节炎疼痛，随后她出现在急诊科，主诉出现突然严重的腹痛，但没有发现黑便或便血。CT 检查显示远端空肠和近端回肠透壁增厚，并伴有广泛的游离腹腔积液。在急诊科观察期间，她的血红蛋白水平降至 3 g/dl，并出现失血性休克，尽管没有明确的证据表明她有外出血或腔内肠道出血。入院时，她的凝血酶原时间为 68.9 秒，INR 为 12。她被给予新鲜冰冻血浆、维生素 K 补充剂和红细胞以使 INR 和血红蛋白水平恢复正常[118]。

6.24　长期使用或滥用乙醇

慢性乙醇摄入通过诱导 CYP2E1 增加华法林清除率，而急性乙醇摄入抑制华法林代谢。

6.25　维生素 K

许多食物都含有大量的维生素 K，美国人平均每天摄入 60 ～ 80 μg 的维生素 K。饮食中的维生素 K 可以改变华法林的疗效。对于服用华法林的患者来说，饮食中高钾食物摄入量的一致性也很重要。含有维生素 K 或与维生素 K 辅酶 Q10 相关的代谢物的膳食补充剂有可能降低华法林的效果。特别是在使用抗凝血药物时，其他饮食成分可能影响患者凝血状态，包括减肥饮食（富含绿色蔬菜）、多种维生素 / 膳食补充剂、花椰菜、球芽甘蓝、卷心菜、羽衣甘蓝、菊苣、羽衣甘蓝、莴苣、芥菜、欧芹、菠菜、甜菜、萝卜、西洋菜、小扁豆、鹰嘴豆、大豆、大豆、菜籽油、橄榄油、肝脏（来自牛肉、猪肉或鸡肉）、牛油果、干罗勒、百里香、牛至、莳萝泡菜、绿豌豆、油包装食品、强化维生素 K 的休闲食品、葡萄柚、柚子汁（柚子和柚子汁中的呋喃香豆素通过抑制 CYP3A4 来降低华法林代谢），商店购买的人造黄油，商店购买的蛋黄酱，商店购买的沙拉酱（由于植物油含量）。

6.26　圣约翰草（贯叶连翘）

中草药保健品不是 FDA 批准的药物，经常被忽视。问诊得出患者服用中草药保健品的既往史并不容易，因为他们可能会错误地认为这些保健品是中草药，因此是无害的。当中草药与药物一起使用时，由于它们含有生物活性化合物，因此有可能导致不良反应。应该对患者进行关于药物和保健品可能的相互作用、风险和后果的宣教。圣约翰草专门用于治疗抑郁症、睡眠障碍、焦虑和疼痛。据记载，它与 147 种药物相互作用[119]。它通过诱导 CYP2C9 和 CYP3A4 降低华法林的血药浓度[120-121]。这增加了华法林的 R 和 S 对映体的清除率。因此，同时使用圣约翰草降低了华法林的疗效，使患者 INR 降低和发生血栓事件的风险增加。

综上所述，抗凝剂和其他药物之间存在许多药物–药物相互作用，建议在围手术期仔细考虑这些相互作用。如果医生不注意细节，可能会出现与抗凝过度或不足有关的严重的、本可避免的并发症。

当把它们作为一个整体来考虑时，抗凝剂是一类特殊的药物，有助于预防和治疗血栓栓塞挽救生命。许多老年人都在服用抗凝药。如果没有这些药物，血栓、DVTs、PEs 和卒中等并发症将更加常见，死亡率也会高得多。抗凝剂是有效的、低成本的，在世界各地都在使用。然而，副作用和其他不良反应的风险与抗凝药物的使用有关。存在许多药物–药物相互作用，这可能会对这些药物的安全和有效使用产生不利影响。在急诊室工作的麻醉科医师和内科医生由于工作节奏快和创伤相关，应该充分了解与各种具有抗凝特性的药物相关的潜在风险。在使用抗凝药物时，患者应随身携带容易找到的信息（例如，医疗警示手镯或其他身份证），这将迅速提醒医务人员使用这些药物。只有当医务人员随时知道正在使用何种抗凝药物或合并使用何种抗凝药物时，他们才能实现适当的管理。

7. 抗纤溶药物

在正常生理条件下，凝血和纤溶系统密切相关，可以平衡止血。纤溶是一个严格控制的酶促过程，负责调节和分解血液凝块。这些过程受到大量受体、抑制剂和辅因子的调节[122]。纤维蛋白是核心成分，是血栓破裂和形成的主要通道。纤溶酶原通过两种主要的丝氨酸蛋白酶，组织型纤溶酶原激活剂（tissue plasminogen activator，tPA）和尿激酶型纤溶酶原激活剂（urokinase plasminogen activator，uPA）转化为纤溶酶。纤溶酶是血栓破裂的主要纤溶酶。tPA 由内皮细胞合成和释放，存在于血管内[122-123]。与 tPA 相比，uPA 对纤溶酶原的亲和力较低，主要位于血管外，存在于尿路上皮、巨噬细胞和单核细胞[122]。在体内，这两种药物的半衰期都很短，只有 4 ～ 8 分钟，而且都在肝脏中被清除。这种短暂的半衰期归因于高浓度循环中的丝氨酸蛋白酶抑制因子，如纤溶酶原激活物抑制物 -1（PAI-1）。丝氨酸蛋白酶抑制剂在抑制过量和不受调节的纤溶酶活性方面起着关键作用。随着旋转血栓弹性成像（rotational thromboelastography，ROTEM）的出现，我们对纤溶的理解和利用有了很大的提高。ROTEM 可直观地显示纤溶作用，并可提示正常、高度或低度纤维蛋白分解。对纤溶途径的组成部分的详细描述超出了本文的范围。下面是对最常见的抗纤溶药的综述。

抗纤溶药通过抑制纤溶级联反应和防止血液凝块破裂来发挥作用。它们在控制创伤、心脏手术、创伤性脑损伤和许多其他临床情况下的出血方面有广泛的研究。抗纤溶药物包括抑肽酶、氨甲环酸（tranexamic acid，TXA）和 ε - 氨基己酸。抑肽酶是一种丝氨酸蛋白酶抑制剂，已不再用于临床。随机试验（BART）中使用抗纤溶药物进行血液保护的结果发现，心脏手术中使用抗纤溶药物后 30 天死亡的风险增加[123-124]。随后的研究还表明，服用抑肽酶的患者发生肾衰竭、卒中、心力衰竭和 5 年死亡率的风险增加[123-125]。由于这些发现，临床重点转移到赖氨酸类似物、TXA 和 ε - 氨基己酸。

氨甲环酸（TXA）和 ε - 氨基己酸都是人工合成的赖氨酸类似物，通过竞争性抑制纤溶酶原激活纤溶酶来发挥作用[125]。纤溶酶原的抑制维持了纤维蛋白的完整性，防止了凝块的降解。血栓素 A 的效力是其对应物 ε - 氨基己酸的 6 ～ 10 倍[126]。与抑肽酶不同的是，这两种赖氨酸类似物都已被证明通过增加血小板中 ADP 的含量而增加血栓形成，而不会增加血栓栓塞事件，如肺栓塞[126]。TXA 还被发现通过减少细胞因子的释放而具有抗炎作用。一项由 50 名心肺转流（cardiopulmonary bypass，CPB）的患者组成的随机对照试验发现，接受 TXA 治疗的患者与接受安慰剂治疗的患者相比，炎症标志物水平显著降低[127]。炎性细胞因子水平降低可以减轻血管麻痹性休克，减少需要血管加压剂维持的时间，减少术后机械呼吸支持的时间[127]。在心脏手术需要 CPB 的患者，常规给予 TXA 或依西隆–氨基己酸，以减少围手术期出血和输血。

赖氨酸类似物在非心脏手术中也显示出显著的益处。最近的一项 meta 分析纳入了 10 000 多名患者，并发现与未接受 TXA 治疗的患者相比，接受 TXA 治疗的患者需要输血的概率降低了 38%[128]。这项具有里程碑意义的 CRASH-2 研究观察了 20 000 多名出血性创伤患者的 TXA 应用情况[129]。研究发现，初次接受 TXA 治疗的患者与未接受 TXA 治疗的患者相比，全因死亡率和因出血死亡人数显著降低[128]。最近，CRASH-3 试验研究了创伤性脑损伤患者在 3 小时内给予 TXA 的情况[130]。与未接受 TXA 治疗的患者相比，研究结果对降低创伤相关死亡有重要意义[130]。血栓素 A 和 ε - 氨基己酸也被发现有利于减少骨科手术中的失血，有助于控制胃肠道出血和肺出血[126]。

TXA 和 ε - 氨基己酸的半衰期为 2 ～ 3 h，主要通过肾清除。临床医生需要认识到与赖氨酸类似物相关的潜在不良反应。高剂量的 TXA 与癫痫发作增加有剂量依赖性[131]。依西隆–氨基己酸也可能增加肾功能障碍的风险；然而，还需要做更多的研究来证实。

8. 抗血小板药物

抗血小板药物通过抑制血小板的功能参与凝血过程。血小板激活和聚集有几种不同的机制。因此，有几个药理作用靶点。越来越多的关注和研究领域是抗血小板药物与其他药物和常用物质之间的各种相互作用。

当血管内皮细胞受损时，血小板暴露于内皮下基质，触发多种细胞内信号通路，导致血小板表面糖蛋白Ⅱb/Ⅲa 复合物活化并与纤维蛋白原结合，导致血小板聚集。其中一个细胞内通路是由血栓素 A2 激活的，而血栓素 A2 是由活化的环氧合酶 -1 产生的[132]。阿司匹林的抗血小板作用主要是通过抑制 COX-1，从而抑制血栓素 A2 通路相关的血小板活化。阿司匹林在非甾体抗炎药中是独一无二的，因为它通过乙酰化丝氨酸残基不可逆转地抑制 COX。它很容易在胃酸环境中被吸收，抑制前列腺素对胃壁的保护作用[133]。在血小板的 7 ～ 10 天的生命周期中，由于乙酰化的不可逆酶失活，随着重复小剂量阿司匹林的使用，逐渐抑制血小板内血栓素 A2。这使得阿司匹林可以每天服用一次，即使半衰期很短（15 ～ 20 min）也是有效的[132]。对于 ACS 患者，建议口服咀嚼 150 ～ 325 mg 的阿司匹林，以实现对血栓素 A2 的快速抑制[134]。阿司匹林经常用于治疗和预防病理性血栓的形成。每天 100 mg 就足以防止冠状动脉循环中的血栓形成；预防脑循环和外周循环中的血管事件可能需要更高的剂量[13]。

阿司匹林与各种药物有许多相互作用。虽然除阿司匹林外的非甾体抗炎药也抑制 COX，但由于它们的作用可逆并不能确保永久性的血小板抑制，所以它们不用于抑制血小板。大多数非甾体抗炎药，包括塞来昔布、双吡酮（活性代谢物）、布洛芬、氟芬酸、萘普生、尼美舒利、奥沙普嗪和吡罗昔康都显著干扰阿司匹林的抗血小板活性。双氯芬酸、酮咯酸和对乙酰氨基酚不干扰阿司匹林。原因是干扰了非甾体抗炎药与阿司匹林结合位点氢键的形成[135]。也有证据表明联合用药会增加心肌梗死的风险[81]。服用阿司匹林期间，饮酒会增加胃肠道的风险[136]，吸烟会增加血小板聚集并抑制阿司匹林的作用[137]。当服用它莫西芬时，阿司匹林会降低某些乳腺癌的新生血管生成[138]。有证据表明阿司匹林可以减弱ACE抑制剂的作用，但矛盾的是，也有证据表明联合用药可以降低死亡率[139]。使用血管紧张素转换酶抑制剂、利尿剂和非甾体抗炎药（包括阿司匹林）的三联疗法会增加急性肾损伤的风险[140]。5-羟色胺能药物，如选择性5-羟色胺再摄取抑制剂，当与任何口服抗凝剂（包括抗血小板和阿司匹林）联合使用时，可能会增加出血的风险[141]。

P2Y12是一种二磷酸腺苷（adenosine diphosphate，ADP）受体，一旦激活，就会传递细胞内信号，增加细胞内钙离子，改变血小板形状，增加血小板聚集性[142]。P2Y12拮抗剂阻断这些受体。阿司匹林和P2Y12受体拮抗剂合用，称为双重抗血小板疗法，是ACS患者和接受冠状动脉支架置入术的患者的基本疗法[132]。氯吡格雷和普拉格雷都是需要肝脏生物转化才能起作用的前药[143]。这两种药物不可逆转地抑制P2Y12受体。氯吡格雷持续使用5～7天能稳固抑制血小板功能，说明使用负荷量可以达到更快的抑制效果。氯吡格雷的推荐负荷量为600 mg，维持量为75 mg[132]。

氯吡格雷是最常用的P2Y12抑制剂，与其他物质有多重的相互作用。质子泵抑制剂（proton-pump Inhibitors，PPI），如奥美拉唑和埃索美拉唑（CYP2C19的底物和抑制剂），与氯吡格雷降低血小板聚集抑制有关[144-145]。然而，关于这是否会影响临床结果，仍有更多的研究。与阿司匹林不同，尼古丁可提高氯吡格雷的抗血小板活性[146]，而柚子汁和酮康唑由于分别诱导和抑制肝脏细胞色素酶而降低抗血小板活性[147]。氯吡格雷、阿司匹林和华法林联合服用比单独服用增加了胃肠道的风险[148]。

替加瑞尔，另一种P2Y12抑制剂，通过可逆地结合P2Y12，使其无法与活性位点起作用[132]。替加瑞尔不是前体药，建议负荷量一次180 mg，维持量为90 mg，每天两次[132]。替加瑞尔在预防急性冠脉综合征（ACS）患者的主要心血管事件方面比氯吡格雷更有效，但增加出血、心室停顿和呼吸困难事件的发生[142]。一些研究表明，服用大剂量阿司匹林可以减弱替加瑞尔的疗效[142，149]。替加瑞尔是CYP3A4的抑制剂，因此可以增加辛伐他汀和洛伐他汀的血浆浓度。这可能会潜在地促进虚弱患者的横纹肌溶解和肌病[150]。他汀类药物和替格瑞洛合用通常用于ACS患者的长期维持，需要进行更多的研究来分层风险和监测患者的长期预后。

通过刺激血小板受体产生细胞内信号导致血小板黏附受体GPⅡb/Ⅲa（整合素-$\alpha_{IIb}\beta_3$）的构象改变。GPⅡb/Ⅲa以低亲和力构象表达于静息的血小板上，结合凝固的纤维蛋白原，而非结合可溶性的纤维蛋白原。当血小板被激活时，信号从血小板内传播，这导致GPⅡb/Ⅲa的构象从低亲和力转变为高亲和力状态，从而能够与可溶性血浆蛋白结合。这些蛋白配体包括vWF、纤维连接蛋白和GPⅡb/Ⅲa首要配体纤维蛋白原[151-152]。因此，整合素受体是稳定的血小板聚集和血栓形成的关键，使其成为药物治疗的极佳靶点。

GPⅡb/Ⅲa抑制剂可阻止纤维蛋白原与活化的血小板结合，从而直接抑制血小板的聚集。目前有三种制剂在使用：阿昔单抗，一种人源化的鼠单抗抗原结合片段；依替巴肽，一种环状七肽，其模体模仿GPⅡb/Ⅲa内的纤维蛋白原结合序列；以及欣维宁，也是一种模拟纤维蛋白原结合位点的非肽性小分子[153]。然而，除高危患者外，由于α受体拮抗剂的使用增多，整合素βⅡb ATP受体3拮抗剂的临床应用近来有所减少。这种替代方法由于ADP受体拮抗剂的益处已证实[154]。因此，GPⅡb/Ⅲa抑制剂的临床益处似乎仅限于特定的高危人群，例如未经P2Y12拮抗剂预处理的心肌梗死（MI）患者[152]。GPⅡb/Ⅲa抑制剂是有效的抗血栓药物，可导致高达50%的患者出现出血并发症[155]。

还有其他一些鲜为人知的、研究较少的药物可以影响血小板功能。西洛他唑抑制磷酸二酯酶Ⅲ，增加环磷酸腺苷水平，从而导致血管扩张、血管平滑肌增生减少和血小板聚集抑制。西洛他唑建议除了用于外周血管疾病的对症治疗，也用于经皮冠状动脉介入治疗和非心栓性卒中（TIA）的二级预防。酮康唑和其他CYP3A4抑制剂如伊曲康唑、氟康唑、咪康唑、氟伏沙明、氟西汀、奈法唑酮、舍曲林和大环内酯类药物可能会增强其作用[156]。有证据表明，洛伐他汀对其有中度的抑制作用[156]。

双嘧达莫阻断腺苷的摄取，腺苷作用于血小板A2受体，激活血小板腺苷酸环化酶，减少血小板聚集。双嘧达莫也能抑制磷酸二酯酶。该药物用于预防心脏瓣膜置换术后血栓栓塞并发症和继发性卒中[132]。

双嘧达莫与有多种药物有相互作用。因为双嘧达莫的抑制作用会增加血管内腺苷浓度，增强腺苷的作用并可能导致症状性心动过缓[157]。使用低分子肝素、替加瑞尔和华法林也可能增加出血风险。

二甲双胍已被证明通过一种与线粒体 DNA 释放有关的新途径抑制血小板活化，从而减少血栓形成[158]。鱼油有一定的抗血小板作用的证据，可能会增强抗血小板药物的作用[159]。

血小板聚集和凝血是抗血栓治疗中具有多个药理靶点的复杂现象。尽管复杂，但两大类药物构成了抗血小板治疗的主体，阿司匹林和 P2Y12 抑制剂。这些药物还与各种其他药物和常见摄入的化合物相互作用。表 19.1 总结了常见的抗血小板药物、它们的作用机制和主要药物相互作用。

9. 小结与未来发展方向

抗凝剂、抗血小板和抗纤溶药物是世界上最常用的处方药，它们与其他常见药物同时使用可能会产生不良影响。抗凝治疗的适应证很多，对于那些担心凝血的人来说是合理的，但这些药物与其他处方药或非处方药补充剂的相互作用可能会增加出血或凝血的风险。最近的研究已经开始揭示一些最常用的处方药之间的药物–药物相互作用，比如以抑制血清素再摄取为主要作用机制的抗抑郁药，与阿司匹林或其他非甾体抗炎药一起服用会增加出血的风险[160]。目前的 CDC 建议所有心血管疾病风险 ≥ 10% 的 50 ～ 69 岁的成年人每天服用低剂量阿司匹林，以预防心血管疾病和结直肠癌[161]。近年来，据报道，八分之一的美国人在过去一个月内服用过抗抑郁药，且这一现象自 20 世纪 90 年代以来一直在持续增多[162]。理想情况下，每个患者都应该了解他们正在服用的每一种药物、给他们开药的原因，并将他们目前正在服用的每一种药物和保健品告知主要治疗的他们的内科医生，以减少药物之间的相互作用。让大部分人充分了解他们的药物和疾病过程的复杂性是不可行的，但不断探索常见药物之间的相互作用，对促进医学领域的进步，减少患者经历的并发症至关重要。

表 19.1　常见的抗血小板药物及其作用

药物	作用机制	相互作用
阿司匹林	抑制 COX 和血栓素 A2 的形成	非甾体抗炎药（双氯芬酸、酮咯酸除外）、酒精、香烟、他莫昔芬、ACE 抑制剂、利尿剂、5-羟色胺能药（SSRIs）
氯吡格雷	不可逆地抑制 ADP P2Y12 受体	奥美拉唑、埃索美拉唑、尼古丁、柚子汁、酮康唑、华法林、5- 羟色胺能药（SSRIs）
替格瑞洛	可逆性抑制 P2Y12 受体	他汀类、5- 羟色胺能药（SSRIs）
西洛他唑	阻断磷酸二酯酶	酮康唑、伊曲康唑、氟康唑、咪康唑、氟伏沙明、氟西汀、奈法唑酮、舍曲林、大环内酯类、5-羟色胺能药（SSRIs）、洛伐他汀
双嘧达莫	阻断腺苷受体	腺苷、低分子肝素、华法林、氯吡格雷、5- 羟色胺能药（SSRIs）

常用新型抗凝剂如利伐沙班、达比加群、阿哌沙班、华法林和肝素是治疗多种疾病的主要药物，这些药物与其他常见药物一起服用相当多见。抗抑郁剂、抗血小板、抗生素和中草药保健品在普通人群中非常常见，这些药物可以与抗凝剂相互作用，使它们发挥超出其治疗范围的作用。华法林的作用机制独特，因为它通过竞争性抑制维生素 K 环氧化物还原酶复合体 1 发挥作用，该复合酶是激活体内可获得的维生素 K 的关键酶[12]。华法林的作用是建立在个人饮食中稳定的维生素 K 含量基础上，饮食或药物的任何改变都会改变可获得的维生素 K 的量，从而改变华法林的疗效[12]。复方新诺明、泼尼松和各种 SSRIs 是一些最常用的处方药，它们改变了华法林的功能，使获得治疗指数变得更加困难。

抗纤溶药物用于达到最佳的凝血状态，特别是在手术干预的环境中。抗纤溶药抑制纤溶酶原向纤溶酶的转化，从而去除多余的纤维蛋白以促进纤维蛋白凝块的形成和伤口愈合[163]。抑肽酶、氨甲环酸和依西隆–氨基己酸是几个用于预防手术患者失血的抗纤溶药物[164]。这些药物通常用于外科手术，也用于急性创伤失血[165]。影响抗纤溶治疗的药物有抗凝血剂复合物、氯丙嗪、维甲酸、尼古丁和酒精。尼古丁和酒精是世界上最常用的一些物质，它们与凝血药物的相互作用并不仅限于抗纤溶治疗。抗血小板药物也受到一系列常用处方药的影响。

抗血小板治疗通过抑制血小板参与凝血过程的能力来发挥作用，一些最常见的抗血小板药物有阿司匹林、氯吡格雷和替卡瑞尔。长期以来，阿司匹林一直被 CDC 推荐为预防病理性血栓形成的药物，通常用于常见疼痛的“必要”治疗。酒精会增加服用阿司匹林的患者胃肠道的风险，而吸烟会增加血小板聚集并抑制阿司匹林的作用[136-137]。常用的高血压药物可能与抗血小板药物有药物间的相互作用，这可能会阻碍这两种药物的治疗作用[139]。当质子泵抑制剂、二甲双胍和抗抑郁药（特别是选择性 5- 羟色胺再摄取抑制剂）联合使用时，可能会影响抗血小板的疗效[158，166]。随着抗血小板、抗凝血和抗纤溶治疗药物的相互作用的比率升高，降低药物-药物相互作用的新疗法正在取得进展。

2017 年的一项研究着眼于以肥大细胞颗粒成分为靶点的可行性，因为它在深静脉血栓的形成中发挥了作用[167]。目前深静脉血栓形成的治疗方法锚定凝血级联反应，改变这一稳态维持过程可能会出现并发症。炎症已被证明在触发深静脉血栓形成中起作用，而肥大细胞被认为在过敏性炎症中起主要作用，而过敏性炎症是深静脉血栓形成的危险因素[167]。肥大细胞内的颗粒充满了抗凝物质，如肝素和组织型纤溶酶原激活剂、内皮激活剂和许多其他有助于抗凝过程的酶[167]。在最近的这项研究中，作者研究了以肥大细胞为靶点来防止深静脉血栓发生的可能性，并将此作为常规治疗的替代手段，用于有抗凝问题的患者。这项研究比较了肥大细胞缺陷小鼠和野生型小鼠，他们的结果证明肥大细胞在深静脉血栓形成的发展中起着明确的作用[167]。他们的研究结果表明，在凝血系统的控制下，肥大细胞缺陷的两个品系的小鼠在保持抗凝稳态的同时，可以免受深静脉血栓的影响[167]。肥大细胞的作用被证明是组胺和肥大细胞颗粒成分的结合[167]。虽然还需要更多的研究来确定这项研究在人类人群中的效果，但这项研究揭示了人类深静脉血栓预防方面潜在的新靶点[167]。参见图 19.3。

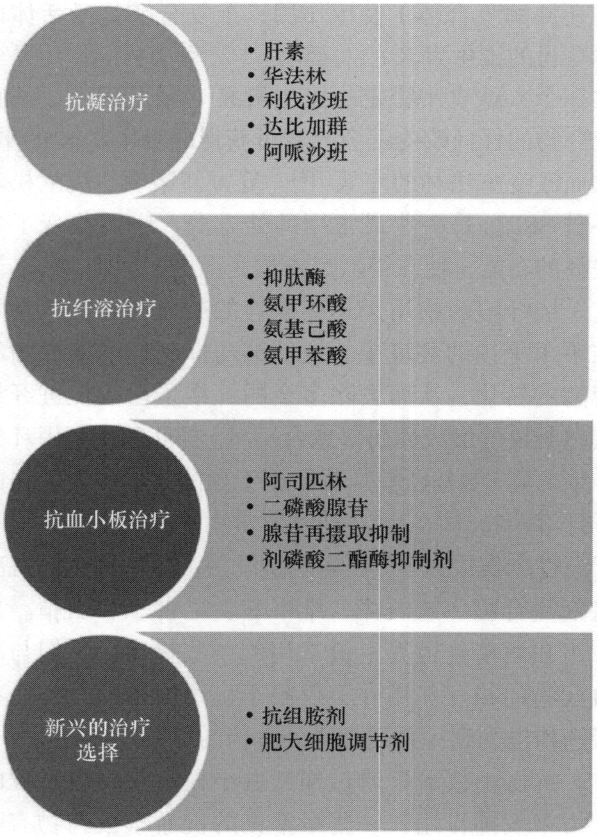

图 19.3 抗凝、抗纤溶、抗血小板和新兴治疗总结

参考文献

1. Dahlbäck B. Advances in understanding pathogenic mechanisms of thrombophilic disorders. Blood. 2008;112(1):19–27.
2. Franchini M, Liumbruno GM, Bonfanti C, Lippi G. The evolution of anticoagulant therapy. Blood Transfus. 2016;14(2):175–84.
3. Benjamin EJ, Muntner P, Alonso A, Bittencourt MS, Callaway CW, Carson AP, Chamberlain AM, Chang AR, Cheng S, Das SR, Delling FN, Djousse L, Elkind MSV, Ferguson JF, Fornage M, Jordan LC, Khan SS, Kissela BM, Knutson KL, Kwan TW, Lackland DT, Lewis TT, Lic VS. Heart disease and stroke statistics-2019 at-a-glance heart disease, stroke and other cardiovascular diseases. Am Hear Assoc. 2019;139:1–5.
4. Raskob GE, Silverstein R, Bratzler DW, Heit JA, White RH. Surveillance for deep vein thrombosis and pulmonary embolism. Recommendations from a national workshop. Am J Prev Med. 2010;38(4 SUPPL):S502–9.
5. Moser KM, LeMoine JR. Is embolic risk conditioned by location of deep venous thrombosis? Ann Intern Med. 1981;94(4 pt 1):439–44.
6. Heit JA, Spencer FA, White RH. The epidemiology of venous thromboembolism. J Thromb Thrombolysis. 2016;41(1):3–14.
7. Grosse SD, Nelson RE, Nyarko KA, Richardson LC, Raskob GE. The economic burden of incident venous thromboembolism in the United States: a review of estimated attributable healthcare costs. Thromb Res. 2016;137:3–10. [Internet]. Available from: https://linkinghub.elsevier.com/retrieve/pii/S0049384815302097
8. Heit JA, Ashrani AA, Crusan DJ, McBane RD, Petterson TM, Bailey KR. Reasons for the persistent incidence of venous thromboembolism. Thromb Haemost. 2017;117(2):390–400.
9. Kearon C, Akl EA, Ornelas J, Blaivas A, Jimenez D, Bounameaux H, et al. Antithrombotic therapy for VTE disease. Chest. 2016;149(2):315–52.
10. Lauw MN, Büller HR. Treatment of deep vein thrombosis. In: Current approaches to deep vein thrombosis. Future medicine, 2014. https://www.futuremedicine.comhttps://doi.org/10.2217/fmeb2013.13.98.
11. Gray E, Mulloy B, Barrowcliffe TW. Heparin and low-molecular-weight heparin. Thromb Haemost. 2008;99(5):807–18.
12. DeLoughery TG. Warfarin. In: Hemostasis and thrombosis. 3rd ed. Springer, Cham; 2015. https://doi.org/10.1007/978-3-319-09312-3.
13. Schrör K. Aspirin and platelets: the antiplatelet action of aspi-

rin and its role in thrombosis treatment and prophylaxis. Semin Thromb Hemost. 1997;23(4):349–56.

14. Wakefield TW, Obi AT, Henke PK. An aspirin a day to keep the clots away. Circulation. 2014;130(13):1031–3.
15. Marik PE, Cavallazzi R. Extended anticoagulant and aspirin treatment for the secondary prevention of thromboembolic disease: a systematic review and meta-analysis. PLoS One. 2015;10(11):1–12.
16. Mant J, Hobbs FR, Fletcher K, Roalfe A, Fitzmaurice D, Lip GY, et al. Warfarin versus aspirin for stroke prevention in an elderly community population with atrial fibrillation (the Birmingham atrial fibrillation treatment of the aged study, BAFTA): a randomised controlled trial. Lancet. 2007;370(9586):493–503.
17. Levy JH, Koster A, Quinones QJ, Milling TJ, Key NS. Antifibrinolytic therapy and perioperative considerations. Anesthesiology. 2018;128(3):657–70.
18. Kattula S, Byrnes JR, Wolberg AS. Fibrinogen and fibrin in hemostasis and thrombosis. Arterioscler Thromb Vasc Biol. 2017;37(3):e13–21.
19. Dhir A Antifibrinolytics in cardiac surgery. Ann Card Anaesth. 2013;16(2):117–25.
20. Dunn CJ, Goa KL. Tranexamic acid: a review of its use in surgery and other indications. Drugs. 1999;57(6):1005–32. https://doi.org/10.2165/00003495-199957060-00017.
21. Lumsden MA, Wedisinghe L. Tranexamic acid therapy for heavy menstrual bleeding. Expert Opin Pharmacother. 2011;12(13):2089–95.
22. Vojacek J. Clinical monitoring of the antithrombotic treatment. Cor Vasa. 2012;54(2):e97–103.
23. Weinberger J. Adverse effects and drug interactions of antithrombotic agents used in prevention of ischaemic stroke. Drugs. 2005;65(4):461–71.
24. Hicks RW, Wanzer LJ, Goeckner B. Perioperative pharmacology: blood coagulation modifiers. AORN J. 2011;93(6):726–36.
25. Moore N. Ibuprofen: a journey from prescription to over-the-counter use. J R Soc Med. 2007;100(Suppl 48):2–6.
26. Tsai HH, Lin HW, Lu YH, Chen YL, Mahady GB. A review of potential harmful interactions between anticoagulant/antiplatelet agents and Chinese herbal medicines. PLoS One. 2013;8(5):e64255.
27. Serebruany VL. Selective serotonin reuptake inhibitors and increased bleeding risk: are we missing something? Am J Med. 2006;119(2):113–6.
28. Schalekamp T, Klungel OH, Souverein PC, De Boer A. Increased bleeding risk with concurrent use of selective serotonin reuptake inhibitors and coumarins. Arch Intern Med. 2008;168(2):180–5.
29. Barnes GD, Ageno W, Ansell J, Kaatz S. Recommendation on the nomenclature for oral anticoagulants: communication from the SSC of the ISTH. J Thromb Haemost. 2015;13(6):1154–6.
30. Kane S. NOAC, DOAC, or TSOAC: what should we call novel oral anticoagulants? Pharm Times. 2016.
31. Easton JD, Lopes RD, Bahit MC, Wojdyla DM, Granger CB, Wallentin L, et al. Apixaban compared with warfarin in patients with atrial fibrillation and previous stroke or transient ischaemic attack: a subgroup analysis of the ARISTOTLE trial. Lancet Neurol. 2012;11(6):503–11.
32. Giugliano RP, Ruff CT, Braunwald E, Murphy SA, Wiviott SD, Halperin JL, et al. Edoxaban versus warfarin in patients with atrial fibrillation. N Engl J Med. 2013;369(22):2093–104.
33. Patel MR, Mahaffey KW, Garg J, Pan G, Singer DE, Hacke W, et al. Rivaroxaban versus warfarin in nonvalvular atrial fibrillation. N Engl J Med. 2011;365(10):883–91.
34. Connolly SJ, Ezekowitz MD, Yusuf S, Eikelboom J, Oldgren J, Parekh A, et al. Dabigatran versus warfarin in patients with atrial fibrillation. N Engl J Med. 2009;361(12):1139–51.
35. Joe D. More in-depth version of the coagulation cascade. Wikimedia Commons. 2007; p. N/A
36. Bowen R. vitamin K. Vivo Pathophysiology. 2019. p. N/A.
37. Shearer MJ. vitamin K deficiency bleeding (VKDB) in early infancy. Blood Rev. 2009;23(2):49–59.
38. Controversies concerning vitamin K and the newborn. American academy of pediatrics committee on fetus and newborn. Pediatrics. 2003;112(1 Pt 1):191–2.
39. Pirmohamed M. Warfarin: almost 60 years old and still causing problems. Br J Clin Pharmacol. 2006;62(5):509–11.
40. Higdon J. vitamin K. Linus Pauling Institute. Miconutrient Information Center. 2000. p. N/A.
41. Leung, LLK, Mannucci, PM, Tirnauer JS. Direct oral anticoagulants and parenteral direct thrombin inhibitors: dosing and adverse effects - UpToDate. UpToDate. 2019. p. N/A.
42. Mueck W, Stampfuss J, Kubitza D, Becka M. Clinical pharmacokinetic and pharmacodynamic profile of rivaroxaban. Clin Pharmacokinet. 2014;53(1):1–16.
43. Gerotziafas GT, Elalamy I, Depasse F, Perzborn E, Samama MM. In vitro inhibition of thrombin generation, after tissue factor pathway activation, by the oral, direct factor Xa inhibitor rivaroxaban. J Thromb Haemost. 2007;5(4):886–8.
44. Samama MM. The mechanism of action of rivaroxaban – an oral, direct factor Xa inhibitor – compared with other anticoagulants. Thromb Res. 2011;127(6):497–504.
45. Mueck W, Lensing AWA, Agnelli G, Decousus H, Prandoni P, Misselwitz F. Rivaroxaban: population pharmacokinetic analyses in patients treated for acute deep-vein thrombosis and exposure simulations in patients with atrial fibrillation treated for stroke prevention. Clin Pharmacokinet. 2011;50(10):675–86.
46. Kearon C, Akl EA. Duration of anticoagulant therapy for deep vein thrombosis and pulmonary embolism. Blood. 2014;123(12):1794–801.
47. DeLoughery EP, Shatzel JJ. A comparative analysis of the safety profile of direct oral anticoagulants using the FDA adverse event reporting system. Eur J Haematol. 2019 May;103(1):ejh.13240.
48. Shah R, Patel MR. Primary and key secondary results from the ROCKET AF trial, and their implications on clinical practice. Ther Adv Cardiovasc Dis. 2017;11(3):105–20.
49. Camm AJ, Bounameaux H. Edoxaban: a new oral direct factor xa inhibitor. Drugs. 2011;71(12):1503–26.
50. Stacy ZA, Call WB, Hartmann AP, Peters GL, Richter SK. Edoxaban: a comprehensive review of the pharmacology and clinical data for the Management of Atrial Fibrillation and Venous Thromboembolism. Cardiol Ther. 2016;5(1):1–18.
51. Zelniker TA, Ruff CT, Wiviott SD, Blanc J-J, Cappato R, Nordio F, et al. Edoxaban in atrial fibrillation patients with established coronary artery disease: insights from ENGAGE AF-TIMI 48. Eur Hear J Acute Cardiovasc care. 2019;8(2):176–85.
52. Connolly SJ, Eikelboom J, Dorian P, Hohnloser SH, Gretler DD, Sinha U, et al. Betrixaban compared with warfarin in patients with atrial fibrillation: results of a phase 2, randomized, dose-ranging study (Explore-Xa). Eur Heart J. 2013;34(20):1498–505.
53. Skelley JW, Thomason AR, Nolen JC, Candidate P. Betrixaban (Bevyxxa): a direct-acting Oral anticoagulant factor Xa inhibitor. P T. 2018;43(2):85–120.
54. Turpie AG, Gallus AS, Hoek JA. A synthetic pentasaccharide for the prevention of deep-vein thrombosis after total hip replacement. N Engl J Med. 2001;344(9):619–25.
55. Parody R, Oliver A, Souto JC, Fontcuberta J. Fondaparinux (ARIXTRA) as an alternative anti-thrombotic prophylaxis when there is hypersensitivity to low molecular weight and unfractionated heparins. Haematologica. 2003;88(11):ECR32.
56. Lagrange F, Vergnes C, Brun JL, Paolucci F, Nadal T, Leng JJ, et al. Absence of placental transfer of pentasaccharide (Fondaparinux, Arixtra) in the dually perfused human cotyledon in vitro. Thromb Haemost. 2002;87(5):831–5.
57. Halton JML, Lehr T, Cronin L, Lobmeyer MT, Haertter S, Belletrutti M, et al. Safety, tolerability and clinical pharmacology of dabigatran etexilate in adolescents. Thromb Haemost.

2016;116(09):461–71.
58. Eriksson B, Dahl O, Huo M, Kurth A, Hantel S, Hermansson K, et al. Oral dabigatran versus enoxaparin for thromboprophylaxis after primary total hip arthroplasty (RE-NOVATE II). Thromb Haemost. 2011;105(04):721–9.
59. Campbell HA, Link KP. Studies on the hemorrhagic sweet clover disease. IV. The isolation and crystallization of the hemorrhagic agent. J Biol Chem. 1941;138(1):21–33.
60. Chan H-T, So L-T, Li S-W, Siu C-W, Lau C-P, Tse H-F. Effect of herbal consumption on time in therapeutic range of warfarin therapy in patients with atrial fibrillation. J Cardiovasc Pharmacol. 2011;58(1):87–90.
61. Wells PS, Prins MH, Levitan B, Beyer-Westendorf J, Brighton TA, Bounameaux H, et al. Long-term anticoagulation with rivaroxaban for preventing recurrent VTE: a benefit-risk analysis of EINSTEIN-extension. Chest. 2016;150(5):1059–68.
62. Lippi G, Favaloro E, Mattiuzzi C. Combined Administration of Antibiotics and Direct Oral Anticoagulants: a renewed indication for laboratory monitoring? Semin Thromb Hemost. 2014;40(07):756–65.
63. Glueck CJ, Khalil Q, Winiarska M, Wang P. Interaction of duloxetine and warfarin causing severe elevation of international normalized ratio. JAMA. 2006;295(13):1517–8.
64. Gurbel PA, Fox KAA, Tantry US, Ten Cate H, Weitz JI. Combination antiplatelet and Oral anticoagulant therapy in patients with coronary and peripheral artery disease. Circulation. 2019;139(18):2170–85.
65. Turrentine MA, Braems G, Ramirez MM. Use of thrombolytics for the treatment of thromboembolic disease during pregnancy. Obstet Gynecol Surv. 1995;50(7):534–41.
66. Lexicomp. Heparin (unfractionated): Drug information. UpToDate. 2019. p. N/A.
67. Hull, RD, Garcia, DA, Burnett AE. Heparin and LMW heparin: dosing and adverse effects. UpToDate. 2019. p. N/A.
68. Di Minno A, Frigerio B, Spadarella G, Ravani A, Sansaro D, Amato M, et al. Old and new oral anticoagulants: food, herbal medicines and drug interactions. Blood Rev. 2017;31:193–203.
69. Sayal KS, Duncan-McConnell DA, McConnell HW, Taylor DM. Psychotropic interactions with warfarin. Acta Psychiatr Scand. 2000;102(4):250–5.
70. Chew DP, Bhatt DL, Kimball W, Henry TD, Berger P, McCullough PA, et al. Bivalirudin provides increasing benefit with decreasing renal function: a meta-analysis of randomized trials. Am J Cardiol. 2003;92(8):919–23.
71. Koster A, Faraoni D, Levy JH. Argatroban and Bivalirudin for perioperative anticoagulation in cardiac surgery. Anesthesiology. 2018;128(2):390–400.
72. Di Nisio M, Middeldorp S, Büller HR. Direct thrombin inhibitors. N Engl J Med. 2005;353(10):1028–40. [Internet] [cited 2016 Dec 14]. Available from: http://www.nejm.org/doi/abs/10.1056/NEJMra044440
73. Swan SK, Hursting MJ. The pharmacokinetics and pharmacodynamics of argatroban: effects of age, gender, and hepatic or renal dysfunction. Pharmacotherapy. 2000;20(3):318–29.
74. Young G, Yonekawa KE, Nakagawa PA, Blain RC, Lovejoy AE, Nugent DJ. Recombinant activated factor VII effectively reverses the anticoagulant effects of heparin, enoxaparin, fondaparinux, argatroban, and bivalirudin ex vivo as measured using thromboelastography. Blood Coagul Fibrinolysis. 2007;18(6):547–53.
75. Carroll RC, Chavez JJ, Simmons JW, Snider CC, Wortham DC, Bresee SJ, et al. Measurement of patients' bivalirudin plasma levels by a thrombelastograph ecarin clotting time assay: a comparison to a standard activated clotting time. Anesth Analg. 2006;102(5):1316–9.
76. Teles JS, Fukuda EY, Feder D. Warfarin: pharmacological profile and drug interactions with antidepressants. Einstein (Sao Paulo). 2012;10(1):110–5.
77. Saleh MI, Alzubiedi S. Dosage individualization of warfarin using artificial neural networks. Mol Diagn Ther. 2014;18(3):371–9.
78. Hull R, D. Garcia, David A, Vazquez SR. Warfarin and other VKAs: dosing and adverse effects. UpToDate. 2019. p. N/A.
79. So CH, Eckman MH. Combined aspirin and anticoagulant therapy in patients with atrial fibrillation. J Thromb Thrombolysis. 2017;43(1):7–17.
80. Roughead EE, Kalisch LM, Barratt JD, Gilbert AL. Prevalence of potentially hazardous drug interactions amongst Australian veterans. Br J Clin Pharmacol. 2010;70(2):252–7.
81. Moore N, Pollack C, Butkerait P. Adverse drug reactions and drug–drug interactions with over-the-counter NSAIDs. Ther Clin Risk Manag. 2015;11:1061.
82. Holm J, Lindh JD, Andersson ML, Mannheimer B. The effect of amiodarone on warfarin anticoagulation: a register-based nationwide cohort study involving the Swedish population. J Thromb Haemost. 2017;15(3):446–53.
83. Sanoski CA, Bauman JL. Clinical observations with the amiodarone/warfarin interaction: dosing relationships with long-term therapy. Chest. 2002;121(1):19–23.
84. Carpenter M, Berry H, Pelletier AL. Clinically relevant drug-drug interactions in primary care. Am Fam Physician. 2019;99(9):558–64.
85. Lam J, Gomes T, Juurlink DN, Mamdani MM, Pullenayegum EM, Kearon C, et al. Hospitalization for hemorrhage among warfarin recipients prescribed amiodarone. Am J Cardiol. 2013;112(3):420–3.
86. Miller KE. Amiodarone and warfarin interaction. Am Fam Physician. 2002;65(8):1669–70.
87. Fischer HD, Juurlink DN, Mamdani MM, Kopp A, Laupacis A. Hemorrhage during warfarin therapy associated with cotrimoxazole and other urinary tract anti-infective agents: a population-based study. Arch Intern Med. 2010;170(7):617–21.
88. Lane MA, Devine ST, McDonald JR. High-risk antimicrobial prescriptions among ambulatory patients on warfarin. J Clin Pharm Ther. 2012;37(2):157–60.
89. Ellis RJ, Mayo MS, Bodensteiner DM. Ciprofloxacin-warfarin coagulopathy: a case series. Am J Hematol. 2000;63(1):28–31.
90. Lane MA, Zeringue A, McDonald JR. Serious bleeding events due to warfarin and antibiotic co-prescription in a cohort of veterans. Am J Med. 2014;127(7):657–63. e2
91. Phillips S, Barr A, Wilson E, Rockall TASJF. Two cases of retroperitoneal haematoma caused by interaction between antibiotics and warfarin. Emerg Med J. 2006;23(1):e08.
92. Al-Jundi W, Rubin N. Cardiac tamponade secondary to haemopericardium in a patient on warfarin. BMJ Case Rep. 2010;2010.
93. Poon M, Moffett BS, Yee DL. Warfarin-Rifampin drug interaction in a Pediatric patient. J Pediatr Pharmacol Ther: JPPT Off J PPAG United States. 2017;22:375–7.
94. Holt RK, Anderson EA, Cantrell MA, Shaw RF, Egge JA. Preemptive dose reduction of warfarin in patients initiating metronidazole. Drug Metabol Drug Interact. 2010;25(1–4):35–9.
95. Fischer HD. ACP journal Club: concomitant use of warfarin and cotrimoxazole or ciprofloxacin increased risk for admission for upper GI hemorrhage. Ann Intern Med. 2010;153(6):JC3–13.
96. Hale SF, Lesar TS. Interaction of vitamin K antagonists and trimethoprim-sulfamethoxazole: ignore at your patient's risk. Drug Metabol Drug Interact. 2014;29(1):53–60.
97. Ahmed A, Stephens JC, Kaus CA, Fay WP. Impact of preemptive warfarin dose reduction on anticoagulation after initiation of trimethoprim-sulfamethoxazole or levofloxacin. J Thromb Thrombolysis. 2008;26(1):44–8.
98. Shaik AN, Bohnert T, Williams DA, Gan LL, LeDuc BW. Mechanism of drug-drug interactions between warfarin and statins. J Pharm Sci. 2016;105(6):1976–86.
99. Schelleman H, Bilker WB, Brensinger CM, Wan F, Yang Y-X, Hennessy S. Fibrate/statin initiation in warfarin users and gastrointestinal bleeding risk. Am J Med. 2010;123(2):151–7.
100. Mackay JW, Fenech ME, Myint KS. Acute rhabdomyolysis caused by combination therapy with atorvastatin and warfarin. Br

J Hosp Med (Lond). 2012;73(2):106–7.
101. Mannheimer B, Andersson ML, Jarnbert-Pettersson H, Lindh JD. The effect of carbamazepine on warfarin anticoagulation: a register-based nationwide cohort study involving the Swedish population. J Thromb Haemost. 2016;14(4):765–71.
102. Clark NP, Hoang K, Delate T, Horn JR, Witt DM. Warfarin interaction with hepatic cytochrome P-450 enzyme-inducing anticonvulsants. Clin Appl Thromb Hemost. 2018;24(1):172–8.
103. Dong Y-H, Bykov K, Choudhry NK, Donneyong MM, Huybrechts KF, Levin R, et al. Clinical outcomes of concomitant use of warfarin and selective serotonin reuptake inhibitors. J Clin Psychopharmacol. 2017;37(2):200–9.
104. Quinn GR, Singer DE, Chang Y, Go AS, Borowsky LH, Udaltsova N, et al. Effect of selective serotonin reuptake inhibitors on bleeding risk in patients with atrial fibrillation taking warfarin. Am J Cardiol. 2014;114(4):583–6.
105. Hackam DG, Mrkobrada M. Selective serotonin reuptake inhibitors and brain hemorrhage: a meta-analysis. Neurology. 2012;79(18):1862–5.
106. Sansone RA, Sansone LA. Warfarin and antidepressants: happiness without Hemorrhaging. Psychiatry (Edgmont). 2009;6(7):24–9.
107. Lexicomp® Drug Interactions - UpToDate. vitamin K Antagonists / Itraconazole. UpToDate. 2019.
108. Niwa T, Shiraga T, Takagi A. Effect of antifungal drugs on cytochrome P450 (CYP) 2C9, CYP2C19, and CYP3A4 activities in human liver microsomes. Biol Pharm Bull. 2005;28(9):1805–8.
109. Lexicomp® Drug Interactions - UpToDate. vitamin K Antagonists / Fluconazole. UpToDate. 2019.
110. Pendlimari R, Anaparthy R, Sugumar A. Drug interaction presenting as acute abdomen. World J Gastrointest Pharmacol Ther. 2010;1(1):40–2.
111. Hellfritzsch M, Pottegard A, Pedersen AJT, Burghle A, Mouaanaki F, Hallas J, et al. Topical Antimycotics for Oral candidiasis in warfarin users. Basic Clin Pharmacol Toxicol. 2017;120(4):368–72.
112. Purkins L, Wood N, Kleinermans D, Nichols D. Voriconazole potentiates warfarin-induced prothrombin time prolongation. Br J Clin Pharmacol. 2003;56(Suppl 1):24–9.
113. Dekhuijzen PNR, Koopmans PP. Pharmacokinetic profile of zafirlukast. Clin Pharmacokinet. 2002;41(2):105–14.
114. U.S. Food and Drug Administration. Accolate - zafirlukast. 2009. p. 1–9.
115. Liedtke MD, Rathbun RC. Warfarin-antiretroviral interactions. Ann Pharmacother. 2009;43(2):322–8.
116. Stading JA, Chock A, Faulkner MA, Skrabal MZ. Effects of prednisone on the international normalized ratio. Am J Health Syst Pharm. 2006;63(23):2354–6.
117. Dowd MB, Vavra KA, Witt DM, Delate T, Martinez K. Empiric warfarin dose adjustment with prednisone therapy. A randomized, controlled trial. J Thromb Thrombolysis. 2011;31(4):472–7.
118. Yıldırım F, Kara İ, Bilaloğlu B, Erbaş G, Türkoglu M, Aygencel G. A rare complication with the concomitant use of warfarin and nonsteroidal anti-inflammatory drugs: Hemoperitoneum and intramural small bowel hematoma. Iran J Med Sci. 2016;41(4):359–60.
119. Tsai H-H, Lin H-W, Simon Pickard A, Tsai H-Y, Mahady GB. Evaluation of documented drug interactions and contraindications associated with herbs and dietary supplements: a systematic literature review. Int J Clin Pract. 2012;66(11):1056–78.
120. Markowitz JS, Donovan JL, DeVane CL, Taylor RM, Ruan Y, Wang J-S, et al. Effect of St John's Wort on drug metabolism by induction of cytochrome P450 3A4 enzyme. JAMA. 2003;290(11):1500.
121. Greenblatt DJ, von Moltke LL. Interaction of warfarin with drugs, natural substances, and foods. J Clin Pharmacol. 2005;45(2):127–32.
122. Chapin JC, Hajjar KA. Fibrinolysis and the control of blood coagulation. Blood Rev. 2015;29(1):17–24. [Internet]. [cited 2019 Oct 24]. Available from: http://www.ncbi.nlm.nih.gov/pubmed/25294122
123. Székely A, Lex DJ. Antifibrinolytics. Hear lung Vessel. 2014;6(1):5–7. [Internet]. [cited 2019 Oct 24] Available from: http://www.ncbi.nlm.nih.gov/pubmed/24800192
124. Fergusson DA, Hébert PC, Mazer CD, Fremes S, MacAdams C, Murkin JM, et al. A comparison of aprotinin and lysine analogues in high-risk cardiac surgery. N Engl J Med. 2008;358(22):2319–31.
125. Koster A, Faraoni D, Levy JH. Antifibrinolytic therapy for cardiac surgery: an update. Anesthesiology. 2015;123:214–21. Lippincott Williams and Wilkins
126. Ng W, Jerath A, Wąsowicz M. Tranexamic acid: a clinical review. Anaesthesiol Intensive Ther. 2015;47(4):339–50. [Internet]. [cited 2019 Oct 24] Available from: http://www.ncbi.nlm.nih.gov/pubmed/25797505
127. Jimenez JJ, Iribarren JL, Lorente L, Rodriguez JM, Hernandez D, Nassar I, et al. Tranexamic acid attenuates inflammatory response in cardiopulmonary bypass surgery through blockade of fibrinolysis: a case control study followed by a randomized double-blind controlled trial. Crit Care. 2007;11(6):R117. [Internet]. [cited 2019 Oct 24]; Available from: http://www.ncbi.nlm.nih.gov/pubmed/17988379
128. Ker K, Edwards P, Perel P, Shakur H, Roberts I. Effect of tranexamic acid on surgical bleeding: systematic review and cumulative meta-analysis. BMJ (Online). 2012;344.
129. Shakur H, Roberts I, Fawole B, Chaudhri R, El-Sheikh M, Akintan A, et al. Effect of early tranexamic acid administration on mortality, hysterectomy, and other morbidities in women with post-partum haemorrhage (WOMAN): an international, randomised, double-blind, placebo-controlled trial. Lancet. 2017;389(10084):2105–16.
130. Cap AP. CRASH-3: a win for patients with traumatic brain injury. Lancet [Internet]. 2019 Oct [cited 2019 Oct 24]; Available from: https://linkinghub.elsevier.com/retrieve/pii/S0140673619323128.
131. Manji RA, Grocott HP, Leake J, Ariano RE, Manji JS, Menkis AH, et al. Seizures following cardiac surgery: the impact of tranexamic acid and other risk factors. Can J Anaesth. 2012;59(1):6–13. Available from: http://www.ncbi.nlm.nih.gov/pubmed/22065333. [Internet]. [cited 2019 Oct 24].
132. Mega JL, Simon T. Pharmacology of antithrombotic drugs: an assessment of oral antiplatelet and anticoagulant treatments. Lancet. 2015;386(9990):281–91.
133. Dubois RN, Abramson SB, Crofford L, Gupta RA, Simon LS, Van De Putte LB, et al. Cyclooxygenase in biology and disease. FASEB J. 1998;12(12):1063–73.
134. O'Gara PT, Kushner FG, Ascheim DD, Casey DE, Chung MK, de Lemos JA, et al. 2013 ACCF/AHA guideline for the management of ST-elevation myocardial infarction: executive summary: a report of the American College of Cardiology Foundation/ American Heart Association task force on practice guidelines. J Am Coll Cardiol. 2013;61(4):485–510.
135. Saxena A, Balaramnavar VM, Hohlfeld T, Saxena AK. Drug/drug interaction of common NSAIDs with antiplatelet effect of aspirin in human platelets. Eur J Pharmacol. 2013;721(1–3):215–24.
136. Strate LL, Singh P, Boylan MR, Piawah S, Cao Y, Chan AT. A prospective study of alcohol consumption and smoking and the risk of major gastrointestinal bleeding in men. PLoS One. 2016;11(11):e0165278.
137. Li W-J, Zhang H-Y, Miao C-L, Tang R-B, DU X, Shi J-H, et al. Cigarette smoking inhibits the anti-platelet activity of aspirin in patients with coronary heart disease. Chin Med J. 2011;124(10):1569–72.
138. Holmes CE, Jasielec J, Levis JE, Skelly J, Muss HB. Initiation of aspirin therapy modulates Angiogenic protein levels in women with breast cancer receiving tamoxifen therapy. Clin Transl Sci. 2013;6(5):386–90.
139. Colwell JA, Nesto RW. The platelet in diabetes: focus on prevention of ischemic events. Diabetes Care. 2003;26:2181–8.

140. Lapi F, Azoulay L, Yin H, Nessim SJ, Suissa S. Concurrent use of diuretics, angiotensin converting enzyme inhibitors, and angiotensin receptor blockers with non-steroidal anti-inflammatory drugs and risk of acute kidney injury: nested case-control study. BMJ. 2013;346:e8525.
141. Vazquez SR. Drug-drug interactions in an era of multiple anticoagulants: a focus on clinically relevant drug interactions. Hematology. 2018;2018(1):339–47.
142. Cattaneo M. P2Y $_{12}$ receptors: structure and function. J Thromb Haemost. 2015;13:S10–6.
143. Savi P, Pereillo JM, Uzabiaga MF, Combalbert J, Picard C, Maffrand JP, et al. Identification and biological activity of the active metabolite of clopidogrel. Thromb Haemost. 2000;84(5):891–6.
144. Angiolillo DJ, Gibson CM, Cheng S, Ollier C, Nicolas O, Bergougnan L, et al. Differential effects of omeprazole and pantoprazole on the pharmacodynamics and pharmacokinetics of Clopidogrel in healthy subjects: randomized, placebo-controlled. Crossover Comparison Studies Clin Pharmacol Ther. 2011;89(1):65–74.
145. Sukhovershin RA, Cooke JP. How may proton pump inhibitors impair cardiovascular health? Am J Cardiovasc Drugs. 2016;16(3):153.
146. Gurbel PA, Bliden KP, Logan DK, Kereiakes DJ, Lasseter KC, White A, et al. The influence of smoking status on the pharmacokinetics and pharmacodynamics of Clopidogrel and Prasugrel: the PARADOX study. J Am Coll Cardiol. 2013;62(6):505–12.
147. Holmberg MT, Tornio A, Neuvonen M, Neuvonen PJ, Backman JT, Niemi M. Grapefruit juice inhibits the metabolic activation of Clopidogrel. Clin Pharmacol Ther. 2014;95(3):307–13.
148. Delaney JA, Opatrny L, Brophy JM, Suissa S. Drug drug interactions between antithrombotic medications and the risk of gastrointestinal bleeding. CMAJ. 2007;177(4):347–51.
149. Cattaneo M, Lecchi A. Inhibition of the platelet P2Y $_{12}$ receptor for adenosine diphosphate potentiates the antiplatelet effect of prostacyclin. J Thromb Haemost. 2007;5(3):577–82.
150. Danielak D, Karaźniewicz-Łada M, Główka F. Assessment of the risk of Rhabdomyolysis and myopathy during concomitant treatment with Ticagrelor and statins. Drugs. 2018;78(11):1105–12.
151. Bennett JS. Structure and function of the platelet integrin alphaIIbbeta3. J Clin Invest. 2005;115(12):3363–9.
152. McFadyen JD, Schaff M, Peter K. Current and future antiplatelet therapies: emphasis on preserving haemostasis. Nat Rev Cardiol. 2018;15(3):181–91.
153. Michelson AD. Antiplatelet therapies for the treatment of cardiovascular disease. Nat Rev Drug Discov. 2010;9(2):154–69.
154. Mukherjee D, Roffi M. Glycoprotein IIb/IIIa receptor inhibitors in 2008: do they still have a role? J Interv Cardiol. 2008;21(2):118–21.
155. Serebruany VL, Malinin AI, Eisert RM, Sane DC. Risk of bleeding complications with antiplatelet agents: meta-analysis of 338,191 patients enrolled in 50 randomized controlled trials. Am J Hematol. 2004;75(1):40–7.
156. PLETAL. (PLAY-tal) (cilostazol) (sil-OS-tah-zol) Tablets.
157. Mader TJ. Adenosine: adverse interactions. Ann Emerg Med. 1992;21(4):453.
158. Huang W, Xin G, Wei Z, Ji C, Zheng H, Gu J, et al. Metformin uniquely prevents thrombosis by inhibiting platelet activation and mtDNA release. Sci Rep. 2016;6:36222.
159. Li XL, Steiner M. Fish oil: a potent inhibitor of platelet adhesiveness. Blood. 1990;76(5):938–45.
160. Morriss R. Antidepressants are associated with hospital admitted intracranial bleeds in people taking other medication associated with bleeding. Evid Based Ment Health. 2016;19(1):24.
161. Dehmer SP, Maciosek MV, Flottemesch TJ. Aspirin use to prevent cardiovascular disease and colorectal cancer. Aspirin use to prevent cardiovascular disease and colorectal cancer: a decision analysis: technical report. 2015.
162. Pratt LA, Brody DJ, Gu Q. Antidepressant use among persons aged 12 and over:United States,2011–2014. NCHS Data Brief. 2017;283:1–8.
163. Antifibrinolytic Drugs. In: Encyclopedia of molecular Pharmacology. Springer; 2008. p. 130. https://doi.org/10.1007/978-3-540-38918-7.
164. Ker K, Roberts I, Shakur H, Coats T. Antifibrinolytic drugs for acute traumatic injury. Sao Paulo Med J. 2015;129(5):CD004896.
165. Hobbs JC, Welsby IJ, Green CL, Dhakal IB, Wellman SS. Epsilon aminocaproic acid to reduce blood loss and transfusion after total hip and total knee arthroplast. J Arthroplast. 2018;33(1):55–60.
166. Furuta T, Sugimoto M, Kodaira C, Nishino M, Yamade M, Uotani T, Sahara S, et al. Influence of low-dose proton pump inhibitors on anti-platelet function of clopidogrel. Gastroenterology. 2012;142:S215.
167. Ponomaryov T, Payne H, Fabritz L, Wagner DD, Brill A. Mast cells granular contents are crucial for deep vein thrombosis in mice. Circ Res. 2017;121(8):941–50.

严重创伤患者的输血　20

Jose C. Humanez，Oladapo Oshikoya，Albert Hsu，
Amie L. Hoefnagel
吴友平　译　赵晓虹　邓小明　审校

1. 创伤的初期管理

无论创伤严重程度如何，都需要一个系统和有组织的方案来立即处理任何创伤患者。由美国外科医师学院（American College of Surgeons，ACS）开发的高级创伤生命支持（advanced trauma life support，ATLS）项目旨在传授创伤患者治疗的标准化方案。美国和世界各地的创伤中心已采用这个项目，并认为这个项目是治疗多发伤患者的标准流程。ATLS 项目的根本基础是应该迅速治疗危及生命的情况。并且，急性创伤患者的初期评估并非必需详细而准确的病史[2]。

对创伤患者的初期评估和处理始于初步评估。初步评估的目的是按照优先顺序迅速评估和启动治疗危及生命的情况，这样首先处理对生命的最大威胁。初步评估按 ABCDE 的顺序进行。

- 维持气道（**A**irway）和颈椎保护
- 呼吸（**B**reathing）和通气支持
- 循环（**C**irculation）和止血
- 功能残疾（**D**isability）以及神经学评估
- 暴露（**E**xposure）与保温

执行初步评估需要医疗团队所有成员的协调努力。治疗创伤患者具有丰富经验的医务人员往往同时执行这些步骤。首先评估气道是否通畅。可能需要吸引气道，并清理气道中的任何异物。举颏和托下颌手法能有助于维持气道通畅。必要时需及时做出决定以确保气道安全。张力性气胸、大量血胸、肋骨骨折合并连枷胸和肺挫伤或开放性气胸能严重损害通气和氧合，需要迅速识别和治疗。

出血是创伤患者死亡但可预防的首要原因。必须迅速识别失血性休克，并尽快确定和处理出血的来源。应该应用直接加压或止血带控制外出血。复苏开始应开通足够的静脉通路，应有两条外周大静脉通路或一条中心大静脉通路，且优先横膈上方的静脉通路。可能需要启动大量输血方案（massive transfusion protocol，MTP），并应考虑使用氨甲环酸等止血药。抽取患者血液样本并将其送往血库，以便在可行的情况下进行交叉配血。还需要权宜决定是否将患者转运到手术室以解决出血的来源。

初步评估的最后一步是进行快速和基本的神经学评估，以确定患者意识水平以及是否存在局灶性神经功能缺陷。初步评估的最后要完全脱掉患者的衣服，以便进行彻底的评估，然后用温毯覆盖患者以防止低体温。

2. 输血策略

对于失血性休克的创伤患者，其损伤控制性复苏策略主要包括保护终末器官灌注和防止致死三联征的进一步发展。创伤情况下的致死三联征是指常与失血性休克相关的低体温、酸中毒和凝血病[1]。尽管采取了加温措施但仍存在严重低体温、尽管大规模复苏但仍有持续性代谢性酸中毒、不能通过手术控制的出血所致的凝血病，患这些三联征的患者的死亡率高达 20% ～ 50%[3]。应输注浓缩红细胞以维持携氧能力，并输注其他血液成分以优化凝血功能。Ducherne 等的一项多中心分析表明，晶体液的使用与发病率的增加有关，因此应最大程度地减少晶体液输注[4]。大量输注晶体液通过稀释凝血因子也能加重凝血病。在这种情况下，创伤外科医师可

选择实施损伤控制手术，以减少外科干预，仅控制出血和污染，并尽量缩短在手术室的时间。患者在下次手术前可在 ICU 条件下进一步复苏。

对于需要大容量复苏的失血性休克患者，应遵循医疗机构制定与实施的 MTP。本书（第 8 章）分开讨论了 MTP 在降低死亡率和减少血液制品应用方面的益处。该方案规定了在复苏初期应输注血液制品的目标比例。许多中心采用了以 1∶1∶1 的比例输注血浆、血小板和红细胞。这主要是具有里程碑意义的 PROPPR（Pragmatic，Randomized Optimal Platelet and Plasma Ratios）试验发表的结果。2015 年发表的多中心随机对照 PROPPR 试验旨在确定 1∶1∶1 输血比例在预计需要大量输血的患者中的安全性和有效性。这项研究比较了 1∶1∶1 输血比例和 1∶1∶2 输血比例的差异[5]。尽管研究发现，与 1∶1∶2 输血比例相比，1∶1∶1 比例组 24 h 或 30 天的全因死亡率没有差异，但 1∶1∶1 比例组患者因失血导致的 24 h 死亡率显著降低。支持平衡输血策略的生理基础是 1∶1∶1 的输血比例完全模拟全血的组成。并且，如果输血比例不平衡，输注一种血液成分较多，将会稀释其他两种成分，并可能导致止血不足[6]。最近出版的关于损伤控制性复苏的临床实践指南也纳入了复苏初期比例为 1∶1∶1 的输血[7]。

近年来，创伤患者全血输血正越来越普及。我们机构最近也提供了全血供创伤复苏室使用。全血输注的益处是血液成分更为精选，而且与成分输血相比，输注方法更简单。全血输注的适应证、相互作用和不良反应将另外讨论。然而，在确定全血输血作为损伤控制性复苏标准的一部分之前，还需要进一步的研究。

3. 氨甲环酸（tranexamic acid，TXA）

TXA 是一种具有抗纤溶作用的赖氨酸类似物，用于防止纤维蛋白血凝块的酶降解。TXA 在结构上与赖氨酸相似，可竞争性抑制纤溶酶原向纤溶酶转化，从而降低纤维蛋白降解率[8]。TXA 还可部分阻止组织因子诱导的纤维蛋白原溶解[9]。研究表明，对于接受择期手术或急诊手术的患者，应用 TXA 可减少术中失血量和相关的输血量[8]。研究显示，无论手术类型或预期失血量多少，手术患者在手术切皮前给予 TXA 可减少三分之一的失血量[10-11]。

创伤性出血患者在创伤 3 h 内给予 TXA 可降低患者因出血而死亡的风险。创伤后超过 3 h 给予 TXA 可增加死亡风险，因此应该创伤后尽早使用 TXA，可建议院前使用[12]。TXA 具有抗纤溶的特性和减少失血量的功能，但是并未发现 TXA 有增加血栓形成的风险，实际上研究显示 TXA 可使致命与非致命性血管闭塞事件的发生概率降低[13-14]。

创伤患者应用 TXA 的方法通常是在 10 min 以上给予负荷量 1 g，然后 8 h 以上再输注 1 g[12]。其他给药方案包括 30 min 以上静脉输注负荷量 10 mg/kg，然后持续输注 1 mg/（kg · h）。TXA 是妊娠 B 类药物，在动物模型中未发现任何危害，因此应该考虑用于出血性创伤的产妇。轻度至中度肾损害患者需要减量，严重肾损害患者禁忌使用，因为其 95% 经肾排泄。肝损害患者无需减量[15]。

4. 血液回收器和自体输血

创伤患者消耗大量的医院资源，包括占创伤中心所有输血量的约 70%[16]，这给医疗机构带来经济和医疗资源负担。供血者的交叉配血输血方案和应用 MTP 仍然是创伤所致失血性休克患者的标准治疗方案。输注异体血并非没有风险，可能发生的柠檬酸中毒、高钾血症、疾病传播、低体温、酸中毒、低镁血症、脓毒症、急性呼吸衰竭［输血相关急性肺损伤（transfusion-related acute lung injury，TRALI）、输血相关循环超负荷（transfusion-associated circulatory overload，TACO）、急性呼吸窘迫综合征（acute respiratory dysfunction syndrome，ARDS）］和血栓副作用都具有重大风险[17-20]。自体输血已广泛用作异体输血的替代或补充，以减少或避免输血次数以及输血相关的风险与费用，且副作用较少。

James Blundell 博士在 1818 年首次报道了自体输血。他在犬模型上进行了自体输血实验，后来又在人类进行了试验，但是死亡率高[21]。1874 年，英国 Yeatman 医院的 William Highmore 博士提出了将失血回输的想法。他描述了一例产后出血的女性。该患者死亡时“容器和床上有数磅血液，如果他能把这些失血回输到她的血管里，这些血本来可挽救她的生命”[22]。1883 年，William Halsted 在纽约

Roosevelt 医院描述了一种治疗一氧化碳中毒的“回输血液”技术。他的方法包括将取自患者的血液进行去纤维蛋白和过滤后再回输给患者[23]。Duncan 和 Miller 于 1885 年在苏格兰爱丁堡的皇家医院报告了自体输血的其他成功案例，一例挤压伤的患者回输了经碳酸钠的磷酸盐处理后的自身血液[24]。1914 年，德国妇科医师 H.J.Thies 用枸橼酸处理回收的血液，将该血液通过纱布过滤后，再将血液回输给患者[25]。1943 年，Griswold 和 Ortner 发表了有 100 例患者的第一个自体输血系列病例报告[26]。然而，在 20 世纪 40 年代和 50 年代，随着献血、血液储存的发展以及血液库存的进步而简化了异体输血程序并提高了其安全性，自体输血逐渐淡出人们的视野。在 20 世纪 60 年代和 70 年代，Dyer、Klebanof 和 Pathak 开发了回收未洗涤血液回输的技术和新设备，人们对自体输血重新产生了兴趣。他们的研究提供了有关溶血减少、污染物过滤以及最重要的临床结局的数据。Klebanoff 的装置由一个心脏切开储血器和一个滚柱泵组成，被称为 Bentley 自体输血器[27]；报道数例空气栓塞后，该装置的应用减少。1968 年，梅奥诊所的 Wilson 和 Taswell 开发了一台收集和洗涤回收血液的原型机。20 世纪 70 年代的技术进步，出现数种商用装置[28]。1974 年，Haemonetics 公司（Braintree，MA）研发了一种可收集、洗涤和浓缩自体红细胞的装置并将其用于血液回输。他们称其为“cell saver”设备。随后，术语“cell saver”（血液回收器）泛指围手术期用于血液回收的任何装置。

4.1　适应证和禁忌证

对于每一例活动性出血的创伤患者，都应考虑应用血液回收器或自体输血。为了达到物有所值，应该至少有 1000 ml 的失血量[14]。其他报告的适应证包括需要立即输血而不能获得或提供交叉配血以及患者不愿意接受交叉配血[30]。美国血库学会建议，如果预计的手术失血量是患者总血量的 20%，或超过 1000 ml，或者如果该手术的平均输血量超过 1 个单位，则建议应用血液回收器。还有的适应证是患者拒绝同种异体输血或缺乏交叉配血适合的血液[32]。

除了适应证，一个重要的问题是考虑应用血液回收器的禁忌证。一个禁忌证是血液受到感染性或非感染性来源的污染。例如血液与胃肠道内容物或脓性物质混合所致的感染性污染。非感染性污染包括血液与碘、无菌水、酒精、氯己定、冲洗溶液或止血药如凝血酶混合[31-32]所致。

自体输血的其他禁忌证包括镰状细胞病、恶性肿瘤（癌细胞回输和发生肿瘤转移的风险）和剖宫产（羊水栓塞的理论风险）。表 20.1 总结了应用血液回收器的适应证和禁忌证。

4.2　血液回收器装置和工作过程

血液回收器工作过程有三个阶段：细胞回收或收集、洗涤和回输。最终得到的血细胞比容在 50% ～ 80%，储存时间小于 6 h，并需要使用过滤器以减少白细胞残留。

通过吸引器从手术野收集血液，并转移到一个容器中与抗凝剂混合。这个过程包括血液的离心，然后去除上清液。为了去除残留的有害污染物，应用大量的生理盐水和再次离心来洗涤血液。然后红细胞重新悬浮于生理盐水中，用于输注。图 20.1 描绘了自体输血装置的不同部件。

由于来自手术野的化学与物理污染物以及手术野和血液与血液回收器装置中人工表面接触所产生的细胞分解产物，所回收血液的成分与循环血液存在生理差异。最后，对回收血液的洗涤可去除简单过滤无法去除的污染物和血浆蛋白。

表 20.1　自体血回收的适应证和相对禁忌证

血液回收的适应证
手术预计失血≥ 1000 ml（或总血量的 20%）
减少或避免使用异体血
难以找到交叉配血相容的血液
患者存在红细胞同种异体抗体
患者不接受异体血
术前红细胞量低，出血风险高
血液回收的禁忌证
镰状细胞病
药物和其他污染物（碘伏、酒精、制剂溶液）
凝血酶、纤维蛋白和其他止血药
骨水泥（甲基丙烯酸甲酯）
血液回收的相对禁忌证
剖宫产（羊水污染）
癌症手术
细菌污染

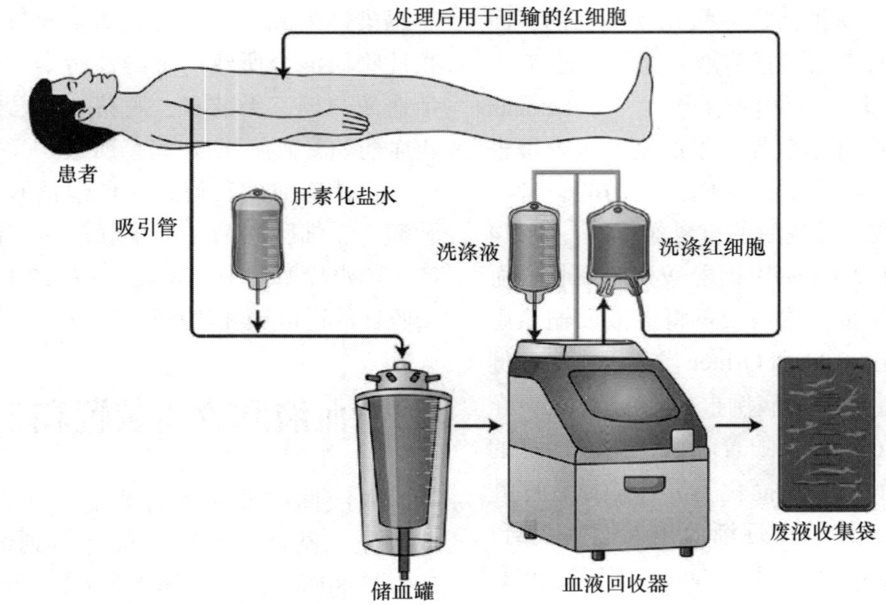

图 20.1 自体输血装置的部件

一旦收集血液就必须进行抗凝。用于这种情况下的抗凝剂主要有两种：肝素和枸橼酸。用肝素抗凝的回收血液可降低游离血红蛋白水平，改善红细胞渗透脆性和氧化储备能力[33]。然而，对于肝素诱导的血小板减少症患者，枸橼酸是首选的抗凝剂。

最终获得的回收血液制品通过一个减白细胞过滤器，这可将细菌的去除率达到 99.6% ～ 100%。添加抗生素虽然不是常规做法，但可能进一步降低细菌量[33]。

应用血液回收器和自体输血并非没有风险或并发症。自体输血最常见的并发症是装置没有正确连接的情况下不能回输血液。更严重的并发症包括血液污染，这可导致感染和脓毒症的发生[29]，但遵循无菌操作指南能预防这种并发症。其他不常见的并发症包括血液稀释、吸引或降解引起的溶血、空气栓塞、活化白细胞污染以及血小板减少[29]。应用无菌技术且回输血液少于 3000 ml 的情况下，所有的并发症都可避免。

总之，对于预计失血明显且没有禁忌证的创伤患者，应该考虑血液回收器和自体输血。它能用作交叉配血的补充，也能用作等待交叉配血到来时的一种临时性措施。与异体输血相比，应用血液回收器能降低患者输血反应的风险，并可能节省费用。

5. 血栓弹力图（thromboelastography，TEG）在创伤复苏中的应用

TEG 是一种检测全血凝血状况的方法。本书有一章专门论述该话题，在此只作简要阐述。TEG 检测在 1 h 内就能得到结果，然而，通过一种计算机软件可让临床医师实时查看示踪曲线形态。创伤复苏中心或手术室内可常见到这种示踪曲线。严重失血引起的失血性休克是创伤相关死亡的主要原因。与内源性凝血途径失调相关的创伤性凝血病（trauma-induced coagulopathy，TIC）是持续出血的促发原因[34-35]。TIC 中的内源性凝血病可能是由内皮细胞低氧血症、蛋白 C 的病理性激活、血小板功能障碍和纤溶失调所致。TIC 的发展与死亡率的增加（4 倍）[36]，并与不可控制的出血、持续大量输血需求和多器官衰竭等严重事件的发生相关，这能导致患者 ICU 滞留时间与住院时间延长[37-38]。2000 年之前，休克复苏主要是通过输注浓缩红细胞（PRBCs）和人工液体来维持血管内容量和组织氧输送。应用常规凝血试验（conventional coagulation tests，CCTs）可鉴别出创伤复苏过程中特定的凝血缺陷，并据此补充其他血液成分制品如新鲜冰冻血浆（fresh frozen plasma，FFP）和血小板[39]。

传统的实验室检测在凝血不同方面提供了有价值信息，但是这些检测最初是用于监测实验室环境下治疗性抗凝的效果，而不是鉴别 TIC。CCTs 存在一些局限性：它们在描述 TIC 的复杂性质方面不够精确，且需要大量时间来报告最终结果，因此对调整快速变化的创伤患者临床治疗方案作用可能有限[35, 40]。考虑到 CCTs 的这些局限性，黏弹性分析如 TEG 或旋转血栓弹力检测（rotational thromboelastometry，ROTEM）成为及时鉴别特定凝血缺陷的替代诊断方法，这使个体化复苏成为可能。

TEG 用于创伤患者可预测低凝与凝血病患者是否需要成分输血疗法或应用止血药（PCC、rFⅦa、纤维蛋白原和 TXA）。此外，它还能有助于鉴别高凝状态的创伤患者，并可能有助于早期深静脉血栓形成（deep vein thrombosis，DVT）的预防[41]。

应用 TEG 指导下进行成分输血的个体化疗法有助于解决创伤出血患者的即时需求。因此，应用 TEG 可最大限度地减少血液制品的过度使用和浪费，并减少 DVT、TRALI、TACO、ARDS、感染和过敏反应等并发症的发生[42-44]。

6. 严重创伤患者输血不良结局

TRALI 是严重创伤大量输血时危及生命的主要并发症。虽然 TRALI 是输血相关性发病率和死亡率的主要原因[45]，但是在失血性休克的大量输血复苏中，TRALI 的总体发生率低下[46]。尽管如此，Patel 等发表的一篇大量文献回顾显示，每多输一个单位红细胞，ARDS/ALI 和死亡的概率就增加（OR 分别为 1.06 和 1.07）[47]。大量输血时应用陈旧血也可能增加死亡率和不良事件[48]。TRALI 的流行病学、发病机制、危险因素和治疗措施在本书中另有讨论。

大量输血时可能发生的其他生理紊乱包括以代谢性碱中毒为形式的酸碱失衡以及电解质异常如低钙血症和高钾血症[49]。由于柠檬酸用作储存血液中的抗凝剂，所以在大量输血过程中会向患者输入大量的柠檬酸。柠檬酸经代谢成为碳酸氢盐，过量的碳酸氢盐可从尿液中排出。肾衰竭情况下，碳酸氢盐排泄减少，可能发生代谢性碱中毒。当氢离子移出细胞以交换钾离子进入细胞以代偿代谢性碱中毒时，也可能出现相关性低钾血症。临床上明显的代谢性碱中毒并不常见，因为失血性休克患者可能因为终末器官灌流不足而已经出现代谢性酸中毒。柠檬酸的另一个不良影响是它能螯合钙，从而降低游离钙水平。严重低钙血症可能导致癫痫或心律失常和心搏骤停。钙是凝血级联反应正常发挥作用的关键成分，而低钙血症能加重与失血性休克往往相关的凝血病。大量输血患者也有高钾血症的风险。应用陈旧红细胞和辐射过的血液可增加高钾血症的风险[50]。红细胞上清液中的钾浓度每天呈线性增加 1 mEq，即大致等于红细胞储存的天数。这种电解质异常的最严重并发症是输血相关性高钾性心搏骤停。应监测动脉血气、钾和钙离子水平，以指导这类患者的管理。

作为失血性休克致死三联征的一部分，低体温会因大量输血而加重，并能加剧任何正存在的凝血病。当核心体温降至 37℃以下时，凝血功能开始受损[51-52]。并且，体温的迅速下降能导致心动过缓、心室颤动和随后的心搏骤停。在快速输血过程中应用能加温血液的快速输液装置能降低这种风险。

7. 快速输液装置

目前市场上有多种医疗装置为静脉输注液体与血液制品提供加温。最简单的装置就是利用加热板、水浴或逆流热交换器来加温液体。虽然这些装置在常规医疗过程中具有优异的加温液体和血液制品的作用，但是由于与冷血液制品接触时间不足，它们加温快速流动的血液制品的能力有限。专门为快速输注血液制品而设计的新型装置利用电磁感应、微波技术和干热传递来快速加温血液制品。表 20.2 比较了三种商用快速输液装置[53-55]。

在评价快速输液装置时，应考虑多方面因素。本章将重点介绍 Level 1、Belmont 和 ThemaCor1200 三种装置。Level 1 系统通过温水的逆流热交换来提供加温。血液制品的输送是基于双气动压力输液器，能够在一侧输液的同时在另一侧装载另一个输液单元（图 20.2）。Belmont 和 ThermaCor1200 都是利用机械泵从大型储存袋中快速输送血液制品。Belmont 通过电磁微波加温进行加热，而 ThermaCor1200 依靠干热传热。

表 20.2 输液装置的比较

	Level-1 H-1000	ThermaCor 1200	Belmont 快速输液装置
厂家	Smith's medical	Smission-Cartledge biomedical, LLC	Belmont 仪器公司
占用空间	中	小	中
加热机制	逆流	干热	微波加温
输液速度	约 500 ml/min	10 ml/h ～ 1.2 L/min	2.5 ml/min ～ 1 L/min
重量（kg）	32	9.5	12.5
空气排除	人工	自动	自动
液体加载简易性	没有血液制品储存器。必须将空气从每个单元中排出，以防止空气栓塞	3 个峰值流入设置，可提供液体储存器	3 或 4 个峰值流入装置，3L 液体储存器
设置简易性	简单	准备时间 ＜ 60 s	准备时间 ＜ 60 s
电池功能	无	有	有
其他	能根据输液速度加热血液制品		在流速达到 10 ml/min 才加热

在快速输注大量冷血的过程中存在静脉空气栓塞和低体温的风险；因此，快速输液系统应该能够快速可靠地检测和清除空气并使冷血液制品加温。Level 1 系统有一个排气口，它可自动排除系统内的微气泡。在较新的型号上，有一个可选的集成空气探测器和夹具，它可提醒临床医师空气的存在，并阻止空气流向患者[54]。ThermaCor1200 在一次性卡盒中内置了四个具有独家专利的空气传感器[53]。Belmont 上有两个超声空气探测器，它可探测到低至 0.1 ml 的空气[56]。在一项 Level 1 与 Belmont 装置的对比研究中，Cumunale 向每个系统的热交换器近端各注入了 10 ml 空气，结果发现空气能够通过 Level 1 系统中的输送管路，而 Belmont 装置可探测并清除这些空气[56]。这项研究比较了每种装置在 500 ml/min 的高流速下的加温能力。虽然这两个装置在低流速时都能加温到生理温度，但是在高流速时，Level 1 装置输送的血液平均温度为 32℃[56-57]。目前还没有将 ThermaCor1200 与 Level 1 或 Belmont 进行比较的同行评议文献。

所有的快速输液装置都具有以非常高的速度输送液体的能力；然而，实际输液能力将取决于静脉（IV）通路的大小。对于上述三种装置，用于输液

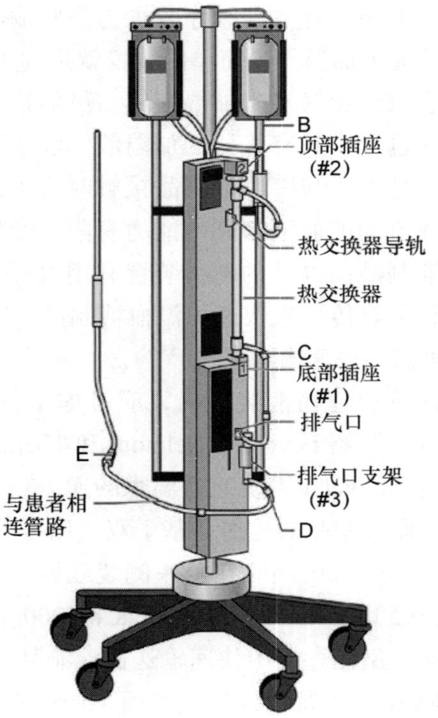

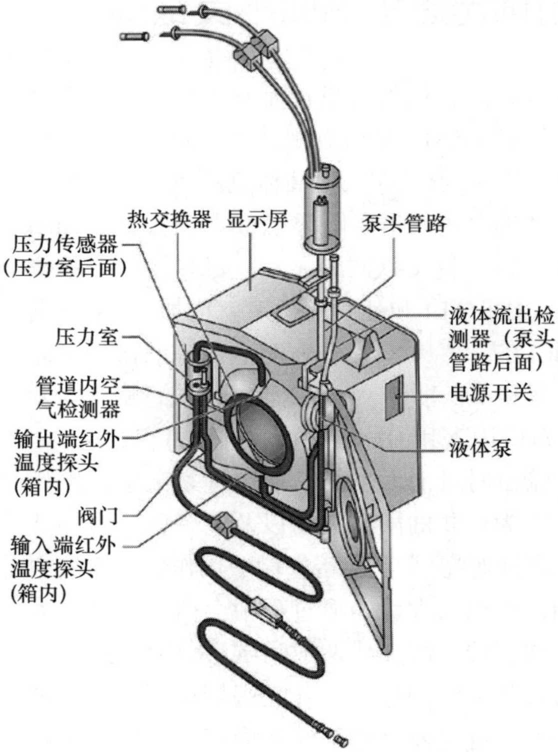

图 20.2 level 1 H1025（**a**）和 Belmont FMS 2000（**b**）（Modified from：Comunale[56]）

的最小尺寸为 18 G 的 IV 导管。从理论上讲，通过泊肃叶定律（Poiseuille's law）（图 20.3）可预测 IV 导管中液体的最大流速，其中流速与液体黏滞系数、跨导管压力梯度以及 IV 导管的长度与直径有关。导管直径增加一倍可使流速增加 16 倍。然而，这只适用于层流状态。当快速输血时，由于湍流的出现，泊肃叶定律并不能完全地预测实际流速[57]。然而，毫无疑问的是较粗、较短的 IV 导管的液体流速快于较细、较长的 IV 导管。

很难找到通过标准 IV 导管与大口径中心静脉导管的输液流速存在差异的研究。Wrenn 等[58]发表的一项研究比较了使用 ThermaCor1200 快速输液装置在不同型号导管下输注羟乙基淀粉与生理盐水（normal saline，NS）时的流速差异。该研究比较了 18 G、16 G、14 G、7.0 Fr 与 8.5 Fr 快速输液导管（rapid infusion catheter，RIC）、14 G 双腔中心静脉导管、8.5 Fr 血管鞘和多腔导管（multilumen access catheter，MAC）鞘的流速。在 ThermaCor1200 驱动压力相似的情况下，他们发现 8.5 Fr RIC 和 MAC 鞘在快速输注 NS 和羟乙基淀粉时表现更好，在驱动压力 300 mmHg 下的流速都超过 1 L/min。双腔中心静脉的导管表现最差，其次是 18 G 外周 IV 导管，流速分别为 180 ml/min 和 210 ml/min。虽然羟乙基淀粉在美国不再用于临床，但是它比 NS 更具黏性，因此比 NS 更能预测血液制品的流速。

Andrew Buck 进行了一个类似的实验，他研究了在气动快速输液装置上通过数种常用 IV 导管输注 1 L 生理盐水所需的时间[59]。该研究结果也显示，8.5 Fr 的 RIC 是最快的输液方法，输液 1 L 的时间为 46 s，8.5 Fr 血管鞘所用时间为 1：05 min，14 G 的四腔中心静脉导管所用时间为 5：20 min，标准 20 G 外周 IV 导管所用时间为 6：47 min（表 20.3）。

这两项研究都支持使用大口径短导管作为静脉通路，以有利于容量的快速输注。中心静脉通路可能不是大容量快速输液的最佳方法，特别是考虑到严重创伤患者放置导管的复杂性以及常常需要同时关注其他指标。

Q	流量
P	压力
r	半径
η	液体黏滞系数
l	导管长度

$$Q = \frac{\pi P r^4}{8\eta l}$$

图 20.3　泊肃叶方程

表 20.3　常用 IV 导管大小及输注 1000 ml 生理盐水所用时间

导管大小	导管类型	1000 ml 输注时间（min）
8.5 Fr	RIC	0.46
7.0 Fr	RIC	1.0
8.5 Fr	血管鞘	1.05
14 G	标准 IV 导管	1.30
16 G	标准 IV 导管	2.20
18 G	标准 IV 导管	4.23
14 G	四腔中心静脉导管	5.20
20 G	标准 IV 导管	6.47

RIC，rapid infusion catheter，快速输注导管

8. 小结

出血是创伤患者死亡但可预防的首要原因。创伤患者的初期处理包括 ATLS 方案，其重点是首先治疗危及生命的损伤。失血性休克的创伤患者损伤控制性复苏策略包括维持终末器官灌注和防止致死三联征的进一步发展。出血性创伤患者的容量复苏应以 1：1：1 比例的血液制品和最少的晶体液补充血容量为重点。在可能的情况下，应考虑使用回收细胞的血液，以最大限度地减少同种异体血液制品的用量。如果可能，建议使用 TEG 或 ROTEM，以指导靶向血液制品的补充。需要输血的创伤患者应在伤后 3 h 内给予 TXA。与大容量输血相关的并发症包括 TRALI、TACO、高钾血症、低钙血症和低体温。输注前加温血液制品能最大限度地减轻低体温。应用快速输液装置可提高向患者快速输注加温血液制品的能力。适合快速输血的静脉通路最好为大直径短长度的导管。

参考文献

1. Schreiber MA. Coagulopathy in the trauma patient. Curr Opin Crit Care. 2005;11:590.
2. American College of Surgeons Committee on Trauma. ATLS advanced trauma life support student course manual. 10th ed.

Chicago: American College of Surgeons; 2018.
3. Moore EE, Feliciano DV, Mattox KL. Trauma. 8th ed. New York: McGraw-Hill; 2017.
4. Duchesne JC, Heaney J, Guidry C, et al. Diluting the benefits of hemostatic resuscitation: a multi-institutional analysis. J Trauma Acute Care Surg. 2013;751:76.
5. Holcomb JB, Tilley BC, Baraniuk S, et al. Transfusion of plasma, platelets, and red blood cells in a 1:1:1 vs a 1:1:2 ratio and mortality in patients with severe trauma: the PROPPR randomized clinical trial. JAMA. 2015;313:471.
6. Kornblith LZ, Howard BM, Cheung CK, et al. The whole is greater than the sum of its parts: hemostatic profiles of whole blood variants. J Trauma Acute Care Surg. 2014;77:818.
7. Cannon JW, Khan MA, Raja AS, et al. Damage control resuscitation in patients with severe traumatic hemorrhage: a practice management guideline from the Eastern Association for the surgery of trauma. J Trauma Acute Care Surg. 2017;82:605.
8. Roberts I. Tranexamic acid in trauma: how should we use it? J Thromb Haemost. 2015;13(Suppl. 1):S195–S9.
9. Takada A, Makino Y, Takada Y. Effects of tranexamic acid on fibrinolysis, fibrinogenolysis and amidolysis. Thromb Res. 1986;42:39–47.
10. Ker K, Edwards P, Perel P, Shakur H, Roberts I. Effect of tranexamic acid on surgical bleeding: systematic review and cumulative meta-analysis. BMJ. 2012;344:e3054.
11. Ker K, Prieto-Merino D, Roberts I. Systematic review, meta-analysis and meta-regression of the effect of tranexamic acid on surgical blood loss. B J Surg. 2013;100:1271–9.
12. Roberts I, Shakur H, Coats T, et al. The CRASH-2 trial: a randomized controlled trial and economic evaluation of the effects of tranexamic acid on death, vascular occlusive events and transfusion requirement in bleeding trauma patients. Health Technol Assess. 2013;17(10):1–79. https://doi.org/10.3310/hta17100.
13. CRASH-2 Collaborators I, Roberts HS, Afolabi A, et al. The importance of early treatment with tranexamic acid in bleeding trauma patients: an exploratory analysis of the CRASH-2 randomized controlled trial. Lancet. 2011;377(9771):1096–101. 21439633.
14. Roberts I, Pablo P, David P-M, Haleema S, Tim C, Hunt Beverley J, et al. Effect of tranexamic acid on mortality in patients with traumatic bleeding: prespecified analysis of data from randomized controlled trial. BMJ. 2012;345:e5839.
15. "Lysteda (tranexamic acid) Package Insert" (PDF). accessdata.FDA.gov. Retrieved 20 June 2019.
16. Kauvar DS, Lefering R, Wade CE. Impact of hemorrhage on trauma outcome: an overview of epidemiology, clinical presentations, and therapeutic considerations. J Trauma. 2006;60(6 Suppl):S3–11.
17. Perez P, Salmi LR, Folléa G, Schmit JL, de Barbeyrac B, Sudre P, Salamon R, BACTHEM Group. French haemovigilance network. Determinants of transfusion-associated bacterial contamination: results of the French BACTHEM case-control study. Transfusion. 2001 Jul;41(7):862–72.
18. Williamson LM, Lowe S, Love EM, Cohen H, Soldan K, McClelland DB, Skacel P, Barbara JA. Serious hazards of transfusion (SHOT) initiative: analysis of the first two annual reports. BMJ. 1999;319(7201):16–9.
19. Kuehnert MJ, Roth VR, Haley NR, Gregory KR, Elder KV, Schreiber GB, Arduino MJ, Holt SC, Carson LA, Banerjee SN, Jarvis WR. Transfusion-transmitted bacterial infection in the United States, 1998 through 2000. Transfusion. 2001;41(12):1493–9.
20. Menis M, Forshee RA, Anderson SA, McKean S, Gondalia R, Warnock R, Johnson C, Mintz PD, Worrall CM, Kelman JA, Izurieta HS. Febrile non-haemolytic transfusion reaction occurrence and potential risk factors among the U.S. elderly transfused in the inpatient setting, as recorded in Medicare databases during 2011-2012. Vox Sang. 2015 Apr;108(3):251–61.
21. Blundell J. Experiments on the transfusion of blood by the syringe. Med Chir Trans. 1818;9(Pt 1):56–92.
22. Highmore W. Practical remarks on an overlooked source of blood supply for transfusion in post-partum haemorrhage suggested by a recent fatal case. Lancet. 1874;103:89–90.
23. Halsted WS. Refusion in carbonic-oxide poisoning. New York J Med. 1883;38:625–9.
24. Duncan J. On re-infusion of blood in primary and other amputations. Br Med J. 1886;1:192–3.
25. Thies HJ. Zur Behandlung der Extrauteringravidität. Zentralbl Gynäkol. 1914;38:1191–3.
26. Griswald RA, Ortner AB. Use of autotransfusion in surgery of serous cavities. Surg Gynecol Obstet. 1943;77:167–77.
27. Klebanoff G. Early clinical experience with a disposable unit for the intraoperative salvage and reinfusion of blood loss (intraoperative autotransfusion). Am J Surg. 1970;120:718–22.
28. Wilson JD, Taswell HF. Autotransfusion: historical review and preliminary report on a new method. Mayo Clin Proc. 1968;43(1):26–35.
29. Carless PA, Henry DA, Moxey AJ, O'Connell D, Brown T, Fergusson DA. Cell salvage for minimizing perioperative allogeneic blood transfusion. Cochrane Database Syst Rev. 2010;4:CD001888.
30. Garcia JH, Coelho GR, Feitosa Neto BA, Nogueira EA, Teixeira CC, Mesquita DF. Liver transplantation in Jehovah's witnesses patients in a center of northeastern Brazil. Arq Gastroenterol. 2013;50(2):138–40.
31. Waters JH. Indications and contraindications of cell salvage. Transfusion. 2004;44(12 Suppl):40S–4S.
32. Esper SA, Waters JH. Intra-operative cell salvage: a fresh look at the indications and contraindications. Blood Transfus. 2011;9(2):139–47.
33. Sikorski RA, Rizkalla NA, Yang WW, Frank SM. Autologous blood salvage in the era of patient blood management. Vox Sang. 2017;112:499–510.
34. White NJ. Mechanism of trauma-induced coagulopathy. Hematology Am Soc Hematol Educ Program. 2013;2013:660–3.
35. Mohamed, et al. Scand J Trauma Resusc Emerg Med 2017: 25:99.
36. Adelfattah K, Cripps MW. Thromboelastography and rotational thromboelastometry use in trauma. Int J Surg. 2016;33:196–201.
37. Brohi K, Singh J, Heron M, Coats T. Acute traumatic coagulopathy. J Trauma Acute Care Surg. 2003; Jun 1;54(6):1127–30.
38. Khan S, Brohi K, Chana M, Raza I, Stanworth S, Gaarder C, Davenport R. Hemostatic resuscitation is neither hemostatic nor resuscitative in trauma hemorrhage. J Trauma Acute Care Surg. 2014;76(3):561–8.
39. Howley IW, Haut ER, Jacobs L, et al. Is thromboelastography (TEG)-based resucitation better than empirical 1:1 transfusion? Trauma Surg Acute Care Open. 2018;3:1–3.
40. Schochl H, Maegele M, Solomnon C, Gorlinger K, Voelckel W. Early and individualized goal-directed therapy for trauma induced coagulopathy. Scand J Trauma Resusc Emerg Med. 2012;20:15.
41. Kashuk J, Moore E, Sawyer M, et al. Post injury coagulopathy management: goal directed resuscitation via POC thromboelastography. Ann Surg. 2010;251(4):604–14.
42. Massaro A, Doerfler S, Nawalinski K, et al. Thromboelastography defines late hypercoagulability after TBI: a pilot study. Neurocrit Care. 2015;22:45–51.
43. Mitra B, Cameron P, Gruen R. Aggressive fresh frozen plasma (FFP) with massive blood transfusion in the absence of acute traumatic coagulopathy. Injury. 2012;43(1):33–7.
44. Gruen R, Jacobs I, Reade M. Trauma and tranexamic acid. Med J Aus. 2013;199(5):310–1.
45. Walsh M, Fritz S, Hake D, Son M, et al. Targeted Thromboelastographic (TEG) blood component and pharmacologic hemostatic therapy in traumatic and acquired coagulopathy. Curr Drug Targets. 2016;17:954–70.
46. Benson AB, Moss M, Silliman CC. Transfusion-related acute lung injury (TRALI): a clinical review with emphasis on the critically ill.

Br J Haematol. 2009;147:431.
47. Meyer DE, Reynolds JW, Hobbs R, et al. The incidence of transfusion-related acute lung injury at a large, Urban Tertiary Medical Center: a decade's experience. Anesth Analg. 2018;127:444.
48. Patel SV, Kidane B, Klingel M, et al. Risks associated with red blood cell transfusion in the trauma population, a meta-analysis. Injury. 2014;45:1522.
49. Jones AR, Patel RP, Marques MB, et al. Older blood is associated with increased mortality and adverse events in massively transfused trauma patients: secondary analysis of the PROPPR trial. Ann Emerg Med. 2019;73:650.
50. Vraets A, Lin Y, Callum JL. Transfusion-associated hyperkalemia. Transfus Med Rev. 2011;25:184.
51. Sihler KC, Napolitano LM. Complications of massive transfusion. Chest. 2010;137:209.
52. Perlman R, Callum J, Laflamme CA, et al. A recommended early goal-directed management guideline for the prevention of hypothermia-related transfusion, morbidity, and mortality in severely injured trauma patients. Crit Care. 2016;20:107.
53. ThermaCor 1200 rapid infusion device website. https://www.thermacor1200.com/company-info.cms. Accessed 10 Jul 2019.
54. Level 1 rapid infusion device website. https://www.smiths-medical.com/products/temperature-management/blood-and-fluid-warming-systems/fast-flow-fluid-warming-trauma/level-1-h1200-fast-flow-fluid-warmer-with-integrated-air-detectorclamp. Accessed 10 Jul 2019.
55. Belmont rapid infusion device website. http://www.eostip.com/imgs/pdf/pdf_1_10.pdf. Accessed 10 Jul 2019.
56. Cumunale ME. A laboratory evaluation of the level 1 rapid infuser (H1025) and the Belmont instrument fluid management system (FMS 2000) for rapid transfusion. Anesth Analg. 2003;97:1064–9.
57. Barcelona SL, Vilich F, Cote CJ. A comparison of flow rates and warming capabilities of the level 1 and rapid infusion system with various-size intravenous catheters. Anes Analg. 2003;97:358–63.
58. Wrenn EA, Wohlers R, Montgomery M, et al. Comparison of flow dynamics of peripherally and centrally inserted intravenous catheters using a rapid infusion system (ThermaCor1200). AANA. 2017;85(4):256–60.
59. Buck A. Large bore IV access showdown: do you know which IV cannula can deliver fluid to your patient the fastest? ETM Course. https://etmcourse.com/large-bore-iv-access-showdown/. Accessed 15 Jul 2019.

围手术期凝血床旁检测 21

Sarah Leavitt，Shairko Missouri，Divya Patel，Corey S. Scher
朱雅琳 译 蒋政宇 审校

TEG® 分析仪系统（Haemonetics Corporation，Boston，MA）得出的血栓弹力图和 Rotem® 分析仪系统（Instrumentation Laboratory，Bedford，MA）得出的旋转血栓弹力描记是目前目标导向成分输血的基准测试，适合在心脏手术、产科手术、钝性和穿透性创伤、脑外伤以及实体器官移植等出血和大失血的情况下中应用。当前没有研究比较过 Rotem 和 TEG 两种分析系统。对二者的选择也只取决于科室或医院管理部门。这两种测试都基于黏弹性的概念。物质有固、液体之分。黏弹性材料兼有固体和液体的特性。弹性物质在拉伸时可能会发生应变。一旦消除应力因素，其又会恢复到正常状态。黏性使材料更稳定，并能抵抗拉伸[1]。血液是黏弹性物质。其中，血浆表现出纯黏性，而其他成分是弹性的。血液的黏弹性受四个因素的影响：（1）环境（温度），（2）相互作用（红细胞的定向性和聚集性），（3）血浆因素（渗透压、pH 值、纤维蛋白原和其他血浆蛋白的浓度），（4）红细胞因素（红细胞及其细胞膜的黏弹性和变形性）。

血液黏弹性在正常人群中差别不大，但会因某些病理状态或手术干预而变得显著。凝块形成是凝血因子聚合激活产生纤维蛋白的结果。反应的持续形成三维聚合物网络。这个网络改变了纤维蛋白在产生前和产生过程中的黏弹性。凝血阶段的黏弹性变化可经检测并呈现为计算机化的结果提供给麻醉科医师[2]。

血栓弹力图（TEG®）虽然有价值，但其追踪是非线性的，也缺乏数学方法来测定曲线的准确性。黏弹性试验（TEG® 和 Rotem）经受住了时间的考验，仍然是目标导向血液制品应用的重要组成部分。然而，它们的应用也逐渐受到质疑，因为基于不同科学原理的新检测方法正走向市场，且因其线性测量的特点而更加准确。

图 21.1 为 TEG 5000（Haemonetics Corporation®）。为使 TEG®5000 分析仪生成测试结果，将少量全血样本（根据测试类型使用不处理、柠檬酸化或肝素化处理）放置在 37° 比色杯中（图 21.2）。杯中伸入的是一根悬挂在一条悬垂丝上的一次性针。杯子以 4° 角旋转 45 min，周期持续约 10 s（图 21.2）。当血液开始凝结并黏附在针和杯上时，血凝块将杯的旋转运动传递到针上。针的旋转使悬垂丝产生弹性。由此产生的针旋转的程度与血栓的强度成正比。相应的数值结果和追踪曲线代表了血栓形成和溶解的所有阶段[2]。

图 21.3 和图 21.4 表明了 TEG 追踪的所有组成部分，以了解血栓的速率、强度、稳定性或可维持性。

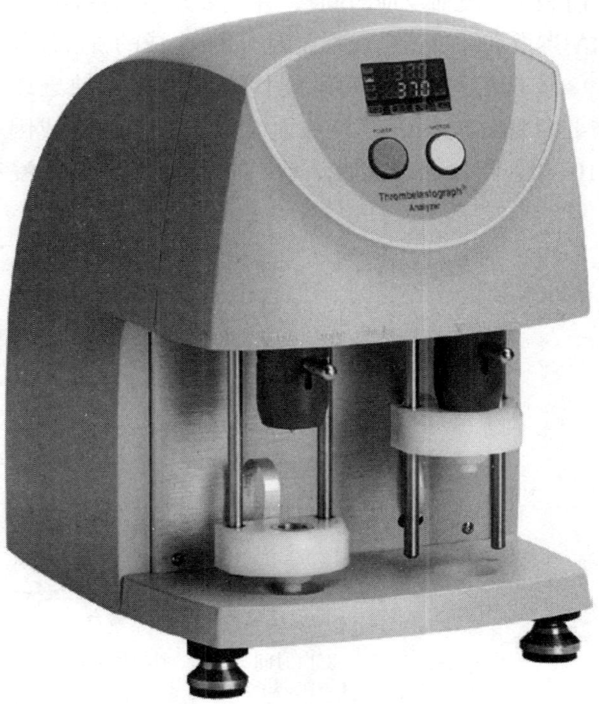

图 21.1 TEG 500（With permission from Haemonetics Corporation）

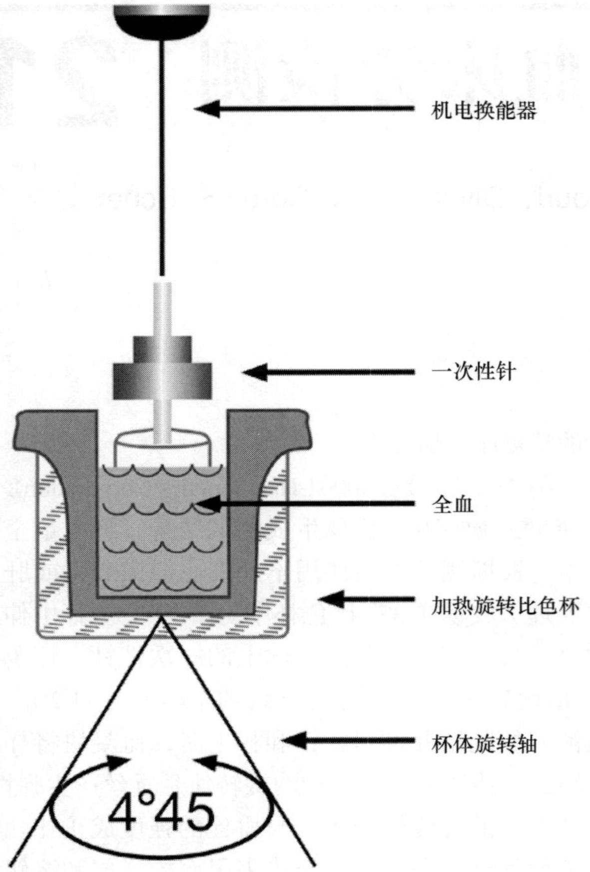

图 21.2 TEG 比色杯旋转技术（With permission from Haemonetics Corporation）

R 值表示“凝血反应时间”，并代表开始检测时初始凝血酶爆发和纤维蛋白或凝血因子Ⅱa 生成的凝血途径。

较长的“R”时间可能代表凝血因子缺乏以及需要目标导向的新鲜冷冻血浆或新开发的合成因子（10，9，7，2-KCENTRA®）的输注[3]。利用浸有肝素酶的比色杯（在一次性塑料杯中用蓝色颜料标识）有助于确定全身肝素化是否为所观察到的血栓形成延迟的原因。

根据患者的凝血状态和测试运行类型，显示全身 TEG 结果需要几分钟或更长时间（图 21.3 和图 21.4）。

α 角是指从 TEG 曲线开始偏离基线时所形成的与之相切的直线斜率。这代表了纤维蛋白堆积和交联的加速。

TEG 分析的关键信息在于最大振幅（maximum，MA）。MA 代表血小板纤维蛋白原相互作用和总体血凝块强度。一般而言，血凝块强度的 80% 来自血小板，20% 来自纤维蛋白原[4, 6-8]。临床医生认为，MA 狭窄很可能是缺乏血小板或功能性血小板。然而，TEG 功能性纤维蛋白原测定可测量纤维蛋白原对血凝块强度的贡献，并提供更特异的治疗依据。TEG 血小板标测®是在同一台 TEG 分析仪上进行的辅助测试[5-6]，如果检测 MA 非首选，则可以通过标测评估血小板功能。血小板功能分析仪测量血小板黏附速度。

图中显示血栓不稳定（图 21.3 和图 21.4），因为 MA 随 TEG 曲线接近结束而减小。当追踪曲线的振幅减小时，血凝块失去稳定性。这反映了血液样本中纤维蛋白溶解作用。纤溶抑制剂可在某些情况下作为预防性使用药物，如心血管手术和某些创伤情况。在血栓形成的危险性很大且不适合使用预防性抗纤溶药物的情况下，这些药物可以迅速纠正纤溶亢进。纤溶抑制剂应在出血开始前给予以达最大预防效果。一旦纤溶开始，氨基己酸和氨甲环酸纤

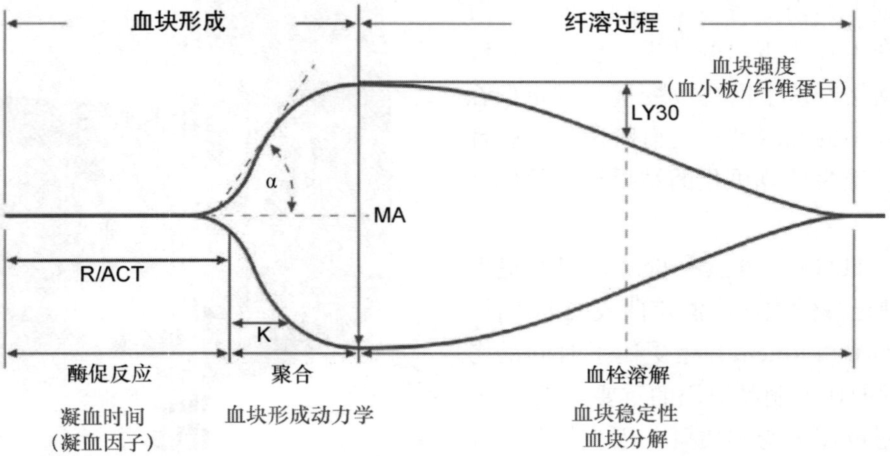

图 21.3 TEG 组成（With permission from Haemonetics Corporation）

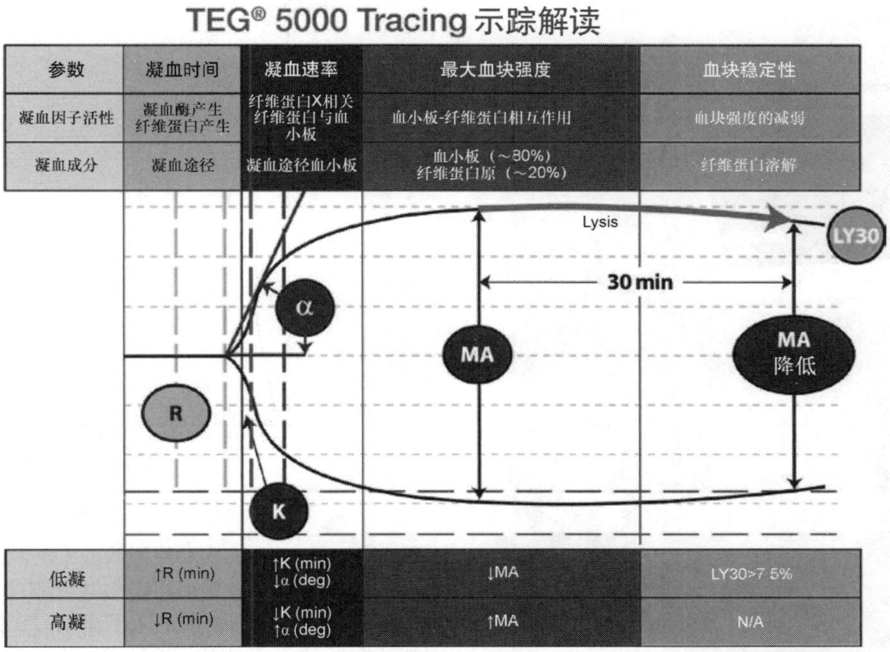

图 21.4 细节图展示 TEG 5000 的每个组成部分（With permission from Haemonetics Corporation）

等纤溶抑制剂是无效的。

D- 二聚体更适合作为 VTE 的排除检测，但其可在许多与纤溶相关的炎症状态下升高。即使血凝块形成，D- 二聚体也代表着潜在的血凝块溶解。而 TEG 追踪曲线可以通过血凝块溶解程度升高（LY30）代表纤溶活跃，或稳定的 MA 代表纤溶缺乏。

1. TEG 5000 分析仪系统提供的分析

高岭土（＋/－肝素酶）——内源性凝血途径激活分析。这种由凝血酶产生的追踪曲线可确定潜在的止血特征以及出血或血栓形成风险。

快速 TEG（＋/－肝素酶）——内源性和外源性凝血途径激活分析，快速评估凝血特性。

功能性纤维蛋白原——外源性凝血途径激活分析，使用强效的 GP Ⅱb/Ⅲa 血小板抑制剂来评估纤维蛋白对血凝块强度的影响。与高岭土一起使用，TEG 可以评估血小板和纤维蛋白对整体血凝块强度的相对贡献。

血小板标测（Haemonetics Corporation©）包括凝血酶产生的追踪曲线（高岭土）和血小板受体特异性追踪曲线（ADP/AA）。以高岭土 TEG 分析出的患者的潜在止血功能作为参考，确定血小板功能和抑制水平。

2. TEG®6s 分析仪系统

血栓弹力图组合中的最新手段是 TEG 6s（Haemonetics Corp，Boston MA）（图 21.5）。它是一种基于测试卡片的系统。TEG 6s 首先大大提高了操作的简便性和结果的再现性[5-6, 8]。该系统把所有试剂预存在测试卡片中。通过移液管将样本滴入测试卡片上后，血液与所有试剂混合。其次该系统减少了检测所需的血量。系统中测试卡片装有四种检测方法，只需 340 μl 血液进行化验。这些改进使设备非常适合在各种护理场景下使用[1]。每个测试卡片提供多个追踪曲线结果，提供各种分析数据，从而得到最快速、最明确的结果来指导治疗决策。

因为它是一种测试卡片设计系统，无需比色杯和针，而是通过共振频率来评估血栓（图 21.6 和图 21.7）。每种检测占据一个单独的测试卡片通道，总共有四个通道。将血液加入测试卡片中与试剂混合。少量血液进入毛细管的测试室末端。在管子上施加一定范围的高频波。高频波使得血液在测试室中扩张最远，并阻挡光探测器检测的光线时，这一频率即为共振频率。每个共振频率都与特定的血凝块强

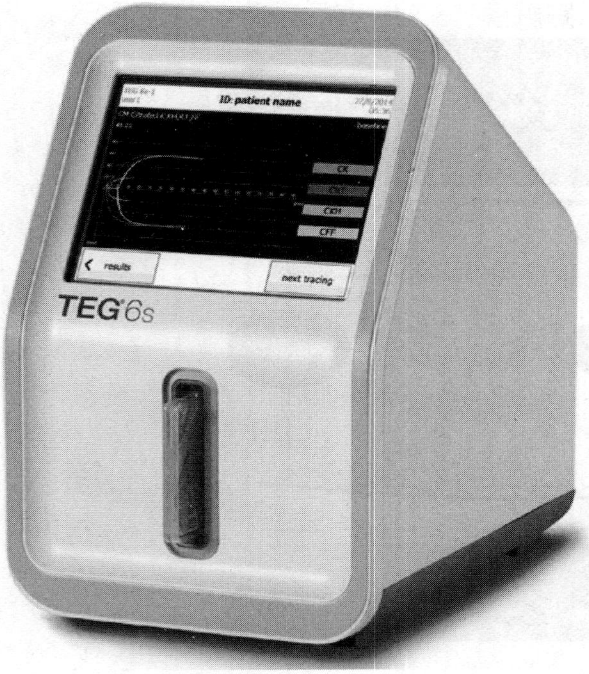

图 21.5 基于测试卡片的 TEG® 6s 分析仪（With permission from Haemonetics Corporation）

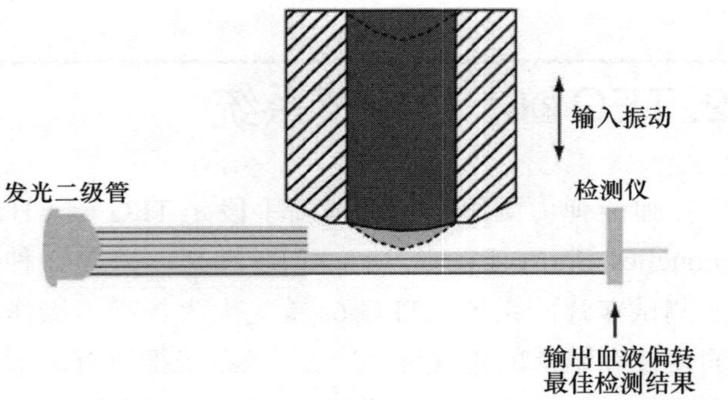

图 21.6 TEG 600 新技术（With permission from Haemonetics Corporation）

度有关。在血栓形成过程中，当血栓达到最大血栓强度并可能开始分解时，这些变化的共振频率最终绘制出我们所熟悉的 TEG 追踪曲线（图 21.6 和图 21.7）。

目前，TEG 6s 系统有三种测试卡片可用。止血测试卡片提供四种检测分析：柠檬酸化的高岭土，柠檬酸化的高岭土与肝素酶，柠檬酸化的快速 TEG，柠檬酸化的功能性纤维蛋白原。该测试卡片经 FDA 批准可用于心血管手术和心内科手术。血小板标测 ® 测试卡片与 TEG 5000 的血小板标测（Haemonetic Corporation）分析使用相同的试剂，以 ADP 和花生

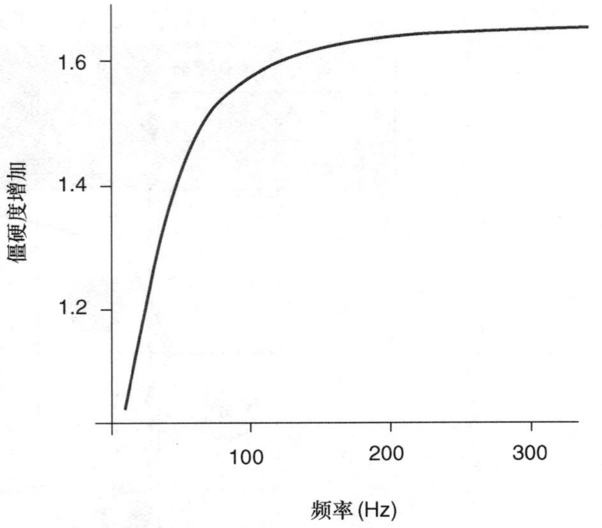

图 21.7 TEG 系统技术使用共振方法测量血块黏弹性。为测定血块强度，样本置于固定的共振频率下。通过 LED 照明，检测器可测量血液液面的上下运动。识别共振频率，然后将其转换为 TEG 系统数据。较强的血块对应较高的共振频率和 TEG 读数（With permission from Haemonetics Corporation）

四烯酸作为激动剂，提供关于抑制 / 聚集百分比和残余血小板反应性的信息（图 21.6 和图 21.7）。用于评估患者对抗血小板治疗的反应。最新的测试卡片被批准用于外伤。它包括柠檬酸化高岭土、柠檬酸化 RapidTEG™ 和柠檬酸化功能性纤维蛋白原分析。组合使用这些分析，可以更具体地解决血小板、纤维蛋白原、因子、肝素效应和纤维蛋白溶解之间的凝血缺陷（图 21.8、图 21.9 和书末彩图 3、彩图 4）。

3. 教学工具

3.1 旋转血栓弹性描记法

ROTEM® 或旋转血栓弹力描记（TEM®）是黏弹性试验的替代方法（图 21.10）。TEM 中的比色杯用于测定血液中正常凝血因子与抑制剂、抗凝药物、血小板、红细胞和纤维蛋白溶解药的相互作用。ROTEM 和 TEG 一样利用全血来评估凝血。只有用于 TEG 的肝素酶比色杯具有活性试剂。

用电子移液管将柠檬酸盐抗凝的血液（300 μl）加入试管中。一次性针附着在轴上，轴与薄弹簧（相当于血栓弹力图中的悬垂线）连接，并缓慢地来回摆动。悬浮在血样中的针的信号通过光学检测系

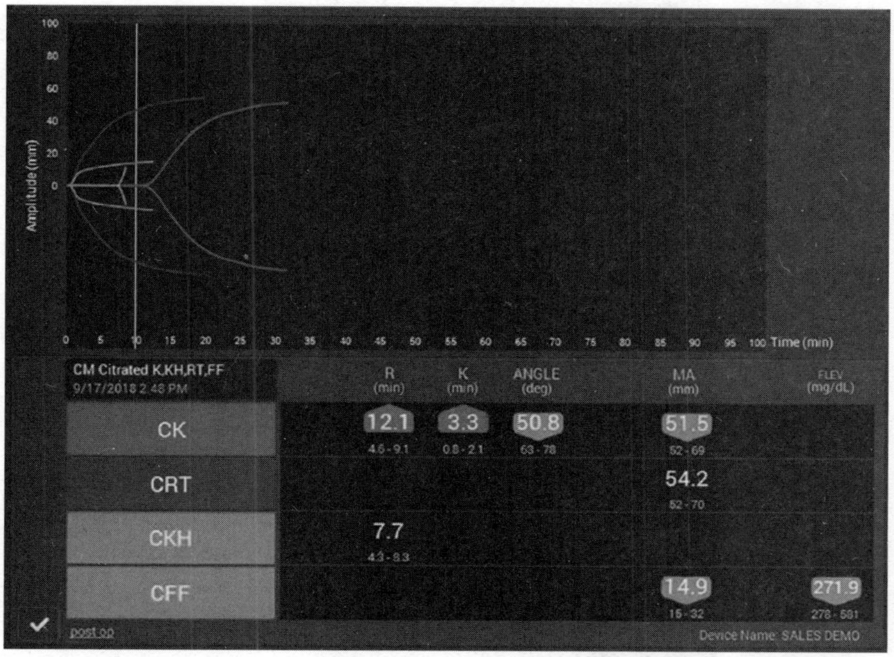

图 21.8　全面的凝血测试卡片追踪曲线。CK，柠檬酸化的高岭土；CKH，带有肝素酶的柠檬酸化的高岭土；CRT，柠檬酸化的快速 TEG；CFF，柠檬酸化的功能性纤维蛋白。白线代表的时间为 10 分钟，此时已有几个可用参数用于决策指导

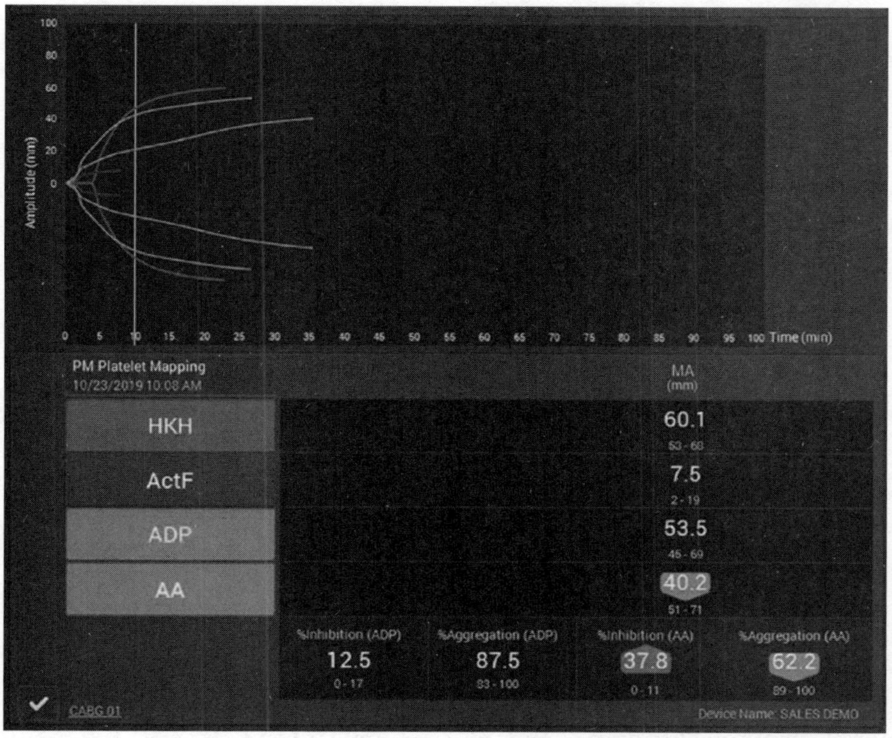

图 21.9　上述追踪曲线来自血小板标测测试卡片。HKH，带有肝素酶的肝素化的高岭土，代表最大的血小板活化或无抑制作用；ActF，代表血块无血小板贡献或 100% 抑制的血块。ADP 和 AA 追踪曲线反映了激动剂添加到活化剂后的血块强度。最后两个评估了抑制后患者的残留血小板反应性

统传输。形成的血栓减慢了针的速度。

该实验从加入适当的试剂开始。仪器测量以图形方式显示血栓形成各个阶段的弹性变化。需要知道的是，已形成的血栓可能通过激活促纤溶的凝血因子而使其变得不稳定。典型的测试温度为 37℃，但如遇低温患者的情况下也可选择不同的温度（图

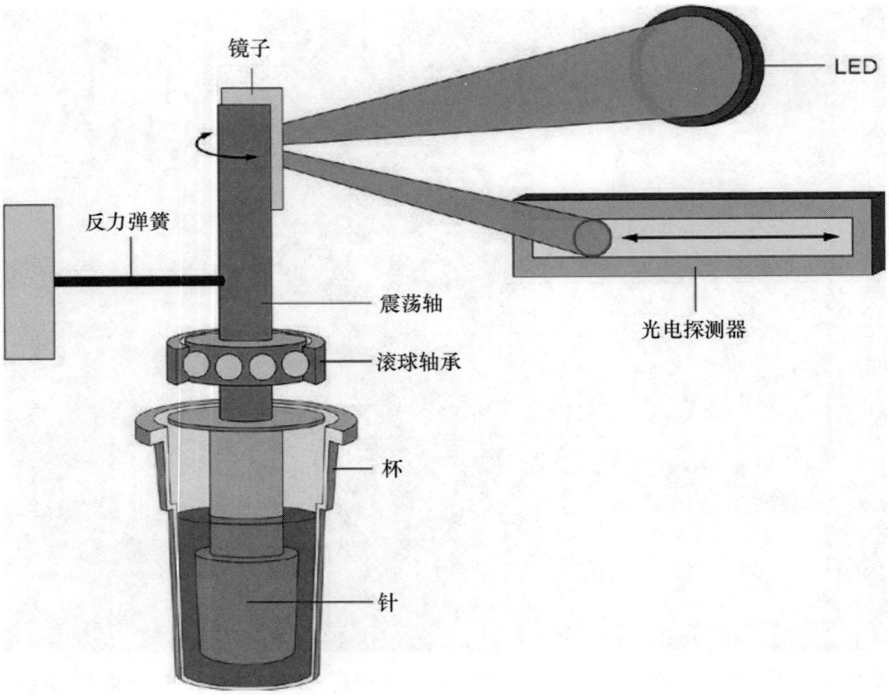

图 21.10 ROTEM 技术。不同于 TEG，悬垂丝因血块的黏弹性而移动。而 TEG 中为杯子移动

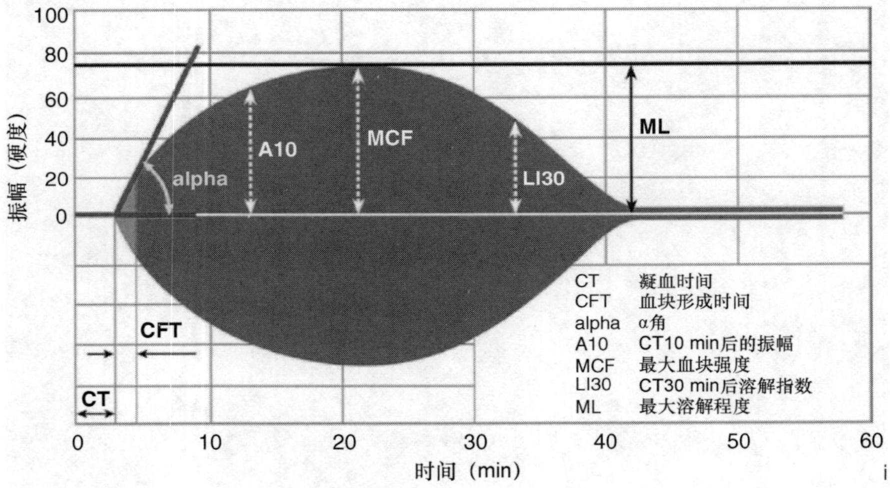

图 21.11 ROTEM 的最终结果图。与 TEG 类似，血块形成但参数不同

21.11）。

通过添加特定试剂，TEM 也可与 TEG 一样在凝血级联中找到问题所在。

Instrumentation Laboratories Worldwide 如此解释（图 21.12 和书末彩图 5）：

1. INTEM：包含磷脂和鞣花酸，它们是激活剂，提供类似于 aPTT 的信息；

2. EXTEM：包含组织因子作为激活剂，提供类似于 PT 的信息；

3. HEPEM：包含冻干肝素酶用于中和肝素；

4. APTEM：包含抑肽酶用于抑制纤维蛋白溶解；

5. IBTEM：利用血小板抑制剂细胞松弛素 D，阻止血小板的促血栓形成作用，可对功能性纤维蛋白原成分进行定性分析。

TEG 和 TEM 测试在很大程度上是不可互换的。纤维蛋白的初始形成时间是 TEG 中的 R 值或 TEM

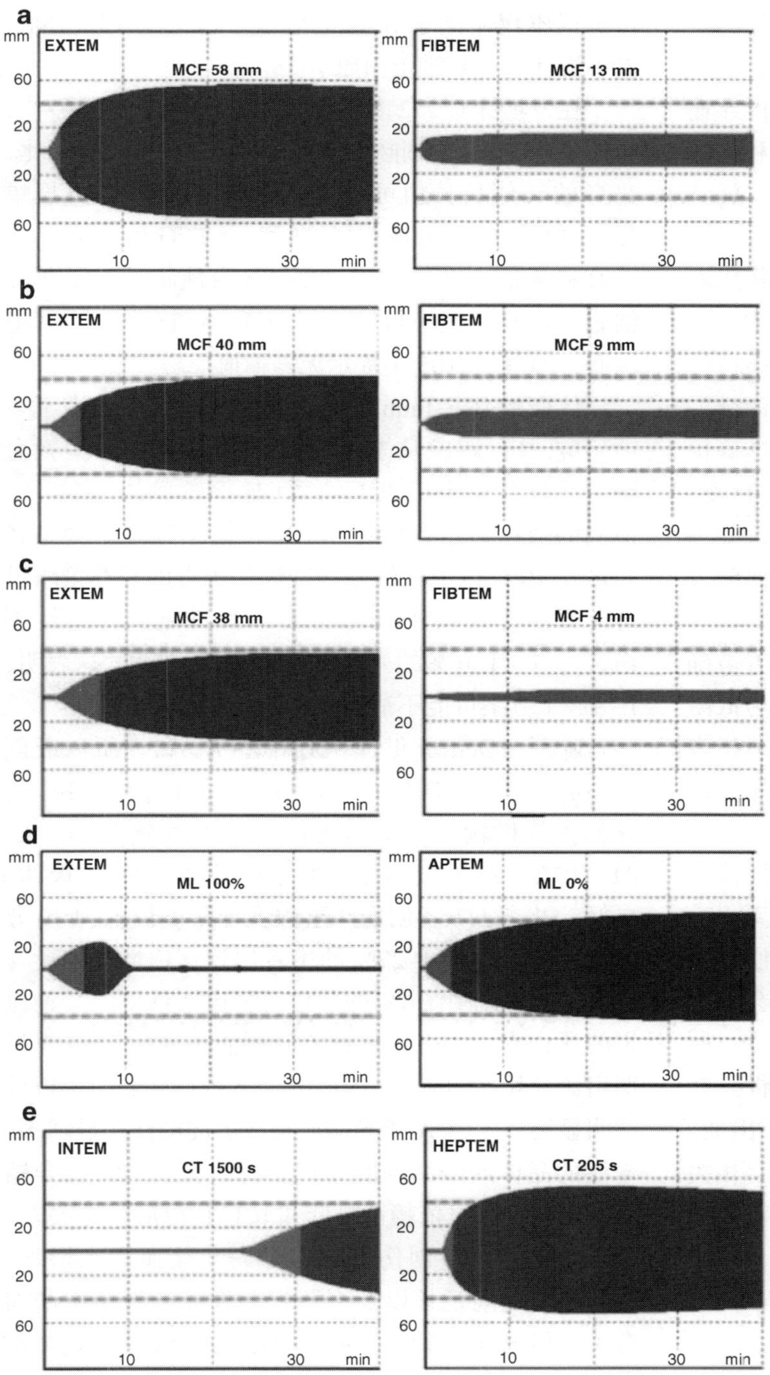

图 21.12　INTEM。该测试激活凝血的接触阶段。结果受凝血因子、血小板、纤维蛋白原和肝素的影响。在没有肝素的情况下，INTEM 是一种凝血系统的筛选试验。用于有关应用新鲜冷冻血浆、凝血因子、纤维蛋白原或血小板等治疗决策。

HEPTEM。该检测是在肝素（或低分子肝素）降解酶存在下进行的 INTEM 检测。HEPTEM 和 INTEM 的 CT 值差异证实了肝素的存在。

EXTEM 试验通过生理激活组织因子激活止血。其结果受外源性凝血因子、血小板和纤维蛋白原的影响。EXTEM 表示外源性凝血途径。该试验不受肝素（包括在 EXTEM 中的肝素抑制剂）的影响。可用于凝血因子、纤维蛋白原或血小板的目标导向治疗。FIBTEM 检测是基于 EXTEM 针对血块中纤维蛋白的检测方法。

FIBTEM 通过使用细胞松弛素 D 不可逆地抑制血小板来消除血小板对凝块形成的影响。细胞松弛素 D 是一种肌动蛋白聚合的有效抑制剂，可破坏肌动蛋白微丝，而微丝是血小板细胞骨架介导血块收缩的重要组成部分。使用细胞松弛素比使用不完全阻断血小板的糖蛋白Ⅱ b/ Ⅲ a 抑制剂更有效。FIBTEM 可检测纤维蛋白原缺乏或纤维蛋白聚合紊乱，如因血浆制品扩容引起的，并能迅速确定是否需要纤维蛋白原替代品。

APTEM 基于 EXTEM 检测方法检测纤维蛋白溶解。相比 EXTEM，APTEM 可以检测爆发性纤溶

中的凝血时间。凝血时间或 CT 是指从试验开始到振幅达到 2 mm 的时间（图 21.5）。遗传性或获得性抑制剂（血友病或华法林）、凝血因子缺乏或功能受损（如凝血酶抑制剂）会增加或延长 CT 时间。简单地说，当 CT 增加时，需要凝血因子。在血友病患者中，当凝血因子 10a 活性被阿哌沙班阻断时，TEG/TEM 监测是有帮助的。在停用药物后凝血因子 10a 的活性可恢复[7-8]。

4. TEG® 系统在创伤中的应用

创伤是全球第二大死亡原因，40% 的死亡率与大出血有关。酸中毒，低温和血液稀释、组织损伤、暴露和液体 / 血液制品的应用破坏了凝血和纤溶之间的平衡。急性创伤性凝血病，通过激活血栓调节蛋白 C 系统来调节，进一步促进纤维蛋白溶解。

前瞻性、观察性、多中心、严重创伤输血研究

(PROMMTT)探究了具有竞争风险的时变治疗的比较效益[9]，该研究在42%的创伤患者中识别了凝血障碍。DIC的治疗通常包括常规凝血分析以指导输血方案。自TEG在德国应用以来，它在心脏和肝脏移植病例的急性凝血监测中越来越流行，并扩展到创伤等以外的其他医学专业。

最早的一项前瞻性研究研究了TEG在创伤患者评估中的应用[10]。结果表明，在评估的参数中（人口统计学、凝血病史、药物、TEG指数、血小板计数、PT/PTT、修正创伤评分和创伤严重程度评分），只有TEG和损伤严重程度评分是早期输血的准确预测因子[10]。创伤严重程度评分评估创伤严重程度，它与死亡率、发病率和创伤后住院时间相关，并用来定义严重创伤。严重创伤为创伤严重程度评分大于15分。

与PROMMTT试验一致，75%的创伤患者被确诊为凝血障碍。其中87%为高凝状态，其余为低凝状态。从设计上，该研究没有考虑TEG凝血分析来改变临床决策。作者指出，TEG数据可以预测凝血紊乱的程度，或许可以应用于输血流程中。

随后的一项研究比较了猪在低温和失血性休克时，PT、PTT和活化凝血时间与TEG指数的关系[11]。低温直接导致血小板功能抑制和凝血因子活性降低。这阻碍了血栓形成的起始反应。相反，出血会引起大失血、弥散性血管内凝血和血栓/栓塞并发症；所有这些并发症都会损害血凝块的强度和稳定性。在这项调查中，猪被分别置于假手术、低温、出血、或低温和出血并存的条件下。在识别凝血障碍相关的情况时，PT和PTT缺乏敏感性，活化凝血时间缺乏特异性。TEG因其可对凝血过程综合评价，准确区分了各种情况。作者建议将TEG数据应用于低温和失血性休克相关凝血病的治疗[11]。

除了已有的文献外，2012年发表的一项研究评估了近2000名创伤患者，创伤严重程度评分的中位数为17[12]。25%的患者表现为明显的休克，其中28%的患者接受了输血。在控制了年龄、损伤机制、加权修正创伤评分、碱剩余和血红蛋白等变量后，研究人员推断TEG的R值预测红细胞输注比PT/PTT/INR更优越。TEG的α角预测血浆输注优于纤维蛋白原；TEG最大值振幅预测血小板输注比血小板计数具有更大的优越性。这些相关性在输血、休克和颅脑损伤病例中得到改善。此外，TEG的R值检测成本仅略高于五项常规检查（PT、PTT、INR、血小板计数、纤维蛋白原）[12]。

在一项针对272名创伤患者的前瞻性研究中[13]，与需要48 min才可能得到结果的常规凝血试验相比，TEG的R值和K值可在5 min内检测到，最大振幅和α角可在15 min内检测到。r-TEG值、ACT的K值和R值可在样本送达的2 h内预测是否需要红细胞、血浆和血小板输注。ACT > 128提示需大量输血，ACT < 105则提示无需输血。

休斯敦Ben Taub综合医院的研究人员发表了一项研究[14]，跟踪从TEG指导的大量输血方案到血液、血浆和血小板以1∶1∶1比例输血的转变[14]。他们的数据显示，接受6个单位以上红细胞的患者和接受10 U以上红细胞的钝性伤患者的复苏策略没有差异。对于输注10 U或更多红细胞的穿透性创伤，1∶1∶1方案的死亡率高于TEG方案。这表明，1∶1∶1方案可能不适用于所有患者止血。

随后，Denver健康医疗中心[15]和一所一级创伤中心发表了一项随机临床试验，以检验由TEG指导的大规模输血方案是否比常规凝血分析（CCA、PT、PTT、纤维蛋白原、血小板计数和D-二聚体）更好。共有111名创伤严重程度评分中位数为30分的患者入选，其中27%的患者出现穿透性创伤。与CCA指导输血组36%的死亡率相比，TEG指导输血组的死亡率为19%。这种差异可能是因为TEG组早期出血性死亡的减少。到达后2 h内血浆和血小板输注明显增多，CCA指导输血组冷沉淀输注明显增多。输注的晶体或红细胞的体积没有差异。TEG指导输血组也与呼吸机依赖性降低和ICU住院减少有关。

总之，急性创伤性凝血障碍与输血需求增加、ICU住院时间延长以及多器官并发症的发生率增加有关。与无凝血障碍的患者相比，被诊断为凝血障碍的患者的总死亡率是前者的3～4倍，损伤后24 h内的死亡率是前者的8倍。

根据这些统计数据，借助TEG等工具进行快速的识别和治疗，改善了凝血障碍。

5. 血栓弹力描记法/血栓弹力图在产科出血中的应用

2017年美国妇产科学会指南将产后出血（PPH）

定义为分娩后 24 h 内出现低血容量症状和体征或累积失血＞ 1000 ml。全国产后出血的发病率占所有分娩病例的 1% 到 10%，产后出血仍然是全球产科发病率和死亡率的前 5 位原因之一。

怀孕会引起高凝状态，而产后会引起纤溶。纤维蛋白溶解过度与凝血因子的消耗和缺少（尤其是纤维蛋白原）以及血栓形成的抑制有关。这一现象对 PPH 获得性凝血病的发展至关重要，并且是 PPH 管理的目标[16]。从既往的报告中可以看出，传统的纤溶亢进实验室检测（D- 二聚体、纤维蛋白原）得出凝血异常的间接测量结果可能需要 60 ～ 90 min[17]。这可能延迟了目标靶向的输血治疗或在紧急情况下，不必要地推动了疑似血纤维蛋白原过多的经验性治疗。床旁检测的 TEG 分析有助于在怀孕期间早期识别凝血紊乱。最近一项比较 TEG 参数的前瞻性纵向研究显示，与产后 8 周相比，妊娠期高凝状态下凝血强度增加，纤溶减少[18]。在随后的一项研究中探究了产科大出血（massive obstetric hemorrhage，MOH；定义为预计失血量＞ 2 L）的 TEG 参数，发现与正常分娩相比，MOH 时凝血迅速开始，血凝块强度降低，纤溶降低。同一研究还将 TEG 与常规凝血分析（PT、PTT、纤维蛋白原、抗凝血酶、D- 二聚体）进行了比较，并建议将黏弹性分析整合到输血方案中，这样做可以快速诊断出血的病因，从而提高反应时间[19]。

旋转血栓弹力检测（ROTEM）提供了一种测量血凝块强度的 FIBTEM 分析方法；这种分析方法可在 10 min 内得到结果并可准确区分低纤维蛋白原血症、低纤维蛋白原生成和高纤维蛋白溶解，从而在理论上为纤维蛋白原替代治疗提供信息[20]。一项前瞻性、观察性研究比较了 356 例产后出血 1 ～ 1.5 L 的妇女使用 FIBTEM（TEM 检测血浆纤维蛋白原水平）和常规纤维蛋白原的效果。研究者认为 FIBTEM（而非纤维蛋白原 /PTT/PT），是进行性出血＞ 2.5 L、≥ 4 U 红细胞（PRBCs）和 8 U 异体血制品的独立预测因子[20]。值得注意的是，FIBTEM 是 PPH 严重程度 / 进展的早期生物标志物。纤维蛋白原＜ 2 g/L 和 FIBTEM ＜ 10 mm 与出血时间延长、侵入性操作频率增加和早期输血相关。基于这些发现，作者推断 ROTEM 有可能通过提示早期给予纤维蛋白原浓缩物和减少大容量血液制品（包括红细胞、FFP 和血小板）的输注来显著改善临床结果。这些结果在随后的研究中也得到了证实，其中一项观察性研究显示，通过结合 ROTEM 指导的输血方案，MOH 输血总量减少了 1.8 倍[21]。

最近的一项多中心、双盲、随机对照试验研究了黏弹性测量指导下早期纤维蛋白原替代的疗效。该试验招募了 55 名 PPH 达 1 ～ 1.5 L 的女性。FIBTEM ＜ 15 mm 的参与者被随机分为纤维蛋白原浓缩液或安慰剂输注组，主要结局是比较血制品输注总量。结果表明，两组之间的输血需求没有统计学差异。这些发现还表明，将 FIBTEM 15 mm 作为触发干预的阈值太高。作者进一步得出结论，在 FIBTEM A5 ＞ 12 mm 或纤维蛋白原＞ 2 g/L 时，仍会发生正常的生理性凝血，不需要纤维蛋白原替代[21]。

TEG[22]的应用范围超出了 PPH，在危重羊水栓塞、灰色血小板综合征、格兰兹曼血栓形成症、血友病、血小板储存池功能失调、胎盘早剥、弥散性血管内凝血和 HELLP 综合征等的识别和治疗中均有应用。尽管有这些发现，TEG/TEM 指导的输血方案广泛整合的主要限制仍然是缺乏大型随机对照试验。仍然需要更多权威与多中心的研究参与。

6. 血栓评估和血栓稳定性的新技术

- 超声流变仪
- 微流控设备
- 石英晶体微天平
- 激光散斑流变学

6.1　超声流变仪

通过共振或超声流变仪对弹性进行声波估计是一种利用超声波测量凝固过程中黏弹性变化的技术。这可以识别和鉴定血栓的形成[23]。

重复的高频超声信号通过空气密封的测试卡片中的血液样本传播，在血栓形成的早期轻推血栓，将发生血凝块位移（即剪切模量），这将返回一系列频率回波（图 21.13 左图）。跟踪和分析回波可以估计样本随时间的运动，并生成位移曲线。位移曲线的形状与样品在任何时间点的剪切模量直接相关[24]。

剪切模量随时间的变化是对血凝块刚度的直接物理测量。随着时间的推移，重复信号会产生特征

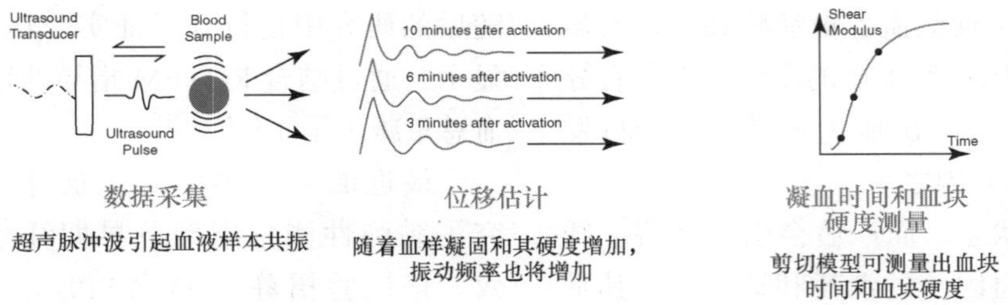

图 21.13 超声流变技术（Copy permitted by Quantra HemoSonics）

时间位移曲线。图 21.13 反映了在任何给定时间点凝固过程中样品剪切模量的动态变化。

剪切模量表示材料的弹性性质[25]。它是材料在外力作用下抵抗位移的一个参数，用帕斯卡（Pa）来测量。例如，骨组织的剪切力为 3.3 GPa，而天然橡胶的剪切力为 600 Pa，液体的剪切力为 0 Pa。由 HemoSonics 设计的“Quantra Hemostasis 分析仪”是一种床旁检测（POC）测试，可在危重护理环境中提供快速结果。测试开始后 15 min 内即可得到完整的测试结果[24]。

分析测试卡片只需采集少量样本，无需与血样直接接触，就能检测出早期软血凝块。已有研究证明在 ROTAM[26] 等测量过程中，仪器施加的巨大剪切应力确实破坏了血栓的形成。而在该测试的处理过程中，样品没有受到破坏，这使得检测软血凝块的灵敏度很高，而软血凝块通常与临床出血有关[27]。“Quantra”分析测试卡片是一种多通道的一次性塑料组件（图 21.14）。它有四个独立的通道，每个通道都包含预充的冻干试剂，无需制备任何试剂或移液即可同时进行差异检测。冻干后的试剂可在室温下保持稳定性[28]。

测试卡片是设备中唯一与血液直接接触的部件，它可防止潜在的生物危害溢出。同时也保护样品免受环境因素干扰，如温度、振动或蒸发。

6.1.1 测试卡片盒

QPlus 测试盒可用来评估患者在大手术中的凝血功能状态。该测试卡片可以储存在室温下，并立即可用于急性出血的情况，无需加热或特殊准备。除了可通过 QStat® 测试卡片测定的血栓溶解稳定性（clot stability to lysis，CSL）[28]，该测试卡片提供 Quantra 分析仪的所有参数（图 21.15 和书末彩图 6）。使用与纤维蛋白原功能相关的氨甲环酸后，CSL 可测量血凝块硬度的变化。它适用于一级创伤、肝移植、复杂产科手术、心脏外科手术和重症监护室。

QPlus测试卡片

参数	单位	描述	测量
凝血时间(CT)	秒	柠檬酸化的全血凝固时间	通道1采用内源性凝血途径激活剂（高岭土）测量凝血时间
肝素酶凝血时间(CTH)	秒	肝素中和后柠檬酸化的全血凝固时间	通道2采用内源性凝血途径激活剂（高岭土）和肝素酶测量凝血时间
凝血时间比值(CTR)	无单位	CTR 参数可表示由于低分子肝素的影响，内源性凝血时间的延长。CTR值与样本中的肝素水平无直接相关；如果 CTR>1.4，则仅代表样本中的肝素	通道1和通道2的凝血时间比值（CT/CTH）
血块硬度(CS)	百帕	全血血块硬度	通道3采用外源性凝血途径激活剂（促凝血酶原激酶）和肝素拮抗剂（聚凝胺）测量血块硬度
纤维蛋白原对血块硬度的影响(FCS)	百帕	功能性纤维蛋白原对血块硬度的影响	通道4采用外源性凝血途径激活剂（促凝血酶原激酶）、肝素拮抗剂（聚凝胺）和血小板抑制剂（阿昔单抗）测量血块硬度
血小板对血块硬度的影响(PCS)	百帕	血小板活性对血块硬度的影响	计算通道3减去通道4的血块硬度

图 21.14 超声多普勒血流动力检测仪测量参数（QPlus Cartridge）

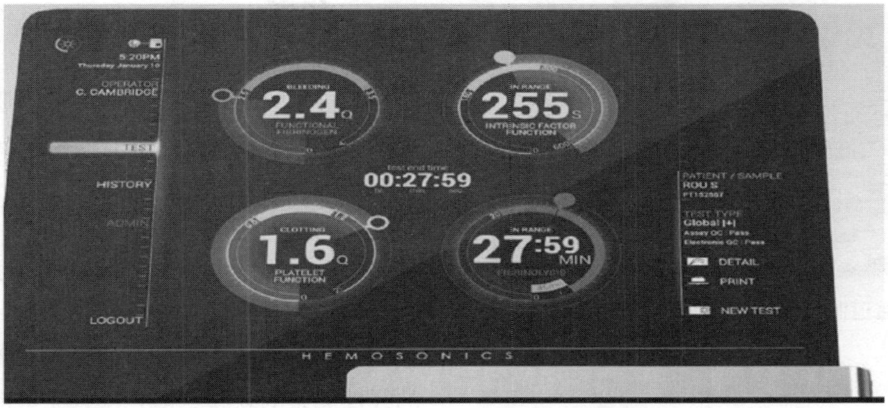

图 21.15　超声多普勒血流动力检测仪显示的测试结果

6.2　微流控设备

Wyss 研究所的研究小组开发了一种新型的微流控装置。在这种装置中，血液流经一个有活性的小型“血管”网络，在这个网络中，它受到人类血管网络中真实存在的剪切应力和力量梯度。使用自动压力传感器和 Wyss 团队开发的专用算法，实时分析从设备获取的数据，可精确预测某个血样阻塞的时间。凝血监测微型设备通过微流控通道利用泵送加压血流来模拟与小血管狭窄或变窄相关的快速变化的血流动力学[29]。

在这个示意图和从左到右的一系列放大图中（图 21.16 和书末彩图 7），微流控通道从狭窄前，到狭窄，再变化为狭窄后，模拟由于医疗条件或治疗而经常发生在患者身上的血管狭窄。狭窄对凝血倾向的影响是显而易见的：纤维蛋白（绿色）和血小板（红色）在通过装置的过程中会凝结，尤其是在狭窄后区域。

Wyss 制造的模拟小动脉血流动力学的微流控设备结合他们的新数据分析软件，能实时定量的预测个人或血液样本是否会发生凝血。这种集成的低成本小型化设备只需要不到 1 ml 的血样，非常适合作为床边监护仪，从而准确、实时地识别和量化血栓形成和血小板功能。

在过去的 10 年中，产出的微流控装置用以研究不同的生物反应，如酶促反应动力学和流体黏度[30]。Schoeman 等设计了一种微流控芯片来测量血液流动引起的血栓形成。血液样本从高压通道流入低压接收通道，直至形成止血凝块（图 21.17）。这些通道涂有促凝剂：胶原蛋白和组织因子，能够测量在 7.5 min 的凝血时间内形成的正常生理血凝块。

Schoeman 设计了另一种含缺陷试剂的微流控芯

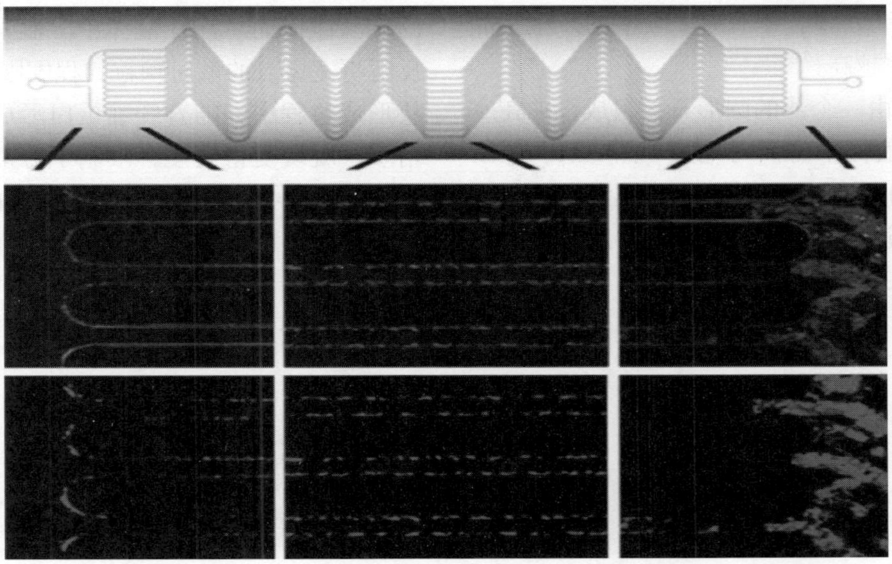

图 21.16　微流控通道示意图（Courtesy of Wyss Institute at Harvard University）

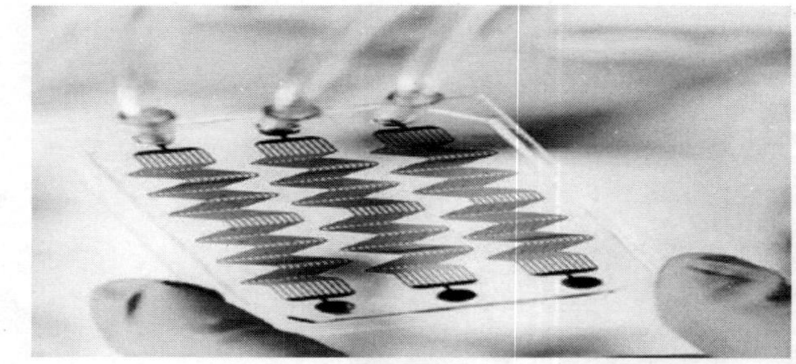

图 21.17 微流控 3 通道测试卡片（Courtesy of Wyss Institute at Harvard University）

片，用抗凝血因子Ⅷ抗体模拟血友病 A，他发现了一种预期在体内形成的不稳定血凝块。他的团队还证明，用抗血小板 P2Y12 受体抑制剂处理血液可显著延迟凝血时间[31]。

微流控细胞可以设计成不同的复杂几何形状，模拟狭窄的动脉，以研究各种病理事件，并旨在评估单个患者的凝血障碍或治疗依从性。

最近，将内皮细胞纳入到这些设备的操作，为将来在床边方便地协助临床决策提供了可能性[32-34]。

总之，微流控设备能测量患者在任何特定物理流动模式下的凝血能力，因此，它是临床诊断的宝贵工具。

6.3 石英晶体微天平

石英晶体微天平（QCM）操作的基础与石英的压电物理性质有关，当交流电流传递到晶体时，机械能产生具有可记录频率的振荡波[35]。

晶体的厚度和切割本身不利于频率的产生。晶体越薄，共振频率越高[36]。

QCM 传感器由一个薄的圆形石英组成，夹在一对电极之间，血液样本将面对电极（图 21.18）。当向电极施加足够的交流电压时，晶体被激发并产生振荡，并产生特定频率的共振，并由传感器检测和测量。在凝块形成过程中，一块物质会吸附在电极上，引起频率和共振的改变[37]。当一块物质附着在传感器上时，频率降低。如果物质是刚性的，频率的降低与物质的大小成正比。Sauerbrey 于 1959 年发现了石英晶体电极表面吸附物质的变化与频率的比例降低之间的线性关系，并建立了 CQM 算法基金会[33]。

Sauerbrey 方程对于刚性物质形成是线性的，因为它具有均匀分布和足够薄的吸附层[34]。因此，耗散参数的纳入将允许分析不服从频率变化和质量变化之间的线性关系的软膜。当它没有完全耦合到振荡晶体时，软度或黏弹性将被低估。通过添加和测量 QCM 的耗散，可以确定板上吸附的黏弹性（软）物质[38-39]。

切断晶体的驱动电压和来自振荡晶体的能量造成的耗散将从系统中消失[40]。这一过程每秒可重复 200 次以上，使 QCM-D 具有很高的灵敏度和分辨率。QCM-D 可测量石英晶体的频率和损耗[41]。

6.4 激光散斑流变学

激光散斑流变学（LSR）是一种利用非接触光学方法研究黏弹性血凝块形成的频率依赖过程的新方法。在血凝块形成过程中，激光束将照亮血样；光线会被血样中的多个粒子散射。产生的散射散斑将被高速摄像机（CMOS）捕获（图 21.19）。时变散斑图像的尺度与黏弹性凝块的形成有关，由 CMOS 采集、记录，并用计算机软件进行分析。

布朗运动现象是 LSR 评价过程中的一个要素。它被定义为粒子的随机运动，这些粒子因与快速移动的粒子碰撞而悬浮在液体中。血凝块的布朗运动对反射更宽斑点的散射颗粒的程度限制更小[42]。在凝块形成过程中，随着纤维蛋白形成和血小板聚集的增多，凝块变得更硬，限制了分散位移。在血凝块变硬的过程中，摄像机将记录较少的斑点波动区域。

通过将斑点强度波动的时间标度与临床相关凝

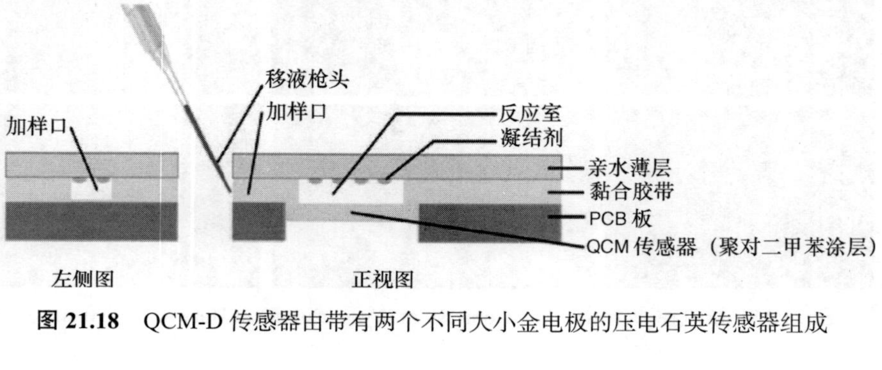

图 21.18 QCM-D 传感器由带有两个不同大小金电极的压电石英传感器组成

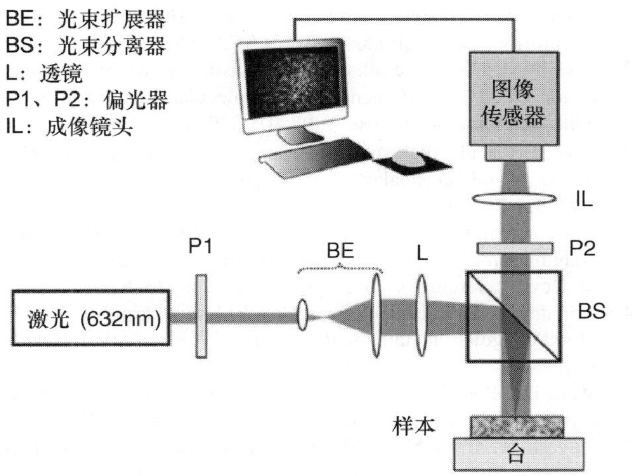

图 21.19 激光散斑技术

血参数（包括凝血时间和纤维蛋白原）联系起来，则可检测血液凝固状态。

Markandey 等证明了使用 LSR 测量的凝血指标与激活部分凝血活酶时间、凝血酶原时间和功能性纤维蛋白原水平的常规凝血结果密切相关[43]。

参考文献

1. Ganter MT, Hofer CK. Coagulation monitoring: current techniques and clinical use of viscoelastic point- of- care coagulation devices. Anesth Analg. 2008;106:1366–75.
2. Schmidt A, Israel AK, Refaai MA. The utility of thromboelastography to guide blood product transfusion. An ACLPS critical review. Am J Clin Pathol. 2019;152:407–22.
3. Nielson VG. A comparison of the thromboelastograph and the Rotem. Blood Coagul Fibrinolysis. 2007;18:247–52.
4. Wikkelso A, Wetterslev J, Møller AM, Afshari A. Thromboelastography(TEG) or thromboelastometry (ROTEM) to monitor hemostatic treatment versus usual care in adults or children with bleeding. Cochrane Database Syst Rev. 2016;(8):CD007871. https://doi.org/10.1002/14651858.pub3.
5. Gurbel PA, Bliden K, Tantry US, et al. First report of the point-of-care TEG: a technical validation study of the TEG-6S system. Platelets. 2016;27(7):642–9.
6. Lloyd-Donald P, Churilov L, Cheong B, et al. Assessing TEG6S reliability between devices and across multiple time points: a prospective thromboelastography validation study. Sci Rep. 2020;10(1):7045.
7. Theusinger OM, Schroder CM, Eismon J, Emmert Y, Seifert B, Spahn RD, Baulig W. The influence of laboratory coagulation factor levels on rotational thromboelastometry (ROTEM) during major surgery with hemorrhage. Anes Analg. 2013;117(2):314–21. Ghossh K, Shetty S., Kulkarni B. Correlation of thromboelastographic patterns and clinical presentation and rational for the use of anti-fibrinolytics in severe hemophilia patients. Haemophilia. 2007;13:734–79.
8. Juffermans NP, Wirtz MR, Balvers K, Baksaas-Aasen K, van Dieren S, Gaarder C, et al. Towards patient-specific management of trauma hemorrhage: the effect of resuscitation therapy on parameters of thromboelastometry. J Thromb Haemost. 2019;17(3):441–8.
9. Martini W, Cortez D, Dubick M, Park M, Holcomb J. Thromboelastography is better than PT, aPTT, and activated clotting time in detecting clinically relevant clotting abnormalities after hypothermia, hemorrhagic shock and resuscitation in pigs. J Trauma. 2008;65(3):53543.
10. Holcomb JB, Minei KM, Scerbo ML, Radwan ZA, Wade CE, Kozar RA, et al. Admission rapid thromboelastography can replace conventional coagulation tests in the emergency department: experience with 1974 consecutive trauma patients. Ann Surg. 2012;256(3):476–86.
11. Stensballe J. Hemostatic resuscitation for massive bleeding: the paradigm of plasma and platelets—a review of the literature. Transfusion. 2010;50(3):701–10.
12. Tapia NM, Chang A, Norman M, Welsh F, Scott B, Wall MJ Jr, Mattox KL, Suliburk J. TEG-guided resuscitation is superior to standardized MTP resuscitation in massively transfused penetrating trauma patients. J Trauma Acute Care Surg. 2013;74(2):378–85.
13. Gonzalez E, Moore EE, Moore HB, Chapman MP, Chin TL, Ghasabyan A, et al. Goal-directed hemostatic resuscitation of trauma-induced coagulopathy: a pragmatic randomized clinical trial comparing a viscoelastic assay to conventional coagulation assays. Ann Surg. 2016;263(6):1051–9.
14. Annecke T, Geisenberger T, Kurzl R, Penning R, Heindl B. Algorithm-based coagulation management of catastrophic amniotic fluid embolism. Blood Coagul Fibrinolysis. 2010;21:95–100.
15. Lang T, von Depka M. Possibilities and limitations of thrombelastometry/-graphy. Hamostaseologie. 2006;26:S20–9.
16. Karlsson O, Sporrong T, Hillarp A, Jeppsson A, Hellgren M. Prospective longitudinal study of thromboelastography and standard hemostatic laboratory tests in healthy women during normal pregnancy. Anesth Analg. 2012;115:890–8.
17. Karlsson O, Jeppsson A, Hellgren M. Major obstetric haemorrhage: monitoring with thromboelastography, laboratory analyses or both? Int J Obstet Anesth. 2014;23:10–7.
18. Collins PW, Lilley G, Bruynseels D, Laurent DB, Cannings-John R, Precious E, Hamlyn V, Sanders J, Alikhan R, Rayment R, et al. Fibrin-based clot formation as an early and rapid biomarker for progression of postpartum hemorrhage a prospective study. Blood. 2014;124(11):1727–36.
19. Ondondo BO. Management of major obstetric haemorrhage using ROTEM point-of-care haemostasis analysers can reduce blood product usage without increasing fibrinogen replacement therapy. Biomed Pharmacol J. 2018;11(3):1167–76.
20. Collins PW, Canninghs-John R, Bruynseels D, Malliah S, Dick J, Weeks AD, Sander J, Aawar N, Townson J, Hood K, Hall JE, Collis RE. Viscoelastometric-guided early fibrinogen concentrate replacement during postpartum haemorrhage: OBS2, a double-blind controlled trial. Br J Anaesth. 2017;119(3);411–21.
21. Corey FS, Walker WF. Sonic estimation of elasticity via resonance: a new method of assessing hemostasis. Ann Biomed Eng. 2015;44:1405–24.
22. Ferrante EA, Blasier KR, Givens T, Lioyd CA, Fischer TJ, Viola F. A novel device for the evaluation of hemostatic function in critical care settings. Anesth Analg. 2016;123(6):1372–9.
23. Nelb GW, Kamykowski GW, Ferry JD. Rheology of fibrin clots. V. Shear modulus, creep, and creep recovery of fine unligated clots. Biophys Chem. 1981;13:15–23.
24. Evans PA, Hawkins K, Lawrence M, Williams RL, Barrow MS, Thirumalai N, Williams PR. Rheometry and associated techniques for blood coagulation studies. Med Eng Phys. 2008;30:671–9.
25. Huffmyer JL, Fernandez LG, Haghigian C, et al. Comparison of SEER sonorheometry with rotational thromboelastometry and laboratory parameters in cardiac surgery. Anesth Analg. 2016;123:1390–9.
26. Allen TW, Viola F. A novel point-of-care approach for improving acute bleeding management. Med Lab Obser. 2018;50(9):30.
27. Fogelson AL, Neeves KB. Fluid mechanics of blood clot formation. Annu Rev Fluid Mech. 2015;47(Fogelson):377–403.
28. Ong S-E, Du H. Fundamental principles and applications of microfluidic systems. Front Biosci. 2008;13(7):2757–73.

29. Haeberle M, von Setten Z. Microfluidic lab-on-a-chip platforms, characteristics and applications. Chem Soc Rev. 2010;39(3):1153–82.
30. Zhang C, Neelamegham S. Application of microfluidic device in studies of thrombosis and hemostasis. J Platelets. 2017;28(5):434–40. Published online 2017 Jun 5. https://doi.org/10.1080/09537104.2017.1319047.
31. Diamond SL. New microfluidic paths to test for bleeding or clotting. J Cell Mol Bioeng. 2017;10(1):1–2.
32. Dixon MC. Quartz crystal microbalance with dissipation monitoring: enabling real-time characterization of biological materials and their interactions. J Biomol Tech. 2008;19(3):151–8.
33. Rodahl M, Kasemo B. A simple setup to simultaneously measure the resonant frequency and the absolute dissipation factor of a quartz crystal microbalance. Rev Sci Instr. 1996;67:3238–41.
34. Hook F, et al. Variations in coupled water, viscoelastic properties, and film thickness of a Mefp-1 protein film during adsorption and cross-linking: a quartz crystal microbalance with dissipation monitoring, ellipsometry, and surface Plasmon resonance study. Anal Chem. 2001;73:5796–804.
35. Huang X, Bai Q, Hu J, Hou D. A practical model of quartz crystal microbalance in actual applications. Sensors. 2017;17:1785. (1-9)
36. Irwin EF, Ho JE, Kane SR, Healy KE. Analysis of interpenetrating polymer networks via quartz crystal microbalance with dissipation monitoring. Langmuir. 2005;21(12):5529–36.
37. Rodahl M, Höök F, et al. Simultaneous frequency and dissipation factor QCM measurements of biomolecular adsorption and cell adhesion. Faraday Discuss. 1997;107:229–46.
38. Irwin EF, et al. Analysis of interpenetrating polymer networks via quartz crystal microbalance with dissipation monitoring. Langmuir. 2005 Jun 7;21(12):5529–36.
39. Lakshmanan RS, Efremov V, Cullen SM, Killard AJ. Blood plasma coagulation and fibrinogen concentration were studied with QCM-D. Dev Sens Actuators B Chem. 2014;192(1):23–8.
40. Tripathi MM, Hajiarian Z, Van Cott EM, Nadkarni SK. Assessing blood coagulation status with laser speckle rheology. Biomed Opt Express. 2014;5(3):817–31.
41. Weitz DA, Pine DJ. Diffusing-wave spectroscopy. In: Brown W, editor. Dynamic light scattering. New York: Oxford University Press; 1993.
42. Hayashi Y, Brun M-A, Machida K, Nagasawa M. Principles of dielectric blood coagulometry as a comprehensive coagulation test. Anal Chem. 2015;87(19).
43. Wang Z, Meng X, Li X, Wang C, Shi L, Gong P, Chen Q. Yu Y. Non-contact electromagnetic induction coagulation detection device. Australas Phys ENG Sci MED. March 2018;41(1):105–15.

血管内皮功能障碍与炎症状态 22

Samuel Chijioke Onyewu，Alice Tolbert Coombs，
Fatoumata Kromah
孔凯文 译 孟岩 审校

1. 内皮细胞及其功能概述

在胚胎学上，内皮细胞（endothelial cell，EC）起源于中胚层，位于主动脉-性腺-中肾区域内的背主动脉腹侧[1-2]。起源于中胚层的间充质细胞分化为成血管母细胞和血管母细胞，成血管细胞进一步分化为EC和其他造血细胞系[1-2]（图22.1）。

EC以单层细胞形式形成血管和淋巴管的内皮（图22.2）。内皮构成一个半透膜屏障，可以限制液体、溶质和大分子进入各种器官的间质[3]。

2. 内皮细胞概述及其功能

从形态学上讲，成年人的EC表面约由20万亿～60万亿个细胞组成，表面积为3～7 m^2。EC一般是平坦的，其厚度由管腔面的动态结构决定[4]。毛细血管、静脉和主动脉EC的厚度从小于0.1 μm到1 μm不等[5-6]。EC的窗孔是否打开取决于其所在的器官[5]。EC还被一层“厚厚的”内皮糖萼层覆盖，这有助于防止毛细血管渗漏和凝血系统激活。糖萼覆盖是至关重要的，因为其是调节液体和分子运动和平衡的屏障[3]。当内皮细胞窗孔打开时，内皮细胞之间出现孔和开口，可促进通透性的增加，并允许大分子通过毛细血管。窗孔开放的EC存在于小肠、内分泌腺、肾（肾小球和肾小管）以及脉络丛的毛细血管内。相反，在脑、皮肤、心脏以及肺的动脉、静脉和毛细血管的EC窗孔是关闭的。EC表面具有结合能力、黏附性和管腔面，因此EC在运输及调控与血细胞一起循环的蛋白过程中发挥不可或缺的作用[7]。EC还参与炎症和生长因子的表达，如内皮细胞选择素（endothelial cell selectin，E-selectin）和血管内皮生长因子（vascular endothelial growth factor，VEGF）。E-selectin在白细胞黏附中起关键作用，而VEGF对EC的生成和窗孔的维持非常重要[7]。EC还可以合成其他代谢活性物质[8-10]（表22.1）。

EC还发挥着其他代谢功能，并具有收缩蛋白——肌动蛋白、肌球蛋白和原肌球蛋白。这些收缩蛋白可以维持EC的形状和弹性，同时也是血管活性功能的重要组成部分[7]。血管舒缩平衡中最重要的功能之一是EC可产生一氧化氮（nitric oxide，NO）[4, 10]。NO是维持血管张力和血管反应性的主要底物。NO能够抑制血管紧张素Ⅱ（angiotensin Ⅱ，AG Ⅱ）和内皮素1（endothelin 1，ET 1）的作用。其中ET 1是EC产生的一种细胞物质，是一种强有力的血管收缩剂。此外NO不仅能够抑制血小板和白细胞的激活，还可以维持血管平滑肌细胞处于非增殖状态[12]（图22.3）。

3. 内皮功能障碍的定义

内皮细胞的结构、性质和功能具有很大差别，从而形成了多种多样的内皮环境，导致各器官系统在完成各自不同功能的能力上有很大差异[3]。值得注意的是，在调节血管张力、分子运输、凝血和激

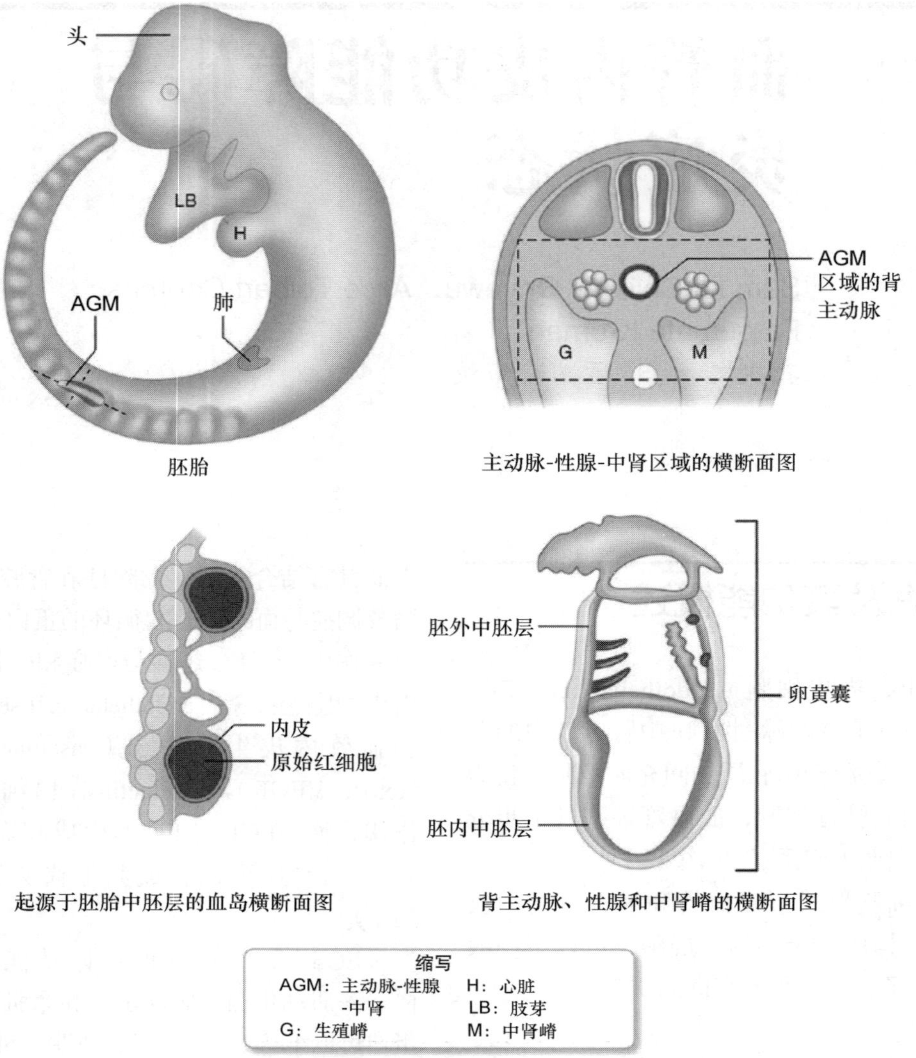

图 22.1 内皮细胞胚胎发生示意图（Modified from image from Dr. Samuel Onyewu）

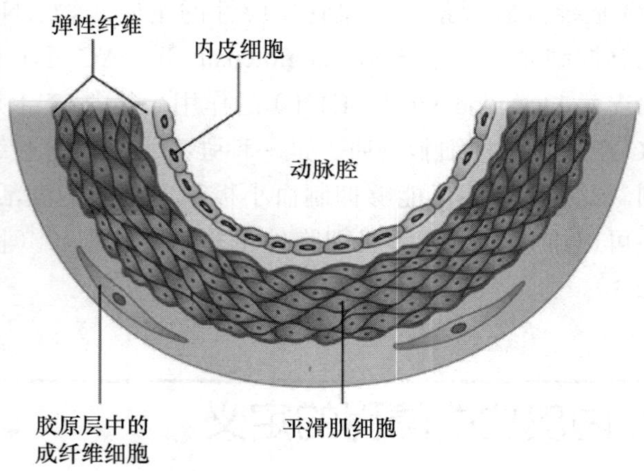

图 22.2 内皮细胞平铺形成血管腔（Modified from Stijn AI. Ghesquiere. University of Maastricht. Nov 2005）

素代谢方面，这种异质性可以在器官系统之间和同一器官的内皮细胞之间观察到。因此，内皮功能障碍被定义为EC的生理完整性和（或）功能的异常。EC功能障碍常常导致血管反应性改变、血栓和斑块形成倾向增加、白细胞黏附且伴炎症改变[8-10]。EC功能障碍或者是疾病病理生理机制的主要决定因素，或者是受累损害的痕迹[1, 5]。EC的激活和（或）功能障碍可能是由于过度的、持续的、空间的或临时错位的其他适应性反应所致[13]（图22.4）。EC可能处于激活状态而非功能失调[8]。

综上所述，EC功能障碍可影响多个器官系统，并参与多种疾病过程[1, 5]。因此，EC将成为了解和处理不同病理过程的可靠途径。在本章的后续部分，我们将讨论与EC功能障碍相关的各种疾病过程及其

表 22.1　内皮细胞的特点及其生理功能

细胞膜完整性的维持
纤连蛋白
层粘连蛋白，胶原
蛋白聚糖
蛋白酶
脂质代谢
脂蛋白脂肪酶受体
抗凝分子的合成和调节
肝素
前列环素
凝血调节蛋白
纤溶酶原激活物
促凝分子合成
血管性血友病因子
纤溶酶原激活物抑制剂
血栓素 A2
Ⅴ因子
促凝血酶原激酶，血小板活化因子
血管收缩因子
血管紧张素转化酶
血栓素 A2
白三烯
内皮素
血管扩张因子
一氧化氮
前列环素
免疫和炎症调节因子
白介素 1，6，8
主要组织相容性复合体Ⅱ
黏附分子：E- 选择素，P- 选择素
生长因子的调节
胰岛素生长因子
转化生长因子
集落刺激因子

Table created by Dr. Samuel Onyewu

对麻醉管理的影响。

4. 内皮功能障碍的病理生理学

已知内皮功能障碍与多种疾病状态有关[14]。心血管疾病、糖尿病、肾功能障碍、阿尔茨海默病、勃起功能障碍和骨质疏松症的发病机制和临床病程都直接涉及内皮功能障碍[15-23]。内皮功能障碍可能由多种病因引起，如内皮的直接损伤、感染、反应性或免疫性原因、衰老和疾病状态。

5. 内皮功能障碍的病因

5.1　医源性

直接损伤导致了血管 EC 的形态结构改变，增加了血栓形成和血管内膜向心性增厚的可能。直接损伤可能发生于为纠正潜在的病理状态而采取的医疗措施之后。其中包括为改善狭窄血管的通畅性进行的血管成形术和支架置入术[24]（图 22.5）。

5.2　感染

病毒和细菌可导致 EC 的激活[25]。内皮的其他诱导物包括脂质产物、补体成分、糖基化终产物、缺氧、层流血流和生长因子（图 22.4）。激活的 EC 可分泌细胞因子、趋化因子、生长因子、促凝和抗凝分子。

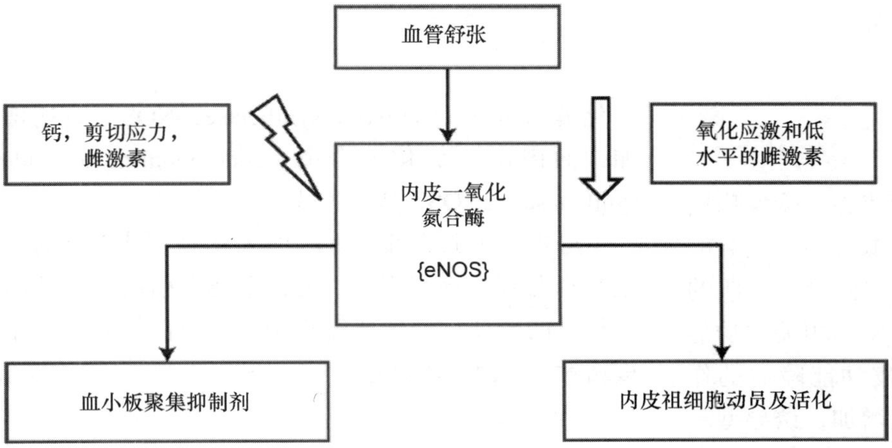

图 22.3　内皮一氧化氮合成酶（eNOS）及其诱导剂和抑制剂的功能示意图

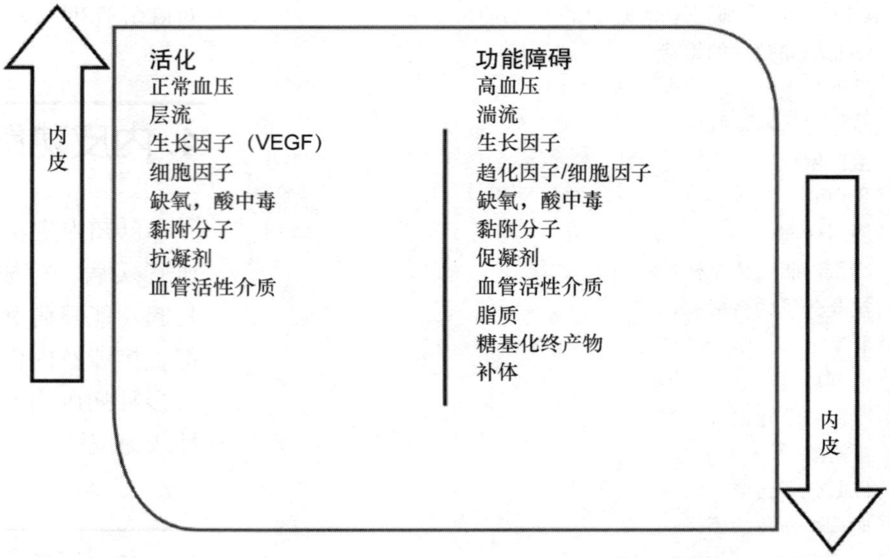

图 22.4 与内皮细胞激活和功能障碍相关因子示意图（Modified from image from Dr. Samuel Onyewu）

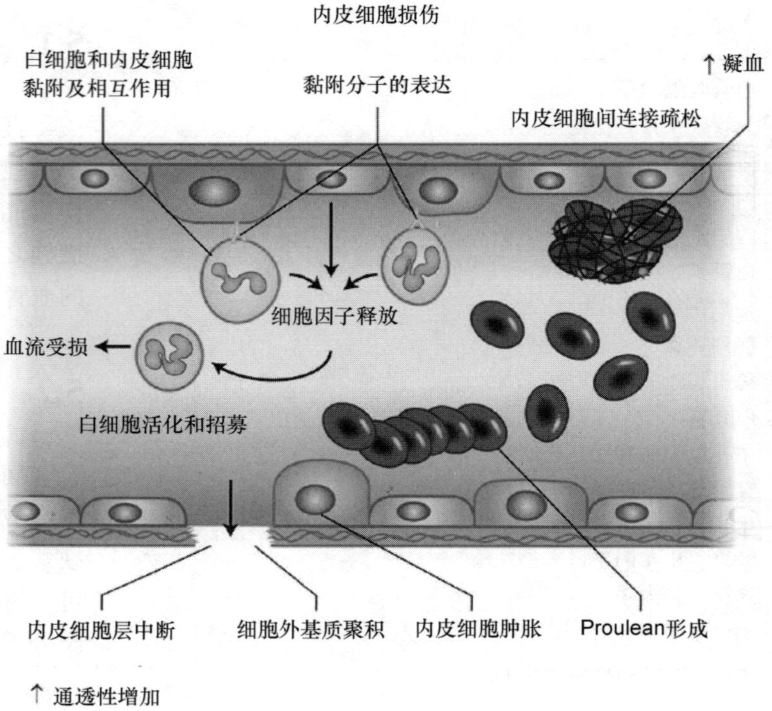

图 22.5 内皮细胞损伤示意图（Modified from：Sharfuddin A，Molitoris BA. Endothelial cell injury. In：Vincent JL，Hall JB，editors；2012）

5.3 反应底物

长期吸烟接触的尼古丁是一种使心血管疾病迅速进展的因素，而心血管疾病占吸烟者死亡人数的三分之一[26-29]。尼古丁会引起 EC 和血管平滑肌的形态改变，进而导致与心血管疾病发病相关的功能改变[30-33]。关于尼古丁相关的内皮功能障碍的作用机制是血管张力失衡，ET-1 表达增加，诱导型一氧化氮合酶（nitric oxide synthetase，NOS）表达增加，而内皮一氧化氮合酶（endothelial nitric oxide synthetase，eNOS）表达减少[34-35]（图 22.6）。

尼古丁通过降低 eNOS 的表达来减少 NO 的产生并降低其生物利用度。尼古丁还会引起内皮功能完整性的改变，导致血管痉挛，刺激白细胞和血小板黏附，从而形成血栓[36]。

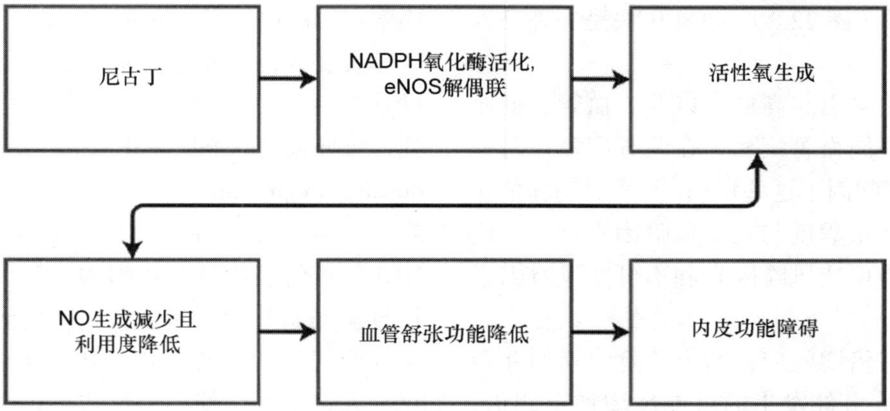

图 22.6　尼古丁相关内皮功能障碍示意图（Modified from image from Dr. Samuel Onyewu）

5.4　衰老

衰老是动脉粥样硬化、血管病变和心血管疾病发展过程中的必需因素。年龄相关的内皮和血管平滑肌细胞功能障碍可导致血管痉挛、血栓形成、细胞生长、氧化应激和炎症[20]。一些报道称，衰老可导致内皮产生的血管舒缩物质发生失衡[20, 37-40]。衰老的 EC 血管生成和再生能力减弱，即形成新血管结构的能力有限[20]。此外，EC 衰老可能通过改变血管壁中细胞因子、生长因子和蛋白酶的分泌来改变内皮的生理功能[41]（图 22.7）。

6. 内皮功能障碍和炎症状态的临床表现

6.1　动脉粥样硬化

动脉粥样硬化是一种为减轻血管内皮细胞功能障碍、脂质蓄积和氧化以及血栓形成而触发的慢性炎症反应[42]。内皮细胞功能障碍和脂纹的形成，以及在这个过程中血管内膜平滑肌细胞增殖和细胞外基质（extracellular matrix，ECM）沉积，最终形成

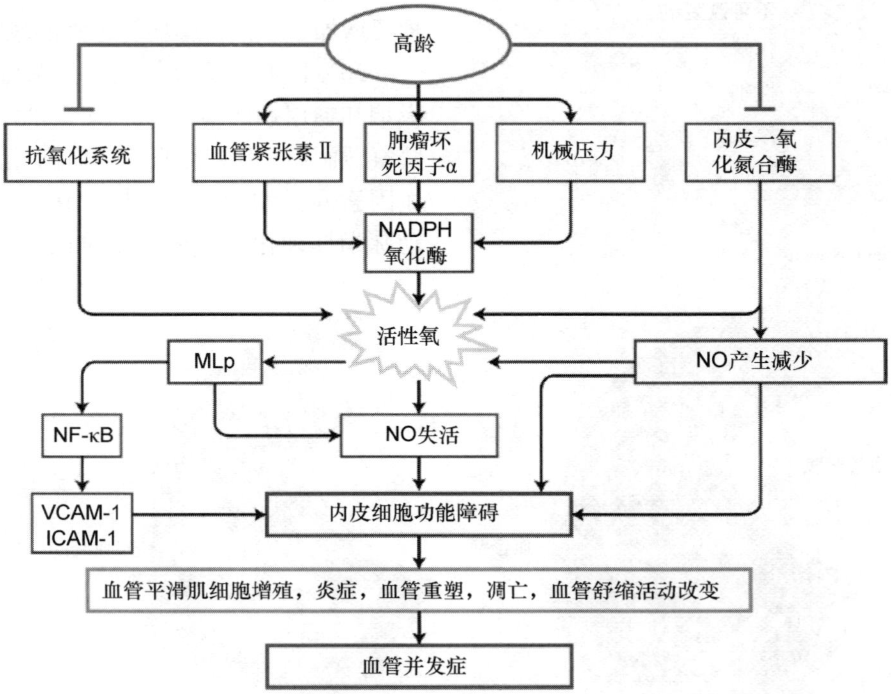

图 22.7　高龄相关的内皮功能障碍示意图（Modified from Rodella LF，Rezzani R. Endothelial and vascular smooth cell dysfunction：a comprehensive appraisal；2012）

动脉粥样硬化斑块（图 22.8）。粥样斑块是一种突入血管腔的内膜病变。

动脉粥样硬化可引起高血压以及心血管、脑血管、冠状动脉和外周血管疾病。在西方国家，约一半的居民死亡可以归因于这些疾病[16, 24]。动脉粥样硬化的患病率和严重程度与几个危险因素有关，这些危险因素可分为可变风险因素和不可变风险因素（表 22.2）。

风险因素具有倍增效应，两个危险因素的并存可导致缺血性心脏事件发生的可能性增加至四倍；而三个危险因素的存在可导致缺血性心脏事件发生的可能性增加至七倍[24]。

不可变风险因素包括年龄、性别和遗传。年龄大于 45 岁的患者出现动脉粥样硬化病变的可能性更高[42]。由于雌激素的保护作用，男性比绝经前的女性更容易患动脉粥样硬化性疾病。然而，激素疗法对绝经后妇女的保护作用尚未显现[44]。遗传因素在动脉粥样硬化和缺血性心脏病（ischemic heart disease，IHD）中也发挥着重要作用。少数遗传性疾病，如家族性高胆固醇血症，更容易导致动脉粥样硬化。然而，这种关联在本质上可能是多因素的，与遗传基因多态性和其他已确定的家族聚集性危险因素（如高血压或糖尿病）有关[45]。

表 22.2 动脉粥样硬化的危险因素

可改变的	不可改变的
高血压	年龄
糖尿病	性别
高脂血症	家族史
吸烟	遗传学
C 反应蛋白	

Table created by Dr. Samuel Onyewu

可变风险因素包括高脂血症、高血压、吸烟和糖尿病（表 22.2）。高脂血症，主要是高胆固醇血症，可导致动脉粥样硬化形成。低密度脂蛋白（low-density lipoprotein，LDL）将胆固醇输送到外周血管组织，而高密度脂蛋白（high-density Lipoprotein，HDL）可将胆固醇从组织输送到肝，在肝中胆固醇被排泄到胆汁中。从蛋黄、动物脂肪和黄油中大量摄入胆固醇和饱和脂肪会升高血浆胆固醇水平。甜点和人造黄油中使用的反式不饱和脂肪也会对胆固醇水平产生不利影响。而鱼油中发现的 omega-3 脂肪酸、运动和适量的酒精摄入可以改善胆固醇水平。此外，无论是收缩压还是舒张压的高血压均对动脉粥样硬化有重要影响。高血压本身使患 IHD 的风险增加 60%[16, 24]。长期每天吸烟一包或更多可使 IHD 的死亡率增加一倍，而戒烟显著降低了这种风险[24]。吸烟释放的尼古丁增加了血小板衍化生长因子的释放，细胞间黏附分子 -1（intercellular cell adhesion molecule-1，ICAM-1）和血管细胞黏附分子 -1（vascular cell adhesion molecule-1，VCAM-1）的表达导致 EC 功能障碍和动脉粥样硬化病变的形成[46-47]。糖尿病可导致高胆固醇血症，并显著增加动脉粥样硬化的风险。与非糖尿病患者相比，糖尿病患者合并外周血管疾病概率增加了 100 倍，心肌梗死增加了 2 倍，脑血管意外的风险也随之增加。

20% 的心血管事件发生于无高脂血症、高血压、吸烟和糖尿病的情况下[42]。因此，炎症、高同型半胱氨酸血症、代谢综合征、血脂异常、脂蛋白 a 和止血因素同样增加动脉粥样硬化的风险。炎症存在于动脉粥样硬化形成的各个阶段，与动脉粥样硬化斑

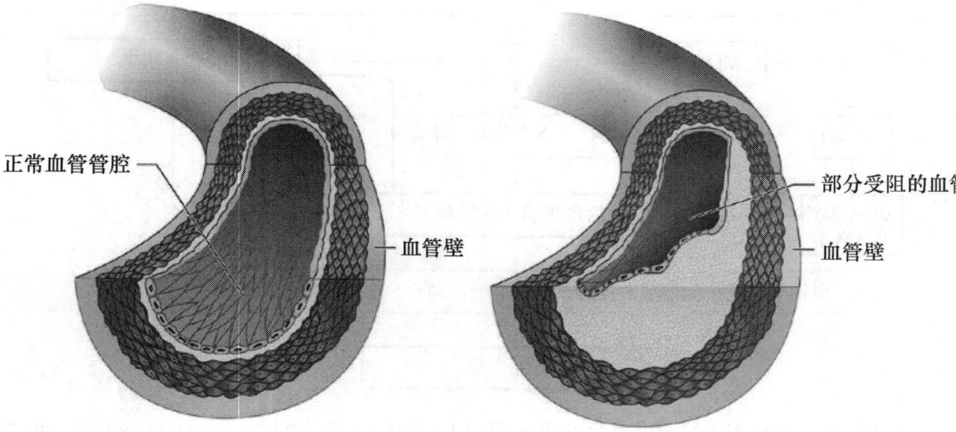

图 22.8 粥样斑块阻塞后的血管管腔示意图（Modified from Glagov et al.[43]）

块的形成和破裂密切相关。多种炎症标志物与 IHD 有关。C 反应蛋白（C-reactive protein，CRP）已成为最敏感的炎症标志物[48]。CRP 是肝脏中产生的一种急性时相反应物，它能调理细菌并激活补体。当动脉粥样硬化内膜内的细胞分泌 CRP 时，CRP 激活局部内皮细胞，使其处于促凝状态，并增加 EC 与白细胞的黏附性。CRP 是健康人群中心肌梗死、脑血管意外及外周动脉疾病发生的独立预测因子[42]。戒烟、运动、减肥和他汀类药物均可降低 CRP 水平，尽管降低 CRP 水平尚未被证明可降低心血管风险[24]。高同型半胱氨酸血症与冠心病、外周血管疾病、卒中和静脉血栓形成有关[49]。叶酸和维生素 B12 摄入量低可导致同型半胱氨酸升高；然而，补充维生素并未表现出预防心血管疾病的作用。代谢综合征的特点是胰岛素抵抗[50]。该综合征还与高血压、血脂异常和向心性肥胖有关。血脂异常可引发氧化应激增加和全身性促炎状态，导致内皮细胞功能障碍，从而导致血管血栓形成。脂蛋白（a）是 LDL 的一种改变形式。脂蛋白（a）含有 LDL 中与载脂蛋白 A 相连的载脂蛋白 B-100 部分，脂蛋白（a）水平与冠状动脉和脑血管疾病的风险增加有关，与总胆固醇和 LDL 水平无关[44]。纤溶酶原激活物抑制物 1 和凝血酶均具有促凝和促炎作用。纤溶酶原激活物抑制物 1、凝血酶和血小板衍生生长因子是动脉粥样硬化血管病理的主要预测因子[42]。

动脉粥样硬化的发病机制基于两种理论的综合，即内膜细胞增殖或血栓的重复形成和机化[51-52]，这被概括为损伤反应假说[53]。根据该模型，动脉粥样硬化由以下病理事件引起：内皮损伤及其引起的血管通透性增加，白细胞黏附和血栓形成。最终导致脂蛋白，特别是氧化的 LDL 在血管壁堆积；单核细胞黏附于内皮，然后迁移到内膜，最后转化为巨噬细胞和泡沫细胞。泡沫细胞由血小板黏附、活化血小板释放的因子、巨噬细胞和血管壁细胞组成。这些细胞可诱导血管壁中层的平滑肌细胞增殖和 ECM 的沉积。脂质在细胞外和细胞内（巨噬细胞和平滑肌细胞）堆积（图 22.9）。

动脉粥样硬化的临床表现取决于受累及的器官系统和动脉粥样硬化病变的严重程度。其表现包括冠心病、卒中、外周动脉疾病、高血压或肾衰竭。动脉粥样硬化斑块的后果包括出血、破裂、血栓形成和迁移以及可能的微栓子，危害更大的后果是缺血和动脉瘤形成。

6.2　高血压

高血压是动脉粥样硬化和其他疾病的主要危险因素，如多发性梗死性痴呆、主动脉夹层、肾衰竭和高血压心脏病[54]（表 22.3）。

在高血压患者中，特发性（原发性）高血压占

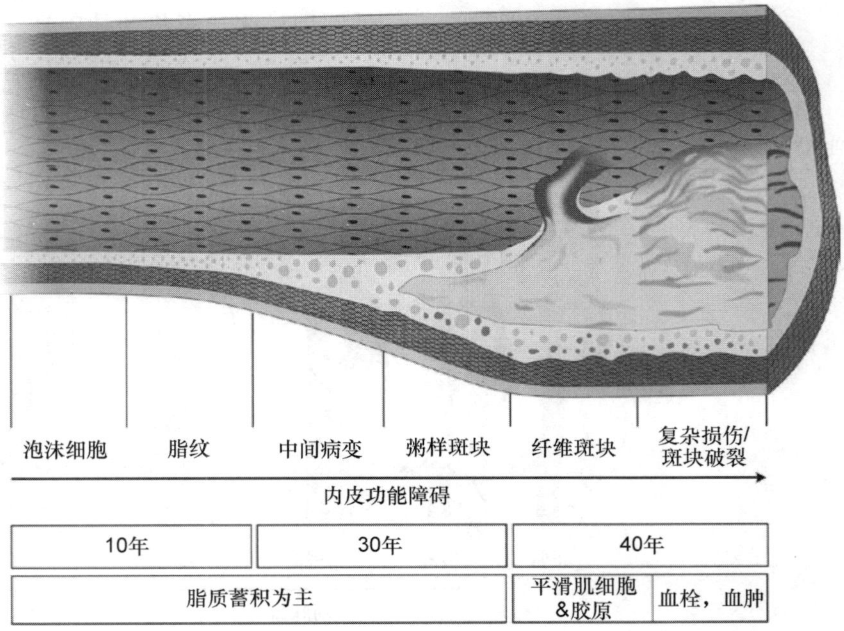

图 22.9　动脉粥样斑块的演变过程（Modified from Story HC et al. Circulation. 92：1355-1379；1995）

表 22.3 高血压的类型及主要病因（收缩压和舒张压）

原发性高血压（特发性高血压占 90% ～ 95%）
继发性高血压：主要是肾脏或内分泌功能失调导致
肾脏
肾小球肾炎
慢性肾病
肾动脉狭窄
多囊肾病
肾血管炎
肾素分泌瘤
内分泌
肾上腺皮质功能亢进：Cushing 综合征，原发性醛固酮增多症，先天性肾上腺增生，甘草摄入
外源性激素：糖皮质激素疗法，雌激素，拟交感神经药物，含酪胺的食物，单胺氧化酶抑制剂
嗜铬细胞瘤
肢端肥大症
甲状腺功能减退症（黏液性水肿）
甲状腺功能亢进症（甲状腺毒症）
妊娠诱发
神经系统
颅内压升高
失眠
疼痛引起的手术应激
心血管
主动脉缩窄
结节性多动脉炎
容量超负荷

Table created by Dr. Samuel Onyewu

95%，其余 5% 继发于肾脏或内分泌系统疾病。特发性高血压可导致很多短期问题，而在血压得到充分控制的情况下对寿命的影响不大。但是，未经控制的高血压如果不及时治疗，患者可在 1 ～ 2 年内死亡。收缩压 200 mmHg 和舒张压＞ 120 mmHg 可导致终末器官损害，如视网膜损伤和渗出伴或不伴视神经乳头水肿、肾衰竭以及脑出血。美国心脏协会最近制定的血压标准旨在减少相关并发症[54]。

血压的调节依赖于肾脏通过肾小球超滤进行的自我调节、肾素-血管紧张素-醛固酮系统、钠摄入量、体液平衡、运动、压力、肥胖和吸烟。恰当的血压监测对于预防动脉粥样硬化和其他心血管危险因素至关重要。

6.3 动脉瘤和夹层

动脉瘤是血管或心脏的局部异常扩张[54]。动脉瘤可为先天性或者获得性，真性或假性。真性动脉瘤是指血管或心脏的各层结构均完整。动脉粥样硬化、梅毒、先天性或透壁性心肌梗死后产生的室壁瘤是常见的真性动脉瘤。假性动脉瘤是指血管壁缺陷导致的血管外血肿且与血管内腔自由连通的动脉瘤（搏动性血肿）。常见的假性动脉瘤如包裹于心包内的心室破裂以及动脉与人造移植物吻合处的动脉渗漏导致的。动脉瘤也可按形状和大小进行分类。梭形动脉瘤是一段长（可达 20 cm）血管段的弥漫性圆周扩张。囊状动脉瘤是一个球状突起，直径在 5 cm 至 20 cm 之间，通常含有血栓。另一方面，夹层是指血管壁内的血肿或出血，夹层常导致动脉瘤（图 22.10）。

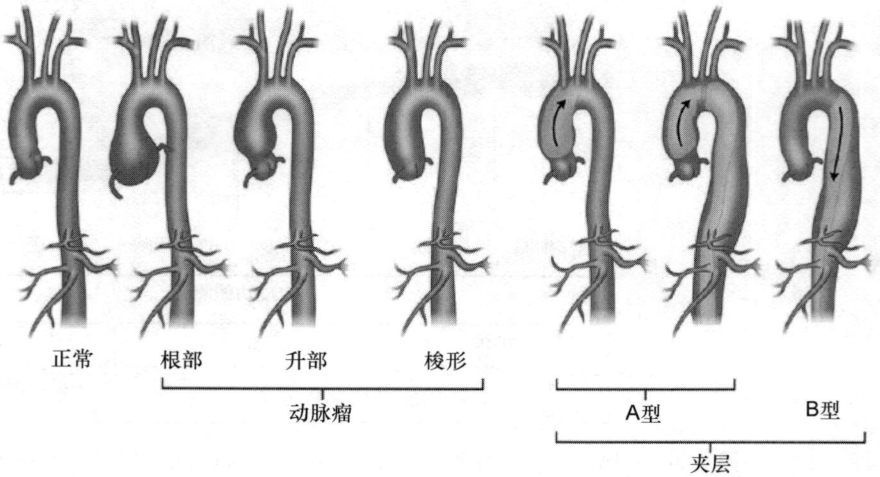

图 22.10 主动脉瘤解剖示意图（Modified from Pinard[55]）

动脉瘤的发病机制与血管壁结缔组织的结构和（或）功能改变有关。危险因素包括结缔组织壁固有缺陷，常见于 Marfan 综合征、Loeys-Dietz 综合征、Ehlers-Danlos 综合征和维生素 C 缺乏。Marfan 综合征纤维蛋白合成存在缺陷，导致转化生长因子 β（transforming growth factor beta，TGF-β）活性异常，最终导致主动脉弹性组织进行性薄弱。在 Loeys-Dietz 综合征中，TGF-β 受体的突变导致弹性蛋白及Ⅰ型和Ⅲ型胶原异常。Loeys-Dietz 综合征患者的动脉瘤即使体积很小也很容易破裂[56]。Ehlers-Danlos 综合征同样与Ⅲ型胶原合成缺陷有关。维生素 C 缺乏与胶原交联改变有关。

另一个导致动脉瘤形成的病因是胶原合成和降解失衡，常继发于局部炎症浸润和蛋白水解酶。动脉粥样硬化斑块和血管炎中巨噬细胞的金属蛋白酶（metalloproteinases，MMP）与动脉瘤的发生有关[57]。MMP 能降解动脉壁 ECM 的所有成分（胶原、弹性蛋白、蛋白多糖、层粘连蛋白、纤连蛋白）。此外，也可能存在平滑肌细胞的丢失或非胶原或非弹性的细胞外基质的合成。这可能是由于动脉粥样硬化内膜增厚导致的中层缺血所致。这种缺血的发生是由于供应平滑肌的氧气和营养物质输送距离增加所致。营养血管狭窄也可导致全身性高血压。组织学上，这种改变被描述为囊性中央变性。易患主动脉瘤的两种最重要疾病是动脉粥样硬化和高血压。主动脉瘤的症状取决于其位置。其临床表现有继发于梗阻、压迫或缺血引起的胸痛或腹痛、搏动性肿块、失血性休克，以及失血后死亡。

当血液穿入主动脉壁时，即导致血管夹层。夹层常发生于有潜在高血压病史的中年（40 ～ 60 岁）男性。较年轻的夹层患者常有 Marfan 综合征的病史。在心肺转流和心导管检查时主动脉插管也可能导致夹层。夹层的主要发病机制是高血压。高血压患者血管中膜肥厚。中膜肥厚与主动脉中膜退行性改变和中膜平滑肌细胞损失有关。血管性夹层还与遗传性或获得性结缔组织疾病有关（Marfan 综合征、Ehlers-Danlos 综合征、维生素 C 缺乏症和铜缺乏症）。夹层类型取决于升主动脉的受累程度。分为 A 型和 B 型或 DeBakey Ⅰ / Ⅱ或Ⅲ型（图 22.11）。血管夹层的表现取决于受累区域，因此症状可能包括胸痛及肩胛骨之间的放射痛，如果脊髓动脉受到影响，还可能包括横贯性脊髓炎引起的背部疼痛。近年来主动脉夹层的预后有所改善，治疗的主要目标是控制血压。

主动脉夹层分型

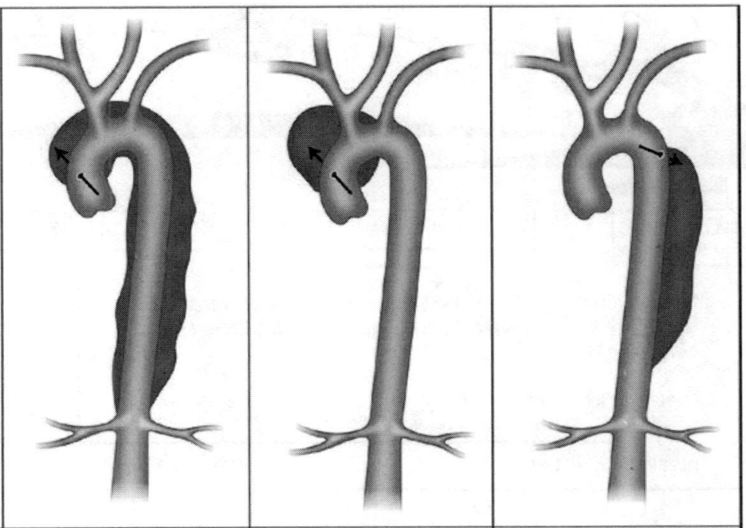

百分比	60%	10%～15%	25%～30%
分型	DeBakey Ⅰ	DeBakey Ⅱ	DeBakey Ⅲ
	Stanford A（近端）		Stanford B（远端）

图 22.11　主动脉夹层解剖示意图（Modified from Matthews JP，Swaminathan M，Ayoub CM. Clinical manual and review of transesophageal echocardiography. 2nd ed. www.accessanesthesiology.com）

6.4 血管炎

血管炎被定义为动脉、静脉和毛细血管血管壁的炎症。这些血管在不同的器官系统中均有分布，因此血管炎可以发生在任何器官中，从而在临床上表现为全身症状。目前血管炎大致被分为 20 种主要类型，主要根据所涉及的血管系统、所影响的血管的大小、累及的相关器官、病理机制、表现时的形态学特征以及患者人口统计学特征来对其进行分类[58]。但这仍是一个不断发展的过程，其中 Chapel-Hill 命名法是最被广泛接受的分类方法[59]（图 22.12）。

血管炎通常由免疫介导或由感染引起。感染性病因也可通过间接诱导免疫复合物生成和引起交叉反应而导致非感染性血管炎。如果病因不明确，治疗可能会适得其反。血管炎的其他原因包括辐射、机械创伤和生化毒素。非感染性血管炎由免疫复合物沉积、抗中性粒细胞胞质抗体（antineutrophil cytoplasmic antibodies，ANCA）和抗内皮细胞抗体引起。免疫复合物相关性血管炎与其他免疫复合物疾病有许多相似之处，如 Arthus 反应和血清病[60]。免疫复合物血管炎包括系统性红斑狼疮（systemic lupus erythematosus，SLE）、结节性多动脉炎（polyarteritis nodosa，PAN）和药物过敏性血管炎（青霉素和链激酶）等。SLE 患者体内存在结合血管壁的 DNA-抗 DNA 复合物。约 30% 的 PAN 患者循环中存在 HBsAg- 抗 HBsAg 抗体复合物[61]。当药物（青霉素）与血清蛋白结合时，可发生药物过敏性血管炎。当外源性蛋白（链激酶）与抗体结合并形成循环内免疫复合物时，也可发生药物过敏性血管炎（图 22.12）。抗原-抗体复合物形成的时间顺序尚未完全清楚。ANCA 是与中性粒细胞成分（主要是酶）发生反应的抗体，其反应性主要针对颗粒、单核细胞、溶酶体和内皮细胞。ANCA 可分为抗髓过氧化物酶（anti-myeloperoxidase ANCA，MPO-ANCA）和抗蛋白酶 -3（anti-proteinase-3 ANCA，PR-3 ANCA），前者既往被称为核周 ANCA（perinuclear ANCA，p-ANCA），后者既往被称为细胞质 ANCA（cytoplasmic ANCA，c-ANCA）。MPO 是一种溶酶体颗粒，可产生氧自由基，由丙硫氧嘧啶等试剂诱导。PR-3 是一种中性粒细胞亲天青颗粒成分[61-62]。PR-3 ANCA 见于韦氏肉芽肿病，而 MPO-ANCA 常见于显微镜下多血管炎和 Churg-Strauss 综合征。ANCA 是诊断 ANCA 血管炎的有效标记物。其作用机制是激活中性粒细胞，后者可合成自由基和蛋白水解酶。随后中性粒细胞与内皮细胞的相互作用可导致内皮细胞损伤。抗内皮细胞抗体是针对内皮细胞和平滑肌细胞的抗体，

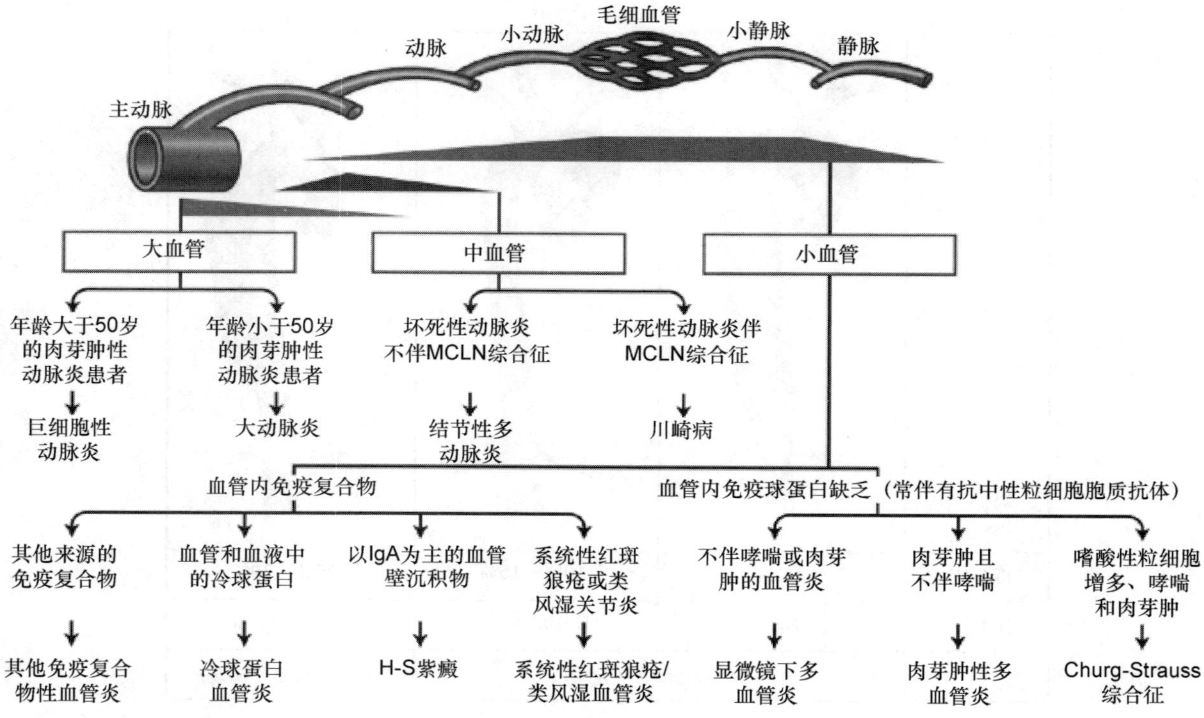

图 22.12 各种类型血管炎及其受累血管示意图（Modified from Imboden JB，Hellmann DB，Stone JH. Current diagnosis and treatment；Rheumatology. 3rd ed. www.accessmedicine.com）

使患者易患川崎病[63-64]。感染性血管炎发生于细菌和真菌局部入侵后。败血症或感染性心内膜炎导致的栓塞发生血源性播散也可引起远隔部位的血管炎。通常涉及的致病源是曲霉菌和毛霉菌。这些真菌可能导致动脉瘤、血栓形成或梗死。

6.5　糖尿病

糖尿病是一种与细胞葡萄糖利用受损有关的疾病。与 1 型糖尿病（又称为胰岛素依赖型糖尿病）相关的内皮细胞功能障碍主要是由代谢改变引起的，表现为高血糖以及发生在视网膜和肾血管的严重微血管并发症[65]。非胰岛素依赖型（2 型）糖尿病与肥胖和代谢综合征有关。2 型糖尿病的内皮细胞功能障碍在糖尿病临床发作之前已经开始[66-68]。胰岛素依赖型糖尿病（1 型）患者有多种 EC 功能障碍。EC 功能障碍导致血管张力失调、器官灌注紊乱、炎症、血液溶质跨内皮运输受抑制、凝血抑制和血管再生[68-75]。已有研究表明，高脂饮食会损害胰岛素向间质的输送，导致内皮胰岛素信号转导功能障碍[73]。高血糖会导致线粒体碎裂和功能障碍，从而导致线粒体活性氧（reactive oxygen species，ROS）生成增加，以及继发于 NO 快速分解后的血管张力失调[73，76-77]，这被认为是糖尿病患者 EC 功能障碍的原因。然而，各种研究表明，糖尿病患者 EC 功能障碍是多因素的，并非仅仅由高血糖导致（图 22.13）。

在腹部和血管中发现的血管周围脂肪组织（perivascular adipose tissue，PVAT）被认为可控制胰岛素敏感性和内皮功能。它们已被证明与局部血管张力和炎症的调节密切相关[68，79-81]。据报道，在肥胖和 2 型糖尿病患者中可观察到 PVAT 受损[70，77，82]。PVAT 炎症与脂肪组织灌注不足有关，导致低氧，这可能改变脂肪细胞的分泌，从而导致血管张力障碍。

6.6　肿瘤

存在多种起源于内皮细胞的肿瘤，良性肿瘤如血管瘤和淋巴管瘤，恶性肿瘤如血管肉瘤。良性肿瘤的内层是一层正常的内皮细胞，肿瘤内部充满血细胞或淋巴液。恶性肿瘤没有组织良好的管道，由更多的杂乱无章的细胞组成，这些细胞不断增殖，没有明显的形态。CD-31 和血管性假血友病因子是通过免疫组织化学法鉴定的异型性差的恶性细胞标记物[83]。血管瘤是一种十分常见的肿瘤，其特征是肿瘤由正常和异常的血管组成，内部充满血液，多见于婴儿期和幼儿期，通常局部发作。毛细血管瘤可自行消退，且很少发生恶变。海绵状血管瘤与深

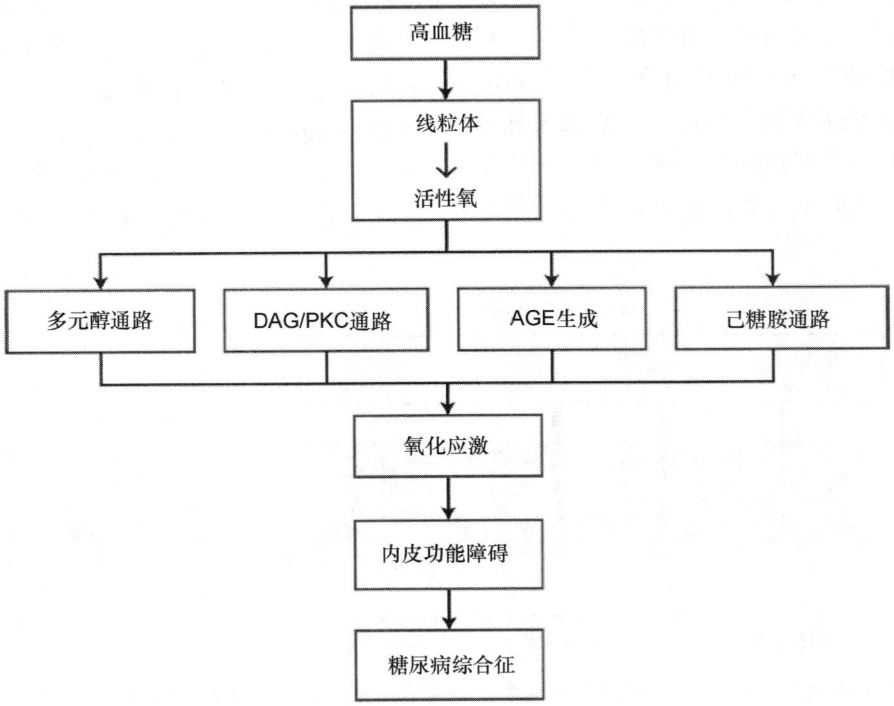

图 22.13　高血糖对内皮功能的影响示意图（Modified from Van den Oever et al.[78]）

层组织中的血管形成异常有关，很可能导致压迫症状或破裂。淋巴管瘤类似于血管瘤，但内部无红细胞。有两种类型，即单纯性（毛细管）和海绵状淋巴管瘤（囊性水瘤），常见于儿童头部、颈部和腋下。血管肉瘤是成人常见的恶性内皮细胞肿瘤。血管肉瘤与致癌物（砷、二氧化钍、聚氯乙烯）暴露有关。血管肉瘤如淋巴管肉瘤等分化较差。与血管肉瘤相反，血管瘤分化良好。

7. 麻醉方面的注意事项

7.1 急性危重病和内皮病变

计划进行手术治疗的急性危重患者可能存在内皮病变引起的多系统器官功能障碍[84]。内皮和糖萼通常可通过肝素、组织因子途径抑制剂、凝血酶调节蛋白系统和组织纤溶酶原激活物（tissue plasminogen activator，tPA）达到天然抗凝。这些因子与其他介质相互作用以溶解血凝块[84]。急性严重创伤、脓毒症、心搏骤停和心肌梗死、内皮炎症和抗凝系统功能障碍均会导致低凝状态[85]。此外，休克还会引起交感-肾上腺过度激活，从而导致内皮损伤。这种内皮损伤会带来静息和激活状态之间的严重失衡，导致低灌注和死亡率增加（图 22.14）。在急诊室收治和转出的患者中，有 1/4 患有凝血障碍[85]。虽然许多患者存在其他原因，如药物反应或副作用，但是急性创伤、脓毒性休克、菌血症、心肌梗死和心搏骤停后综合征合并凝血障碍的死亡率（死亡率为 50%）比相同诊断但不合并凝血障碍的患者死亡率高 3 ～ 4 倍[86]。

7.2 术前注意事项

EC 在全身的广泛存在意味着 EC 功能障碍可能导致全身器官紊乱和各种相关疾病，因此手术前有必要进行彻底的评估。应回故既往病史，如脑血管意外、心血管改变、肺部疾病、糖尿病和用药史等。需明确手术计划和手术风险，与患者、外科医师和麻醉科医师讨论风险和益处。必须仔细考虑恰当的术前检查、麻醉计划和术后治疗。严重创伤、脓毒症、急性心肌梗死和心搏骤停后综合征的患者可出现凝血障碍和肾上腺儿茶酚胺过度应激。β 受体阻滞剂和血管紧张素转化酶抑制剂（angiotension converting enzyme inhibitor，ACEI）一直受到支持并用于解决此问题，最近的报告表明，它们还可能有助于通过减少或逆转内皮损伤以优化微循环。这一作用是通过抑制与内皮病变相关的儿茶酚胺激增来实现的[84]。

7.3 术中注意事项

患者进入手术室后，除标准监测外，应根据患者的合并症给予所需的其他监测项目，如有创或无创血压监测、超声心动图、血糖和体温监测。在任何情况下，均应避免因麻醉诱导和麻醉药物导致术中并发症。减少糖萼和内皮损伤可减少术中出血[87]。在最近的一项对接受紧急胸主动脉夹层手术且需要输血的患者进行的随机对照研究中，与标准 FFP 相比，接受 Octaplast LG（溶剂 / 表面活性剂处理的病毒灭活血浆）的患者糖萼和内皮损伤减少，出血、输血需求、止血药物的使用和术后呼吸机使用天数都随

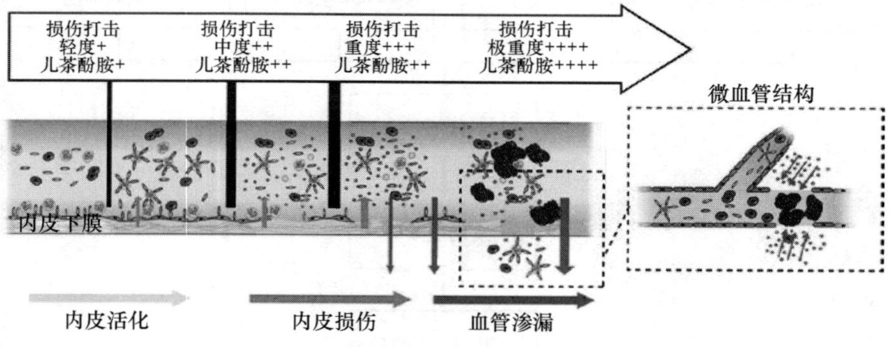

图 22.14 休克介导的内皮病变（SHINE），且随着休克严重程度及交感-肾上腺激活的增加，血管腔变化示意图（Modified from：Johansson et al.[84]）

之减少[88]。人们对常规输血的糖萼问题的关注有所增加，血液中的污染物或其他物质可导致屏障损伤，从而可能引起凝血功能障碍、内皮炎症与损伤[87，89]。此外，有研究表明，在失血性休克的动物模型中，与晶体相比，输注血浆可改善内皮完整性和恢复糖萼层[89]。

7.4　术后注意事项

EC 功能障碍的患者可能存在出血、高血糖和心脑血管事件的风险。对于患有内皮病变和血管内皮功能障碍相关疾病的患者，应根据其临床表现的严重程度，在手术结束前仔细计划术后治疗方案。涉及 EC 功能障碍的患者在医疗交接时应密切监测。合适的治疗评估、讨论和计划可以避免潜在的并发症。

8. 预防 / 治疗

与地中海地区和东方国家的生活习惯相比，西方国家的饮食富含不饱和脂肪，且往往久坐不动[14]。因此，在西方人群中心血管不良危险因素显著增加。药物、体力活动和生活方式改变可能并不能治疗或预防 EC 功能障碍。

8.1　药理学

EC 无处不在的本质决定了 EC 的可塑性，并可用于治疗干预[14]。因此，EC 是治疗各种疾病的可靠通道。已经合成了多种治疗高血压、高脂血症、糖尿病、血栓形成和癌症的药物，并将其用于患者的治疗，以预防或治疗相关的内皮功能障碍的临床并发症。然而这些药物并不能治愈与血管内皮功能障碍相关的各种疾病，体育锻炼和生活方式的改变以辅助治疗是非常必要的。

8.2　体育锻炼

一些研究表明，中等强度的有氧运动可改善合并或不合并心血管危险因素的动物和人类的内皮功能[90-93]。运动训练已被证明可以减轻炎症反应[14]。慢性心力衰竭（chronic heart failure，CHF）患者内皮损伤的标志物（肿瘤坏死因子 α、ICAM-1 和 E 选择素）升高，然而在定期锻炼的 CHF 患者中未检测到这些标记物[91-92]。有趣的是，饮食和锻炼具有协同效应，因此不应单一地通过饮食或锻炼来改变。

8.3　改变生活方式

已经证实各种类型的脂肪、饱和脂肪酸、单不饱和脂肪酸和反式脂肪酸[94-96]均与内皮功能障碍有关。在人造黄油、糕点制品和冷冻食品中常见的部分氢化植物油中发现了这些特殊的脂肪。地中海饮食中饱和脂肪酸含量低，蔬菜含量高，且橄榄油（含有油酸和亚油酸）可降低内皮功能障碍、胰岛素抵抗和血管炎症标志物[97-100]。此外，在水果、谷类食品、橄榄、蔬菜、豆类、巧克力、茶、咖啡和红酒中发现的多酚具有抗氧化特性，并已知其可预防内皮功能障碍[103]。此外，褪黑素和红酒也有抗氧化特性。

9. 小结

EC 在机体内环境平衡中起着重要作用，EC 功能障碍与多种炎症状态和多器官系统病理密切相关。本章的目的是强调与 EC 功能障碍相关的各种病理以及其如何影响麻醉。概述与 EC 功能障碍相关的潜在并发症和疾病有利于麻醉科医师和其他麻醉人员预防或降低围手术期的发病率和死亡率。了解血管内皮功能障碍和炎症状态有助于指导麻醉评估、计划和管理。与内皮功能障碍相关的不同病理状态具有重大的社会经济和公共健康影响。有足够的知识和方法来解决这些病理问题，最终将改善与糖尿病和其他心血管疾病相关的全球公共卫生负担。

参考文献

1. Aird WC. Endothelium in health and disease. Pharmacol Rep. 2008;60(1):139–43.
2. Galley HF, Webster NR. Physiology of the endothelium. Br J Anaesth. 2004;93(1):105–13.
3. Pries AR, Secomb TW, Gaehtgens P. The endothelial surface layer. Pflugers Arch. 2000;440:653–66.

4. Minami T, Aird WC. Endothelial cell gene regulation. Trends Cardiovasc Med. 2005;15(5):174–84.
5. Aird WC. Phenotypic heterogeneity of endothelium: I. structure, function, and mechanisms. Circ Res. 2007;100(2):158–73.
6. Florey F. The endothelial cell. Br Med J. 1966;2(5512):487–90.
7. Pasyk KA, Jakobczak BA. Vascular endothelium: recent advances. Eur J Dermatol. 2004;14(4):209–13.
8. Esper RJ, Nordaby RA, Vilarino JO, Paragano A, Caccharon JL, Machado RA. Endothelial dysfunction: a comprehensive appraisal. Cardiovasc Diabetol. 2006;5, article 4.
9. Rubanyi GM. The role of endothelium in cardiovascular homeostasis and diseases. J Cardiovasc Pharmacol. 1993;23(supplement 4):S1–S14.
10. Vanhoutte PM. Regeneration of the endothelium in vascular injury. Cardiovasc Drugs Ther. 2010;24(4):299–303.
11. Uematsu M, Ohara Y, Navas JP, Nishida K, Murphy TJ, Alexander RW, Nerem RM, et al. Regulation of endothelial cell nitric oxide synthase mRNA expression by shear stress. Am J Physiol. 1995;269(6 part 1):C1371–8.
12. Verma S, Buchanan MR, Anderson TJ. Endothelial function testing as a biomarker of vascular disease. Circulation. 2003;108(17):2054–9.
13. Aird WC. Spatial and temporal dynamics of the endothelium. J Thromb Haemost. 2005;3(7):1392–406.
14. Favero G, Paganelli C, Buffoli B, Rodella LF, Rezzani R. Endothelium and its alterations in cardiovascular diseases: life style intervention. Biomed Res Int. 2014;2014:801896.
15. Suwaidi JA, Hamasaki S, Higano ST, Nishimura RA, Holmes DR Jr, Lerman A. Long-term follow-up of patients with mild coronary artery disease and endothelial dysfunction. Circulation. 2000;101(9):948–54.
16. Schachinger V, Britten MB, Zeiher AM. Prognostic impact of coronary vasodilator dysfunction on adverse long-term outcome of coronary heart disease. Circulation. 2000;101(16):1899–906.
17. Kolka CM, Bergman RN. The endothelium in diabetes: its role in insulin access and diabetic complications. Rev Endocr Metab Disord. 2013;14(1):13–9.
18. Giacco F, Brownlee M. Oxidative stress and diabetic complications. Circ Res. 2010;107(9):1058–70.
19. Csiszar A, Toth J, Peti-Peterdi J, Ungvari Z. The aging kidney: role of endothelial oxidative stress and inflammation. Acta Physiol Hung. 2007;94(1–2):107–15.
20. Herrera MD, Mingorance C, Rodriguez-Rodriguez R, de Sotomayor MA. Endothelial dysfunction and aging: an update. Ageing Res Rev. 2010;9(2):142–52.
21. Price JM, Hellermann A, Hellermann G, Sutton ET. Aging enhances vascular dysfunction induced by the alzheimer's peptide B-amyloid. Neurol Res. 2004;26(3):305–11.
22. Burnett AL. The role of nitric oxide in erectile dysfunction: implications for medical therapy. J Clin Hypertens. 2006;8(12, supplement 4):53–62.
23. Sanada M, Taguchi A, Higashi Y, Tsuda M, Kodama I, Yoshizuma M, Ohama K. Forearm endothelial function and bone mineral loss in post-menopausal women. Atherosclerosis. 2004;176(2):387–92.
24. Mitchell RN, Schoen FJ. Blood vessels. In: Kumar V, Abbas AK, Fausto N, Aster JC, editors. Robbins and Cotran pathologic basis of diseases. 8th ed. Philadelphia: Elsevier Saunders; 2016. p. 525.
25. Kumar V, Abbas AK, Fausto N, Aster JC. Acute and chronic inflammation. In: Kumar V, Abbas AK, Fausto N, Aster JC, editors. Robbins and Cotran pathologic basis of diseases. 8th ed. Philadelphia: Elsevier Saunders; 2016. p. 47.
26. Argacha JF, Fontaine D, Adamopoulos D, Ajose A, van de Bome P, Fontaine J, et al. Acute effect of sidestream cigarette smoke extract on vascular endothelial function. J Cardiovasc Pharmacol. 2008;52(3):262–7.
27. Balakumar P, Sharma R, Singh M. Benfotiamine attenuates nicotine and uric acid-induced vascular endothelial dysfunction in the rat. Pharmacol Res. 2008;58(5–6):356–63.
28. Campbell SC, Moffatt RJ, Stamford BA. Smoking and smoking cessation- the relationship between cardiovascular disease and lipoprotein metabolism: a review. Atherosclerosis. 2008;201(2):225–35.
29. Balakumar P, Kaur J. Is nicotine a key player or spectator in the induction and progression of cardiovascular diseases? Pharmacol Res. 2009;60(5):361–8.
30. Pittilo RM. Cigarette smoking and endothelial injury: a review. Adv Exp Med Biol. 1990;273:61–78.
31. Bernhard D, Rossmann A, Wick G. Metals in cigarette smoke. IUBMB Life. 2005;57(12):805–9.
32. Rahman MM, Laher I. Structural and functional alteration of blood vessels caused by cigarette smoking: an overview of molecular mechanisms. Curr Vasc Pharmacol. 2007;5(4):276–92.
33. Luo H-L, Zang W-J, Lu J, Yu X-J, Lin Y-X, Cao Y-X. The protective effect of captopril on nicotine-induced endothelial dysfunction in rat. Basic Clin Pharmacol Toxicol. 2006;99(3):237–45.
34. Rodella LF, Rossini C, Favero G, Foglio E, Loreto C, Rezzani R. Nicotine-induced morphological changes in rat aorta: the protective role of melatonin. Cells Tissues Organs. 2012;195(3):252–9.
35. Rodella LF, Favero G, Rossini C, Foglio E, Reiter RJ, Rezzani R. Endothelin-1 as a potential marker of melatonin's therapeutic effects in smoking-induced vasculopathy. Life Sci. 2010;87(17–18):558–64.
36. Erhardt L. Cigarette smoking: an undertreated risk factor for cardiovascular disease. Atherosclerosis. 2009;205(1):23–32.
37. Ferrari AU, Radaelli A, Centola M. Invited review: aging and the cardiovascular system. J Appl Physiol. 2003;95(6):2591–7.
38. Matz RL, Andriantsitohaina R. Age-related endothelial dysfunction: potential implications for pharmacotherapy. Drugs Aging. 2003;20(7):527–50.
39. Brandes RP, Fleming I, Busse R. Endothelial aging. Cardiovasc Res. 2005;66(2):286–94.
40. Puca AA, Carrizzo A, Villa F, Ferrario A, Casaburo M, Maciag A, et al. Vascular ageing: the role of oxidative stress. Int J Biochem Cell Biol. 2003;45(3):556–9.
41. Dia D-F, Rabinovitch PS, Ungvari Z. Mitochondria and cardiovascular aging. Circ Res. 2012;110(8):1109–24.
42. Mitchell RN, Schoen FJ. Blood Vessels. In: Kumar V, Abbas AK, Fausto N, Aster JC, editors. Robbins and Cotran pathologic basis of diseases. 8th ed. Philadelphia: Elsevier Saunders; 2016. p. 498–505.
43. Glagov S, Weisenberg E, Zavins CK, Stankunavicius R, Kolettis GJ. Compensatory enlargement of human atherosclerotic coronary arteries. New Eng J Med. 1987;316(22):1371–5.
44. Kumar V, Abbas AK, Fausto N, Aster JC. Environmental and nutritional diseases. In: Kumar V, Abbas AK, Fausto N, Aster JC, editors. Robbins and Cotran pathologic basis of diseases. 8th ed. Philadelphia: Elsevier Saunders; 2016. p. 415.
45. Miller DT, Ridker PM, Libby P, Kwiatkowski DJ. Atherosclerosis: the path from genomics to therapeutics. J Am Coll Cardiol. 2007;49:1589.
46. Rodella LF, Filippini F, Bonomini F, Bresciani R, Reiter RJ, Rezzani R. Beneficial effects of melatonin on nicotine induced vasculopathy. J Pineal Res. 2010;48(2):126–32.
47. Wang XL, Raveendran M, Wang J. Genetic influence on cigarette induced cardiovascular disease. Prog Cardiovasc Dis. 2003;45(5):361–82.
48. Ridker P. C-reactive protein and the prediction of cardiovascular events among those at intermediate risk: moving an inflammatory hypothesis toward consensus. J Am Coll Cardiol. 2007;49:2129.
49. Guthikonda S, Haynes W. Homocysteine: role and implications in atherosclerosis. Curr Atheroscler Rep. 2006;8:100.

50. Meerarani P, Badimon JJ, Zias E, Fuster V, Moreno PR. Metabolic syndrome and diabetic atherothrombosis: implications in vascular complications. Curr Mol Med. 2006;6:501.
51. Libby P. The vascular biology of atherosclerosis. In: Mann D, Zipes D, Libby P, Bonow R, editors. Braunwald's heart disease. 7th ed. Philadelphia: Elsevier Saunders; 2005. p. 921.
52. Hansson G, Robertson AK, Soderber-Naucler C. Inflammation and atherosclerosis. Annu Rev Pathol. 2006;1:297.
53. Ross R. Atherosclerosis—an inflammatory disease. N Engl J Med. 1999;340(2):115–26.
54. Mitchell RN, Schoen FJ. Blood Vessels. In: Kumar V, Abbas AK, Fausto N, Aster JC, editors. Robbins and Cotran pathologic basis of diseases. 8th ed. Philadelphia: Elsevier Saunders; 2016. p. 492, 506.
55. Pinard A, Jones GT, Milewicz DM. Genetics of thoracic and abdominal aortic disease. Circ Res. 2019;124:588–606.
56. Hobeika M, Thompson RW, Muhs BE, Brooks PC, Gagne PJ. Matrix metalloproteinases in peripheral vascular disease. J Vasc Surg. 2007;45(4):849.
57. Shimizu K, Mitchell RN, Libby P. Inflammation and cellular immune responses in abdominal aortic aneurysms. Arterioscler Thromb Vasc Biol. 2006;26(5):987–94.
58. Jennette J, Falk R. Nosology of primary vasculitis. Curr Opin Rheumatol. 2007;19:10.
59. Jennette J, et al. Nomenclature of systemic vasculitides. Proposal of an international consensus conference. Arthritis Rheum. 1994;37:187.
60. Kumar V, Abbas AK, Fausto N, Aster JC. Diseases of immune system. In: Kumar V, Abbas AK, Fausto N, Aster JC, editors. Robbins and Cotran pathologic basis of diseases. 8th ed. Philadelphia: Elsevier Saunders; 2016. p. 198.
61. Mitchell RN, Schoen FJ. Blood Vessels. In: Kumar V, Abbas AK, Fausto N, Aster JC, editors. Robbins and Cotran pathologic basis of diseases. 8th ed. Philadelphia: Elsevier Saunders; 2016. p. 511.
62. Kumar V, Abbas AK, Fausto N, Aster JC. Acute and chronic inflammation. In: Kumar V, Abbas AK, Fausto N, Aster JC, editors. Robbins and Cotran pathologic basis of diseases. 8th ed. Philadelphia: Elsevier Saunders; 2016. p. 53.
63. Falcini F. Kawasaki disease. Curr Opin Rheumatol. 2006;18:33.
64. Gedalia A. Kawasaki disease: 40 years after the original report. Curr Rheumatol Rep. 2007;9:336.
65. Giacco F, Brownlee M. Oxidative stress and diabetic complications. Circ Res. 2010;107(9):1058–70.
66. De Jongh RT, Serné EH, Ijzerman RG, de Vries G, Stehouwer CDA. Impaired microvascular function in obesity: implications for obesity-associated microangiopathy, hypertension, and insulin resistance. Circulation. 2004;109(21):2529–35.
67. Caballero AE, Arora S, Saouaf R, Lim SC, Smakowski P, Park JY, et al. Microvascular and macrovascular reactivity is reduced in subjects at risk for type 2 diabetes. Diabetes. 1999;48(9):1856–62.
68. Eringa EC, Stehouwer CDA, Roos MH, Westerhof N, Sipkema P. Selective resistance to vasoactive effects of insulin in muscle resistance arteries of obese Zucker (fa/fa) rats. Am J Physiol. 2007;293(5):E1134–9.
69. Okon EB, Chung AWY, Rauniyar P, Padilla E, Tejerina T, McManus BM, et al. Compromised arterial function in human type 2 diabetic patients. Diabetes. 2005;54(8):2415–23.
70. Meijer RI, de Boer MP, Groen MR, et al. Insulin-induced microvascular recruitment in skin and muscle are related and both are associated with whole-body glucose uptake. Microcirculation. 2012;19(6):494–500.
71. Kostromina E, Gustavsson N, Wang X, Lim CY, Radda GK, Li C, et al. Glucose intolerance and impaired insulin secretion in pancreas-specific signal transducer and activator of transcription-3 knockout mice are associated with microvascular alterations in the pancreas. Endocrinology. 2010;151(5):2050–9.
72. Yudkin JS, Stehouwer CDA, Emeis JJ, Coppack SW. C-reactive protein in healthy subjects: associations with obesity, insulin resistance, and endothelial dysfunction: a potential role for cytokines originating from adipose tissue? Arterioscler Thromb Vasc Biol. 1999;19(4):972–8.
73. Kolka CM, Bergman RN. The endothelium in diabetes: its role in insulin access and diabetic complications. Rev Endocr Metab Disord. 2013;14(1):13–9.
74. Prakash R, Somanath PR, El-Remessy AB, Kelly-Cobbs A, Stern JE, Dore-Duffy P, et al. Enhanced cerebral but not peripheral angiogenesis in the Goto-Kakizaki model of type 2 diabetes involves VEGF and peroxynitrite signaling. Diabetes. 2012;61(6):1533–42.
75. Chang SC, Yang WCV. Hyperglycemia induces altered expressions of angiogenesis associated molecules in the trophoblast. Evid Based Complement Alternat Med. 2013;2013. 11 pages. 457971.
76. Shenouda SM, Widlansky ME, Chen K, Xu G, Holbrook M, Tabit CE, et al. Altered mitochondrial dynamics contributes to endothelial dysfunction in diabetes mellitus. Circulation. 2011;124(4):444–5.
77. Sharma A, Bernatchez PN, de Haan JB. Targeting endothelial dysfunction in vascular complications associated with diabetes. J Vasc Med. 2012;2012. 12 pages.750126.
78. Van den Oever AM, Raterman HG et al. Endothelial dysfunction, Inflammation, and apoptosis in diabetes mellitus. Med Inflam. 2017;7.
79. Greenstein AS, Khavandi K, Withers SB, Sonoyama K, Clancy O, Jeziorska M, et al. Local inflammation and hypoxia abolish the protective anticontractile properties of perivascular fat in obese patients. Circulation. 2009;119(12):1661–70.
80. Chatterjee TK, Stoll LL, Denning GM, Harrelson A, Blomkalns AL, Idelman G, et al. Proinflammatory phenotype of perivascular adipocytes: influence of high-fat feeding. Circ Res. 2009;104(4):541–9.
81. Henrichot E, Juge-Aubry CE, Pernin A, Pache JC, Velebit V, Dayer JM, et al. Production of chemokines by perivascular adipose tissue: a role in the pathogenesis of atherosclerosis? Arterioscler Thromb Vasc Biol. 2005;25(12):2594–9.
82. Withers SB, Agabiti-Rosei C, Livingstone DM, Little MC, Aslam R, Malik RA, et al. Macrophage activation is responsible for loss of anticontractile function in inflamed perivascular fat. Arterioscler Thromb Vasc Biol. 2011;31(4):908–13.
83. Mitchell RN, Schoen FJ. Blood vessels. In: Kumar V, Abbas AK, Fausto N, Aster JC, editors. Robbins and Cotran pathologic basis of diseases. 8th ed. Philadelphia: Elsevier Saunders; 2016. p. 520.
84. Johansson P, Stensballe, J, Ostrowski SR. Shock induced endotheliopathy (SHINE) in acute critical illness - a unifying pathophysiologic mechanism. Crit Care. 2017;21(1):25.
85. Kim J, Kim K, Lee JH, Jo YH, Kim T, Rhee JE, Kang KW. Prognostic implication of initial coagulopathy in out-of-hospital cardiac arrest. Resuscitation. 2013;84(1):48–53.
86. Holcomb JB, Minei KM, Scerbo ML, Radwan ZA, Wade CE, Kozar RA, Gill BS, Albarado R, McNutt MK, Khan S, et al. Admission rapid thrombelastography can replace conventional coagulation tests in the emergency department: experience with 1974 consecutive trauma patients. Ann Surg. 2012;256(3):476–86.
87. Kozar RA, Peng Z, Zhang R, Holcomb JB, Pati S, Park P, et al. Plasma restoration of endothelial glycocalyx in a rodent model of hemorrhagic shock. Anesth Analg. 2011;112:1289–95.
88. Stensballe J, Ulrich AG, Nilsson JC, Henriksen HH, Olsen PS, Ostrowski SR, et al. Resuscitation of endotheliopathy and bleeding in thoracic aortic dissection: the viper-Octa randomized clinical pilot trial. Anesth Analg. 2018;127(4):920–7.

89. Pati S, Potter DR, Baimukanova G, Farrel DH, Holcomb JB, Schreiber MA. Modulating the endotheliopathy of trauma: factor concentrate versus fresh frozen plasma. J Trauma Acute Care Surg. 2016;80:576–84.
90. Brown MD, Feairheller DL. Are there race-dependent endothelial cell responses to exercise? Exerc Sport Sci Rev. 2013;41(1):44–54. [PMC free article] [PubMed] [Google Scholar]
91. Flynn KE, Piña IL, Whellan DJ, Lin L, Blumenthal JA, Ellis JA, et al. Effects of exercise training on health status in patients with chronic heart failure HF-ACTION randomized controlled trial. J Am Med Assoc. 2009;301(14):1451–9. [PMC free article] [PubMed] [Google Scholar]
92. Downing J, Balady GJ. The role of exercise training in heart failure. J Am Coll Cardiol. 2011;58(6):561–9. [PubMed] [Google Scholar]
93. Niebauer J. Effects of exercise training on inflammatory markers in patients with heart failure. Heart Fail Rev. 2008;13(1):39–49. [PubMed] [Google Scholar]
94. Cuevas AM, Germain AM. Diet and endothelial function. Biol Res. 2004;37(2):225–30.
95. Vogel RA. The Mediterranean diet and endothelial function: why some dietary fats may be healthy. Cleve Clin J Med. 2000;67(4, article 232):235–6. Erratum in Cleveland Clinic Journal of Medicine, vol. 67, no. 7, article 467, 2000
96. Lopez-Garcia E, Schulze MB, Meigs JB, Manson JE, Rifai N, Stampfer MJ, et al. Consumption of trans fatty acids is related to plasma biomarkers of inflammation and endothelial dysfunction. J Nutr. 2005;135(3):562–6.
97. Silva JM, Saldanha C. Diet, atherosclerosis and atherothrombotic events. Rev Port Cardiol. 2007;26(3):277–94.
98. Esposito K, Marfella R, Ciotola M, Di Palo C, Giugliano G, D'Armiento M, et al. Effect of a Mediterranean-style diet on endothelial dysfunction and markers of vascular inflammation in the metabolic syndrome: a randomized trial. J Am Med Assoc. 2004;292(12):1440–6.
99. Estruch R, Martínez-González MA, Corella D, Salas-Salvado J, Ruiz-Gutierrez V, Covas MI, et al. Effects of a Mediterranean-style diet on cardiovascular risk factors a randomized trial. Ann Intern Med. 2006;145(1):1–11.
100. Ryan M, Mcinerney D, Owens D, Collins P, Johnson A, Tomkin GH. Diabetes and the Mediterranean diet: a beneficial effect of oleic acid on insulin sensitivity, adipocyte glucose transport and endothelium-dependent vaso-reactivity. Month J Assoc Phys. 2000;93(2):85–91.
101. Grassi D, Desideri G, Ferri C. Flavonoids: antioxidants against atherosclerosis. Nutrients. 2010;2(8):889–902.
102. Rezzani R, Rodella LF, Tengattini S, Bonomini F, Pechanova O, Kojsova S, et al. Protective role of polyphenols in cyclosporine A-induced nephrotoxicity during rat pregnancy. J Histochem Cytochem. 2006;54(8):923–32.
103. Landberg R, Naidoo N, van Dam RM. Diet and endothelial function: from individual components to dietary patterns. Curr Opin Lipidol. 2012;23(2):147–55.

产科患者血液管理 23

Colleen B. Yen，Monica M. DiLorenzo，Daniel Katz
翟学花　曹惠敏　译　徐子锋　审校

1. 引言与概述

产科输血具有独特的挑战和注意事项。产科输血最常见的指征是产后出血（post partum hemorrhage，PPH）。产科血液管理与 PPH 息息相关，没有 PPH 的专业知识，就无法精通产科血液管理。同样，正确管理 PPH 会减少产科对血液制品的需求，这是产科血液管理的最佳策略。因此，本章内容将从减少输血需求的 PPH 关键管理步骤开始，并以具体的输血管理策略结束。

2. 流行病学与定义

产妇产后出血的发生率约为 2%[1-2]，是全世界产妇死亡的主要原因之一，占死亡产妇的 27% 以上[3]。

产后出血的传统定义为：阴道分娩的估计失血量大于 500 ml 和剖宫产的估计失血量（EBL）大于 1000 ml，可分为出生后 24 小时内发生的原发性 PPH 和发生于产后 24 小时至 12 周的继发性 PPH。然而这些定义过于简单，目前的定义根据社会观点和专家意见而有所不同[4-10]。此外，由于失血量很难估计且常常被低估，包括 ACOG[4] 在内的协会已经创建了一些标准，如 reVITALize 标准，建立标准化的定义并在失血量之外纳入了其他指标，如生命体征变化作为补充标准而不考虑估计失血量（EBL）。此外，尽管一些 PPH 定义为 EBL ＞ 1000 ml，将减少 PPH 的患者数量，但正常阴道自然分娩（NSVD）的失血量大于 500 ml 仍被认为是异常情况[4]，提示应加强管理与救治。

3. 产科出血的危险因素分析

有研究已确定了产后出血的危险因素，见表 23.1。

虽然确定患者 PPH 的重要内容是出血风险的预估和管理，但更重要的可能是，PPH 在没有已知危险因素的患者中的发病率依然非常高。风险分层工具尚未被证明是无可替代的。实际上，Bateman 等在对近 900 000 例分娩和超过 25 000 例 PPH 的研究中，发现在 20 至 40 岁的正常自然阴道分娩（NSVD）合并需要输血的宫缩乏力的患者中，只有 38% 的患者存在一种及以上危险因素[13]。研究表明

表 23.1　产后出血的危险因素[4，11-14]

涉及子宫高度或过度扩张的危险因素	其他危险因素
巨大胎儿	产程延长
双胎或多胎妊娠	催产
羊水过多	急产
	产后大出血的病史
	外阴切开术
	先兆子痫
	体重指数＞ 40
	手术分娩
	凝血障碍
	抗凝、抗血栓药物的使用
	血小板减少症
	胎盘病态附着
	亚裔或西班牙裔
	绒毛膜炎

即使我们可以使用评分系统识别高危患者，但事实上每个产妇都存在 PPH 的风险。这项研究结果突出了产房迅速应对意外出血事件预案的重要性。具体的管理策略将在本章后面讨论。

4. 预防 PPH 和输血

产科输血管理中至关重要的步骤是预防产后出血。意识到 PPH 是可以预防的非常重要，这是产科护理和改善结局的一个方面。一些产科和麻醉学协会推荐使用促宫缩药物作为 PPH 的一线预防药物。如果不是所有的产科患者都在分娩时出血，也应该在出血的第一个体征出现时进行主动筛查[4, 15]，如上文所述，在风险因素很少或没有风险因素的患者中，未预料到的出血也并不少见。

在考虑预防 PPH 时，需要注意的是，绝大多数 PPH 病例（60% ～ 80%）是由于子宫收缩乏力，其次是胎盘残留、凝血功能障碍、子宫内翻和生殖道创伤[13-14]，如表 23.2 所示。

积极管理第三产程（胎盘分娩）可降低发生 PPH 的风险，包括预防性使用宫缩剂[16]，尽早脐带钳夹和脐带牵引促进胎盘分娩。推荐每次分娩时积极管理第三产程，催产素或缩宫素能够引起子宫收缩并产生前列腺素，是一线治疗药物。一项 meta 分析发现催产素可能会减少失血，可根据需要追加子宫收缩剂，但最佳剂量和给药时机需要进一步研究[6, 16-19]。必要时，在催产素使用同时或随后使用如米索前列醇、甲基麦角新碱和卡波前列素等子宫收缩剂[20-26]。值得注意的是，每个子宫收缩剂都具有潜在的副作用，患者在某些情况下可能存在禁忌，如表 23.3 所示。

特殊情况下，胎盘植入子宫可能会发生严重且难以控制的出血，可采用手术方法来预防。也可以预置动脉球囊，通常将球囊放置在子宫动脉中，然而，越来越多在髂动脉近端和主动脉预置球囊[29]。子宫动脉栓塞术已用于预防性控制出血[30]或作为一种子宫保护策略的抢救措施[31]。尽管临床上开展子宫动脉栓塞技术，但仍有大量患者因子宫血流过多导致持续出血[32]，在这些情况下，可能需要行紧急子宫动脉栓塞或子宫切除。

表 23.2　PPH 的常见原因[13-14]

子宫收缩力	宫缩乏力
组织	胎盘残留 / 胎盘粘连
创伤	撕裂伤
凝血酶	凝血障碍

5. PPH 的识别和量化

产科血液管理中最大的挑战之一是估算失血量并确定补充血量。在年轻健康的产妇中，血容量不足引起的生理变化发生较晚[33]。周围和内脏血管收缩促进血液从静脉容量血管向中心循环转移，失血量小于 1500 ml 时大多数产妇血压和心率接近正常水平[33]。

其他失血指标，如血细胞比容和乳酸水平同样存在局限性。血细胞比容和血红蛋白的变化通常需要数小时才能显现出来，并且直到产后第 2 天或第 3 天才可能降到最低点[34]，晶体液的使用以及一些临床情况，如子痫前期引起血管通透性改变可进一步混淆这些检验结果[35-36]。动脉血乳酸水平已替代其他指标应用于评估创伤[37-38]、败血症[39]和胃肠道出血[40]引起的组织灌注情况。尽管动脉血乳酸水平动态变化趋势和绝对值在 PPH 中作用的证据有限，但这些指标在产科中已应用于评估分娩过程中氧供和输血的指征，或评估治疗措施改善组织灌注的疗效。但是，血细胞比容和乳酸检测的使用可能会受

表 23.3　二线宫缩剂[26-28]

宫缩剂	作用机制	常见的副作用	相对禁忌证
米索前列醇	前列腺素 E1 引起子宫收缩	恶心、呕吐、产妇发热	呼吸功能不全或需氧量增加
甲基麦角新碱	半合成的麦角生物碱，能有节奏地增加子宫收缩的强度、速度和幅度	高血压	高血压，冠心病，子痫前期
卡波前列腺素	类似前列腺素 F2α，引起平滑肌收缩	支气管痉挛，高血压，恶心，呕吐，腹泻	哮喘，高血压，呼吸功能不全

到快速检验和实验室周转时间的限制。临床上，它们的检测报告可能存在延迟，以至于在处理严重或快速出血中没有体现临床价值。

6. 患者血液管理和 PPH

当前输血指南具体证据来源于非妊娠、成年严重创伤和军事医学，根据公式计算推荐输注固定比例的浓缩红细胞（PRBC）、新鲜冷冻血浆（FFP）和冷沉淀[41-42]。但是，孕妇和非孕妇凝血曲线有很大不同，没有数据证明用于创伤和军事医学的公式化输血方案可以应用于产科出血[41-43]，尤其在成分输血中，如补充纤维蛋白原（下文讨论），输入血浆制品会引起稀释性凝血功能障碍。

首先，我们将探讨足月产妇凝血状态的变化，以及产后出血时凝血功能障碍对凝血状态的影响，着重于以纤维蛋白原水平作为治疗目标。其次，我们具体讨论的是预期将发生产后出血时的管理步骤，包括血液制品的供应和启动浓缩红细胞输注。此外，我们将探讨关于产科麻醉中的大量输血方案，具有多种抗体的患者需要输注不同血型的血液制品时的管理以及自体血回输。重要的是，我们将强调在产后出血管理中测试血液黏弹性，这将解决许多传统凝血测试的不足。最后，我们将探讨产科血液管理中的辅助药物，包括抗纤溶药、纤维蛋白原浓缩物、凝血酶原复合物浓缩物、重组活化因子Ⅶa 和钙。

6.1　孕妇凝血因子的变化

妊娠是一种高凝状态[43-44]。在孕妇中，促凝血活性增加（包括Ⅴ、Ⅶ、Ⅷ、Ⅸ、Ⅹ、Ⅻ、血管性血液病因子和纤维蛋白原），内源性抗凝活性降低（包括肝素辅助因子Ⅰ抗胰蛋白酶、蛋白 S 活性、激活蛋白 C 抗性增加）[43-44]。在妊娠期间，血小板计数可能下降（妊娠血小板减少症），但很少因血小板减少造成出血[45]。

足月妊娠中纤维蛋白原的变化非常重要。足月孕妇的纤维蛋白原水平维持于 350 ～ 650 mg/dl，接近非孕妇的 2 倍[43]。纤维蛋白原的变化可能不会反映在现有的参考范围内，这可能导致我们对低纤维蛋白原血症的错误判断。其他凝血指标如凝血酶原时间（PT）和凝血活酶部分时间（PTT）在产科出血期间通常不会有异常变化除非有大量的血液流失[43]。

6.2　产后出血的凝血障碍

PPH 相关的凝血功能障碍机制复杂，结果由血液稀释、局部消耗、弥散性消耗和纤维蛋白溶解增加等相互作用所产生[46-47]。在大量失血的情况下，尽管发现在孕妇中促凝血活性增加，但这些机体促进凝血的保护机制被掩盖[47]，凝血因子和血小板消耗量快速超过机体剩余的正常凝血因子[47]。此外，失血量大于估算血容量的 200% 后，凝血酶原、因子Ⅴ、因子Ⅶ和血小板将达到临界水平，而失血量大于估算血容量的 140% 后，纤维蛋白原即可达到危及生命的水平[47]。

6.3　纤维蛋白原

尽管补充凝血因子是预防凝血功能障碍的重要方法，但纤维蛋白原作为诊断出血的生物标志物和出血管理中的潜在治疗靶点，其治疗价值也应予以特别重视。纤维蛋白原是机体凝血过程中所需要的重要成分，低纤维蛋白原已被确定为严重 PPH 的早期预测因素[44, 48]。Charbit 等对 128 例子宫收缩乏力的 PPH 患者（给予二线宫缩剂后）出血 24 小时后的凝血状态作了评估发现，产妇纤维蛋白原水平与重度 PPH 独立相关；纤维蛋白原每降低 1 g/L，发生严重 PPH 的概率便增加 2.6 倍。在开始出血时纤维蛋白原基线水平≤ 2 g/L，此基线水平在产科血液管理中的阳性预测值为 100%[42, 44, 49]。这些结果表明，在产后出血早期阶段，低纤维蛋白原水平可以预测严重 PPH 的进展[44]。

6.4　血液制品

血液管理最早期的步骤是在患者需要输血时可以获得血液制品。产科患者常规实验室检查因医疗机构而异，从没有常规检查到全面配型和筛查的情况都存在。尽管出血共识鼓励对中危患者采用预防性的配型和筛查，对高危患者进行配型和交叉配血，但对低风险人群应该如何干预的推荐较少，这些人群在产后出血患者中仍占很大一部分[50]。ASA产科麻醉实践指南指出，目前还没有足够的文献资料来确定配型和筛选是否能减少产妇的麻醉并发症，以及配型和交叉配血对健康和无并发症的产科患者是否有必要[51]。从成本分析的角度来看，对所有患者进行普遍的配型和筛查并不具有成本效益，而且只是略微减少了输注未交叉配血的血液[52]。每个医疗机构必须根据当地的医疗法规、患者特点和成本效益来决定自己的方法，同时最大限度地提高临床疗效。

6.5 大量输血方案

当产妇的出血速度很快时，几个单位的血液制品并不足以补充产妇血容量。如果发生大出血，则需要大量血液制品，并为此制定了大量输血方案（massive transfusion protocols，MTPs），适合大量输血的标准在其他地方已进行了阐述。

如前所述，在产科出血的治疗中，关于最佳的红细胞与血浆比例尚无共识。普遍认可的输血比率PRBC/FFP/血小板比率为6：4：1或4：4：1。虽然一些协会（例如ACOG）建议对产科出血MTPs采用固定的血液制品比例，但其他协会，如皇家妇产科学院（RCOG）)，建议在红细胞输注后确定血浆输注量[43]。CMQCC推荐依据生命体征决定输血量，不应因等待实验室结果延误输血时机[43]。在产科严重出血患者中，包括输注冷冻沉淀在内的许多方案，都是为了补充纤维蛋白原的快速丢失。

实施MTP已被证明可以保障输血的时间和减少血液制品的总体使用量，降低成本，提高效益[44]。此外，MTP还可以简化所需血制品的信息内容和血制品从血站向分娩医疗单位运输的过程，保障血液制品的使用，直到手术止血和出血有效控制为止。

一项对美国60个大学的产科麻醉科主任的调查显示，95%的分娩单位有MTP预案[44, 53]。但是，大多数医疗中心缺乏触发终止的标准，导致MTP预案使用过程存在差异。大多数医疗机构采用难以控制的出血量达到1500 ml作为启动MTP的标准[53]。

6.6 多种抗体和不同血型的输血

特定的患者，包括镰状细胞贫血、地中海贫血和血友病患者，血液抗体的比率更高[53]。这些患者依然存在产科出血的风险并且可能需要输血。一般来讲，人们会尽一切努力避免输注不同血型的血液，包括在催产前48小时预防性制备交叉配型的血液制品、使用自体血回收以及对产科出血进行早期干预，例如通过子宫动脉栓塞和子宫切除术，以手术的方式将出血控制[53]。如果需要输注不同血型的血液，临床医生应按照有关抗体的溶血严重程度从低到高的顺序进行输注。如果要输注已知不同血型的血液，血库、血液学和母婴医学的专业人员应共同参与管理[53]。

6.7 非大量输血情况下输注浓缩红细胞的启动条件

在产科出血期间，没有规定必须达到的最佳Hob/Hot目标值；但经常使用的Hob的阈值为7 g/dl，Hot为21%[50, 54]，尽管其他健康的产妇可以耐受18%～25%的Hot值，大多数专家认为，在活动性出血的情况下，Hot值一旦低于25%时应当输注浓缩红细胞[47]。在持续出血期间，较高的Hot值既可以维持组织和器官的灌注，又可以改善机体整体的凝血状态[47]。作为休克复苏成功的指标，包括血清pH值、乳酸、碱缺乏和碳酸氢盐在内的临床指标已被广泛研究[53]。由于患者的容量状态在出血复苏过程中可能会迅速变化，建议每30～45分钟测试一次直到出血得到有效控制[43]。但在急性出血时的检测值可能会出现显著的波动，因此不应将实验室检查作为输注红细胞悬液（PRBC）的唯一标准。麻醉科医师经常将检测值与低血容量和缺氧的证据，例如少尿、难治性低血压/心动过速和动脉乳酸值，相结合来指导输注PRBC。其他成功复苏的临床终止标准包括平均动脉压≥65 mmHg、稳定的精神状态和酸碱状态[53]。执行QBL的医疗机构将这些评估整合到输血方案中是有意义的。目前的输血方案可造成复苏不足和复苏过度，两者都能产生不良结局。

6.8　自体血回输

长期以来，由于羊水栓塞（AFE）和母体对胎儿红细胞抗原的同种异体免疫，在产科出血期间使用自体血回输被认为是有争议的[43，47-48]。最新数据表明，通过使用白细胞过滤器（LDF）和在胎盘娩出前分别抽吸血液和羊水，可以降低 AFE 和母体-胎儿同种异体免疫的风险[48]。新一代的 LDF 能有效减少羊水蛋白、细菌污染、游离血红蛋白和钾的数量[48]。正是有了这些新型的过滤器，大量病例资料已经证明自体血回输的风险较低且没有发生 AFE 病例报道，目前的指南也支持这一观点。

然而，产科出血是不可预测的，最主要的挑战就是无法为每次分娩都进行自体血回收[43]。因此，重点放在了评估产科出血的高风险人群，包括多胎妊娠、前置胎盘和胎盘植入[43]。ACOG 和 ASA 支持对预计大量出血的产妇（失血量大于有效循环血量的 20%）进行自体血回收[43，48，55]。在血制品供应有限的情况下，或在特定的产科人群中，包括稀有血型和某些宗教信仰的人，自体血回输可能尤其适用[43，47]。任何接受自体血回输的患者都应接受胎儿红细胞暴露测试，如有临床需要需注射 Rh 免疫球蛋白[43]。

6.9　目标导向治疗和黏弹性测试

避免产后出血发生凝血功能异常的一个阻碍在于传统凝血试验具有一定局限性。传统的凝血测试，例如凝血酶原时间（PT）、部分凝血活酶时间（PTT）和 clauss 法纤维蛋白原检测仅对初始凝血形成情况提供指导[56-57]。众所周知，这些传统的凝血试验不能很好地预测出血情况[42]。在产科出血期间，失血量甚至达到 4000 ～ 5000 ml。PT 和 PTT 常常保持在正常范围内，此外，这些测试可能需要很长的时间（60 ～ 90 分钟）。因此，检测结果在急剧变化的情况下与实时相关性差，许多临床医师可能会根据输血方案或临床判断来决定是否输血[42]。公式化输血的问题是，并非所有产科出血都是相同的，患者可能会出现各种出血类型。在许多情况下，尤其纤维蛋白原较低时，使用 FFP 可能会导致稀释性凝血障碍。大量输注血浆可能导致容量超负荷或其他输血反应[58-59]。

通过血栓弹力图（TEG）或血栓弹性检测（ROTEM）进行的黏弹性测试克服了传统凝血检测的许多缺点。TEG 和 ROTEM 评估以图形方式显示从血栓形成到血栓溶解的黏弹性性质，在数分钟内可提供指导治疗的信息，从而允许针对特定目标进行治疗。这些测定方法的一个重要优点是检测迅速，可在 5 ～ 10 分钟内评估凝血状态[42]。对产科人群的研究表明，黏弹性测试参数与传统凝血检测方法一致且相关，而检测所需时间缩短[60-61]。这在测量纤维蛋白原时尤其如此，纤维蛋白原已被证明是产科出血的预后指标和治疗靶点。FibTEM A5 是血栓形成开始后 5 分钟时 FibTEM 轨迹的振幅，它是通过添加细胞松弛素 D 消除血小板对血栓强度的影响来测量纤维蛋白原的作用，并且已经证明它与血浆纤维蛋白原水平相关。12 mm 的 FibTEM A5 与 2.2 g/L 的血浆纤维蛋白原水平大致相关[62]。2019 年，McNamara 等发表了一份为期四年的依据 ROTEM 指导的产科出血管理策略的数据。数据比较了休克包的使用，其中包括四个单位的 PRBC、四个单位的 FFP、一份血小板以及依据 ROTEM 指导算法使用浓缩纤维蛋白原。数据显示，输血相关循环超负荷（TACO）的发病率显著降低，仅次于输注 FFP 的减少以及每个患者输血的单位数和总血制品量的减少[62]。对比研究仍在进行中，早期结果表明，依据黏弹性测试进行的策略可以减少血制品的使用[49，63-64]、ICU 收治[49，63]、子宫切除率[49]和住院时间，从而降低成本[49]。

7. 产后出血的药物辅助治疗

发生产后出血数小时内就可能导致产妇死亡，特别是在没有健全的血库或与附近血库合作的临床条件下[53]。包括抗纤溶药物、纤维蛋白原浓缩物、凝血酶原复合物（PCC）、重组因子Ⅶa（rFⅦa）和钙的辅助药物可作为大量输血方案中的辅助用药，来辅助血库资源的高低设置。

7.1 抗纤溶药物

TXA是一种强效的抗纤维蛋白溶解药物，它可与纤溶酶原和纤溶酶中的赖氨酸残基结合，防止纤溶酶活化和血栓分解。它被广泛用于心脏外科手术和外伤患者的出血治疗管理[43, 53]，可以显著减少围手术期失血量和红细胞输注，而不会增加血栓事件发生[47]。自2017年世界孕妇抗纤溶试验（WOMAN Trial）数据发布以来，TXA在产后出血中的实用性已得到认可[65]。包括21个国家和地区的近200家医院的20 000多名产妇，在失血500 ml血液后随机接受1 g TXA静脉注射的妇女因出血死亡的概率比对照组有所降低（RR 0.64［95%CI：0.49 0.85 $P = 0.045$］）。如果在分娩后3小时内使用TXA，则产妇死亡率将减少30%以上。重要的是，WOMAN试验发现，接受TXA的患者也没有增加血栓栓塞事件或发生肾功能不全。TXA的推荐治疗剂量为1 g静脉注射，若30分钟后仍持续出血或分娩后24小时内再次出血，则应再注射1 g[48]。WHO、ACOG和CMQCC现已将TXA使用建议纳入了其产科出血指南[43]。有关产后抗纤溶治疗的小型RCT和meta分析研究表明，使用TXA可以减少失血量、减少额外的子宫收缩药物使用以及提高24小时血红蛋白水平[47]。另一个问题是，是否应该就像WOMAN试验中的研究设计那样等待出血开始才输注TXA，还是应该对高危情况（如胎盘植入）进行预防性治疗。

7.2 纤维蛋白原浓缩物

虽然纤维蛋白原已被确定为严重PPH的生物标志物，但预防凝血功能障碍的最佳纤维蛋白原浓度尚不清楚。200 mg/dl是发生进一步出血的预测阈值，同时也已作为需要补充纤维蛋白原的临界值，也是美国麻醉科医师协会推荐的需要补充纤维蛋白原的阈值[51]。关于输注纤维蛋白原的策略中，应关注在低纤维蛋白原血症发生之前进行预防性治疗是无效[66-67]的。因此，为了优化输血管理，首先应做到迅速检测纤维蛋白原水平，其次含纤维蛋白原的制品应可随时提供。第一个问题可以通过快速实验室检测流程或用黏弹性测试（如果可行）来解决。第二个问题是，由于足月产妇体内存在高水平的纤维蛋白原，因此除非出现极端失血的情况，使用诸如FFP之类的制品稀释纤维蛋白原水平。

有两种纤维蛋白原替代治疗方法：冷沉淀和纤维蛋白原浓缩物[42]。冷沉淀中的纤维蛋白原浓度范围为3～30 g/L，因此治疗效果可能不佳，给药前进行的2～3次冻融也有可能会导致疗效降低[42]。此外，冷沉淀并不是病毒灭活的，并非在所有地区都可用[68]。浓缩纤维蛋白原已被用作产科出血中纤维蛋白原补充的快速替代品[49, 63, 67]。纤维蛋白原浓缩物是从人血浆中提取的浓缩的纤维蛋白原。它是一种无需冷藏的粉剂，可以很容易地在存放在患者附近诸如Pyxis[42]之类的智能药柜系统中。与冷沉淀不同，纤维蛋白原浓缩物无需交叉匹配[45, 48]，而且由于在生产过程中会发生病毒活化以及去除抗原和抗体，因此降低了感染并发症的风险[42, 48]。适当的纤维蛋白原浓缩物治疗可以防止不必要的输血和输血并发症，例如容量超负荷和过敏反应[45]。纤维蛋白原浓缩物的成本因地区而异；有关纤维蛋白原浓缩物替代传统的MTP方案或休克包的成本的研究发现，考虑输血反应的并发症和废弃血液制品的成本时，输注纤维蛋白原可能会节约成本或成本持平。浓缩纤维蛋白原和冷沉淀在严重产科出血治疗中的成本效益需要进一步的探讨[49]。最终，纤维蛋白原浓缩物的一个重要不足是，与冷沉淀不同，纤维蛋白原浓缩物不包含纤维蛋白稳定因子或因子Ⅻ，这些因子在严重大出血中如果得不到补充，可能会导致凝血功能障碍。

7.3 凝血酶原复合物浓缩物与重组活化因子Ⅶa

PPH中PCCs的合适剂量和安全性的数据非常少[48]。它们的主要用药风险是可形成血栓，而产科人群的临床经验仅限于患有严重凝血紊乱或难治性出血的产妇的病例报告[69-71]。PCCs的优势在于它们的成分和活性是标准化的，而FFP的成分和功效则变化很大。PCCs也可以在室温下保存，保质期可以超过36个月，这在血库资源有限的地区具有极大的优势。如ACOG指南[50]所示，除了严重威胁生命的出血（对所有其他疗法均无效的情况）

以外，其他情况下对于 PCCs 的使用还需要更多的产科人群数据。

对难治性产科出血可考虑使用重组活化因子Ⅶa（rFⅦa）。与 PCC 一样，rFⅦa 与动脉和静脉血栓的形成相关[47]，当所有其他方法均失败，只有作为最后的治疗方案来控制危及生命的出血时才推荐使用 rFⅦa，且没有证实对生存有益。尽管没有针对产妇的最佳剂量范围，指南中提到了可使用 60～90 μg/kg 静脉注射[47]；然而有研究尝试过更低的剂量包括 40 μg/kg 和 20 μg/kg，并且可能降低血栓形成的风险[72]。值得注意的是，在羊水栓塞治疗期间使用 rFⅦa 的女性可能比未使用 rFⅦa 的预后更差[73]。据报道已有在 5 例前置胎盘患者中使用了一种全新的局部应用 rFⅦa 的方案[74]，并且在所有病例中出血均得到了良好的控制，但还需要更多数据来确定该技术的安全性和有效性。

7.4　钙

在产科出血期间，对产妇钙离子的监测至关重要。钙离子是机体维持足够的心肌收缩力和血管张力所必需的元素。此外，它几乎是凝血过程中的每个步骤的辅助因子，并且也是止血过程中所必需的因子[75]。产科出血时由于静脉输入不含钙的液体以及使用含钙螯合剂的血液制品引起的血液钙稀释，钙离子水平可能会急剧下降。肝脏可以相对较快地清除血液制品中的柠檬酸盐；但是，任何由基础疾病或急性疾病引起的肝功能损害，包括低血压或低体温，都会延迟清除并引起低钙血症。因此，在发生重大产科出血时，应经常检查钙离子水平并将其维持在正常的生理范围内。在任何无法监测钙离子水平的情况下，都应优先考虑补充钙离子。最后，酸中毒和低体温都会对止血和凝血产生较大的负面影响。当 pH 值降至 7.2 以下时，凝血功能会减弱，PT 和 PTT 延长，血小板功能也会降低[76-77]。而用碳酸氢钠中和 pH 值后，凝血功能依然可受到损害，这可能会对机体生理产生其他有害的影响[78-79]。基于这一证据，似乎改善酸中毒的最佳方法是尽可能通过优化氧供来防止。与输液、隐形失水以及麻醉诱导后的再分布相关的低体温可能损害凝血功能，温度每下降 1℃会使因子活性水平下降 10%[80]。虽然直到中心体温降至 33℃以下才会在临床上出现明显的凝血功能障碍，但在复苏过程中应尽早为患者采取加温措施[81]。通过监测和使用保温装置、输注加温液体和血液制品等加温措施以保持患者核心温度也值得麻醉科医师关注。可输送大量温热液体的快速输液常用于重大外科手术，在产后出血中使用输液加温，也应在产房中做到可随时供应。

8. 小结

PPH 管理是一个复杂的过程，需要每个学科的持续警惕和支持。在这些情况下，麻醉科医师的目标是血管穿刺后连接有创监护仪，协调宫缩剂的使用，指导输血操作（包括对 POC 凝血和实验室检查结果的解读），管理患者的血流动力学以及优化非输血疗法，以便产科医师可以专注于手术方式来处理子宫以控制出血。

参考文献

1. Callaghan WM, Kuklina EVBC. Trends in postpartum hemorrhage: United States, 1994-2006. Am J Obs Gynecol. 2010;202(4):353, e1-6.
2. Tuncalp O, Souza JP, GMI. New WHO recommendations on prevention and treatment of postpartum hemorrhage. Int J Gynaecol Obstet. 2013;123(3):254–6.
3. Say L, Chou D, Gemmill A, et al. Global causes of maternal death: A WHO systemic analysis. Lancet Glob Heal. 2014;2(6):e323.
4. Committee on Practice Bulletins-Obstetrics. Practice bulletin no. 183: postpartum hemorrhage. Obstet Gynecol. 2017;130(4):e168–86.
5. Prevention and management of postpartum haemorrhage: green-top guideline no. 52. BJOG 2017;124(5):e106–49.
6. Lyndon A, Lagrew D. CMQCC OB Hemorrhage Tootkit V 2.0.
7. Leduc D, Senikas V, Lalonde A, et al. Active management of the third stage of labour: Prevention and treatment of postpartum hemorrhage. J Obs Gynaecol Canada [J D'obstétrique Gynécologie du Canada]. 2009;31(10):980–93.
8. WHO recommendations for the prevention and treatment of postpartum haemorrhage. 2012.
9. Abdul-Kadir R, McLintock C, Ducloy A-S, et al. Evaluation and management of postpartum hemorrhage: consensus from an international expert panel. Transfusion. 2014;54(7):1756–68.
10. Sentilhes L, Vayssière C, Deneux-Tharaux C, et al. Postpartum hemorrhage: guidelines for clinical practice from the French College of Gynaecologists and Obstetricians (CNGOF): In collaboration with the French Society of Anesthesiology and Intensive Care (SFAR). Eur J Obs Gynecol Reprod Biol. 2016;198:12–21. http://www.ncbi.nlm.nih.gov/pubmed/26773243
11. Mhyre JM, Shilkrut A, Kuklina EV, et al. Massive blood transfusion during hospitalization for delivery in New York State, 1998–2007.

Obstet Gynecol. 2013;122(6):1288–94. https://doi.org/10.1097/AOG.0000000000000021.
12. Sheiner E, Sarid L, Levy A, Seidman DS, Hallak M. Obstetric risk factors and outcome of pregnancies complicated with early postpartum hemorrhage: A population-based study. J Matern Fetal Neonatal Med. 2005;18(3):149–54. https://doi.org/10.1080/14767050500170088.
13. Bateman BT, Berman MF, Riley LE, Leffert LR. The epidemiology of postpartum hemorrhage in a large, nationwide sample of deliveries. Anesth Analg. 2010;110(5):1368–73. https://doi.org/10.1213/ANE.0b013e3181d74898.
14. Ring L, Landau R. Postpartum hemorrhage: anesthesia management. Semin Perinatol. 2019;43(1):35–43.
15. SOAP Postpartum Hemorrhage Protocol. 2019.
16. Salati J, Leathersich S, Williams M, Cuthbert A, Tolosa J. Prophylactic oxytocin for the third stage of labour to prevent postpartum haemorrhage. Cochrane Database Syst Rev. 2019 April; 29(4):CD001808. PMID: 31032882
17. Goffman D, Ananth CV, Fleischer A, D'Alton M, Lavery JA, et al. The New York State Safe Motherhood Initiative: EarlyImpact of Obstetric Haemorrhage Bundle Implementation. Am J. Perinatol. 2019 Nov; 36(13):1344–50. PMID:30609429
18. WHO Recommendations for the prevention and treatment of postpartum hemorrhage. WHO Recomm Prev Treat Postpartum Haemorrhage. 2012.
19. Westhoff G, Cotter AM, Tolosa JE. Prophylactic oxytocin for the third stage of labour to prevent postpartum haemorrhage. Cochrane Database Syst Rev. 2013;10:CD001808. https://doi.org/10.1002/14651858.CD001808.pub2.
20. Gallos ID, Williams HM, Price MJ, et al. Uterotonic agents for preventing postpartum haemorrhage: a network meta-analysis. Cochrane Database Syst Rev. 2018;4:CD011689. https://doi.org/10.1002/14651858.CD011689.pub2.
21. Roth JV. Some unanswered questions about temperature management. Anesth Analg. 2009;109(5):1695–9. https://doi.org/10.1213/ANE.0b013e3181b763ae.
22. Harber CR, Levy DM, Chidambaram S, Macpherson MB. Life-threatening bronchospasm after intramuscular carboprost for postpartum haemorrhage. BJOG. 2007;114(3):366–8. https://doi.org/10.1111/j.1471-0528.2006.01227.x.
23. Butwick AJ, Carvalho B, Blumenfeld YJ, El-Sayed YY, Nelson LM, Bateman BT. Second-line uterotonics and the risk of hemorrhage-related morbidity. Am J Obstet Gynecol. 2015;212(5):642.e1-7. https://doi.org/10.1016/j.ajog.2015.01.008.
24. Magee LA, Namouz-Haddard S, Cao V, Koren G, von Dadelazen P. Labetolol for hypertension in pregnancy. Expert Opin Drug Saf. 2015;14(3):453–61. PMID:25692529.
25. Sumikura H, Inada E. Uterotonics and tocolytics for anesthesiologists. Curr Opin Anaesthesiol. 2016;29(3)282–7. PMID 26974052.
26. Allen R, O'Brien BM. Uses of misoprostol in obstetrics and gynecology. Rev Obstet Gynecol. 2009;2(3):159–68. https://www.ncbi.nlm.nih.gov/pubmed/19826573.
27. Novartis Pharmaceuticals Corporation. Methylergonovine drug label. https://www.accessdata.fda.gov/drugsatfda_docs/label/2012/006035s078lbl.pdf. Accessed 22 Aug 2019.
28. Carboprost tromethamine. National Center for Biotechnology Information PubChem Database. pubchem.ncbi.nlm.nih.gov/compound/Carboprost-tromethamine. Accessed 22 Aug 2019.
29. Shahin Y, Pang CL. Endovascular interventional modalities for haemorrhage control in abnormal placental implantation deliveries: a systematic review and meta-analysis. Eur Radiol. 2018. https://doi.org/10.1007/s00330-017-5222-0.
30. Pan Y, Zhou X, Yang Z, Cui S, De W, Sun L. Retrospective cohort study of prophylactic intraoperative uterine artery embolization for abnormally invasive placenta. Int J Gynaecol Obstet. 2017;137(1):45–50. https://doi.org/10.1002/ijgo.12090.
31. Aoki M, Tokue H, Miyazaki M, Shibuya K, Hirasawa S, Oshima K. Primary postpartum hemorrhage: outcome of uterine artery embolization. Br J Radiol. 2018:20180132. https://doi.org/10.1259/bjr.20180132.
32. Kim J-E, So YH, Kim BJ, Kim SM, Choi YH, Sung CK. Postpartum hemorrhage from non-uterine arteries: clinical importance of their detection and the results of selective embolization. Acta Radiol. 2017: https://doi.org/10.1177/0284185117738547.
33. Baird E. Identification and management of obstetric hemorrhage. Anesth Clin. 2017;35(1):15–34.
34. Kodkany B, Derman R. Pitfalls in assessing blood loss and decision to transfer. In: Lynch C, Keith L, Lalonde A, Karoshi M, editors. A Textbook of Postpartum Hemorrhage. Dumfries: Sapiens Publishing; 2006. p. 35–3.
35. Bills VL, Salmon AH, Harper SJ, et al. Impaired vascular permeability regulation caused by the $VEGF_{165}b$ splice variant in pre-eclampsia. BJOG. 2011;118(10):1253–61. https://doi.org/10.1111/j.1471-0528.2011.02925.x.
36. Dai D-M, Cao J, Yang H-M, et al. Hematocrit and plasma albumin levels difference may be a potential biomarker to discriminate preeclampsia and eclampsia in patients with hypertensive disorders of pregnancy. Clin Chim Acta. 2017;464:218–22. https://doi.org/10.1016/j.cca.2016.12.001.
37. Hamada SR, Rosa A, Gauss T, et al. Development and validation of a pre-hospital "Red Flag" alert for activation of intra-hospital haemorrhage control response in blunt trauma. Crit Care. 2018;22(1):113. https://doi.org/10.1186/s13054-018-2026-9.
38. Javali RH, Ravindra P, Patil A, et al. A clinical study on the initial assessment of arterial lactate and base deficit as predictors of outcome in trauma patients. Indian J Crit Care Med. 2017;21(11):719–25. https://doi.org/10.4103/ijccm.IJCCM_218_17.
39. Ryoo SM, Lee J, Lee Y-S, et al. Lactate level versus lactate clearance for predicting mortality in patients with septic shock defined by sepsis-3. Crit Care Med. 2018;46(6):e489–95. https://doi.org/10.1097/CCM.0000000000003030.
40. Shah A, Chisolm-Straker M, Alexander A, Rattu M, Dikdan S, Manini AF. Prognostic use of lactate to predict inpatient mortality in acute gastrointestinal hemorrhage. Am J Emerg Med. 2014;32(7):752–5. https://doi.org/10.1016/j.ajem.2014.02.010.
41. Collins PW, Bell SF, de Lloyd L, Collis RE. Management of postpartum haemorrhage: from research into practice, a narrative review of the literature and the Cardiff experience. Int J Obstet Anesth. 2019;37:106–17. https://doi.org/10.1016/j.ijoa.2018.08.008.
42. Shah A, Collis RE. Managing obstetric haemorrhage: is it time for a more personalised approach? Anaesthesia. 2019;74(8):961–4. https://doi.org/10.1111/anae.14661. PMID:30950513.
43. O'Brien KL, Shainker SA, Lockhart EL. Transfusion management of obstetric hemorrhage. Transfus Med Rev. 2018;32(4):249–55. https://doi.org/10.1016/j.tmrv.2018.05.003.
44. Butwick AJ, Goodnough LT. Transfusion and coagulation management in major obstetric hemorrhage. Curr Opin Anaesthesiol. 2015;28(3):275–84. https://doi.org/10.1097/ACO.0000000000000180.
45. Sahin AS, Ozkan S. Treatment of obstetric hemorrhage with fibrinogen concentrate. Med Sci Monit. 2019;25:1814–21. https://doi.org/10.12659/msm.914234.
46. Collis RE, Collins PW. Haemostatic management of obstetric haemorrhage. Anaesthesia. 2015;70:78–86. https://doi.org/10.1111/anae.12913.
47. Baird EJ. Identification and management of obstetric hemorrhage. Anesthesiol Clin. 2017;35(1):15–34. https://doi.org/10.1016/j.anclin.2016.09.004.
48. Higgins N, Patel SK, Toledo P. Postpartum hemorrhage revisited: new challenges and solutions. Curr Opin Anaesthesiol. 2019;32(3):278–84. https://doi.org/10.1097/aco.0000000000000717.
49. Snegovskikh D, Souza D, Walton Z, et al. Point-of-care viscoelastic testing improves the outcome of pregnancies complicated by severe postpartum hemorrhage. J Clin Anesth. 2018;44:50–6. https://doi.org/10.1016/j.jclinane.2017.10.003.
50. American College of Obstetricians and Gynecologists. Maternal

safety bundle for obstetric hemorrhage. 2015;(November):1–29. https://www.acog.org/-/media/Districts/District-II/Public/SMI/v2/HEMSlideSetNov2015.pdf?dmc=1&ts=20190625T1556366928.
51. Practice guidelines for perioperative blood management. Anesthesiology. 2015;122(2):241–75. https://doi.org/10.1097/aln.0000000000000463.
52. Einerson BD, Stehlikova Z, Nelson RE, Bellows BK, Kawamoto K, Clark EAS. Transfusion preparedness strategies for obstetric hemorrhage: a cost-effectiveness analysis. Obstet Gynecol. 2017;130(6):1347–55. https://doi.org/10.1097/AOG.0000000000002359.
53. Kogutt BK, Vaught AJ. Postpartum hemorrhage: blood product management and massive transfusion. Semin Perinatol. 2019;43(1):44–50. https://doi.org/10.1053/j.semperi.2018.11.008.
54. Lyndon A, Lagrew D, Main E, Cape V. A California toolkit to transform maternity care improving ealth care response to obstetric hemorrhage version 2. 0 a California quality improvement toolkit THE OBSTETRIC HEMORRHAGE TASK FORCE improving health care response to obstetric hemorrhage Versi. 2015.
55. Wong CA, Toledo P. To salvage (routinely) or not to salvage: that is the question. Anaesthesia. 2019;74(8):957–60. https://doi.org/10.1111/anae.14667. PMIAD:30963553.
56. De Lloyd L, Bovington R, Kaye A, et al. Standard haemostatic tests following major obstetric haemorrhage. Int J Obstet Anesth. 2011;20(2):135–41. https://doi.org/10.1016/j.ijoa.2010.12.002.
57. Larsen JB, Hvas AM. Predictive value of whole blood and plasma coagulation tests for intra- and postoperative bleeding risk: a systematic review. Semin Thromb Hemost. 2017;43(7):772–805. https://doi.org/10.1055/s-0037-1602665.
58. Solomon C, Collis RE, Collins PW. Haemostatic monitoring during postpartum haemorrhage and implications for management. Br J Anaesth. 2012;109(6):851–63. https://doi.org/10.1093/bja/aes361.
59. Hendrickson JE, Roubinian NH, Chowdhury D, Brambilla D, Murphy EL, Wu Y, Ness PM, Gehrle EA, Snyder EL, Hauser RG, Gottschall JL, Kleinman S, Kakaiya R, Strauss R. Incidence of transfusion reactions: a multi-center study utilizing systematic active surveillance and expert adjudication. Transfusion. 2016;56(10):2587–96. https://doi.org/10.1097/CCM.0b013e31823da96d.Hydrogen.
60. Katz D, Hamburger J, Batt D, Zahn J, Beilin Y. Point-of-care fibrinogen testing in pregnancy. Anesth Analg. 2018;XXX(Xxx):1–3. https://doi.org/10.1213/ane.0000000000003301.
61. Girard T, Mörtl M, Schlembach D. New approaches to obstetric hemorrhage: the postpartum hemorrhage consensus algorithm. Curr Opin Anaesthesiol. 2014;27(3):267–74. https://doi.org/10.1097/ACO.0000000000000081.
62. McNamara H, Kenyon C, Smith R, Mallaiah S, Barclay P. Four years' experience of a ROTEM ® -guided algorithm for treatment of coagulopathy in obstetric haemorrhage. Anaesthesia. 2019;74(8):984–91. https://doi.org/10.1111/anae.14628. PMID:30950521.
63. Mallaiah S, Barclay P, Harrod I, Chevannes C, Bhalla A. Introduction of an algorithm for ROTEM-guided fibrinogen concentrate administration in major obstetric haemorrhage. Anaesthesia. 2015;70(2):166–75. https://doi.org/10.1111/anae.12859.
64. Mallaiah S, Chevannes C, McNamara H. Use of ROTEM® in major obstetric haemorrhage. Anaesthesia. 2015;70(6):759–60. https://doi.org/10.1111/anae.13103.
65. Shakur H, Roberts I, Fawole B, et al. Effect of early tranexamic acid administration on mortality, hysterectomy, and other morbidities in women with post-partum haemorrhage (WOMAN): an international, randomised, double-blind, placebo-controlled trial. Lancet. 2017;389(10084):2105–16. https://doi.org/10.1016/S0140-6736(17)30638-4.
66. Wikkelsø AJ, Edwards HM, Afshari A, et al. Pre-emptive treatment with fibrinogen concentrate for postpartum haemorrhage: randomized controlled trial. Br J Anaesth. 2015;114(4):623–33. https://doi.org/10.1093/bja/aeu444.
67. Collins PW, Cannings-John R, Bruynseels D, et al. Viscoelastometric-guided early fibrinogen concentrate replacement during postpartum haemorrhage: OBS2, a double-blind randomized controlled trial. Br J Anaesth. 2017;119(3):411–21. https://doi.org/10.1093/bja/aex181.
68. McDonnell NJ, Browning R. How to replace fibrinogen in postpartum haemorrhage situations? (Hint: Don't use FFP!). Int J Obstet Anesth. 2018;33:4–7. https://doi.org/10.1016/j.ijoa.2017.08.008.
69. Nakauchi-Tanaka T, Sohda S, Someya K, Kono K, Hamada H, Yoshikawa H. Acquired haemophilia due to factor VIII inhibitors in ovarian hyperstimulation syndrome: case report. Hum Reprod. 2003;18(3):506–8. https://doi.org/10.1093/humrep/deg112.
70. Matsuoka A, Sasaki H, Sugimori C, Hirabuki S, Hoshiba T, Fujiwara H. Acquired hemophilia A manifesting as plasma transfusion-uncontrolled severe bleeding 2 weeks after chorioamnionitis-induced abortion. J Obstet Gynaecol Res. 2017;43(4):763–7. https://doi.org/10.1111/jog.13270.
71. Glynn JC. Prothrombin complex for massive obstetric haemorrhage. Anaesthesia. 2007;62:202–3.
72. Shaylor R, Weiniger CF, Austin N, et al. National and international guidelines for patient blood management in obstetrics: a qualitative review. Anesth Analg. 2017;124(1):216–32. https://doi.org/10.1213/ANE.0000000000001473.
73. Leighton Barbara L, Wall Michael H, Lockhart Ellen M, Phillips Louise E, Zatta AJ. Use of recombinant factor VIIa in patients with warfarin-associated intracranial hemorrhage. Anesthesiology. 2011;115(6):1201–8. http://ovidsp.ovid.com/ovidweb.cgi?T=JS&PAGE=reference&D=emed7&NEWS=N&AN=2005358465.
74. Schjoldager BTBG, Mikkelsen E, Lykke MR, et al. Topical application of recombinant activated factor VII during cesarean delivery for placenta previa. Am J Obstet Gynecol. 2017;216(6):608.e1–5. https://doi.org/10.1016/j.ajog.2017.02.024.
75. Palta S, Saroa R, Palta A. Overview of the coagulation system. Indian J Anaesth. 2014;58(5):515–23. https://doi.org/10.4103/0019-5049.144643.
76. Ganter MT, Pittet JF. New insights into acute coagulopathy in trauma patients. Best Pract Res Clin Anaesthesiol. 2010;24(1):15–25. https://doi.org/10.1016/j.bpa.2009.09.010.
77. Meng ZH, Wolberg AS, Monroe DM, Hoffman M. The effect of temperature and pH on the activity of factor VIIa: implications for the efficacy of high-dose factor VIIa in hypothermic and acidotic patients. J Trauma. 2003;55(5):886–91. https://doi.org/10.1097/01.TA.0000066184.20808.A5.
78. Graf H, Leach W, Arieff AI. Evidence for a detrimental effect of bicarbonate therapy on hypoxic lactic acidosis. Science (80-). 1984;227(4688):754–5.
79. Martini WZ, Dubick MA, Pusateri AE, Park MS, Ryan KL, Holcomb JB. Does bicarbonate correct coagulation function impaired by acidosis in swine? J Trauma – Inj Infect Crit Care. 2006;61(1):99–106. https://doi.org/10.1097/01.ta.0000215574.99093.22.
80. Elmer J, Wilcox SR, Raja AS. Massive transfusion in traumatic shock. J Emerg Med. 2013;44(4):829–38. https://doi.org/10.1016/j.jemermed.2012.11.025.
81. De Robertis E, Kozek-Langenecker SA, Tufano R, Romano GM, Piazza O, Zito Marinosci G. Coagulopathy induced by acidosis, hypothermia and hypocalcaemia in severe bleeding. Minerva Anestesiol. 2015;81(1):65–75.

儿科患者血液管理 24

Michelle M. Sheth，Meera Gangadharan，
Destiny F. Chau，Norma J. Klein，Renira Rugnath
胡宝吉　译　薄禄龙　审校

1. 引言

儿科患者血液管理（patient blood management，PBM）是一种基于证据的多学科协作策略，旨在通过防治贫血，优化止血并降低围术期失血等方法改善患者围术期预后。这些方法在成人血液管理的文献中被充分验证，并得到了多个国际性卫生组织认证，如世界卫生组织、美国麻醉科医师学会、澳大利亚国家血液管理局和欧洲麻醉学会。然而，儿科患者血液管理仍显迟滞[1-5]。

简言之，麻醉学文献一再重申，儿童不是“小大人”。必须清楚地认识到儿童与成人之间的独特差异，才能使儿科患者获益。成人患者血液管理策略不能直接推及儿科患者，故有必要阐述儿科患者的生理与疾病过程。应清楚并谨记儿科患者在每个成长周期内的独有特征。例如，新生儿和儿童的血红蛋白水平和需氧量比成人高[6]。不同儿童医院的输血策略亦可能不同[7]。为此，近期已采取措施促进输血策略的标准化。促进血液管理学会于2010年发布了全面标准（2016年增加了儿科患者部分），将患者血液管理定义为“及时应用基于证据的内外科理念，维持血红蛋白水平，优化止血并降低失血以改善患者结局”[1]。输血并非没有风险，决定输血时必须充分权衡输血的风险与益处[8]。因此，本章节将描述从早产儿到青少年的生理特征、术前评估、血液保护策略、外科专科考虑和基于证据的输血指南。

2. 儿科输血历史

在早期关于输血的历史中，曾有给一名15岁发热患儿输血的记录。该患者在接受水蛭吸血法失败后，变得苍白虚弱。他随后被输注来自一头羔羊的血，患儿最终存活，羔羊则死亡。这种以牺牲供体的方案后来被重复多次，但仅有一名受者存活。这种输注方法由17世纪法国国王路易十四的私人医生Jean-Baptiste Denys首次实施，他后因涉嫌谋杀被起诉，该方法随即被禁止[9]。随后两百年间，儿科患者的输血一直没有进展。直到1908年3月4日，纽约一家儿童医院实施首例新生儿输血。该名女婴出生时使用了产钳，出生12 h内出现舌体血肿和面部肿胀，开始发热、躁动和苍白，输血指征十分明确。父亲为其献血，最终父女平安。随后，儿科输血实践基金会成立[10]。

3. 早产儿、婴儿和儿童的解剖和生理特点

儿童与成人在解剖、生理和血液方面存在较大差异，不同年龄段的儿科患者也存在差异。基于上述不同，下述部分将讨论当前儿科血液管理的标准和输血指南。

3.1 胎儿的血液发育过程

为更好地理解血液特征，首先回顾胎儿的血液

发育过程。胎儿大约在孕 23 ～ 26 周后才能存活，这些生命力脆弱胎儿的血液系统与大一些儿童存在显著不同。在子宫内，红细胞开始产生于卵黄囊（孕 3 ～ 6 周），然后转移至肝脏（孕 6 ～ 22 周），最终到达骨髓。红细胞的产生与成熟主要受胎儿自身生长因子的调节，与母体分泌的相关因子关系不大。促红细胞生成素在胎儿肝脏合成，出生后则由肾脏合成[11]。在整个孕期，胎儿体内铁含量逐渐增加，早产儿铁含量低于足月儿[12]。对极度早产儿，血液系统常依赖成分输血和营养支持。

3.2　血容量

与成人相比，相同体重比的儿童血容量更多，故难以估计儿童的血容量与失血量。不同年龄段儿童的血容量同样存在差异。例如，出生时、1 月龄和 5 岁时的儿童，其血容量可能分别为 90 ml/kg、80 ml/kg 和 70 ml/kg。急性失血时，血红蛋白和血细胞比容可能无法准确评估血细胞总量。因此，即便丢失 15% ～ 20% 血容量，患儿同样可保持血压稳定[13]。当患儿出现皮肤花斑、意识改变、毛细血管再充盈时间＞ 3 s 时，很可能预示将出现低血压。但是，当脉压差降低和动脉脉搏波形消失，则预示显著的血液丢失，而非单纯的低血压和窦性心动过速。早产儿和新生儿一旦出现严重贫血，可能出现非特异性表现，如喂养不佳、体重增长缓慢、呼吸暂停、心动过缓、活力下降等，严重者出现心脏收缩肌含量较少。由于失血致携氧能力下降，新生儿增加心排血量的潜力低下[14-15]。

3.3　早产儿与足月儿的正常红细胞参数

基于常规体检中血液检测报告的大数据库（美国西部 12 016 例新生儿共 17 634 份检测报告）所得到的正常红细胞参数，参见表 24.1[11]。该数据库仅纳入数值应在正常范围的新生儿。结果显示，平均红细胞体积（mean corpuscular volume，MCV）和红细胞平均血红蛋白（mean corpuscular hemoglobin，MCH）随孕周的增加呈线性下降。红细胞平均血红蛋白浓度（mean corpuscular hemoglobin concentration，MCHC）与孕周无直接关系。血红蛋白和血细胞比容在孕 22 ～ 24 周逐渐升高。随孕周增加，血红蛋白每周升高 0.21 g/dl，血细胞比容升高 0.64%。孕 35 ～ 42 周出生的新生儿，血细胞比容在出生后 4 h 升高 3.1% ～ 4.1%，仅次于血管内液体丢失量。血细胞比容水平与同时期孕 29 ～ 34 周新生儿相当，但较孕 29 周前下降 5.7% ～ 6.3%[16]。

表 24.1　早产儿与足月儿的正常红细胞参数

参数	＜ 25 周	40 周
MCV	119±7 fl	106±4 fl
MCH	40±2 pg	36±2 pg
MCHC	34±1 g/dl	34±1 g/dl

Table information from: Christensen et al.[72]

3.4　新生儿血红蛋白水平和氧离曲线

足月新生儿出生时，血红蛋白 F（hemoglobin F，HgbF）含量＜ 70%，血红蛋白 A（hemoglobin A，HgbA）＜ 30%[15]。HgbF 的 *p50*（译者注：血红蛋白氧饱和度为 50% 时的氧分压）为 18 mmHg，而 HgbA 的 *p50* 为 25 mmHg。因此，HgbF 会使氧离曲线左移，即氧亲和力增加，导致 HgbF 与还原型血红蛋白的稳定剂 2，3- 二磷酸甘油酸亲和力下降。这有利于胎儿从母体胎盘循环中获得氧气，理论上却不利于胎儿娩出后耐受低氧应激。在出生后前几个月，足月新生儿的血红蛋白水平将从 14 ～ 20 g/dl 下降至平均＜ 11 g/dl，早产儿甚至低于 7 g/dl。这种生理性贫血主要与促红细胞生成素含量下降和 HgbF 生存期短（HgbF 为 90 天，HgbA 为 120 天）有关[14]。这种短暂的功能性贫血，在早产儿中发生更早，且更为严重。从产生胎儿血红蛋白转为产生 HgbA 发生于孕 37 周，这种转变不受胎儿所处子宫外环境时间长短的影响[17]。同时，最初的促红细胞生成素由单核细胞、肾上腺皮质和肾脏产生，胎儿娩出后则由肾小管周围细胞产生。另一容易被忽略的问题是，患病新生儿经常需重复抽血检查，每日失血量约 0.8 ～ 3.1 ml/kg[18]。体重 1 kg 的婴儿每抽取 0.5 ml 血液样本，相当于 70 kg 成人每次抽取 35 ml 血液样本。显而易见，成人患者单次即抽取 35 ml 血液样本是不可能发生的[19]。

3.5 凝血系统的发育

凝血系统的发育从子宫内到出生后处于不断变化中。凝血因子不能透过胎盘，故由胎儿自身合成，在孕 10 周时即可检测到。研究新生儿凝血发育过程的挑战主要在于，研究样本量小，需要小份血液供分析用，受试者尤其是早产儿的生理发育周期不同。诊断出血性疾病时，需掌握新生儿凝血因子的正常值。表 24.2 列出新生儿与成人凝血因子的差异。尽管新生儿凝血因子水平低于成人，但止血系统正常，不会出现自发性出血。极低体重新生儿（校正年龄为 6 月龄时）的Ⅱ、Ⅴ、Ⅶ、Ⅹ因子水平，与足月健康新生儿在相同年龄段时相当，抗凝血酶Ⅲ、蛋白 C 和蛋白 S 的发育过程与此相似[20]。上述结果具有一定的临床意义。例如，新生儿抗凝血酶Ⅲ水平低下，对肝素存在明显抵抗。由于 APTT 时间延长，故应通过监测Ⅹa 因子活性来滴定该年龄段婴儿普通肝素的剂量[21]。Ⅱ、Ⅹ、Ⅺ因子纯合子缺陷的诊断会变得困难，原因在于上述因子的正常下限水平与缺陷状态时一致。中度和重度Ⅷ因子缺陷（甲型血友病）在出生时即可诊断。新生儿血管性假血友病因子水平较高，且多数是有效的高分子多聚体。因此，在新生儿期仅重度血管性假血友病可被诊断。新生儿的纤维蛋白原与成人不同。基于血栓弹力描记图的研究提示，新生儿期存在功能异常的纤维蛋白原[22]。新生儿血纤维蛋白溶酶原的功能同样低于成人，但组织纤溶酶原激活物抑制剂的水平很高。因此，新生儿纤溶活性低于成人[23]。

表 24.2　早产儿与足月新生儿的凝血因子水平

项目	30 ～ 36 周	足月
纤维蛋白原	=	=
Ⅱ	↓	↓
Ⅶ	=	=，出生第 5 天时
Ⅸ	↓	↓
Ⅹ	↓	↓
Ⅺ	↓	↓
Ⅻ	↓	↓
前激肽释放酶	↓	↓
高分子激肽原	↓	=，1 月龄时
Ⅴ	=，出生第 5 天时	=，出生第 5 天时
Ⅷ	↑	↑
血管假性血友病因子	↑	↑
XIII	=，出生第 5 天时	=，出生第 5 天时
血纤维蛋白溶酶原	↓	↓
抗凝血酶Ⅲ	↓	↓，3 月龄时相同
肝素辅因子Ⅱ	↓	↓
蛋白 S	↓	↓
蛋白 C	↓	↓
α_2 巨球蛋白	↑	↑
C1 酯酶抑制因子	↓	↓
α_2 抗纤维蛋白溶酶	↓	=，出生第 5 天时
α_1 抗胰蛋白酶	=	=

Table information from：Andrew M 1987[73]，and Andrew M 1988[74]

4. 术前评估

术前评估并对出血风险分级十分重要。新生儿和婴儿对血液丢失的耐受能力低于大龄儿童和成人，且发生严重失血时可能未被识别。危重患儿的贫血概率很高，这与其造血能力差合并促红细胞生成素生成和水平低下、重复抽血、铁利用率低等有关[24]。不同疾病的术前评估要点详见表 24.3。不同疾病对输注同种异体血的影响取决于患儿年龄和疾病严重程度。

5. 预估允许失血量

在接受任何手术前，评估患儿的失血耐受量和输血可能性十分重要。成人患者限制性红细胞输注策略并不改变其病残率或死亡率[29]。该策略同样适用于儿科患者，与营养和贫血治疗相配合时，被认为可获得相同临床结局[30-34]。

儿童最大允许失血量的评估，需通过其年龄和体重来计算估计血容量（estimated blood volume，EBV）。相关计算参见表 24.4 和公式 24.1。

最大允许失血量（maximum allowable blood loss，MABL）由 EBV、患者初始血细胞比容（H_0）、最低

表 24.3 需特殊考虑的疾病类型

疾病类型	异常表现	建议
镰状细胞贫血症	血细胞比容低，铁过量	如存在严重疾病风险，当需要全身麻醉时，血红蛋白水平下限为 10 g/dl[25]
早产儿贫血	血细胞比容低，铁储存少	限制术前抽血，增加铁供给[19]
肝衰竭	凝血异常，慢性贫血	术前实验室检查凝血功能以评估基线值[26]
肝硬化	血小板减少症，血浆白蛋白低，凝血因子Ⅱ、Ⅶ、Ⅸ、Ⅹ异常	如检测结果或临床表现提示凝血紊乱，术前可输注血小板、新鲜冰冻血浆和（或）冷沉淀[26]
肾衰竭	慢性贫血	促红细胞生成素刺激药物[4]
先天性心脏病（发绀型）	携氧能力下降	如氧合充分和末梢器官灌注正常，血红蛋白水平下限为 9 g/dl[25，27]
非发绀型心脏病	心内分流，心力衰竭	如病情稳定，血红蛋白维持在 7 g/dl 以上[19，27]；如出现临床症状，血红蛋白维持在 8 g/dl 以上[27]
儿科肿瘤	全血细胞减少，血小板减少，再生障碍性贫血	完善术前实验室检查，适当输血[28]

表 24.4 估计血容量的计算方法

年龄	估计血容量
早产儿	90 ～ 100 ml/kg
足月儿至 3 月龄	80 ～ 90 ml/kg
3 月龄～ 3 周岁	70 ～ 80 ml/kg
3 周岁以上	70 ml/kg

或目标血细胞比容（H_1）计算得到（公式 24.1）。

$$MABL = \frac{EBV \times (H_0 - H_1)}{H_0} \qquad (公式\ 24.1)$$

6. 儿科患者围术期血液保护策略

6.1 患者血液管理的标准与目标

由于解剖、生理和血液学等方面的差异，患者血液管理策略的使用需因人而异。近期有数据强调输注同种异体血存在严重危害，这为倡导患者围术期血液管理和保护策略带来了机遇。患者血液管理可有效降低可预计的严重失血，因其关注血液保护和预防措施，并被证实可降低血制品输注量、患者死亡率及治疗费用[35-36]。鉴于儿科输血操作与患儿类别、状态和环境息息相关，婴儿和儿童的患者血液管理标准制定比成人要困难许多。因此，构建并实施标准的儿科血液管理方案的关键是，需要多学科医疗专家和行政人员参与并组成团队，对其进行教育并辅以其他举措才能确保成功。团队成员应包括麻醉、外科、药学、输血、ICU 和行政等。患者血液管理的目标包括优化和维持血红蛋白水平，优化止血方法，降低失血量和改善患者预后。

促进血液管理学会近期更新了儿科患者血液管理的临床和管理标准[1]。该标准强烈建议，为管理术前贫血、围术期出血和大量输血，患者血液管理必须囊括与患者年龄、体重相适应的临床方案和策略。图 24.1 对该标准进行了扩充。该标准的基础是具有证据支持的限制性输血策略的目标导向输血指南[1，37-38]。

6.2 术前血液管理与保护

患者术中有输注同种异体血风险时，必须根据患者既往史和实验室检查评估患者术前贫血和出血异常状况。术前贫血是普遍存在的，全球约 40% 儿童、工业化国家 15% ～ 20% 儿童贫血[39-40]。其主要原因为铁缺乏，而补充铁剂是非常简单的治疗方案[41]。补充铁剂可提升血红蛋白水平并减少输血，且有证据提示，静脉铁剂较口服铁剂的效果更佳[5]。术前贫血是儿科手术患者术后结局恶化的独立危险因素，与术后结局恶化直接相关[5，41-43]。尽管重组促红细胞生成素尚未常规使用，但其能刺激红细胞生成，可明确提高新生儿和婴儿术前血红蛋白水平。重组促红

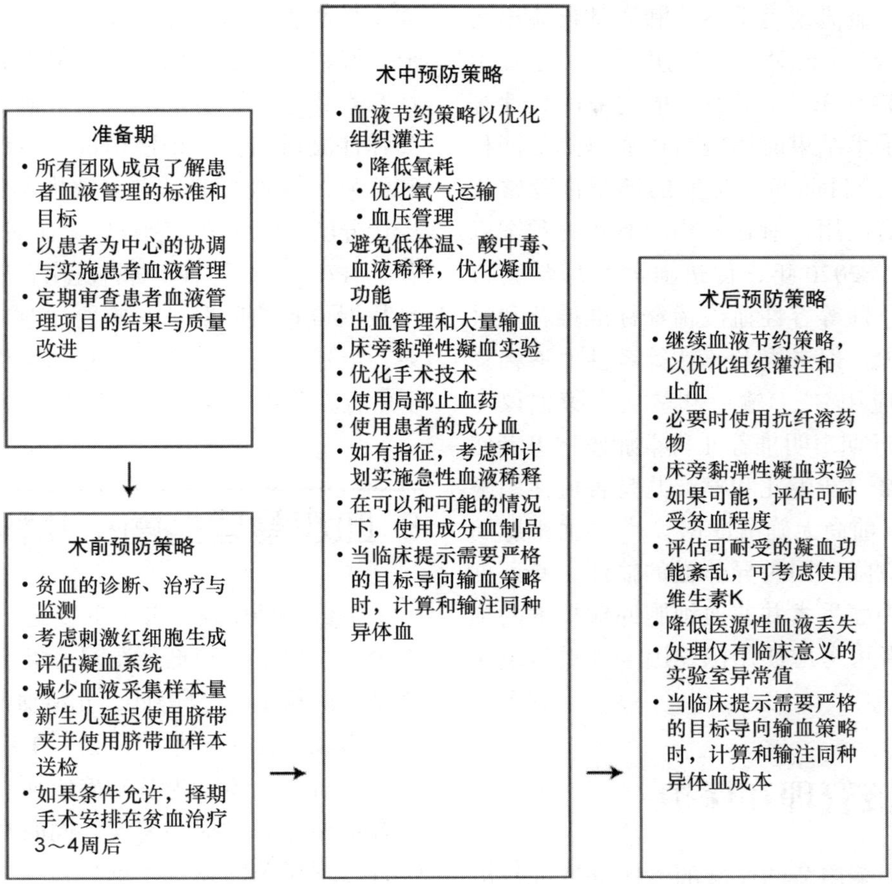

图 24.1　儿科患者血液管理和围术期血液保护策略的说明

细胞生成素需常规皮下注射并监测其反应和体内铁水平，因此会增加治疗负担。对排除其他原因导致的贫血、父母拒绝输血或对铁剂反应不敏感的患儿，重组促红细胞生成素提供了新的治疗方案[5, 27, 41]。对于新生儿，血液保护策略还包括延缓使用脐带夹和使用脐带血作为初次血液检验样本[38, 44]。

其他血液保护措施如下：

- 标准的抽血操作指南。
- 仅需要时才抽取血标本。
- 优化实验室血标本使用，如同一标本的捆绑式联合检测。
- 使用最小的收集管和最低可接受的实验室检测样本量。
- 尽早拔除样本采集针。
- 多余的血样本回输给患者，而不是丢弃。
- 使用快速检测设备。
- 使用仅需要小样本量检测的实验室设备。
- 使用经皮设备评估血红蛋白水平。

6.3　术中血液管理和保护

如条件允许，外科手术应安排在贫血评估至少3周后进行，以保证足够的时间进行医疗评估与贫血治疗[5]。麻醉与外科操作应有助于减少出血、提升机体止血和基本的非输血技术，以优化心输出量和组织灌注（例如，心律、心率、前负荷、心肌收缩力、后负荷、酸碱度、电解质和体温）。恰当的外科操作技术和谨慎使用局部止血剂是减少外科出血的关键因素。推荐多模式的血液节约策略，包括避免非目的性的血液稀释；优化酸碱平衡状态；关注血压管理，需要时正确使用正性肌力药物以防止低血压；避免高血压以降低出血概率；同时应用抗纤溶药物。如果出现明显的出血，应立即使用标准的出血管理方案和输血流程，以指导血液管理。当前，多数儿科患者血液管理标准是基于患者临床状态和床旁黏弹性凝血实验指导的限制性输血阈值和目标导向治疗实现的，尚需要进一步临床试验来为危及患者生命的出血、血流动力学不稳和心肺疾病患者确定最佳输血策略[25]。对于特殊患者（如心脏手术患儿父母拒绝输血），可在手术早期采用急性等容性血液稀释，手术结束时回输自体血以降低同种异体血的输注[45]。目前尚无足够的证据推荐常规使用该方法，如需使用，所在机构应有实施预案以应对患者安全[4]。2020 年，促进血液管理学会首次发布心脏手术急性等容性血液稀释标准推荐和最优实施方案的共识，但未提及急性等容性血液稀释在儿科患者中的应用[46]。输血和贫血专家倡议专家组（TAXI）的近期声明推荐儿科重症监护患者使用限制性输血策略。新生儿和早产儿是否可使用限制性输血策略，目前尚无确凿证据[4, 25]。血细胞回输技术同样可有效降低同种异体血的输注，有证据提示肠道和恶性肿瘤手术并非血细胞回输技术的绝对禁忌。部分患者可考虑使用浓缩因子和重组凝血制品[5]。

6.4　术后血液管理和保护

术后同样需要采用节约血液的方法继续进行患者血液管理，具体措施有优化组织灌注、减少出血和医源性血液丢失、治疗凝血功能障碍，必要时使用抗纤溶药物。出现凝血功能障碍又不需要立即处理时，加用维生素 K 可使患者获益。如患者无法耐受贫血，根据床旁黏弹性凝血实验，推荐使用输血方案并执行限制性输血策略[1, 43, 76]。

7. 特殊手术的血液管理建议

上述提及的各类建议可延伸到下文提及的特殊手术类型。表 24.5、表 24.6 和表 24.7 总结了当前国际上主要的指南建议，尤其提及了儿科心脏、非心脏手术以及特殊患者的血液管理策略，每条建议均给出了相应的证据等级。已发表的儿科血液管理指南基于儿科血液管理学的系统性综述，主要纳入了观察性研究，缺乏高级别证据。多数建议基于证据所得，如证据等级较弱或不充分则使用专家共识。比对不同指南发现，尽管方法和专家组不同，但大多数推荐较一致。合并大出血或输血的手术类型主要包括心脏、颅面部、脊柱侧弯和其他大型骨科矫形、肝移植及多发伤手术。主要的血液管理建议包括筛查择期手术患者的术前贫血并适当治疗、基于黏弹性凝血实验结果使用抗纤溶药物、血细胞回收和严格的输血策略。大多数推荐使用 GRADE 等级进行分层，此外澳大利亚国家血液管理局使用 R（推荐）、PP（实践要点）标注充分的高质量数据、低质量数据得到的证据[4]。需要注意的是，除非特别说明，上述指南排除了早产儿和新生儿，故在此类人群中存在很大程度的不确定性。

8. 血液管理指南：儿科注意事项

多数儿科住院患者至少接受一次输血。实际上，至少一半以上的超低体重早产儿在最初住院时均会接受一次输血[19]。因此，儿科血制品管理需有额外注意事项。儿童（尤其是婴儿）有着独特的生理学特征，需要以体重为基础确定血制品剂量，当需要大容量输注时应提高警惕，同时注意其独特的血液发育过程相关的免疫系统变化。儿科输血标准基于有限的数据，但总体上与成人血液管理相似。对婴儿凝血系统的认识欠缺，输注凝血因子潜在优势的认识粗浅，尚需要更多研究进一步清晰界定儿童合理和基于证据血液管理，尤其限制性输血策略的远期效应。

8.1　儿童输血的不良反应

近期多项报道提示，儿童输血的不良反应高于成人[37, 47-48]，尤其是非溶血性发热性输血反应（febrile nonhemolytic transfusion reactions，FNHTRs）发生率是成人的 5 倍[48]。由于儿童血容量相对较少，接受快速输血时往往有发生毒性反应的潜在风险。继发于高血钾的心搏骤停（尤其是婴儿）是目前已明确的快速输血的风险[49-50]。1 U 浓缩红细胞的钾离子浓度平均为 30 ～ 80 mEq/L，快速输注大容量库存血时可导致心搏骤停[15, 18-19]。推荐在密切监护下输血，初始输血量＜ 15 ～ 20 ml/kg，且输血速度＜ 1 ml/（kg · min），随后逐渐增加可耐受的输注速度[13,19,51]。洗涤红细胞和较新鲜（如储存 7 天内）

表 24.5　儿科心脏手术患者的血液管理建议

儿科心脏手术的挑战 心脏生理变化独特，常伴有心脏储备功能下降，如发绀型心脏病、并行循环 体外心肺转流术合并凝血和生理紊乱 不同的外科修复技术、体外心肺转流术和围术期管理方法所致心肌损伤					
干预	**建议**	**等级**			
		NATA[27]	BCSH[19]	NBA[4]	ESA[5]
术前					
贫血	口服或静脉使用铁剂治疗缺铁性贫血	1C			1B—口服铁剂，1C—静脉铁剂
	特殊患者使用促红细胞生成素	2C			
术中					
抗纤溶药物	使用赖氨酸类似物	1B	1B	R	
心肺转流回路	新生儿和婴儿使用小型心肺转流回路	1C			
超滤	常规超滤或为新生儿和婴儿使用改良超滤	1B			
细胞回收	使用细胞回收	1C	1B	PP	1B
床旁检测肝素反应性	全血活化凝血时间或肝素浓度	1B			
抗凝血酶缺乏	新鲜冰冻血浆（10 ml/kg）或为继发于凝血酶缺乏的肝素抵抗者使用抗凝血酶补充剂	1C			
鱼精蛋白剂量	根据肝素浓度计算鱼精蛋白剂量	1C			
	存在肝素禁忌时，使用直接凝血酶抑制剂	1C			
止血监测	通过监测止血，指导血制品使用	1B	证据不足，无法给出建议	PP—黏弹性凝血实验	
	新生儿和婴儿心脏手术患者使用储存期到期 5 天前的血液		1C		
术后					
严格的血红蛋白标准	血红蛋白稳定，非发绀型心脏病	1B—Hb 7 g/dl 无症状；1B—Hb 8 g/dl 有临床体征提示贫血症状	2B—Hb 7 g/dl 无症状；2C—新生儿、急性出血或心肺转流术后不稳定患儿，Hb 可采用较高标准		
	血红蛋白稳定，发绀型心脏病	1C—Hb 9 g/dl 有临床体征提示贫血	2C—对儿童发绀型心脏病，证据不足，无法给出建议		

Hb，血红蛋白；R，推荐；PP，实践要点

表 24.6 儿科非心脏手术患者的血液管理建议

非心脏手术				
干预	**分级**			
	SABM[1]	NBA[4]	ESA[5]	BSCH[19]
术前				
贫血：铁剂处理缺铁性贫血		R	1B-口服铁剂；1C-静脉铁剂	1C
术中				
血红蛋白的红细胞输注阈值		R 血流动力学稳定的儿科患者（包括重症患者），推荐使用限制性输血策略（不包括新生儿）：Hb＜7 g/dl 时适合输注红细胞。Hb 7～9 g/dl，基于减轻临床和贫血症状的需要，红细胞输注可能合适。Hb＞9 g/dl，常不需要也不适合输注红细胞		1C 除儿童镰状细胞贫血外，没有证据支持接受择期非心脏手术患者比 PICU 患者需要更高的 Hb 输注标准（7 g/dl，情况稳定，没有严重的并发症或出血。发绀患儿除外）
抗纤溶药物-赖氨酸类似物	对大出血手术的儿科患者，应考虑使用抗纤溶药物和术中使用自体血回输。大出血手术包括但不限于使用体外心肺转流术的心脏手术、颅面部手术、脊柱侧弯/矫形手术	R 脊柱侧弯和颅面部手术等大出血手术，可考虑使用抗纤溶药物 PP 外伤后 3 h 内应给予氨甲环酸		2C 当预计创伤患者会出现大出血时，应给予氨甲环酸。 1B 术中出现明显出血风险时，应给予氨甲环酸
血细胞回收			1B 推荐红细胞回收，对大型心脏和颅面部手术有利于血液保护	2C 术中有明显出血风险和需要输血的所有儿童手术，应考虑使用红细胞回收，并需要有经过训练的人员参与
术后				
Hb 输注标准		PP 患者情况稳定（除了新生儿）Hb＜7 g/dl，通常适合输注红细胞 PP Hb＞9 g/dl，不需要也不适合输注红细胞 当早产儿需输血时，没有足够证据支持或反对使用限制性或开放性红细胞输注策略	1C 除早产儿和发绀新生儿，存在出血儿童的 Hb 目标值 7～9 g/dl。对急性出血，同样推荐 Hb 目标值 7～9 g/dl	1C 情况稳定而无严重并发症或出血的患者，Hb 阈值为 7 g/dl

注：Hb，血红蛋白；R，推荐；PP，实践要点

的红细胞钾离子含量低，可用于需要大量输血的儿科患者；尽管目前证据显示，以中等速度输注新鲜和长期保存的红细胞后患儿结局并无显著差异[18]。儿童（尤其是小婴儿）快速输血的其他不良反应有低钙血症、低体温和容量过载。

储存血制品含有柠檬酸盐抗凝剂（枸橼酸盐），其可与受血者血浆中钙离子结合，阻碍新生儿心肌质网的收缩和释放，导致低血压[14]。此类枸橼酸中

表 24.7　儿科特殊患者的血液管理建议

	分级
	TAXI[25]
镰刀细胞贫血症	1B 对需要全身麻醉的重症或存在发生重症风险的镰状细胞贫血症患儿，推荐术前输注红细胞使 Hb 达到 10 g/dl [而不是血红蛋白 S（HbS）＜ 30%]

毒反应可见于各年龄段患者，但新生儿尚未成熟的肝脏无法快速代谢大量或快速输注的枸橼酸盐。全血、血浆和辐照红细胞均含有高浓度的枸橼酸抗凝剂[52-53]。儿童的容量 / 体重比相对较高，更易发生输血相关的低体温反应。儿童体温下降可能会引起药物代谢下降、呼吸停止和高凝状态。当需要快速输液时，应通过加温装置输注红细胞和血浆[13, 15, 51]。小儿患者容量过载同样存在风险[47]。输血相关的容量超负荷是明确的输血不良反应，可见于成人麻醉和手术过程中，却不易识别[54]。儿科患者目前尚无明确的输血相关的容量超负荷诊断标准，但术中典型表现可能包括低血压、低氧血症、心动过缓，以及无法与输血相关的低钙血症、低体温相区分的部分非特异症状[47]。机体在丢失 1.5 ～ 2 倍血容量后，输注晶体液或不含凝血因子和血小板的分离血制品，可发生稀释性凝血障碍[15]。新生儿的肝功能尚未完全成熟，其凝血因子再生能力有限。但是，实验室检测显示早产儿凝血时间较成人延长，而足月儿凝血时间较成人短，其临床意义目前尚不可知[51]。

8.2　儿科交叉配血实验和血液处理

儿童尤其是婴儿，在交叉配血实验和血液处理过程中有特殊考虑。由于婴儿的免疫系统未成熟，其在出生最初几个月内针对主要血型抗原（如 A、B、AB 和 D）产生同种抗体的能力不足；新生儿血浆的抗体主要来源于母体。因此，婴儿输血前的交叉配血实验，应同时行母体血型和抗体检测[13]。出于谨慎考虑，许多医疗机构为所有 3 ～ 6 月以下的婴儿输注 O 型 Rh（－）浓缩红细胞，直至婴儿及其母亲血型确定后[15]。如常规使用这一安全策略，可能导致医院 O 型血供应紧张。获得婴幼儿交叉配血实验结果前，紧急情况下可配发 Rh（－）细胞血制品（如浓缩红细胞和血小板）和 CMV 抗体阴性血制品。需要注意的是，给 Rh（－）婴儿或任何育龄期妇女使用任何 Rh（＋）细胞血制品，可能会导致同种异体抗原过敏。Rh 抗体配伍不合时，可能会发生 Rh（－）过敏，这对后续怀孕或输血可能带来麻烦。同时,Rh(－）过敏可能也会引起血管外（如迟发型）溶血，即便常为轻微症状，但仍会引起幼儿或更低龄患儿产生严重并发症。CMV 通过白细胞携带，对易感和免疫功能不全的患者会产生灾难性后果。

许多血站仅为早产儿和低龄婴儿提供 CMV 抗体阴性的血制品。去白（leukoreduction，LCR）是指采用标准的程序和质量控制去除供者血制品中的大量白细胞。美国大多数血站会对供者细胞血制品进行去白处理。去白可显著降低输血不良反应，包括非溶血性发热性输血反应和移植物抗宿主疾病。使用去白和 CMV 抗体阴性血液可有效降低极低体重早产儿输血相关的 CMV 感染风险。有证据显示，减少血制品中的白细胞能预防或有效降低干细胞移植患者 CMV 风险，进而可显著降低易感患者对 CMV 阴性血制品的需求量[18]。

8.3　血液保护

为努力降低献血者献血次数，血站常把献血者单次采集的血液加入防腐剂分装保存。两种主要的防腐剂是腺嘌呤–葡萄糖–甘露醇（adenine-glucose-mannitol，AS）和柠檬酸–磷酸–葡萄糖–腺嘌呤（citrate-phosphate-dextrose-adenine，CPDA），均含有添加剂作为储存红细胞的营养剂[13]。高浓度腺嘌呤、甘露醇、柠檬酸和葡萄糖与肾毒性（腺嘌呤、甘露醇）、脑室内出血（甘露醇）、低钙血症（柠檬酸）和高糖血症（葡萄糖）相关[13, 55]。因此，供新生儿使用的血制品，常优先选用 AS 保存，可使血液保存期由 35 天（CPDA 保存）提升到 42 天[13]。通过使用一些保护措施可预防高钾血症，同时低容量（如＜ 20 ml/kg）和低速输注对早产儿具有保护作用[13, 18, 55]。

9. 浓缩红细胞输注指南

制订输血计划时必须基于患者的整体临床状况，即影响患者整体氧供的情况，包括心肺疾病、拟采取的干预措施、失血占比、并发症，而非某一时间点的单次实验室检查结果[3]。计划进行血液管理之前，必须筛查和管理贫血[43]。恰如成人一样，限制性红细胞输注阈值可减少情况稳定的儿童住院患者红细胞使用量，不增加不良结局的发生[30-34]。世界卫生组织（WHO）和部分非洲学会将存在贫血症状儿童的红细胞输注阈值定为 5 g/dl，这一新阈值有助于避免资源匮乏地区对无症状贫血儿童的输血[56]。近期的国际专家共识小组（即 TAXI）也推荐，对无相关并发症的重症儿童，如只考虑血红蛋白单一因素，推荐红细胞输注阈值为 5 g/dl[25]。2019 年发布了一项指导儿童心脏手术红细胞输注的共识声明[27]。需进一步试验验证发绀和非发绀儿童患者接受心脏手术采用低血红蛋白输注阈值的短期安全性[57-58]。

早产儿是一类独特群体，生理需要快速变化。早产儿的输血标准目前主要基于孕龄和早产儿的心肺状态[19]。早产儿血红蛋白输血阈值通常高于较大龄婴儿和儿童[14]。一些随机对照临床试验比较了对极低体重早产儿使用限制性与开放性输血阈值，短期结局却不一致[59-61, 67]。系统综述总结出，限制性输血策略可降低献血者献血次数和血红蛋白输血阈值，但患者治疗终点和远期结局也不明确[32-33]。近期一项多中心研究（ETTNO 临床随机研究）调查出生体重不足 1 kg 婴儿在校正年龄达 2 岁时的远期结局，结果发现限制性和相对宽泛的开放性红细胞输注策略对婴儿病残率和死亡率没有影响[62]。输血阈值取决于患者的个体因素，如产后年龄和疾病严重程度。拟开展的多中心试验（早产儿输血试验）将进一步调查限制性与开放性输血策略对极低体重新生儿远期结局的影响。表 24.8 和 24.9 列出了婴儿基于血红蛋白值的浓缩红细胞输血指南。

儿科患者的血液管理趋向于采用成人患者血液管理指南和专家建议[55]。因慢性疾病贫血的儿童可能出现生理性代偿，常在血红蛋白较低时才输血。表 24.10 列出了当前国际上患者浓缩红细胞输注指南，除出生后的前几个星期有轻度差异外，大体较为接近。

表 24.8 早产儿[a]与幼儿（＜ 4 个月）的浓缩红细胞输注指南

产后年龄[b]（天）	血红蛋白（g/dl）	
	需要呼吸支持[c]	不需要呼吸支持
0 ～ 7	11.5	10
8 ～ 14	10	8.8
＞ 14	8.5	7.5
有症状的急性失血	整体血容量的 10%	
先天性心脏病	发绀：9 g/dl 如果有症状的贫血	
	不发绀：7 g/dl；有症状的贫血：8 g/dl	
中枢神经系统出血	＜ 7 ～ 10 g/dl	
有症状的贫血[d]	＜ 8 g/dl	

[a] 早产儿是指校正孕周低于 37 周出生的婴儿

[b] 产后年龄指实足年龄或产后时间

[c] 呼吸支持指需要机械通气支持呼吸或 FiO_2 ＞ 25%

[d] 也包括心动过速或过缓、体重增加缓慢或呼吸暂停但情况稳定的婴儿

表 24.9 大龄婴儿浓缩红细胞输注指南（出生后不低于 4 月龄）

症状性贫血：Hb ＜ 7 g/dl	
预计失血的围术期贫血：Hb ＜ 8 g/dl	
先天性心脏病	发绀：9 g/dl，如有症状的贫血
	不发绀：7 g/dl；有症状的贫血：8 g/dl
血流动力学不稳定的急性失血	8 g/dl
急性创伤性脑损伤	＜ 10 g/dl
慢性输血（如镰状细胞贫血症、地中海贫血、急性白血病）Hb ＜ 7 g/dl	

10. 血浆输注指南

血浆可能是最常使用的血制品，经常仅基于实验室检查结果即应用[19, 63]。整体上看，婴儿凝血因子水平低于大龄儿童和成人，但这种差异的临床意义目前尚不清楚[19, 64]（表 24.11）。尽管婴儿与儿童凝血因子水平存在差异，但常规凝血检测结果却很相近[51]。常规凝血检测可能导致不合适的输血，尤其是对存在潜在出血可能的新生儿，如颅内出血时引起患儿父母焦虑[51, 65-66]。去除可能增加出血风险的混杂因素，仅需要 10% ～ 40% 凝血因子即可获得止血效果。再者，没有证据显示国际标准化比值（INR）在 1.6 ～ 2.0 会增加成人或儿科患者的出血风

表 24.10　红细胞输血指南

	英国血液学标准委员会 2016[19]		澳大利亚国家血液管理局 2016[4]		加拿大血液服务中心 2017[64]		荷兰指南质量委员会（概念）2018[74]	
产后（周）	呼吸支持[a]	不需要呼吸支持	呼吸支持	不需要呼吸支持	呼吸支持	不需要呼吸支持	呼吸支持	不需要呼吸支持
1 周	10 ～ 12 g/dl	＜ 10 g/dl	11 ～ 13 g/dl	10 ～ 12 g/dl	＜ 11.5 g/dl	＜ 10 g/dl	＜ 11.5 g/dl	＜ 10 g/dl
2 周	9.5 ～ 10 g/dl	＜ 7.5 g/dl	10 ～ 12.5 g/dl	8.5 ～ 11 g/dl	＜ 10 g/dl	＜ 8.8 g/dl	＜ 10 g/dl	＜ 8.8 g/dl
≥ 3 周	8.5 ～ 10 g/dl	＜ 7.5 g/dl	8.5 ～ 11 g/dl	7 ～ 10 g/dl	＜ 8.5 g/dl	＜ 7.5 g/dl	＜ 8.5 g/dl	＜ 7.5 g/dl

Modified from Ree and Lopriore[75]

[a] 例如辅助给氧、经鼻高流量氧疗、持续气道正压、正压通气

表 24.11　新生儿与成人止血指标的实验室检查比较[a]

	早产儿与足月儿	早产儿与大龄儿童或成人	接近成人的年龄[b]
aPTT	延长	延长	16 岁
凝血酶原时间	延长	相同或延长	16 岁
凝血酶时间	延长	相同或延长	5 岁
出血时间	延长[c]	缩短	1 个月
PFA-100	延长[c]	缩短	1 个月
旋转血栓弹力法 / 血栓弹力图			
凝固时间	相同	缩短	3 个月
血栓形成时间	相同	缩短	3 个月
最大血栓硬度	更硬	更硬	3 个月

Modified from AABB Technical Manual，19th ed，originally from Revel-Vilk

[a] 经 Revel-Vilk 许可后修改

[b] 已报道最大年龄

[c] 出生 7 ～ 10 天内相同的样本

险[13, 51]。条件允许时，可使用特殊的凝血因子制品代替血浆，用于遗传或获得性凝血因子缺陷的治疗。可使用的重组凝血因子制品包括Ⅷ、Ⅸ、Ⅶa、Ⅺ和ⅩⅢ因子，凝血酶原复合物（Ⅱ、Ⅶ、Ⅸ、Ⅹ因子），抗凝血酶Ⅲ，蛋白 C 和 C1 酯酶抑制剂。所有年龄段患者血浆输注的绝对禁忌证有容量扩张、营养替代疗法。推荐血浆输注容量为 10 ～ 20 ml/kg，初始输注速度为 1 ml/（kg · min），然后逐渐增加输注速度，并评估患者枸橼酸盐中毒症状（如低钙血症、低血压）。上述剂量的血浆可增加 15% 的凝血因子，并可维持 12 h 临床效应。儿童和新生儿血浆治疗的推荐指征如下：

10.1　新生儿

1. 凝血参数异常时，治疗明显的临床出血。
2. 有创操作前治疗凝血参数异常。
3. 治疗严重的蛋白 S 缺乏。
4. 如无法获得重组因子，治疗蛋白 C 缺乏。

10.2　儿童

1. 凝血因子消耗，包括弥散性血管内凝血。
2. 有创操作前，PT/APTT 比值较正常范围中值延长＞ 2 倍。
3. 当无法获得凝血酶原复合物或存在禁忌（如肝素诱导的血小板减少症），紧急逆转华法林效应。
4. 治疗特发性血小板减少性紫癜。
5. 当无法获得特殊因子复合物治疗获得性或遗传性因子缺乏。
6. 血浆置换。

11. 血小板输注指南

脓毒症、母体功能异常如子痫前期、静脉置管、血中低水平内源性促红细胞生成素等，可使早产儿有高达 20% ～ 70% 概率出现血小板减少症，从而需要输注血小板[18]。相较其他血液成分，儿童输注血小板更易发生输血并发症[47]。对血小板减少症而言，输注血小板的标准在于是否可预防出血或抑制急性出血。儿童和成人血小板减少症的定义均为 $150 \times 10^9/L$[13]。从新生儿期到成年期，血

小板的数量相当。新生儿的血小板较大，更易黏附，更快凝结，但这种现象的临床意义目前尚不明确[19]。仅凭血小板的数量不能预测患者出血风险。患者血小板低至 $50\times10^9/L$ 时，去除其他混杂因素，如心肺转流术、药物使用或同种免疫，其凝血功能可能正常。

总之，婴儿和大龄儿童的血小板输注指南与成人相近[68]。过去曾认为血小板计数 $100\times10^9/L$ 是外科止血的标准，随着临床经验（血小板输注相关的输血不良反应高发生率）的积累，推荐非椎管或颅内手术的血小板输注标准降至 $50\times10^9/L$。近期针对成人的研究支持中心静脉置管时血小板计数可降至 $20\times10^9/L$[68-69]。尽管存在矛盾，多年来为血小板生成缺陷儿童实施诊断性腰椎穿刺的可接受的最低血小板计数 $10\times10^9/L$，一项系统综述和专家共识的最新建议是 $50\times10^9/L$，但证据等级较低[69]。近期一项回顾性研究纳入 900 例倾向匹配的成人重症患者，结果显示为血小板低至 $20\times10^9/L$ 的非出血性患者预防性输注血小板，并未使患者获益，对目前所有指南提出质疑[70]。据推测，由于存在颅内出血风险，患病早产儿和婴儿常在较高血小板水平［如（20～50）$\times10^9/L$］时接受血小板输注，而情况稳定、没有出血的婴儿或大龄儿童，血小板低至 $10\times10^9/L$ 时也不会有明显出血[13]。最近正在开展的一项多中心临床试验（PLANET-2）以 $25\times10^9/L$ 而非 $50\times10^9/L$ 为血小板预防性输注的标准，纳入 660 例早产儿观察 28 天内死亡率或大出血[71]。

临床上一系列需要输注血小板的情况参见表 24.12。理想情况下，血小板应与受者 ABO 血型兼容，如 ABO 血型不完全一致，将引起血小板计数下降[13]。所有血小板制品均含有少量红细胞（可能每单位 0.5 ml），理想情况下所有供者的血小板 Rh（D）应完全一致，以防止抗 D 同种免疫。＜5～10 ml/kg 血小板剂量升高血小板计数不超过（50～100）$\times10^9/L$。在未出现危及患者生命的情况下，没必要为以下几种情况输注血小板：特发性血小板减少性紫癜、血栓性血小板减少性紫癜、肝素诱发血小板减少症或溶血性尿毒综合征，原因在于血小板的继续消耗风险（如特发性血小板减少性紫癜）或血栓风险增加[13, 64]。对接受体外转流术或体外生命支持的儿童，如出现大出血且对其他手段（如肝素拮抗剂）无反应时，建议输注血小板，不需考虑传统的 $100\times10^9/L$ 血小板输注标准[27]。

表 24.12 血小板输注标准（计数 $\times10^9/L$）

预防性输注	
早产儿（＜37 周）	＜25
足月儿（＞37 周）	
＜4 月龄	＜20
＞4 月龄	＜10
腰椎穿刺前	＜50
患者接受大型有创操作	＜50
血小板功能缺陷（先天性或获得性）	出血时无需考虑血小板计数
中枢神经系统手术	＜100
中心静脉置管	隧道式：＜50；非隧道式：＜20
胎儿和新生儿同种免疫性血小板减少症	患者情况稳定：＜20～30 患者情况不稳定：＜50
患者有一个受胎儿和新生儿同种免疫性血小板减少症影响的兄弟姐妹	＜20～30
出血患者	
活动性出血	＜50
颅内出血	＜100
弥散性微血管内出血、体外生命支持、心肺转流术	＜100
血小板功能缺陷	出血时无需考虑血小板计数

12. 冷沉淀输注指南

冷沉淀是新鲜冰冻血浆的沉淀物。冷沉淀在儿科的使用缺乏不同剂量输注标准或适应证的临床试验依据。没有证据支持预防性使用冷沉淀的益处，包括有创操作前。传统上使用冷沉淀代替纤维蛋白原，1 单位冷沉淀总容量为 10～15 ml，其中含有Ⅷ因子（80 mg）、纤维蛋白原（150 mg）、ⅩⅢ因子（含量高达血浆浓度中的 30%）以及血管假性血友病因子（含量高达血浆浓度中的 70%）。在给非新生儿使用冷沉淀时，不需要 ABO 血型兼容。与使用血浆治疗凝血因子缺陷相比，相对小剂量的冷沉淀可降低液体过载风险。考虑到新生儿个体较小和溶血风险，推荐新生儿使用 ABO 血型兼容冷沉淀，因冷沉淀中含有同种抗体[13]。如可使用特异性病毒灭活因子复合物，如重组Ⅷ因子、血管假性血友病因子复合物或纤维蛋白原复合物，应代替使用冷沉淀。混合在一起的 1 单位冷沉淀来自 5 ～ 6 位献血者（共 100 ～ 130 ml），虽进行了热处理，理论上存在引起传染病和同种异体免疫的风险。重组纤维蛋白原复合物在美国未获得 FDA 批准用于治疗低纤维蛋白症。

冷沉淀的推荐剂量每 10 kg 体重使用 1 单位（10 ～ 15 ml），可使纤维蛋白原提升 50 ～ 100 mg/dl[13]。现在普遍接受的冷沉淀输注标准是出现显著临床出血时纤维蛋白原≤ 100 mg/dl。其他情况如下：

1. 有证据提示纤维蛋白原消耗，如出血性 DIC。
2. 低纤维蛋白原，拟进行有创操作。
3. 有证据显示纤维蛋白原水平低下，在接受心脏或其他大手术时出血。
4. 遗传性纤维蛋白原缺陷，包括数量（如低凝血酶原血症、先天性低纤维蛋白原、Kasabach-Merritt 综合征、血小板减少性血管瘤）或质量（如克利夫兰纤维蛋白原、马尔堡纤维蛋白原等）缺陷。
5. 对去氨加压素或特异性重组因子复合物治疗无效的甲型血友病或假性血管内凝血。
6. 尿毒症时无法进行透析，血小板出血功能异常。
7. 血纤维蛋白凝集。

13. 小结

总之，儿科患者血液管理包括既有血液保护策略，再针对每例患者年龄和临床病情制订个体化策略。应用原则包括关注贫血、维持血红蛋白水平、优化止血和减少失血。尽管医学上没有足够证据支持全面适用于儿科患者血液管理标准，越来越多研究支持将输血阈值降低。患者血液管理需多学科通力密切合作，并通过完善教育、质量控制和监察机构来维持患者血液管理实践。教育方面应关注儿童血液丢失与置换的独特生理，这对确保患者安全十分重要。最重要的是，儿科患者血液管理应以患者最佳受益为出发点。

参考文献

1. Goobie SM, Gallagher T, Gross I, Shander A. Society for the advancement of blood management administrative and clinical standards for patient blood management programs. 4th edition (pediatric version). Paediatr Anaesth. 2019;29(3):231–6.
2. World Health Organization (WHO). Global Forum for Blood Safety: Patient Blood Management 14—15 March 2011. Found at https://www.who.int/bloodsafety/events/gfbs_01_pbm_concept_paper.pdf. Accessed Dec 20 2020.
3. American Society of Anesthesiologists Task Force on Perioperative Blood Management. Practice guidelines for perioperative blood management: an updated report by the American Society of Anesthesiologists Task Force on Perioperative Blood Management. Anesthesiology. 2015;122(2):241–75.
4. National Blood Authority (NBA) (2016). Patient blood management guidelines: module 6 – neonatal and paediatrics. Found at https://www.blood.gov.au/pbm-module-6. Accessed Dec 20 2020.
5. Kozek-Langenecker SA, Afshari A, Albaladejo P, Santullano CA, De Robertis E, Filipescu DC, Fries D, Görlinger K, Haas T, Imberger G, Jacob M, Lancé M, Llau J, Mallett S, Meier J, Rahe-Meyer N, Samama CM, Smith A, Solomon C, Van der Linden P, Wikkelsø AJ, Wouters P, Wyffels P. Management of severe perioperative bleeding: guidelines from the European Society of Anaesthesiology. Eur J Anaesthesiol. 2013;30(6):270–382. Erratum in: Eur J Anaesthesiol. 2014 Apr;31(4):247.
6. Secher EL, Stensballe J, Afshari A. Transfusion in critically ill children: an ongoing dilemma. Acta Anaesthesiol Scand. 2013;57(6):684–91. Epub 2013 May 21
7. Willems A, Harrington K, Lacroix J, Biarent D, Joffe AR, Wensley D, et al. Comparison of two red-cell transfusion strategies after pediatric cardiac surgery: a subgroup analysis. Crit Care Med. 2010;38(2):649–56.
8. Stainsby D, Jones H, Wells AW, Gibson B, Cohen H. SHOT Steering Group. Adverse outcomes of blood transfusion in children: analysis of UK reports to the serious hazards of transfusion scheme 1996–2005. Br J Haematol. 2008;141(1):73–9.
9. Lawler SD, Berkman EM. Blood Group. Encyclopædia Britannica. 2019 Jul. Found at https://www.britannica.com/science/blood-group#ref192399. Accessed Dec 20 2020.
10. Raju TNK. Historical Perspectives: Cured by the Blood: The Story of the First Neonatal Blood Transfusion. NeoReviews. 2006;7(2): e67–8.
11. Fernández KS, de Alarcón PA. Development of the hematopoietic system and disorders of hematopoiesis that present during infancy and early childhood. Pediatr Clin North Am. 2013;60(6):1273–89.
12. Widdowson EM, Spray CM. Chemical development in utero. Arch Dis Child. 1951;26(127):205–14. https://doi.org/10.1136/adc.26.127.205. PMID: 14857788; PMCID: PMC1988372.
13. Wong ECC, Roseff SD, King KE, editors. Pediatric transfusion: a physician's handbook. 4th ed. Bethesda: American Association of Blood Banks (AABB).; 2015.
14. Barcelona SL, Thompson AA, Coté CJ. Intraoperative pediatric blood transfusion therapy: a review of common issues. Part II: transfusion therapy, special considerations, and reduction of allogenic blood transfusions. Paediatr Anaesth. 2005;15(10):814–30.
15. Barcelona SL, Thompson AA, Coté CJ. Intraoperative pediatric blood transfusion therapy: a review of common issues. Part I: hematologic and physiologic differences from adults; metabolic and infectious risks. Paediatr Anaesth. 2005;15(9):716–26.
16. Jopling J, Henry E, Wiedmeier SE, Christensen RD. Reference ranges for hematocrit and blood hemoglobin concentration during the neonatal period: data from a multihospital health care system. Pediatrics. 2009;123(2):e333–7.

17. Bard H. Postnatal fetal and adult hemoglobin synthesis in early preterm newborn infants. J Clin Invest. 1973;52(8):1789–95. PMID: 4719660; PMCID: PMC302458
18. Simon TL, McCullough J, Snyder EL, Solheim BG, Strauss RG, editors. Fetal and neonatal hematopoiesis; Red blood cell transfusions for neonates and infants. In Rossi's Principles of transfusion medicine. 5th ed. West Sussex: Wiley; 2016. pp. 516–27; 535–41.
19. New HV, Berryman J, Bolton-Maggs PH, Cantwell C, Chalmers EA, Davies T, Gottstein R, Kelleher A, Kumar S, Morley SL, Stanworth SJ. British Committee for Standards in Haematology. Guidelines on transfusion for fetuses, neonates and older children. Br J Haematol. 2016;175(5):784–828. Epub 2016 Nov 11
20. Salonvaara M, Riikonen P, Vahtera E, Mahlamäki E, Heinonen K, Kekomäki R. Development of selected coagulation factors and anticoagulants in preterm infants by the age of six months. Thromb Haemost. 2004;92(4):688–96.
21. Toulon P. Developmental hemostasis: laboratory and clinical implications. Int J Lab Hematol. 2016;38(Suppl 1):66–77.
22. Brown AC, Hannan RT, Timmins LH, Fernandez JD, Barker TH, Guzzetta NA. Fibrin Network Changes in Neonates after Cardiopulmonary Bypass. Anesthesiology. 2016 May;124(5):1021–31. https://doi.org/10.1097/ALN.0000000000001058. Erratum in: Anesthesiology. 2016 Sep;125(3):610. PMID: 26914227; PMCID: PMC4837010.
23. Andrew M. The relevance of developmental hemostasis to hemorrhagic disorders of newborns. Semin Perinatol. 1997;21(1):70–85. Review
24. Sloniewsky D. Anemia and transfusion in critically ill pediatric patients: a review of etiology, management, and outcomes. Crit Care Clin. 2013;29(2):301–17. https://doi.org/10.1016/j.ccc.2012.11.005. Epub 2013 Jan 3
25. Valentine SL, Bembea MM, Muszynski JA, Cholette JM, Doctor A, Spinella PC, Steiner ME, Tucci M, Hassan NE, Parker RI, Lacroix J, Argent A, Carson JL, Remy KE, Demaret P, Emeriaud G, Kneyber MCJ, Guzzetta N, Hall MW, Macrae D, Karam O, Russell RT, Stricker PA, Vogel AM, Tasker RC, Turgeon AF, Schwartz SM, Willems A, Josephson CD, Luban NLC, Lehmann LE, Stanworth SJ, Zantek ND, Bunchman TE, Cheifetz IM, Fortenberry JD, Delaney M, van de Watering L, Robinson KA, Malone S, Steffen KM, Bateman ST, Pediatric Critical Care Transfusion and Anemia Expertise Initiative (TAXI); Pediatric Critical Care Blood Research Network (BloodNet), and the Pediatric Acute Lung Injury and Sepsis Investigators (PALISI) Network. Consensus Recommendations for RBC Transfusion Practice in Critically Ill Children From the Pediatric Critical Care Transfusion and Anemia Expertise Initiative. Pediatr Crit Care Med. 2018;19(9):884–98. PMID: 30180125; PMCID: PMC6126913
26. Northup PG, Friedman LS, Kamath PS. AGA clinical practice update on surgical risk assessment and perioperative management in cirrhosis: expert review. Clin Gastroenterol Hepatol. 2019;17(4):595–606. https://doi.org/10.1016/j.cgh.2018.09.043. Epub 2018 Sep 28
27. Faraoni D, Meier J, New HV, Van der Linden PJ, Hunt BJ. Patient blood management for neonates and children undergoing cardiac surgery: 2019 NATA guidelines. J Cardiothorac Vasc Anesth. 2019;33(12):3249–63. Epub 2019 Mar 20
28. Nellis ME, Goel R, Karam O. Transfusion management in pediatric oncology patients. Hematol Oncol Clin North Am. 2019;33(5):903–13. Epub 2019 Jul 5
29. Australian National Blood Authority, Patient Blood Management Guidelines Companion 24: Restrictive Transfusion Strategy. Found at https://www.blood.gov.au/patient-blood-management-guidelines-companions. Accessed Dec 20 2020.
30. Hébert PC, Wells G, Blajchman MA, Marshall J, Martin C, Pagliarello G, Tweeddale M, Schweitzer I, Yetisir E. A multicenter, randomized, controlled clinical trial of transfusion requirements in critical care. Transfusion Requirements in Critical Care Investigators, Canadian Critical Care Trials Group. N Engl J Med. 1999;340(6):409–17. https://doi.org/10.1056/NEJM199902113400601. Erratum in: N Engl J Med 1999 Apr 1;340(13):1056.
31. Lacroix J, Hébert PC, Hutchison JS, Hume HA, Tucci M, Ducruet T, Gauvin F, Collet JP, Toledano BJ, Robillard P, Joffe A, Biarent D, Meert K, Peters MJ. TRIPICU Investigators; Canadian Critical Care Trials Group; Pediatric Acute Lung Injury and Sepsis Investigators Network. Transfusion strategies for patients in pediatric intensive care units. N Engl J Med. 2007;356(16):1609–19.
32. Whyte R, Kirpalani H. Low versus high haemoglobin concentration threshold for blood transfusion for preventing morbidity and mortality in very low birth weight infants. Cochrane Database Syst Rev. 2011;(11):CD000512.
33. Venkatesh V, Khan R, Curley A, New H, Stanworth S. How we decide when a neonate needs a transfusion. Br J Haematol. 2013;160(4):421–33. Epub 2012 Oct 24
34. Lacroix J, Demaret P, Tucci M. Red blood cell transfusion: decision making in pediatric intensive care units. Semin Perinatol. 2012;36(4):225–31.
35. Anthes E. Evidence-based medicine: save blood, save lives. Nature. 2015;520(7545):24–6.
36. Goodnough LT, Shieh L, Hadhazy E, Cheng N, Khari P, Maggio P. Improved blood utilization using real-time clinical decision support. Transfusion. 2014;54(5):1358–65. Epub 2013 Oct 10
37. Goel R, Cushing MM, Tobian AA. Pediatric patient blood management programs: not just transfusing little adults. Transfus Med Rev. 2016;30(4):235–41. Epub 2016 Aug 1
38. Crighton GL, New HV, Liley HG, Stanworth SJ. Patient blood management, what does this actually mean for neonates and infants? Transfus Med. 2018;28(2):117–31. Epub 2018 Apr 17
39. World Health Organization- The Global Prevalence of Anaemia, 2011. Found at https://apps.who.int/iris/bitstream/10665/177094/1/9789241564960_eng.pdf. Accessed Dec 20 2020.
40. Pasricha SR. Anemia: a comprehensive global estimate. Blood. 2014;123(5):611–2.
41. Mills RJ, Davies MW. Enteral iron supplementation in preterm and low birth weight infants. Cochrane Database Syst Rev. 2012;(3):CD005095.
42. Rajasekaran S, Kort E, Hackbarth R, Davis AT, Sanfilippo D, Fitzgerald R, Zuiderveen S, Ndika AN, Beauchamp H, Olivero A, Hassan N. Red cell transfusions as an independent risk for mortality in critically ill children. J Intensive Care. 2016;4(2). PMID: 26744626; PMCID: PMC4704419
43. Goobie SM, Faraoni D, Zurakowski D, DiNardo JA. Association of preoperative anemia with postoperative mortality in neonates. JAMA Pediatr. 2016;170(9):855–62.
44. von Lindern JS, Lopriore E. Management and prevention of neonatal anemia: current evidence and guidelines. Expert Rev Hematol. 2014;7(2):195–202. Epub 2014 Feb 13
45. Crescini WM, Muralidaran A, Shen I, LeBlan A, You J, Giacomuzzi C, Treggiari MM. The use of acute normovolemic hemodilution in paediatric cardiac surgery. Acta Anaesthesiol Scand. 2018;62(6):756–64. Epub 2018 Mar 4
46. Shander A, Brown J, Licker M, Mazer DC, Meier J, Ozawa S, Tibi PR, Van der Linden P, Perelman S. Standards and best practice for acute normovolemic hemodilution: evidence-based consensus recommendations. J Cardiothorac Vasc Anesth. 2020;34(7):1755–60. Epub 2020 Jan 17
47. Narayan S. The 2019 Annual SHOT Report. Serious Hazards of Transfusion (SHOT) Working Group. Found at https://www.shotuk.org/wp-content/uploads/myimages/SHOT-REPORT-2019-Final-Bookmarked-v2.pdf. Accessed Dec 20 2020.
48. Oakley FD, Woods M, Arnold S, Young PP. Transfusion reactions in pediatric compared with adult patients: a look at rate, reaction type, and associated products. Transfusion. 2015;55(3):563–70. Epub 2014 Aug 22
49. Christensen RE, Lee AC, Gowen MS, Rettiganti MR, Deshpande JK, Morray JP. Pediatric perioperative cardiac arrest, death in the off hours: a report from wake up safe, the pediatric quality improve-

ment initiative. Anesth Analg. 2018;127(2):472–7.
50. Morray JP. Cardiac arrest in anesthetized children: recent advances and challenges for the future. Paediatr Anaesth. 2011;21(7):722–9. Epub 2010 Nov 21
51. Fung MK, Eder AF, Spitalnik SL, Westhoff CM, editors. Chapters 22 and 24: Noninfectious complications of blood transfusions; neonatal and pediatric transfusion practice. In Technical manual. 19th ed. Bethesda: Amer Assn of Blood Banks; 2017. pp. 56–58; 61–62
52. Vraets A, Lin Y, Callum JL. Transfusion-associated hyperkalemia. Transfus Med Rev. 2011;25(3):184–96. Epub 2011 Apr 17
53. Coté CJ, Lerman J, Anderson BJ. Strategies for blood product management, reducing transfusions, and massive blood transfusion. In: A practice of anesthesia for infants and children. 6th ed. Philadelphia: Elsevier; 2018. p. 257–80.
54. Clifford L, Jia Q, Subramanian A, Yadav H, Schroeder DR, Kor DJ. Risk factors and clinical outcomes associated with perioperative transfusion-associated circulatory overload. Anesthesiology. 2017;126(3):409–18. PMID: 28072601; PMCID: PMC5309147
55. Roseff SD, Luban NL, Manno CS. Guidelines for assessing appropriateness of pediatric transfusion. Transfusion. 2002;42(11):1398–413.
56. Roberts DJ, Field S, Delaney M, Bates I. Problems and approaches for blood transfusion in the developing countries. Hematol Oncol Clin North Am. 2016;30(2):477–95.
57. Cholette JM, Rubenstein JS, Alfieris GM, Powers KS, Eaton M, Lerner NB. Children with single-ventricle physiology do not benefit from higher hemoglobin levels post cavopulmonary connection: results of a prospective, randomized, controlled trial of a restrictive versus liberal red-cell transfusion strategy. Pediatr Crit Care Med. 2011;12(1):39–45.
58. de Gast-Bakker DH, de Wilde RB, Hazekamp MG, Sojak V, Zwaginga JJ, Wolterbeek R, de Jonge E, Gesink-van der Veer BJ. Safety and effects of two red blood cell transfusion strategies in pediatric cardiac surgery patients: a randomized controlled trial. Intensive Care Med. 2013;39(11):2011–9. Epub 2013 Aug 31.
59. Whyte RK. Neurodevelopmental outcome of extremely low-birth-weight infants randomly assigned to restrictive or liberal hemoglobin thresholds for blood transfusion. Semin Perinatol. 2012;36(4):290–3.
60. Bell EF, Strauss RG, Widness JA, Mahoney LT, Mock DM, Seward VJ, Cress GA, Johnson KJ, Kromer IJ, Zimmerman MB. Randomized trial of liberal versus restrictive guidelines for red blood cell transfusion in preterm infants. Pediatrics. 2005;115(6):1685–91. PMID: 15930233; PMCID: PMC2866196.
61. Chen HL, Tseng HI, Lu CC, Yang SN, Fan HC, Yang RC. Effect of blood transfusions on the outcome of very low body weight preterm infants under two different transfusion criteria. Pediatr Neonatol. 2009;50(3):110–6.
62. Franz AR, Engel C, Bassler D, Rüdiger M, Thome UH, Maier RF, Krägeloh-Mann I, Kron M, Essers J, Bührer C, Rellensmann G, Rossi R, Bittrich HJ, Roll C, Höhn T, Ehrhardt H, Avenarius S, Körner HT, Stein A, Buxmann H, Vochem M, Poets CF, Investigators ETTNO. Effects of liberal vs restrictive transfusion thresholds on survival and neurocognitive outcomes in extremely low-birth-weight infants: the ETTNO Randomized Clinical Trial. JAMA. 2020;324(6):560–70. PMID: 32780138; PMCID: PMC7420159
63. Puetz J, Witmer C, Huang YS, Raffini L. Widespread use of fresh frozen plasma in US children's hospitals despite limited evidence demonstrating a beneficial effect. J Pediatr. 2012;160(2):210–215.e1. https://doi.org/10.1016/j.jpeds.2011.08.013. Epub 2011 Sep 14.
64. Canadian Blood Services: Clinical Guide to Transfusion. Chapter 13: Neonatal and Pediatric Transfusion. Lau W. Found at https://professionaleducation.blood.ca/en/node/174/pdf. Accessed Dec 20 2020.
65. Girelli G, Antoncecchi S, Casadei AM, Del Vecchio A, Isernia P, Motta M, Regoli D, Romagnoli C, Tripodi G, Velati C. Recommendations for transfusion therapy in neonatology. Blood Transfus. 2015;13(3):484–97. PMID: 26445308; PMCID: PMC4607607
66. Tripodi A, Ramenghi LA, Chantarangkul V, De Carli A, Clerici M, Groppo M, Mosca F, Mannucci PM. Normal thrombin generation in neonates in spite of prolonged conventional coagulation tests. Haematologica. 2008;93(8):1256–9. Epub 2008 Apr 9
67. Kirpalani H, Whyte RK, Andersen C, Asztalos EV, Heddle N, Blajchman MA, Peliowski A, Rios A, LaCorte M, Connelly R, Barrington K, Roberts RS. The Premature Infants in Need of Transfusion (PINT) study: a randomized, controlled trial of a restrictive (low) versus liberal (high) transfusion threshold for extremely low birth weight infants. J Pediatr. 2006;149(3):301–7.
68. Sloan SR, Parker RI. Current status of platelet transfusion in pediatric patients. Transfus Med Rev. 2016;30(4):230–4. Epub 2016 Aug 4
69. Kaufman RM, Djulbegovic B, Gernsheimer T, Kleinman S, Tinmouth AT, Capocelli KE, Cipolle MD, Cohn CS, Fung MK, Grossman BJ, Mintz PD, O'Malley BA, Sesok-Pizzini DA, Shander A, Stack GE, Webert KE, Weinstein R, Welch BG, Whitman GJ, Wong EC, Tobian AA. AABB. Platelet transfusion: a clinical practice guideline from the AABB. Ann Intern Med. 2015;162(3):205–13.
70. Warner MA, Chandran A, Frank RD, Kor DJ. Prophylactic platelet transfusions for critically ill patients with thrombocytopenia: a single-institution propensity-matched cohort study. Anesth Analg. 2019;128(2):288–95. PMID: 29293185; PMCID: PMC6026075
71. Curley A, Stanworth SJ, Willoughby K, Fustolo-Gunnink SF, Venkatesh V, Hudson C, Deary A, Hodge R, Hopkins V, Lopez Santamaria B, Mora A, Llewelyn C, D'Amore A, Khan R, Onland W, Lopriore E, Fijnvandraat K, New H, Clarke P, Watts T, PlaNeT2 MATISSE Collaborators. Randomized trial of platelet-transfusion thresholds in neonates. N Engl J Med. 2019;380(3):242–51. Epub 2018 Nov 2
72. Christensen RD, Del Vecchio A, Henry E. Expected erythrocyte, platelet and neutrophil values for term and preterm neonates. J Matern Fetal Neonatal Med. 2012;25(Suppl 5):77–9. Review. PubMed PMID: 23025775
73. Andrew M, Paes B, Milner R, Johnston M, Mitchell L, Tollefsen DM, Powers P. Development of the human coagulation system in the full-term infant. Blood. 1987;70(1):165–72.
74. Andrew M, Paes B, Milner R, Johnston M, Mitchell L, Tollefsen DM, Castle V, Powers P. Development of the human coagulation system in the healthy premature infant. Blood. 1988;72(5):1651–7. PMID: 3179444
75. Ree IMC, Lopriore E. Updates in neonatal hematology: causes, 1083 risk factors, and management of anemia and thrombocytopenia. Hematol Oncol Clin North Am. 2019;33(3):521–32. https://doi.org/10.1016/j.hoc.2019.01.013. Epub 2019 Mar 23. Review. PubMed PMID: 31030817
76. Goobie SM, Haas T. Perioperative bleeding management in pediatric patients. Curr Opin Anaesthesiol. 2016;29(3):352–8. https://doi.org/10.1097/ACO.0000000000000308. PMID: 26844864.

肝移植患者的血液管理 25

Diana Romano，Jeron Zerillo，Natalie Smith
郭玉 译 赵珍珍 审校

1. 引言

肝移植过程中，由于肝硬化患者凝血系统生理功能紊乱，血液以及成分输血管理非常复杂。与健康志愿者相比，终末期肝病（end-stage liver disease，ESLD）患者出血和血栓形成的风险更高。ESLD 患者通常因凝血因子分泌减少而引起凝血系统紊乱。这些改变通常会导致实验室标准评估的结果异常，包括凝血酶原时间（prothrombin time，PT）、活化部分凝血活酶时间（activated partial thromboplastic time，aPTT）、国际标准化比值（international normalized ratio，INR）和血小板计数。一般来说这些检查结果异常，如 INR 升高和血小板减少，是出血风险高的指标，尤其是 ESLD 患者。然而，仅根据实验室异常结果做出的决策实际上对 ESLD 患者可能存在风险，而且止血评估往往更加复杂。在本章中，我们将讨论 ESLD 患者的凝血功能变化，凝血状态的评估以及肝移植过程中凝血功能管理，包括输血及其他治疗凝血和出血的方法。

2. 肝硬化与凝血功能障碍

肝是凝血因子以及参与纤溶和血小板生成的促血小板生成素的主要合成场所，因此肝硬化对凝血系统影响很大。肝合成促凝因子Ⅱ、Ⅴ、Ⅶ、Ⅸ、Ⅹ、Ⅺ、Ⅻ和ⅩⅢ，而这些因子在终末期肝病患者中常出现活性降低[1]。另外，大多数凝血抑制剂（抗凝血酶、肝素辅因子Ⅱ、C 蛋白、S 蛋白、组织因子途径抑制剂）和纤溶成分（纤溶酶原、α2-抗纤溶酶、纤溶酶抑制剂）在肝中合成减少[1]。因此，ESLD 患者促凝和抗凝因子合成失衡会导致患者形成相对稳态。然而，由于这种稳态非常脆弱，ESLD 患者存在发展为低凝或高凝状态的风险。实际上，组织因子产生于肝细胞，并被认为是凝血的主要生理激活剂。它由受损的肝细胞释放，并可能在肝病的高凝状态中发挥作用[2]。

血小板在凝血过程中起着重要作用，终末期肝病患者的血小板数量和质量往往会严重降低。这主要是门静脉高压以及随后的血小板滞留和脾破坏（脾功能亢进）引发的。血小板生成所需的生长因子血小板生成素的合成减少，也会导致循环中血小板的减少。凝血功能异常可能还会消耗血小板，而骨髓抑制可能会进一步加重血小板减少[2]。

血管性血友病因子（Von Willebrand Factor，vWF）在内皮细胞合成，肝病患者 vWF 合成增加，从而导致血小板聚集增加。血管性血友病因子裂解酶 ADAMTS13 由肝合成，通过剪切 vWF 使其失活，肝病患者的裂解酶合成减少[2]，从而导致 vWF 分解减慢，活性增强[3-4]。尽管血小板的功能降低，但仍可保证血小板的黏附功能。上述因素中，只有Ⅷ因子和 vWF 浓度显著升高，其他凝血因子因蛋白质合成受损致使浓度降低[1]。

2.1 止血再平衡

目前的观点是，大多数 ESLD 患者的促凝和抗凝系统处于一种不稳定的平衡状态，即止血再平衡状态[5]。然而，这种平衡不如健康者的止血状态稳定[5]，并且容易受到肝疾病并发症（包括感染、肾衰竭和手术应激，导致快速转变为低凝或高凝状态）的干扰，这种平衡状态失衡也正解释了这些患者为什么会同时出现出血和血栓形成[5]。这可影响实验室检查结果，导致不必要的输血[6]。

3. ESLD 患者凝血功能障碍检测

首先通过病史采集和体格检查评估 ESLD 患者的出血风险。病史采集应集中于出血史，包括鼻出血、自发性出血（如刷牙时牙龈出血）、食管静脉曲张出血、淤伤、深静脉血栓形成（deep vein thrombosis，DVT）、肺栓塞（pulmonary embolism，PE）或门静脉血栓（portal vein thrombosis，PVT）和癌症病史，尤其是肝细胞癌（hepatocellular carcinoma，HCC）。可能增加出血风险的体格检查结果包括淤伤、瘀斑或穿刺部位的自发性出血。

使用 PT、aPTT 和 INR 的标准实验室检测进一步评估肝硬化患者凝血状态。这些常规凝血检测都是体外测试，仅检测特定个体肝产生的促凝剂水平。

既往由于担心过度出血的风险，医生会在术前给予血浆预防性纠正延长的 PT 和升高的 INR，但是这种处理可能是错误的。临床和实验室研究表明 INR 与肝硬化患者的出血风险无关[6]。对于肝病患者，常规输注血浆或血小板纠正凝血功能异常是不合适的，此举可能因破坏上述所谓的“再平衡止血”导致弊大于利。此外通过血浆纠正升高的 INR 通常剂量不足，纠正剂量应达到 10 ～ 15 ml/kg。然而，给予 1 ～ 2 个单位的血浆并未充分纠正 INR 却会使患者暴露于输血风险，包括输血相关的急性肺损伤（transfusion-associated acute lung injury，TRALI）、输血相关的循环超负荷（transfusion-associated circulatory overload，TACO）以及门静脉淤血。Warner 等发现接受血浆治疗的近 7000 名患者中，输血前 INR 中位数为 1.9，输血浆中位数 2 单位（其中 20% 的患者术前采取了预防性输血）后 INR 中位数下降了 0.4 且只有 12% 的患者 INR 恢复正常。INR ＜ 3 时，通过预输血降低 INR 的作用有限[7]。

更复杂的凝血即时测试如黏弹性实验，包括血栓弹力图（thromboelastography，TEG）和旋转血栓弹力测定法（rotational thromboelastometry，ROTEM）为代表的有效评估凝血技术。血栓黏弹性实验在评估肝硬化患者潜在的止血功能异常方面可能优于传统的 PT/INR 和 aPTT，因为该实验能够实时量化凝块的形成、级联和分解以识别特定的异常情况。ROTEM 测试包含几个成分测试：EXTEM 分析外在凝血途径；INTEM 分析内在凝血途径；FIBTEM 分析纤维蛋白原对凝血的作用；APTEM 检测纤维蛋白原的溶解。此外，还有 HEPTEM 可用于检测肝素的作用[8]。肝移植最相关的 ROTEM 测试是 EXTEM、FIBTEM 和 APTEM。常用的凝血黏弹性实验参数包括代表凝血因子激活的凝血时间（clotting time，CT），与凝血因子级联反应和纤维蛋白交联相关的血栓形成时间（clot formation time，CFT）和 α - 角，5 分钟和 10 分钟的波幅（A5 和 A10）以及最大凝块硬度（maximum clot firmness，MCF）代表血凝块强度，并与 EXTEM 的血小板和纤维蛋白原活性以及 FIBTEM 的纤维蛋白原活性相关。最大溶解量表示血凝块分解的最大量[9]。ROTEM 优于标准实验室评估的一个明显优势是速度；结果（包括 CT、CFT、A5、A10）可在测定的 5 ～ 10 min 内获得。A5/A10 已被证明与血小板减少和纤维蛋白原减少症有极好的相关性，并可指导肝移植过程中相关血制品的早期输注[10]。已有证据支持使用这些测试指导出血的无肝病患者的输血，并显示输血量减少以及术后血栓形成风险降低[8, 11-12]。肝移植过程中，利用 ROTEM 指导输血可减少失血量和血浆输注量[13-15]。ROTEM 指导下 ESLD 出血预测是个正在进行的研究领域，迄今为止有很好的结果[16-17]。关于肝移植患者使用血栓弹力测定法在发病率和死亡率方面的长期益处的证据是有限的。一项 303 例肝移植患者进行 ROTEM 病例对照研究表明，ROTEM 降低了 MELD ＞ 21 的患者血液制品的使用，减少手术并发症和术后肾衰竭，并能更好地保存移植肝和降低移植肝功能障碍以及再移植的发生率并减少患者的早期死亡率[18]。但是，另一项包括 28 例肝移植患者使用血栓弹力图和标准实验室凝血试验指导输血的随机对照研究显示，血栓弹力图组的血浆输注显著减少，但两组患者的 3 年生存率无差异。

ROTEM 的另一个主要优点是它在持续出血期间具有较高的阴性预测价值。正常的 ROTEM 可能提示手术是出血的原因，而非凝血病[11]。我们建议手术开始时进行 ROTEM 基线检测，再灌注后至少再检测一次，若出现异常或持续弥漫性出血时则应多次进行 ROTEM 基线检测。

3.1　肝移植与术中凝血状态的变化

肝移植过程中出血的主要原因包括手术止血不彻底、凝血障碍（稀释性或消耗性）、高纤溶、透壁静水压高（如门静脉高压）、低体温、炎性介质的释放以及移植物注入的肝素 /TPA。肝移植分为三个阶段，每个阶段都有特定的潜在并发症。

3.1.1　无肝前期

无肝前期开始于手术切皮，结束于患者肝的血液停止流动。这一阶段的标志是肝门的分离和暴露。仔细观察手术区域是关键，因为手术出血最可能发生在此阶段。由于无肝前期可能会突发急性出血，因此应开放血管通路并准备相应的血液制品。保证快速灌注是基本要求。出血最可能发生于门脉高压患者，此类患者静脉结构脆弱易破裂，且难以通过外科手术控制。对于严重门脉高压患者，包括已行经颈静脉肝内门体分流术（transjugular intrahepatic portosystemic shunt，TIPS）的患者，外科手术暴露不可避免地破坏门体循环分流进入腹壁和腹腔的过程。

有上腹部手术史（包括移植史）和（或）有粘连导致自发性细菌性腹膜炎病史的患者出血风险增加。酒精性肝炎或酒精性肝硬化患者可能因酒精对骨髓的直接毒性作用以及抑制巨核细胞功能导致血小板减少和血小板功能受损而增加出血风险[19]。相反，HCC 患者发生静脉血栓栓塞并发症的风险增加，包括 PVT 和非内脏静脉血栓栓塞，如 DVT 和 PE。此外，非肿瘤性 PVT 在肝硬化患者中比普通人群更为常见，据报道 69.5% 的肝硬化性 PCT 患者中血栓的形成与基因型相关。此外，肝移植期间需要持续肾替代治疗（continuous renal replacement therapy，CVVH）的患者，CVVH 回路血栓形成比对照组更迅速且常见[23]。据报道，与其他病因的肝硬化相比，原发性胆汁性肝硬化患者纤溶减少以及凝血酶生成能力保存的更好[24-25]。

无肝前期麻醉管理的主要目标是结合手术视野观察和早期获得基线黏弹性检测，在需要时使用胶体、晶体、输血疗法维持血容量。与普通人相比，ESLD 患者因基线凝血因子水平降低，其患稀释性凝血病的风险增加。因此，正确地应用液体不仅对患者的心肺和血容量状态很重要，而且对他们的凝血潜能也很重要。

大量的液体和血制品复苏可能会增加中心静脉压（central venous pressure，CVP），理论上此举可能会促进门静脉压力增高而导致的继发性出血。然而，在无肝前期维持较低的 CVP 以减少失血量是有争议的，一些报道表明通过加强利尿、限制液体、硝酸甘油和吗啡以维持较低的 CVP（< 5 mmHg）与术后肾衰竭和 30 天死亡率增加相关[26]，其他研究显示正常和低 CVP 组之间围术期肾功能和术后并发症无差异[27]。

3.1.2　无肝期

肝移植的第二个阶段为无肝期，从夹闭肝门开始，到移植肝的再灌注结束。无肝期主要有三种手术技术[28]。全血管分离中的下腔静脉（inferior vena cava，IVC）置换术包括钳夹穿过肝门、肝下 IVC 和肝上 IVC，然后摘除肝和相关血管，并用供体肝以及血管置换。IVC 钳夹可能会导致肝移植患者血流动力学不稳定，主要是因为前负荷下降，从而导致心输出量下降，因此需要进行必要的容量复苏和血管升压技术支持以耐受这个过程。第二项技术称为背驮式肝移植技术，涉及夹闭肝门和肝静脉，这包括在肝静脉和 IVC 交界处的侧夹。与全下腔静脉置换术相比，背驮式技术保留了部分下腔静脉血流，维持了部分前负荷和心输出量。此外，临时放置的门腔静脉分流器可更好地保持无肝期间的前负荷。与全下腔静脉相比，背驮式手术吻合更复杂。在无肝期维持心输出量的第三种方法就是静脉-静脉体外转流（veno-venous bypass，VVB）。这种方法为放置股静脉导管（有时是门静脉导管）和上腔静脉导管（如颈内静脉或锁骨下静脉），在全肝血流阻断前将下半身的血液通过旁路回路返回右心房。一旦患者进入无肝期，可选择血管升压药和正性肌力药而非液体疗法以恰当地维持血压，因此本阶段过度复苏可能会导致再灌注期容量超负荷，诱发急性右心衰和移植肝淤血从而损害其功能。

一旦接受肝切除手术，患者自身肝原有的功能都会丧失。这包括麻醉药物代谢和血制品中的枸橼酸盐导致潜在的枸橼酸盐中毒。通常由肝代谢的内源性 tPA 和其他内源性抗凝剂的积累，可能会观察到凝血功能障碍。随着 tPA 促进了纤溶酶原向纤溶酶的转化，进而有助于将纤维蛋白分解为纤维蛋白裂解产物，最终结果是纤维蛋白原的产生减少，纤维蛋白的消耗增加导致失血增加[24, 29]。

3.1.3 新肝期

肝移植的最后阶段，即新肝期，开始于移植肝再灌注，并在手术完成时结束。再灌注可能导致血流动力学不稳定。此时，移植肝通过恢复门静脉流入以及下腔静脉流出的静脉血来实现再灌注。在此期间，门静脉系统和下半身体循环中停滞的静脉血，以及移植肝的保存液和内源性的代谢产物，都被释放入到体循环中。并发的右心室扩张和功能障碍、肺血管收缩、全身性低血压、心律失常和心搏骤停可能会使再灌注复杂化。这一关键期的管理包括血管升压药物、抗心律失常药物和膜稳定剂改善心功能，但很少涉及血液管理的急性改变。在新肝期，由于高纤溶会导致新的凝血问题。除了无肝期看到的tPA效应外，新肝期由于缺血和再灌注损伤供体内皮释放tPA，从而导致纤维蛋白溶解增强[30]。供肝再灌注后也可观察到类肝素活性，这可能源于保存供肝而使用的外源性的肝素释放，或缺血移植物内皮细胞释放的内源性肝素样物质[30-31]。通常它的作用非常短暂，但对于肝素敏感的患者可能无法迅速清除而发展成为凝血功能障碍；这种特殊情况下使用鱼精蛋白可改善失血[32]。最后，血液温度降低（低温保存液）、代谢性酸中毒和心血管功能降低都可在新肝期凝血功能中起一定的作用[30]，一旦移植肝开始起作用，许多因素会随着时间推移而改善。供肝在新肝期起着重要作用，因为供肝延迟或原发性无功能会导致凝血功能恶化。供肝移植失败的危险因素包括边缘移植、保存不良以及长时间冷缺血和（或）热缺血[33]。

4. 肝移植与红细胞输注

目前还没有肝移植手术可遵循的标准输血模式。一项加拿大的研究报告发现，八个主要肝移植中心的RBC、血浆和血小板的使用模式存在显著差异[34]。由于即时凝血检测的可用性存在差异，并且难以根据术前变量预测术中输血需求，因此很难确定统一的输血策略[35-36]。

5. 血液保护策略

肝移植患者常见的血液学并发症如贫血、血小板减少和凝血功能障碍是避免/减少异体输血的重要障碍。也就是说，为了减少暴露于相关并发症的风险，可以采用几种策略[28]。急性等容血液稀释（acute normovolemic hemodilution，ANH）是一种策略，需要在无肝前期通过中央通路采血，并以晶体或胶体替代维持血容量。使用ANH降低患者的血红蛋白浓度可将手术失血的影响降至最低（出血的血细胞比容较低），保留在自体血液中的血小板和凝血因子可在手术后期进行自体输血。此技术适用于初始血红蛋白浓度高且血流动力学稳定的患者。同样，其他研究小组也提出不使用晶体或胶体替代的静脉切开采血疗法[37]。

利用细胞回收装置回收红细胞在肝移植中是一项成熟的技术，可以将大量流出的血液回输至患者体内，从而避免潜在的免疫反应或异体输血的并发症[28]。该技术的禁忌证包括外科感染和恶性肿瘤。然而，一些小型研究评估了HCC患者肝移植细胞回收的肿瘤学安全性，并未发现对死亡率或复发率有负面影响[38-41]。此观点是否正确需要进一步的研究证实。利用ANH和细胞回收等技术，一些医疗机构已经实现了非RBC输血肝移植[42]。

6. 肝移植与浓缩因子

无出血情况下，不建议纠正肝硬化凝血功能障碍。血浆替代凝血因子和血小板纠正血小板减少需大量输注血浆，由此产生的中心静脉压和门静脉压增加可加重血管出血风险[43]。大量血浆（10～15 ml/kg）只能将凝血因子提高15%～30%，每单位的血浆都会增加TRALI和TACO的风险，此外还可能导致低钙血症和低体温，并可能增加凝血功能障碍[44]。接受肝移植的患者相比普外科人群具有更高的TRALI风险[45-48]。肝移植输血与住院时间延长、生存期缩短、肾损伤、再次手术以及感染有关[33]。预防性输注血小板使肝移植患者暴露于输血风险，特别是

TRALI 和 ARDS，并与患者和移植物的存活率降低相关[44，49-50]。

但是，当临床出血确实发生时，与其他患者相比，终末期肝病患者发生稀释性凝血功能障碍和低纤维蛋白原的风险更高。肝移植过程中，内皮多糖损伤起着抗凝作用，并可导致自身肝素化[51]。继发于无肝期 tPA 清除率降低引起的纤溶增加和再灌注时供肝释放的 tPA 增加，手术出血的情况进一步复杂化[51]。事实上，如果缺血时间延长，移植物质量不佳或供肝标准扩大而导致移植肝功能下降，则肝移植可能会使凝血功能恶化[33]。因此，肝移植术中出血时，仅凭输血纠正凝血功能障碍可能十分复杂，应考虑使用多种止血产品。

6.1　纤维蛋白原

纤维蛋白原是临床上第一个通过稀释可显著降低的凝血因子。当纤维蛋白原存在于血浆中时，需要大量输注血浆才能有效替代纤维蛋白原，然而此举可能会导致纤维蛋白原的进一步稀释。纤维蛋白原可经多种形式获得，包括冷沉淀和纤维蛋白原浓缩物。冷沉淀是解冻血浆的产物，每单位血浆可产生 15 ml 冷沉淀。每单位冷沉淀含 120 ～ 800 mg 纤维蛋白原。冷沉淀还含凝血因子Ⅷ、ⅩⅢ、vWF 和纤连蛋白[44]。对于 60 kg 的成人来说，一个单位的冷沉淀（15 ml）可增加大约 10 mg/dl 的纤维蛋白原[44]。在北美，纤维蛋白原浓缩物有两种形式，包括 Fibryga（奥地利 Octapharma）和 RiaSTAP（德国 CSL Behring）。每剂含 1 g 纤维蛋白原，可用无菌液体配置[44]。与冷沉淀相比，纤维蛋白原浓缩物可以立即获得，因为它们可在常温下储存且不需要解冻或血型鉴定。另外，纤维蛋白原浓缩物可减少输血反应和病原体传播的风险[44]。

创伤时，大量出血与纤维蛋白原水平低于 1.5 g/L 相关。因此，创伤指南建议将纤维蛋白原维持在 1.5 ～ 2 g/L 之间，初始剂量为 3 ～ 4 g 纤维蛋白原浓缩物或 50 ml/kg 冷沉淀[52]。创伤时 ROTEM FIBTEM MCF 为 7 以及纤维蛋白原为 2 g/L 时，可能有助于指导输血[52]。

一项系统性综述比较了血浆输注与浓缩纤维蛋白原治疗患者出血的效果，结果发现输血控制出血的结果不明确，只有 28% 的研究显示出阳性结果（出血或死亡率降低）[53]。另外，21 项纤维蛋白原研究中 70% 显示出积极的结果。三项研究直接比较了血浆和纤维蛋白原浓缩物，发现纤维蛋白原输注与失血量减少、输血量减少、ICU 和住院时间减少和血浆纤维蛋白原水平升高相关[53]。

评价纤维蛋白原浓缩物与冷沉淀在肝移植患者中的疗效与安全性的研究也使用了凝血酶原复合物浓缩物，以下章节将对此进行讨论。

6.2　凝血酶原复合物

凝血酶原复合物（prothrombin complex concentrates，PCC）是从缓慢融化的血浆上清中纯化的因子[44，54]。大多数可用的 PCC 包含 4 个因子（4F PCC，凝血因子Ⅱ、Ⅶ、Ⅸ和Ⅹ），早期 PCC 包含三个凝血因子（因子Ⅱ、Ⅸ和Ⅹ）。早期 PCC 与血栓形成（静脉血栓栓塞、心肌梗死、弥散性血管内凝血）有关，但新产品被认为更安全，它们保持凝血因子在失活状态并含抗凝蛋白[55]。在美国，4F PCC 可从 K Centra（CSL Behring，德国）获得，其含有肝素、蛋白 C、蛋白 S 和凝血酶抗凝血剂[56]。PCC 剂量基于Ⅸ因子含量，每瓶约含 500 IU，用 20 ml 无菌液体稀释成浓度为 25 IU/ml[44]。与血浆相比，PCC 可以恢复凝血因子水平，且无容量超负荷的风险，并减少由病毒失活和滤过引起的输血风险[55]。

4F PCC 的大多数安全性和剂量来自对华法林治疗患者的研究。一项多中心研究发现，与华法林相关的大出血中，PCC 在降低 INR 和止血方面不劣于血浆，且不良事件的发生率相似[57]。另一项研究评估了紧急逆转华法林（由于出血或手术）与 PCC 相关的血栓栓塞并发症，结果发现与 PCC（24 IU/kg）相关的血栓栓塞发生率（1 MI，3 CVA，1 DVT，1 脾梗死）为 3.8%[58]。考虑到参与研究的患者正在服用华法林作为卒中的二级预防药物，且具备血栓形成条件，作者得出结论，与基线相比，PCC 给药可能轻度增加了血栓栓塞的风险[58]。

关于肝脏疾病 PCC 研究的数据有限。Pereira 和同事评估了四种不同剂量的 4F PCC（12.5 ～ 50 IU/kg）与维生素 K 用于发生致命性出血的肝病患者的效用，并指出 PCC 给药后止血得到改善[59]。另一组使用体外凝血酶生成试验评估 PCC 在肝移植中的疗效[60]，与不能恢复凝血酶的血浆（剂量相当于 2～3 个单位的血浆）相比，肝移植患者使用低剂量 PCC（0.2 IU/ml 相当于 10 IU/kg）可恢复凝血酶的生成。作者从而得出的结论：与需要逆转华法林的患者相比，较低剂量的 PCC 足以恢复凝血酶的生成[60]。

PROTON 试验是一项多中心随机双盲研究，目标是评估 4F PCC 在肝移植中的疗效和安全性，终点包括输血总量、失血估计量、抢救药物和安全终点，包括针对血栓栓塞事件的严重不良事件[61]。

一些肝移植研究使用一系列基于 ROTEM 的算法用于纤维蛋白原替代治疗以及基于 ROTEM 的方案的 PCC 输注。Krichner 及其同事使用 6 mm 的 FIBTEM MCF 和 35 mm 的 EXTEM MCF 指导纤维蛋白原替代治疗，纤维蛋白原目标水平为 1.5～2 g/L[62]。接受纤维蛋白原治疗的 153 例患者中，平均剂量为 6.3 g。EXTEM CT ＞ 80 s 时给予 PCC 输注（25 IU/kg）。需要浓缩纤维蛋白原或 PCC 的患者也需要输注 RBC、血浆和血小板，并且有可能需要再次手术[62]。常规组与接受纤维蛋白原组和（或）4F PCC 组的血栓并发症无差异（$P = 0.31$）。两组之间的肝动脉血栓形成没有差异，总发生率为 4.1%，PE 的发生率为 3/266 例（1.1%），PVT 和心肌梗死的总发生率为 0.4%[62]。

另一组研究将传统输血与 ROTEM 指导的算法进行比较，该算法包括纤维蛋白原和 4F PCC[63]。ROTEM 在基线、再灌注和移植后进行。EXTEM A5 ＜ 25 mm 和 FIBTEM A10 ＜ 10 mm 时开始输注冷沉淀或浓缩纤维蛋白原。当 EXTEM CT ＞ 80 s 时，给予 PCC。使用倾向评分匹配分析发现，与传统输血相比，ROTEM 组的 RBC 和血浆输注量减少，但冷沉淀或血小板、并发症、住院时间或死亡率方面无差异[63]。

为了进一步评估肝移植患者的纤维蛋白原和 PCC，还需要进行更多的研究和标准化给药算法，这些初步研究表明，这些产品使用安全，不会增加血栓形成的风险，并可能减少输血需求。

6.3 重组活化因子Ⅶ（recombinant activated factor Ⅶ，rFⅦa）

重组活化因子Ⅶ是一种丝氨酸蛋白酶，可将无活性凝血因子Ⅸ和Ⅹ转化为活性形式。rFⅦa 最初临床上用于缺乏因子Ⅷ和Ⅸ的血友病患者，血友病需要剂量高达 90 μg/kg[44]。在围术期出血的情况下，给予 rFⅦa 可激活 FⅩa，恢复 Xase 复合物活性，从而导致凝血酶的产生；因此，rFⅦa 只能在有足够的凝血酶原供 FⅩa 起作用情况下才能发挥止血作用，故血浆和 PCC 预输注补充凝血酶原对 rFⅦa 发挥作用是必要的[54]。同样，在缺乏纤维蛋白原的情况下凝血酶的产生将无法止血；因此给予 rFⅦa 之前必须补充足够的纤维蛋白原使其生效[54]。

重组因子Ⅶa 与血栓栓塞并发症的风险相关。颅内出血和心脏外科手术患者使用 rFⅦa 与血栓栓塞事件风险增加相关[64]。对 35 项随机对照试验的系统回顾和 meta 分析评估了与使用 rFⅦa 相关的血栓栓塞事件的发生率，其中 9%（401/4468）的患者发生了血栓栓塞事件，与安慰剂组相比，rFⅦa 组动脉血栓发生率更高（5.5% *vs.* 3.2%，$P = 0.003$），冠状动脉血栓的发生率更高（2.9% *vs.* 1.1%，$P = 0.002$）。高龄患者发生动脉栓塞的风险增加，75 岁以上患者的发生率为 10.8%，而安慰剂组为 4.1%（$P = 0.02$）[65]。这些研究的剂量范围很广，从＜ 80 μg/kg 到＞ 120 μg/kg 不等。作者最终得出结论：rFⅦa 与动脉血栓栓塞风险增加相关，尤其是老年患者。

6.3.1 rFⅦa 与肝脏疾病

包括随机对照试验在内的一些研究评估了 rFⅦa 在肝移植患者中的应用。两项小型研究（均＜ 10 例）表明，给予 rFⅦa 可降低肝病患者的输血需求[66-67]；其他研究并未发现输血以及长期预后方面的差异[68-71]。事实上，一些研究表明接受 rFⅦa 的患者输血需求增加，患者与移植物存活率降低[72-73]。迄今为止，尚无证据表明接受 rFⅦa 的肝移植患者血栓栓塞的事件增加[64, 67-69, 72-73]。目前还没有足够证据得出 rFⅦa 对该人群有益或有害的结论。

6.4 抗纤溶药物

目前可用的抗纤溶药物包括氨基己酸和氨甲环酸。抑肽酶为胰蛋白酶抑制剂，在 2008 年之前，有证据表明应用抑肽酶造成冠状动脉旁路移植术后死亡率增加，抑肽酶被撤出市场[74]。一些关于肝移植的研究比较了抑肽酶从市场撤出前后的结果。回顾性分析比较了抑肽酶撤药前后的失血情况显示了不同的结果，有些报告称停用抑肽酶后出血更多，而另一些则显示无差异[75-76]。目前可用的抗纤溶药如氨甲环酸已被证明可以减少输血需求，而不会增加肝动脉血栓形成、静脉血栓栓塞或死亡的风险[77-78]。抗纤溶药物通常只有黏弹性检测证明纤溶过度的情况下使用，而非预防性使用[62-63]。

7. 小结

总之，ESLD 的止血策略需要仔细评估。由于大多数 ESLD 患者处于止血再平衡状态，全血的黏弹性试验可能有助于阐明患者的凝血状态，因此医护人员必须摒除对标准实验室结果异常的先入之见。这些工具在肝移植期间诊断和管理凝血功能障碍方面十分有用。应特别考虑患者解剖和生理的特点，如门静脉高压，可能会导致手术出血增加。血液管理的策略包括保护技术、全血或成分输血、特定因子浓缩物的替代以及必要时抗纤溶药物的应用。虽然选择众多，但根据患者的临床情况个体化治疗是取得良好临床效果的关键。

参考文献

1. Wada H, Usui M, Sakuragawa N. Hemostatic abnormalities and liver diseases. Semin Thromb Hemost. 2008;34(8):772–8. https://doi.org/10.1055/s-0029-1145259.
2. Hartmann M, Szalai C, Saner FH. Hemostasis in liver transplantation: pathophysiology, monitoring, and treatment. World J Gastroenterol. 2016;22(4):1541–50. https://doi.org/10.3748/wjg.v22.i4.1541.
3. Hugenholtz GCG, Adelmeijer J, Meijers JCM, Porte RJ, Stravitz RT, Lisman T. An unbalance between von Willebrand factor and ADAMTS13 in acute liver failure: implications for hemostasis and clinical outcome. Hepatology. 2013;58(2):752–61. https://doi.org/10.1002/hep.26372.
4. Lisman T, Bongers TN, Adelmeijer J, et al. Elevated levels of von Willebrand factor in cirrhosis support platelet adhesion despite reduced functional capacity. Hepatology. 2006;44(1):53–61. https://doi.org/10.1002/hep.21231.
5. Lisman T, Porte RJ. Rebalanced hemostasis in patients with liver disease: evidence and clinical consequences. Blood. 2010;116(6):878–85. https://doi.org/10.1182/blood-2010-02-261891.
6. Saner FH, Kirchner C. Monitoring and treatment of coagulation disorders in end-stage liver disease. Visc Med. 2016;32(4):241–8. https://doi.org/10.1159/000446304.
7. Warner MA, Hanson AC, Weister TJ, et al. Changes in international normalized ratios after plasma transfusion of varying doses in unique clinical environments. Anesth Analg. 2018;127(2):349–57. https://doi.org/10.1213/ANE.0000000000003336.
8. Williams B, McNeil J, Crabbe A, Tanaka KA. Practical use of thromboelastometry in the management of perioperative coagulopathy and bleeding. Transfus Med Rev. 2017;31(1):11–25. https://doi.org/10.1016/j.tmrv.2016.08.005.
9. Katz D, Beilin Y. Disorders of coagulation in pregnancy. Br J Anaesth. 2015;115 Suppl 2:ii75-88. doi: 10.1093/bja/aev374
10. Hashir A, Singh S, Krishnan G, Subramanian RGS. Correlation of early ROTEM parameters with conventional coagulation tests in patients with chronic liver disease undergoing liver transplant. Indian J Anesth. 2017;61(18):622–8. https://doi.org/10.4103/ija.IJA.
11. Pierce A, Pittet J-F. Practical understanding of hemostasis and approach to the bleeding patient in the OR. Adv Anesth. 2014;32(1):1–21. https://doi.org/10.1002/ana.22528.Toll-like.
12. Wikkelsø A, Wetterslev J, Møller AM, Afshari A. Thromboelastography (TEG) or rotational thromboelastometry (ROTEM) to monitor haemostatic treatment in bleeding patients: A systematic review with meta-analysis and trial sequential analysis. Anaesthesia. 2017;72(4):519–31. https://doi.org/10.1111/anae.13765.
13. Smart L, Mumtaz K, Scharpf D, et al. Rotational thromboelastometry or conventional coagulation tests in liver transplantation: comparing blood loss, transfusions, and cost. Ann Hepatol. 2017;16(6):916–23. https://doi.org/10.5604/01.3001.0010.5283.
14. Roullet S, Freyburger G, Cruc M, et al. Management of bleeding and transfusion during liver transplantation before and after the introduction of a rotational thromboelastometry-based algorithm. Liver Transplant. 2015;21(2):169–79. https://doi.org/10.1002/lt.24030.
15. Northup P, Reutemann B. Management of coagulation and anticoagulation in liver transplantation candidates. Liver Transplant. 2018;24(8):1119–32. https://doi.org/10.1002/lt.25198.
16. Tafur LA, Taura P, Blasi A, et al. Rotation thromboelastometry velocity curve predicts blood loss during liver transplantation. Br J Anaesth. 2016;117(6):741–8. https://doi.org/10.1093/bja/aew344.
17. Dötsch TM, Dirkmann D, Bezinover D, et al. Assessment of standard laboratory tests and rotational thromboelastometry for the prediction of postoperative bleeding in liver transplantation. Br J Anaesth. 2017;119(3):402–10. https://doi.org/10.1093/bja/aex122.
18. Álamo JM, León A, Mellado P, et al. Is "intra-operating room" thromboelastometry useful in liver transplantation? A case-control study in 303 patients. Transplant Proc. 2013;45(10):3637–9. https://doi.org/10.1016/j.transproceed.2013.11.008.
19. Marroni CA, De Medeiros FA, Fernandes SA, et al. Liver transplantation and alcoholic liver disease: history, controversies, and considerations. World J Gastroenterol. 2018;24(26):2785–805. https://doi.org/10.3748/wjg.v24.i26.2785.
20. Zanetto A, Campello E, Spiezia L, Burra P, Simioni P, Russo FP. Cancer-associated thrombosis in cirrhotic patients with hepatocellular carcinoma. Cancers (Basel). 2018;10(11):1–19. https://doi.org/10.3390/cancers10110450.
21. Rodríguez-Castro KI, Porte RJ, Nadal E, Germani G, Burra P, Senzolo M. Management of nonneoplastic portal vein thrombosis in the setting of liver transplantation: a systematic review. Transplantation. 2012;94(11):1145–53. https://doi.org/10.1097/TP.0b013e31826e8e53.
22. Amitrano L, Guardascione MA, Ames PRJ. Coagulation abnormalities in cirrhotic patients with portal vein thrombosis. Clin Lab. 2007;53(11–12):583–9.
23. Agarwal B, Shaw S, Hari MS, Burroughs AK, Davenport A. Continuous renal replacement therapy (CRRT) in patients with liver disease: is circuit life different? J Hepatol. 2009;51(3):504–9. https://doi.org/10.1016/j.jhep.2009.05.028.
24. Cleland S, Corredor C, Ye JJ, Srinivas C, McCluskey SA. Massive haemorrhage in liver transplantation: consequences, prediction and management. World J Transplant. 2016;6(2):291. https://doi.org/10.5500/wjt.v6.i2.291.

25. Segal H, Cottam S, Potter D, Hunt BJ. Coagulation and fibrinolysis in primary biliary cirrhosis compared with other liver disease and during orthotopic liver transplantation. Hepatology. 1997;25(3):683–8. https://doi.org/10.1002/hep.510250332.
26. Schroeder RA, Collins BH, Tuttle-Newhall E, et al. Intraoperative fluid management during orthotopic liver transplantation. J Cardiothorac Vasc Anesth. 2004;18(4):438–41. https://doi.org/10.1053/j.jvca.2004.05.020.
27. Feng ZY, Xu X, Zhu SM, Bein B, Zheng S. Sen. Effects of low central venous pressure during preanhepatic phase on blood loss and liver and renal function in liver transplantation. World J Surg. 2010;34(8):1864–73. https://doi.org/10.1007/s00268-010-0544-y.
28. Sakai T. Liver Transplantation Anesthesiology. In: KST S, editor. Anesthesia and Perioperative Care for Organ Transplantation. New York: Springer Science+Business Media; 2017. p. 353–64. https://doi.org/10.1213/ane.0000000000002483.
29. Kong HY, Huang SQ, Zhu SM, Wen XH. Role of anhepatic time in endothelial-related coagulation in liver transplantation. Minerva Anestesiol. 2013;79(4):391–7.
30. De Boer MT, Molenaar IQ, Hendriks HGD, Slooff MJH, Porte RJ. Minimizing blood loss in liver transplantation: progress through research and evolution of techniques. Dig Surg. 2005;22(4):265–75. https://doi.org/10.1159/000088056.
31. Kettner SC, Gonano C, Seebach F, et al. Endogenous heparin-like substances significantly impair coagulation in undergoing orthotopic liver transplantation. Anesth Analg. 1998;86(4):691–5. https://doi.org/10.1097/00000539-199804000-00002.
32. Bayly PJM, Thick M. Reversal of post-reperfusion coagulopathy by protamine sulphate in orthotopic liver transplantation. Br J Anaesth. 1994;73(6):840–2. https://doi.org/10.1093/bja/73.6.840.
33. Donohue CI. Reducing transfusion requirements in liver transplantation. World J Transplant. 2015;5(4):165. https://doi.org/10.5500/wjt.v5.i4.165.
34. Ozier Y, Pessione F, Samain E, et al. Institutional variability in transfusion practice for liver transplantation. Anesth Analg. 2003;97(3):671–9. https://doi.org/10.1213/01.ANE.0000073354.38695.7C.
35. Findlay JY, Rettke SR. Poor prediction of blood transfusion requirements in adult liver transplantations from preoperative variables. J Clin Anesth. 2000;12(4):319–23. https://doi.org/10.1016/S0952-8180(00)00162-8.
36. Steib A, Freys G, Lehmann C, Meyer C, Mahoudeau G. Intraoperative blood losses and transfusion requirements during adult liver transplantation remain difficult to predict. Can J Anesth. 2001;48(11):1075–9. https://doi.org/10.1007/BF03020372.
37. Massicotte L, Lenis S, Thibeault L, Sassine M, Seal RRA. Effect of low central venous pressure and phlebotomy on blood product transfusion requirements during liver transplantations. Liver Transplant. 2006;12:117–23. https://doi.org/10.1002/lt.20559.
38. Araujo RL, Pantanali CA, Haddad L, Filho JAR, D'Albuquerque LAC, Andraus W. Does autologous blood transfusion during liver transplantation for hepatocellular carcinoma increase risk of recurrence? World J Gastrointest Surg. 2016;8(2):161. https://doi.org/10.4240/wjgs.v8.i2.161.
39. Foltys D, Zimmermann T, Heise M, et al. Liver transplantation for hepatocellular carcinoma-is there a risk of recurrence caused by intraoperative blood salvage autotransfusion? Eur Surg Res. 2011;47(3):182–7. https://doi.org/10.1159/000330746.
40. Liang TB, Li DL, Liang L, et al. Intraoperative blood salvage during liver transplantation in patients with hepatocellular carcinoma: efficiency of leukocyte depletion filters in the removal of tumor cells. Transplantation. 2008;85(6):863–9. https://doi.org/10.1097/TP.0b013e3181671f2e.
41. Muscari F, Suc B, Vigouroux D, et al. Blood salvage autotransfusion during transplantation for hepatocarcinoma: does it increase the risk of neoplastic recurrence? Transpl Int. 2005;18(11):1236–9. https://doi.org/10.1111/j.1432-2277.2005.00207.x.
42. Massicotte L, Denault AY, Beaulieu D, Thibeault L, Hevesi Z, Nozza A, Lapointe RAR. Transfusion rate for 500 consecutive living donor liver transplantations: experience of one liver transplantation center. Transplantation. 2012;94(11):e66–7. https://doi.org/10.1097/TP.0b013e318274ab4a.
43. Lisman T, Porte RJ. Pathogenesis, prevention, and management of bleeding and thrombosis in patients with liver diseases. Res Pract Thromb Haemost. 2017;1(2):150–61. https://doi.org/10.1002/rth2.12028.
44. Chow JH, Lee K, Abuelkasem E, Udekwu OR, Tanaka KA. Coagulation management during liver transplantation: use of fibrinogen concentrate, recombinant activated factor vii, prothrombin complex concentrate, and antifibrinolytics. Semin Cardiothorac Vasc Anesth. 2018;22(2):164–73. https://doi.org/10.1177/1089253217739689.
45. Toy P, Gajic O, Bacchetti P, et al. Transfusion-related acute lung injury: incidence and risk factors. Clin Trials Obs. 2012;119(7):1757–68. https://doi.org/10.1182/blood-2011-08-370932.An.
46. Clifford L, Jia Q, Subramanian A, et al. Characterizing the epidemiology of postoperative transfusion-related acute lung injury. Anesthesiology. 2015;122:12–20.
47. Benson AB, Austin GL, Berg M, et al. Transfusion-related acute lung injury in ICU patients admitted with gastrointestinal bleeding. Intensive Care Med. 2010;36(10):1710–7. https://doi.org/10.1007/s00134-010-1954-x.
48. Smith NK, Kim S, Hill B, Goldberg A, DeMaria S, Zerillo J. Transfusion-Related Acute Lung Injury (TRALI) and Transfusion-Associated Circulatory Overload (TACO) in liver transplantation: a case report and focused review. Semin Cardiothorac Vasc Anesth. 2018;22(2). https://doi.org/10.1177/1089253217736298.
49. De Boer MT, Christensen MC, Asmussen M, et al. The impact of intraoperative transfusion of platelets and red blood cells on survival after liver transplantation. Anesth Analg. 2008;106(1):32–44. https://doi.org/10.1213/01.ane.0000289638.26666.ed.
50. Pereboom ITA, De Boer MT, Haagsma EB, Hendriks HGD, Lisman T, Porte RJ. Platelet transfusion during liver transplantation is associated with increased postoperative mortality due to acute lung injury. Anesth Analg. 2009;108(4):1083–91. https://doi.org/10.1213/ane.0b013e3181948a59.
51. Schiefer J, Lebherz-Eichinger D, Erdoes G, et al. Alterations of endothelial glycocalyx during orthotopic liver transplantation in patients with end-stage liver disease. Transplantation. 2015;99(10):2118–23. https://doi.org/10.1097/TP.0000000000000680.
52. Spahn DR, Bouillon B, Cerny V, et al. Managment of bleeding and coagulopathy following major trauma: an updated European guideline. Crit Care. 2013;17:R76.
53. Kozek-Langenecker S, Sørensen B, Hess JR, Spahn DR. Clinical effectiveness of fresh frozen plasma compared with fibrinogen concentrate: a systematic review. Crit Care. 2011;15(5):R239. https://doi.org/10.1186/cc10488.
54. Ghadimi K, Levy JH, Welsby IJ. Prothrombin Complex Concentrates for Bleeding in the Perioperative Setting. Anesth Analg. 2016;122(5):1287–300. https://doi.org/10.1016/j.physbeh.2017.03.040.
55. Sørensen B, Spahn DR, Innerhofer P, Spannagl M, Rossaint R. Clinical review: prothrombin complex concentrates – evaluation of safety and thrombogenicity. Crit Care. 2011;15(1):1–9. https://doi.org/10.1186/cc9311.
56. CSL Behring. [Package insert] Kcentra Prothrombin Complex Concentrate (Human). 2013.
57. Sarode R, Milling TJ, Refaai MA, et al. Efficacy and safety of a 4-factor prothrombin complex concentrate in patients on vitamin K antagonists presenting with major bleeding: a randomized, plasma-controlled, phase IIIb study. Circulation. 2013;128(11):1234–43. https://doi.org/10.1161/CIRCULATIONAHA.113.002283.
58. Majeed A, Eelde A, Ågren A, Schulman S, Holmström M. Thromboembolic safety and efficacy of prothrombin complex concentrates in the emergency reversal of warfarin coagulopathy. Thromb Res. 2012;129(2):146–51. https://doi.org/10.1016/j.

thromres.2011.07.024.
59. Pereira D, Liotta E, Mahmoud AA. The use of Kcentra® in the reversal of coagulopathy of chronic liver disease. J Pharm Pract. 2018;31(1):120–5. https://doi.org/10.1177/0897190017696952.
60. Abuelkasem E, Hasan S, Mazzeffi MA, Planinsic RM, Sakai T, Tanaka KA. Reduced requirement for prothrombin complex concentrate for the restoration of thrombin generation in plasma from liver transplant recipients. Anesth Analg. 2017;125(2):609–15. https://doi.org/10.1213/ANE.0000000000002106.
61. Arshad F, Ickx B, Van Beem RT, et al. Prothrombin complex concentrate in the reduction of blood loss during orthotopic liver transplantation: PROTON-trial. BMC Surg. 2013;13(1):1. https://doi.org/10.1186/1471-2482-13-22.
62. Kirchner C, Dirkmann D, Treckmann JW, et al. Coagulation management with factor concentrates in liver transplantation: a single-center experience. Transfusion. 2014;54(1):2760–8. https://doi.org/10.1111/trf.12707.
63. Zamper RPC, Amorim TC, Queiroz VNF, et al. Association between viscoelastic tests-guided therapy with synthetic factor concentrates and allogenic blood transfusion in liver transplantation: a before-after study. BMC Anesthesiol. 2018;18(1):1–12. https://doi.org/10.1186/s12871-018-0664-8.
64. Yank V, Tuohy CV, Logan AC, et al. Systematic review: benefits and harms of in-hospital use of recombinant factor VIIa for off-label indications. Ann Intern Med. 2011;154(8)529–40.
65. Levi M, Levy JH, Andersen HF, Truloff D. Safety of recombinant activated factor VII in randomized clinical trials. N Engl J Med. 2010;363(19):1791–800.
66. Hendriks HGD, Meijer K, De Wolf JTM, et al. Reduced transfusion requirements by recombinant factor VIIa in orthotopic liver transplantation. Transplantation. 2001;71(3):402–5. https://doi.org/10.1097/00007890-200102150-00011.
67. Busani S, Semeraro G, Cantaroni C, Masetti M, Marietta M, Girardis M. Recombinant activated factor VII in critical bleeding after orthotopic liver transplantation. Transplant Proc. 2008;40(6):1989–90. https://doi.org/10.1016/j.transproceed.2008.05.021.
68. Planinsic RM, van der Meer J, Testa G, et al. Safety and efficacy of a single bolus administration of recombinant factor VIIa in liver transplantation due to chronic liver disease. Liver Transplant. 2005;11(8):895–900. https://doi.org/10.1002/lt.20458.
69. Lodge JPA, Jonas S, Jones RM, et al. Efficacy and safety of repeated perioperative doses of recombinant factor VIIa in liver transplantation. Liver Transplant. 2005;11(8):973–9. https://doi.org/10.1002/lt.20470.
70. Bosch J, Thabut D, Bendtsen F, et al. Recombinant factor VIIa for upper gastrointestinal bleeding in patients with cirrhosis: a randomized, double-blind trial. Gastroenterology. 2004;127(4):1123–30. https://doi.org/10.1053/j.gastro.2004.07.015.
71. Lodge JPA, Jonas S, Oussoultzglou E, et al. Recombinant coagulation factor VIIa in major liver resection. Anesthesiology. 2005;102(4):269–75. https://doi.org/10.1097/01.sa.0000172532.43755.3b.
72. Pham HP, Hsu SX, Parker-Jones S, Samstein B, Diuguid D, Schwartz J. Recombinant activated factor VII in patients with acute liver failure with UNOS Status 1A: a single tertiary academic centre experience. Vox Sang. 2014;106(1):75–82. https://doi.org/10.1111/vox.12067.
73. Scheffert JL, Taber DJ, Pilch NA, McGillicuddy JW, Baliga PK, Chavin KD. Timing of factor VIIa in liver transplantation impacts cost and clinical outcomes. Pharmacotherapy. 2013;33(5):483–8. https://doi.org/10.1002/phar.1230.
74. Fergusson DA, Hebert PC, Mazer CD, et al. A comparison of aprotinin and llysine analogues in high risk cardiac surgery. N Engl J Med. 2008;358(22):2319–31. https://doi.org/10.1056/NEJMoa1602001.
75. Trzebicki J, Kosieradzki M, Flakiewicz E, et al. Detrimental effect of aprotinin ban on amount of blood loss during liver transplantation: single-center experience. Transplant Proc. 2011;43(5):1725–7. https://doi.org/10.1016/j.transproceed.2011.01.182.
76. Schofield N, Sugavanam A, Thompson K, Mallet SV. No increase in blood transfusions during liver transplantation since the withdrawal of aprotinin. Liver Transplant. 2014;20:584–90. https://doi.org/10.1002/lt.23839.
77. Molenaar IQ, Warnaar N, Groen H, TenVergert EM, Slooff MJH, Porte RJ. Efficacy and safety of antifibrinolytic drugs in liver transplantation: a systematic review and meta-analysis. Am J Transplant. 2007;7(1):185–94. https://doi.org/10.1111/j.1600-6143.2006.01591.x.
78. Badenoch A, Sharma A, Gower S, et al. The effectiveness and safety of tranexamic acid in orthotopic liver transplantation clinical practice: a propensity score matched cohort study. Transplantation. 2017;101(7):1658–65. https://doi.org/10.1097/TP.0000000000001682.

开放性与保守性输血策略 26

Lisa Farmer，Deepinder S. Mann，Donald S. Prough
王飞　译　王建　审校

缩略语

AABB	American Association of Blood Banks	美国血库学会
ASA	American Society of Anesthesiologists	美国麻醉科医师协会
ATLS	Advanced Trauma Life Support	高级创伤生命支持
DO_2	Delivery oxygen	氧供
ECG	Electrocardiogram	心电图
ESA	Erythropoietic-stimulating agents	刺激红细胞生成的药物
FDA	Food and Drug Administration	美国食品药品监督管理局
FOCUS	Functional Outcomes in Cardiovascular patients Undergoing Surgical Repair	心血管患者行外科修复的功能结局
Hgb	Hemoglobin	血红蛋白
ICP	Intracranial pressure	颅内压
NISHOT	Noninfectious serious hazards of transfusions	输血导致非感染性的严重危害
O_2	Oxygen	氧气
PPH	Postpartum hemorrhage	产后出血
RBC	Red blood cell	红细胞
SCA	Society of Cardiovascular Anesthesiologists	美国心血管麻醉科医师协会
STS	Society of Thoracic Surgeons	美国胸外科医师协会
TAXI	Transfusion and Anemia Expertise Initiative	输血和贫血专家倡议
TBI	Traumatic brain injury	创伤性脑损伤
TIPS	Transjugular intrahepatic portosystemic shunt	经颈静脉肝内门体静脉分流术
TXA	Tranexamic acid	氨甲环酸
TITR	Transfusion Indication Threshold Reduction	输血指征阈值降低
TRACS	Transfusion Requirements After CardiacSurgery	心脏术后输血需求
TRiCS	Transfusion Requirements in Cardiac Surgery	心脏手术中输血需求
VO_2	Oxygen consumption	氧耗

1. 引言

以往住院患者贫血治疗的标准方法是通过开放性输注同种异体血以维持血红蛋白（hemoglobin，Hgb）超过 10 g/dl，即常规启动输血的 Hgb 阈值为 10 g/dl。20 世纪 90 年代末发表的若干等容血液稀释研究证实了老年稳定心脏病患者可代偿重度贫血，血乳酸水平没有增加，即只要维持血管内容量，组织氧合就能够保持正常，从而表明更加保守的输血策略是安全的[1]。多项研究报道，同种异体输血不仅对患者有风险，还增加医院医疗成本[2-3]。事实上，随着术中红细胞输注数量的增加，患者死亡率呈剂量依赖性增加[4]。因此，如果患者临床结局相似，则推荐使用更加严格的保守性输血策略。

目前临床上通过应用适当的限制性输血策略减少不必要的同种异体血输注已成为标准[5]。许多随机对照试验表明，限制性输血策略对大多数血流动力学稳定的非出血患者是安全的[6]。在过去 20 年中，包括美国心血管麻醉科医师协会（society of cardiovascular anesthesiologists，SCA）和美国胸外科医师协会（society of thoracic surgeons，STS）的多个国际协会输血指南，对无症状患者均推荐 Hgb 阈值为 7 g/dl 的限制性输血策略[6-10]。对术后患者，既往有心血管疾病的住院患者和有胸痛、充血性心力衰竭、体位性低血压或对液体复苏无反应的心动过速等症状的患者采用更高的 Hgb 阈值（8 g/dl）[1]。对于急性冠脉综合征患者，各指南推荐有所不同，但绝大多数指南支持限制性输血策略（Hgb 阈值在 7 ～ 9 g/dl 之间）[8, 10-12]。

值得注意的是，大多数输血指南针对血流动力学稳定且无明显持续出血的患者[6]。尽管对于活动性胃肠道出血和失血性休克患者的相关研究最多，但是对于血流动力学不稳定或活动性出血的患者，没有足够的证据支持使用限制性或开放性输血策略[13]。失血性休克患者应经验性输注固定比例的红细胞、血浆和血小板，直至危及生命的出血得到控制。

美国每年使用 2100 万份的成分输血，麻醉科医师作为血液制品的一线管理者，几乎参与一半的输血决策[14]。美国麻醉科医师协会（American Society of Anesthesiologists，ASA）通常支持限制性输血策略（Hgb 阈值＜ 8 g/dl），指出输血的决定不能仅凭 Hgb 数值，而应基于患者因组织氧合不足出现并发症的风险[15-16]。自 1996 年开始发布输血指南以来，ASA 认为当 Hgb ＞ 10 g/dl 时很少需要输血，当 Hgb ＜ 6 g/dl 时通常需要输血[17]。不幸的是，ASA 和其他国际协会对处于组织缺血和终末器官功能障碍风险的急诊患者没有给出明确的 Hgb 输血阈值[18]。

贫血较为常见，影响 20% ～ 40% 的外科患者，是预测围术期输血的重要指标[19]。围术期贫血是住院患者不良结局的独立预测因素，与住院时间和 ICU 停留时间的延长以及术后并发症和死亡风险的增加相关[3, 20]。围术期贫血复合术中输血进一步增加患者发病率和死亡率。目前尚不清楚哪些因素会导致急性贫血的风险超过输血相关的风险，尤其是对于持续失血的高危患者。目前的挑战是区分哪些患者能从限制性输血策略中获益，哪些患者会因限制性输血策略而受损。

在正常生理条件下，全身氧供与氧耗的比例为 5∶1，即机体存在氧储备[18, 21]。贫血患者通过代偿机制使心输出量增加、氧合血红蛋白解离曲线右移和局部血流量变化，以增加氧摄取和维持组织氧供[3]。手术应激和麻醉药物通过多种因素干扰正常的氧供需从而影响患者对贫血的耐受和代偿能力。例如，围术期常见的低通气降低氧供，手术创伤和疼痛增加氧耗。麻醉药物可降低心肌收缩力并引起广泛的血管舒张，限制患者通过增加心输出量和改变局部血流增加氧供的能力。围术期常见的低血压、血管内容量变化和儿茶酚胺增加进一步限制了重要器官的血供。因此，临床医生作出输血决策时必须综合考虑反映氧供的指标[22]。

全身麻醉会掩盖组织缺氧时神经系统、心血管系统和呼吸系统的表现。麻醉或手术操作可导致生命体征不稳定，因此很难确定心率、血压和心电图变化的主要始动因素。此外，尽管血压和心率正常，仍可能出现组织灌注不足[23]。低血容量可由围术期持续失血引起，也可由麻醉相关的全身血管舒张引起。继发于低血容量的组织缺氧很容易通过恢复血管内容量来纠正。评估心率、血压、尿量和补液试验反应可提供血容量的部分信息。在容量复苏期间，间歇性推注血管收缩药可暂时缓解重度低血压，但必须仔细评估血管内容量，以维持终末器官灌注。

2. 术中输血策略

在选择保守性或开放性输血策略时，重要的是要考虑临床情况，包括手术类型和患者合并症。2016 年，Hovaguiman 和 Myles[18]对 31 项随机对照试验进行了 meta 分析，他们将患者分为 5 个亚组。在接受心血管手术患者或接受骨科手术的老年患者中，限制性输血均增加“氧供不足”的事件和死亡率。在急诊、内外科患者和蛛网膜下腔出血或创伤性脑损伤的年轻患者中，限制性输血与开放性输血的临床结局相似。这表明围术期输血的方法是“一种不一定适合所有人的策略”[24]。需要更多研究来确定哪些高危患者会从开放性输血策略中获益。

麻醉期间的主要目标是维持足够的组织灌注和氧供。氧供取决于包括 Hgb 在内的多个生理参数。除失血性休克外，临床医生在决定输血前应努力减少氧需求，优化心率、心律、心肌收缩力、前负荷和后负荷[25]。血管内容量不足时应输注晶体液，麻醉导致的血管扩张应给予血管收缩药。必须综合考虑多种因素决定是否输血，包括潜在或实际正在发生的出血、血管内容量状态、器官缺血征象和心肺储备情况[15]。这些因素中的每一个都难以衡量，需要敏锐的临床判断力，且比 Hgb 更加主观。通过细致和严密的监测综合考量是确定术中何时需要输血的关键。

评估失血量是输血决策的关键步骤，需要更好的技术来提高评估的准确性。多份报告显示，对失血量的估计是困难的，经常不准确，而且护士、外科医师和麻醉科医师之间也不一致[26-27]。必须考虑持续出血的速率、程度和可能性。大出血的定义各不相同，但通常包括以下标准之一：需要输注＞ 10 个单位的红细胞（译者注：原文如此，美国 1 个单位采自 400 ml 全血，中国 1 个单位采自 200 ml 全血，所以中国应为 20 个单位），24 h 内失血量≥全身血容量，3 h 内失血量≥ 50% 全身血容量或失血量≥ 150 ml/min。

高级创伤生命支持（Advanced Trauma Life Support，ATLS）根据估计失血量确定了 4 个等级，如表 26.1 所示[28-29]。I 级是失去 15% 的血容量，引起轻微的血流动力学变化。Ⅱ级是失去 15% ～ 30% 的血容量，引起心动过速，但收缩压无变化。值得注意的是，血容量减少 15% ～ 30% 时，为了维持组织灌注，舒张压开始升高，脉压开始减小[28]。舒张压升高和碱剩余值在－ 2 ～－ 6 mEq/L 可能是持续失血和继发代谢性酸中毒的早期指标[29]。Ⅱ级通常可以通过输液得到有效纠正，但如果患者既往有贫血或心血管疾病病史，可能需要输血。Ⅲ级是失去 30% ～ 40% 的血容量，引起显著的心动过速（心率 120 ～ 140 次 / 分），低血压，碱剩余值在－ 6 ～－ 10 mEq/L 和少尿。失血量大于血容量的 40% 为Ⅳ级，出现严重的心动过速（心率＞ 140 次 / 分）、重度低血压、碱缺失值＞－ 10 mEq/L 和无尿。立即输血和血液制品适用于Ⅲ级或Ⅳ级，以恢复血管内容量、维持氧供并防止发生凝血功能障碍[29]。

表 26.1　高级创伤生命支持中的出血分级[29-30]

	Ⅰ级	Ⅱ级	Ⅲ级	Ⅳ级
失血 %	＜ 15	15 ～ 30	30 ～ 40	＞ 40
脉率	＜ 100	100 ～ 120	120 ～ 140	＞ 140
血压	没有变化	没有变化	下降	大幅下降
脉压	正常到上升	下降	下降	下降
尿量（ml/h）	＞ 30	20 ～ 30	5 ～ 15	更少
碱剩余（mEq/L）	0 ～－ 2	－ 2 ～－ 6	－ 6 ～－ 10	－ 10 或更小
血液制品需求	不需要	可能需要	需要	启动大量输血方案

由于术中失血量估计不准确、组织间隙液体转移和晶体液的稀释效应，血管内容量的评估具有挑战性[17]。严密监测重要器官灌注和组织缺氧的临床表现是评估手术患者血管内容量的关键。术前评估容量状态，特别注意术前患者存在的血容量丢失、利尿剂使用和禁食时间的情况。麻醉诱导、失血和液体治疗时血压和心率的反应是评估容量状态的常用方法。尿量＞ 0.5 ml/（kg · h）是血管内容量和肾灌注合适的征象。无创性心输出量监测和超声对心腔大小的测量能更加客观地评估液体反应性。应根据需要使用有创压力监测手段，如每搏输出量变异度、脉压变异度、中心静脉压或肺动脉楔压的变化趋势，以分析手术和麻醉相关的容量动态变化[23]。

低血容量与麻醉期间血压不稳定和液体治疗时 Hgb 的过度变化有关。输血后，在没有持续失血的情况下，正常血容量的成人每输注 1 个单位红细胞（译者注：原文如此，美国 1 个单位采自 400 ml 全血，中国 1 个单位采自 200 ml 全血，所以中国应为 2 个单位），Hgb 应升高 1 g/dl。值得注意的是，10 ml/kg

的红细胞会使儿童的 Hgb 升高 1 g/dl。低血容量患者，输注 1 个单位红细胞（译者注：原文如此，中国应为 2 个单位），Hgb 的增幅大于预期，而在静脉补液时 Hgb 的增幅将减小。

患者所需的临界 Hgb 值与心血管储备成反比[30]。临床医生必须考虑患者的合并症、对液体治疗的反应性和血管活性药物的需求来确定患者心肺储备能力。当患者能够代偿急性贫血且没有出现组织缺氧时，通常不需要输血。心肺储备低的高危患者不能耐受急性贫血和代偿能力受损的双重打击。这些患者为代偿贫血而增加心输出量和心率导致心肌氧耗增加。

术中急性出血时，在 Hgb 检测结果出来前可能就需要输血。在急性失血期，除非给予大量的非血液的液体，Hgb 可能正常或轻微异常，故 Hgb 作为输血启动指标是不太准确的。为了指导输血，临床医生必须连续评估术野出血、液体治疗后的血流动力学反应和实验室检查。仔细监测组织缺氧征象，如生命体征不稳定、ECG 变化、超声心动图、室壁运动异常、脑血氧饱和度、新发少尿、代谢性酸中毒、碱剩余升高或血乳酸增加，这些是优化终末器官灌注的关键。在成人和儿科患者，目前尚未建立用以确定个体化输血阈值的最佳的术中监测技术和最优的生理学指标和生物标记物[15, 25]。

3. 综合性的保守性输血策略

如果能够维持组织灌注和氧供，首选保守性输血策略。这一策略在只有采用综合性方法治疗贫血和围术期出血时才可能实现。在实施限制性输血策略后，多家机构报告血制品的使用量显著减少，与开放性输血相比，限制性输血患者的临床结局相似或稍有改善[31-34]。

术前仔细进行评估，以确定器官缺血的可能性和出血的危险因素[15, 19]。优化心肺储备功能，以提高对急性贫血和麻醉的耐受性。只要有可能，应尽早停用抗凝和抗血小板药物，使其作用消失。如果能早期识别，术前贫血是一种可纠正的风险，但需要在术前 4 ～ 8 周筛查，以留出红细胞再生的时间。所有接受重大择期手术的高危患者均应考虑治疗术前贫血，尤其是手术中需要输血的可能性高于 10% 时[13, 35]。

术中，应尽一切努力减少失血并提高患者对贫血的耐受性，这样才能实施限制性输血策略避免输血。目标导向的液体治疗和适当使用正性肌力药物和血管活性药物对于确保手术期间氧供充足非常重要。关注止血是外科医师和麻醉科医师的共同工作。提高手术技巧和合理使用止血药是减少围术期失血的关键因素[19]。ASA 围术期血液管理实践指南推荐使用多模式方案，以尽可能减少出血[15]。积极治疗低体温、酸中毒和低钙血症对促进血凝块形成至关重要，否则，该三联征会导致恶性循环，延长手术时间并增加失血量。减少失血的其他技术可能包括将血压维持在最低安全水平、降低中心静脉压和小心体位摆放[19]。

提倡对有大量出血风险的患者预防性使用自体血回收和抗纤溶药物。止血需要有足够的凝血因子、血小板和纤维蛋白原来形成稳定的血凝块。建议使用床旁检测仪，如黏弹性检测，以指导使用新鲜冷冻血浆、血小板、冷沉淀物、凝血因子浓缩物和抗纤溶药物，并已被证明可显著降低输血需求[15]。

术后也提倡应用保守性输血策略。使用铁剂治疗术后缺铁将提高患者对贫血的耐受性，因为一旦贮存铁恢复正常，贫血症状通常会在红细胞再生前消失[5]。通过尽可能减少实验室检查和使用低容积的采血试剂管可显著减少术后失血量。需要对贫血采取综合方法并严格控制失血量，以尽可能减少输血并改善患者结局。

本章的其余部分将重点关注特定高危人群中开放性输血与保守性输血对临床结局的影响。

4. 心脏手术中的输血策略

心脏手术常出现大量失血，由于常合并有高危疾病，接受心脏手术的患者心肺储备功能有限。STS 成人心脏外科数据库指出，50% 接受心脏手术的患者接受了输血[12]。2010 年心脏手术后输血需求（Transfusion Requirements After Cardiac Surgery，TRACS）研究发现，输血是该类人群发病和死亡的独立危险因素[36]。这些结果得到了其他几项回顾性研究和系统综述的支持。例如，接受冠状动脉旁路移植术的患者在大量输注红细胞后死亡和肺炎的风险增加[37-38]。当然，在心脏手术相关的急性出血期间，输注红细胞可通过增加携氧能力和改善微循环来挽救患者生命[39]。

TRACS 研究证实了心肺转流术后实施限制性输血的安全性，与开放性输血（目标 Hgb > 10 g/dl，血细胞比容> 30%）相比，接受限制性输血（目标 Hgb > 8 g/dl，血细胞比容> 24%）的患者 30 天死亡率没有差异。2015 年，输血适应证阈值降低（Transfusion Indication Threshold Reduction，TITRe2）临床试验显示，限制性输血比开放性输血显著增加了 90 天死亡率，故对心脏手术中限制性输血策略提出了质疑[40]。2017 年，心脏外科手术输血需求（Transfusion Requirements in Cardiac Surgery Ⅲ，TRiCS Ⅲ）试验得出的结论是，对于有中度和高度死亡风险的患者，应用限制性输血策略（Hgb 阈值< 7.5 g/dl）其临床结局不劣于开放性输血策略，包括死亡和严重功能障碍（心肌梗死、卒中或新发需要透析的肾衰竭），这些结局是在输血量较少的情况下实现的[41]。目前基于循证的血液管理国际共识强烈推荐接受心脏手术的患者采用限制性输血策略（启动输血的 Hgb 阈值< 7.5 g/dl）[13]。

Hgb 不是该类人群输血的唯一指征。所有心脏手术患者均面临贫血导致组织缺氧和输血导致临床结局恶化的风险。对于接受心脏手术的患者，若其 Hgb 在 7 ～ 10 g/dl，STS 和 SCA 指南建议当存在“严重非心脏终末器官缺血”、活动性失血或有组织缺氧临床表现时应输血[7]。组织缺氧的表现包括低混合静脉血氧饱和度或心电图或超声心动图显示心肌缺血证据。

由于手术的紧迫性及美国食品药品监督管理局（FDA）限制在心脏和血管手术中使用刺激红细胞生成的药物（erythropoietic-stimulating agents，ESAs），术前贫血的治疗在心脏手术患者中具有挑战性[31]。实施一系列保守性策略，包括精细的外科止血，抗纤溶药物，血栓弹力图指导下的凝血功能管理、术后静脉补铁和限制性输血策略，可减少输血次数和肾损伤、缩短住院时间和降低医疗成本[31]。

5. 骨科手术中的输血策略

尽管 7 g/dl 的 Hgb 阈值对于大多数无症状的骨科患者似乎是安全的，但现行美国血库学会（american association of blood banks，AABB）红细胞输注指南建议该人群的限制性输血 Hgb 启动值为 8 g/dl[6, 32]。髋部骨折患者代表了骨科弱势群体，因为大多数是老年人，且常患有心血管疾病或其他与心血管储备减少相关的合并症。2011 年，心血管患者行外科修复的功能结局（functional outcomes in cardiovascular patients undergoing surgical repair，FOCUS）试验评估了 50 岁以上且合并有心血管疾病、糖尿病、外周血管疾病或吸烟史的髋部骨折患者，发现限制性输血在 30 ～ 60 天的死亡率和发病率不劣于开放性输血[42]。目前基于循证的血液管理国际共识得出结论，接受限制性输血的高危髋部骨折患者的重要临床结局与开放输血的患者相似[13]。与开放性输血相比，限制性输血（Hgb 阈值< 8 g/dl）的另一个益处是输血比例减少了 42%[13]。当贫血出现症状包括胸痛，充血性心力衰竭，心动过速或液体治疗无反应的低血压时，即使 Hgb > 8 g/dl，也应给予输血[32, 42]。

在骨科手术中研究了多种保守性输血策略。在髋膝关节置换术中使用氨甲环酸有助于降低总的失血量和输血需求，特别是在止血带放气前使用时[15]。对于择期骨科大手术，提倡早期识别和有效管理术前贫血[13]。麻醉技术，如维持正常体温和控制性低血压可减少失血。区域麻醉，尤其是在大关节手术中，可显著减少围术期失血量[43]。在全膝关节置换术中减少围术期失血具有额外益处，如减少关节腔内出血、肢体肿胀和术后疼痛，增加活动范围，从而加速康复和提高患者满意度[44]。

6. 儿科人群的输血策略

儿童贫血很常见，在重症患儿中高达 75%，导致住院 48 h 后，近一半的重症患儿接受输血[45]。儿科患者贫血和输血风险各不同。儿童对贫血的耐受性似乎优于成人，因为他们通常没有危及重要器官氧供的血流限制性疾病。然而，输血导致非感染性的严重危害（noninfectious serious hazards of transfusions，NISHOT）尤其是输血相关肺损伤和输血相关循环超负荷在重症儿童中更为普遍，原因尚不清楚[25]。事实上，红细胞输注是危重儿童死亡的独立危险因素[46]。

在危重、血流动力学稳定的儿童中，限制性输血不劣于开放性输血，可减少血液制品暴露，在血流动力学稳定时，首选限制性输血策略[25]。2007 年重症监护室患儿输血需求（Transfusion Requirements in the Pediatric Intensive Care Unit，TRIPICU）研究是一项多中心随机对照试验，在重症患儿中比较了限制性（Hgb 阈值≤ 7 g/dl）和开放性（Hgb 阈值≤ 9.5 g/dl）输血策略，结果表明两组多器官功能障碍发生率相似，但限制性策略使输血频率降低了一半[47]。一项关于儿科急性烧伤患者的研究发现，限制性输血（Hgb ＜ 7 g/dl）比开放性输血（Hgb ＜ 10 g/dl）显著降低死亡率[48]。

尽管在儿童中减少红细胞输注有益，儿科重症监护医师在实施限制性输血方面进展缓慢[25]。在危重血流动力学不稳定患者中指导输血决策的证据有限，这些患者的平均动脉压比相应年龄的正常平均值低 2 个标准差以上或过去 2 小时内心血管系统的支持（血管活性药物或液体）力度增加[47]。同样，也缺乏证据来指导接受外科手术的危重儿童的输血策略，特别是对于有复杂合并症的脆弱患者[45]。

2018 年儿科危重症输血和贫血专家倡议（Pediatric Critical Care Transfusion and Anemia Expertise Initiative，TAXI）汇集了国际多学科专家，以解决不同类型的危重症儿童问题，包括非失血性和失血性休克、非危及生命的出血和创伤性脑损伤[25]。对每项建议至少 80% 的专家达成了共识，包括在决定输血时需要考虑整体临床背景（症状、体征、生理指标、实验室结果）以及风险、益处和替代方案。建议使用基于生理的指标和反映氧供的指标为输血决策提供信息，但专家无法就这些检测指标的阈值或优先级提供推荐意见。需要进行更多的研究，以确定能够提示某个特定患者对贫血不能耐受，且可能从输血中受益的生物标志物和（或）生理测量方法。

图 26.1 显示了红细胞输注临床决策流程图，总结了危重儿童的 TAXI 建议[25]。除非患者发生危及

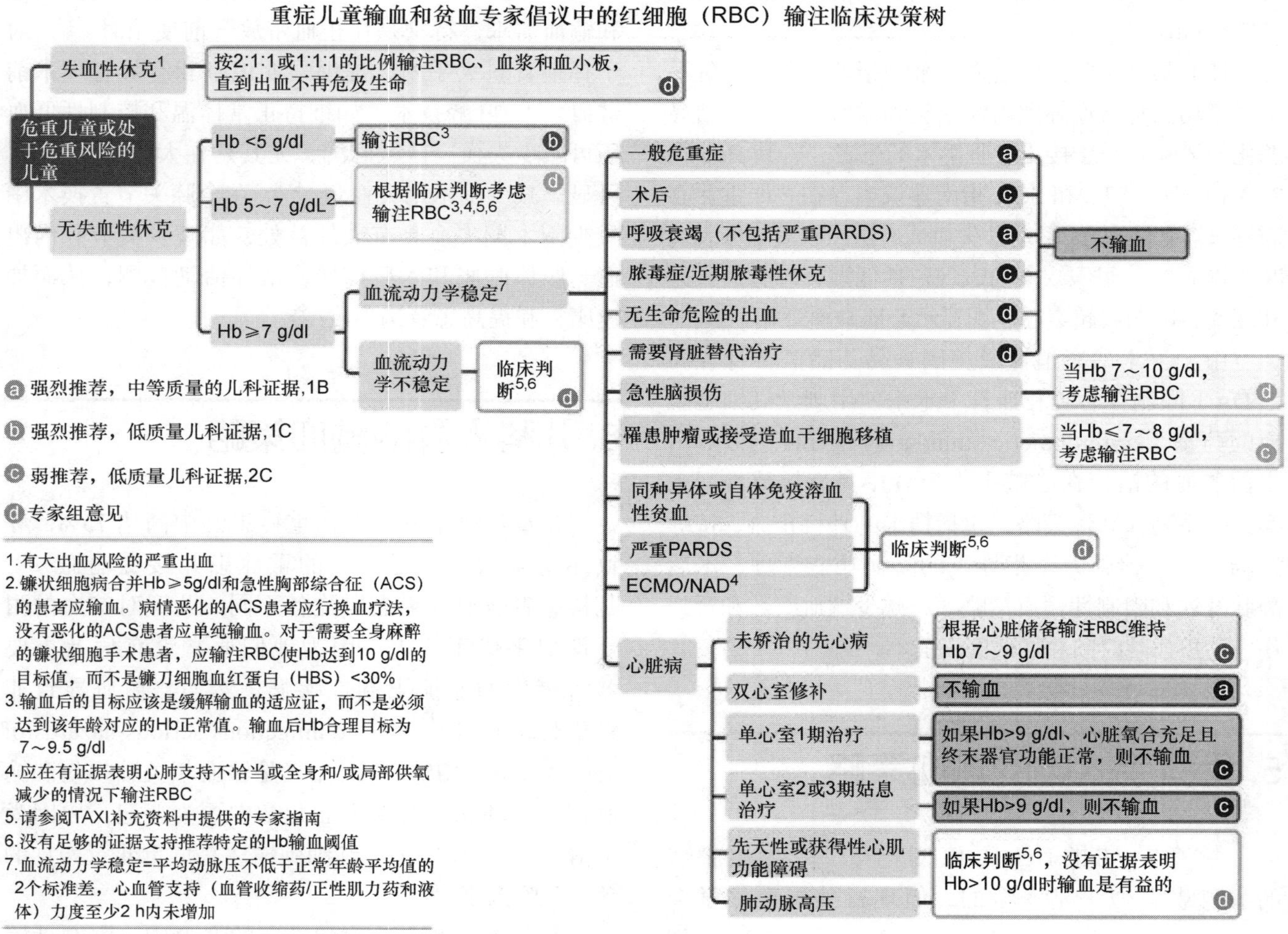

图 26.1 重症儿童输血和贫血专家倡议（TAXI）。红细胞（RBC）输注临床决策树。重症儿童输血和贫血专家倡议（TAXI）中的红细胞输注临床决策树。ACS，急性胸部综合征；ECMO，体外膜肺氧合；Hb，血红蛋白；HBS，镰刀细胞血红蛋白；PARDS，小儿急性呼吸窘迫综合征；VAD，心室辅助装置（With permission from Valentine et al.[25]）

生命的出血，输血前应检测 Hgb。Hgb ＜ 5 g/dl 时推荐输血，如果 Hgb 在 5 ～ 7 g/dl，通常情况下或在无生命危险的出血时应考虑输血。对于急性脑损伤患者，Hgb 在 7 ～ 10 g/dl 时应考虑输血。由于证据不足，TAXI 不推荐或反对使用脑氧监测来指导输血决策。在非失血性休克期间，输血前应考虑所有增加氧供和降低氧需求的措施。TAXI 不建议对血流动力学稳定且 Hgb ＞ 7 g/dl 的患者进行输血。输血目标应该是缓解输血指征，而不是使 Hgb 达到某个值。在失血性休克期间，应经验性给予相应比例的红细胞、血浆和血小板，直至出血得到控制，因为危及生命的儿科出血死亡率＞ 50%[45]。

7. 产科人群的输血策略

产妇贫血很常见，与早产增加和儿童死亡相关[49]。妊娠期间发生多种生理改变，以确保产妇和发育中胎儿获得足够的氧供，包括母体 2,3- 二磷酸甘油酸、血浆容量、红细胞和心输出量均增加。当血浆容量增加幅度超过红细胞增加幅度时，就会出现稀释性贫血。口服铁剂和叶酸，作为常规产前保健的一部分，有助于产妇耐受贫血，避免贫血相关不良事件。

生理变化提供了代偿性储备，使产妇能够耐受与分娩相关的急性失血[50]。分娩后外周阻力增加和血液浓缩有助于维持血压，从而减少输血需求。尽管存在这种代偿性储备，仍有约 1% 的女性在自然阴道分娩后接受了输血，5% ～ 6% 的女性在器械助产或剖宫产后接受了输血[51]。妊娠，尤其是伴有先兆子痫时，与输血反应的风险增加相关[52]。

国际上产科学会的输血指南存在相当大的区别，可能是由于缺乏产科患者关于限制性输血安全性的明确证据。大多数学会建议根据失血程度进行输血。众所周知，围产期失血量评估不准确，尤其是在较高血容量的情况下[49]。Hancock 等[53]发现，提高失血量评估的准确性并不能更早识别产后出血（postpartum hemorrhage，PPH）。临床医师必须评估生命体征和出血的严重程度，以确定何时应该输血。需要识别高度可疑的 PPH 以及有一套标准化流程适用于存在出血风险的患者，这些可能包括预先订制血液、紧急发放血液制品和大量输血方案。

PPH 是分娩后产妇死亡的首要原因。足月时，子宫血流量约为每分钟 5 L，可导致大量失血。临床医师必须保持对 PPH 的高度警惕，以便快速识别和治疗。2017 年关于抗纤溶药物治疗原发性 PPH 的系统综述，发现如果静脉内早期给予氨甲环酸（tranexamic acid，TXA），理想情况下是在分娩后 1 ～ 3 h 给药，可降低产妇因出血死亡的风险，但不会降低严重出血的风险和输血需求。在该类人群中，使用氨甲环酸与血栓栓塞事件风险增加无关[54]。

减少产科人群不必要输血的策略包括治疗术前贫血、减少医源性失血、优化止血和建立输血启动阈值[49]。产后常见的贫血和铁缺乏与运动耐量下降、泌乳障碍、认知能力降低、情绪不稳定和抑郁有关，从而影响母婴关系。铁剂治疗可预防这些副作用[49]。产科出血期间，合适的纤维蛋白原水平对优化止血是必要的，其范围为 100 ～ 200 mg/dl，具体取决于产科学会指南[49]。需要更多研究来寻找反映产科患者容量状态和组织氧供的指标，尤其是母体出血时，以确定产科人群中限制性或开放性输血策略的安全性。

8. 消化道出血的输血策略

上消化道出血是急性失血的常见原因，也是输血的常见原因。对于未发生大量出血的患者，已证明限制性输血（Hgb 阈值＜ 7 g/dl）优于开放性输血（Hgb 阈值＜ 9 g/dl）。2013 年的一项试验发现，与开放性输血相比，限制性输血可降低 45 天死亡率、再出血事件和心脏并发症，缩短住院时间。重要的是，对于 Child-Pugh C 级肝硬化患者，限制性输血没有益处[55]。目前，对于静脉曲张出血，美国肝病研究学会建议在 Hgb 接近 7 g/dl 时输血，目标是维持 Hgb 在 7 g/dl ～ 9 g/dl[56]。减少出血和保持患者在输血启动值以上的其他策略包括早期使用血管活性药物（例如，奥曲肽或血管加压素）、早期食管胃十二指肠切除术和经颈静脉肝内门体分流术（TIPS）[57]。

9. 老年人群

在老年人群中，贫血的患病率可能高达 25%。老年人是接受输血治疗贫血的最常见人群。一些证据表明，贫血（独立于其他合并症）可能是发生痴呆和快速认知功能障碍的危险因素[58]。其机制尚不清楚。慢性缺氧和微量营养因子缺乏引起的全身效应是可能的两种原因[59]。其他研究者尚未发现贫血与谵妄之间的关系[60]。目前，尚不清楚单纯老年患者开放性或限制性输血策略的启动阈值。

10. 神经损伤

对于急性神经损伤患者，贫血是不良结局的独立和显著的预测因素[61-62]。在脑损伤的早期阶段，充分的氧供是重要的。然而，此时大脑正常的自动调节功能发生了改变。几项研究发现，对于许多常见脑损伤（包括急性卒中、脑出血和蛛网膜下腔出血），与限制性输血相比，开放性输血有害或无益[61，63-66]。

创伤性脑损伤（traumatic brain injury，TBI）是中青年最常见的死亡原因，许多存活者遗留永久后遗症。超过 1/3 的 TBI 患者接受了输血。脑外伤是最常见的输血原因。轻度贫血不仅影响自动调节功能，还可能引起血管舒张，从而增加这些患者的颅内压[67]。

许多试验纳入了小样本的 TBI，但是，没有足够的证据表明开放性或限制性输血策略哪个更有利。一项对临床医生的问卷调查发现，大多数人认为 Hgb 输血启动值在 7 ～ 8 g/dl 对于急性脑损伤是最好的。然而针对 TBI，认为 Hgb 输血启动值在 7 ～ 10 g/dl 之间任一数值的人数几乎相同[68]。对颅内高压的患者是否有不同的输血阈值也存在分歧。一项多中心随机对照试验（HEMOTION trial）可能会在未来回答这些问题（预计在 2021 年公布结果）[69]。

与血小板功能正常的患者相比，接受抗血小板药物治疗期间发生颅内出血的患者预后更差。已在该类人群中研究了血小板输注的作用。在最近的一项试验中，输注比未输注血小板的患者在 3 个月时出现更严重的功能障碍[70]。本研究排除了血小板计数＜ 1×10^5/L（译者注：原文如此，但原始文献中为 100×10^9/L）的患者，试验中发生急性脑卒中的比例相对较低。根据血小板功能检测结果来选择可能受益于输血的患者的研究正在进行中[71]。一些专家建议，不管患者服用了哪种抗血小板药物，除非计划进行外科手术，否则应避免输注血小板[72]。

参考文献

1. Auron M, Duran Castillo MY, Kumar A. Parsimonious blood use and lower transfusion triggers: what is the evidence? Cleve Clin J Med. 2017;84(1):43–51. Epub 2017/01/14.
2. Shander A, Hofmann A, Ozawa S, Theusinger OM, Gombotz H, Spahn DR. Activity-based costs of blood transfusions in surgical patients at four hospitals. Transfusion. 2010;50(4):753–65. Epub 2009/12/17.
3. Shander A, Javidroozi M, Ozawa S, Hare GM. What is really dangerous: Anaemia or transfusion? Br J Anaesth. 2011;107(Suppl 1):i41–59. Epub 2011/12/22.
4. Johnson DJ, Scott AV, Barodka VM, Park S, Wasey JO, Ness PM, et al. Morbidity and mortality after high-dose transfusion. Anesthesiology. 2016;124(2):387–95. Epub 2015/11/17.
5. Shander A, Bracey AW Jr, Goodnough LT, Gross I, Hassan NE, Ozawa S, et al. Patient blood management as standard of care. Anesth Analg. 2016;123(4):1051–3. Epub 2016/09/20.
6. Carson JL, Guyatt G, Heddle NM, Grossman BJ, Cohn CS, Fung MK, et al. Clinical practice guidelines from the AABB: red blood cell transfusion thresholds and storage. JAMA. 2016;316(19):2025–35. Epub 2016/10/13.
7. Society of Thoracic Surgeons Blood Conservation Guideline Task F, Ferraris VA, Brown JR, Despotis GJ, Hammon JW, Reece TB, et al. 2011 Update to the Society of Thoracic Surgeons and the Society of Cardiovascular Anesthesiologists blood conservation clinical practice guidelines. Ann Thorac Surg. 2011;91(3):944–82. Epub 2011/03/01.
8. Retter A, Wyncoll D, Pearse R, Carson D, McKechnie S, Stanworth S, et al. Guidelines on the management of anaemia and red cell transfusion in adult critically ill patients. Br J Haematol. 2013;160(4):445–64. Epub 2013/01/03.
9. Napolitano LM, Kurek S, Luchette FA, Corwin HL, Barie PS, Tisherman SA, et al. Clinical practice guideline: red blood cell transfusion in adult trauma and critical care. Crit Care Med. 2009;37(12):3124–57. Epub 2009/09/24.
10. National Blood Authority. Patient blood management guidelines: module 3 – medical: quick reference guide. Canberra, Australia: National Blood Authority, 2012. https://www.blood.gov.au/system/files/documents/20180426-Module3-QRG.pdf.
11. Hamm CW, Bassand JP, Agewall S, Bax J, Boersma E, Bueno H, et al. ESC Guidelines for the management of acute coronary syndromes in patients presenting without persistent ST-segment elevation: The Task Force for the management of acute coronary syndromes (ACS) in patients presenting without persistent ST-segment elevation of the European Society of Cardiology (ESC). Eur Heart J. 2011;32(23):2999–3054. Epub 2011/08/30.
12. Qaseem A, Humphrey LL, Fitterman N, Starkey M, Shekelle P, Clinical Guidelines Committee of the American College of Physicians. Treatment of anemia in patients with heart disease: a clinical practice guideline from the American College of Physicians. Ann Intern Med. 2013;159(11):770–9. Epub 2013/12/04.
13. Mueller MM, Van Remoortel H, Meybohm P, Aranko K, Aubron C, Burger R, et al. Patient blood management: recommendations from the 2018 Frankfurt consensus conference. JAMA. 2019;321(10):983–97. Epub 2019/03/13.
14. Wanderer JP, Rathmell JP. Perioperative transfusion: a complicated story. Anesthesiology. 2015;122(1):A23. Epub 2015/01/23.
15. American Society of Anesthesiologists Task Force on Perioperative Blood M. Practice guidelines for perioperative blood management: an updated report by the American Society of Anesthesiologists Task Force on Perioperative Blood Management*. Anesthesiology. 2015;122(2):241–75. Epub 2014/12/30.
16. Practice guidelines for perioperative blood transfusion and adjuvant therapies: an updated report by the American Society of Anesthesiologists Task Force on Perioperative Blood Transfusion

and Adjuvant Therapies. Anesthesiology. 2006;105(1):198–208.

17. Practice Guidelines for blood component therapy: a report by the American Society of Anesthesiologists Task Force on Blood Component Therapy. Anesthesiology. 1996;84(3):732–47. Epub 1996/03/01.
18. Hovaguimian F, Myles PS. Restrictive versus liberal transfusion strategy in the perioperative and acute care settings: a context-specific systematic review and meta-analysis of randomized controlled trials. Anesthesiology. 2016;125(1):46–61. Epub 2016/05/12.
19. Thakrar SV, Clevenger B, Mallett S. Patient blood management and perioperative anaemia. BJA Education. 2017;17(1):28–34. Epub 2017.
20. Musallam KM, Tamim HM, Richards T, Spahn DR, Rosendaal FR, Habbal A, et al. Preoperative anaemia and postoperative outcomes in non-cardiac surgery: a retrospective cohort study. Lancet. 2011;378(9800):1396–407. Epub 2011/10/11.
21. Englesbe MJ, Pelletier SJ, Diehl KM, Sung RS, Wahl WL, Punch J, et al. Transfusions in surgical patients. J Am Coll Surg. 2005;200(2):249–54. Epub 2005/01/25.
22. Yazer MH, Triulzi DJ. AABB red blood cell transfusion guidelines: something for almost everyone. JAMA. 2016;316(19):1984–5. Epub 2016/10/13.
23. Teirney P, Ahmed B, Nichol A. Shock: causes, initial assessment and investigations. Anaesth Intensive Care Med. 2017;18(3):118–21.
24. Wanderer JPR, J.P. Perioperative and acute care transfusion strategies: one size may not fit all. Anesthesiology. 2016;125(1):A21.
25. Valentine SL, Bembea MM, Muszynski JA, Cholette JM, Doctor A, Spinella PC, et al. Consensus recommendations for rbc transfusion practice in critically ill children from the pediatric critical care transfusion and anemia expertise initiative. Pediatr Crit Care Med. 2018;19(9):884–98. Epub 2018/09/05.
26. Lopez-Picado A, Albinarrate A, Barrachina B. Determination of perioperative blood loss: accuracy or approximation? Anesth Analg. 2017;125(1):280–6. Epub 2017/04/04.
27. Rothermel LD, Lipman JM. Estimation of blood loss is inaccurate and unreliable. Surgery. 2016;160(4):946–53. Epub 2016/08/22.
28. Mutschler M, Paffrath T, Wolfl C, Probst C, Nienaber U, Schipper IB, et al. The ATLS((R)) classification of hypovolaemic shock: a well established teaching tool on the edge? Injury. 2014;45(Suppl 3):S35–8. Epub 2014/10/07.
29. Galvagno SM, Nahmias JT, Young DA. Adtvanced trauma life support Update 2019 Management and Applications for adults and special populations. Anesthesiology Clin. 2019;37:13–32.
30. Robertie PG, Gravlee GP. Safe limits of isovolemic hemodilution and recommendations for erythrocyte transfusion. Int Anesthesiol Clin. 1990;28:197–204.
31. Gross I, Seifert B, Hofmann A, Spahn DR. Patient blood management in cardiac surgery results in fewer transfusions and better outcome. Transfusion. 2015;55(5):1075–81. Epub 2015/01/08.
32. Gupta PB, DeMario VM, Amin RM, Gehrie EA, Goel R, Lee KHK, et al. Patient blood management program improves blood use and clinical outcomes in orthopedic surgery. Anesthesiology. 2018;129(6):1082–91. Epub 2018/08/21.
33. Leahy MF, Hofmann A, Towler S, Trentino KM, Burrows SA, Swain SG, et al. Improved outcomes and reduced costs associated with a health-system-wide patient blood management program: a retrospective observational study in four major adult tertiary-care hospitals. Transfusion. 2017;57(6):1347–58. Epub 2017/02/06.
34. Goodnough LT, Maggio P, Hadhazy E, Shieh L, Hernandez-Boussard T, Khari P, et al. Restrictive blood transfusion practices are associated with improved patient outcomes. Transfusion. 2014;54(10 Pt 2):2753–9. Epub 2014/07/06.
35. Chandra S, Kulkarni H, Westphal M. The bloody mess of red blood cell transfusion. Crit Care. 2017;21(Suppl 3):310. Epub 2018/01/04.
36. Hajjar LA, Vincent JL, Galas FR, Nakamura RE, Silva CM, Santos MH, et al. Transfusion requirements after cardiac surgery: the TRACS randomized controlled trial. JAMA. 2010;304(14):1559–67. Epub 2010/10/14.
37. Weightman WM, Gibbs NM, Sheminant MR, Newman MA, Grey DE. Moderate exposure to allogeneic blood products is not associated with reduced long-term survival after surgery for coronary artery disease. Anesthesiology. 2009;111(2):327–33. Epub 2009/07/25.
38. Likosky DS, Paone G, Zhang M, Rogers MA, Harrington SD, Theurer PF, et al. Red blood cell transfusions impact pneumonia rates after coronary artery bypass grafting. Ann Thorac Surg. 2015;100(3):794–800; discussion 1. Epub 2015/07/26.
39. Yuruk K, Almac E, Bezemer R, Goedhart P, de Mol B, Ince C. Blood transfusions recruit the microcirculation during cardiac surgery. Transfusion. 2011;51(5):961–7. Epub 2010/12/08.
40. Murphy GJ, Pike K, Rogers CA, Wordsworth S, Stokes EA, Angelini GD, et al. Liberal or restrictive transfusion after cardiac surgery. N Engl J Med. 2015;372(11):997–1008. Epub 2015/03/12.
41. Mazer CD, Whitlock RP, Fergusson DA, Hall J, Belley-Cote E, Connolly K, et al. Restrictive or liberal red-cell transfusion for cardiac surgery. N Engl J Med. 2017;377(22):2133–44. Epub 2017/11/14.
42. Carson JL, Terrin ML, Noveck H, Sanders DW, Chaitman BR, Rhoads GG, et al. Liberal or restrictive transfusion in high-risk patients after hip surgery. N Engl J Med. 2011;365(26):2453–62. Epub 2011/12/16.
43. Richman JM, Rowlingson AJ, Maine DN, Courpas GE, Weller JF, Wu CL. Does neuraxial anesthesia reduce intraoperative blood loss? A meta-analysis. J Clin Anesth. 2006;18(6):427–35. Epub 2006/09/19.
44. Lu Q, Peng H, Zhou GJ, Yin D. Perioperative blood management strategies for total knee arthroplasty. Orthop Surg. 2018;10(1):8–16. Epub 2018/02/10.
45. Cure P, Bembea M, Chou S, Doctor A, Eder A, Hendrickson J, et al. 2016 Proceedings of the National Heart, Lung, and Blood Institute's scientific priorities in pediatric transfusion medicine. Transfusion. 2017;57(6):1568–81. Epub 2017/04/04.
46. Rajasekaran S, Kort E, Hackbarth R, Davis AT, Sanfilippo D, Fitzgerald R, et al. Red cell transfusions as an independent risk for mortality in critically ill children. J Intensive Care. 2016;4:2. Epub 2016/01/09.
47. Lacroix J, Hebert PC, Hutchison JS, Hume HA, Tucci M, Ducruet T, et al. Transfusion strategies for patients in pediatric intensive care units. N Engl J Med. 2007;356(16):1609–19. Epub 2007/04/20.
48. Voigt CD, Hundeshagen G, Malagaris I, Watson K, Obiarinze RN, Hasanpour H, et al. Effects of a restrictive blood transfusion protocol on acute pediatric burn care: transfusion threshold in pediatric burns. J Trauma Acute Care Surg. 2018;85(6):1048–54. Epub 2018/09/27.
49. Shaylor R, Weiniger CF, Austin N, Tzabazis A, Shander A, Goodnough LT, et al. National and international guidelines for patient blood management in obstetrics: a qualitative review. Anesth Analg. 2017;124(1):216–32. Epub 2016/08/25.
50. Ekeroma AJ, Ansari A, Stirrat GM. Blood transfusion in obstetrics and gynaecology. Br J Obstet Gynaecol. 1997;104(3):278–84. Epub 1997/03/01.
51. Shakur H, Elbourne D, Gulmezoglu M, Alfirevic Z, Ronsmans C, Allen E, et al. The WOMAN Trial (World Maternal Antifibrinolytic Trial): tranexamic acid for the treatment of postpartum haemorrhage: an international randomised, double blind placebo controlled trial. Trials. 2010;11(40):40. Epub 2010/04/20.
52. Thurn L, Wikman A, Westgren M, Lindqvist PG. Incidence and risk factors of transfusion reactions in postpartum blood transfusions. Blood Adv. 2019;3(15):2298–306. Epub 2019/08/02.
53. Hancock A, Weeks AD, Lavender DT. Is accurate and reliable blood loss estimation the 'crucial step' in early detection of postpartum haemorrhage: an integrative review of the literature. BioMed Central. 2015;15:230.
54. Shakur H, Beaumont D, Pavord S, Gayet-Ageron A, Ker K,

Mousa HA. Antifibrinolytic drugs for treating primary postpartum haemorrhage. Cochrane Database Syst Rev. 2018;2:CD012964. Epub 2018/02/21.
55. Villanueva C, Colomo A, Bosch A, Concepcion M, Hernandez-Gea V, Aracil C, et al. Transfusion strategies for acute upper gastrointestinal bleeding. N Engl J Med. 2013;368(1):11–21. Epub 2013/01/04.
56. Garcia-Tsao G, Abraldes JG, Berzigotti A, Bosch J. Portal hypertensive bleeding in cirrhosis: risk stratification, diagnosis, and management: 2016 practice guidance by the American Association for the study of liver diseases. Hepatology. 2017;65(1):310–35. Epub 2016/10/28.
57. Wells M, Chande N, Adams P, Beaton M, Levstik M, Boyce E, et al. Meta-analysis: vasoactive medications for the management of acute variceal bleeds. Aliment Pharmacol Ther. 2012;35(11):1267–78. Epub 2012/04/11.
58. Atti AR, Palmer K, Volpato S, Zuliani G, Winblad B, Fratiglioni L. Anaemia increases the risk of dementia in cognitively intact elderly. Neurobiol Aging. 2006;27(2):278–84. Epub 2005/05/17.
59. Hong CH, Falvey C, Harris TB, Simonsick EM, Satterfield S, Ferrucci L, et al. Anemia and risk of dementia in older adults: findings from the Health ABC study. Neurology. 2013;81(6):528–33. Epub 2013/08/02.
60. Myint PK, Owen S, McCarthy K, Pearce L, Moug SJ, Stechman MJ, et al. Is anemia associated with cognitive impairment and delirium among older acute surgical patients? Geriatr Gerontol Int. 2018;18(7):1025–30. Epub 2018/03/03.
61. Le Roux PD. Participants in the international multi-disciplinary consensus conference on the critical care management of subarachnoid h. Anemia and transfusion after subarachnoid hemorrhage. Neurocrit Care. 2011;15(2):342–53. Epub 2011/07/20.
62. Milionis H, Papavasileiou V, Eskandari A, D'Ambrogio-Remillard S, Ntaios G, Michel P. Anemia on admission predicts short- and long-term outcomes in patients with acute ischemic stroke. Int J Stroke. 2015;10(2):224–30. Epub 2014/11/27.
63. Salim A, Hadjizacharia P, DuBose J, Brown C, Inaba K, Chan L, et al. Role of anemia in traumatic brain injury. J Am Coll Surg. 2008;207(3):398–406. Epub 2008/08/30.
64. Festic E, Rabinstein AA, Freeman WD, Mauricio EA, Robinson MT, Mandrekar J, et al. Blood transfusion is an important predictor of hospital mortality among patients with aneurysmal subarachnoid hemorrhage. Neurocrit Care. 2013;18(2):209–15. Epub 2012/09/12.
65. Lelubre C, Bouzat P, Crippa IA, Taccone FS. Anemia management after acute brain injury. Crit Care. 2016;20(1):152. Epub 2016/06/18.
66. Hebert PC, Wells G, Blajchman MA, Marshall J, Martin C, Pagliarello G, et al. A multicenter, randomized, controlled clinical trial of transfusion requirements in critical care. Transfusion requirements in critical care investigators, Canadian Critical Care Trials Group. N Engl J Med. 1999;340(6):409–17. Epub 1999/02/11.
67. Tango HK, Schmidt AP, Mizumoto N, Lacava M, Cruz RJ Jr, Auler JO Jr. Low hematocrit levels increase intracranial pressure in an animal model of cryogenic brain injury. J Trauma. 2009;66(3):720–6. Epub 2009/03/12.
68. Badenes R, Oddo M, Suarez JI, Antonelli M, Lipman J, Citerio G, et al. Hemoglobin concentrations and RBC transfusion thresholds in patients with acute brain injury: an international survey. Crit Care. 2017;21(1):159. Epub 2017/06/19.
69. Turgeon AF, Lauzier F, Fergusson DA (2018) Blood transfusion in critically ill patients with traumatic brain injury. In: Vincent JL. (eds) Annual Update in Intensive Care and Emergency Medicine 2018. Cham. https://doi.org/10.1007/978-3-319-73670-9_3.
70. Baharoglu MI, Cordonnier C, Salman RA, de Gans K, Koopman MM, Brand A, et al. Platelet transfusion versus standard care after acute stroke due to spontaneous cerebral haemorrhage associated with antiplatelet therapy (PATCH): a randomised, open-label, phase 3 trial. Lancet. 2016;387(10038):2605–13. Epub 2016/05/15.
71. Cheng KY, Tsang CP, Leung GKK, Lui WM. The application of point-of-care platelet function assay in guiding platelet transfusion in aspirin-users with intracranial haemorrhages. J Clin Neurosci. 2018;55:52–6. Epub 2018/07/26.
72. Dastur CK, Yu W. Current management of spontaneous intracerebral haemorrhage. Stroke Vasc Neurol. 2017;2(1):21–9. Epub 2017/09/30.

遗传性凝血功能障碍 27

Sanjana A. Malviya，Yi Deng，Melissa Nikolaidis
陶天柱 译 邹毅清 审校

1. 引言

遗传性凝血障碍在临床上很罕见，在一般人群中的发生率＜1%[1-3]。这些疾病包括血小板（一期止血）、凝血因子（二期止血）、血凝块溶解（三期止血）和血管的异常。绝大多数（＞95%）的遗传性出血性疾病为血友病和血管性血友病（von Willebrand disease，vWD）[3]。它们以及其他常见的遗传性和获得性出血性疾病将在本书的其他章节详细论述。本章将着重介绍导致凝血障碍的更为罕见的先天性疾病。在某些此类综合征中，出血是最主要的特征，而在其他综合征中，出血是自限性的，并且临床表现较轻。本章我们将根据一期止血、二期止血和三期止血对这些疾病进行分类，并简要概述这类患者的麻醉问题和管理策略。

2. 影响一期止血的遗传性疾病

一期止血是指血小板附着在受损的内皮上形成初始血栓的过程。典型的一期止血障碍表现为轻微创伤后皮肤和黏膜过度出血。血小板缺陷通常可分为**功能**异常或**数量**减少。Orsini 等在一项大型病例研究中发现，合并遗传性血小板异常的外科患者围手术期过度出血的发生率为 19.7%，其中血小板功能异常者过度出血的发生率为 24.8%，高于数量减少者（13.4%）[4]。

2.1 功能性血小板障碍

功能性血小板障碍是指凝血级联过程中血小板活性降低，伴或不伴血小板减少。可以根据黏附、激活或聚集的受损机制进一步分类。

2.1.1 Bernard-Soulier 综合征（BSS）

BSS 是由一组编码糖蛋白复合物 GP Ⅰb/Ⅸ/Ⅴ的常染色体隐性基因（autosomal recessive，AR）突变所致，GP Ⅰ B/Ⅸ/Ⅴ是血管性血友病因子（vWF）的血小板受体[5]。具有这种缺陷的血小板不能在血管损伤部位黏附和聚集。此外，该糖蛋白复合物还与巨核细胞增多和血小板更新（platelet turnover）障碍相关。因此，BSS 患者可发展为血小板减少和异常巨大的血小板（巨大血小板综合征）[6]。诊断上，患者表现为出血时间延长和异常的瑞斯托霉素凝集反应，输注正常血浆不能纠正（区别于 vWD）。患者的血小板聚集时间和血凝块收缩时间正常，其治疗包括输注血小板和（或）氨甲环酸，以控制出血事件[7]。

2.1.2 血小板贮存池病

这组多样但罕见的遗传性紊乱可影响血小板颗粒（α 和致密颗粒）的产生和释放，导致血小板活化和聚集缺陷[5]。其包括灰色血小板综合征、Paris Trousseau 综合征和 Quebec 血小板病[6]。其中灰色血小板综合征具有典型的特征，表现为大血小板减少、血小板聚集减少和血栓形成异常。患者临床表现通常为轻度至中度出血[6]。致密颗粒紊乱包括 Hermansky-Pudlak 和 Wiskott-Aldrich 综合征（Wiskott-Aldrich Syndrome，WAS，见下文）。Hermansky-Pudlak 综合征患者血小板计数和形态正常，但存在聚集缺陷[8]。此外，患者还可能出现白化病和肉芽肿性结肠炎，主要治疗措施包括输注血小板和使用去氨加压素以增加血小板活性[5]。

2.1.3 血小板无力症（Glanzmann Thrombasthenia，GT）

GT是编码糖蛋白复合物GPⅡb/Ⅲa的常染色体隐性遗传病，导致纤维蛋白原无法与血小板交联，血小板聚集显著减少[5, 8]。因为患者体内存在抗GPⅡb/Ⅲa复合物抗体，血小板输注治疗可能无效[9]。在这些患者中，必须使用重组因子Ⅶa预防出血和止血[7, 10]。

2.2 血小板数量异常

血小板数量异常常见于新生儿或青少年。除血小板计数降低外，还可以根据血小板大小进一步分为小血小板（如WAS和X-连锁血小板减少症）、正常血小板［如家族性血小板减少、先天性巨核细胞血小板减少症和血小板减少-桡骨缺失（thrombocytopenia absent radius，TAR）综合征］和大血小板（如MHY9相关血小板减少症、X-连锁巨血小板减少症）[11]。

2.2.1 Wiskott-Aldrich综合征

WAS综合征是WAS基因缺陷的X染色体遗传病，表现为三联征：反复窦肺感染，湿疹和血小板减少[12-13]。血小板功能障碍是由于异常的致密颗粒产生和脾滤过增加[14]。X-连锁微血小板减少症（X-linked microthrombocytopenia，XLT）症状较轻，其特点是小血小板减少，无其他全身症状，在新生婴儿中发生率为1∶250 000。患者在出生的第一年可出现瘀斑，易擦伤，自发性出血或出血延长。危及生命的胃肠道（GI）和（或）颅内出血（ICH）发生率约为10%～30%[14]。

2.2.2 先天性巨核细胞血小板减少症（Congenital Amegakaryocytic Thrombocytopenia，CAMT）

CAMT是MPL基因突变的常染色体隐性遗传病，MPL编码血小板生成素受体，与巨核细胞的产生有关。CAMT患者在出生时即出现严重的血小板减少和皮肤黏膜出血，最后可能进一步恶化。诊断主要依据严重的血小板减少，骨髓中无巨核细胞和基因检测方法。治疗包括血小板输注和干细胞移植[11]。

2.2.3 血小板减少-桡骨缺失综合征（thrombocytopenia absent radius，TAR）

TAR综合征是1q21.1染色体缺失导致的常染色体隐性遗传病，其包含11个基因片段，在新生儿中发生率为1∶100 000～1∶200 000[15]。患者有低巨核细胞性血小板减少伴双侧桡骨发育不全。血小板减少症在出生时最严重，通常到学龄期可减轻[11]。据估计，约15%的TAR综合征儿童可能患有先天性心脏病，最常见的是法洛四联症和房间隔缺损。此外，20%的患者可出现肾异常[15]。

2.2.4 MHY9相关的血小板减少症

是编码肌球蛋白重链的MYH9基因突变引起的常染色体显性（AD）遗传家族性疾病。又被称为May-Hegglin异常、Fechtner综合征、Sebastian综合征和Ebstein综合征[11]。症状包括血小板减少、听力障碍、肾衰竭和白内障[11]。诊断依据为外周血涂片上可见中性粒细胞和巨血小板细胞质中的包含物[16]。患者可能在早期即需行白内障手术和肾移植。

2.2.5 X-连锁巨血小板减少症

其特点是GATA结合蛋白基因突变，导致巨核细胞成熟缺陷、α颗粒异常和溶血性贫血[11]。患者往往有频繁的出血倾向和血红蛋白储备减少。

2.3 其他与血小板功能紊乱有关的先天性综合征

除了上述疾病外，还有一些遗传性系统性综合征与血小板功能障碍有关，主要是以伴随症状出现。

2.3.1 唐氏综合征（Down's Syndrome，DS）

21三体综合征或DS，是一种众所周知的综合征，可伴随多种血液病学紊乱。新生儿期可出现中性粒细胞减少、红细胞增多和血小板减少[17]。血小板减少症通常为轻到中度，并随着年龄的增长而减轻[18]，可能的机制是巨核细胞生成功能障碍，以及巨核细胞前体细胞在妊娠期的寿命延长。DS 还与青少年时期骨髓增生性疾病和白血病的风险增加有关。肝脾肿大、瘀斑和（或）严重的出血并不少见[19]。指南建议通过术前全血细胞计数（complete blood count，CBC）来评估贫血、血小板减少和白细胞过多症[19]。此外，美国儿科学会（the American Academy of Pediatrics，AAP）推荐在出生时筛查 CBC，并在此后每年进行血红蛋白水平的检测[19]。

2.3.2　13 和 18 三体综合征

随着现代医学发展，50% 的 13 三体和 18 三体患者的生存时间超过了出生后的第一周[20]。83% 的 18 三体综合征患者出生时患有轻度血小板减少症[20]。考虑到这些患者常需要行矫正或姑息手术，术前 CBC 是必不可少的[13]。

2.3.3　DiGeorge 综合征

22q11.2 缺失是最常见的染色体微缺失综合征，出生时发生率为 1∶4000[13]。临床表现为先天性心脏病、胸腺发育不全和甲状旁腺功能减退[21]。DiGeorge 综合征的止血缺陷源于 GPIb 血小板受体缺陷和血小板黏附异常。此外，患者发生特发性血小板减少性紫癜（idiopathic thrombocytopenic purpura，ITP）的风险可增加 200 倍[13，21-22]。研究报道 DiGeorge 患者在心脏手术中出血量可增加 4 倍，输血概率增加 3 倍[23-24]。

2.3.4　Noonan 综合征

Noonan 综合征是一种多基因突变的常染色体显性遗传病，在新生儿中的发生率为 1∶1000 ～ 1∶2500[25]。患者可有一系列异常，包括面部畸形、心脏畸形、生殖器缺陷和身材矮小。90% 的患者血小板功能（聚集和释放）和凝血试验（因子缺失）出现异常，40% 的患者有出血倾向[25]。在手术前应咨询血液科，进一步谨慎评估凝血状态并获取治疗建议[26-27]。

2.3.5　Cornelia de Lange 综合征（Cornelia de Lange Syndrome，CdLS）

CdLS 是一种罕见的由 NIBPL 基因突变引起的常染色体显性遗传病[28]。患者有多器官异常，包括生长迟缓、特征面容、肢体异常和严重的认知障碍[28]。其中 35% 的患者存在血小板减少症，可以是短暂的，但 16% 的患者可能进展为慢性 ITP[13]。目前的筛查策略建议在诊断时及其后的每 5 年进行血小板水平的评估[13]。

2.3.6　Jacobsen 综合征

由 11 号染色体部分缺失所致，特征性为多器官畸形，包括异常面孔、认知障碍、胃肠道和心脏畸形以及手脚畸形[29]。患者存在全血细胞减少，包括出生时的巨血小板减少症以及功能性血小板缺陷，但输血治疗后这种缺陷仍可能会持续存在[13，29]。因此，在术前请血液科会诊和血小板功能测试至关重要。

2.3.7　Ehlers-Danlos 综合征（Ehlers-Danlos Syndrome，EDS）

EDS 是一种常染色体显性家族遗传性胶原蛋白病，发生率为 1∶5000，包括五种类型，大多数表现为皮肤过度松弛、关节过度活动、伤口愈合延迟和萎缩性疤痕。由于细胞支架中胶原蛋白缺陷，可导致毛细血管和血小板的脆性增加[13]。虽然大多数患者有正常的凝血酶原时间（PT）和活化的部分凝血活酶时间（aPTT），但凝血因子缺陷在所有分型中均有报道[30]。血管型 EDS（或Ⅳ型）与 Col3A1 基因突变有关，导致大、中血管缺陷，患者胃肠道、子宫、肺、脾和肝中自发性血管破裂的风险很高[31]。此外，26% ～ 50% 的患者有血小板聚集的缺陷[31-32]。由于患者容易发生关节脱位、皮肤损伤、动脉瘤形成和血管夹层，因此所有 EDS 患者围手术期需要特别关注。

3. 影响二期止血的遗传性疾病

二期止血是纤维蛋白增强血小板黏附并产生稳

定凝血块的过程。影响二期止血的疾病通常表现为软组织和腹膜后出血、血肿或关节腔积血。纤维蛋白的形成是凝血级联中的最后一步，依赖于肝脏合成的多种凝血因子，该过程中任何一步缺陷都可能导致临床中的凝血障碍。目前研究较多的是血友病 A 和 B（Ⅷ和Ⅸ因子缺陷），其他章节将予详细介绍。

罕见的遗传性凝血障碍（the rare inherited coagulation disorders，RICD）是影响其他凝血因子包括 FⅡ、Ⅴ、Ⅶ、Ⅹ、Ⅺ和ⅩⅢ的常染色体隐性遗传病，人群中的发生率小于 1：500 000[2，33]。此外，本章还将介绍 LMAN1 基因突变引起的 FⅤ/Ⅷ联合缺陷和维生素 K 依赖性凝血因子（FⅡ、Ⅶ、Ⅹ和Ⅺ）的先天性缺陷[2，34-35]。

各种疾病的临床症状不尽相同，而患有同一疾病的患者之间也有显著差异[36]。与血友病不同，凝血因子并不总与出血倾向相关。患者往往表现出 PT 或 aPTT 延长，通过检测特定的凝血因子活力可予诊断[36]。治疗目标是通过输注重组因子浓缩物（如 FⅦ和ⅩⅢ）、血浆来源的浓缩物（FⅩ和ⅩⅢ）、凝血酶原复合物浓缩物（prothrombin complex concentrate，PCC）、新鲜冰冻血浆（fresh frozen plasma，FFP）和（或）冷沉淀来恢复凝血因子水平。治疗性血浆置换对容量负荷严格控制的患者是很好的选择[2]。英国血液学标准委员会（The British Committee for Standards in Haematology，BCSH）指南建议应避免高出血风险的操作，选择出血风险最低的术式，并确保经治医生与血友病中心之间的密切沟通。在任何情况下，尽可能使用抗纤溶药和局部止血药，术中血栓弹力图对凝血因子置换具有指导价值[2，37]。

4. 影响三期止血的遗传性疾病

三期止血涉及纤维蛋白的形成和降解，有两种类型的遗传性纤维蛋白原异常直接影响这一过程。Ⅰ型是常染色体隐性遗传病，其纤维蛋白原水平降低（低纤维蛋白原血症）或者不存在（无纤维蛋白原血症）[38]。这些患者在新生儿期常出现轻微的自发性出血事件，但症状随后会明显恶化。此外，患者可能会发生严重的产科出血和操作后过度出血，甚至引起伤口延迟愈合。值得注意的是，患者还面临动脉和静脉发生血栓栓塞并发症的风险，其发生率可达 30.1%[2，38-40]。Ⅱ型，即纤溶障碍，是一种常染色体显性遗传缺陷，表现为纤维蛋白原异常和纤溶障碍，患者存在可预见的出血和（或）血栓栓塞并发症[41]。

遗传性纤维蛋白病的特点是 PT、aPTT 和凝血酶时间（TT）延长，低纤维蛋白原水平和纤维蛋白原功能试验异常。治疗措施包括使用纤维蛋白原浓缩物或冷沉淀将其水平升至 1 ～ 1.5 g/L 以上[41]。术前应用氨甲环酸可预防出血[41]，纤维蛋白原置换治疗可造成 30% 的患者出现血栓形成，因此临床医生必须谨慎处理并在必要时转至血液科[41]。

5. 导致凝血系统缺陷的其他遗传性疾病

5.1 遗传性易栓症

除了增加出血倾向的遗传疾病外，还存在多种遗传性凝血障碍使血栓形成的风险增加。最常见的包括 Leiden Ⅴ因子、凝血酶原 G20210A、蛋白 C/S 缺乏和抗凝血酶缺乏。这些疾病将在高凝状态的章节中详细介绍。

5.2 血管炎和自身免疫性疾病

5.2.1 遗传性出血性毛细血管扩张症（Hereditary Hemorrhagic Telangiectasias，HHT）

HHT 又称 Osler-Webber-Rendu 综合征，是一种常染色体显性遗传缺陷，发生率为 1：5000 ～ 1：8000[42-43]。HHT 与血管转化生长因子水平升高有关，其表达于血管内皮细胞上，促进细胞的增殖[42]。因此，毛细血管扩张和动静脉畸形（arteriovenous malformations，AVMs）是该病的特征[44]。在病程早期，反复鼻出血是最常见的表现；而在后期，内脏如肺、肝和脑动静脉血管畸形是主要表现[42]。在妊娠期间，由于循环血容量增加、心输出量增加和妊娠子宫的静脉淤血，AVMs 会加重[42，45]。除出血性风险外，AVMs 还可引起右向左分流、血栓形成、肺动脉高压和高心输出量性心力衰竭等循环功能障碍[42]。虽然椎管内 AVM 是罕见的，但其可能妨碍椎管内阻滞[44]。此外，患者由于反复出血常出现贫血[42]。

5.2.2　抗磷脂抗体综合征（Antiphospholipid Antibody Syndrome，APS）

APS 是以血清中存在抗磷脂抗体为特征的自身免疫性（AI）疾病，主要有狼疮抗凝物、抗心磷脂抗体和抗 B2 糖蛋白抗体。这些抗体可影响凝血途径中的多种成分，包括蛋白 C、血小板、纤溶系统、膜联蛋白 V 和血管[46]。APS 可单独存在（原发性 APS），或继发于系统性红斑狼疮（SLE）（继发性 APS）等自身免疫性疾病[47]。灾难性 APS（catastrophic APS，CAPS）是一种特殊的危及生命的类型，与血栓性微血管病和多器官血栓形成有关。患者有自身抗体并存在至少一个临床特征（如血管性血栓形成、反复性流产等）可以诊断 APS[48]。深静脉血栓（Deep vein thrombosis，DVT）和脑血管事件是 APS 的主要临床表现，此外还可出现心脏瓣膜疾病和冠状动脉粥样硬化[47，49-51]。在凝血缺陷患者中，20% 可存在轻度-中度血小板减少[48]，其可能的原因是 APS 抗体对血小板的破坏，因此补充血小板并不能降低出血的风险[52]。

APS 患者的围手术期管理是非常困难的，停止抗凝治疗或手术的高凝状态可引起血栓形成，而过度抗凝和血小板减少则使出血风险增加[48]。目前尚无专家共识和相应的指南，部分研究建议采取以下方法减少围手术期的风险：（1）尽量缩短停止抗凝的时间；（2）术后尽早恢复抗凝治疗；（3）采用设备辅助预防血栓形成，降低 DVT 的风险；（4）鼓励术后早期活动[47，52]。APS 患者使用华法林治疗时，目标的国际标准化比率（INR）通常更高（INR ＞ 3），因此应延长肝素桥接治疗的时间[47-48，52]。最后，肝素的监测应使用抗 FⅩa 水平而不是 aPTT，因为循环中的狼疮抗凝物可能造成 aPTT 的基线水平假性升高[48]。

5.2.3　系统性血管炎

多种类型的系统性血管炎如 Behchet 综合征（Behchet's syndrome，BS）和 ANCA 相关的血管炎都表现为静脉和动脉的血栓形成。BS 特征性表现是口腔和生器溃疡、葡萄膜炎和皮肤损害，血管炎还累及神经系统和胃肠道[53]。这些患者产生异常增多的促凝因子和凝血酶，同时纤溶系统损害，导致深静脉血栓和表浅静脉血栓性静脉炎的发生风险增加。动脉血栓和动脉瘤也可存在，但发生率相对较低[53]。同样地，ANCA 相关的血管炎患者体内多存在抗纤溶酶原抗体，导致纤溶系统损害和动 / 静脉血栓形成[53]。

5.3　遗传性肝疾病

肝功能障碍和肝硬化与凝血系统的破坏密切相关，可影响到一期止血、二期止血和三期止血。门脉高压引起的充血性脾肿大可导致血小板减少，血管内皮细胞产生的一氧化氮和前列环素增多，可以抑制血小板的激活[54-56]。肝可以同时产生促凝和抗凝因子，在疾病状态下可能生成减少。同样的，肝硬化时促纤溶和抗纤溶系统失衡可导致低纤溶或高纤溶[54-56]。肝硬化患者常见凝血指标的异常，但不能反映临床出血的风险。因此，黏弹性凝血试验如血栓弹力图和旋转式血栓弹力计是评估该类患者凝血功能的更好指标[55-56]。

许多代谢和遗传缺陷病可以出现比预期早的肝功能障碍[56]。在此无法列举所有导致肝功能障碍的遗传疾病，本节将介绍三种最常见的与遗传相关的肝损害。

5.3.1　遗传学血色病（Hereditary Hemochromatosis，HH）

HH，是一种 HFE 基因突变相关的常染色体隐性遗传病，发生率为 1/250，表现为铁摄取增加、铁超载和组织损伤。HH 患者肝细胞内铁积聚引起氧化应激，导致肝细胞损伤和肝硬化[57]。75% 的 HH 患者肝功能实验室指标有异常[58]。HH 患者易发生肝细胞癌，发生率为 12.4% ～ 45%[59]。此外，患者容易出现心肌病、糖尿病、关节炎和异常的皮肤色素沉着[57]。

5.3.2 α-1 抗胰蛋白酶（Alpha-1-Antitrypsin，AAT）缺陷

AAT 缺陷是指编码肝产生的丝氨酸蛋白酶抑制物的 AAT 基因突变，是常染色体隐性遗传病。突变的 AAT 聚集于肝细胞内，导致肝细胞的损伤和凋亡。在肺组织中，AAT 主要功能是抑制弹性蛋白的降解，从而维持肺实质的结构功能。AAT 功能缺失可以导致早发型肺气肿，在吸烟时肺气肿可明显加重[60-61]。总体上，AAT 缺陷的儿童中约 10% ～ 15% 出现肝功能障碍，成人可达到 43%，发生率随年龄增加而增加[62]。

5.3.3 Wilson 病

Wilson 病也被称为肝豆状核变性，是 ATP7B 基因突变相关的常染色体隐性遗传病，新生儿中的发生率为 1∶30 000[57]。ATP7B 基因编码 ATP 酶，后者将铜离子运输至胆汁，然后与铜蓝蛋白结合排出体外。Wilson 病的患者由于 ATP 酶异常使铜离子水平明显升高，从而破坏肝细胞，引起氧化应激损伤和细胞凋亡。临床上，约 40% ～ 73% 的患者出现肝功能障碍，可以导致一系列的表现包括急性肝炎、急性暴发性肝衰竭、慢性肝炎和肝硬化[63-64]。除了肝疾病外，铜可沉积于基底核、眼和心脏，使患者出现神经系统、精神系统、视觉和心脏的疾病。

5.4 麻醉管理的主要问题

由于遗传性凝血病的范畴广，临床表现不一，因此并没有统一的管理措施。总之，对有出血倾向的患者保持高度怀疑可以避免多种围手术期失血。美国麻醉科医师协会（The American Society of Anesthesiologists，ASA）临床实践指南推荐全面的术前评估包括“既往史、患者及亲属的问诊、已有的实验室指标和进一步开展的实验室检查”，寻找相关的危险因素[66]。BCSH 建议出血史的评估应包括“家族史、创伤后或手术后过度出血的证据、抗凝药物的使用”[67]。此外，体格检查应该特别重视容易忽略的方面，包括瘀点、瘀斑、皮肤苍白、毛细血管扩张、关节畸形、皮肤弹性增加，出现上述表现时应怀疑全身性疾病的可能（表 27.1）。

表 27.1 遗传性凝血障碍的病史和体格检查特征

儿科
脐带残端出血
包皮环切术后出血
新生儿期颅内出血
足跟针刺后出血延长
一般情况
轻微创伤或无创伤时容易出现瘀斑或出血
刷牙后黏膜出血，鼻出血时间延长
创伤、手术和牙科手术后出血过多或时间延长
月经过多
分娩时出血延长
关节积血或腹膜后出血
肝病史
家族史
反复出血症状
术后出血过多
肝病
体格检查
瘀点、黄疸、毛细血管扩张、关节活动度过大、肌肉骨骼异常、贫血、肝脾肿大

常规实验室检测指标正常不能排除凝血功能的异常[66]（表 27.2）。当高度怀疑围手术期有出血倾向时，应当及时请血液科会诊寻求进一步检查和指导帮助[33, 67]。

5.5 产科麻醉

5.5.1 妊娠期血液状态

妊娠期许多生理学改变可以影响患者的凝血状态。血浆容量的增加超过了红细胞的生成速度，导致妊娠期贫血[68]。典型表现还包括轻度血小板减少，而妊娠末期凝血因子活性可增加 1 倍[68-69]。

5.5.2 椎管内麻醉

妊娠期行椎管内麻醉后出现硬膜外或蛛网膜下腔出血的风险约为 1∶168 000[68]。伴有凝血异常的患者出现神经系统并发症的风险显著增加。对于血小板减少症，目前并无确定的最低值可以预测硬膜外血肿的形成。2015 年的一项调查显示大多数麻醉

表 27.2　遗传性凝血病的常见实验室检查

	一期止血		二期止血								三期止血		
	血小板计数异常	血小板功能异常	FXIII	FII	FV	FV/VIII	FVII	FX	FXI	FXIII	无纤维蛋白原	低纤维蛋白原	纤维蛋白原异常
血小板计数	↓	↔	↔	↔	↔	↔	↔	↔	↔	↔	↔	↔	↔
出血时间	↑	↑	↑/↔	↔	↔	↔	↔	↔	↔	↔	↔	↔	↔
PT	↔	↔	↔	↑	↑	↑	↑	↑	↔	↔	↑/;	↑/;	↑/;
aPTT	↔	↔	↑	↔	↑	↑	↔	↑	↑	↔	↑/;	↑/;	↑/;
TT	↔	↔	↔	↔	↔	↔	↔	↔	↔	↔	↑	↑	↑
纤维蛋白原	↔	↔	↔	↔	↔	↔	↔	↔	↔	↔	↓/0	↓	正常

PT，凝血酶原时间；aPTT，活化的部分凝血活酶时间；TT，凝血酶时间

医生不会对血小板小于 50 000/μl 的患者施行椎管内操作[70-71]。其他的遗传性凝血病非常罕见，尚无文献用于指导患者的麻醉管理。对于血友病患者，术前纠正凝血因子缺乏后可以成功施行椎管内麻醉[7]。由于产后凝血因子显著下降，部分学者建议拔除硬膜外导管前需复测凝血功能[69]。其他如 HHT、EDS 和脉管炎患者可能存在椎管内血管异常，施行椎管内麻醉时必须谨慎。

5.5.3　分娩方式

对于已知患有遗传性凝血异常的新生儿，如无明显禁忌，剖宫产是颅内出血（ICH）发生率最低的生产方式，而经阴道助产时 ICH 发生率最高[68]。如果需要行经阴道分娩，应避免侵入性胎儿监测和辅助器械，减少 ICH 的发生风险。对已知凝血因子异常的患者，在孕期应当定期检测凝血因子的水平，并在产后保持在接近正常的水平。分娩时出血可以给予氨甲环酸、加压素、重组因子和血制品治疗[68-69]。最后，即时检测如血栓弹力图、旋转式血栓弹力计和血小板功能试验（如 PFA-100，Plateletworks 等）在将来可能获得更广泛的应用[69]。

5.6　区域阻滞麻醉

对遗传性凝血障碍的患者施行区域阻滞麻醉，目前尚无指南推荐。对中重度的血友病 A 和Ⅺ因子缺乏的患者，在术前纠正相应的凝血因子缺陷后，可以安全地施行外周神经阻滞[72-73]。但由于缺乏全面的研究数据，对患者施行区域阻滞前必须对利益和风险进行个体化评估[74]。

5.7　心脏麻醉

心脏手术和心肺转流术（cardiopulmonary bypass，CPB）对凝血系统会造成很多损害。血液与 CPB 管道接触可以引起明显的炎症反应，同时激活促凝和抗凝通路。低体温、酸中毒、血液稀释和广泛肝素化进一步加剧凝血异常。显然，对于遗传性凝血病的患者进行麻醉管理更加困难。目前文献仍然缺乏，大多数为血友病或 vWD 的病案报道[75]。一项来自澳大利亚的病案报道显示，血友病或 vWD 患者行 CPB 后约 12% 因出血需行二次手术，而常规患者中的发生率仅为 1.9%[76]。但是，这些患者的住院时间并未延长，死亡率也未见升高[76]。其他的病例报道发现围手术期检测凝血因子和其抑制物、输注血液浓缩物或血浆补充凝血因子对于凝血因子缺陷的患者有益[75]。CPB 结束后立即补充凝血因子，并在术后 7 ～ 10 天持续补充。多学科包括心脏麻醉科医师、血液科医师和心脏外科医师的密切协作至关重要[2，75-76]。

5.8　骨科手术

二期止血障碍的患者都存在反复关节腔积血和慢性关节病的风险，需要行手术治疗。目前关于骨

科手术的数据报道主要来自血友病和 vWF 患者。对于行择期骨科手术的血友病患者，推荐术前补充凝血因子达到 100% 的活力水平，并在术后两周内维持于 60% 以上[77]。对于体内存在凝血因子抗体的患者，使用更高剂量的凝血因子浓缩物、“旁路药物”如活化的 PCC 或重组Ⅶa 因子或术前血浆净化去除抗体可能有益[77]。vWD 患者术前可给予去氨加压素并补充Ⅷ因子[77]。

关于罕见凝血病患者行骨科手术的研究报道仍然匮乏。一项回顾性研究纳入了 22 例罕见凝血功能障碍的患者，20% 的患者术后出现了严重的出血并发症（需要输注 2 U 以上的红细胞），其中大部分患者术前已预防性接受了凝血因子置换[36]。有出血事件的患者术前凝血因子水平往往较低[36]。此外，一项研究遗传性血小板功能障碍患者的研究发现，12.5% 的患者在行骨科围手术期出现过量的出血[4]。同其他高危手术一样，围手术期输注血小板、使用去氨加压素增强血小板功能和应用抗纤溶药物可能使这些患者获益。

6. 小结

虽然相对罕见，但有很多种遗传性异常可以影响止血和凝血的功能。不同疾病或同一疾病的不同患者都可能表现为不同程度的凝血缺陷。此外，许多遗传性异常都伴随需要手术矫正的并发症，因此麻醉科医师需要通过详细的术前评估，认识和发现出血和血栓形成相关的危险因素，并逐步确定诊断，同时与其他专科医生共同做好患者的围手术期管理。

参考文献

1. Bhave P, McGiffin D, Shaw J, et al. Guide to performing cardiac surgery in patients with hereditary bleeding disorders. J Card Surg. 2015;30(1):61–9. https://doi.org/10.1111/jocs.12464.
2. Strauss ER, Mazzeffi MA, Williams B, Key NS, Tanaka KA. Perioperative management of rare coagulation factor deficiency states in cardiac surgery. Br J Anaesth. 2017;119(3):354–68. https://doi.org/10.1093/bja/aex198.
3. Mensah PK, Gooding R. Surgery in patients with inherited bleeding disorders. Anaesthesia. 2015;70(Suppl 1):112–20, e39–40. https://doi.org/10.1111/anae.12899.
4. Orsini S, Noris P, Bury L, et al. Bleeding risk of surgery and its prevention in patients with inherited platelet disorders. Haematologica. 2017;102(7):1192–203. https://doi.org/10.3324/haematol.2016.160754.
5. Cattaneo M. Inherited platelet-based bleeding disorders. J Thromb Haemost. 2003;1(7):1628–36. http://www.ncbi.nlm.nih.gov/pubmed/12871299.
6. Nurden AT, Nurden P. Inherited disorders of platelet function: selected updates. J Thromb Haemost. 2015;13(Suppl 1):S2–9. https://doi.org/10.1111/jth.12898.
7. Bannow BS, Konkle BA. Inherited bleeding disorders in the obstetric patient. Transfus Med Rev. 2018;32(4):237–43. https://doi.org/10.1016/j.tmrv.2018.06.003.
8. Handin RI. Inherited platelet disorders. Hematology Am Soc Hematol Educ Program. 2005:396–402. https://doi.org/10.1182/asheducation-2005.1.396.
9. Hayward CPM. Inherited platelet disorders. Curr Opin Hematol. 2003;10(5):362–8. http://www.ncbi.nlm.nih.gov/pubmed/12913791.
10. Nurden AT, Freson K, Seligsohn U. Inherited platelet disorders. Haemophilia. 2012;18(Suppl 4):154–60. https://doi.org/10.1111/j.1365-2516.2012.02856.x.
11. Drachman JG. Inherited thrombocytopenia: when a low platelet count does not mean ITP. Blood. 2004;103(2):390–8. https://doi.org/10.1182/blood-2003-05-1742.
12. Candotti F. Clinical manifestations and pathophysiological mechanisms of the Wiskott-Aldrich syndrome. J Clin Immunol. 2018;38(1):13–27. https://doi.org/10.1007/s10875-017-0453-z.
13. Sarangi SN, Acharya SS. Bleeding disorders in congenital syndromes. Pediatrics. 2017;139(2):e20154360. https://doi.org/10.1542/peds.2015-4360.
14. Rivers E, Worth A, Thrasher AJ, Burns SO. How I manage patients with Wiskott Aldrich syndrome. Br J Haematol. 2019;185(4):647–55. https://doi.org/10.1111/bjh.15831.
15. Greenhalgh KL, Howell RT, Bottani A, et al. Thrombocytopenia-absent radius syndrome: a clinical genetic study. J Med Genet. 2002;39(12):876–81. https://doi.org/10.1136/jmg.39.12.876.
16. Ruhoy SM, Yates A. Macrothrombocytopenia with Döhle body-like granulocyte inclusions: a case report of May-Hegglin anomaly in a 33-year-old white woman with an update on the molecular findings of MYH9 -related disease. Lab Med. 2016;47(3):246–50. https://doi.org/10.1093/labmed/lmw033.
17. Martínez-Macías FJ, Bobadilla-Morales L, González-Cruz J, et al. Descriptive study of the complete blood count in newborn infants with Down syndrome. Am J Med Genet. 2017;173A:897–904. https://doi.org/10.1002/ajmg.a.38097.
18. Hord JD, Gay JC, Whitlock JA. Thrombocytopenia in neonates with trisomy 21. Arch Pediatr Adolesc Med. 1995;149(7):824–5.
19. Lewanda AF, Matisoff A, Revenis M, et al. Preoperative evaluation and comprehensive risk assessment for children with Down syndrome. Paediatr Anaesth. 2016;26:356–62. https://doi.org/10.1111/pan.12841.
20. Wiedmeier S, Henry E, Christensen R. Hematological abnormalities during the first week of life among neonates with trisomy 18 and trisomy 13: data from a multi-hospital healthcare system. Am J Med Genet. 2008;146A:312–20. https://doi.org/10.1002/ajmg.a.32107.
21. Lambert MP, Arulselvan A, Schott A, et al. The 22q11.2 deletion syndrome: cancer predisposition, platelet abnormalities and cytopenias. Am J Med Genet A. 2018;176(10):2121–7. https://doi.org/10.1002/ajmg.a.38474.
22. Lawrence S, McDonald-McGinn DM, Zackai E, Sullivan KE. Thrombocytopenia in patients with chromosome 22q11.2 deletion syndrome. J Pediatr. 2003;143(2):277–8. https://doi.org/10.1067/S0022-3476(03)00248-8.
23. Brenner MK, Clarke S, Mahnke DK, et al. Effect of 22q11.2 deletion on bleeding and transfusion utilization in children with congenital heart disease undergoing cardiac surgery. Pediatr Res. 2016;79(2):318–24. https://doi.org/10.1038/pr.2015.216.
24. Yeng Yeoh T, Scavonetto F, Hamlin RJ, Burkhart HM, Sprung J, Weingarten TN. Perioperative management of patients with

DiGeorge syndrome undergoing cardiac surgery. J Cardiothorac Vasc Anesth. 2014;28(4):983–9. https://doi.org/10.1053/j.jvca.2013.10.025.
25. Artoni A, Selicorni A, Passamonti SM, et al. Hemostatic abnormalities in Noonan syndrome. Pediatrics. 2014;133(5):e1299–304. https://doi.org/10.1542/peds.2013-3251.
26. Nugent DJ, Romano AA, Sabharwal S, Cooper DL. Evaluation of bleeding disorders in patients with Noonan syndrome: a systematic review. J Blood Med. 2018;9:185–92. https://doi.org/10.2147/JBM.S164474.
27. Morice A, Harroche A, Cairet P, Khonsari RH. Preoperative detailed coagulation tests are required in patients with Noonan syndrome. J Oral Maxillofac Surg. 2018;76(7):1553–8. https://doi.org/10.1016/j.joms.2017.12.012.
28. Cavalleri V, Bettini LR, Barboni C, et al. Thrombocytopenia and Cornelia de Lange syndrome: still an enigma? Am J Med Genet. 2016;170A(1):130–4. https://doi.org/10.1002/ajmg.a.37390.
29. Mattina T, Perrotta CS, Grossfeld P. Jacobsen syndrome. Orphanet J Rare Dis. 2009;4(1):9. https://doi.org/10.1186/1750-1172-4-9.
30. De Paepe A, Malfait F. Bleeding and bruising in patients with Ehlers–Danlos syndrome and other collagen vascular disorders. Br J Haematol. 2004;127:491–500.
31. Busch A, Hoffjan S, Bergmann F, et al. Vascular type Ehlers-Danlos syndrome is associated with platelet dysfunction and low vitamin D serum concentration. Orphanet J Rare Dis. 2016;11(1):1–8. https://doi.org/10.1186/s13023-016-0491-2.
32. Wiesmann T, Castori M, Malfait F, Wulf H. Recommendations for anesthesia and perioperative management in patients with Ehlers-Danlos syndrome. Orphanet J Rare Dis. 2014;9(1):109–18. https://doi.org/10.1186/s13023-014-0109-5.
33. Mensah PK, Gooding R. Surgery in patients with inherited bleeding disorders. Anaesthesia. 2015;70:112–e40. https://doi.org/10.1111/anae.12899.
34. Bolton-Maggs PHB. The rare inherited coagulation disorders. Pediatr Blood Cancer. 2013;60(S1):S37–40. https://doi.org/10.1002/pbc.24336.
35. Acharya SS. Rare bleeding disorders in children: identification and primary care management. Pediatrics. 2013;132(5):882–92. https://doi.org/10.1542/peds.2012-3662.
36. Siboni SM, Biguzzi E, Pasta G, et al. Management of orthopaedic surgery in rare bleeding disorders. Haemophilia. 2014;20(5):693–701. https://doi.org/10.1111/hae.12387.
37. Mumford AD, Ackroyd S, Alikhan R, et al. Guideline for the diagnosis and management of the rare coagulation disorders. Br J Haematol. 2014;167(3):304–26. https://doi.org/10.1111/bjh.13058.
38. Casini A, Neerman-Arbez M, Ariëns RA, de Moerloose P. Dysfibrinogenemia: from molecular anomalies to clinical manifestations and management. J Thromb Haemost. 2015;13:909–19. https://doi.org/10.1111/jth.12916.
39. Stanciakova L, Kubisz P, Dobrotova M, Stasko J. Congenital afibrinogenemia: from etiopathogenesis to challenging clinical management. Expert Rev Hematol. 2016;9(7):639–48. https://doi.org/10.1080/17474086.2016.1200967.
40. Korte W, Poon M-C, Iorio A, Makris M. Thrombosis in inherited fibrinogen disorders. Transfus Med Hemother. 2017;44(2):70–6. https://doi.org/10.1159/000452864.
41. Shapiro SE. Diagnosis and management of dysfibrinogenemia. Clin Adv Hematol Oncol. 2018;16(9):602–5.
42. Lomax S, Edgcombe H. Anesthetic implications for the parturient with hereditary hemorrhagic telangiectasia. Can J Anesth. 2009;56:374–84. https://doi.org/10.1007/s12630-009-9076-z.
43. Chieira D, Conceição L, Semedo E, Almeida V. Osler-Weber-Rendu syndrome: an anaesthetic challenge? BMJ Case Rep. 2016;2016:bcr2015213647. https://doi.org/10.1136/bcr-2015-213647.
44. Weingarten TN, Hanson JW, Anusionwu KO, et al. Management of patients with hereditary hemorrhagic telangiectasia undergoing general anesthesia: a cohort from a single academic center's experience. J Anesth. 2013;27(5):705–11. https://doi.org/10.1007/s00540-013-1601-0.
45. Crawford M, Burns R, Cooper S, Mackay T. Hereditary haemorrhagic telangiectasia in pregnancy: regional and general anaesthesia. Int J Obstet Anesth. 2018;33:84–6. https://doi.org/10.1016/j.ijoa.2017.11.002.
46. Previtali E, Bucciarelli P, Passamonti SM, Martinelli I. Risk factors for venous and arterial thrombosis. Blood Transfus. 2011;9(2):120–38. https://doi.org/10.2450/2010.0066-10.
47. Madan R, Khoursheed M, Kukla R, Al-Mazidi M, Behbehani A. The anaesthetist and the antiphospholipid syndrome. Anaesthesia. 1997;52:72–4. https://doi.org/10.1111/j.1365-2044.1997.010-az010.x.
48. Saunders KH, Erkan D, Lockshin MD. Perioperative management of antiphospholipid antibody-positive patients. Curr Rheumatol Rep. 2014;16(7):426. https://doi.org/10.1007/s11926-014-0426-7.
49. Cervera R, Piette JC, Font J, et al. Antiphospholipid syndrome: clinical and immunologic manifestations and patterns of disease expression in a cohort of 1,000 patients. Arthritis Rheum. 2002;46(4):1019–27. https://doi.org/10.1002/art.10187.
50. Zuily S, Huttin O, Mohamed S, Marie PY, Selton-Suty C, Wahl D. Valvular heart disease in antiphospholipid syndrome. Curr Rheumatol Rep. 2013;15(320–328). https://doi.org/10.1007/s11926-013-0320-8.
51. Hegde VAP, Vivas Y, Shah H, et al. Cardiovascular surgical outcomes in patients with the antiphospholipid syndrome—a case-series. Heart Lung Circ. 2007;16(6):423–7. https://doi.org/10.1016/j.hlc.2007.03.010.
52. Erkan D, Leibowitz E, Berman J, et al. Perioperative medical management of antiphospholipid syndrome: hospital for special surgery experience, review of literature, and recommendations. J Rheumatol. 2002;29(4):843–9.
53. Emmi G, Silvestri E, Squatrito D, et al. Thrombosis in vasculitis: from pathogenesis to treatment. Thromb J. 2015;13(1):15. https://doi.org/10.1186/s12959-015-0047-z.
54. Tripodi A, Mannucci PM. The coagulopathy of chronic liver disease. N Engl J Med. 2011;365(2):147–56. https://doi.org/10.1056/NEJMra1011170.
55. Kiamanesh D, Rumley J, Moitra VK. Monitoring and managing hepatic disease in anaesthesia. Br J Anaesth. 2013;111(Suppl 1):i50–61. https://doi.org/10.1093/bja/aet378.
56. Weeder PD, Porte RJ, Lisman T. Hemostasis in liver disease: implications of new concepts for perioperative management. Transfus Med Rev. 2014;28(3):107–13. https://doi.org/10.1016/j.tmrv.2014.03.002.
57. Scorza M, Elce A, Zarrilli F, Liguori R, Amato F, Castaldo G. Genetic diseases that predispose to early liver cirrhosis. Int J Hepatol. 2014;2014:1–11. https://doi.org/10.1155/2014/713754.
58. Niederau C, Strohmeyer G, Stremmel W. Epidemiology, clinical spectrum and prognosis of hemochromatosis. Adv Exp Med Biol. 1994;356:293–302. https://doi.org/10.1007/978-1-4615-2554-7_31.
59. Beaton MD, Adams PC. Prognostic factors and survival in patients with hereditary hemochromatosis and cirrhosis. Can J Gastroenterol. 2006;20(4):257–60. https://doi.org/10.1155/2006/428048.
60. Mahadeva R, Lomas DA. Genetics and respiratory disease bullet 2: alpha1-antitrypsin deficiency, cirrhosis and emphysema. Thorax. 1998;53(6):501–5. https://doi.org/10.1136/thx.53.6.501.
61. Gooptu B, Ekeowa UI, Lomas DA. Mechanisms of emphysema in 1-antitrypsin deficiency: molecular and cellular insights. Eur Respir J. 2009;34(2):475–88. https://doi.org/10.1183/09031936.00096508.
62. Clark VC. Liver transplantation in alpha-1 antitrypsin deficiency. Clin Liver Dis. 2017;21(2):355–65. https://doi.org/10.1016/j.cld.2016.12.008.
63. Capone K, Azzam RK. Wilson's disease: a review for the general pediatrician. Pediatr Ann. 2018;47(11):e440–4. https://doi.

org/10.3928/19382359-20181026-01.
64. Merle U, Schaefer M, Ferenci P, Stremmel W. Clinical presentation, diagnosis and long-term outcome of Wilson's disease: a cohort study. Gut. 2007;56(1):115–20. https://doi.org/10.1136/gut.2005.087262.
65. Moores A, Fox S, Lang A, Hirschfield G. Wilson disease: Canadian perspectives on presentation and outcomes from an adult ambulatory setting. Can J Gastroenterol. 2012;26(6):333–9. https://doi.org/10.1155/2012/123431.
66. American Society of Anesthesiologists Task Force on Perioperative Blood Management. Practice guidelines for perioperative blood management. Anesthesiology. 2015;122(2):241–75. https://doi.org/10.1097/ALN.0000000000000463.
67. Chee YL, Crawford JC, Watson HG, Greaves M. Guidelines on the assessment of bleeding risk prior to surgery or invasive procedures. Br J Haematol. 2008;140(5):496–504. https://doi.org/10.1111/j.1365-2141.2007.06968.x.
68. Katz D, Beilin Y. Disorders of coagulation in pregnancy. Br J Anaesth. 2015;115:ii75–88. https://doi.org/10.1093/bja/aev374.
69. Chow L, Farber MK, Camann WR. Anesthesia in the pregnant patient with hematologic disorders. Hematol Oncol Clin North Am. 2011;25(2):425–43. https://doi.org/10.1016/j.hoc.2011.01.003.
70. Practice guidelines for obstetric anesthesia. Anesthesiology. 2016;124(2):270–300. https://doi.org/10.1097/ALN.0000000000000935.
71. Basaran A, Basaran M, Basaran B, Sen C, Martin JN. Controversial clinical practices for patients with preeclampsia or HELLP syndrome: a survey. J Perinat Med. 2015;43(1). https://doi.org/10.1515/jpm-2014-0109.
72. Sripada R, Reyes JJ, Sun R. Peripheral nerve blocks for intraoperative management in patients with hemophilia A. J Clin Anesth. 2009;21(2):120–3. https://doi.org/10.1016/j.jclinane.2008.06.030.
73. Yoshikawa S, Kumano I, Satoh Y, Yufune S. Anesthetic management using peripheral nerve block in patients with factor XI deficiency: a case report. JA Clin Rep. 2016;2(1):17. https://doi.org/10.1186/s40981-016-0047-4.
74. Shah UJ, Narayanan M, Smith JG. Anaesthetic considerations in patients with inherited disorders of coagulation. Contin Educ Anaesth Crit Care Pain. 2015;15(1):26–31. https://doi.org/10.1093/bjaceaccp/mku007.
75. Rossi M, Jayaram R, Sayeed R. Do patients with haemophilia undergoing cardiac surgery have good surgical outcomes? Interact Cardiovasc Thorac Surg. 2011;13:320–31. https://doi.org/10.1510/icvts.2011.272401.
76. Bhave P, McGiffin D, Shaw J, et al. A guide to performing cardiac surgery in patients with hereditary bleeding disorders. J Card Surg. 2015;30:61–9.
77. Mansour J, Graf K, Lafferty P. Bleeding disorders in orthopedic surgery. Orthopedics. 2012;35(12):1053–62. https://doi.org/10.3928/01477447-20121120-09.

铁过载的代谢、病理生理学及临床治疗

28

Andrew Jesse Garcia，Chikezie N. Okeagu，
Alan David Kaye，Alaa Abd-Elsayed
张旭　译　王晓琳　审校

1. 摘要

对输血的研究可以追溯到17世纪，当时理查德·劳尔证实了通过输注其他狗的血液可以使那些人为耗竭血容量的狗存活下来[1]。1818年，英国产科医生詹姆斯·布伦德尔医生进行了第一次有记录的人类输血，将几名捐献者的血液输入一名胃癌患者。尽管病情暂时好转，但患者仍在两天后死亡。在接下来的几年里，布伦德尔博士又实施了数次人类输血，但收效甚微，10位患者中至少有5位死亡。此外，据报道，那些因输血而幸存下来的人并发了头痛、背痛、发热和深色尿液[2]。1840年，塞缪尔·阿姆斯特朗·莱恩在布伦德尔医生的帮助下，第一次成功地为一名血友病患者实施了全血输注[3]，为有朝一日成为治疗多种疾病的标准组成部分奠定了基础。

自早期输血疗法后，输血的临床实践已经发生了巨大的变化。最初认为输血是一种危险和可疑的做法，从而在医疗系统中被广泛地拒绝，但目前在美国和世界各地，血制品输注已经成为一种主要的医疗保健方法。需要输血的适应证和疾病非常多，因此，每天都有数以万计的输血治疗。在美国，每年大约需要输注2100万单位的血液成分，其中大部分是红细胞（RBC），每天大概需36 000个单位[4]。血制品输注在2011年达到顶峰，当时近7%的住院患者接受了红细胞（RBC）输注[5]。

从布伦德尔时代到今天，人们对输血的接受程度和使用情况有了很大的提高，这在很大程度上要归功于我们在提高输血安全性方面取得的巨大进步。刚开始，输血带来了一系列潜在的危及生命的风险，但是受血者和输血者大多不知道这些风险。这种情况在1900年卡尔·兰德斯坦纳描述了ABO血型系统后开始改进[6]。从那时起，输血医学又取得了几项进步，每一项都提高了输血的安全性和适用性。由于1982年发现了艾滋病毒可以通过输血传播，以及当时这种疾病特别的烙印，才导致输血相关的感染传播风险被众人所知晓。然而，由于潜在献血者和血液制品经过严格的筛查和检测，感染艾滋病病毒、病毒性肝炎或任何其他潜在传染性疾病的风险非常低[7-8]。尽管如此，输血仍有许多其他风险，特别是对于那些需要频繁输血的患者。诸如血液制品储存过程的污染、输血相关的急性肺损伤（TRALI）、输血相关的循环过载（TACO）、输血介导的免疫抑制、免疫和溶血反应以及输血相关的铁过载（TRIO）。本章节将简要概述铁代谢，并探讨铁过载的体征、症状、诊断和治疗。

2. 铁代谢和稳态

铁在很多生物过程中都是必不可少的。它是氧运输、线粒体呼吸、核酸复制和修复、宿主防御、细胞信号和其他各种基本过程所需的蛋白质的重要组成部分[10]。然而，过量的铁会对人体造成潜在的有害影响。在正常生理条件下，体内铁的水平和所处部位受到严格调控[11-12]。铁可被身体有效地储存和循环利用；任何丢失的铁都必须通过饮食补充（约

1～ 2 mg/d）[12-13]。

膳食中铁的形式各异，最合适的是非血红素铁。在含铁食物被摄取并酶解后，由于胃液的低 pH 值，铁元素可保持在一种可溶的、容易被吸收的状态，然后由胃肠道吸收。小肠的近端部分，即十二指肠和空肠的第一部分可吸收大部分铁。铁通过二价金属转运蛋白 1（DMT1）穿过肠细胞外膜；然后被铁蛋白 1（FPN1）转运穿过细胞的基底侧膜，进入血液循环，并与转铁蛋白结合。没有进入血液的铁仍然留在肠细胞中，并以铁蛋白的形式储存[11]。大部分被吸收的铁被输送至骨髓，以进入红细胞和红细胞前体细胞。在肌肉、蛋白质和其他细胞的酶中可发现少量的肌红蛋白。过量的铁以铁蛋白的形式储存在肝脏中。网状内皮组织中的巨噬细胞使衰老的红细胞循环利用，这也是维持铁平衡的主要方式。这些巨噬细胞还会在红细胞裂解后储存铁蛋白，直到它进入新生成的红细胞中[11-12]。

一个复杂的信号网络有助于调节体内铁的水平。肝脏中产生的蛋白质铁调素可介导调节体内铁稳态。当肝脏监测到足够的铁时，就会产生更多的铁调素，它与肝细胞、吸收性肠道细胞和铁循环巨噬细胞上的 FPN1 结合，抑制铁的吸收和释放。相反，当铁水平较低时，铁调素将保持在较低水平，允许更多的膳食铁被吸收，同时释放铁储备。在健康的人体中，这个调节机制使得机体保持总铁水平在 3～5 g 之间[10-11]。这个过程的破坏可能会导致铁水平异常升高或降低，这两种情况都可能对身体产生病理影响。

3. 铁过载的病理生理学

铁过载性疾病可分为原发性和继发性，前者是由于铁调素-铁蛋白轴的遗传缺陷引起的，后者通常是由于无效的红细胞生成、肝脏疾病或过量的外源性铁造成的。遗传性血色素沉着症是一种原发性铁过载疾病[11-13]。本章将不深入讨论原发性铁过载问题；但是，本章将进行探讨的许多临床表现及处理方法也适用于原发性铁过载障碍。

TRIO（输血相关的铁过载）是一种由于频繁输血的导致铁积聚引起的继发性铁过载。一些疾病的治疗需要频繁输血，以维持足够的血红蛋白水平，却增加了发生 TRIO 的风险，例如地中海贫血、镰状细胞贫血、白血病等恶性疾病、骨髓增生异常综合征和再生障碍性贫血等疾病[12, 15]。血红蛋白具有携氧能力，可向全身组织器官输送氧气，所以低血红蛋白水平或贫血是需临床干预处理的。当患者迅速进入贫血状态时，例如在大量失血的情况下，或者当在血红蛋白合成过程存在先天缺陷而导致血红蛋白有缺陷或浓度较低时，通常需要输注红细胞来恢复血液的携氧能力[16]。虽然红细胞输注为患者提供了急需的血红蛋白，但由于每单位红细胞含有 200 ～ 250 mg 的铁，也总是会产生铁负荷。大多数人在输血 10 ～ 20 个单位后会吸收的大量的铁，导致出现铁过载[15]。鉴于许多需要接受红细胞输注治疗的疾病本身存在血红蛋白产生不足或缺陷，但对机体内铁水平并不会产生耗竭作用，那么输血就会导致很大的铁过载风险[17]。也就是说，在从输血中获得额外的铁之前，铁的水平可以是正常的，甚至可能是比较高的。人体尚且没有有效的机制来主动排泄过量的铁，通过皮肤和黏膜细胞的脱落、月经和其他轻微出血，每天只能排除大约 1 ～ 2 mg 的铁[10, 12, 15]。铁通常是通过前文描述的吸收和铁储备的动员来调节，但这种机制不能处理由多次输血过程中大量涌入的铁。

铁通常与转铁蛋白结合在血浆中。非患病状态下，只有大约 30% 的转铁蛋白与铁结合[11, 13]。当转铁蛋白的结合能力超负荷时，就会发生铁过载，出现游离铁增加，并沉积在组织中[11, 13, 15]。这种铁沉积的现象称为含铁血黄素沉着症。通常认为某些组织如心肌、内分泌组织和肝细胞等更易出现含铁血黄素沉着，这是由于钙通道介导的机制所致[18]。铁可催化过氧化氢转化为自由基离子，从而攻击细胞膜、蛋白质和 DNA，因此机体中沉积的铁将加剧氧化剂对细胞的损伤[12-13]。

4. 铁过载的体征、症状和诊断

铁过载的症状和体征是非特异性的，取决于铁沉积并造成的损害的部位和程度。铁最常沉积在肝脏、心脏和内分泌系统的腺体中[12]。氧化损伤可能使患者发展为肝硬化和肝细胞癌（肝）、心肌病和心力衰竭（心脏）以及内分泌疾病如糖尿病（胰腺胰岛细胞）和性腺功能障碍（垂体）。皮肤中的铁沉积会导致皮肤呈现古铜色[10]。关节中的铁沉积会导致关节病变[15]。过量的铁沉积也与神经退行性疾病有关，如阿尔茨海默病和帕金森病、肾脏疾病、癌症以及矿物质和骨骼疾病[10]。此外，一些证据表明高铁水平会增加感染的风险，因为过量的铁可以增强细菌的生长和毒力[19]。

铁过载的早期诊断是避免铁过量潜在并发症的关键。有几种血清标志物可用于铁超载的筛查，包括铁蛋白、游离铁、转铁蛋白饱和度、总铁结合力（TIBC）和非转铁蛋白结合铁（NTBI）。铁蛋白检测应用广泛，使用频率最高且价格低廉，而且通常能很好地反映体内铁的储存情况[13, 18, 20]。女性铁蛋白水平高于 200 ng/ml（449 pmol/L）或男性高于 300 ng/ml 提示铁负荷过高[13]。然而，由于铁蛋白在炎症过程、自身免疫性疾病和其他慢性病中也会升高，单纯铁蛋白升高并不能诊断为铁过载。TSAT（转铁蛋白饱和度）也可以作为全身铁含量的评价指标。女性的饱和度超过 45%，男性的饱和度超过 50%，应高度怀疑铁过载[13]。但是 TSAT 是一种受生理和时间因素影响的动态测量方法，这也限制了它在临床上的应用[13, 20-21]。

如果血清检测提示铁过载，则有必要对肝脏铁进行评估。肝脏是人体中主要的储铁器官，肝脏内铁的水平也反映了体内总的铁储存[18, 20]。肝活检是评估肝脏铁浓度的唯一的直接方法，也是最准确的方法。活检还可以评估肝脏组织学，这可以为肝脏疾病的存在和进展提供有价值的信息。活组织检查的缺点包括费用、风险（出血、感染）和与此相关的不适。还有其他非侵入性的测量肝脏铁浓度的方法。这些技术包括计算机断层扫描（CT）、磁共振成像（MRI）和超导量子干涉装置（SQUID）。这些可能的方法在很大程度上受到可行性、可负担性和需进一步验证需要的限制[18, 20]。此外，CT 扫描还带有辐射暴露的风险。除了用于直接评估铁的检查外，定期监测易感器官是否有终末器官损害的迹象（即超声心动图、定期血液检查）也是一种谨慎的手段。

5. 治疗

螯合剂是治疗铁过载的主要药物。这些药物通过与血浆非转铁蛋白结合铁（NTBI）和细胞内铁形成复合物来促进排泄。目前有三种铁螯合剂可供选择，即去铁胺（DFO）、地拉罗司（DFX）和去铁酮（DFP）。它们优先作用于血浆铁池，因为这一来源比储存为铁蛋白或含铁血黄素的铁更容易获得，后者的翻转频率较低（在肝细胞中需几天时间）。在肝脏中，螯合铁通过胆道系统进入粪便排出体内。通过粪便或尿液的排出程度取决于螯合剂。

6. 去铁胺（DFO）

去铁胺（DFO）是一种由毛状链霉菌产生的铁结合化合物，是 50 多年前研制的第一种铁螯合剂[22-23]。该试剂的单个分子以 1∶1 的方式与铁原子结合，形成代谢惰性的铁胺复合物。DFO 口服吸收差，因此需要皮下或静脉注射。通常在输注 DFO 的同时使用维生素 C，以促进可螯合铁的排泄，但只有在患者体内缺乏维生素 C 时才发挥作用[24-25]。此外，DFO 的半衰期很短，需要连续输注药物超过 8 小时或更长时间[22]。肝细胞有效地吸收 DFO，并与肝细胞铁螯合，进而在胆汁中排泄。在细胞中，DFO 定位至溶酶体后诱导胞质铁蛋白的自噬。然后释放的铁与 DFO 结合，并从细胞中清除，通过肾脏排出体内[25-26]。

DFO 治疗的主要不良反应包括局部输液部位反应，如红斑和瘙痒；眼部毒性，如视力下降和夜盲；听力毒性：感音神经性耳聋和耳鸣；骨骼异常和生长迟缓；过敏反应；以及增加耶尔森菌和克雷伯菌的感染风险[22]。此外，在少数病例，尤其是儿童患者中，大剂量治疗有可能导致肺部毒性、神经毒性和血浆锌降低。DFO 的禁忌证包括肾损害，需根据 10 ～ 50 ml/min 的肌酐清除率调整剂量（相当于正常剂量的 25% ～ 50%）[28]。肌酐清除率≤为 10 ml/min 或透析期间的患者应避免治疗[28]。依从性也被列为 DFO 治疗过程中的一个问题，据报道，β - 地中海贫血患者特别是老年患者和合并精神障碍的患者的依从率约为 59% ～ 78%[29]。DFO 治疗过程的监测包括每月复查血肌酐、每 1 ～ 3 个月复查血清电解质、每年进行眼科复查和听力检查。对于儿童患者，每 3 个月复查和测量生长、身高和体重。铝和锌的水平也应根据需要进行监测[30]。

DFO 不良事件的管理既要针对局部反应，也可以针对全身反应。对于局部反应，应轮换输液部位，使用局麻药或皮质类固醇乳膏，并根据需要在输注DFO时联合使用氢化可的松[28]。避免患者暴露在嘈杂噪音中，以控制其对听力的影响，如果儿童患者铁负荷较低，应避免摄入高剂量铁剂，以控制螯合剂的使用，并监测听力[26]。对眼睛的影响可以根据需要控制药物剂量，并通过视力检查、裂隙灯检查和年度眼底检查进行监测[26]。骨科并发症可以通过将生长中儿童的使用剂量限制在30 mg/（kg · d）以下，保持或减少螯合剂的剂量，以及每3个月监测一次生长数据来控制[25-26]。由于并存感染的风险，在急性发热病或不明原因发烧的情况下应停止螯合剂治疗[27]。

DFO目前被FDA批准用于治疗输血依赖性贫血引起的慢性铁过载[31]。在这三种螯合剂中，它是最可靠的降低血清铁蛋白、心脏和肝脏铁以及改善铁引起的心脏并发症的药物。自从20世纪70年代开始使用以来，它一直被认为可延长地中海贫血患者的存活时间[25-26，32-33]。

7. 地拉罗司（DFX）

地拉罗司（DFX）以2：1的方式结合铁原子（2个DFX分子：1铁原子）。与DFO一样，它与血浆铁形成络合物。与DFO不同的是地拉罗司具有良好的口服生物利用度，并且是三种螯合剂中半衰期最长的[23，29，32，34]。地拉罗司很容易被肝细胞吸收，并与肝细胞铁结合并在胆汁中被排出[25]。在细胞中，地拉罗司可螯合细胞内的铁，导致铁蛋白降解。最后，地拉罗司-铁复合物主要通过肝胆途径排出，而不是通过尿液排出[25]。

地拉罗司治疗的主要不良事件常发生在较高剂量［分散片≥25～35 mg/（kg · d）］[25-26]。这些症状包括胃肠道反应，如腹痛、恶心和呕吐；胃肠道出血（极少数）；皮肤反应（瘙痒和皮疹）；肝损伤，包括转氨酶升高和暴发性肝衰竭（极少数）；红细胞减少，包括白细胞减少和血小板减少；听觉和眼部毒性和肾损害[28]。在现有的三种铁螯合剂中，特别是地拉罗司，与铁负荷过高的患者急性肾衰竭的风险增加有关[35]。地拉罗司的绝对禁忌证包括妊娠和血小板减少，在肾损害［eGFR＜40 mL（min · 1.73 m^2）］和肝损害（Child-Pugh B级或更严重）的患者中剂量宜减少[36]。当患者eGFR在40～60 ml/（min · 1.73 m^2）之间和中度肝损害（Child-Pugh B级）时，地拉罗司剂量应减少50%。在eGFR＜40 ml（min · 1.73 m^2），肝功能Child-Pugh C级或更严重的患者中应避免使用地拉罗司[35-36]。地拉罗司的监测包括每月复查血细胞计数、肝肾功能和血清电解质，每1～3个月复查尿液分析，以及每年复查视力听力[26，28，30]。

地拉罗司不良反应的处理主要在于减少皮肤、胃肠道、肾和肝后遗症等并发症[25-26]。轻到中度的皮疹往往会自发消退，可继续服用。对于较严重的皮疹，应停止现有治疗方案并改为小剂量口服治疗。在症状缓解后可继续服用之前用量的1/2。对于胃肠道的副作用如腹泻，治疗时在补充水分的同时，止泻药最多可使用2天。将地拉罗司的给药时间从早上调整到晚上，且更换用于配药的溶液也可能会有所帮助。对于腹痛的处理，应避免服用刺激胃肠道的药物，还可适当饮水或其他清流质，在服药后几个小时内避免摄入固体食物，有助于减轻疼痛。这些方法与止吐药物合用，也能有助于缓解恶心和呕吐。对于肾损害，考虑在血清肌酐高于基线33%以上时减少药物剂量，并停止治疗直到肾功能改善。在包括脓毒症、脱水和急性肾损伤在内的应激情况下，应立即停止治疗方案，否则患者可能发展为范可尼综合征（Fanconi Syndrome）[28]。

地拉罗司目前已被FDA批准用于治疗2岁及以上患者因慢性输血引起的铁过载，以及大于10岁患者中肝铁浓度（Lic）≥5 mg/g干重、血清铁蛋白＞300 ng/ml的非输血依赖型地中海贫血综合征患者[36]。虽然地拉罗司在预防输血致铁过载的方面不如去铁胺有效，但地拉罗司可以降低肝脏铁和铁蛋白水平，与去铁胺20～30 mg/（kg · d）的剂量类似，并能减轻心脏铁负荷，保护心脏功能[37]。

8. 去铁酮（DFP）

除实质细胞和网状内皮细胞外，去铁酮（DFP）以3：1的方式结合铁，螯合溶酶体和线粒体中的铁[26，38]。口服吸收快，在摄入45分钟后血液浓度达到峰值。转化为葡萄糖醛酸衍生物，可以迅速通过尿液从血浆中清除。和去铁胺一样，它主要通过肾排泄。与去铁胺相比，在重型地中海贫血患者中，去铁酮的依从率更高[24]。

DFP 治疗的主要不良事件包括酱油色尿；腹痛、恶心、呕吐、腹泻和消化不良等胃肠道反应，但通常在几周内消失；粒细胞减少（ANC < 0.5×10^9/L）；中性粒细胞减少（ANC < 1.5×10^9/L）；肝酶升高；步态异常、共济失调和眼球震颤等神经毒性症状；骨关节疾病和锌缺乏[25-26]。这些不良反应在停药后均可逆转。DFP 治疗的禁忌证包括粒细胞缺乏症或中性粒细胞减少症、怀孕和过敏性反应，包括过敏性紫癜、荨麻疹或伴有皮疹的眼眶周围水肿[39]。对 DFP 治疗的监测包括：在治疗的第一年内进行每周复查血常规，其后只要没有出现中性粒细胞减少改为两个月复查一次血常规，每 3 个月复查一次体重、BMI 指数及锌水平，每月复查肝功能[28, 30]。

对 DFP 治疗过程中不良反应包括中性粒细胞减少和粒细胞缺乏症、胃肠道不适、关节病、肝酶升高和缺锌症状。对于中性粒细胞减少症，应停用螯合剂数周，如果粒细胞绝对计数（ANC）> 1.5×10^9/L 即可重新使用。如果出现粒细胞缺乏症，应停用螯合剂而不再继续使用，如果患者发热，则应开始静脉注射抗生素。中性粒细胞水平持续低下时可使用粒细胞集落刺激因子（G-CSF）。对于胃肠道不适，治疗应中止，辅以食物或液体制剂，待改善后再次使用。如果出现恶心、呕吐，可以服用止吐药物改善症状。对于骨关节病，轻微症状时可使用非甾体抗炎药，关节症状缓解后，可以再次使用较低剂量的 DFP。肝酶升高通常是无症状的，但在转氨酶升高持续超过正常上限的 2 倍时，应停用 DFP。锌缺乏时可适当补锌[27-28]。

对于地中海贫血综合征治疗过程中，因输血致铁过载的患者，如果对一线用药 DFO 或 DFX 耐药时，FDA 推荐使用 DFP[39]。与单独使用 DFO 相比，与 DFP 联合治疗在减少心脏铁过载的疗效更佳。但是其降低肝铁和血清铁蛋白浓度的疗效会降低[26, 28]。

9. 联合用药

已经证实螯合剂 DFO 和 DFP 的组合在降铁方面具有协同作用。这是由于药物存在一种穿梭机制，即 DFP 可从细胞中移除铁，并将其传递给 DFO 进一步排出，这样 DFP 就能够重新进入细胞并提取更多的铁[25]。DFP 还可以快速结合血浆中的非转铁蛋白结合铁，并将其输送到 DFO，从而建立一个更有效的降铁系统。这种联合治疗的疗效使 β- 地中海贫血患者的肝脏和心肌铁降低，心功能改善，总铁负荷降低[40-41]。临床上有几种有效的用药方案，例如，同时给予螯合剂，每天交替给药或是早晚顺序用药。DFO 和 DFP 联合治疗在显性和非显性心功能不全中的心脏铁过载均显示出较好的疗效[42]。显性心功能不全应尽快进行 DFO 50 mg/（kg・d）静脉滴注和 DFO 25 mg 每日三次口服来治疗[40-41]。表 28.1 比较了这三种药剂，并详细说明了它们的使用情况。

10. 螯合疗法的整体原则

铁螯合疗法的目的是尽快降低反应性非转铁蛋白结合铁的水平，以清除体内多余的铁[25-26, 44]。铁螯合可以降低因输血致铁过载而导致的心力衰竭，可有效改善患者铁过载状态下的生存率[37]。几乎所有需要长期输血的患者在治疗期间都需要铁螯合治疗。螯合治疗策略可分为以下几类：预防治疗（平衡铁的摄入和输血后的排泄）、抢救治疗（铁积累后清除）、强化治疗（怀孕前或骨髓移植前）和紧急治疗（心力衰竭时）[25]。

铁螯合治疗的目标基于特定临床体征和症状。如果存在心脏铁过载，那么治疗的主要目的就是减少心脏中过剩的铁。如果不存在心脏铁过载，则目标是在避免螯合毒性的同时维持适当的体内铁储存水平[29]。在治疗期间，还应监测患者出现的螯合剂相关毒性和治疗效果[25]。对螯合剂的治疗反应取决于应用的剂量、暴露的时间和输血的频率。随访包括持续监测全身铁的变化，心脏、肝脏和内分泌器官功能的变化，以及螯合治疗的不良事件。

临床上，在出现显著的铁蓄积之前，应预防性进行铁螯合治疗[25, 33]。严重肾功能损害或无尿的患者需要专科治疗[28]。此外，对于怀孕或哺乳的患者，应尽量避免使用螯合剂或非常谨慎地使用[25, 33, 45]。

11. 前期调查

在使用铁螯合剂治疗之前，应评估患者是否合

表 28.1 铁螯合剂比较[43]

	DFO（去铁胺）	DFX（地拉罗司）	DFP（去铁酮）
常用剂量	25 ～ 60 mg/（kg · d） 每周 5 ～ 7 天 每日用药时间大于 8 ～ 12 h[25]	分散片 20 ～ 40 mg/（kg · d）； 薄膜包衣片、喷雾剂 mg/(kg · d)[25]	75 mg/（kg · d），分三次服用［最高 99 mg/（kg · d）］[25]
给药途径	静脉或皮下注射	分散片、薄膜包衣片、喷雾剂	口服液或片剂
半衰期	20 min	8 ～ 18 h	1 ～ 3 h
排泄方式	尿液、粪便	粪便	尿液
主要不良反应	局部输液反应、听觉和眼科效应、生长和骨缺损、超敏反应和全身过敏反应增加了对小肠结肠炎耶尔森菌和肺炎克雷伯菌感染的易感性	胃肠道症状（15%）［腹泻（8.8%）、腹痛（5%）、恶心呕吐（14.3%）］、皮疹（5% ～ 11%）、血肌酐升高（36%）、肝酶升高（2%）。	胃肠道症状（首年达 33%）、中性粒细胞减少症（包括粒细胞缺乏症）（9.5%）、转氨酶升高（7%）、关节病变（3.9%～41%）
禁忌证	严重肾功能损害或透析过敏症状； 妊娠（但已用于妊娠晚期）	中至重度肾损害（肌酐清除率＜ 60 ml/min） 妊娠肝损害	中性粒细胞减少症或粒细胞缺乏症病史或高危因素，过敏（包括过敏性紫癜、荨麻疹和眼眶周围水肿伴皮疹），妊娠
优点	临床应用时间最长；如果按正常剂量使用，不良反应相对较少；唯一可在怀孕期间使用的螯合药物	每日口服一次；副作用较多，但发生严重不良反应的概率较低	祛除心脏铁效果确切
缺点	肠外给药不便；依从性差；当铁蛋白＜ 1000 ng/ml 时，毒性增加，需要减少剂量	费用较高	每周血细胞计数监测；对肝脏祛铁效果较弱
监测	每 3 个月监测儿童生长发育数据；每月复查血肌酐水平；定期眼科及听力检查	每月进行肝肾功能检查（血肌酐和尿液分析）	每周进行血常规检查；每月进行肝功能检查

缩写：DFO，去铁胺；DFX，地拉罗司；DFP，去铁酮

适[30]。检测各种机体铁含量，包括血清铁蛋白、转铁蛋白饱和度、磁共振成像（MRI）的肝铁浓度（LIC）和心脏磁共振（CMR）的心脏铁浓度。此外，还应评估器官功能，包括血常规、天门冬氨酸氨基转移酶（AST）、丙氨酸氨基转移酶（ALT）、血清肌酐和肌酐清除率、尿蛋白分析、心电图（ECG）、超声心动图测定左心室射血分数（LVEF）、卵泡刺激素（FSH）、黄体生成素（LH）和青春期患者的睾酮（男孩）或雌二醇（女孩），儿童的生长发育评估、听力和眼科测试[30]。

12. 关于使用铁螯合剂的建议

12.1 输血依赖型地中海贫血（TDT）

输血依赖型地中海贫血（TDT）患者的治疗指南是基于地中海贫血国际联合会（TIF）的意见[25]。主要的治疗方法是螯合疗法，目的是平衡铁的排泄和蓄积，以提高存活率、降低心力衰竭风险[25]。预防铁过载优于抢救治疗，包括输血 10 ～ 20 次或血清铁蛋白＞ 1000 ng/ml 后及时使用 DFO 治疗。二线用药包括 DFP 和 DFX。在缺乏维生素 C 的患者中，在输注 DFO 时应补充维生素 C 2 ～ 3 mg/（kg · d），以提高可螯合铁的利用率。如果进行螯合治疗时，全身铁已经达到有害水平，那么在输血频率的指导下，应该提高螯合治疗的时间、剂量和频率，以达到铁的负平衡。考虑到输血频率的个体差异，最优的螯合方案应该是针对性的个体化治疗策略。对于不接受 DFO 治疗或已经发生不良事件的患者，可改为口服制剂治疗。DFX 比 DFP 安全性更高，而更受欢迎[25]。

如果患者出现严重的铁过载（血清铁蛋白＞ 3000 ng/ml 并大于 3 个月）或明显的铁诱导的心脏毒

性（LVEF < 55%），则应采用强化或联合铁螯合治疗[26, 40]。这种情况下，优先选择 DFX 和 DFP。输血依赖型地中海贫血螯合治疗的监测包括定期铁蛋白检测（直到低于 1000 ng/ml）、每年检测肝铁浓度和心脏铁浓度（T2*MRI）[25-26]。

12.2　非输血依赖型地中海贫血（NTDT）

对于> 10 岁的 NTDT 患者，当出现以下情况之一时，应开始使用 DFX 进行铁螯合治疗：肝铁浓度> 5 mg/g 干重；血清铁蛋白> 800 ng/ml；或血清铁蛋白> 300 至< 800 ng/ml，但临床表现或实验室结果提示铁过载[26, 34, 46]。由于缺乏使用其他药物的大规模随机对照研究数据，目前推荐使用 DFX 进行治疗[46]。铁过载的监测应在开始治疗后 6 个月进行肝脏铁浓度检测，随后每 6 ~ 12 个月复查；并且每 3 个月进行一次血清铁蛋白检测[46]。

12.3　镰状细胞病（SCD）

SCD 患者若证实输血致铁过载，其铁离子螯合治疗应咨询血液科医生。根据美国国立卫生研究院的指导方针，患有 SCD 的患者应根据以下适应证接受铁离子螯合治疗：（1）肝脏铁贮量> 5 ~ 7 mg/g 干重；（2）累计输注 120 ml/kg 的红细胞悬液；（3）血清铁蛋白> 1000 ng/ml[47]。首选的治疗方法是皮下注射 DFO，辅以维生素 C 以提高维生素 C 缺乏患者铁的排泄[48]。

12.4　骨髓增生异常综合征（MDS）

根据 MDS 学会输血致铁过载研究小组和国家综合癌症网络的主要建议，制定了 MDS 患者的铁螯合的适应证。当出现以下一种情况以上时，应启动铁离子螯合治疗：（1）血清铁蛋白> 1000 ng/ml，并随输血频率而改变；（2）患者的输血需求超过 2 单位 / 月，持续时间超过 1 年；（3）患者对初级治疗无效或不适合初级治疗。螯合治疗应以保护器官功能为目标，并根据输血频率进行监测。只要患者需要输血治疗，并且铁过载过高仍然具有临床意义，治疗就应该继续进行。对于治疗所选择的药物没有明确的共识，一些指南建议由主治医师自行决定，另一些指南建议使用 DFO 或 DFX[49-50]。

NCCN 指南建议在输注 20 ~ 30 单位红细胞后开始治疗，特别是在低风险的 MDS 或准备骨髓移植的患者中。指南建议每日使用 DFO 皮下给药或口服 DFX 进行螯合治疗。英国血液学会（BSH）认为 DFO 的安全性和有效性的临床记录较长，因此推荐 DFO 作为一线治疗[51]。应监测螯合治疗的效果，目标是将血清铁蛋白从> 2500 ng/ml 降至< 1000 ng/ml[49]。

13. 其他铁过载情况

铁螯合也可以治疗再生障碍性贫血。英国血液学会（BSH）给出了治疗指南，但需要根据患者个人情况进行。指南建议仅当 DFO 治疗效果不佳或存在 DFO 使用的禁忌证时才选择 DFX，但对于服用肾毒性药物的患者应谨慎使用[52]。DFP 确实有治疗成功的证据，但不推荐用于中性粒细胞减少症患者[52]。

14. 其他治疗方式

针对特定患者还有其他的治疗选择。例如静脉放血法可应用于造血干细胞移植和镰状细胞病患者排出过剩的铁。换血法可以防止镰状细胞病患者铁负荷过高，从而减少以后对铁螯合的需要。脾切除术已用于地中海贫血患者和对输血要求较高的患者。钙通道阻滞剂已应用于地中海贫血患者，以减少心脏对铁的摄取。造血干细胞移植本身已用于地中海贫血和镰状细胞病患者，以及先天性和获得性再生障碍性贫血患者。

14.1　静脉放血术

静脉放血术的目的是去除血液中的红细胞，以此作为消耗全身铁的一种手段。每祛除的一个单位红细胞（约 420 ml）会耗尽人体约 200 mg 的铁[53]。据报道，在很多病例中，有近一半接受这种手术的患者的血清铁蛋白水平降至＜ 300 ng/ml[54]。静脉放血术是治疗输血依赖型地中海贫血的有效方法，但对于已经合并贫血的疾病（如非输血依赖型地中海贫血）则是禁忌[46]。地中海贫血国际联合会指南建议，已经并存贫血的非输血依赖型地中海贫血患者不可进行静脉放血术。英国血液学会指南进一步推荐再生障碍性贫血和免疫抑制和移植后铁过载的患者进行静脉放血的治疗[52]。静脉放血术的主要不良反应通常在手术过程中或之后立即发生，包括头痛、恶心和头晕[54]。

14.2 镰状细胞病的换血治疗

交换输血是防止镰状细胞病患者铁过载和螯合治疗的一种手段，并为在交换输血开始时已经铁过载的患者提供稳定的铁水平[55]。此外，交换输血与DFX和DFO的联合疗法已被证实可有效地将铁储备减少到目标水平[47, 53]。

14.3 脾切除术治疗地中海贫血

地中海贫血的脾切除主要是为了减少血液消耗和输血需求，目的是减少铁负荷[25]。这一过程更多的是作为输血治疗的辅助或替代，而不是作为一线治疗。然而，由于手术的存在感染、肺动脉高压和血栓形成等风险，且目前已经改进了输血的流程和安全性，已很少使用脾切除来治疗地中海贫血了。此外，5 岁以下的儿童术后感染的风险较大，因而通常应避免脾切除术[25]。脾切除术相关的不良事件包括感染、脓毒症和血栓形成，以及器官损伤风险的增加，脾脏是铁清除剂的储存库，这可能导致铁清除的急剧减少[56]。

14.3.1 输血依赖型地中海贫血中脾切除术的治疗

对于 5 岁以上输血需求超过了铁螯合剂可调节范围的输血依赖型地中海贫血患者，应考虑脾切除术。输血需求增加定义为在排除异体免疫、并发感染和不适当的输血治疗后，年输血量达到 75% 或更高的血细胞比容；200 ～ 220 ml/kg[25]。

14.3.2 非输血依赖型地中海贫血中脾切除术的应用

一般来说，由于并发感染风险较大，5 岁以下儿童应避免脾切除术。但在以下情况下可考虑脾切除术:（1）由于贫血恶化导致生长 / 发育不良，无法进行输血和铁离子螯合;（2）脾功能亢进导致严重的贫血、白细胞减少或血小板减少;（3）症状性脾肿大，如左上腹疼痛或早期饱腹感或伴随脾破裂风险的脾肿大[46]。

除非另有考量，一般腹腔镜下脾切除术优于开腹手术[46]。如果有胆结石应再评估胆囊是否予以切除。由于脾切除术后存在脓毒症的风险，对脾切除术后的发热患者应立即进行评估和治疗。肺炎球菌 23 价多糖疫苗、HIB 疫苗、脑膜炎球菌疫苗和流感疫苗应根据疾控中心特殊人群计划的推荐计划进行接种。由临床医生自行决定预防性抗生素治疗应在脾切除后 2 年或更长时间。鉴于脾切除术后血栓形成或脑血管疾病的风险增加，如果出现血栓或脑血管并发症，脾切除患者应接受标准指南指导下的治疗，包括输血、抗凝和抗血小板治疗。最后，血小板计数升高（＞ 500×10^9/L）的患者应考虑服用阿司匹林[46]。

14.4 造血干细胞移植（HSCT）

造血干细胞移植在铁负荷过多的治疗中是独一无二的，因为它是目前唯一治疗地中海贫血的治疗方法[56]。它还可以让静脉放血成为减少铁过载的有效选择。推荐意见来自欧洲血液和骨髓移植协会先天性代谢错误和儿科疾病工作组。根据推荐意见，具有 HLA 匹配的兄弟姐妹的重度地中海贫血的年轻患者应该在发生铁过载和器官损害之前接受造血干细胞移植。对于终生控制铁过载而没有并发症病史的儿童来说，选择匹配的无血缘关系的供者进行造血干细胞移植也是一种选择[36]。最后，对于先天性纯红细胞再生障碍性贫血（Diamond-Blackfan anemia）患者来说，如果小于 10 岁且具有 HLA 相匹配的供者，尤其是患者是输血依赖者，则可以考虑造血干细胞移植[57]。

14.5　钙通道阻滞剂在地中海贫血的应用

L 型钙通道（LTCC）和 T 型钙通道（TTCC）在铁过载条件下，尤其是地中海贫血时，对心脏的铁摄取有一定抑制作用。在临床前研究中改善心功能的钙通道阻滞剂包括 LTCC 阻滞剂维拉帕米、硝苯地平和氨氯地平，以及 TTCC 阻滞剂非那地平。只有氨氯地平在人体研究中得到了测试，并显示出与配合铁螯合治疗有关的益处[58]。

使用氨氯地平的证据来自评估氨氯地平与铁螯合剂联合治疗重度 β 地中海贫血患者的随机对照研究。研究发现，联合用药可降低第 6 个月和 12 个月的心肌铁浓度，但在 T2* 测量的 CMR、LVEF、血清铁蛋白、肝铁浓度或不良事件方面没有显著差异[59]。

15. 特殊患者的治疗

15.1　儿童

对儿童铁过载的治疗，不管是什么疾病，都可能需要更高的输血频率来维持正常的生长和发育[60]。那些患有输血依赖型贫血的患者，除了心脏铁负荷过高外，可能在两岁时就出现严重的肝脏铁过载的风险。尽管这往往发生在肝脏铁负荷之后[60]。一般来说，基于治疗失败或依从性差，儿童应该每三个月或更早通过血清铁蛋白监测铁过载。通过 MRI、肝脏铁浓度和心肌 T2*MRI 进行机体铁过载的额外监测。心肌监测频率取决于 T2* 的基线情况，建议如下:（1）每年对有明显铁过载［即使基线 T2* 正常（＞ 20 ms）］的儿童进行一次心肌监测;（2）血清铁蛋白、肝脏铁浓度和 T2* 控制铁水平良好的儿童，每两年进行一次心肌监测;（3）对严重铁负荷（T2* ＜ 10 ms）的儿童每六个月进行一次心肌监测[60]。

与 DFX 相比，DFO 有更少的副作用和更好的依从性，因此，与成人一样，儿童也首先考虑 DFO 进行铁螯合治疗，儿童应该监测其对骨骼生长的不良影响，特别是软骨病样骨病变、干骺端改变和坐位高度降低所致的脊柱损伤等缺陷。特别是铁负荷低的儿童往往更容易受到螯合疗法对听觉的不良影响，所以听觉的不良事件也应该进行预防和处理。DFX 可以用作二线用药，因为 FDA 批准它作为输血引起的慢性铁过载的一线治疗。与 DFO 相比，DFX 对镰状细胞病或地中海贫血患者生长或发育的不良事件报道较少。在许多病例中，与肾功能与肾小球滤过率降低有关，临床上应该密切监测肾功能[41]。DFP 被 FDA 批准为治疗地中海贫血综合征所致输血铁过载的二线疗法。然而，对于有不明原因的中性粒细胞减少或骨髓衰竭综合征病史的儿童应该避免使用 DFP[6]。有报道显示 DFP 不利于骨生长，如骨发育不良和畸形[42]。最后，患有肿瘤性血液疾病的儿童和接受骨髓移植的儿童应在严重铁过载的情况下，应该通过定期静脉放血或铁螯合剂治疗[6]。

15.2　孕妇

到目前为止，还没有关于孕期铁螯合治疗的指南。对于妊娠患者铁应该将 DFO 作为怀孕和哺乳期间最安全的选择。DFO 应在孕期前三个月停止使用，并考虑在孕期第 4 ～ 9 个月恢复使用[31]。怀孕期间不推荐使用 DFX 和 DFP，在怀孕和哺乳期间应停止使用[36, 39]。DFX 可通过诱导 CYP3A4 来降低激素避孕药的有效性，因此服用 DFX 的女性患者应考虑使用两种形式的避孕方法[36]。

16. 展望

虽然临床上输血疗法提供了许多重要的好处，但它也使患者面临铁负荷过高带来的多种有害并发症的风险。螯合疗法仍然是处理与输血相关的铁过载的标准疗法，目前仍在不断研究改进使螯合疗法更有效、更方便、更容易接受[61-62]。研究人员还在研究开发新的药物，目标是既往没有深入探讨过的靶向铁离子的代谢。有证据表明，外源性转铁蛋白可能有助于使非转铁蛋白结合铁水平正常化，并抑制铁过载的毒性效应[63]。靶向的铁调素影响铁吸收和动员的研究也在进行中[64-67]。未来，这些治疗方法的进一步改进有望为现有治疗方案提供有效的补充和替代方案。

参考文献

1. Fastag E, Varon J, Sternbach G. Richard Lower: the origins of blood transfusion. J Emerg Med. 2013;44(6):1146–50.
2. Learoyd P. The history of blood transfusion prior to the 20th century-part 2. Transfus Med. 2012;22(6):372–6.
3. Passerini HM. Contemporary transfusion science and challenges. AACN Adv Crit Care. 2019;30(2):139–50.
4. Blood Needs & Blood Supply [Internet]. 2019. Available from: https://www.redcrossblood.org/donate-blood/how-to-donate/how-blood-donations-help/blood-needs-blood-supply.html.
5. Goel R, Chappidi MR, Patel EU, Ness PM, Cushing MM, Frank SM, et al. Trends in red blood cell, plasma, and platelet transfusions in the United States, 1993–2014. JAMA J Am Med Assoc. 2018;319(8):825–7.
6. Tan SY, Graham C. Karl Landsteiner (1868–1943): originator of ABO blood classification. Singap Med J. 2013;54(5):243–4.
7. Goodnough LT. Risks of blood transfusion. Anesthesiol Clin North Am. 2005;23(2):241–52, v.
8. Goodnough LT, Brecher ME, Kantner MH, AuBochon JP. Transfusion medicine. First of two parts. Blood transfusion. N Engl J Med. 1999;340(6):438–47. https://doi.org/10.1056/NEJM199902113400606.
9. Barty R, Jamula E, Wang G, Liu Y, Leber B, Heddle N; UHA. Transfusion-related iron overload: a covert risk of supportive cancer care. Blood. 2013;122(21):3656. https://doi.org/10.1182/blood.V122.21.3656.3656.
10. Dev S, Babitt JL. Overview of iron metabolism in health and disease. Hemodial Int. 2017;21:S6–S20.
11. Anderson GJ, Frazer DM. Current understanding of iron homeostasis. Am J Clin Nutr. 2017;106(Suppl 6):1559S–66S.
12. Andrews NC. Disorders of iron metabolism. N Engl J Med. 1999;341(26):1986–95.
13. Fleming RE, Ponka P. Iron overload in human disease. N Engl J Med. 2012;366(4):348–59.
14. Milic S, Mikolasevic I, Orlic L, Devcic E, Starcevic-Cizmarevic N, Stimac D, et al. The role of iron and iron overload in chronic liver disease. Med Sci Monit. 2016;22:2144–51.
15. Gao C, Li L, Chen B, Song H, Cheng J, Zhang X, et al. Clinical outcomes of transfusion-associated iron overload in patients with refractory chronic anemia. Patient Prefer Adherence. 2014;8:513–7.
16. Cascio MJ, DeLoughery TG. Anemia: evaluation and diagnostic tests. Med Clin N Am. 2017;101(2):263–84.
17. Camaschella C, Nai A. Ineffective erythropoiesis and regulation of iron status in iron loading anaemias. Br J Haematol. 2016;172(4):512–23.
18. Porter J, Viprakasit V. Iron overload and chelation. In: Guidelines for the management of transfusion dependent thalassemia. 3rd ed. Nicosia: Thalassaemia International Federation; 2014. p. 42–97.
19. Cross JH, Bradbury RS, Fulford AJ, Jallow AT, Wegmüller R, Prentice AM, et al. Oral iron acutely elevates bacterial growth in human serum. Sci Rep. 2015;5:16670.
20. Wood JC. Diagnosis and management of transfusion iron overload: the role of imaging. Am J Hematol. 2007;82(12 Suppl):1132–5.
21. Elsayed ME, Sharif MU, Stack AG. Transferrin saturation: a body iron biomarker. Adv Clin Chem. 2016;75:71–97.
22. Fisher S, Brunskill S, Doree C, Gooding S, Chowdhury O, Roberts D. Desferrioxamine mesylate for managing transfusional iron overload in people with thalassaemia. Cochrane Database Syst Rev. 2013;(8).
23. Xia S, Zhang W, Huang L, Jiang H. Comparative efficacy and safety of deferoxamine, deferiprone and deferasirox on severe thalassemia: a meta-analysis of 16 randomized controlled trials. PLoS One. 2013;8(12):1–9.
24. Kwiatkowski JL. Management of transfusional iron overload – differential properties and efficacy of iron chelating agents. J Blood Med. 2011;2:135–49.
25. Cappellini MD, Cohen A, Porter J, Taher A, Viprakasit V. Guidelines for the management of transfusion dependent thalassemia (TDT). Thalass Int Fed. 2014;20(20):42–98.
26. Marsella M, Borgna-Pignatti C. Transfusional iron overload and iron chelation therapy in thalassemia major and sickle cell disease. Hematol Oncol Clin North Am, Elsevier Inc. 2014;28(4):703–27.
27. Ware HM, Kwiatkowski JL. Evaluation and treatment of transfusional iron overload in children. Pediatr Clin North Am, Elsevier Inc. 2013;60(6):1393–406.
28. Saliba AN, El Rassi FTA. Clinical monitoring and management of complications related to chelation therapy in patients with β-thalassemia. Expert Rev Hematol. 2016;9(2):151–68.
29. Kwiatkowski JL. Current recommendations for chelation for transfusion-dependent thalassemia. Ann N Y Acad Sci. 2016;1368(1):107–14.
30. Remacha Á, Sanz C, Contreras E, De Heredia CD, Grifols JR, Lozano M, et al. Guidelines on haemovigilance of post-transfusional iron overload. Blood Transfus. 2013;11(1):128–39.
31. DailyMed – DEFEROXAMINE – deferoxamine mesylate injection, powder, lyophilized, for solution.
32. Hoffbrand AV, Taher A, Cappellini MD. How I treat transfusional iron overload. Blood. 2012;120(18):3657–69.
33. Brittenham GM. Iron-chelating therapy for transfusional iron overload. N Engl J Med. 2011;364(2):146–56.
34. Bollig C, Schell L, Rucker G, Allert R, Motschall E, Niemeyer C, et al. Deferasirox for managing iron overload in people with thalassaemia (Review). 2014;(2).
35. Huang W-F, Chou H-C, Tsai Y-W, Hsiao F-Y. Safety of deferasirox: a retrospective cohort study on the risks ofgastrointestinal, liver and renal events. Pharmacoepidemiol Drug Saf. 2014;23:1176–82.
36. DailyMed – EXJADE- deferasirox tablet, for suspension.
37. Pennell DJ, Porter JB, Piga A, Lai Y, El-beshlawy A, Belhoul KM, et al. Clinical trials and observations myocardial iron removal in b -thalassemia major (CORDELIA). 2018;123(10):1447–55.
38. Fisher SA, Brunskill SJ, Doree C, Chowdhury O, Gooding S, Roberts DJ. Oral deferiprone for iron chelation in people with thalassaemia. [Update of Cochrane Database Syst Rev. 2007;(3):CD004839; PMID: 17636775]. Cochrane Database Syst Rev. 2013;8:CD004839.
39. DailyMed – FERRIPROX- deferiprone tablet, film coated.
40. Hammond J, Thompson AA, Fogel MA, Hammond K, Kokroko J, Kwiatkowski JL. Combination oral chelation in adult patients with transfusion-dependent thalassemia and high iron burden. J Pediatr Hematol Oncol. 2019;41(1):E47–50.
41. Gomber S, Jain P, Sharma S, Narang M. Comparative efficacy and safety of oral iron chelators and their novel combination in children with thalassemia. Indian Pediatr. 2016;53(3):207–10.
42. Pennell DJ, Udelson JE, Arai AE, Bozkurt B, Cohen AR, Galanello R, et al. Cardiovascular function and treatment in β-thalassemia major. Circulation. 2013;128(3):281–308.
43. Kwiatkowski J, Fedorowicz Z, Aird W. Transfusional iron overload. Dynamed. 2019:1–107. https://www.dynamed.com/condition/transfusional-iron-overload.
44. Coates TD, Wood JC. How we manage iron overload in sickle cell patients. Br J Haematol. 2017;177(5):703–16.
45. Fisher SA, Trivella M, Doree C, Fortin PM, Madgwick KV, Estcourt LJ, et al. Interventions for improving adherence to iron chelation therapy in people with sickle cell disease or thalassaemia. Cochrane Database Syst Rev. 2018;5(5):CD012349.
46. Taher A, Vichinsky E, Khaled M, Cappellini MD, Viprakasit V. Guidelines for the management of non transfusion dependent thalassemia (NTDT). Thalass Int Fed. 2017;22(22):1–117.
47. Evidence-based management of sickle cell disease: expert panel, 2014. National Heart, Lung and Blood Institute. 2014. https://www.nhlbi.nih.gov/health-topics/evidence-based-management-sickle-cell-disease.
48. National Heart Lung and Blood Institute. The management of sickle cell disease. 2002. https://www.nhlbi.nih.gov/files/docs/guidelines/sc_mngt.pdf?

49. Al-Kali A, Bejar R, Bennett JM, Hetty Carraway C; Clinic Cancer Center Stefan Barta MK; Þ Fox Chase Cancer Center M, et al. Myelodysplastic syndromes NCCN guidelines ® NCCN myelodysplastic syndromes panel members. 2017;15(1):60–87.
50. Bennett JM. Consensus statement on iron overload in myelodysplastic syndromes. Am J Hematol. 2008;83(11):858–61.
51. Killick SB, Carter C, Culligan D, Dalley C, Das-Gupta E, Drummond M, et al. Guidelines for the diagnosis and management of adult myelodysplastic syndromes. Br J Haematol. 2014;164(4):503–25.
52. Killick SB, Bown N, Cavenagh J, Dokal I, Foukaneli T, Hill A, et al. Guidelines for the diagnosis and management of adult aplastic anaemia. Br J Haematol. 2016;172(2):187–207.
53. Porter J, Garbowski M. Consequences and management of iron overload in sickle cell disease. Hematology Am Soc Hematol Educ Program. 2013;2013:447–56.
54. Panch SR, Yau YY, West K, Diggs K, Sweigart T, Leitman SF. Initial serum ferritin predicts number of therapeutic phlebotomies to iron depletion in secondary iron overload. Transfusion. 2015;55(3):611–22.
55. Kelly S, Quirolo K, Marsh A, Neumayr L, Garcia A, Custer B. Erythrocytapheresis for chronic transfusion therapy in sickle cell disease: survey of current practices and review of the literature. Transfusion. 2016;56(11):2877–88.
56. Taher AT, Weatherall DJ, Cappellini MD. Thalassaemia. Lancet. 2018;391(10116):155–67.
57. Vlachos A, Ball S, Dahl N, Alter BP, Sheth S, Ramenghi U, et al. Diagnosing and treating Diamond Blackfan anaemia: results of an international clinical consensus conference. Br J Haematol. 2008;142(6):859–76.
58. Kumfu S, Chattipakorn S, Chattipakorn N. T-type and L-type calcium channel blockers for the treatment of cardiac iron overload: an update. J Cardiovasc Pharmacol. 2017;70(5):277–83.
59. Sadaf A, Hasan B, Das JK, Colan S, Alvi N. Calcium channel blockers for preventing cardiomyopathy due to iron overload in people with transfusion-dependent beta thalassaemia. Cochrane Database Syst Rev. 2018;7(7):CD011626.
60. Aydinok Y, Kattamis A, Viprakasit V. Current approach to iron chelation in children. Br J Haematol. 2014;165(6):745–55.
61. Yassin MA, Soliman AT, De Sanctis V, Hussein RM, Al-Okka R, Kassem N, et al. Jadenu ® substituting Exjade ® in iron overloaded β-thalassemia major (BTM) patients: a preliminary report of the effects on the tolerability, serum ferritin level, liver iron concentration and biochemical profiles. Mediterr J Hematol Infect Dis. 2018;10(1):e2018064.
62. Shah NR. Advances in Iron chelation therapy: transitioning to a new oral formulation. Drugs Context. 2017;6:212502.
63. Li H, Rybicki AC, Suzuka SM, Von Bonsdorff L, Breuer W, Hall CB, et al. Transferrin therapy ameliorates disease in B-thalassemic mice. Nat Med. 2010;16(2):177–82.
64. Liu J, Sun B, Yin H, Liu S. Hepcidin: a promising therapeutic target for iron disorders. Medicine (United States). 2016;95(14):e3150.
65. Parrow NL, Gardenghi S, Rivella S. Prospects for a hepcidin mimic to treat β-thalassemia and hemochromatosis. Expert Rev Hematol. 2011;4(3):233–5.
66. Breda L, Gardenghi S, Guy E, Rachmilewitz EA, Weizer-Stern O, Adamsky K, et al. Exploring the role of hepcidin, an antimicrobial and iron regulatory peptide, in increased iron absorption in β-thalassemia. Ann N Y Acad Sci. 2005;1054:417–22.
67. Pietrangelo A. Hepcidin in human iron disorders: therapeutic implications. J Hepatol. 2011;54(1):173–81.

输血治疗的陷阱 29

Patrick O. McConville，Jason M. Buehler，Blake A. Moore
娄景胜 译 樊玉花 审校

1. 非溶血性发热反应

1.1 发病率

非溶血性发热输血反应（febrile non-hemolytic transfusion reactions，FNHTRs）在接受输血患者中的发病率约在 0.1% ～ 1% 之间。这种反应在儿童中更常见，约为 0.2%，而成人为 0.05%[52]。

1.2 机制

导致 FNHTRs 的主要原因有两个：其一，献血者血液制品中存在细胞因子；其二，受血者有针对供体粒细胞或白细胞上抗原的抗体。血液制品在贮存过程中，白细胞产生并释放出白细胞介素、肿瘤坏死因子等细胞因子[30]。血液储存的持续时间可能会增加细胞因子的水平，从而增加接受输血者的不良反应发生率[31，67]。此外，受血者针对供血者血液中各种白细胞或粒细胞抗原受体的抗体可能形成复合物，导致内毒素释放和发热[3，15]。

任何类型的血液制品都可能导致 FNHTRs，其中最常见的来源是浓缩红细胞（PRBCs）和血小板。

1.3 临床表现

最常见的临床表现是输血后约 1 ～ 6 小时体温升高 1 ～ 2℃，且无溶血或低血压等其他更明显的症状。

1.4 预防

去白细胞技术可用于降低 FNHTRs 的发生率。可以在储存血液之前，或是给患者输血之前进行处理。在血液储存前减少白细胞数目（去白细胞处理）可更好地预防 FNHTRs。血液储存前去白细胞可有效去除白细胞以及储存期间可能释放的细胞因子。输血前再进行白细胞去除，无法去除血液储存时积累的导致 FNHTRs 的细胞因子。

1.5 治疗

与疑似输血反应一样，首先停止输血。对溶血、低血压、缺氧、呼吸困难、皮疹和过敏反应等更严重的输血反应症状进行临床监测至关重要。应提供持续监护，直至排除更多危及生命的症状。应立即进行血液制品核查。对于更严重的症状，可能需要进一步行实验室检查分析。

2. 荨麻疹性输血反应

2.1 发病率

据报道，输注血小板时，荨麻疹性输血反应（post-transfusion purpura，PTP）的发病率最高，约为 2%[21，29]。输注红细胞患者大约有 0.1% ～ 0.5% 发生荨麻疹[59]。

2.2 机制

荨麻疹大约占过敏性输血反应的 90%[17，61]，荨麻疹可能与其他更严重的输血反应有关，如低血压或支气管痉挛。受血者 IgE 抗体对供血者血浆抗原发生免疫反应，肥大细胞或嗜碱性粒细胞介导组胺释放，最终表现为皮肤瘙痒和特征性皮疹。

2.3 临床表现

输注血液制品期间或之后不久出现皮疹，不伴严重并发症。皮疹表现为淡红点或斑块，常伴有瘙痒。

2.4 预防

从血液制品中去除或减少血浆成分可降低输血引起的荨麻疹的发生率[5, 66, 70]。

2.5 治疗

与任何潜在的过敏反应体征一样，有必要监测其他症状。荨麻疹反应虽然会出现不适，但不一定需要停止输血。抗组胺药物可减轻症状。

3. 输血后紫癜

3.1 发病率

输血后紫癜（post-transfusion purpura，PTP）是一种罕见的输血并发症，由于危重患者血小板减少的原因复杂多变，因此 PTP 的发病率难以精确计算。研究发现这类输血并发症的发病率为 1：24 000 血制品单位[63]。其中报告病例中绝大多数为女性[47, 50]。

3.2 机制

输血后抗体破坏含有 HPA-1 抗原的血小板时，就会发生输血后紫癜。HPA-1 抗原存在于大多数人群中，因此也存在于大多数献血者中。输血者既往致敏后，再暴露于这些抗原，导致抗原抗体反应和输血后数天出现血小板减少症。大多数 PTP 病患者为多次生产女性，她们在妊娠期间暴露于 HPA-1 抗原，随后如有输血，便会出现血小板减少症。

3.3 临床表现

输注含浓缩红细胞的血小板后 4 ～ 14 天，患者会出现血小板计数下降表现为 PTP。如果输注的红细胞含有血小板微粒，输注后会导致血小板的破坏，并可能导致出血[60]。诊断方面，通过检测输血者体内存在的 HPA-1 抗体可确认。

3.4 预防

已知有 HPA-1 抗体的患者，可输注 HPA-1 抗原阴性的血液。这种情况较为罕见，且仅在曾经罹患 PTP 的患者中有意义。

3.5 治疗

由于 PTP 仅在输注浓缩红细胞（packed red blood cells，PRBCs）后的几天内表现才逐渐明显，因此治疗常会延迟。建议予以静脉注射免疫球蛋白、血浆置换或糖皮质激素治疗[1, 51]。后续输血应选择 HPA-1 抗原阴性的血液制品。

4. 氧亲和力改变

4.1 机制

2,3- 二磷酸甘油酸（2,3-Diphosphoglycerate，2,3-DPG）与血红蛋白结合，并随后降低氧亲和力，使氧从血红蛋白中释放并输送到组织内。冷藏的浓缩红细胞在数天内开始发生 2,3- 二磷酸甘油酸（2,3-DPG）水平降低，并可能在输血前完全耗尽[25, 74]。因此，由于 2,3-DPG 减少，理论上储存多日的血液向受血者的组织输送氧气的能力可能下降。人们一直努力维持库存血液中 2,3-DPG 水平，来提高新鲜 PRBCs 的氧输送[14, 32-34, 78]。然而，一些临床研究发现，2,3-DPG 的缺乏并不能完全解释受血者体内衰老红细胞供氧减少的原因[13]。众所周知，输血后 72 小时内，2,3-DPG 水平可恢复至输血前水平的 95% 以上[27]。中国 2015 年的一项研究表明，在血液储存期间，氧从血红蛋白中的解离（不仅仅是亲和力）会受到负面影响。然而，在血液储存的最后 2 周发现氧释放能力也有所降低[42]。目前还没有证据表明，这种增加的风险与输血前血液储存时间相关。最近进行的 4 项大型临床随机试验，即 ABLE[41]、TRANSFUSE[12]、INFORM[28] 和 RECESS[68]研究，这 4 项研究均未能发现储存时间长短与获益或不良结局之间的关联。由于这种性质的研究方法和统计评估有关的问题，关于存储期限和风险分析的争论仍会继续[73]。

5. 迟发性溶血性输血反应

5.1　发病率

迟发性溶血性输血反应（delayed hemolytic transfusion reaction，DHTR）的发生率变化较大，范围为 1∶40 至 1∶11 000。在受血者中，DHTR 的症状通常很隐匿，并与受血者的其他情况混杂在一起，例如持续失血。同样，易发生 DHTRs 人群的范围变化很大，导致总发病率仍然未知。

5.2　机制

在输血或妊娠期间暴露于外源性红细胞抗原后，患者会产生针对此类抗原的抗体。已鉴定出 Kidd、Duffy 和 Kell 等相关抗原。抗体的形成可能需要几周或几个月的时间，在没有进一步暴露于外源抗原的情况下，抗体水平可能会随着时间的推移降至检测不到的水平。在随后的输血中如果进一步暴露于这些外源抗原，可能导致抗体产生增加，从而导致溶血反应持续数天至数周。一项针对镰状细胞病患者的研究发现，定期输血的患者发生 DHTR 的可能性远低于仅偶尔输血的患者[57]。

5.3　临床表现

由于溶血发生在脾和肝的血管外，患者症状通常很轻微。抗体仅攻击含抗原的输注的红细胞，从而导致血细胞比容缓慢下降。由于溶血发生率较低，患者可能几乎不出现血尿、黄疸或急性肾损伤。

5.4　预防

对受血者进行抗体筛查以及交叉配血可降低迟发性溶血性输血反应的发生率。DHTRs 的有效预防范围有限。作为一种可能的预防措施，建议在输血或妊娠后筛查抗体形成，以便在抗体浓度降低之前检测出此类抗体。

5.5　治疗

当怀疑发生迟发性溶血性输血反应时，建议补液以防止肾损害，并监测血红蛋白水平。可以通过直接抗体检测进行确认，但如果抗体滴度下降，则可能无法检测到。在怀疑 DHTR 后，用自动红细胞交换，即去除不相容的红细胞并替换为相容的红细胞，以减少后遗症[71]。

6. 感染

6.1　发病率

细菌、病毒以及更罕见的寄生虫和朊病毒可能导致受血者感染。根据 CDC 数据表明，室温储存的血小板细菌污染发生率最高，大约 2000 ～ 3000 例中会发生 1 例感染并发症。PRBCs 等其他血液制品冷藏保存，可减少细菌生长，因此很少发生感染。梅毒螺旋体、克雷伯菌、假单胞菌是可从无症状者或无菌采血及输注技术不当的菌血症患者中传播的几种细菌病原体。

对捐献的血液进行艾滋病病毒（HIV）、乙型（HBV）和丙型肝炎（HCV）、西尼罗河病毒和人体 T 细胞白血病病毒（HTLV）检测。美国食品药品监督管理局现在还要求对寨卡病毒进行检测。筛选问题包括环球旅行史、病史、静脉注射毒品史和性行为，为了将病毒传播减少到最低水平。巨细胞病毒（CMV）和人类细小病毒 B19（HPV B19）在大多数患者中无临床表现，因此可能会比较容易地传播给受血者。大多数患者无不良后遗症，但免疫功能低下的患者除外，他们可能出现肺炎、肝炎和脑炎等严重并发症。

- HIV 1：150 万～ 200 万
- HBV 1：20 万
- HCV 1：100 万～ 200 万

登革热是可以通过血液制品传播的，应拒绝有此类疾病流行地区旅行史的献血者献血。

西尼罗河病毒、甲型和戊型肝炎以及巴贝虫病很少通过输血传播。

疟疾和较罕见的美洲锥虫病是可通过献血传播的寄生虫感染。

朊病毒是一类错误折叠的蛋白质，很少传播给受血者，它会导致多种快速进展的神经系统疾病，从而导致痴呆和死亡。克雅病和慢性消耗性疾病是朊病毒感染疾病的典型病例。

6.2 预防

对献血患者进行风险因素筛查，包括当前或近期感染症状、危险行为（包括静脉注射毒品和性行为）和世界上已知传染病高发地区旅行史等。对捐献的血液制品需要进行 HCV、HBV、HIV、HTLV 病毒、西尼罗河病毒和寨卡病毒检测。为减少血液制品采集和输注过程中的细菌污染，必须采用无菌技术。此外，输血或血制品的需求者也越来越受到关注。输血应仅限于受益明显比风险大的患者。

6.3 治疗

疑似输血相关感染的受血者应接受相关检测以确认，并根据致病病原体接受抗生素、抗病毒药物或其他治疗。同时立即通知血库，以减少其他患者接触污染血制品的机会。

7. 急性低血压输血反应

7.1 发病率

由于急性低血压输血反应通常短暂且可逆，因此报告率较低且可能存在漏报。根据自发上报的资料显示，2010 年至 2012 年向 CDC 报告的发病率在 0.05% 至 2.6% 之间[26, 49]。

7.2 机制

20 世纪 90 年代引入的白细胞过滤器旨在减少发热性输血反应和感染。此外，血管紧张素转换酶（ACE）抑制剂正在美国各地广泛应用于治疗高血压。服用 ACE 抑制剂的患者，如果需要输血，并使用带负电荷的白细胞过滤器时，会出现缓激肽介导的低血压。缓激肽由因子Ⅻ（哈格曼因子）与负电荷表面相互作用生成。缓激肽刺激 B2 受体，增加一氧化氮和前列腺素，从而导致低血压。血管紧张素转换酶可抑制缓激肽，这就是 ACE 抑制剂会导致此类患者出现低血压的原因[4]。

7.3 临床表现

输注血液制品导致收缩压、舒张压或平均动脉压下降达 30 mmHg，但无支气管痉挛或溶血等其他过敏反应症状，且停止输注后症状消退。

7.4 预防

术前或输血前停用 ACE 抑制剂 24 ～ 48 小时。

7.5 治疗

有必要时停止输血，同时进行支持性治疗，并排除其他引起低血压的病因。

8. 空气栓塞

8.1 发病率

血液制品输注过程中空气栓塞的发生率未知，因为大多数病例不会出现相关的临床症状。空气进入静脉系统可导致一系列轻重不一的临床表现，如轻度呼吸急促、心脏或呼吸衰竭等。

8.2 机制

静脉空气栓塞形成需要外界气源和血管内之间

的压力梯度。正常的静脉压可以防止静脉输液管中气泡流入，但前提是气泡周围压力没有增加。血液制品悬挂在静脉通路的上方，有利于进行输注。输血时，大多数情况，静脉输液管中的气泡周围气体压力不足以使其通过输液管路进入静脉系统。然而，加压快速注射或使用压缩袋加压输血可能超过静脉压力，从而导致气体栓塞。20 ml/s 的进气速度可能导致患者出现相应症状，70 ～ 500 ml/s 的进气速度可能致命[36-37，54]。

少量空气可在血流中溶解或经肺脉管系统中的肺泡膜扩散。较大体积的空气栓子可机械性影响心输出量或进入肺动脉并超出肺泡滤过系统的能力。此外，可引起大量细胞因子释放可能引发 ARDS 和凝血障碍。

8.3 临床表现

根据空气栓子的体积及其进入血管系统的压力，如果空气栓子溶解在血液中或在肺泡中滤除，将不会导致临床体征或症状。而严重空气栓塞导致的并发症，常见的是肺栓塞，其他并发症包括心律失常、心电图 ST 段改变、肺血管收缩、通气和灌注失调以及右心衰竭。大量空气栓子可能无法流出右心室流出道，并导致“空气阻断”及心力衰竭。典型症状可能会出现“磨坊车轮”低沉的杂音。经食管超声心动图可诊断心室内栓塞情况，可检测到低至 0.02 ml/kg 的空气[69]。

8.4 预防

VAE 虽然不是输血反应，但却是血液制品输注途径中产生的不良后果。由于 VAE 危险性较高，因此还是有必要在输血反应中提及此问题。与其他输血并发症一样，预防的第一步是严控血液制品的适应证。应使用合格有效的过滤装置避免疾病传播。加压输注应仅限于需要快速输血的患者。用大量输血的快速输注系统，如史密斯医疗的 Level 1 快速液体加温输注系统或 Belmont 快速输注系统，这些装置内置空气检测系统，可提醒临床医生注意输送回路中的空气。这些设备系统有助于降低致死性空气栓塞的风险，但需要警惕，避免意外空气栓塞仍然至关重要。

8.5 治疗

对于心脏、呼吸或神经系统症状的任何急性变化，必须立即停止输血。支持性治疗包括补液、氧合和血流动力学支持。心肺复苏中的胸外按压和药物治疗，应按 ACLS 指南进行。严重的空气栓塞，可能需要心脏正性肌力药和胸部按压，迫使阻塞性的空气栓子通过循环系统。此外，如果定位正确，从中心静脉管手动抽吸右心室空气也可能有效。

9. 急性溶血反应

9.1 发病率

采用防止人为和机器错误的系统后，急性溶血反应的发生率显著降低。目前的估计值为 2.5 ～ 7.9/100 000 输血单位[16]。然而，在卫生系统不发达的区域，溶血的发病率可能接近 1/100 单位[2]。

9.2 机制

免疫和非免疫反应介导的过程，均可发生急性溶血反应。免疫介导的急性溶血是由于红细胞输注时出现了与受血者免疫系统不相容的抗原，通常是由于抗 -A 或抗 -B 抗体。较少见的原因是可能形成了针对其他抗原的抗体，包括 Kell 和 Duffy 抗原。这些抗体与抗原的相互作用导致补体激活和血管内溶血。当抗体与红细胞抗原结合并导致网状内皮系统内发生吞噬作用时，就会发生血管外溶血。巨噬细胞的激活会导致全身反应，表现为发热、寒战以及背部和腹部疼痛。

非免疫介导的急性溶血通常是同时输注不相容的晶体液、热损伤或细胞膜机械破坏等导致的溶血。红细胞暴露于低渗透压晶体液导致游离水进入细胞，从而导致细胞肿胀和溶血。红细胞的热损伤可因过热和冷冻发生。在没有甘油等冷冻保护剂的情况下，红细胞冷冻过程中的热量变化和冰晶形成均可直接导致细胞膜损伤。通过直径较小的静脉导管或通过体外循环泵输注血制品，使其暴露于外力，也可发生机械性的红细胞破裂。

9.3　临床表现

急性溶血反应中最常见的症状不仅仅是传统上描述的三联症，即疼痛，发热，红色或棕色尿液。临床表现还包括发热、寒战、腰痛或腹痛、低血压、呼吸困难、血红蛋白尿、弥散性血管内凝血、急性肾衰竭、休克和死亡。

9.4　预防

输血前进行相容性筛选显著降低了急性溶血反应的发生率。应严格遵循输血核查制度，确保在整个筛选和输血过程中正确识别患者，从而防止因文书错误等问题导致的急性溶血反应。

9.5　治疗

如果怀疑发生了急性溶血反应，应立即停止输血。此外，应加强监护和生命支持，预防并发症，包括循环障碍、肾衰竭、呼吸衰竭和凝血障碍的发生。

10. 输血相关性移植物抗宿主病

10.1　发病率

输血相关性移植物抗宿主病（transfusion-associated graft versus host disease，TA-GVHD）的发生率极低，应用了输血产品辐照或灭菌技术之后[16]，过去 50 年中只有 348 例确诊和报告的病例[46]。虽然辐照或灭菌通常在免疫功能低下患者接受输血前进行，但需要注意的是，所有记录的 TA-GVHD 病例中，有一半以上发生在免疫功能正常的患者中。

10.2　机制

TA-GVHD 的发生始于含有活化 T 淋巴细胞的血制品输注。T 淋巴细胞通常被受血者的免疫系统识别为外来物并迅速清除。当受血者免疫系统发生不适当的免疫应答或不能识别供血者来源外源性 T 淋巴细胞时，供血者 T 淋巴细胞可植入受血者体内[1]。虽然免疫抑制可能起作用，但也有证据表明，供血者和受血者 HLA 单倍型匹配可能允许将供血者 T 细胞移植到具有免疫能力的受血者中。当免疫功能正常的患者接受近亲家庭成员或具有与受血者至少一个等位基因匹配的纯合 HLA 单倍型的供血者的血液制品时，风险增加。一旦供血者 T 细胞移入，就可以通过受血者自然杀伤细胞、巨噬细胞和其他 T 细胞对受体组织启动免疫反应[39]。一旦开始出现症状，80% ～ 90% 的患者会在数周内死亡。

10.3　临床表现

TA-GVHD 的症状通常在输血后 2 ～ 30 天内出现[40]，并可能影响皮肤、胃肠道和血液系统。最常见的症状是皮疹、发热、转氨酶升高、全血细胞减少、腹泻、骨髓增生不全和肝肿大。皮疹通常是典型的弥漫性斑丘疹，并可进展为全身性红皮病和脱屑。死亡通常是由于严重的中性粒细胞减少症导致难以治愈的感染导致的[62]。

10.4　预防

已有提议采用去白细胞技术减少输注血制品中的 T 细胞用于降低 TA-GVHD 的风险[40]。对于高危患者，应避免输注新鲜血液制品。储存时间小于 72 ～ 96 小时的血制品更可能含有 T 淋巴细胞，而且这些 T 淋巴细胞具有在受血者中增殖的能力。随着贮存时间的延长，T 淋巴细胞的蛋白质合成和增殖能力将逐渐减弱[8]。对 PRBCs 进行辐照亦具有部分保护作用。研究已表明至少 2500 cGy 射线照射使供血者 T 细胞在受血者体内无法增殖[22, 44, 55]。临床数据表明，病原体灭活操作过程可能是比辐照更具有保护性的一种去白细胞技术[7, 18, 23]。向输血产物中添加嵌入剂，如阿莫托沙林或核黄素，可使该类分子停留在白细胞 DNA 中的碱基对之间。然后，紫外线照射血液制品，激活嵌入剂，使双 DNA 的双螺旋链永久交联。这种交联防止了进一步的细胞复制，并使 T 细胞失活[35]，同时这种机制还能够降低细菌和病毒传播的风险[45]。因此，无论采用哪种方法，都应在有 TA-GVHD 风险的患者中减少输注有活性的 T 淋巴细胞血液制品。

10.5　治疗

尽管采用了积极的支持治疗，TA-GVHD 的死亡率仍然很高。应注意维持血容量，避免严重腹泻时出现电解质紊乱。接受造血细胞移植治疗的患者的生存优势较低，而且通常并没有足够的时间找到合适的供体。有报道表明免疫抑制也有助于控制症状[40]。

11. 输血相关性循环超负荷

11.1　发病率

输血相关性循环超负荷（transfusion-associated circulatory overload，TACO）的发生率估计为 0.7%，即 10.0/100 000 输血单位[16, 56]。围手术期发病率较高，约为 3% ～ 11%。血管手术（12.1%）、移植手术（8.8%）和开胸手术（7.2%）的发生率最高，而产科和妇科患者（1.4%）的发生率较低。性别之间似乎没有差异，男性发病率为 4.8%，女性为 3.8%[10]。发病风险与输血单位数量增加相关，其他风险因素包括白种人和已知的心肺疾病[48]。

11.2　机制

TACO 的发生可能受容量相关和非容量相关问题的影响。容量因素包括输血导致的高血容量以及静水压增加导致的肺水肿。非容量因素包括红细胞微粒、游离血红蛋白和一氧化氮清除作用，它们也可能促进液体向肺转移。

11.3　临床表现

TACO 的临床表现包括大量与容量超负荷相关的症状。文献中对 TACO 的诊断标准有不同的描述，但通常包括输血 12 小时内出现的一系列体征和症状。国际输血学会标准包括出现急性呼吸窘迫或肺水肿以及下列两种或两种以上症状：提示容量超负荷的心血管系统改变和（或）B 型利钠肽升高。此外，还为围手术期提出了一套单独的诊断标准，包括围手术期输血后 6 小时内新发下列三种情况：急性呼吸窘迫、液体正平衡、脑钠肽升高、肺水肿的影像学表现、左心衰竭的影像学表现和（或）中心静脉压升高[10, 24]。

11.4　预防

对于有发生 TACO 风险的患者，临床医生应降低输血频率，如有可能，在评估患者反应的同时，一次只输注一个单位血制品。TACO 的危险因素包括慢性肾脏疾病、左心室功能不全、应用 β 受体阻滞剂、急诊手术、大量输注胶体或晶体液以及使用血浆制品或混合血液制品[9]。

11.5　治疗

TACO 的治疗主要是支持性治疗。临床医生可考虑使用利尿剂辅助治疗容量超负荷[1]。

12. 输血相关性急性肺损伤

12.1　发病率

自 21 世纪初采取一些缓解策略以来，TRALI 的发生率已有显著下降。之前，TRALI 的发生率估计为 0.04 ～ 0.1%。采取缓解策略后，发病率显著降低，估计为 0.0081%[58, 65, 72]。但 TRALI 在外科手术人群中的发生率仍然相对较高，总体发生率为 1.3% ～ 1.4%，其中胸部手术（3%）、血管手术（2.7%）和移植手术（2.2%）病例的发生率最高[9]。

12.2　机制

TRALI 发生存在两种机制。第一种，供血者血液中存在的抗体与受血者的抗人白细胞或抗人中性粒细胞抗原反应，进而会发生炎症级联反应，并导致肺水肿。预先存在的炎症状态、近期手术和并发感染可能会增加 TRALI 风险。第二种机制被描述为“二次打击”模型。在该模型中，中性粒细胞在输血前进入并“隔离”在肺实质中，并具备释放细胞因子的条件。当受血者中性粒细胞被供血者血液制品中的细胞因子激活时，发生第二次打击。肺实质内由此产生的炎症级联反应导致肺水肿[6, 19, 64]。

12.3 临床表现

TRALI 的临床表现以输血期间或输血后 6 小时内出现急性呼吸窘迫为主要特征。典型的临床特征包括低氧血症，吸空气时 $PaO_2/FiO_2 < 300$ 或 $SpO_2 < 90\%$，胸部 X 线显示双侧浸润，且无循环超负荷证据，输血前亦无既往急性肺损伤或急性呼吸窘迫综合征[43]。少部分患者还可能出现粉红色泡沫样痰、发热、低血压或发绀[75]。

12.4 预防

目前已经开始采取几种策略来预防 TRALI，包括排除与 TRALI 病例有关的供体，单独使用未输血男性供血者的 FFP 或经溶剂/洗涤剂处理的 FFP，或给予具有抗白细胞抗体的患者输去白细胞血制品[43]。这些策略已被证明可显著降低 TRALI 发生的风险[20]，并已在各中心血库得到不同程度的实施[38]。

12.5 治疗

怀疑患有 TRALI 的患者主要通过停止输血和支持性治疗。低氧血症是 TRALI 的一个主要问题，通常需要通气支持[76]。患者还可能出现低血容量，需要补充血容量和血管加压药的支持。此外，也有成功采用体外膜肺和血浆置换治疗的报道[77]。

13. 输血相关性免疫调节（transfusion-related immune modulation，TRIM）

TRIM 描述了免疫调节变化（包括促炎和抑炎反应），该效应在输注后发生于受血者。这种现象最早在 20 世纪 70 年代被描述，当时研究证明同样接受输血的实体器官移植受者移植物存活率提高[53]。然而，在肿瘤治疗过程中，输血与不良结局相关。输血中供体白细胞的存在与 TRIM 有关，并且可能是导致受血者不良结局的部分原因，已有部分研究证明减少输入血制品中白细胞会使 TRIM 发生减少（但 TRIM 仍然是持续存在）[11]。对该问题的广泛讨论将会超出本章的范围，但将其纳入是为了再次强调需遵守输血指南以避免不必要的输血，最终确保患者安全。

参考文献

1. Aubron C, Aries P, Le Niger C, Sparrow RL, Ozier Y. How clinicians can minimize transfusion-related adverse events? Transfus Clin Biol. 2018;25(4):257–61. https://doi.org/10.1016/j.tracli.2018.08.158.
2. Bassi R, Aggarwal S, Bhardwaj K, Thakur KK. Patterns of adverse transfusion reactions in a tertiary care centre of North India: a step towards hemovigilance. Indian J Hematol Blood Transfus. 2017;33(2):248–53. https://doi.org/10.1007/s12288-016-0684-9.
3. Brittingham TE, Chaplin H Jr. Febrile transfusion reactions caused by sensitivity to donor leukocytes and platelets. J Am Med Assoc. 1957;165(7):819–25. https://doi.org/10.1001/jama.1957.02980250053013.
4. Bruno DS, Herman JH. Acute hypotensive transfusion reactions. Lab Med. 2006;37(9):542–5.
5. Buck SA, Kickler TS, McGuire M, Braine HG, Ness PM. The utility of platelet washing using an automated procedure for severe platelet allergic reactions. Transfusion. 1987;27(5):391–3. https://doi.org/10.1046/j.1537-2995.1987.27587320530.x.
6. Bux J, Sachs UJ. The pathogenesis of transfusion-related acute lung injury (TRALI). Br J Haematol. 2007;136(6):788–99. https://doi.org/10.1111/j.1365-2141.2007.06492.x.
7. Castro G, Merkel PA, Giclas HE, Gibula A, Andersen GE, Corash LM, Lin JS, Green J, Knight V, Stassinopoulos A. Amotosalen/UVA treatment inactivates T cells more effectively than the recommended gamma dose for prevention of transfusion-associated graft-versus-host disease. Transfusion. 2018;58(6):1506–15. https://doi.org/10.1111/trf.14589.
8. Chang H, Voralia M, Bali M, Sher GD, Branch DR. Irreversible loss of donor blood leucocyte activation may explain a paucity of transfusion-associated graft-versus-host disease from stored blood. Br J Haematol. 2000;111(1):146–56. https://doi.org/10.1046/j.1365-2141.2000.02330.x.
9. Clifford L, Jia Q, Subramanian A, Yadav H, Schroeder DR, Kor DJ. Risk factors and clinical outcomes associated with perioperative transfusion-associated circulatory overload. Anesthesiology. 2017;126(3):409–18. https://doi.org/10.1097/ALN.0000000000001506.
10. Clifford L, Jia Q, Yadav H, Subramanian A, Wilson GA, Murphy SP, Pathak J, Schroeder DR, Ereth MH, Kor DJ. Characterizing the epidemiology of perioperative transfusion-associated circulatory overload. Anesthesiology. 2015;122(1):21–8. https://doi.org/10.1097/ALN.0000000000000513.
11. Connor JP, O'Shea A, McCool K, Sampene E, Barroilhet LM. Perioperative allogeneic blood transfusion is associated with poor overall survival in advanced epithelial ovarian cancer; potential impact of patient blood management on cancer outcomes. Gynecol Oncol. 2018;151(2):294–8. https://doi.org/10.1016/j.ygyno.2018.08.040.
12. Cooper DJ, McQuilten ZK, Nichol A, Ady B, Aubron C, Bailey

M, Bellomo R, Gantner D, Irving DO, Kaukonen K-M, McArthur C, Murray L, Pettilä V, French C, TRANSFUSE Investigators and the Australian and New Zealand Intensive Care Society Clinical Trials, G. Age of red cells for transfusion and outcomes in critically ill adults. N Engl J Med. 2017;377(19):1858–67. https://doi.org/10.1056/NEJMoa1707572.
13. d'Almeida MS, Gray D, Martin C, Ellis CG, Chin-Yee IH. Effect of prophylactic transfusion of stored RBCs on oxygen reserve in response to acute isovolemic hemorrhage in a rodent model. Transfusion. 2001;41(7):950–6. https://doi.org/10.1046/j.1537-2995.2001.41070950.x.
14. de Korte D, Kleine M, Korsten HG, Verhoeven AJ. Prolonged maintenance of 2,3-diphosphoglycerate acid and adenosine triphosphate in red blood cells during storage. Transfusion. 2008;48(6):1081–9. https://doi.org/10.1111/j.1537-2995.2008.01689.x.
15. de Rie MA, van der Plas-van Dalen CM, Engelfriet CP, von dem Borne AE. The serology of febrile transfusion reactions. Vox Sang. 1985;49(2):126–34. https://doi.org/10.1111/j.1423-0410.1985.tb00780.x.
16. Delaney M, Wendel S, Bercovitz RS, Cid J, Cohn C, Dunbar NM, Apelseth TO, Popovsky M, Stanworth SJ, Tinmouth A, Van De Watering L, Waters JH, Yazer M, Ziman A, Biomedical Excellence for Safer Transfusion, C. Transfusion reactions: prevention, diagnosis, and treatment. Lancet. 2016;388(10061):2825–36. https://doi.org/10.1016/S0140-6736(15)01313-6.
17. Domen RE, Hoeltge GA. Allergic transfusion reactions: an evaluation of 273 consecutive reactions. Arch Pathol Lab Med. 2003;127(3):316–20. https://doi.org/10.1043/0003-9985(2003)127<0316:ATR>2.0.CO;2.
18. Fast LD, DiLeone G, Marschner S. Inactivation of human white blood cells in platelet products after pathogen reduction technology treatment in comparison to gamma irradiation. Transfusion. 2011;51(7):1397–404. https://doi.org/10.1111/j.1537-2995.2010.02984.x.
19. Fung YL, Silliman CC. The role of neutrophils in the pathogenesis of transfusion-related acute lung injury. Transfus Med Rev. 2009;23(4):266–83. https://doi.org/10.1016/j.tmrv.2009.06.001.
20. Funk MB, Heiden M, Volkers P, Lohmann A, Keller-Stanislawski B. Evaluation of risk minimisation measures for blood components – based on reporting rates of transfusion-transmitted reactions (1997–2013). Transfus Med Hemother. 2015;42(4):240–6. https://doi.org/10.1159/000381996.
21. Geiger TL, Howard SC. Acetaminophen and diphenhydramine premedication for allergic and febrile nonhemolytic transfusion reactions: good prophylaxis or bad practice? Transfus Med Rev. 2007;21(1):1–12. https://doi.org/10.1016/j.tmrv.2006.09.001.
22. Goes EG, Borges JC, Covas DT, Orellana MD, Palma PV, Morais FR, Pela CA. Quality control of blood irradiation: determination T cells radiosensitivity to cobalt-60 gamma rays. Transfusion. 2006;46(1):34–40. https://doi.org/10.1111/j.1537-2995.2005.00669.x.
23. Grass JA, Wafa T, Reames A, Wages D, Corash L, Ferrara JL, Lin L. Prevention of transfusion-associated graft-versus-host disease by photochemical treatment. Blood. 1999;93(9):3140–7. Retrieved from https://www.ncbi.nlm.nih.gov/pubmed/10216113.
24. International Society of Blood Transfusion Working Party on Haemovigilance. Transfusion-Associated circulatory overload (TACO) definition. 2018. Retrieved from http://www.isbtweb.org/fileadmin/user_upload/TACO_2018_definition_March_2019.pdf.
25. Hamasaki N, Rose ZB. The binding of phosphorylated red cell metabolites to human hemoglobin A. J Biol Chem. 1974;249(24):7896–901. Retrieved from https://www.ncbi.nlm.nih.gov/pubmed/4430678.
26. Harvey AR, Basavaraju SV, Chung KW, Kuehnert MJ. Transfusion-related adverse reactions reported to the National Healthcare Safety Network Hemovigilance Module, United States, 2010 to 2012. Transfusion. 2015;55(4):709–18. https://doi.org/10.1111/trf.12918.
27. Heaton A, Keegan T, Holme S. In vivo regeneration of red cell 2,3-diphosphoglycerate following transfusion of DPG-depleted AS-1, AS-3 and CPDA-1 red cells. Br J Haematol. 1989;71(1):131–6. https://doi.org/10.1111/j.1365-2141.1989.tb06286.x.
28. Heddle NM, Cook RJ, Arnold DM, Liu Y, Barty R, Crowther MA, Devereaux PJ, Hirsh J, Warkentin TE, Webert KE, Roxby D, Sobieraj-Teague M, Kurz A, Sessler DI, Figueroa P, Ellis M, Eikelboom JW. Effect of short-term vs. long-term blood storage on mortality after transfusion. N Engl J Med. 2016;375(20):1937–45. https://doi.org/10.1056/NEJMoa1609014.
29. Heddle NM, Klama L, Meyer R, Walker I, Boshkov L, Roberts R, Chambers S, Podlosky L, O'Hoski P, Levine M. A randomized controlled trial comparing plasma removal with white cell reduction to prevent reactions to platelets. Transfusion. 1999;39(3):231–8. https://doi.org/10.1046/j.1537-2995.1999.39399219278.x.
30. Heddle NM, Klama L, Singer J, Richards C, Fedak P, Walker I, Kelton JG. The role of the plasma from platelet concentrates in transfusion reactions. N Engl J Med. 1994;331(10):625–8. https://doi.org/10.1056/NEJM199409083311001.
31. Heddle NM, Klama LN, Griffith L, Roberts R, Shukla G, Kelton JG. A prospective study to identify the risk factors associated with acute reactions to platelet and red cell transfusions. Transfusion. 1993;33(10):794–7. https://doi.org/10.1046/j.1537-2995.1993.331094054613.x.
32. Hess JR, Hill HR, Oliver CK, Lippert LE, Greenwalt TJ. Alkaline CPD and the preservation of RBC 2,3-DPG. Transfusion. 2002;42(6):747–52. https://doi.org/10.1046/j.1537-2995.2002.00115.x.
33. Hogman CF, Knutson F, Loof H, Payrat JM. Improved maintenance of 2,3 DPG and ATP in RBCs stored in a modified additive solution. Transfusion. 2002;42(7):824–9. https://doi.org/10.1046/j.1537-2995.2002.00148.x.
34. Hogman CF, Lof H, Meryman HT. Storage of red blood cells with improved maintenance of 2,3-bisphosphoglycerate. Transfusion. 2006;46(9):1543–52. https://doi.org/10.1111/j.1537-2995.2006.00893.x.
35. Irsch J, Lin L. Pathogen inactivation of platelet and plasma blood components for transfusion using the INTERCEPT blood system. Transfus Med Hemother. 2011;38(1):19–31. https://doi.org/10.1159/000323937.
36. Kashuk JL, Penn I. Air embolism after central venous catheterization. Surg Gynecol Obstet. 1984;159(3):249–52. Retrieved from https://www.ncbi.nlm.nih.gov/pubmed/6433496.
37. King MB, Harmon KR. Unusual forms of pulmonary embolism. Clin Chest Med. 1994;15(3):561–80. Retrieved from https://www.ncbi.nlm.nih.gov/pubmed/7982347.
38. Kleinman S, Grossman B, Kopko P. A national survey of transfusion-related acute lung injury risk reduction policies for platelets and plasma in the United States. Transfusion. 2010;50(6):1312–21. https://doi.org/10.1111/j.1537-2995.2010.02659.x.
39. Kleinman S, Stassinopoulos A. Transfusion-associated graft-versus-host disease reexamined: potential for improved prevention using a universally applied intervention. Transfusion. 2018;58(11):2545–63. https://doi.org/10.1111/trf.14930.
40. Kopolovic I, Ostro J, Tsubota H, Lin Y, Cserti-Gazdewich CM, Messner HA, Keir AK, DenHollander N, Dzik WS, Callum J. A systematic review of transfusion-associated graft-versus-host disease. Blood. 2015;126(3):406–14. https://doi.org/10.1182/blood-2015-01-620872.
41. Lacroix J, Hebert PC, Fergusson DA, Tinmouth A, Cook DJ, Marshall JC, Clayton L, McIntyre L, Callum J, Turgeon AF, Blajchman MA, Walsh TS, Stanworth SJ, Campbell H, Capellier G, Tiberghien P, Bardiaux L, van de Watering L, van der Meer NJ, Sabri E, Vo D, ABLE Investigators, Canadian Critical Care Trials, G. Age of transfused blood in critically ill adults. N Engl J Med. 2015;372(15):1410–8. https://doi.org/10.1056/NEJMoa1500704.
42. Li Y, Xiong Y, Wang R, Tang F, Wang X. Blood banking-induced alteration of red blood cell oxygen release ability. Blood Transfus.

2016;14(2):238–44. https://doi.org/10.2450/2015.0055-15.
43. Liumbruno GM, Sodini ML, Grazzini G, Tuscan Transfusion S. Recommendations from the Tuscan Transfusion System on the appropriate use of solvent/detergent-inactivated fresh-frozen plasma. Blood Transfus. 2008;6(1):25–36. Retrieved from https://www.ncbi.nlm.nih.gov/pubmed/18661921.
44. Luban NL, Drothler D, Moroff G, Quinones R. Irradiation of platelet components: inhibition of lymphocyte proliferation assessed by limiting-dilution analysis. Transfusion. 2000;40(3):348–52. https://doi.org/10.1046/j.1537-2995.2000.40030348.x.
45. Makroo RN, Sardana R, Mediratta L, Butta H, Thakur UK, Agrawal S, Chowdhry M, Kumar S, Chokroborty S. Evaluation of bacterial inactivation in random donor platelets and single-donor apheresis platelets by the INTERCEPT blood system. Asian J Transfus Sci. 2018;12(2):146–53. https://doi.org/10.4103/ajts.AJTS_87_17.
46. Manduzio P. Transfusion-associated graft-versus-host disease: a concise review. Hematol Rep. 2018;10(4):7724. https://doi.org/10.4081/hr.2018.7724.
47. McCrae KR, Herman JH. Posttransfusion purpura: two unusual cases and a literature review. Am J Hematol. 1996;52(3):205–11. https://doi.org/10.1002/(SICI)1096-8652(199607)52:3<205::AID-AJH13>3.0.CO;2-E.
48. Menis M, Anderson SA, Forshee RA, McKean S, Johnson C, Holness L, Warnock R, Gondalia R, Worrall CM, Kelman JA, Ball R, Izurieta HS. Transfusion-associated circulatory overload (TACO) and potential risk factors among the inpatient US elderly as recorded in Medicare administrative databases during 2011. Vox Sang. 2014;106(2):144–52. https://doi.org/10.1111/vox.12070.
49. Metcalf RA, Bakhtary S, Goodnough LT, Andrews J. Clinical pattern in hypotensive transfusion reactions. Anesth Analg. 2016;123(2):268–73. https://doi.org/10.1213/ANE.0000000000001387.
50. Mueller-Eckhardt C. Post-transfusion purpura. Br J Haematol. 1986;64(3):419–24. https://doi.org/10.1111/j.1365-2141.1986.tb02198.x.
51. Mueller-Eckhardt C, Kiefel V. High-dose IgG for post-transfusion purpura-revisited. Blut. 1988;57(4):163–7. https://doi.org/10.1007/bf00319544.
52. Oakley FD, Woods M, Arnold S, Young PP. Transfusion reactions in pediatric compared with adult patients: a look at rate, reaction type, and associated products. Transfusion. 2015;55(3):563–70. https://doi.org/10.1111/trf.12827.
53. Opelz G, Sengar DP, Mickey MR, Terasaki PI. Effect of blood transfusions on subsequent kidney transplants. Transplant Proc. 1973;5(1):253–9. Retrieved from https://www.ncbi.nlm.nih.gov/pubmed/4572098.
54. Orebaugh SL. Venous air embolism: clinical and experimental considerations. Crit Care Med. 1992;20(8):1169–77. https://doi.org/10.1097/00003246-199208000-00017.
55. Pelszynski MM, Moroff G, Luban NL, Taylor BJ, Quinones RR. Effect of gamma irradiation of red blood cell units on T-cell inactivation as assessed by limiting dilution analysis: implications for preventing transfusion-associated graft-versus-host disease. Blood. 1994;83(6):1683–9. Retrieved from https://www.ncbi.nlm.nih.gov/pubmed/8123860.
56. Philip J, Pawar A, Chatterjee T, Mallhi RS, Biswas AK, Dimri U. Non infectious complications related to blood transfusion: an 11 year retrospective analysis in a tertiary care hospital. Indian J Hematol Blood Transfus. 2016;32(3):292–8. https://doi.org/10.1007/s12288-015-0565-7.
57. Pirenne F, Narbey D, Chadebech P, Mekontso-Dessap A, Bartolucci P, Rieux C, Michel M, Pakdaman S, Djoudi R, Galacteros F, Habibi A. Incidence and risk of delayed hemolytic transfusion reaction in sickle cell disease patients based on a prospective study. Blood. 2016;128(22). Retrieved from http://www.bloodjournal.org/content/128/22/95.
58. Rana R, Fernandez-Perez ER, Khan SA, Rana S, Winters JL, Lesnick TG, Breanndan Moore S, Gajic O. Transfusion-related acute lung injury and pulmonary edema in critically ill patients: a retrospective study. Transfusion. 2006;46(9):1478–83. https://doi.org/10.1111/j.1537-2995.2006.00930.x.
59. Sarkodee-Adoo CB, Kendall JM, Sridhara R, Lee EJ, Schiffer CA. The relationship between the duration of platelet storage and the development of transfusion reactions. Transfusion. 1998;38(3):229–35. https://doi.org/10.1046/j.1537-2995.1998.38398222865.x.
60. Sarode R. Complications of transfusion. (Merck Manual). Retrieved from https://www.merckmanuals.com/professional/hematology-and-oncology/transfusion-medicine/complications-of-transfusion.
61. Savage WJ, Tobian AA, Savage JH, Hamilton RG, Ness PM. Atopic predisposition of recipients in allergic transfusion reactions to apheresis platelets. Transfusion. 2011;51(11):2337–42. https://doi.org/10.1111/j.1537-2995.2011.03160.x.
62. Schroeder ML. Transfusion-associated graft-versus-host disease. Br J Haematol. 2002;117(2):275–87. https://doi.org/10.1046/j.1365-2141.2002.03450.x.
63. Shtalrid M, Shvidel L, Vorst E, Weinmann EE, Berrebi A, Sigler E. Post-transfusion purpura: a challenging diagnosis. Isr Med Assoc J. 2006;8(10):672–4. Retrieved from https://www.ncbi.nlm.nih.gov/pubmed/17125110.
64. Silliman CC. The two-event model of transfusion-related acute lung injury. Crit Care Med. 2006;34(5 Suppl):S124–31. https://doi.org/10.1097/01.CCM.0000214292.62276.8E.
65. Silliman CC, Boshkov LK, Mehdizadehkashi Z, Elzi DJ, Dickey WO, Podlosky L, Clarke G, Ambruso DR. Transfusion-related acute lung injury: epidemiology and a prospective analysis of etiologic factors. Blood. 2003;101(2):454–62. https://doi.org/10.1182/blood-2002-03-0958.
66. Silvergleid AJ, Hafleigh EB, Harabin MA, Wolf RM, Grumet FC. Clinical value of washed-platelet concentrates in patients with non-hemolytic transfusion reactions. Transfusion. 1977;17(1):33–7. https://doi.org/10.1046/j.1537-2995.1977.17177128881.x.
67. Stack G, Snyder EL. Cytokine generation in stored platelet concentrates. Transfusion. 1994;34(1):20–5. https://doi.org/10.1046/j.1537-2995.1994.34194098597.x.
68. Steiner ME, Ness PM, Assmann SF, Triulzi DJ, Sloan SR, Delaney M, Granger S, Bennett-Guerrero E, Blajchman MA, Scavo V, Carson JL, Levy JH, Whitman G, D'Andrea P, Pulkrabek S, Ortel TL, Bornikova L, Raife T, Puca KE, Kaufman RM, Nuttall GA, Young PP, Youssef S, Engelman R, Greilich PE, Miles R, Josephson CD, Bracey A, Cooke R, McCullough J, Hunsaker R, Uhl L, McFarland JG, Park Y, Cushing MM, Klodell CT, Karanam R, Roberts PR, Dyke C, Hod EA, Stowell CP. Effects of red-cell storage duration on patients undergoing cardiac surgery. N Engl J Med. 2015;372(15):1419–29. https://doi.org/10.1056/NEJMoa1414219.
69. Sviri S, Woods WP, van Heerden PV. Air embolism--a case series and review. Crit Care Resusc. 2004;6(4):271–6. Retrieved from https://www.ncbi.nlm.nih.gov/pubmed/16556106.
70. Tobian AA, Savage WJ, Tisch DJ, Thoman S, King KE, Ness PM. Prevention of allergic transfusion reactions to platelets and red blood cells through plasma reduction. Transfusion. 2011;51(8):1676–83. https://doi.org/10.1111/j.1537-2995.2010.03008.x.
71. Tormey CA, Stack G. Limiting the extent of a delayed hemolytic transfusion reaction with automated red blood cell exchange. Arch Pathol Lab Med. 2013;137(6):861–4. https://doi.org/10.5858/arpa.2012-0154-CR.
72. Toy P, Gajic O, Bacchetti P, Looney MR, Gropper MA, Hubmayr R, Lowell CA, Norris PJ, Murphy EL, Weiskopf RB, Wilson G, Koenigsberg M, Lee D, Schuller R, Wu P, Grimes B, Gandhi MJ, Winters JL, Mair D, Hirschler N, Rosen RS, Matthay MA, Group, T. S. Transfusion-related acute lung injury: incidence and risk factors. Blood. 2012;119(7):1757–67. https://doi.org/10.1182/blood-2011-08-370932.

73. Trivella M, Stanworth SJ, Brunskill S, Dutton P, Altman DG. Can we be certain that storage duration of transfused red blood cells does not affect patient outcomes? BMJ. 2019;365:l2320. https://doi.org/10.1136/bmj.l2320.
74. Valtis DJ. Defective gas-transport function of stored red blood-cells. Lancet. 1954;266(6803):119–24. https://doi.org/10.1016/s0140-6736(54)90978-2.
75. van Stein D, Beckers EA, Sintnicolaas K, Porcelijn L, Danovic F, Wollersheim JA, Brand A, van Rhenen DJ. Transfusion-related acute lung injury reports in the Netherlands: an observational study. Transfusion. 2010;50(1):213–20. https://doi.org/10.1111/j.1537-2995.2009.02345.x.
76. Vlaar AP, Binnekade JM, Prins D, van Stein D, Hofstra JJ, Schultz MJ, Juffermans NP. Risk factors and outcome of transfusion-related acute lung injury in the critically ill: a nested case-control study. Crit Care Med. 2010;38(3):771–8. https://doi.org/10.1097/CCM.0b013e3181cc4d4b.
77. Wallis JP. Transfusion-related acute lung injury (TRALI): presentation, epidemiology and treatment. Intensive Care Med. 2007;33(Suppl 1):S12–6. https://doi.org/10.1007/s00134-007-2874-2.
78. Yoshida T, AuBuchon JP, Dumont LJ, Gorham JD, Gifford SC, Foster KY, Bitensky MW. The effects of additive solution pH and metabolic rejuvenation on anaerobic storage of red cells. Transfusion. 2008;48(10):2096–105. https://doi.org/10.1111/j.1537-2995.2008.01812.x.

创伤性颅脑损伤与输血 30

Jose V. Montoya-Gacharna，Samir Kendale
许小平 译 王英伟 审校

1. 创伤性颅脑损伤的定义和流行病学

创伤性颅脑损伤（traumatic brain injury，TBI）是一种获得性突发性脑损伤，继发于破坏大脑正常功能的钝性或穿透性的机械性损伤。TBI 能够造成严重的身体、认知和社会心理障碍，并给患者家庭和医保系统带来费用支出。2010 年美国疾病控制预防中心（Centers for Disease Control and Prevention，CDC）评估 TBI 患者为 250 万，其中 87% 因急诊就诊，11% 住院治疗，2% 死亡。评估报告显示美国有 320 万至 530 万人患有 TBI 相关性残疾[1]。TBI 是一个非常复杂的公共卫生问题，为此美国政府专门制定宪法条例予以应对。2008 年《颅脑外伤法案》批准与 TBI 相关的研究和公共卫生行动[2]。2006 年之前研究显示美国每年 TBI 的发病率为 140/10 万[3]。2003 年 Rutland Brown 等报道继发于 TBI 的死亡率每年约为 17.5/10 万[4]。1997 年至 2007 年间，美国每年约 58 万人死于 TBI[5]，所有年龄段均受累。TBI 是导致残疾和死亡的主要原因之一，尤其是在年轻人群中[6]。65 岁以上 TBI 患者的死亡率较高，其罹患 TBI 主要与坠落伤相关[7-8]。男性比女性更易受影响。TBI 引起的死亡大多由机动车事故、自杀和坠落伤所致[5]。TBI 可作为一种单发性损伤发生，也可与身体其他部位的创伤相关。根据损伤机制、临床症状和体征，分为轻度、中度和重度 TBI。TBI 患者的临床评估包含格拉斯哥昏迷评分（Glasgow coma score，GCS）和影像学资料。GCS 是根据患者的睁眼、运动和言语等临床反应，对 TBI 患者损伤程度进行量化的评分，每项 1 ～ 5 分。13 ～ 15 分为轻度脑损伤，9 ～ 12 分为中度脑损伤，小于 8 分属于重度脑损伤[9]。

2. TBI 的病理生理学

TBI 后产生原发的直接性机械损伤，随后导致延迟性继发性脑损伤[9-10]。脑损伤能够破坏大脑对脑血流的自动调节功能，导致代谢紊乱，激活分子信号级联反应。TBI 后的病理阶段现已明确，最初的类缺血反应使乳酸增加、细胞膜的通透性增强和水肿，破坏血脑屏障，ATP 耗竭导致 ATP 依赖的离子泵失去效能。第二阶段细胞膜持续去极化释放兴奋性神经递质如谷氨酸和门冬氨酸，同时激活电压依赖性钠钙通道。现已证实大量 K^+ 释放与兴奋性神经递质释放和钙蓄积有关[11]。线粒体钙超载引发氧化应激反应和线粒体功能异常，葡萄糖快速增加后出现葡萄糖代谢的抑制，而脂质过氧化物酶、蛋白酶和磷脂酶的激活触发细胞凋亡和细胞死亡。除外上述机制，血脑屏障的破坏还会导致参与炎症反应的细胞（巨噬细胞、淋巴细胞和中性粒细胞）和分子物质（血浆源性因子）渗出并激活小神经胶质细胞[10]。

快速加速和减速的机械损伤能够使轴突破裂，产生弥漫性轴索损伤[12]。全身炎症反应和儿茶酚胺的升高，可导致机体其他部位的器官功能障碍，如 TBI 后可发生神经源性肺水肿[13]。更多 TBI 相关机制的详细信息已在多篇综述中得以描述[10-11, 14]。

TBI 后早期的神经外科评估和治疗至关重要。预防颅内压（intracranial pressure，ICP）升高或脑灌注压（cerebral perfusion pressure，CPP）的降低，一直是 TBI 治疗中最重要的临床目标；但仍应考虑更为复杂的损伤机制[11]。一些分子靶点正被研究用于

TBI继发性损伤的治疗[10]。提高细胞能量水平，降低自由基的产生，维持离子和葡萄糖的内稳态以及减少细胞死亡均是治疗TBI的重要目标。脑外伤基金会制定的严重TBI最新指南，推荐使用去骨瓣减压、预防性降温、输注高渗液体、脑脊液引流、机械通气等各种治疗手段；使用麻醉药、镇痛药、镇静药和激素；营养支持、预防感染、预防深静脉血栓和癫痫发作等措施[15]。最近更新建议监测颅内压、脑灌注压以及进行颈静脉 $AVDO_2$ 等高级脑功能监测[15]。

3. TBI和凝血功能障碍

重度TBI患者入院时可出现标准凝血试验（INR、PT和PTT）异常。即使单发性TBI的出血量很少也可能存在凝血功能障碍。最初表现为低凝状态，之后进展为高凝状态并伴有血栓形成倾向[16]。TBI发生后几分钟内即可检测到纤维蛋白降解产物和D-二聚体，之后出现纤维蛋白原消耗[8]。TBI后凝血功能障碍的发生率差异较大，为7%[17]～63%[18]，重度TBI凝血功能障碍发生率可高达60%[19-20]。头部轻度受伤时发生凝血功能障碍相对少见[21]，中度和重度头部受伤患者发生率更高，分别为52.7%和76.6%[22]。纳入22项研究的meta分析显示单发性TBI患者发生急性创伤性凝血功能障碍的比例为35.2%，预后较差，死亡率为17%～86%[23]。创伤性凝血障碍是儿科患者不良神经预后的预测指标之一[24]。PROPP试验[25]表明TBI伴失血性休克患者的凝血功能异常更加显著。一项前瞻性纵向研究显示67%中重度脑损伤患者出现凝血功能异常，其与多种因素相关包括输血、外科手术、多发伤和颅脑损伤的严重程度[22]。具体受伤的方式也可能与凝血功能异常的发生相关，一项评价534例钝性和穿透性脑损伤患者的回顾性研究[26]发现，与钝性脑外伤相比，穿透性脑外伤患者更易出现凝血功能异常，输血量也更多。在一项120例患者的前瞻性研究中创伤导致凝血功能异常的发生率为46.6%，其中60%与酸中毒相关，同时存在凝血活性下降、凝血酶生成增多以及纤维蛋白溶解加剧，但组织因子、组织因子途径抑制物、蛋白C和蛋白S均降低。如上所述，患者在急诊入院时标准凝血试验结果即已出现异常[27]。一项572例患者的前瞻性研究[28]显示重度单发性TBI与迟发性血栓的形成具有独立相关性。凝血过程异常使患者的发病率和死亡率增加。凝血异常的激活与多个机制有关。例如，由受损的胶质细胞和神经元产生的脑源性细胞微泡（brain-derived cellular microvesicles，BDMV）可诱发动物模型的高凝状态[25]。Maegele等[29]明确了数个与钝性创伤后凝血障碍发展相关的危险因素，包括年龄＞75岁[30-31]，入院前静脉输液＞2 L[31]，损伤即刻GCS＜8分[31-32]，损伤严重程度评分（injury severity score，ISS）＞32分[32]，头部简明损伤定级（abbreviate injury scale，AIS）＝5分[31, 33]，蛛网膜下腔出血，脑水肿，CT中线移位[32]，瞳孔异常[30]，SBP＜90 mmHg[31-32]，Hb＜124 g/L[34]，血糖＞151 mg/dl[34]，动脉血碱剩余（base deficit，BD）＞6 mmol/L[33]；或存在以下至少两个因素，如年龄＞50岁，休克指数（shock index，SI）＞1，或瞳孔异常[30]。此外，INR被认为是重度TBI需行去骨瓣减压术的血液学预测指标[35]。值得关注的是，在一项针对157例单发性TBI后急性创伤性凝血功能障碍患者的回顾性研究[36]中，通过对凝血异常的特异性治疗使INR恢复至正常水平与死亡率降低独立相关。目前尚不清楚TBI后低凝状态的治疗是否与身体其他类型创伤后的治疗相似。

4. TBI与红细胞输注

4.1 贫血与TBI预后

贫血会降低血液的携氧能力，TBI患者大脑自动调节功能亦可能受损，两种因素偶联使得脑组织的氧供显著减少，可能比单因素所致的损伤更为严重[37]。尽管如此，贫血和TBI预后之间的关系仍未清楚。一些研究发现低血红蛋白浓度与死亡率高或较差的神经功能预后相关[38-40]，与之相反高血红蛋白浓度可改善神经功能预后[41]。但也有证据表明贫血作为一个独立因素与TBI患者的不良预后之间并无相关性[42-44]。考虑到上述回顾性研究的性质，受限于样本量和研究群体的不同，对贫血与预后定义的差异以及潜在未知混杂变量的影响而难于达成共识。

4.2　输血与 TBI 预后

尽管贫血可能与 TBI 不良预后相关，但以纠正患者贫血为目标输注红细胞可能并不是一种良性干预。TBI 患者接受红细胞输注相当普遍，受纳入标准与研究设计的影响，红细胞输注比率为 8.5%～55%[40, 44-48]。显示红细胞输注与多种不良预后相关，如 ICU 住院时间延长[46, 49]、死亡率增加[40, 44-45, 49-50]，以及其他的并发症包括 ARDS、急性肾衰竭和脓毒症[44, 50]。另外红细胞输注也可能与长期预后相关，尤其是使格拉斯哥预后量表（Glasgow outcome scale，GOS）、瑞裘认知功能指数（Rancho Los Amigos Levels of Cognitive Functioning Scale，RALS）、残疾等级量表（Disability Rating Scale）、功能状态检查评分（Functional Status Examination）的 6 个月或 1 年时评分更差[47-48]。但无论是短期还是长期不良预后，都可能取决于患者群体及其特性。例如，一项研究显示输注红细胞与死亡率之间的关系可能取决于临床表现相关的 GCS 评分或仅限于在无休克迹象的患者中[50]。

因此，确定红细胞输注的阈值一直是人们关注的焦点，即是否存在一个输注红细胞弊大于利的临界值。国际上的临床医生对待输血的态度也不尽相同。尽管原因各不相同，但大多数医生采用 80 g/L 作为输血阈值[51]。例如，神经外科医生的输血阈值往往高于创伤外科医生或危重症医生，许多医生在决定是否输血时不仅仅考虑血红蛋白阈值，也会参考其他因素，如存在多发性创伤、休克和预期手术[52-53]。

文献并未明确输血阈值，其中就包括 TBI 患者，一项 Cochrane 系统回顾研究表明自由输血策略和限制输血策略的死亡率并无差异[54]。还有证据表明更自由的输血策略（输血阈值为血红蛋白 100 g/L）会增加 TBI 患者进行性出血损伤和血栓栓塞的风险[55-56]，但是几乎没有证据支持不同的输血阈值之间存在死亡率、临床转归或住院时间的差异[57-58]。

最后，虽然临床上很难找到输血阈值的一个平衡点，但目前已达成部分共识的是输血年龄与 TBI 患者的不良预后无关[59-60]。

5. TBI 和血浆输注

出血期间，指导血浆输注的标准措施是使用凝血时间（PT，aPTT 和 INR）。然而，一项 4310 例神经外科患者的回顾性研究表明术前 PT 的延长与围手术期出血并发症风险的增高无关[61]。术前并不推荐对血流动力学稳定患者纠正轻度延长的 INR[62]。美国麻醉学会特别工作组建议对以下四种临床状况给予血浆输注：（1）纠正无肝素时 INR ＞ 2 的微血管出血过多；（2）继发于凝血因子缺乏的大量出血且无法进行标准凝血试验时；（3）输血量超过全身血容量时；（4）需要逆转华法林，但没有可用的凝血酶原复合物（prothrombin complex concentrate，PCC），或存在凝血因子缺乏但无法获得特定凝血因子时[63]。欧洲麻醉协会指南不推荐术前输注血浆纠正轻到中度的 INR 延长，但对凝血因子缺乏患者建议给予早期针对性治疗[64]。

一些回顾性研究不支持输注血浆以逆转 TBI 诱发的凝血功能障碍。一项 TBI 合并中度凝血异常（INR1.4～2.0）的研究表明单独输注新鲜冰冻血浆（fresh frozen plasma，FFP）或与红细胞联合输注可导致神经功能长期预后不良[65]。张等纳入 618 例患者的前瞻性研究表明无论 TBI 严重程度如何，接受血浆输注的 TBI 患者的死亡率都明显升高[66]。根据 Leeper 等的研究显示血浆输注和 TBI 是纤溶关闭的两个独立预测因素，且与小儿 TBI 患者的不良预后相关。作者同时建议是否输注血浆不应以纠正 INR 为目标，而是依据 rTEG、ACT 和临床出血情况[67]。

6. TBI 和血小板输注

TBI 后可能出现血小板功能异常，如 TBI 患者的血小板对二磷酸腺苷（adenosine diphosphate，ADP）和花生四烯酸反应变差[68-70]。一项 153 例患者的前瞻性研究显示相比于轻度 TBI 患者，ADP 对中重度 TBI 患者血小板的抑制作用明显增强。入院时 ADP 对血小板的抑制作用与院内死亡率或 CT 病灶扩大无关，而 ADP 抑制作用的平均降幅在血小板输注与否方面，二者并无差异[71]。血小板功能障碍即血栓弹力图（thrombelastography，TEG）中 ADP 抑制率＞ 60%，是重度 TBI 患者死亡率上升的独立危险因素[72]。接受神经外科手术患者的血小板计数需要高于 100×10^9/L[73]，已获得英国血液学标准委员会（the British Committee for Standards in

Haematology，BCHS）输血工作组认定[74]。儿童群体也有类似推荐。BCHS 指南建议新生儿血小板应大于 100×10^9/L，儿童高于 75×10^9/L ～ 100×10^9/L。儿童开颅手术血小板最低限值为 50×10^9/L[75]。一项病例分析提示神经外科手术患者术后颅内出血与血小板计数低于 100×10^9/L 有关[76]。目标导向的血小板输注可能是纠正血小板功能障碍更好的方法。Furay 对 35 例 TBI 合并血小板功能障碍患者与 51 例历史对照进行研究，结果表明接受血小板输注的患者死亡率更低，为 9% 比 35%[72]。目前尚未证实血小板计数对神经外科患者血小板输注有指导作用。

接受抗血小板治疗的 TBI 患者对麻醉科医师而言是一个挑战。遗憾的是对此目前尚无相关建议推荐。一项 328 例接受阿司匹林或氯吡格雷抗血小板治疗 TBI 患者的回顾性研究表明，输注血小板并不会降低 50 岁以上患者的死亡率[77]。一项队列研究发现受伤前接受阿司匹林治疗的 TBI 患者在输注血小板后，血小板功能并未得到改善，且死亡率更高[78]。输注血小板可以逆转乙酰水杨酸对血小板功能的抑制作用，但不能逆转由 TBI 引发的血小板功能抑制[79]。对美国六个创伤中心观察性研究显示，接受抗血小板治疗的成年患者在遭遇 TBI 钝性损伤后，其中接受输血的患者入院 CT 评分和损伤严重程度评分更高。值得注意的是，输注血小板能够减少阿司匹林对血小板的抑制作用，但对氯吡格雷所造成的影响无效。血小板的输注与住院时间延长有关，但对死亡率并无影响[80]。对 243 例受伤前应用 P2Y12 抑制剂的单发性颅内出血患者前瞻性研究[81]显示，输注血小板能够降低进行性出血的风险以及需要神经外科干预的比例。另外，输注血小板与血浆和红细胞的比值可能会影响 TBI 患者预后。一项 385 例单发性钝性 TBI 患者的回顾性观察研究表明，输注血浆和红细胞比值＞ 1 是降低住院死亡率的独立预测因素，但血小板和红细胞比值＞ 1 时并无相同影响。对 7 项回顾性队列研究的系统回顾分析提示输注血小板与院内死亡率的 OR 值升高有关[82]。但另一项回顾性研究[83]显示，与非比例输血患者相比，接受红细胞、血浆和血小板输注比率为 1∶1∶1 的 TBI 患者生存率有所提升。

7. 冷沉淀输注

TBI 合并多发性创伤可能会出现获得性低纤维蛋白原血症。与凝血因子稀释相关的纤维蛋白原减少更有利于 TBI 诱导的凝血障碍。冷沉淀用于治疗血友病和低纤维蛋白原血症。在冷沉淀中可以获取纤维蛋白原、Ⅷ因子、VWF 因子和ⅩⅢ因子[84]。理论上输注冷沉淀补充纤维蛋白原可以减少创伤后凝血异常。血浆纤维蛋白原的减少会增加患者红细胞输注率和死亡率。最近，一项 33 例重型 TBI 患者的队列研究结果显示相比于对照组，冷沉淀输注组 24 h 凝血功能障碍的发生率较低，但没有显著性差异，而院内死亡率明显降低[85]。一项对合并严重多发性创伤 TBI 患者的回顾性队列研究表明，入院 90 min 内输注冷沉淀 24 h 的死亡率由 13% 降至 8%。其他血液制品的输注也同时降低，红细胞由（17±3）U 降至（7±1）U，FFP 从（16±3）U 减少为（9±1）U，血小板由（15±4）U 下降为（3±1）U。欧洲麻醉学学会指南[86]建议在无法获得纤维蛋白原时可用冷沉淀作为替代。BCHS 指南推荐对纤维蛋白原＜ 1 g/L 且在关键解剖部位有明显出血风险的儿童患者，可预防性输注冷沉淀[87]。

8. TBI 与抗纤维蛋白溶解药物

抗纤维蛋白溶解药能够防止血凝块的破坏，减少出血。现已证实抗纤维蛋白溶解药能降低产后出血的死亡率和围手术期输血比率，并且不增加血栓栓塞的风险[88]，其对 TBI 患者可能具有相同作用[89]。氨甲环酸（tranexamic acid，TXA）也能够减少全髋关节置换术[90]、创伤性股骨手术[91]和剖宫产[92]等手术的输血。

多项关于抗纤维蛋白溶解治疗对 TBI 是否有效的试验正在进行。CRASH-2 研究表明 TXA 能够使大量出血的成年创伤患者受益。与安慰剂组相比，TXA 组出血死亡风险显著降低（5.7% *vs.* 4.9%，RR0.85，95%CI 0.76 ～ 0.96），而血栓性并发症并未增加，局灶性缺血性病变也更少[93]。CRASH-2 颅内出血研究是 CRASH-2 试验内的一项前瞻性随机对照试验，旨在评估 TXA 对 TBI 后颅内出血加重的治疗作用。与安慰剂组相比，TXA 能够减少血肿的扩大，降低死亡人数。对 CRASH-2 颅内出血试验的 270 例患者进行事后分析无法排除 TXA 的副作用，建议仍需进一步研究[94]。目前 CRASH-3 试验已在进行，主要评价早期使用 TXA 对 TBI 患者死亡和残疾的影响[95]。

最近一项试验评价了 TXA 对颅内出血继发急性脑卒中的疗效，1 g 负荷剂量 TXA 后持续输注 8 h 可减少颅内血肿扩大并改善临床结局，研究表明 TXA 组和安慰剂组在患者受伤 90 天时的功能状态和死亡情况无显著差异[96]。目前 CRASH-3 试验的亚组研究在探讨 TXA 治疗 TBI 的作用机制，将使用 CT 明确量化创伤后颅内的出血量变化[97]。

一项 4476 例各种类型成人创伤的回顾性研究发现，与 GCS 评分较低的患者相比，ISS 评分更高、穿透性损伤、严重颅脑损伤或输血需求较高的患者使用 TXA 比例更高。接受 TXA 治疗的患者死亡率下降（10.1% 降至 0%），GCS 上升至 14 ～ 15 分，血栓事件的发生率无明显差异[98]。

最近一项 80 例患者的随机双盲安慰剂对照临床试验研究表明，TBI 后使用 TXA 可以减少术中颅脑出血[99]。对 5 项使用 TXA 治疗 TBI 的随机对照试验进行 meta 分析发现颅内血肿扩散减少。使用敏感性分析去除掉其中一项研究后，TXA 组与安慰剂对照组的死亡率和神经系统转归存在显著差异，但血栓性事件的发生率无明显区别[89]。

需明确指出的是近期有研究报道单发性 TBI 伴有迟发性血栓形成的特征性凝血障碍，与纤溶异常无关。作者认为这些发现可能表明对于重型单发性 TBI，早期凝血因子替代治疗优于抗纤维蛋白溶解治疗[28]。然而，最近一项研究显示早期 rFⅦ治疗并不能降低 TBI 的死亡率或改善其临床结局[100]。

9. 小结

TBI 是一个严重的公共卫生问题，能够导致成千上万与 TBI 相关的残疾和死亡。TBI 可引发与创伤相关且更为复杂的、特殊类型的凝血障碍。因此，TBI 诱发凝血障碍的合理治疗对患者的预后至关重要。目前关于输注血液制品及其衍生物的医学证据大多数来自于回顾性和前瞻性研究，仍需要进行更多的双盲试验以有效改进 TBI 凝血功能障碍的治疗策略。

参考文献

1. Selassie AW, et al. Incidence of long-term disability following traumatic brain injury hospitalization, United States, 2003. J Head Trauma Rehabil. 2008;23(2):123–31.
2. Zaloshnja E, et al. Prevalence of long-term disability from traumatic brain injury in the civilian population of the United States, 2005. J Head Trauma Rehabil. 2008;23(6):394–400.
3. George W. Rutherford, MD et. al. Epidemiology of adult traumatic brain injury. Institute of Medicine Committee on Gulf, W., V. Health: brain injury in, and O. long-term health. In: Gulf war and health: long-term consequences of traumatic brain injury. Vol. 7. Washington, DC: National Academies Press (US); 2008.
4. Rutland-Brown W, et al. Incidence of traumatic brain injury in the United States, 2003. J Head Trauma Rehabil. 2006;21(6):544–8.
5. Coronado VG, et al. Surveillance for traumatic brain injury-related deaths--United States, 1997–2007. MMWR Surveill Summ. 2011;60(5):1–32.
6. Faul MC, V. Handbook of clinical neurology. Vol. 127. 2015. Elsevier. Amsterdam, Netherlands.
7. Mak CHK, et al. Traumatic brain injury in the elderly: is it as bad as we think? Curr Transl Geriatr Exp Gerontol Rep. 2012;1(3):171–8.
8. Thompson HJ, McCormick WC, Kagan SH. Traumatic brain injury in older adults: epidemiology, outcomes, and future implications. J Am Geriatr Soc. 2006;54(10):1590–5.
9. Moppett IK. Traumatic brain injury: assessment, resuscitation and early management. Br J Anaesth. 2007;99(1):18–31.
10. Sulhan S, et al. Neuroinflammation and blood-brain barrier disruption following traumatic brain injury: pathophysiology and potential therapeutic targets. J Neurosci Res. 2020;98(1):19–28.
11. Prins M, et al. The pathophysiology of traumatic brain injury at a glance. Dis Model Mech. 2013;6(6):1307–15.
12. Tang-Schomer MD, et al. Mechanical breaking of microtubules in axons during dynamic stretch injury underlies delayed elasticity, microtubule disassembly, and axon degeneration. FASEB J. 2010;24(5):1401–10.
13. Kinoshita K. Traumatic brain injury: pathophysiology for neurocritical care. J Intensive Care. 2016;4:29.
14. Ladak AA, Enam SA, Ibrahim MT. A review of the molecular mechanisms of traumatic brain injury. World Neurosurg. 2019;131:126–32.
15. Carney N, et al. Guidelines for the management of severe traumatic brain injury, fourth edition. Neurosurgery. 2017;80(1):6–15.
16. Laroche M, et al. Coagulopathy after traumatic brain injury. Neurosurgery. 2012;70(6):1334–45.
17. Chhabra G, et al. Hypofibrinogenemia in isolated traumatic brain injury in Indian patients. Neurol India. 2010;58(5):756–7.
18. Shehata M, Afify MI, El-Shafie M, Khaled M. Prevalence and clinical implications of coagulopathy in patients with isolated head trauma. Med J Cairo Univ. 2011;79:131–7.
19. Hoyt DB. A clinical review of bleeding dilemmas in trauma. Semin Hematol. 2004;41(1 Suppl 1):40–3.
20. Harhangi BS, et al. Coagulation disorders after traumatic brain injury. Acta Neurochir. 2008;150(2):165–75; discussion 175.
21. Gomez PA, et al. Mild head injury: differences in prognosis among patients with a Glasgow Coma Scale score of 13 to 15 and analysis of factors associated with abnormal CT findings. Br J Neurosurg. 1996;10(5):453–60.
22. Shrestha A, Joshi RM, Devkota UP. Contributing factors for coagulopathy in traumatic brain injury. Asian J Neurosurg. 2017;12(4):648–52.
23. Epstein DS, et al. Acute traumatic coagulopathy in the setting of isolated traumatic brain injury: a systematic review and meta-analysis. Injury. 2014;45(5):819–24.
24. Podolsky-Gondim GG, et al. The role of coagulopathy on clinical

outcome following traumatic brain injury in children: analysis of 66 consecutive cases in a single center institution. Childs Nerv Syst. 2018;34(12):2455–61.
25. Stolla M, et al. Current state of transfusion in traumatic brain injury and associated coagulopathy. Transfusion. 2019;59(S2):1522–8.
26. Martin G, et al. Relationship of coagulopathy and platelet dysfunction to transfusion needs after traumatic brain injury. Neurocrit Care. 2018;28(3):330–7.
27. Albert V, et al. Early posttraumatic changes in coagulation and fibrinolysis systems in isolated severe traumatic brain injury patients and its influence on immediate outcome. Hematol Oncol Stem Cell Ther. 2019;12(1):32–43.
28. Samuels JM, et al. Severe traumatic brain injury is associated with a unique coagulopathy phenotype. J Trauma Acute Care Surg. 2019;86(4):686–93.
29. Maegele M, et al. Coagulopathy and haemorrhagic progression in traumatic brain injury: advances in mechanisms, diagnosis, and management. Lancet Neurol. 2017;16(8):630–47.
30. Epstein DS, et al. Acute traumatic coagulopathy in the setting of isolated traumatic brain injury: definition, incidence and outcomes. Br J Neurosurg. 2015;29(1):118–22.
31. Wafaisade A, et al. Acute coagulopathy in isolated blunt traumatic brain injury. Neurocrit Care. 2010;12(2):211–9.
32. Talving P, et al. Coagulopathy in severe traumatic brain injury: a prospective study. J Trauma. 2009;66(1):55–61; discussion 61–2.
33. Lustenberger T, et al. Early coagulopathy after isolated severe traumatic brain injury: relationship with hypoperfusion challenged. J Trauma. 2010;69(6):1410–4.
34. Alexiou GA, et al. Admission glucose and coagulopathy occurrence in patients with traumatic brain injury. Brain Inj. 2014;28(4):438–41.
35. Corbett JM, Ho KM, Honeybul S. Prognostic significance of abnormal hematological parameters in severe traumatic brain injury requiring decompressive craniectomy. J Neurosurg. 2019:1–7.
36. Epstein DS, et al. Normalization of coagulopathy is associated with improved outcome after isolated traumatic brain injury. J Clin Neurosci. 2016;29:64–9.
37. Xia ZY, et al. Effects of hemoglobin level on the early postsurgical cerebral metabolism in patients with severe traumatic brain injury. Brain Inj. 2017;31(5):697–701.
38. Sekhon MS, et al. Association of hemoglobin concentration and mortality in critically ill patients with severe traumatic brain injury. Crit Care. 2012;16(4):R128.
39. Litofsky NS, et al. The negative impact of anemia in outcome from traumatic brain injury. World Neurosurg. 2016;90:82–90.
40. Duane TM, et al. The effect of anemia and blood transfusions on mortality in closed head injury patients. J Surg Res. 2008;147(2):163–7.
41. Griesdale DE, et al. Hemoglobin area and time index above 90 g/L are associated with improved 6-month functional outcomes in patients with severe traumatic brain injury. Neurocrit Care. 2015;23(1):78–84.
42. Yang CJ, et al. The association between anemia and the mortality of severe traumatic brain injury in emergency department. J Trauma. 2011;71(6):E132–5.
43. Oddo M, et al. Anemia and brain oxygen after severe traumatic brain injury. Intensive Care Med. 2012;38(9):1497–504.
44. Salim A, et al. Role of anemia in traumatic brain injury. J Am Coll Surg. 2008;207(3):398–406.
45. Boutin A, et al. Transfusion of red blood cells in patients with traumatic brain injuries admitted to Canadian trauma health centres: a multicentre cohort study. BMJ Open. 2017;7(3):e014472.
46. Moman RN, et al. Red blood cell transfusion in acute brain injury subtypes: an observational cohort study. J Crit Care. 2019;50:44–9.
47. Leal-Noval SR, et al. Effects of red blood cell transfusion on long-term disability of patients with traumatic brain injury. Neurocrit Care. 2016;24(3):371–80.
48. Warner MA, et al. Transfusions and long-term functional outcomes in traumatic brain injury. J Neurosurg. 2010;113(3):539–46.
49. Boutin A, et al. Hemoglobin thresholds and red blood cell transfusion in adult patients with moderate or severe traumatic brain injuries: a retrospective cohort study. J Crit Care. 2018;45:133–9.
50. Elterman J, et al. Transfusion of red blood cells in patients with a prehospital Glasgow Coma Scale score of 8 or less and no evidence of shock is associated with worse outcomes. J Trauma Acute Care Surg. 2013;75(1):8–14; discussion 14.
51. Badenes R, et al. Hemoglobin concentrations and RBC transfusion thresholds in patients with acute brain injury: an international survey. Crit Care. 2017;21(1):159.
52. Lessard Bonaventure P, et al. Red blood cell transfusion in critically ill patients with traumatic brain injury: an international survey of physicians' attitudes. Can J Anaesth. 2019;66(9):1038–48.
53. Sena MJ, et al. Transfusion practices for acute traumatic brain injury: a survey of physicians at US trauma centers. Intensive Care Med. 2009;35(3):480–8.
54. Carson JL, et al. Transfusion thresholds and other strategies for guiding allogeneic red blood cell transfusion. Cochrane Database Syst Rev. 2016;10:Cd002042.
55. Robertson CS, et al. Effect of erythropoietin and transfusion threshold on neurological recovery after traumatic brain injury: a randomized clinical trial. JAMA. 2014;312(1):36–47.
56. Vedantam A, et al. Progressive hemorrhagic injury after severe traumatic brain injury: effect of hemoglobin transfusion thresholds. J Neurosurg. 2016;125(5):1229–34.
57. McIntyre LA, et al. Effect of a liberal versus restrictive transfusion strategy on mortality in patients with moderate to severe head injury. Neurocrit Care. 2006;5(1):4–9.
58. Carr KR, et al. Association between relative anemia and early functional recovery after severe traumatic brain injury (TBI). Neurocrit Care. 2016;25(2):185–92.
59. Yamal JM, et al. Association of transfusion red blood cell storage age and blood oxygenation, long-term neurologic outcome, and mortality in traumatic brain injury. J Trauma Acute Care Surg. 2015;79(5):843–9.
60. Ruel-Laliberte J, et al. Effect of age of transfused red blood cells on neurologic outcome following traumatic brain injury (ABLE-tbi Study): a nested study of the Age of Blood Evaluation (ABLE) trial. Can J Anaesth. 2019;66(6):696–705.
61. Dutzmann S, et al. On the value of routine prothrombin time screening in elective neurosurgical procedures. Neurosurg Focus. 2012;33(5):E9.
62. West KL, Adamson C, Hoffman M. Prophylactic correction of the international normalized ratio in neurosurgery: a brief review of a brief literature. J Neurosurg. 2011;114(1):9–18.
63. American Society of Anesthesiologists Task Force on Perioperative Blood, M. Practice guidelines for perioperative blood management: an updated report by the American Society of Anesthesiologists Task Force on Perioperative Blood Management*. Anesthesiology. 2015;122(2):241–75.
64. Kozek-Langenecker SA, et al. Management of severe perioperative bleeding: guidelines from the European Society of Anaesthesiology. Eur J Anaesthesiol. 2013;30(6):270–382.
65. Anglin CO, et al. Effects of platelet and plasma transfusion on outcome in traumatic brain injury patients with moderate bleeding diatheses. J Neurosurg. 2013;118(3):676–86.
66. Zhang LM, et al. Increased transfusion of fresh frozen plasma is associated with mortality or worse functional outcomes after severe traumatic brain injury: a retrospective study. World Neurosurg. 2017;104:381–9.
67. Leeper CM, et al. Overresuscitation with plasma is associated with sustained fibrinolysis shutdown and death in pediatric traumatic brain injury. J Trauma Acute Care Surg. 2018;85(1):12–7.
68. Wohlauer MV, et al. Early platelet dysfunction: an unrecognized role in the acute coagulopathy of trauma. J Am Coll Surg. 2012;214(5):739–46.

69. Davis PK, et al. Platelet dysfunction is an early marker for traumatic brain injury-induced coagulopathy. Neurocrit Care. 2013;18(2):201–8.
70. Castellino FJ, et al. Traumatic brain injury causes platelet adenosine diphosphate and arachidonic acid receptor inhibition independent of hemorrhagic shock in humans and rats. J Trauma Acute Care Surg. 2014;76(5):1169–76.
71. Guillotte AR, et al. Effects of platelet dysfunction and platelet transfusion on outcomes in traumatic brain injury patients. Brain Inj. 2018;32(13–14):1849–57.
72. Furay E, et al. Goal-directed platelet transfusions correct platelet dysfunction and may improve survival in patients with severe traumatic brain injury. J Trauma Acute Care Surg. 2018;85(5):881–7.
73. Practice parameter for the use of fresh-frozen plasma, cryoprecipitate, and platelets. Fresh-Frozen Plasma, Cryoprecipitate, and Platelets Administration Practice Guidelines Development Task Force of the College of American Pathologists. JAMA. 1994;271(10):777–81.
74. Estcourt LJ, et al. Guidelines for the use of platelet transfusions. Br J Haematol. 2017;176(3):365–94.
75. Goobie SM, Haas T. Bleeding management for pediatric craniotomies and craniofacial surgery. Paediatr Anaesth. 2014;24(7):678–89.
76. Chan KH, Mann KS, Chan TK. The significance of thrombocytopenia in the development of postoperative intracranial hematoma. J Neurosurg. 1989;71(1):38–41.
77. Downey DM, et al. Does platelet administration affect mortality in elderly head-injured patients taking antiplatelet medications? Am Surg. 2009;75(11):1100–3.
78. Bachelani AM, et al. Assessment of platelet transfusion for reversal of aspirin after traumatic brain injury. Surgery. 2011;150(4):836–43.
79. Briggs A, et al. Platelet dysfunction and platelet transfusion in traumatic brain injury. J Surg Res. 2015;193(2):802–6.
80. Holzmacher JL, et al. Platelet transfusion does not improve outcomes in patients with brain injury on antiplatelet therapy. Brain Inj. 2018;32(3):325–30.
81. Jehan F, et al. Is there a need for platelet transfusion after traumatic brain injury in patients on P2Y12 inhibitors? J Surg Res. 2019;236:224–9.
82. Leong LB, David TK. Is platelet transfusion effective in patients taking antiplatelet agents who suffer an intracranial hemorrhage? J Emerg Med. 2015;49(4):561–72.
83. Jokar TO, et al. Ratio-based resuscitation in trauma patients with traumatic brain injury: is there a similar effect? Am Surg. 2016;82(3):271–7.
84. Wong H, Curry N, Stanworth SJ. Blood products and procoagulants in traumatic bleeding: use and evidence. Curr Opin Crit Care. 2016;22(6):598–606.
85. Shibahashi K, et al. Initial results of empirical cryoprecipitate transfusion in the treatment of isolated severe traumatic brain injury: use of in-house-produced cryoprecipitate. Neurol Med Chir (Tokyo). 2019;59(10):371–8.
86. Kozek-Langenecker SA, et al. Management of severe perioperative bleeding: guidelines from the European Society of Anaesthesiology: first update 2016. Eur J Anaesthesiol. 2017;34(6):332–95.
87. New HV, et al. Guidelines on transfusion for fetuses, neonates and older children. Br J Haematol. 2016;175(5):784–828.
88. Shakur H, et al. Antifibrinolytic drugs for treating primary postpartum haemorrhage. Cochrane Database Syst Rev. 2018;2:Cd012964.
89. Weng S, et al. Effect of tranexamic acid in patients with traumatic brain injury: a systematic review and meta-analysis. World Neurosurg. 2019;123:128–35.
90. Sandri A, et al. Perioperative intravenous tranexamic acid reduces blood transfusion in primary cementless total hip arthroplasty. Acta Biomed. 2019;90(1-s):81–6.
91. Haghighi M, et al. Does tranexamic acid reduce bleeding during femoral fracture operation? Arch Bone Jt Surg. 2017;5(2):103–8.
92. Wang Y, Liu S, He L. Prophylactic use of tranexamic acid reduces blood loss and transfusion requirements in patients undergoing cesarean section: a meta-analysis. J Obstet Gynaecol Res. 2019;45(8):1562–75.
93. Roberts I, et al. The CRASH-2 trial: a randomised controlled trial and economic evaluation of the effects of tranexamic acid on death, vascular occlusive events and transfusion requirement in bleeding trauma patients. Health Technol Assess. 2013;17(10):1–79.
94. Perel P, et al. CRASH-2 (Clinical Randomisation of an Antifibrinolytic in Significant Haemorrhage) intracranial bleeding study: the effect of tranexamic acid in traumatic brain injury--a nested randomised, placebo-controlled trial. Health Technol Assess. 2012;16(13):iii–xii, 1–54.
95. Roberts I, et al. Tranexamic acid for significant traumatic brain injury (The CRASH-3 trial): statistical analysis plan for an international, randomised, double-blind, placebo-controlled trial. Wellcome Open Res. 2018;3:86.
96. Sprigg N, et al. Tranexamic acid for hyperacute primary IntraCerebral Haemorrhage (TICH-2): an international randomised, placebo-controlled, phase 3 superiority trial. Lancet. 2018;391(10135):2107–15.
97. Mahmood A, Roberts I, Shakur H. A nested mechanistic sub-study into the effect of tranexamic acid versus placebo on intracranial haemorrhage and cerebral ischaemia in isolated traumatic brain injury: study protocol for a randomised controlled trial (CRASH-3 Trial Intracranial Bleeding Mechanistic Sub-Study [CRASH-3 IBMS]). Trials. 2017;18(1):330.
98. Morte D, et al. Tranexamic acid administration following head trauma in a combat setting: does tranexamic acid result in improved neurologic outcomes? J Trauma Acute Care Surg. 2019;87(1):125–9.
99. Ebrahimi P, et al. Intravenous tranexamic acid for subdural and epidural intracranial hemorrhage: randomized, double-blind, placebo-controlled trial. Rev Recent Clin Trials. 2019;14(4):286–91.
100. Lombardo S, et al. Factor VIIa administration in traumatic brain injury: an AAST-MITC propensity score analysis. Trauma Surg Acute Care Open. 2018;3(1):e000134.

31 输血相关免疫调节与围手术期感染/肿瘤复发：输血相关的生理改变、证据和争议

Atish Patel，Bruce D. Spiess
黎娜　译　许平波　审校

1. 背景

美国每年约有 300 万～ 400 万例患者接受红细胞（red blood cell，RBC）输注，年输注总量超过 1400 万单位，已成为美国最常见的医疗干预手段之一[1-2]。2012—2013 年，美国 RBC 输注量达到顶峰，随后数年有所下降。起初，血库人员认为，输血数量减少与 2008—2009 年的经济衰退有关，但随着经济复苏，该下降趋势持续存在并不断扩大。因此其真实原因可能是，医学领域逐渐认识到输血与不良预后相关。RBC 输注存在较大风险，然而，输血决策方面仍缺乏深入的风险-效益分析。

长期以来，人们关注输血治疗的焦点一直是 ABO-Rh 血型相容、避免病毒及病原体传播、血库是否能够满足日益增长的用血需求，以及未来老年人群复杂的医疗/外科护理需求。1947 年，人们报道了首例严重的输血相关性肝炎，此后输血数量一直在增加，直到发生输血相关性的 HIV 传播危机[3]。在部分地区，输注血液制品后 HIV 病毒血清阳转率（译者注：机体血清中的 HIV 抗体由阴性转为阳性）高达 10%～ 40%，直到 20 世纪 80 年代末才采取严格措施将该风险降低到 1/（1 000 000 ～ 4 000 000）单位以下[3-4]。

时至今日，输血仍存在许多常被医师低估的严重不良反应。目前，常见的输血风险包括（按发生率排列）：非溶血性发热反应（未去白细胞的血液制品常见）、过敏反应（不含高敏反应）、输血相关性循环超负荷、代谢异常、输血相关性免疫调节（transfusionrelated immunomodulation，TRIM）、输血相关性肺损伤（transfusion-associated lung injury，TRALI）、输血后紫癜、移植物抗宿主病、输血相关性病毒/寄生虫/细菌感染、高敏反应等[5-7]。某种程度上，所有接受异体输血的患者都会发生 TRIM，因此 TRIM 应该被列为输血的首要并发症。TRALI、过敏反应、非溶血性发热、移植物抗宿主病和高敏反应都由免疫介导，因此几乎所有的输血并发症都是 TRIM。同时，TRIM 也已成为院内获得性感染增加和（或）癌症复发的同义词。

TRALI 被广泛认为是输血后最常见的致死原因[8]。但 TRIM 对住院危重病患者的发病率和死亡率的影响可能远远超过 TRALI，从而导致不良结局。TRALI 本身就是 TRIM 的结果，而 TRIM 几乎是普遍发生的。临床医师常因担心不输血可能导致血液携氧能力降低，因而做出给患者输血的决策。尽管许多外科学（协）会就 RBC 输注阈值（通常是血红蛋白或红细胞压积范围）制定了相关指南，但在实际的临床工作中，由于组织氧输送/利用监测能力不足，许多临床医师常担心贫血带来的危害（常无数据支持）而进行了不必要的输血。因此，我们相信，输血决策者在充分了解 TRIM 文献及信息后，可能

在做红细胞输注决策时会更为谨慎。这篇综述将系统回顾TRIM相关的争议及生物学机制。最后，本文将质疑伦理/质量控制论：不必要的红细胞输注是临床上可避免的人为错误吗?

2. TRIM的历史

有强有力的证据表明，TRIM相关因素对输血患者存在影响。与未输血患者相比，输血患者肿瘤复发率及院内获得性感染发生率增加。而患者未发生院内获得性感染，并不意味着他/她没有经历过某种程度的TRIM。院内获得性感染会增加患者的死亡率，同时增加并发症治疗费用超过50～75 000美元/人，总共造成数十亿美元的损失。由于60%以上的ICU患者接受过输血，输血与ICU细菌感染可能存在相关性。

20世纪70年代，TRIM这一概念被首次提出，源自当时开展的肾移植手术。Opelz等[10]进行一项前瞻性多中心研究发现，接受同种异体输血（allogeneic blood transfusions，ABTs）的患者移植肾脏存活率更高（90% *vs.* 82%，$P = 0.02$），且RBC输注量与免疫抑制之间还存在量效关系。此外，5年随访发现，异体血输注患者总生存率提高，该结果被动物实验和临床观察性研究进一步证实，这促进临床上ABTs被广泛自由输注，特别是在器官移植中以减少移植物抗宿主反应的发生[10-14]。有时为了抑制免疫反应，即使患者的血红蛋白超过10 mg/dl也会输血。20世纪80年代末，除了器官移植外，也会对习惯性流产的妇女进行输血治疗（当时认为习惯性流产是一种与免疫相关的母体对胎儿的攻击）[15]。今天，那些反对TRIM的人无视或忽视了这些历史事实。一些人将这些同种异体肾移植研究的结果归因于，当时所用的同种异体血尚未去除白细胞，因而导致免疫抑制。值得注意的是，白细胞去除可减少但不能消除TRIM，其具体的影响将在后面讨论。

将输血作为诱导免疫抑制的手段被两个事件所终结：艾滋病和丙型肝炎的出现，以及环孢素免疫抑制剂和其他现代免疫抑制剂的出现。此后，输血作为一种诱导免疫抑制的医疗手段被弃用。

3. 肿瘤复发

在意识到输血可带来有益的免疫抑制后，1981年Gantt[16]提出，输血与肿瘤复发率增加之间存在关联，这引发了人们对输血可能会导致恶性肿瘤根治手术患者术后预后恶化的担忧。因为，如果输血下调了受血者的免疫系统，它可能也会促进肿瘤的生长、种植和转移。此后发表的多项观察性研究、随机对照试验（randomized controlled trials，RCTs）和meta分析指出，肿瘤尤其是结直肠癌、膀胱癌和白血病患者输血后肿瘤复发率增高[17-18，37-43]。

20世纪80年代后期，输血研究的焦点发生了转变。当时许多研究者开始提出，一些原本被归咎于难治性疾病和共存疾病的不良临床结局实际上是输血治疗的并发症，这引发了一系列相关的回顾性和前瞻性观察性试验，此外随后10年间开展的多项动物实验表明，TRIM会增加术后感染率。Neil Blumberg对这些研究进行分析后发现，围手术期输血患者术后发生细菌感染的风险较未输血患者高（高达200%～1000%）。

为了验证这一出人意料的结果，人们很快开展了相关的随机对照试验。20世纪90年代早期进行的多项包含50～500名患者的中小型RCTs研究显示，接受输血的骨科、结直肠和心脏手术患者术后感染率较高[17-18]。1998年，van de Watering在心脏手术中发现输注未去白细胞的ABTs与患者短期全因性死亡率（输血后3个月内）相关[19]。该研究本意是调查ABTs和术后感染风险之间的关联，但最终除了得出感染率增加的结论外，还发现死亡率也增加了。这一研究将ABTs与术后感染率和死亡率增加联系起来，导致后续进行了很多更大规模的RCTs，但结论相互矛盾。

4. 机制

目前已知ABTs主要通过以下机制产生免疫调节和促炎作用[20]：（1）异体单个核细胞输注；（2）在血制品贮存过程中，可溶性生物反应调节分子时间依赖的方式从WBC颗粒或细胞膜上释放到RBC或浓缩血小板上清液中；和（或）（3）异体血浆中的可溶性人类白细胞抗原（human leukocyte antigen，HLA）Ⅰ类多肽。

多项研究证实，携带 HLA Ⅱ类抗原的异体白细胞直接介导了 ABTs 引起的宿主免疫抑制的发生。起初，20 世纪 70 年代肾移植相关研究发现，移植前输注去白红细胞的患者，免疫调控效果不佳。这促使 Kao[21]和 Bordin[22]开展了深入的动物研究。结果显示，接受异体白细胞输注的受体小鼠会出现免疫抑制。而其他动物研究[23-24]则观察了 ABTs 促进肿瘤生长的效应，发现受体动物在注入供体细胞（某种特定的 ABT）或直接给予 ABT 后，出现肺转移的概率更高。当输注去白细胞的供体细胞或血液后，受体动物肺肿瘤转移率降至正常，且 ABT 输注的体积与肺转移结节数之间存在量效关系。鉴于去除白细胞可消除输血相关性免疫抑制，人们普遍认为，是白细胞（或其产物）引起了显著的免疫调节作用。除了肺转移瘤增加，这些动物研究还提示，转化生长因子（transforming growth factor，TGF）-β 表达阳性的抑制性 T 细胞也出现了增殖。Reed 等[25]发现供体 CD200 分子［主要是在树突状抗原呈递细胞（antigen-presenting cells，APCs）上］与宿主的抑制性 γδ-T 细胞相互作用，从而释放 TGF-β，导致宿主免疫防御功能抑制。

这些发现促使 Beko[26]和 Dizik[27]进一步研究供体–受体间的 HLA 相容性。他们推断，长期持续存在于受体（微嵌合）体内的少量同种异体白细胞（含树突状 APCs）可能是受体免疫系统抑制的原因。如上所述，除 TGF-β 外，微嵌合也可能导致辅助性 Th2 细胞释放 IL-4 和 IL-10[28]。这些细胞因子在抑制辅助性 Th1 细胞生成的同时抑制 Th-1 细胞分泌细胞因子，从而导致各种细胞免疫功能（包括抗原提呈、巨噬细胞激活、T 细胞的细胞毒功能、中性粒细胞和单核细胞的细胞杀伤活性）受损[29]。

Utter[30]在回顾性研究中，评估了 163 名在战场上接受输血的美国退伍军人。他发现，10% 的退伍军人（朝鲜战争中的退伍军人中高达 20%）存在输血相关的微嵌合现象（transfusionassociated microchimerism，TA-MC），某些病例的微嵌合现象甚至持续超过 60 年。相比而言，未接受输血的对照组 TA-MC 发生率仅为 0.7%。Nelson[31]的进一步研究证实，TA-MC 介导了多种慢性移植物抗宿主型疾病。更重要的是，Reed[32]最近的一项研究表明严重创伤后输血的患者有半数在出院时存在 TA-MC 现象，且与输注的血制品是否去白细胞无关。因此，目前有关血制品去白细胞能否治疗或预防 TRIM 仍存在争议。

血液储存期间，除了异体单核细胞外，已证实一些具有生物活性的可溶性分子和因子也会从白细胞中释放出来，且也与 TRIM 的发病机制相关。Nielsen 等[33]报道，库存红细胞上清液中的组胺、嗜酸性粒细胞阳离子蛋白和蛋白 X、髓过氧化物酶和纤溶酶原激活物抑制因子 -1 的浓度可增加 3 ～ 25 倍，且上述细胞因子 / 蛋白质信使还会抑制中性粒细胞功能。其他作者[34-35]还发现，HLA-1 类抗原和 Fas 配体是血液储存过程中被释放的可溶性生物活性分子，且这两种分子都已被证明能够抑制输血患者的自然杀伤 T 细胞和细胞毒性 T 细胞，从而抑制机体对病毒感染的细胞的清除能力。总之，库存红细胞，无论是否去白细胞，其上清液均可抑制免疫功能。

最后，也有研究认为可溶性 HLA 蛋白和免疫反应性 HLA 多肽介导了 TRIM。HLA Ⅰ类分子来源的非多态肽可诱导抗原非特异性的免疫抑制，而 HLA Ⅰ类分子来源的多态肽则具有抗原特异性免疫调节作用[36]。输血后，异体血浆中的可溶性 HLA 抗原随循环进入受体胸腺。Roelen[37]等研究发现，宿主和受体之间部分或完全匹配的 HLA-DR（HLA 的 DR 亚型）将导致免疫耐受和免疫抑制，而完全不匹配的 HLA-DR 将引起同种免疫。这一机制还依赖于供体的树突状 APCs（递呈 HLA 抗原）活性与共刺激信号。即使 HLA 相容，当树突状 APCs 失活或缺乏共刺激信号（可能是血液冷藏储存时间过长引起）时仍可能诱发 T 细胞失活、失效[33]。动物实验表明，当两种抗原被引入时，宿主对其中一种抗原的反应几乎总是降低的。在人类中，ABT 过程中输注了多种不同的抗原，也可能发生与小鼠类似的宿主反应降低。

尽管上述有许多假设机制，但值得关注的是，Bruson 等[38]已经明确证实了 ABTs 确实会导致 NK 细胞功能受损、T 淋巴细胞比例改变、抗原提呈缺陷、原始淋巴细胞生成抑制、巨噬细胞吞噬功能降低以及中性粒细胞功能抑制[38]。

在血制品储存过程中，细胞膜中的微粒可从完整的红细胞中出芽并游离出来。这些微粒由磷脂酰丝氨酸及某些蛋白组成。表达于血小板表面的 CD-

40L 在红细胞表面也有少量表达。CD-40L 本身具有免疫抑制作用，同时作为一种蛋白建立肺毛细血管起反应和泄露的作用，诱发 TRALI。血液储存时间越长，CD-40L 在血浆中的浓度也越高，胞膜出芽微粒越多。巨噬细胞吞噬这些微粒，负责识别并清除循环中死亡或濒死的细胞，并将其细胞膜中释放的微粒判定为外来物从而加以吞噬，这点十分有意义。当出现大量这类脂质微粒时，巨噬细胞"饱腹"且满足于已经消化的微粒，就会出现脂质过负荷、肿胀和功能失调。血液储存时间越长，输入循环的微粒数越多。脂质被氧化后促炎作用显著，因而炎症和氧化应激会进一步加重这些免疫调节效应。与未氧化状态相比，氧化的磷脂酰丝氨酸具有更强还是更弱的促炎 / 抑炎作用，尚不明确。有关血液存储过程中红细胞保存的新观念指出，让储存红细胞缺氧有助于减少氧化应激；通过减少氧自由基的产生，从而减少微粒出芽。目前，该技术尚未投入使用，但未来可能是值得研究的有趣方向。过去，我们一直致力于如何增加血液存储过程中储存血的氧气输送……，目前看来这可能是完全错误的做法（表 31.1）。

表 31.1 输血相关免疫调节的可能机制[20]

特定的某类型免疫细胞克隆缺失	
诱导抑制性 T 细胞生成	
产生抗独特型抗体	
抑制自然杀伤细胞的活性	
促进免疫系统向 Th-2 反应极化，抑制 Th-1 反应	
非应答型免疫细胞的选择性发育分化	
混合微嵌合体	
诱导凋亡，导致特定类型的免疫活性细胞死亡	
血制品储存过程中产生的可溶性分子（如组胺、嗜酸性粒细胞阳离子蛋白、嗜酸性粒细胞蛋白 X）不断累积，抑制中性粒细胞功能	
血制品储存过程中产生的可溶性分子（如可溶性 Fas 配体或可溶性人白细胞抗原 I 类分子）不断累积，抑制免疫应答	
其他	

5. 术后感染率

如上所述，20 世纪七八十年代提出的 TRIM 最初被用于肾移植患者抗排异治疗，且医疗协会从未对为什么或什么时候应该给患者输血提出质疑。这一带有家长作风的"信条"一直存在，即：（1）输血有好处，风险低；（2）"你的医生知道什么对你最有利！"即使面对大量患者因输血感染丙型肝炎而死亡，这种家长式作风仍在继续。

时至今日，TRIM 在大量的文献支持下，仍然是一个争议话题。持怀疑态度者在文献中对 TRIM 嗤之以鼻[39]；而支持者则对主流的输血获益及输血阈值（10 g/dl 作为输血指征）提出质疑。此外，TRIM 早期支持者，如 Tartter 和 Blumberg，也可能受当时质疑输血益处的大环境所影响，其研究成果主要在 1981—1987 年输血传播性艾滋病大流行期间及之后发表。彼时，输血相关的临床医生和研究人员已经厌倦了 HIV 病毒污染血液输注所带来的灾难性新闻报道，因此不再对那些可能增加输血负面效应的研究感兴趣。而这些新数据表明，输血对患者的危害甚至比 20 世纪 80 年代初人们所认为的更大，这可能有些"夸大其词"或是对备受推崇的医学假说的进一步攻击。

一些动物研究提示，TRIM 由供体的异体白细胞所介导，它们可直接抑制受体的免疫功能，或在红细胞储存过程中向上清液释放可溶性介质来间接介导 TRIM 效应。目前，已完成的 9 项随机对照试验探讨了输注去白红细胞是否能降低术后感染率。

有 6 项显示去白细胞可降低术后感染率，其他 3 项则为阴性结果。这三项没有显示去白细胞可降低 TRIM 的研究因为实验设计缺陷备受诟病，而其他研究则笼统地被当做事实接受。这也许是家长作风和对输血的信任再次战胜了科学。

van der Watering 等[19]的研究纳入了 871 名符合条件的结直肠癌患者，随机给予去白红细胞或去除淡黄色外衣（buffy coat，*译者注：抗凝血经过离心之后位于底部的红细胞层与顶部的血小板 / 血浆层之间的富含白细胞的一层细胞*）的库存红细胞。结果发现，两组之间在总体感染率及癌症复发率上"在统计学上无显著差异"。该研究的缺陷在于，去除淡黄色外衣相当于降白细胞处理。因此，对照组所输血液实际上已行降白细胞处理（尤其是考虑到对照组血液去除了淡黄色外衣，而不仅仅是减少淡黄色外衣 t，这使得白细胞去除更彻底），故对照组和干预组之间的免疫抑制差异很小也就理所当然了。

Wallis 的研究纳入了 597 名接受择期冠状动脉或心脏瓣膜手术的患者，分别随机输注少浆红细胞、去除淡黄色外衣的红细胞或滤白红细胞[40]。结果发现，**排除尿路感染**（urinary tract infections，UTIs）后，三组患者的感染率没有差异[40]，而尿路感染发生率在少浆红细胞组中显著升高。UTIs 是重要的院内获得性感染，对术后不良结局、住院时间甚至死亡率都具有重要影响。将 UTIs 纳入术后感染后，比较三个组的所有术后感染率（少浆组 33%，去除淡黄色外衣组 19%，滤白红细胞组 22%；经其他变量调整后 $P = 0.03$），完全（WBC 过滤）和部分（淡黄色外衣去除）去白细胞组的感染率至少增加了 11%。此外，作者声称输血后 3 个月随访，滤白红细胞组感染率更高[40]。然而，其中大多数感染属于自我报告的感染，而这种感染常常是不准确的或不科学的。

Titlestad 的研究将 112 名结直肠手术患者随机分为输注去白 RBCs 组或非去白 RBCs 组[41]。尽管“两组之间在任何单一感染事件上没有显著差异”，但去白红细胞组的感染率仍然低 7%（38% *vs.* 45%，$P = 0.52$）。此外，由于 P 值高达 0.52 且患者数较少（与其他样本量超过 500 的研究相比），该结果的有效性存疑。

Neil Blumberg 对这 9 项研究进行了 meta 分析[42]，纳入标准限定为实际接受输血患者（$n = 3093$），并采用意向治疗分析（intention-to-treat analysis，ITT），结果表明，输注去白红细胞显著降低了术后感染的几率（OR = 0.522；95% CI，0.332 ～ 0.821；$P = 0.005$）。Fergusson 等的另一项 meta 分析[43]同样仅纳入了输血患者，发现去白细胞组术后感染率减少具有统计学意义和临床意义［相对风险（RR）= 0.60；95% CI，0.38 ～ 0.93］。尽管人们普遍认为去白能减轻 TRIM 效应，但 TRIM 效应仍然存在，并构成危险[44]。

Vamvakas 等的 meta 分析[39]提出了相反的结论。然而，该 meta 分析纳入了数百名未输血患者，而这些患者在原始 RCTs 及前两项 meta 分析中被有意剔除了。事实上，未输血患者与 TRIM 是否具有显著的临床效应以及去白能否减轻该效应毫无关系[42]。只有通过比较输注去白红细胞与非去白红细胞组间的差异，才能确定免疫调节的真实效应。在这个例子中，使用意向治疗分析（比较待处理后的分析）包括未输血的患者，在大部分病例中，超过被分析的患者 10%，因此，降低了去白细胞的一切潜在获益。

对于严谨的统计分析而言，纳入随机分配的每名患者都至关重要。然而，对于评估非去白红细胞和去白红细胞输血患者之间结局的差异而言，排除未输血患者才更为科学。Fergusson[43]成功地论证了这一观点，并表明当不符合条件的患者被错误地随机分配到试验中时，研究人员可以剔除该类患者的数据，且不会造成风险偏倚。

值得关注的是，该研究并不是在所有情况下都与原始数据相符。相反，对于一些临床试验，meta 分析包括了“估算”的结果。这种努力是为了尝试创建一种回顾性的“意向治疗分析”。作者从数个研究中收集了未输血患者及其中术后感染的例数，并将其一分为二。然后，他们将这些未输血患者及其感染患者加入到已发表的输血患者数据中。然而，如前所述，未输血患者的数据和某些数据并非来源自实际研究，对于评估输血免疫调节或去白红细胞的影响，其科学性令人怀疑[42]。

迄今，英国完成了一项大型的临床研究。为避免朊病毒（可能会导致疯牛病）传播，英国普遍输注去白红细胞，但最后研究证实该做法毫无意义。当时，人们普遍认为“疯牛病”很可能通过中性粒细胞传播，因此，全面去除白细胞可消除 / 减少输血可能带来的灾难性后果。现在，我们知道朊病毒存在于血浆中，与白细胞无关。此外，普遍输注去白红细胞后，英国全国的围手术期感染率并未出现变化，而那些未输血患者的感染率要低得多。即使有了这些数据，去白细胞可减轻 TRIM 的“观念”依然存在。关于输血与 TRIM 或许我们真的没有一个科学答案，只有“信仰”和寻找关于输血的更好的东西的愿望真实存在。

最近，Kwon[45]等在 2016 年的 meta 分析中，研究了异体或自体白细胞过滤输血对成年患者术后感染发生率的影响。他们评估了 16 个不同临床背景下的随机对照试验，共纳入 6586 例（意向治疗 ITT）患者，其中 4615 例完成试验（译者注：as-per-protocol 患者，APP）。APP 病例分析显示，输注去白红细胞组术后感染的总体风险降低了 26%（RR = 0.74；95% CI，0.60 ～ 0.92；$P = 0.007$），而 ITT 病例分析显示感染风险降低 22%（RR = 0.78；95% CI，

0.65～0.94；$P = 0.009$）。去白细胞也与住院时间显著减少（标准化均值差＝－0.74；95% CI，－1.32～－0.15；$P = 0.014$）和全因死亡率（RR＝0.74；95% CI，0.57～0.95；$P = 0.018$）相关[45]。我们可有把握地得出如下结论：在APP和ITT人群中，输注去白红细胞与术后感染率显著降低相关，从而证实非去白全血具有损伤性免疫抑制效应这一观点。

此外，过去20年里很多怀疑论者怀疑或低估TRIM效应，辩称输血是患者病情严重程度或其他混杂因素的替代标志。虽然混杂关联有时确实会带来不良后果，有时甚至高达100%，但超过这一点的结果开始指向因果关系。根据A.B. Hill的“因果关系规则”（循证医学的基础），确定的强量效关系提示存在因果关系，而并非简单相关。因此，理论上讲，输血量增加会导致更显著的免疫抑制反应和（或）术后感染。Blumberg等在2007年的*TRANSFUSION*杂志上极具说服力地阐述了这一理论。他列举了吸烟和肺癌的关系，二者间的因果关系已被证实[45]。吸烟患者罹患肺癌的风险远远高于混杂因素可能导致的风险，即使没有随机对照试验的药物试验也能确定因果关系。同样，输血患者围手术期免疫抑制发生率的增加高达7倍，无法归咎于混杂因素[45]。

此外，在不同临床背景中，患者间、医生间、医院间的输血策略差异非常之大，因此将输血视为临床肿瘤分期或疾病严重程度评估的准确可靠指标并不可取。

6. 小结

2010年，比尔·克林顿（Bill Clinton）总统发表声明称，不必要的红细胞输注是美国人为错误造成患者死亡的第三大杀手。他很可能是正确的。现在的问题是，如何正确定义“恰当输血”。显然，我们没有答案，但TRIM相关数据应当警醒医疗界，输血可能会增加围手术期感染发生率，进而延长住院时间，并导致许多其他不良预后，而大量的资金都花在了研究预防性使用抗生素以及术前使用抗生素的合适时机上。当评估输血和围手术期感染间的联系时，与正确使用抗生素相比，关注TRIM的风险及预后数据同样重要。然而，很少有医生、医院管理者或监管机构意识到这种联系，或愿意花费同样的资源来教育医务工作者如何管理患者血液或减少不必要的输血，也几乎没有医院的流行病专家了解输血和TRIM对院内获得性感染的影响。同时，输血有益的偏见和教育似乎仍然存在，但那些实施了精细化血液管理措施的医疗机构已经看到了围手术期感染率的下降。或许相关机构的掌权人士应该研究克林顿总统的讲话，并反思应该如何理解TRIM的重要性从而改变临床实践。

未来的研究不应花费更多的时间和精力去证明TRIM的存在，它是存在的。需要研究的是如何减少RBC储存的不足，并努力向医疗界传播关于输血医学的正确/最佳做法。患者血液管理应重点聚焦于降低贫血概率和回收自体血，通过这些干预，可能会减少院内获得性感染和肿瘤的复发概率。

参考文献

1. Ellingson KD, Sapiano MRP, Haass KA, et al. Continued decline of blood collection and transfusion in the United States-2015. Transfusion. 2017;57:1588–98.
2. Edens C, Haass KA, Cumming M, et al. Evaluation of the National Healthcare Safety Network Hemovigilance Module for transfusion-related adverse reactions in the United States. Transfusion. 2019;59:524–33.
3. Block TM, Alter HJ, London WT, Bray M. A historical prospective on the discovery and elucidation of the hepatitis B virus. Antivir Res. 2016;131:109–23.
4. Stramer SL. Current perspectives in transfusion-transmitted infectious diseases: emerging and re-emerging infections. ISBT Sci Ser. 2014;9:30–6.
5. Perrotta PL, Snyder EL. Non- infectious complications of transfusion therapy. Blood Rev. 2001;15:69–83.
6. Hendrickson JE, Hillyer CD. Noninfectious serious hazards of transfusion. Anesth Analg. 2009;108:759–69.
7. Gilliss BM, Looney MR, Gropper MA. Reducing non-infectious risks of blood transfusion. Anesthesiology. 2011;115:635–49.
8. Harvey AR, Basavaraju S, Chung KW, Kuehnert M. Transfusion-related adverse reactions reported to the National Healthcare Safety network Hemovigilance Module, United States 2010–2012. Transfusion. 2015;55:709–18.
9. Manoukian S, Stewart S, Dancer S, et al. Estimating excess length of stay due to healthcare-associated infections: a systemic review and meta-analysis of statistical methodology- Review. J Hosp Acquir Infect. 2018;100:222–35.
10. Opelz G, Sengar DP, Mickey MR, Terasaki PI. Effect of blood transfusions on subsequent kidney transplants. Transplant Proc. 1973;5:253–9.
11. Morris PJ, Ting A, Stocker J. Leukocyte antigens in renal transplantation. 1. The paradox of blood transfusions in renal transplantation. Med J Aust. 1968;24:1088–90.
12. Fabre JW, Morris PJ. The mechanism of specific immunosuppression of renal allograft rejection by donor strain blood. Transplantation. 1972;14:634–40.
13. Thoenes GH, Pielsticker K, Schreiber MA. Blood transfusion-

induced facilitation of kidney graft survival in rats (congenic-resistant strains). Clin Nephrol. 1980;13:133–41.
14. Keowan PA, Descamps B. Improved renal allograft survival after blood transfusion: a non-specific, erythrocyte-mediated immunoregulatory process? Lancet. 1979;8106:20–2.
15. Gatenby PA, Cameron K, Simes RJ, Adelstein S, Bennett MJ, Jansen RP, Shearman RP, Stewart GJ, Whittle M, Doran TJ. Treatment of recurrent spontaneous abortion by immunization with paternal lymphocytes: results of a controlled trial. Am J Reprod Immunol. 1993;29:88–94.
16. Gantt CL. Red blood cells for cancer patients. Lancet. 1981;2:363.
17. Murphy P, Heal JM, Blumberg N. Infection or suspected infection after hip replacement surgery with autologous or homologous blood transfusions. Transfusion. 1991;31:212–7.
18. Jensen LS, Kissmeyer-Nielsen P, Wolff B, Qvist N. Randomised comparison of leucocyte-depleted versus buffy-coat-poor blood transfusion and complications after colorectal surgery. Lancet. 1996;348:841–5.
19. van de Watering LMG, Hermans J, Houbiers JGA, van den Broek PJ, Bouter H, Boer F, Harvey MS, Huysmans HA, Brand A. Beneficial effect of leukocyte depletion of transfused blood on post-operative complications in patients undergoing cardiac surgery: a randomized clinical trial. Circulation. 1998;97:562–8.
20. Vamvakas EC, Blajchman MA. Transfusion-related immunomodulation (TRIM): an update. Blood Rev. 2007;21:327–48.
21. Kao KJ. Induction of humoral immune tolerance to major histocompatibility complex antigens by transfusions of UV-B irradiated leukocytes. Blood. 1996;88:4375–82.
22. Bordin JO, Heddle NM, Blajchman MA. Biologic effects of leukocytes present in transfused cellular blood products. Blood. 1994;84:1705–21.
23. Blajchman MA, Bardossy I, Carmen R, Sastry A, Singal DP. Allogeneic blood transfusion-induced enhancement of tumor growth: two animal models showing amelioration by leukodepletion and passive transfer using spleen cells. Blood. 1993;81:1880–2.
24. Clark DA, Gorczynski RM, Blajchman MA. Transfusion-related immunomodulation due to peripheral blood dendritic cells expressing the CD200 tolerance signaling molecule and alloantigen. Transfusion. 2008;48:814–21.
25. Reed SG. TGF-β in infections and infectious disease. Microbes Infect. 1999;1:1313–25.
26. Beko KR, Tran HO, Hewitt CW, Black KS, Patel MP, Ramsamooj R, Martin DC. Mechanisms of prior blood transfusion-cyclosporine-induced tolerance: a potential role for immune-cellular chimerism. Transplant Proc. 1991;23:147–8.
27. Dzik WH. Mononuclear cell microchimerism and the immunomodulatory effect of transfusion. Transfusion. 1994;34:1007–12.
28. Kirkley SA, Cowles J, LPelligrini Jr VD, Harris CM, Boyd AD, Blumberg N. Blood transfusion and total joint replacement surgery: T-helper 2 cytokine secretion and clinical outcome. Transf Med. 1998;8:195–204.
29. Gafter U, Kalechman Y, Sredni B. Blood transfusion enhances production of T-helper-2 cytokines and transforming growth factor beta in humans. Clin Sci (Lond). 1996;91:519–23.
30. Utter GH, Lee TH, Rivers RM, Montalvo L, Wen L, Chafets DM, Reed WF, Busch MP. Microchimerism decades after transfusion among combat-injured US veterans from the Vietnam, Korean, and World War II conflicts. Transfusion. 2008;48:1609–15.
31. Nelson JL. HLA relationships of pregnancy, microchimerism and autoimmune disease. J Reprod Immunol. 2001;52:77–84.
32. Reed W, Lee TH, Norris PJ, Utter GH, Busch MP. Transfusion-associated microchimerism: a new complication of blood transfusions in severely ill patients. Semin Hematol. 2007;44:24–31.
33. Nielsen HJ, Reimert CM, Pedersen AN, Brünner N, Edvardsen L, Dybkjaer E, Kehlet H, Skov PS. Time-dependent, spontaneous release of white cell- and platelet-derived bioactive substances from stored human blood. Transfusion. 1996;36:960–5.
34. Ghio M, Contini P, Mazzei C, Brenci S, Barberis G, Filaci G, Indiveri F, Puppo F. Soluble HLA class I, HLA class II, and Fas ligand in blood components: a possible key to explain the immunomodulatory effects of allogeneic blood transfusion. Blood. 1999;93:1770–7.
35. Puppo F, Contini P, Ghio M, Brenci S, Scudeletti M, Filaci G, Ferrone S, Indiveri F. Soluble human MHC class I molecules induce soluble Fas-ligand secretion and trigger apoptosis in activated CD8+ Fas (CD95)+ T lymphocytes. Int Immunol. 2000;12:195–203.
36. Magee CC, Sayegh MH. Peptide-mediated immunosuppression. Curr Opin Immunol. 1997;9:669–75.
37. Roelen DL, van Rood JJ, Brand A, Claas FH. Immunomodulation by blood transfusions. Vox Sang. 2000;78:273–5.
38. Brunson ME, Alexander JW. Mechanisms of transfusion-induced immunosuppression. Transfusion. 1990;30:651–8.
39. Vamvakas EC, Blajchman MA. Deleterious clinical effects of transfusion-associated immunomodulation: fact or fiction? [review]. Blood. 2001;97:1180–95.
40. Wallis JP, Chapman CE, Orr KE, Clark SC, Forty JR. Effect of WBC reduction of transfused RBCs on postoperative infection rates in cardiac surgery. Transfusion. 2002;42:1127–34.
41. Titlestad IL, Ebbesen LS, Ainsworth AP, Lillevang ST, Qvist N, Georgsen J. Leukocyte-depletion of blood components does not significantly reduce the risk of infectious complications. Results of a double-blinded, randomized study. Int J Color Dis. 2001;16:147–53.
42. Blumberg N. Deleterious clinical effects of transfusion immunomodulation: proven beyond a reasonable doubt. Transfusion. 2005;45:33S–9; discussion 39S–40.
43. Fergusson D, Aaron SD, Guyatt G, Hebert P. Post-randomization exclusions: the intention to treat principle and excluding patients from analysis. BMJ. 2002;325:652–4.
44. Blumberg N, Zhao H, Wang H, Messing S, Heal JM, Lyman GH. The intention to treat principle in clinic trials and meta-analysis of leukoreduced blood transfusion in surgical patients. Transfusion. 2007;47:573–81.
45. Kwon S, Lew S, Chamberlain RS. Leukocyte filtration and postoperative infections. J Surg Res. 2016;205:499–509.

血液制品的来源 32

Elyse M. Cornett，Matthew B. Novitch，Cody Koress，
Mitchell C. Fuller，Samuel Carlson，Jennifer Kaiser，
Natalia Okon，Alan David Kaye
谢滔 译 刘珊珊 邓小明 审校

1. 引言

最早有记载的输血发生于1628年，由英国医师 William Harvey 完成，他还发现血液循环[1]。首次成功的输血发生于1665年，将一只犬的血液输注至另一只犬，1667年成功将山羊血液输注至人体。1900年，Karl Landsteiner 将他的每名员工红细胞与血清混合时发现 A、B 和 O 血型，最终揭示了某些输血致死的原因[2]。ABO 血型分类系统仍然与今天的输血和移植息息相关。

技术的发展促进了心血管系统的完善，心血管系统的基本功能是运输血液至组织中。血液是由三种类型血细胞组成的活组织：红细胞、白细胞和血小板。这些细胞成分占总血容量的40%[3]。红细胞（red blood cells，RBC）的功能是运输氧气到外周组织并从组织中运输出二氧化碳。白细胞（white blood cells，WBC）的功能是通过协调人体免疫反应来保护机体免受感染性疾病以及异物的侵害。血小板的功能是辅助血液凝固和凝血内稳态[4]。血浆占血容量的60%，其作为血液的液体成分，携带细胞成分（RBC、WBC 和血小板）到外周组织[5]。

自20世纪以来，临床医师一直应用输血治疗病理生理状态如贫血和出血。输注血液制品（从献血者采集、检测、制备、储存和运输直到输注给患者都符合 FDA 的规定）是维持生命或改善病理状态所必需的。虽然全血能提供更好的携氧能力、组织扩容以及凝血因子替代作用，但是特定的成分输血同样有效且能更有效地利用献血者的血液[6]。浓缩 RBCs、洗涤 RBCs、去 WBC 的 RBCs、新鲜冰冻血浆（fresh frozen plasma，FFP）、冷沉淀物、血小板及白细胞均可商业制备，也能从骨髓特殊处理生成[7]。

确保输血安全以及确保血液制品安全的指南指出，确保安全性的措施包括增加工作人员的输血流程培训以及更详细的献血者招募程序。研究表明，对献血者进行问卷调查是降低输血传播感染的唯一最重要因素[8]。这些问卷有助于鉴别输血相关不良事件的重要风险因素，包括 HIV 或其他感染检测阳性、药物使用、旅游史和性生活史。

本章为临床麻醉科医师阐述血液制品来源的高产解剖学和生理学以及血液制品本身。着重介绍骨髓结构、造血成分、基质成分、间充质干细胞以及特殊血液制品。

2. 骨髓结构

骨骼是由矿化钙化合物、细胞以及血管组成的多孔结构。成熟人体骨骼分为中轴骨和附肢骨。中轴骨包括中耳听小骨、舌骨、胸腔肋骨、胸骨和脊柱。附肢骨包括肢骨、上肢带骨和下肢带骨。骨髓受骨小梁或骨松质部分中的骨皮质保护。出生时，所有骨骼的骨髓都具有造血活性，被归类为红骨髓。然而，到了青春期，仅中轴骨骨髓具有造血活性。长骨的红骨髓转变为由脂肪细胞组成的黄骨髓[9]。

骨髓是人体主要的造血器官和淋巴组织。骨髓为血细胞的增殖、分化和释放提供必要的微环境支持。红细胞、粒细胞、单核细胞、淋巴细胞和血小板都主要来源于骨髓。骨髓位于骨小梁的网状结构中，镶嵌有造血组织小岛和脂肪细胞。

总之，骨结构由称为骨单位的圆柱形亚单位通过排列组成。骨皮质是外部结构，由羟基磷灰石及Ⅰ型胶原构成的致密骨组成。骨小梁是骨的内部部分，排列成网状的针状结构，其包绕着骨髓的薄壁血窦。骨小梁骨针状结构的内表面被一层骨内膜细胞所覆盖。这层骨内膜是一层单层扁平细长细胞，其在骨小梁表面形成连续的膜。该内膜细胞下是一层不连续的基底膜。包含成骨细胞、脂细胞和软骨细胞的祖细胞的外膜网状细胞支持骨内膜。内皮细胞内衬的血窦间质包含成簇的造血细胞和脂肪细胞。在健康成年人中，脂肪细胞与造血细胞比例是 1∶1[10]。

骨髓腔内的营养供应呈环状，血液由中心流向外周，再回到骨髓腔中心。长骨和扁平骨的这些营养管入口并不相同。长骨营养管由一支动脉和一或两支静脉组成并斜向进入骨髓腔内。扁平骨是由许多血管作为大小营养管进入骨髓腔内。一支中心纵行静脉是骨髓腔的主要静脉。进入骨髓腔的动脉分为上升或下降分支，并绕纵行静脉并行。上升和下降分支动脉形成薄壁小动脉并向骨皮质延伸。骨皮质附近的静脉窦丛与小动脉吻合，并流入中心纵行静脉向后延伸的集合小静脉。骨髓的血管由一层缺乏基底膜的扁平内皮细胞组成。这个骨髓屏障可阻止未成熟的血细胞离开骨髓。有髓神经束和无髓神经束作为动脉周围鞘的一部分通过营养管进入血管平滑肌，以提供神经支配。骨髓没有淋巴引流系统[11]。

3. 造血成分

Alexander Friedenstein 在 20 世纪 60 年代进行的开创性研究将骨描述为两种细胞成分的总和，即造血组织和支持性基质组织[12]。造血组织定义为能生成血细胞的组织，这些血细胞累积就构成血液系统。血液系统具有 10 种以上细胞类型，这些细胞发挥着维持生命所必需的许多生理功能。所有类型的血细胞都源于共同的造血干细胞（hematopoietic stem cell，HSC），HSC 主要存在于骨髓，是成人造血的主要部位。在胚胎形成晚期，当胎儿慢慢生长超过其经胎盘扩散能力时，HSC 首次激活。胚胎内 HSC 产生的最早部位是主动脉-性腺-中肾（aorta-gonad-mesonephros，AGM），随后是肝脏、肾脏，最终在接近妊娠期由骨髓生成 HSC。在整个婴儿期，骨髓 HSC 每天生成 10^{10} ～ 10^{12} 个以上的血细胞[13]。造血是一个持续活跃且高度可塑性的过程，该过程能再生所有谱系的血细胞；这些谱系可描述为三个不同阶段：具有终生自我更新潜能的多能性、具有限制性自我更新潜能的多能性和谱系特异性组织祖细胞[14]。造血的第一阶段以不定向多能 HSC 为代表，其维持三个主要作用，即自我更新、成为静默状态以及分化成组织特异性祖细胞。为使人体在整个生命周期内维持制造新血液的能力，HSC 的自我更新确保了多能性骨髓干细胞的持续来源。近年来将多能阶段分为亚型 α、β 及 γ 家族，对髓系或淋系归宿具有特化偏向，从而揭示了年龄相关的免疫抑制[15]。造血的第二阶段以自我更新能力较低以及分化为谱系特异性细胞能力较强的多能干细胞为特征。造血的第三阶段包括所有髓系和淋系组织，包括淋巴细胞、粒细胞、红细胞、巨核细胞和单核细胞。

决定 HSC 分化的一系列调控因素称为造血因素，包含内在因素和外在因素，并包括了广泛的分子信号网络。造血是正常和临床病理医学的核心，这解释了老年人免疫系统保护能力下降以及普遍的血液恶性肿瘤如白血病和淋巴瘤患病率增加的原因[16]。造血的内在调控因素包括遗传和表观遗传因素。表观遗传甲基化能导致负责分化的基因表达激活[17]。通过转录因子可强力地调控基因表达，能选择 HSC 的组织归宿。例如，多能 HSC 通过 IL-6 及干细胞因子可分化为多能形式，而 HSC 分化成特定血液器官的第二阶段是由 GM-CSF、M-CSF、IL-1 到 IL-5、INF、TNF 以及无数内分泌生长因子进行分子编程[18]。此外，骨髓微环境中内稳态的外来调节因子可提供细胞外信号，后者可直接和间接地控制造血成分的分化。成人长骨骨髓中的骨髓基质是重要的调控实体，但是其他的调控作用来自于内皮细胞、非髓鞘施万细胞、巨核细胞、巨噬细胞以及成骨细胞[19]。交感神经信号、氧环境以及许多循环因素都直接和间接地控制 HSC。

HSC 有五种归宿，共同代表造血成分：淋巴细胞生成、粒细胞生成、红细胞生成、巨核细胞生成和单核细胞生成。了解这些成分的生理功能可指导临床决策，何时使用全血或特定血液制品[20]。淋巴细胞生成可产生祖 NK 细胞、祖 T 细胞和祖 B 细胞，最终在远端部位如胸腺或脾进一步分化为其成熟细胞。NK 细胞是通过靶向细胞裂解和激活适应性免疫系统来清除致瘤组织和细胞内病毒感染的关键细胞[21]。适应性免疫由 B 细胞和 T 细胞执行，它们可产生抗体，并使适应性免疫反应的靶向细胞裂解 / 增殖。此外，B 细胞和 T 细胞免疫可协调对免疫的长期保护性反应。粒细胞生成可产生中性粒细胞、嗜碱性粒细胞和嗜酸性粒细胞，少数参与单核细胞分化通路，而单核细胞产生的主要途径是单核细胞生成[14]。单核细胞可进一步分裂为多形核细胞、树突状细胞和巨噬细胞。粒细胞生成和单核细胞生成共同构成固有免疫，固有免疫利用识别受体（pattern recognition receptors，PRRs）与病原相关分子模式（pathogen-associated molecular patterns，PAMP）结合，并引发精细的免疫反应[22]。固有免疫能通过吞噬外源性颗粒或多种替代机制（如中心粒细胞外诱捕作用）清除感染。巨核细胞生成是 HSC 归宿的第四个途径，其产生血小板。HSC 归宿的最后一个途径是红细胞生成，该过程中每秒钟从髓样前体细胞产生超过 200 万个红细胞。在内稳态中，红细胞为组织灌注输送氧气。红细胞生成失调可导致常见的血液疾病如贫血、镰状细胞病、阵发性睡眠生血红蛋白尿和 β- 地中海贫血[23]。细胞分选和诊断效能的重大技术进步使造血成分的使用成为可能，从而减少特定血液制品充足情况下全血细胞制品的浪费。

4. 基质

除了造血组织外，Friedenstein 还发现了支持性基质。基质定义为在一种组织或器官内提供结构与连接作用的异质细胞群。骨髓基质细胞虽然不直接参与造血，但是可通过其造血微环境，影响造血细胞的功能和分化[24]。解剖学上，基质细胞存在于血管外表面和骨表面之间，并不是直接造血谱系的细胞。骨髓基质细胞为造血细胞提供结构与生理功能，包括骨、软骨、脂细胞和支持性造血组织等多种细胞类型[25]。人们推测一种称为间充质干细胞的特殊基质细胞亚型具有干细胞的特性，其有多谱系分化的潜能。

骨髓基质中有多种细胞，每种细胞辅助完成独特的功能。内皮细胞是内皮干细胞的衍生物，其功能为在器官内形成血窦或小血管。破骨细胞和成骨细胞分别发挥骨再吸收和骨生成的作用。脂细胞为脂肪细胞，其以甘油三酯和胆固醇的形式储存能量。巨噬细胞帮助血红蛋白和随后红细胞的产生提供铁。成纤维细胞是真正的结构细胞，提供网状结缔组织和生态位稳定性[26]。骨髓具有特征性的、通过血窦血管介导的大量血流，它能提供一个营养丰富的环境，从而支持血管外造血。已知基质成纤维细胞在造血和骨骼发育中发挥着支持作用。虽然认为基质成纤维细胞整体上参与了造血，但是其确切形态仍有许多未知。基质成纤维细胞覆盖在血窦壁上，表达有胶原 I 型和 II 型，在造血细胞产生前填充于骨髓中，并且似乎在骨生成与血管形成的发育耦合（coupling）中发挥作用[25]。人类骨病与这些基质成纤维细胞增加有关，可能导致骨硬化[25]。

造血细胞的增殖、分化和成熟依赖于骨髓基质，因为骨髓基质在生态位发育和细胞因子信号产生中发挥重要作用。这些生态位在骨髓内肿瘤细胞转移发展中也发挥重要作用，可导致肿瘤细胞倾向于骨转移[27]。多种因素导致这种肿瘤转移倾向，包括大量血流、可提供基质细胞、细胞外基质与内皮细胞之间识别和相互作用的黏附分子以及确保重构的关键性生长因子。人们推测在骨髓基质内肿瘤细胞发育中发挥重要作用的生长和生理因素包括血小板源性生长因子、转移生长因子 -β、成纤维细胞生长因子、胰岛素生长因子、酸性 pH、低氧环境以及细胞外高钙浓度[25-27]。体外研究提示，增殖的巨大潜能可能与自我更新能力有关，并支持基质细胞系中的干细胞能够产生多种细胞谱系并可能导致骨癌的假说[27-28]。

5. 间充质干细胞

间充质干细胞（mesenchymal stem cells，MSCs）是一类基质支持组织的亚型细胞，也称为间质基质细胞、多能成体祖细胞和骨髓分离多谱系诱导细胞[29-30]。然而，这些非主流名称具有争议，因为从来没有明确地证实离体 MSCs 具有自我更新的潜能。

MSCs 是非造血性成体干细胞，它能分化成内胚层、中胚层和外胚层谱系细胞（即多能性）。最初发现 MSCs 是作为骨髓基质的组成部分，并证实其具有典型的三谱系潜能：脂肪形成、软骨形成和骨形成。MSCs也存在于脾、肝和其他B细胞性淋巴细胞生成祖源组织中[31]。组织学上，MSCs可通过其独特的细胞表面标记物表达[32]来识别，并可通过多种标记物CD44、CD73、CD90和CD105以及缺乏造血抗原表达CD11b、CD14、CD19、CD34、CD45、CD79和人类白细胞抗原（human leucocyte antigen，HLA）-DR来识别。关于如何恰当地定义共享干细胞标记物表达的细胞群存在争议，但可能在生物学上更多样化，取决于位置。

MSCs在体外扩增、增殖和分化的临床应用上具有巨大潜能。MSCs能从供者羊水、脂肪组织、牙组织、骨髓和脐带的脐带胶质中获得[33-34]。因此，MSCs具有非常广泛的治疗应用前景。体外扩增MSCs用于体内移植能在支持造血的同时，还能再生骨和基质结构。此外，骨髓基质细胞移植与全骨髓移植相比具有益处，因为抽取少量骨髓就能生成大量细胞，避免了不必要的手术。

基质细胞可协助快速骨形成，比全骨髓移植更快更充分[25]。在强调MSCs在临床移植中重要性的情况下，移植前放射治疗所导致的MSCs损伤能阻碍MSCs有效的维持与谱系的保留。MSCs移植与造血干细胞移植的联合应用可减少造血干细胞翻译所需的剂量，并改善移植治疗的整体结局[27-28]。

近年来，MSCs的应用发展到包括骨髓移植患者难治性急性移植物抗宿主病的免疫调理、儿童耐药性癫痫、多发性硬化症和糖尿病[35-38]。MSCs作为体内造血组织生长和繁殖的天然支持细胞和造血干细胞移植的辅助细胞，并作为主要的移植组织，在临床上具有一定的作用。

6. 特殊血液制品

能将全血分离成不同的血液制品：浓缩红细胞（packed red blood cells，PRBCs），冷沉淀物、血小板和新鲜冰冻血浆（fresh frozen plasma，FFP）。全血分离出来的每种成分适用于独特的情况下，这使得血液成分的分离、单独储存和临床应用比全血更加有效[39]。在血液制品严重缺乏的情况下，这种全血分离显得特别实用[40]。

7. 浓缩红细胞

PRBCs适用于预防或改善低氧状态。实际工作中，采用血红蛋白或血细胞比容标记物替代细胞内PO_2来评估低氧的存在及其程度。这些措施单独并不能解释生理代偿，必须结合临床情况进行评估。如果在非紧急情况下预示低氧，尤其是无症状患者，首选输血以外的措施如补充铁或维生素B_{12}片剂。组织的氧合不仅取决于血红蛋白浓度，还取决于血红蛋白氧饱和度和氧需因素，这些因素受患者生理状况的影响。健康的年轻患者血红蛋白7 g/L可能表示灌注充分，而老年患者或持续出血患者同样的血红蛋白浓度可能存在灌注不足。当血红蛋白浓度高于10 g/L时极少需要输血，而低于6 g/L时则通常需要输血。据估计，一个单位PRBCs可使成人血红蛋白增加1 g/dl[41]。其他液体可能更适合填充血容量，但是当失血量大于血容量40%时，通常需要额外输注PRBCs。红细胞也可为去白细胞、辐照、洗涤或冰冻制品，每种制品都特别适用于预防某些感染性疾病或对PRBCs的免疫反应。例如，洗涤红细胞制品适用于IgA缺乏症、预防某些变态反应以及预防输血引起的发热反应[41]。

8. 新鲜冰冻血浆

FFP是从全血中制备或通过单采（保留血浆，红细胞立即重新回输至献血者）获得的。冰冻温度为－18℃或以下，解冻后立即使用或储存不超过24 h。它是由血液的非细胞液体组成，约占血液容积的50%。血浆含有血液中所有的蛋白分子和抗体成分，但不含血小板。FFP用于血浆蛋白不足或缺乏的替代治疗。FFP的适应证包括多种血浆蛋白的替代治疗（如弥散性血管内凝血或肝衰竭）、相关凝血缺陷的患者大量输血、急性逆转华法林、血栓性血小板减少性紫癜患者输血以及无法获得特定浓缩物下的蛋白替代治疗。如果某种更具体的凝血因子浓缩物可供使用或能采用更有效的治疗逆转药物（即维生素K）替代，则不应使用FFP。当认为其他扩容剂更安全有效时，则不应使用FFP进行扩容[42]。

9. 冷沉淀物

冷沉淀物是在 0 ～ 6℃中解冻由全血制备的新鲜冰冻血浆，并收集其固体成分而获得的。冷沉淀物可提供纤维蛋白原、纤维连接蛋白、ADAMTS13、血管性血友病因子、凝血因子Ⅷ与XIII。当不能获得单独的重组蛋白，且从容量状态的角度，应用 FFP 不可取的情况下，可使用冷沉淀物来补充纤维蛋白原或凝血因子XIII缺乏。冷沉淀物可考虑用于尿毒症出血患者，但不作为一线增强止血的药物。同样地，在无法获得单独的凝血因子浓缩物的情况下，冷沉淀物可用于凝血因子Ⅷ缺乏症（血友病 A）或血管性血友病[42]。

10. 血小板

血小板是白细胞的残留物，其对血块形成和止血至关重要。血小板是从全血或单采技术（分离出血浆和血小板后，再将血液重新输注至献血者）中获得。根据采集技术的不同，血小板中可能残留不同程度的红细胞和白细胞。血小板储存于血浆中。机体对血管损伤的最初反应是初级止血性血小板栓子形成，以防止出血。这种暂时性“栓子”的形成是由血小板、凝血因子、血管性血友病因子、受损血管壁蛋白以及磷脂之间复杂的相互作用所致。在次级止血中，血小板栓子后来被更稳定的纤维蛋白凝块所取代。输注血小板的目的是为机体提供足够数量的功能性血小板以维持止血功能。血小板输注的适应证包括严重出血风险、血小板减少引起的活动性出血或血小板功能失调。癌症、再生障碍性贫血、中枢神经系统创伤患者或需要进行体外循环的患者是需要输注血小板的风险人群[42]。

由于输注血小板有风险，当评估风险和收益时必须考虑患者的临床情况。输注同一位献血者的血小板，尤其是 HLA 匹配者的血小板，可最大程度地降低感染和免疫原性风险。当血小板水平保持在 50 000 以上时，即使在手术情况中，也不太可能因血小板减少而出血。血小板降低至 10 000 之前，也不太可能因血小板缺乏而发生自发性出血。这可用作无症状患者输注血小板的阈值。同时出现临床因素如发热和凝血病可能增加出血风险，因此应适当放宽输注血小板的阈值[43]。在黏膜出血伴有血流动力学不稳定的情况下，无论实验室检查结果如何，都应开始输注血小板。对于手术患者或活动性出血患者，血小板 50 000 作为输注血小板的阈值是合理的[43]。对于自身免疫性疾病如免疫性血小板减少性紫癜，由于其与血小板破坏有关，因此输注血小板的益处可能有限。输注有关血液制品浓缩物仍可能有助于减轻活动性出血。静脉输注免疫球蛋白通常可增加患者对血小板的反应性，从而直接改善治疗效果。对于肝素诱导的Ⅱ型血小板减少症或血栓性血小板减少性紫癜，禁忌输注血小板，因为会导致血栓形成风险增加。应用去白细胞血小板制品可降低输血性巨细胞感染、HLA 同种异体免疫反应以及反复性非溶血性发热反应的发生率[42-43]。

11. 小结

充分了解血液制品的解剖学与生理学有益于现代执业医师。选择合理的血液制品能显著减少血液资源浪费，从而降低患者风险，并避免高昂的医疗费用。

参考文献

1. History of blood transfusions 1628 to now. Red Cross Blood Services [Internet]. Cited 25 Oct 2019. Available from: https://www.redcrossblood.org/donate-blood/blood-donation-process/what-happens-to-donated-blood/blood-transfusions/history-blood-transfusion.html.
2. Farhud DD, Yeganeh MZ. A brief history of human blood groups. Iran J Public Health. 2013;42(1):1–6.
3. Sharma R, Sharma S. Physiology, blood volume. StatPearls. 2018.
4. Prinyakupt J, Pluempitiwiriyawej C. Segmentation of white blood cells and comparison of cell morphology by linear and naïve Bayes classifiers. Biomed Eng Online. 2015:30;14:63. https://doi.org/10.1186/s12938-015-0037-1. PMID: 26123131; PMCID: PMC4485641.
5. Mathew J, Bhimji SS. Physiology, blood plasma. StatPearls. 2018.
6. Yaddanapudi S, Yaddanapudi LN. Indications for blood and blood product transfusion. Indian J Anaesth, Indian Society of Anaesthetists. 2014;58:538–42.
7. Haldiman L, Zia H, Singh G. Improving appropriateness of blood utilization through prospective review of requests for blood products: the role of pathology residents as consultants. Lab Med. 2014;45(3):264–71.
8. Harris JC, Crookston KP. Blood product safety. Nat Clim Chang. 2013;3:606–7.

9. Dave U, Koury MJ. Chapter 5: structure of the marrow and the hematopoietic microenvironment. In: Kaushansky K, Lichtman MA, Prchal JT, Levi MM, Press OW, Burns LJ, Caligiuri M, editors. Williams hematology. 9th ed. New York: McGraw-Hill; 2016.
10. Kumar V, Abbas AK, Aster JC, Perkins JA. Robbins and Cotran pathologic basis of disease. Philadelphia : Saunders/Elsevie: 2010 p. 1391.
11. Islam A, Glomski C, Henderson ES. Bone lining (endosteal) cells and hematopoiesis: a light microscopic study of normal and pathologic human bone marrow in plastic-embedded sections. Anat Rec [Internet]. 1990 [Cited 17 Oct 2019];227(3):300–6. Available from: http://www.ncbi.nlm.nih.gov/pubmed/2372137.
12. Grayson WL, Bunnell BA, Martin E, Frazier T, Hung BP, Gimble JM. Stromal cells and stem cells in clinical bone regeneration. Nat Rev Endocrinol, Nature Publishing Group. 2015;11:140–50.
13. Levine MN, Raskob G, Beyth RJ, Kearon C, Schulman S. Hemorrhagic complications of anticoagulant treatment. Chest [Internet]. 2004 [Cited 14 Dec 2016];126(3):287S–310 S. Available from: http://linkinghub.elsevier.com/retrieve/pii/S0012369215314951.
14. Michael A. Rieger TS. Hematopoiesis. Cold Spring Harb Lab Press [Internet]. 2012 [Cited 17 Oct 2019]. Available from: https://www.ncbi.nlm.nih.gov/pmc/articles/PMC3504436/pdf/cshperspect-MDV-a008250.pdf.
15. Beerman I, Bhattacharya D, Zandi S, Sigvardsson M, Weissman IL, Bryder D, et al. Functionally distinct hematopoietic stem cells modulate hematopoietic lineage potential during aging by a mechanism of clonal expansion. Proc Natl Acad Sci [Internet]. 2010 [Cited 17 Oct 2019];107(12):5465–70. Available from: http://www.ncbi.nlm.nih.gov/pubmed/20304793.
16. Xie M, Lu C, Wang J, McLellan MD, Johnson KJ, Wendl MC, et al. Age-related mutations associated with clonal hematopoietic expansion and malignancies. Nat Med [Internet]. 2014 [Cited 17 Oct 2019];20(12):1472–8. Available from: http://www.nature.com/articles/nm.3733.
17. Farlik M, Halbritter F, Müller F, Choudry FA, Ebert P, Klughammer J, et al. DNA methylation dynamics of human hematopoietic stem cell differentiation. Cell Stem Cell [Internet]. 2016 [Cited 17 Oct 2019];19(6):808–22. Available from: https://www.sciencedirect.com/science/article/pii/S1934590916303605.
18. Travlos GS. Normal structure, function, and histology of the bone marrow. Toxicol Pathol [Internet]. 2006 [Cited 17 Oct 2019];34(5):548–65. Available from: http://www.ncbi.nlm.nih.gov/pubmed/17067943.
19. Decker MN. The extrinsic regulation of hematopoietic stem cells in health and disease [Internet]. 2018 [Cited 17 Oct 2019]. Available from: https://search.proquest.com/docview/2130899557?pq-origsite=gscholar.
20. Gaur DS, Negi G, Chauhan N, Kusum A, Khan S, Pathak VP. Utilization of blood and components in a tertiary care hospital. Indian J Hematol Blood Transfus [Internet]. 2009 [Cited 17 Oct 2019];25(3):91–5. Available from: http://link.springer.com/10.1007/s12288-009-0027-1.
21. Vivier E, Raulet DH, Moretta A, Caligiuri MA, Zitvogel L, Lanier LL, et al. Innate or adaptive immunity? The example of natural killer cells. Science [Internet]. 2011 [Cited 17 Oct 2019];331(6013):44–9. Available from: http://www.ncbi.nlm.nih.gov/pubmed/21212348.
22. Iwasaki A, Medzhitov R. Control of adaptive immunity by the innate immune system. Nat Immunol [Internet]. 2015 [Cited 17 Oct 2019];16(4):343–53. Available from: http://www.ncbi.nlm.nih.gov/pubmed/25789684.
23. Liang R, Ghaffari S. Advances in understanding the mechanisms of erythropoiesis in homeostasis and disease. Br J Haematol [Internet]. 2016 [Cited 17 Oct 2019];174(5):661–73. Available from: http://www.ncbi.nlm.nih.gov/pubmed/27442953.
24. Bernardo ME, Fibbe WE. Mesenchymal stromal cells and hematopoietic stem cell transplantation. Immunol Lett. 2015;168(2):215–21.
25. Krebsbach PH, Kuznetsov SA, Bianco P, Robey PG. Bone marrow stromal cells: characterization and clinical application. Crit Rev Oral Biol Med. 1999;10(2):165–81.
26. Moschetta M, Kawano Y, Sacco A, Belotti A, Ribolla R, Chiarini M, et al. Bone marrow stroma and vascular contributions to myeloma bone homing. Curr Osteoporos Rep. 2017;15(5):499–506.
27. Beresford JN. Osteogenic stem cells and the stromal system of bone and marrow. Clin Orthop Relat Res. 1989;240:270–80.
28. Abbuehl J-P, Tatarova Z, Held W, Huelsken J. Long-term engraftment of primary bone marrow stromal cells repairs niche damage and improves hematopoietic stem cell transplantation. Cell Stem Cell. 2017;21(2):241–255.e6.
29. D'Ippolito G, Diabira S, Howard GA, Menei P, Roos BA, Schiller PC. Marrow-isolated adult multilineage inducible (MIAMI) cells, a unique population of postnatal young and old human cells with extensive expansion and differentiation potential. J Cell Sci. 2004;117(Pt 14):2971–81.
30. Jiang Y, Jahagirdar BN, Reinhardt RL, Schwartz RE, Keene CD, Ortiz-Gonzalez XR, Reyes M, Lenvik T, Lund T, Blackstad M, Du J, Aldrich S, Lisberg A, Low WC, Largaespada DA, Verfaillie CM. Pluripotency of mesenchymal stem cells derived from adult marrow. Nature. 2002:4;418(6893):41–9. https://doi.org/10.1038/nature00870. Epub 2002 Jun 20. Erratum in: Nature. 2007 Jun 14;447(7146):879–80. PMID: 12077603.
31. Lindner U, Kramer J, Rohwedel J, Schlenke P. Mesenchymal stem or stromal cells: toward a better understanding of their biology? Transfus Med Hemother. 2010;37:75–83.
32. Ding DC, Chang YH, Shyu WC, Lin SZ. Human umbilical cord mesenchymal stem cells: a new era for stem cell therapy. Cell Transplant, Cognizant Communication Corporation. 2015;24:339–47.
33. Ullah I, Subbarao RB, Rho GJ. Human mesenchymal stem cells – current trends and future prospective. Biosci Rep. 2015;35(2):1–18.
34. Kobolak J, Dinnyes A, Memic A, Khademhosseini A, Mobasheri A. Mesenchymal stem cells: identification, phenotypic characterization, biological properties and potential for regenerative medicine through biomaterial micro-engineering of their niche. Methods. 2016;99:62–8.
35. Cohen JA, Imrey PB, Planchon SM, Bermel RA, Fisher E, Fox RJ, et al. Pilot trial of intravenous autologous culture-expanded mesenchymal stem cell transplantation in multiple sclerosis. Mult Scler J. 2018;24(4):501–11.
36. Squillaro T, Peluso G, Galderisi U. Clinical trials with mesenchymal stem cells: an update. Cell Transplant, Cognizant Communication Corporation. 2016;25:829–48.
37. Krasowska-Kwiecien A, Gozdzik J, Jarocha D, Wozniak M, Czogala W, Wiecha O, et al. Mesenchymal stem cells as a salvage treatment for severe refractory graft-vs-host disease in children after bone marrow transplantation. Transplant Proc. 2019;51(3):880–9.
38. Milczarek O, Jarocha D, Starowicz–Filip A, Kwiatkowski S, Badyra B, Majka M. Multiple autologous bone marrow-derived CD271+ mesenchymal stem cell transplantation overcomes drug-resistant epilepsy in children. Stem Cells Transl Med. 2018;7(1):20–33.
39. Basu D, Kulkarni R. Overview of blood components and their preparation. Indian J Anaesth. 2014;58(5):529–37.
40. Kim HO. In-vitro stem cell derived red blood cells for transfusion: are we there yet? Yonsei Med J. 2014;55:304–9.
41. Liumbruno G, Bennardello F, Lattanzio A, Piccoli P, Rossetti G. Recommendations for the transfusion of red blood cells. Blood Transfus. 2009;7:49–64.
42. Circular of information for the use of human blood and blood components.
43. Drews RE, Weinberger SE. Thrombocytopenic disorders in critically ill patients. Am J Respir Crit Care Med, American Lung Association. 2000;162:347–51.

心脏外科的血液保护与管理 33

Blake A. Moore，Patrick O. McConville
王莹　译　包睿　审校

需要心肺转流的心脏外科手术必须采取全身抗凝和暴露于促炎性的心肺转流中。50% 的异体血液制品用于外科手术，所以心脏外科手术患者具有出血和异体输血的高风险。在心脏外科手术中，输血的比例差别很大，从 40% ～ 90% 不等的心脏外科患者都需要输血。在美国，心脏外科手术中输注的血液制品占总血液制品输注量的 10% ～ 20%[1-4]。

在冠状动脉旁路移植术（coronary artery bypass graft，CABG）中，围手术期患者输注任何产品都与不良后果呈剂量依赖关系，包括死亡率、肾衰竭发生率、机械通气时间和严重感染发生率的增加[5]，CABG 手术围手术期输血甚至会对患者长期存活率产生负面影响[6]。

根据世界卫生组织（world health organization，WHO）的定义，心脏手术患者也易患有贫血，即：男性＜ 130 g/L，女性＜ 120 g/L。根据这一指标，20% ～ 30% 的心脏外科患者存在术前贫血[7]。

血液制品是一种有风险的稀缺资源，在现代心脏外科手术中又尤为重要。同种异体血液制品和商业生产的血液制品应按照指南保存和给予，以避免产生不必要的输血和同种异体输血的风险，以及限制使用药物增强止血产生的风险。源自人类蛋白质的新型药物制剂可以通过替代性凝血因子（Ⅳ因子凝血酶原复合物浓缩物，如 Beriplex®、Kcentra®）和冻干人纤维蛋白原（RiaSTAP®，fibryga®）来替代或减少新鲜冷冻血浆和冷沉淀的使用。了解止血系统广泛机制的基础知识，特别是血小板功能、内皮、纤溶和凝血因子作用机制，对于改善心脏手术的结果、保护珍贵的血液资源和控制成本都是至关重要的。

胸外科医师协会和心血管麻醉科医师协会发布了 2011 年最新的血液保护指南。指南和建议的要点如下所示[4]：

- 有很好的证据支持赖氨酸类似物可减少失血［Ⅰ，（A）］。
- P2Y12 抑制剂应在心脏术前停用［Ⅰ，（B）］，同时对于 ADP 反应性临床检测（Point of Care）可能是早期干预的合理办法［Ⅱb，（C）］。
- 血液回收是保护血液和限制异体输血的合理手段［Ⅱb，（B）］。

2017 年，欧洲心胸外科学会（European Association for Cardiothoracic Surgery，EACTS）和欧洲心胸麻醉学会（European Association of Cardiothoracic Anaesthesiology，EACTA）对心脏外科患者的血液保护和管理给出了进一步指导意见。本章稍后将讨论 2017 年指南的要点。

1. 心肺转流回路与血液炎症反应

损伤的内皮细胞与血小板之间产生复杂的相互作用，其与循环中的止血蛋白产生一系列反应，从而导致血栓的形成；同时随之出现的调节蛋白相互作用导致纤维蛋白溶解，止血系统通常就是这两者之间的平衡。只有在钙和有活化磷脂的血栓前血小板表面或内皮上才会发生形成纤维蛋白凝固基质的纤维蛋白原凝血酶末端的裂解反应。

暴露于心肺转流回路的血液，由补体、中性粒细胞、内皮细胞、单核细胞以及 α 颗粒释放 PF4 引起血小板活化，从而介导严重的炎症反应[8-9]。因此这种炎症反应是多因素、系统性的原因引起的。由于局部缺血伴缺血再灌注损伤、微栓塞、外源性肝素甚至低温等原因，心肺转流可导致明显的凝血功能障碍[10]。止血的表面活化机制与内皮损伤有关，内皮损伤导致外源性组织因子的产生和激活。这种凝血机制是广为认可的心脏手术引起凝血功能障碍的主要机制。凝血级联反应传统上是以一种简单有秩序的方式呈现的，这种方式对止血反应过程中产生的生化反应的组成成分进行了概述，却不能阐述止血和血栓溶解之间恰当的平衡机制，这种平衡可以防止失控的血管内血栓形成或由于不适当的激活导致的不可控制的出血。内源性途径、外源性途径和共同途径的凝血反应达到顶峰，最终导致凝血酶分解纤维蛋白原产生可溶性纤维蛋白，当因子XIII交联纤维蛋白链时，形成不溶性凝块。凝血酶通过放大凝血反应加速止血过程，促进炎症介质的活化和趋化，并激活蛋白C，经负反馈机制调节凝血反应。人们认为心肺转流作为止血系统一个重要的组成部分，是由于血小板减少（血小板消耗）、血小板相互作用减弱以及蛋白质底物浓度降低，可能会影响凝血酶爆发，从而导致凝血功能障碍[10]。

2. 术前贫血

贫血患者应择期手术或推迟手术。贫血的治疗包括补充铁剂。虽然补充铁剂的精确时间和是否获益尚未明确，但在择期心脏外科手术中应用铁剂是一项合理的干预措施。有些证据支持使用静脉注射铁剂治疗缺铁性贫血（iron deficiency anemia，IDA）（meta-分析 PLoS One 2019）。术前贫血是心脏术后并发症的发生率和死亡率的可调节危险因素（Ann Thorac Surg 2013）。在一些非贫血患者接受心脏手术的研究中，促红细胞生成素已被证明可以减少红细胞输注。专家共识指出，在择期心脏手术的患者中，无论是否补充铁剂，都应考虑促红细胞生成素的使用[11]。

3. 抗凝剂和抗血小板药物的管理

心脏外科术前，许多外科患者都会因冠心病或相关医疗问题而服用抗凝药或抗血小板药。阿司匹林应常规继续用于CABG，虽然会导致失血增多，但可以减少血栓形成事件的发生（包括急性肾损伤）[12-14]。《2017 年 EACTS/EACTA 指南》还建议拟行 CABG 术的低风险患者应继续服用阿司匹林；如果出血风险过高或患者拒绝输血，需要停用阿司匹林，术后只要安全就应尽快重新开始服用阿司匹林[11]。除此之外，阿司匹林应在心脏手术前 5 天停用。已有证据表明，CABG 患者在术后 48 小时内恢复阿司匹林的使用可显著降低患者死亡率[15]。

许多冠心病患者可能在心脏术前接受双重抗血小板治疗（dual antiplatelet therapy，DAPT）。在非紧急情况下，应根据其各自药理作用停用 P2Y12 受体拮抗剂。根据《2017 年 EACTS/EACTA 指南》，可在此期间继续使用阿司匹林。图 33.1 概述了阿司匹林和 P2Y12 拮抗剂在心脏手术中的用法。

《2017 年 EACTS/EACTA 指南》同时也对围手术期患者使用 GpⅡb/Ⅲa 抑制剂、维生素 K 拮抗剂（vitamin K antagonists，VKA）、低分子肝素（low-molecular-weight heparin，LMWH）（依诺肝素）和直接口服抗凝剂（direct oral anticoagulants，DOAC）给出了相应的建议。DOAC 包括直接凝血酶抑制剂达比加群和Ⅹa 因子抑制剂（利伐沙班，阿哌沙班，依多沙班）。这些不同种类的药物是心脏外科手术患者相应病程阶段的常见处方用药，需在围手术期适当管理以控制心肺转流后的出血量。可将 LMWH 或普通肝素（unfractionated heparin，UFH）作为抗凝药物预防血栓事件的桥接治疗，且仅考虑在高血栓

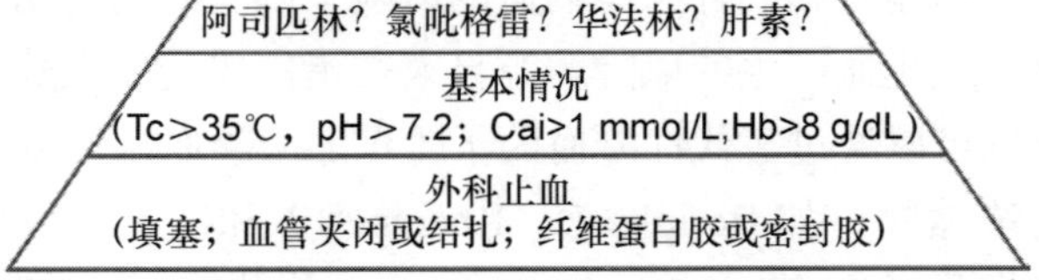

图 33.1 凝血病患者的治疗金字塔（Modified from Görlinger[31]）。止血治疗措施的顺序从金字塔的底部开始，然后向顶端渐进，直到止血为止。Cai，离子钙；FFP，新鲜冰冻血浆；FⅧ，凝血因子Ⅷ/von Willebrand 因子浓缩物；FⅩⅢ，凝血因子ⅩⅢ浓缩物；Hb，血红蛋白；PCC，凝血酶原复合浓缩物；rFⅦa，活化的重组因子Ⅶ；Tc，中心温度[31-32]（原文引用图注顺序有误，译者已根据参考文献做更改）

栓塞风险的患者中使用[11]。GpⅡb/Ⅲa 抑制剂应在术前 4 小时停药，VKA 应在术前 3 ～ 5 天停药，以达到 INR ＜ 1.5。LMWH 应在术前停用 24 小时以上，DOAC 应在术前停用 48 小时以上[11, 16]。只有高血栓栓塞风险的患者需要从口服抗凝药改为使用 LMWH 或 UFH 的桥接治疗。高危患者包括近期有急性肺栓塞（术后＜ 4 周），CHA_2DS_2-VASc 评分＞ 4 分的心房颤动以及体内装有机械性心脏瓣膜的患者[16]。图 33.2 给出了择期心脏手术患者使用此类药物的围手术期调整时间表。

4. 逆行和顺行自体灌注

逆行自体灌注在 CPB 灌注前用血液置换 CPB 管路中的晶体控制血液稀释。目前建议将该技术作为心脏手术中血液保护工作的一部分。有几项研究表明，RAP 可减少心脏手术中的血液稀释和输血概率，但尚无大型随机临床试验证明其益处[17-18]。

5. 非心肺转流心脏手术

最近的两项大型研究表明，非心肺转流 CABG 术可以降低其输血率。CORONARY 调查和 GOPCABE 研究发现，非心肺转流 CABG 术中输血率降低[19-20]。尽管该研究存在治疗时缺乏盲法、随机分组后缺乏排除标准以及输血方案不够具体等这些局限性，但对于某些患者考虑非心肺转流 CABG 手术仍是合理的。

6. 急性等容性血液稀释

为了控制输注异体红细胞、血小板和凝血因子，急性等溶性血液稀释（acute normo-volemic hemodilution，ANH）已被用于高出血风险的外科手术患者中。这种方法最早于 20 世纪 70 年代报道[21-22]。ANH 是一种血液保存技术，术前保存患者的全血，以便在外科出血得到控制的情况下针对凝血病给予治疗。患者的血液在手术过程中被储存起来，待需要时将血液回输给患者。在抽取患者全血后，用晶体或胶体代替全血回输给患者以维持血容量。在最近发表的一些研究中显示，ANH 可显著降低高危手术病例异体血的输注[23]。

尽管 ANH 的潜在益处仍在研究中，但最近的回顾性分析、meta 分析和前瞻性研究已经表明，接受 ANH 治疗的心脏外科手术患者在术中可以降低对输血的需求[24-25]。该研究还表明在心脏外科手术期间使用 ANH 可以起到心肌保护作用，包括减少正性肌力药物的使用，减少心律失常的发生率以及降低循环中心肌损伤的标志物水平[26]。在未来的研究中可能会进一步了解心脏手术中特定亚组患者是否会从 ANH 中获益。由于血液采集和储存的难题，此项技术还未被广泛使用。如果自体血液受到破坏或由于其他的原因而不能回输给患者，则同样存在必要时输注异体血的风险。

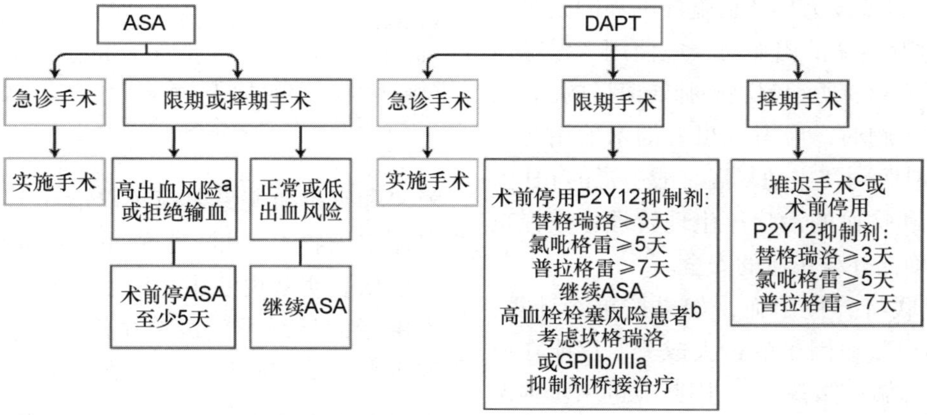

图 33.2　冠状动脉旁路移植术患者抗血小板治疗的管理。a：复杂和再次手术，严重肾功能不全，血液系统疾病和血小板功能遗传性缺陷。b：近期支架植入，近期血栓栓塞事件和预警的血管造影结果。c：直到推荐的 DAPT 期限达到。ASA，乙酰水杨酸；DAPT，双重抗血小板治疗；GPⅡb/Ⅲa，糖蛋白Ⅱb/Ⅲa（Modified from Task Force on Patient Blood Management for Adult Cardiac Surgery of the European Association for Cardio-Thoracic S et al.[11]）（原文引用图注顺序有误，译者已根据参考文献做更改）

7. 富血小板血浆

最初由 Harke 等在 1977 年报道，富血小板血浆的使用可以减少心脏外科术中的出血，但在随后的研究中产生了不同的结果[27]。最近一项关于深低温停循环的主动脉手术的随机对照试验表明，接受自体富血小板血浆的患者可以减少同种异体血的输注[28]。在心脏外科术中，自体富血小板血浆输注可考虑作为血液保存措施的一个合理的组成部分，但是仍存在富血小板血浆在心脏外科术中的效用问题。需要进一步研究的问题包括临床结局的改善、应用指征和成本效益等[29]。

8. 心脏外科手术患者的出血管理

《STS/SCA 2011 指南》和最新的《2017 年 EACTA/EACTS 指南》指出，需要多学科团队参与到心肺转流后凝血功能障碍患者的管理中，通过制定以证据为导向的计划，指导出血患者的治疗（Ⅰ类，证据等级 C）[11]。抗纤维蛋白溶解剂，氨甲环酸或 ε-氨基己酸具有Ⅰ类 A 级证据，可用于减少心脏外科手术中的凝血功能障碍和出血，应给予使用以降低同种异体血的输血率。临床中对于非危及生命出血的心血管手术凝血障碍患者，使用通过 TEG、ROTEM 或 POC 等设备检测证实缺失的目标血制品，优于单纯主观上的治疗（Ⅱa 类，证据等级 B）[11]。若给予心肺转流患者适量的氧供，心肺转流期间将血细胞比容 21% ～ 24% 设为异体血输注的界限是足够的[30]。当发生危及生命的出血时，应使用大量输血方案。通常按照图 33.3 所示解决心肺转流后的问题。

在治疗凝血问题时，应考虑患者的术前用药情况。此外，麻醉科医师在主动复温、酸中毒的 pH 值管理、低钙血症和贫血的治疗等生理管理中应保持警惕，同时也应确保外科止血的安全。

关于凝血级联特异性出血，如果按重量计算，纤维蛋白原是构成凝血因子的最大成分，仅能在血管中发现，且没有额外储备[32]，因此应进一步强调纤维蛋白原是凝块形成的重要组成部分。事实上，多项研究显示围手术期纤维蛋白原水平与心脏手术出血是相关的[33-34]。低纤维蛋白原血症在出现凝血

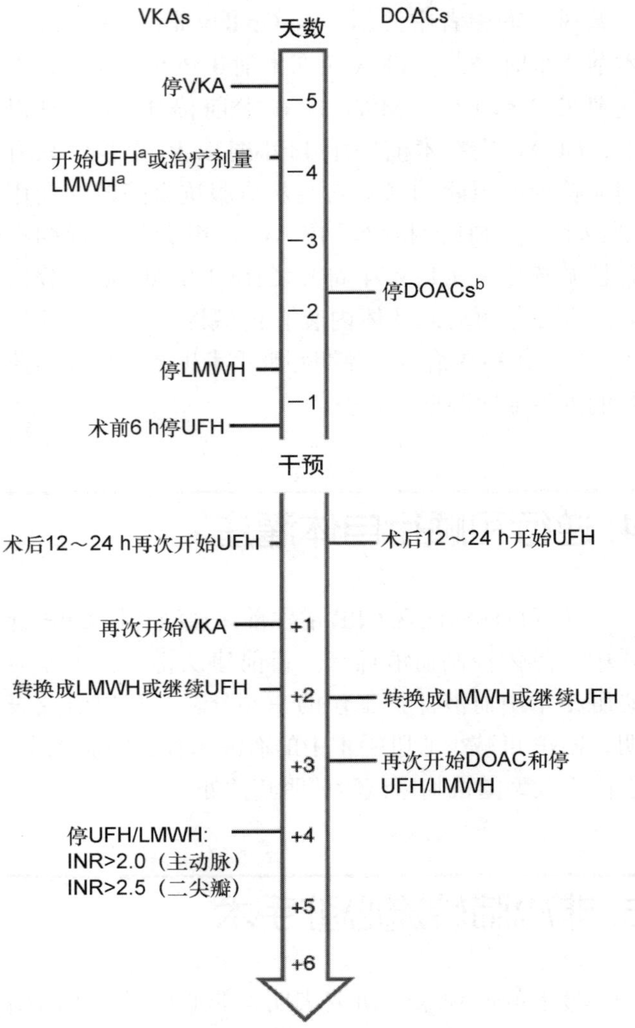

图 33.3 患者术前和（或）术后口服抗凝药桥接治疗的管理指南。[a] 当 INR 值低于一定治疗范围时，应开始用 UFH/LMWH 桥接。[b] 如果肌酐清除率为 50 ～ 79 ml/（min · 1.73 m²），停药时间应延长至 72 小时；如果肌酐清除率为 50 ml/（min · 1.73 m²），停药时间应延长至 96 小时。DOACs，直接口服抗凝剂；INR，国际标准化比率；LMWH，低分子肝素；UFH，普通肝素；VKAs，维生素 K 拮抗剂（Modified from Task Force on Patient Blood Management for Adult Cardiac Surgery of the European Association for Cardio-Thoracic S et al.[11]）（原文引用图注顺序有误，译者已根据参考文献做更改）

障碍和有出血迹象时应予以治疗（冷沉淀或纤维蛋白原浓缩物），但是最近的一项 meta 分析显示，没有证据表明常规使用纤维蛋白原浓缩物治疗心脏手术患者的低纤维蛋白原血症能够获益[35]。最近纤维蛋白原治疗的作用已经在欧洲心胸麻醉学会的一个附属委员会中达成共识。这些建议包括检测和纠正低纤维蛋白原血症，但也认识到没有足够的数据支持可以常规使用纤维蛋白原浓缩物[36]。最近一项关于纤维蛋白原浓缩物与冷沉淀物治疗低纤维蛋白

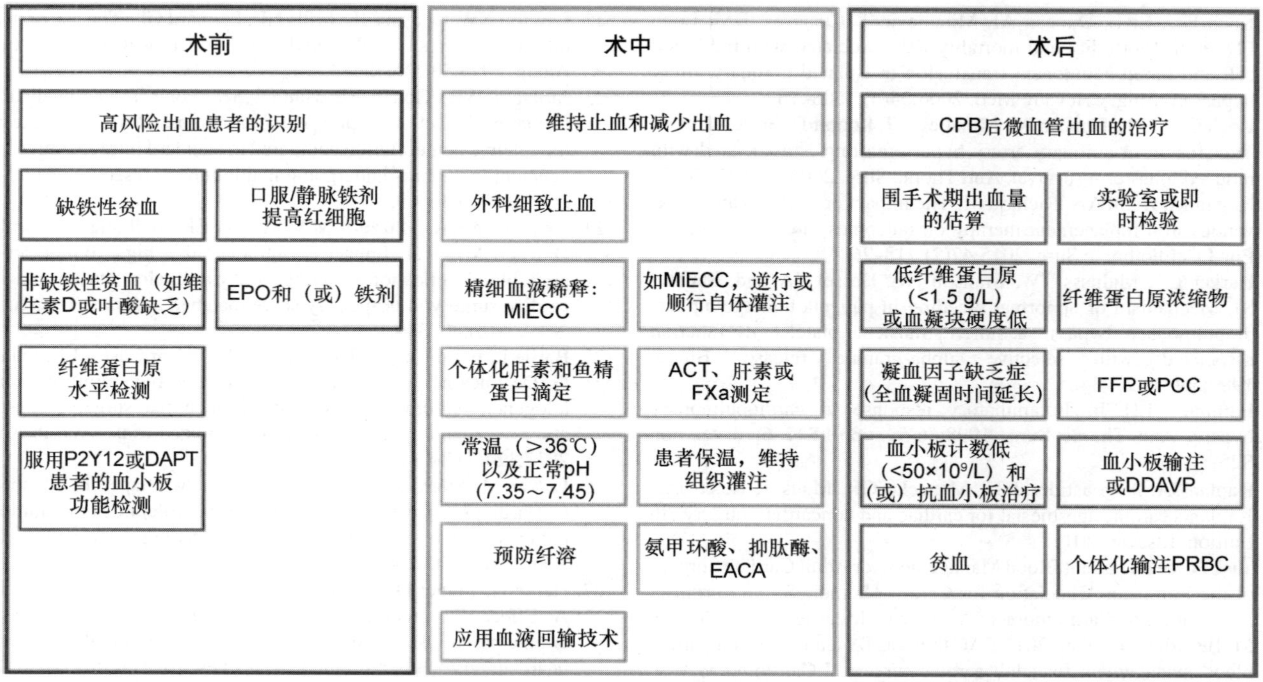

图 33.4 围手术期的止血监测和可行的治疗措施。ACT，激活凝血时间；CPB，心肺转流；DAPT，双重抗血小板治疗；DDAVP，去氨加压素；EACA，e- 氨基己酸；EPO，促红细胞生成素；FFP，新鲜冷冻血浆；i.v.：静脉注射；MiECC：微创心肺转流；PCC：凝血酶原复合浓缩物；PRBC：浓缩红细胞（Modified from Task Force on Patient Blood Management for Adult Cardiac Surgery of the European Association for Cardio-Thoracic S et al.[11]）

原血症（定义为＜ 150 ～ 200 mg/dl）的非劣效性研究（FIBRES）表明，给予浓缩物的效果不劣于冷沉淀治疗的效果[37]。尚未确定能够抵抗凝血功能障碍所必需的纤维蛋白原水平，在凝血障碍性出血的情况下，低纤维蛋白原血症定义为＜ 150 ～ 200 mg/dl，低于该水平应该作为一项治疗措施给予纠正，尽量减少同种异体血液制品或凝血酶原浓缩物的输注，如 PCCs 或 rⅦa[38]。

血小板在心脏手术中的应用应限于严重血小板减少症（＜ 50×10⁹/L）或使用抗血小板药物合并有出血迹象的情况[11]。凝血酶原复合物浓缩物（prothrombin complex concentrate，PCC）是Ⅲ因子或Ⅳ因子制剂，包括维生素 K 依赖性凝血因子（Ⅱ，Ⅸ，Ⅹ，Ⅶ）和不同浓度的蛋白 C、蛋白 S 和抗凝血酶。对于因缺乏维生素 K 依赖性凝血因子引起的出血，应给予这些成分或新鲜冷冻血浆（fresh frozen plasma，FFP）输注。目前尚无证据支持在心脏外科术中可使用重组因子Ⅶ（recombinant factor seven，rFⅦa）。它只适用于无法通过其他措施控制的难治性出血。

心脏外科患者由于全身肝素化、术前合并症（贫血、肾病）、针对血小板功能或凝血系统的围手术期药物治疗、低温、缺血以及手术应激的促炎反应而引起凝血级联反应，从而导致对患者的严重伤害，因此同种异体血输注并发症的发生率很高。虽然需要大量的工作才能保障给予这些患者的最佳管理，但已经达成共识需要在一个大型多学科团队的管理框架下完成。应告知围手术期管理的医师为这些患者提供最佳治疗方案的建议。图 33.4 对整个围手术期包括在监测、问诊以及干预阶段如何控制不必要的输血和提供循证治疗措施进行了概述。

参考文献

1. Wells AW, Mounter PJ, Chapman CE, Stainsby D, Wallis JP. Where does blood go? Prospective observational study of red cell transfusion in North England. BMJ. 2002;325(7368):803.
2. Stover EP, Siegel LC, Parks R, Levin J, Body SC, Maddi R, et al. Variability in transfusion practice for coronary artery bypass surgery persists despite national consensus guidelines: a 24-institution study. Institutions of the Multicenter Study of Perioperative Ischemia Research Group. Anesthesiology. 1998;88(2):327–33.
3. Hajjar LA, Vincent JL, Galas FR, Nakamura RE, Silva CM, Santos MH, et al. Transfusion requirements after cardiac surgery: the TRACS randomized controlled trial. JAMA. 2010;304(14):1559–67.
4. Society of Thoracic Surgeons Blood Conservation Guideline Task F, Ferraris VA, Brown JR, Despotis GJ, Hammon JW, Reece TB, et al. 2011 update to the Society of Thoracic Surgeons and the Society of Cardiovascular Anesthesiologists blood conservation clinical practice guidelines. Ann Thorac Surg. 2011;91(3):944–82.

5. Koch CG, Li L, Duncan AI, Mihaljevic T, Cosgrove DM, Loop FD, et al. Morbidity and mortality risk associated with red blood cell and blood-component transfusion in isolated coronary artery bypass grafting. Crit Care Med. 2006;34(6):1608–16.
6. Koch CG, Li L, Duncan AI, Mihaljevic T, Loop FD, Starr NJ, et al. Transfusion in coronary artery bypass grafting is associated with reduced long-term survival. Ann Thorac Surg. 2006;81(5):1650–7.
7. Hogan M, Klein AA, Richards T. The impact of anaemia and intravenous iron replacement therapy on outcomes in cardiac surgery. Eur J Cardiothorac Surg. 2015;47(2):218–26.
8. Harker LA, Malpass TW, Branson HE, Hessel EA 2nd, Slichter SJ. Mechanism of abnormal bleeding in patients undergoing cardiopulmonary bypass: acquired transient platelet dysfunction associated with selective alpha-granule release. Blood. 1980;56(5):824–34.
9. Edmunds LH Jr. Inflammatory response to cardiopulmonary bypass. Ann Thorac Surg. 1998;66(5 Suppl):S12–6; discussion S25-8.
10. Kaplan JA, Augoustides JGT, Manecke GR, Maus T, Reich DL. Kaplan's cardiac anesthesia: for cardiac and noncardiac surgery 7th Edition. Elsevier 2017.
11. Task Force on Patient Blood Management for Adult Cardiac Surgery of the European Association for Cardio-Thoracic S, the European Association of Cardiothoracic A, Boer C, Meesters MI, Milojevic M, Benedetto U, et al. 2017 EACTS/EACTA Guidelines on patient blood management for adult cardiac surgery. J Cardiothorac Vasc Anesth. 2018;32(1):88–120.
12. Lazar HL. The use of preoperative aspirin in cardiac surgery: the ruling on the field stands. J Card Surg. 2017;32(12):775–6.
13. Hillis LD, Smith PK, Anderson JL, Bittl JA, Bridges CR, Byrne JG, et al. 2011 ACCF/AHA guideline for coronary artery bypass graft surgery. A report of the American College of Cardiology Foundation/American Heart Association Task Force on Practice Guidelines. Developed in collaboration with the American Association for Thoracic Surgery, Society of Cardiovascular Anesthesiologists, and Society of Thoracic Surgeons. J Am Coll Cardiol. 2011;58(24):e123–210.
14. Liu H, Li J, Chen M, Yang T, Ruan Z, Su J, et al. A meta-analysis of randomized and observational studies: aspirin protects from cardiac surgery-associated acute kidney injury. Heart Surg Forum. 2019;22(4):E301–E7.
15. Mangano DT, Multicenter Study of Perioperative Ischemia Research G. Aspirin and mortality from coronary bypass surgery. N Engl J Med. 2002;347(17):1309–17.
16. Terwindt LE, Karlas AA, Eberl S, Wijnberge M, Driessen AHG, Veelo DP, et al. Patient blood management in the cardiac surgical setting: an updated overview. Transfus Apher Sci. 2019;58(4):397–407.
17. Hofmann B, Kaufmann C, Stiller M, Neitzel T, Wienke A, Silber RE, et al. Positive impact of retrograde autologous priming in adult patients undergoing cardiac surgery: a randomized clinical trial. J Cardiothorac Surg. 2018;13(1):50.
18. Rosengart TK, DeBois W, O'Hara M, Helm R, Gomez M, Lang SJ, et al. Retrograde autologous priming for cardiopulmonary bypass: a safe and effective means of decreasing hemodilution and transfusion requirements. J Thorac Cardiovasc Surg. 1998;115(2):426–38; discussion 38–9.
19. Lamy A, Devereaux PJ, Prabhakaran D, Taggart DP, Hu S, Paolasso E, et al. Off-pump or on-pump coronary-artery bypass grafting at 30 days. N Engl J Med. 2012;366(16):1489–97.
20. Diegeler A, Borgermann J, Kappert U, Breuer M, Boning A, Ursulescu A, et al. Off-pump versus on-pump coronary-artery bypass grafting in elderly patients. N Engl J Med. 2013;368(13):1189–98.
21. Hallowell P, Bland JH, Buckley MJ, Lowenstein E. Transfusion of fresh autologous blood in open-heart surgery. A method for reducing bank blood requirements. J Thorac Cardiovasc Surg. 1972;64(6):941–8.
22. Lawson NW, Ochsner JL, Mills NL, Leonard GL. The use of hemodilution and fresh autologous blood in open-heart surgery. Anesth Analg. 1974;53(5):672–83.
23. Jarnagin WR, Gonen M, Maithel SK, Fong Y, D'Angelica MI, Dematteo RP, et al. A prospective randomized trial of acute normovolemic hemodilution compared to standard intraoperative management in patients undergoing major hepatic resection. Ann Surg. 2008;248(3):360–9.
24. Henderson RA, Mazzeffi MA, Strauss ER, Williams B, Wipfli C, Dawood M, et al. Impact of intraoperative high-volume autologous blood collection on allogeneic transfusion during and after cardiac surgery: a propensity score matched analysis. Transfusion. 2019;59(6):2023–9.
25. Barile L, Fominskiy E, Di Tomasso N, Alpizar Castro LE, Landoni G, De Luca M, et al. Acute normovolemic hemodilution reduces allogeneic red blood cell transfusion in cardiac surgery: a systematic review and meta-analysis of randomized trials. Anesth Analg. 2017;124(3):743–52.
26. Licker M, Sierra J, Kalangos A, Panos A, Diaper J, Ellenberger C. Cardioprotective effects of acute normovolemic hemodilution in patients with severe aortic stenosis undergoing valve replacement. Transfusion. 2007;47(2):341–50.
27. Harke H, Tanger D, Furst-Denzer S, Paoachrysanthou C, Bernhard A. Effect of a preoperative separation of platelets on the postoperative blood loss subsequent to extracorporeal circulation in open heart surgery (author's transl). Anaesthesist. 1977;26(2):64–71.
28. Zhou SF, Estrera AL, Loubser P, Ignacio C, Panthayi S, Miller C 3rd, et al. Autologous platelet-rich plasma reduces transfusions during ascending aortic arch repair: a prospective, randomized, controlled trial. Ann Thorac Surg. 2015;99(4):1282–90.
29. Bai SJ, Zeng B, Zhang L, Huang Z. Autologous platelet-rich plasmapheresis in cardiovascular surgery: a narrative review. J Cardiothorac Vasc Anesth. 2020;34(6):1614–21.
30. von Heymann C, Sander M, Foer A, Heinemann A, Spiess B, Braun J, et al. The impact of an hematocrit of 20% during normothermic cardiopulmonary bypass for elective low risk coronary artery bypass graft surgery on oxygen delivery and clinical outcome--a randomized controlled study [ISRCTN35655335]. Crit Care. 2006;10(2):R58.
31. Görlinger K. Coagulation management during liver transplantation. Hamostaseologie. 2006;26(3 Suppl 1):S64–76.
32. Görlinger K, Shore-Lesserson L, Dirkmann D, Hanke AA, Rahe-Meyer N, Tanaka KA. Management of hemorrhage in cardiothoracic surgery. J Cardiothorac Vasc Anesth. 2013;27(4 Suppl):S20–34.
33. Karlsson M, Ternstrom L, Hyllner M, Baghaei F, Nilsson S, Jeppsson A. Plasma fibrinogen level, bleeding, and transfusion after on-pump coronary artery bypass grafting surgery: a prospective observational study. Transfusion. 2008;48(10):2152–8.
34. Karkouti K, McCluskey SA, Syed S, Pazaratz C, Poonawala H, Crowther MA. The influence of perioperative coagulation status on postoperative blood loss in complex cardiac surgery: a prospective observational study. Anesth Analg. 2010;110(6):1533–40.
35. Li JY, Gong J, Zhu F, Moodie J, Newitt A, Uruthiramoorthy L, et al. Fibrinogen concentrate in cardiovascular surgery: a meta-analysis of randomized controlled trials. Anesth Analg. 2018;127(3):612–21.
36. Erdoes G, Koster A, Meesters MI, Ortmann E, Bolliger D, Baryshnikova E, et al. The role of fibrinogen and fibrinogen concentrate in cardiac surgery: an international consensus statement from the Haemostasis and Transfusion Scientific Subcommittee of the European Association of Cardiothoracic Anaesthesiology. Anaesthesia. 2019;74(12):1589–600.
37. Callum J, Farkouh ME, Scales DC, Heddle NM, Crowther M, Rao V, et al. Effect of fibrinogen concentrate vs cryoprecipitate on blood component transfusion after cardiac surgery: the fibres randomized clinical trial. JAMA. 2019;322:1–11.
38. Ranucci M, Pistuddi V, Baryshnikova E, Colella D, Bianchi P. Fibrinogen levels after cardiac surgical procedures: association with postoperative bleeding, trigger values, and target values. Ann Thorac Surg. 2016;102(1):78–85.

34 富血小板血浆：不只是运动员的福音

Ryan T. Gualtier，Luis Chabla-Penafiel，Anuragh Trikha
陈震　译　樊玉花　审校

富血小板血浆（platelet rich plasma，PRP）是患者自身血液经离心后得到的、悬浮于少量血浆中的高浓度自体血小板。PRP 在骨和肌腱组织愈合及修复中的应用得到了广泛研究[1]。血小板含有 α 颗粒，而 α 颗粒是合成代谢生长因子的重要来源，包括成纤维细胞生长因子（fibroblast growth factors，FGF）、骨形态发生蛋白（bone morphogenic proteins，BMP）、转化生长因子 β1（transformation growth factor beta-1，TGF-β1）、血小板衍生生长因子（platelet-derived grown factor，PDGF）、碱性成纤维细胞生长因子（basic fibroblast grown factor，BFGF）、血管内皮生长因子（vascular endothelial grown factor，VEGF）、表皮生长因子、胰岛素样生长因子及其他几种生长因子[2]。事实上，已知 PRP 含有超过 1500 种生物活性蛋白[1]。这些因子对创伤愈合、抑制炎症和疼痛、趋化作用、新生血管形成、细胞外基质合成、瘢痕形成等生物过程都很重要，有助于改善软组织愈合、骨及移植物血管化[3]。血小板正常值在 150 000 ～ 350 000 /μl 之间。PRP 的血小板浓度是全血的 4 ～ 6 倍。当血小板浓度为 1 000 000 /μl（这是商业血小板系统血小板浓度）时，可以改善骨和软组织的愈合能力[2]。

四种不同类型的 PRP 制剂，包括富白细胞富血小板血浆（leukocyte-rich PRP，LR-PRP）、纯富血小板血浆（pure-PRP）或去白细胞富血小板血浆（leukocyte-poor PRP，LP-PRP）、富血小板纤维蛋白、富白细胞和富血小板纤维蛋白，赋予每个商业系统独特的特性。虽然 LP-PRP 使抗炎介质增多，包括白细胞介素 -4（IL-4）和白细胞介素 -10（IL-10），但同时 LR-PRP 也显著增加促炎标志物，包括肿瘤坏死因子 -α（TNF-alpha）、白细胞介素 -6（IL-6）、干扰素 -γ（INF-gamma）、白细胞介素 -1β（IL-1-beta）和金属蛋白酶，抑制血小板内合成代谢细胞因子[2]。

商业 PRP 分离系统使用不同的方法收集血小板浓缩层。一般情况下，将全血与抗凝因子混合后，利用离心原理即可获得血小板。离心过程将全血分离为红细胞层、血小板缺乏血浆层和含有或不含白细胞血小板的“淡黄色外观（buffy coat）”层。血小板浓缩层是使用各种加工技术分离出来的。这些血小板可以直接注射到患者体内，也可以通过不同的化合物激活，脱颗粒并释放生长因子[2]。

目前的临床回顾显示，有大量高质量证据关于使用 LP-PRP 治疗膝关节骨关节炎（osteoarthritis，OA）和肱骨外上髁炎。中高质量证据支持使用 LP-PRP 注射治疗髌腱末端病和髌腱移植（骨–髌腱–骨）前交叉韧带重建供区疼痛和足底筋膜炎[1]。现在，以下诊断还没有高质量证据支持；但是，小规模的临床试验已经显示出了有望的结果。这些临床试验涵盖肩袖肌腱病、髋关节骨关节炎、自体髌骨肌腱重建前交叉韧带（ACL）供区疼痛以及高位踝关节扭伤。

1. 膝关节骨关节炎

骨关节炎是一种因关节损伤无法修复而导致关节结构改变的滑膜关节疾病。它是最常见的肌肉骨骼疾病，可导致老年人功能衰退、行动受限和残疾。骨关节炎最常见的临床表现是关节疼痛。全世界有

2.4 亿人患有骨关节炎。目前的非手术治疗方式有物理治疗、镇痛、非甾体抗炎药和关节内注射，如透明质酸（HA）、皮质类固醇或臭氧，目的是减轻症状并改善关节功能[4]。体外和间接体外研究为这类疾病的治疗提供了基础，并且已经观察到 PRP 积极的效果，包括多能性间充质干细胞软骨分化的软骨特异性基因表达、软骨细胞增殖，增加细胞外基质产生、抑制分解代谢途径[5]。尽管如此，目前还没有经美国食品药品监督管理局（FDA）批准的用于预防、减缓或阻止膝骨关节炎的药物[6]。

大量高质量证据为 LP-PRP 关节内注射治疗膝关节骨关节炎提供了支持。Shen 等[4]对 2011—2016 年 1423 例患者的 14 项随机临床试验进行了 meta 分析，将关节内注射 PRP 与各个对照组（包括生理盐水无效对照剂、HA、臭氧和皮质类固醇）进行比较。在 3 个月、6 个月和 12 个月的随访中，与对照组相比，PRP 注射组 WOMAC（西安大略省和麦克马斯特大学的骨关节炎指数）疼痛亚评分明显降低（分别为 $P = 0.02$、0.004，< 0.001）；3 个月、6 个月和 12 个月时，PRP 组 WOMAC 生理功能评分明显提高（分别为 $P = 0.002$、0.01，< 0.001）；3 个月、6 个月和 12 个月时，PRP 组 WOMAC 总分也明显提高（所有 $P < 0.001$）。PRP 没有明显增加注射后不良反应的风险［风险比，1.40（95% CI，0.80 ～ 2.45），I2 ＝ 59%，$P = 0.24$］。亚组分析进一步表明，PRP 对轻至中度骨关节炎患者更有效[2]。

Lucia 等[7]在 2019 年对 meta 分析和系统评价进行了叙述性回顾，根据作者的说法，目前随机对照试验结果似乎更倾向于使用 PRP 而非其他关节内治疗来改善短期和中期（6 ～ 12 个月）疼痛等级，但总体证据水平较低。结论是，这可能是由于 PRP 制剂缺乏标准化，缺乏不显示高偏倚风险的高质量临床试验，以及纳入随机对照试验的患者分层较差。

Riboh 等[5]的 meta 分析包括六项随机对照试验和三项前瞻性比较研究，共 1055 例患者。注射 LP-PRP 组的 WOMAC 评分明显优于注射 HA 组（平均差，－ 21.14；95% CI，－ 39.63 ～－ 2.65）或安慰剂对照剂组（平均差异，－ 17.84；95% CI，－ 34.95 ～－ 0.73）。LR-PRP 无明显差异。累积排序概率图下面积（surface under the cumulative ranking，SUCRA）分析显示，LP-PRP 是国际膝关节评分委员会（IKDC）主观评分和 WOMAC 评分两种临床疗效指标中排例最高的治疗方法，这可能与引言中提到的 LP-PRP 和 LR-PRP 的生物学基础有关。因此，关节内 LP-PRP 可能是治疗膝关节骨关节炎症状的首选制剂[2]。

2. 肱骨外上髁炎

肱骨外上髁炎，也称为网球肘，每年有 1%～3% 的成年人受其影响。患者优势臂进行的握持物或重复性手腕运动等精细运动受限。高发年龄为 35 ～ 50 岁。外上髁肌腱病变主要表现为肘部压痛伴有腕部伸展受限。手腕伸肌腱的过度使用和重复性微损伤被认为是外上髁炎的损伤机制，伸肌腱撕裂发生微损伤并导致微血管异常反应，它通常与肘关节功能障碍和疼痛有关。早期治疗包括休息、活动或使用设备进行修正、使用非甾体抗炎药、护具、进行物理治疗等。如果这些治疗不能改善疼痛和压痛，推荐进行二线治疗，如可的松注射、增生注射疗法、自体血液注射、PRP 注射和伸肌腱疼痛处针刺法。对于采用上述疗法治疗后仍无法解决的顽固性疼痛和功能障碍，则考虑手术治疗[8]。大量高质量的证据支持使用 LR-PRP 注射治疗保守治疗无效的外上髁炎[2]。

Mishra 等[8]在一项大型多中心双盲前瞻性随机对照试验中对 230 例患者进行了评估。所有患者至少有 3 个月的症状且保守治疗失败。这些患者被随机分为 PRP 治疗组和主动对照组，分别接受 PRP 或无 PRP 的伸肌腱针刺治疗。在本研究中，12 周时无显著性差异。然而，在 24 周时，PRP 治疗组的疼痛评分改善了 71.5%，而对照组为 56.1%（$P = 0.019$）。PRP 治疗组，有明显的肘关节压痛的患者为 29.1%，而对照组为 54.0%（$P = 0.009$）。24 周随访成功率为 PRP 组 83.9%，而对照组为 68.3%（$P = 0.037$）。

Gosens 等[9-10]进行了一项双盲随机对照临床试验，随访 2 年，以确定 LR-PRP 与皮质类固醇注射治疗慢性外上髁炎患者的疗效。主要分析结果包括视觉模拟量表（VAS）疼痛评分和手臂、肩膀和手部的上肢功能（DASH）评分。当 VAS 和 DASH 基线评分与 1 年随访的评分相比，PRP 组 VAS 评分改善较皮质类固醇组显著，有统计学意义（73% *vs.* 49%，$P < 0.001$），当与皮质类固醇组比较，DASH

也如此（73% *vs.* 51%，$P=0.005$）。VAS 和 DASH 基线评分与 2 年随访的评分相比，两组均随时间变化显著改善。然而，皮质类固醇组的 DASH 评分恢复到基线水平，而 PRP 组的 DASH 评分显著提高。

3. 肩袖肌腱病

肩袖肌腱病是导致肩关节疼痛和活动受限的最常见原因之一。事实上，不只是运动员会发生肩袖肌腱撕裂，任何人日常活动或过度活动肩部的人都可能发生。约 50% 的肩痛患者可能被诊断为肩袖肌腱炎，包括冈上肌部分撕裂和肌腱病[11]。治疗目标是减轻患者的疼痛，并改善患者运动功能。不幸的是，许多患者难以耐受这些保守治疗，包括休息、多模式疼痛疗法、物理治疗和皮质类固醇注射，而手术成为唯一可行的选择。由于肌腱的相对无血管性，其再生潜力是有限的；然而，一些临床证据表明，PRP 可能有助于损伤区域的血管重建并促进愈合。肩袖病理学领域，几项随机对照试验研究了 PRP 是否可以用于改善疼痛和功能预后。

Kesikburun 等[12]进行的随机双盲安慰剂对照临床试验中，纳入 40 例患者[12]，所有患者均有大于 3 个月的肩部疼痛史（在进行投掷活动时出现疼痛）[1]，磁共振成像显示肩袖撕裂，和注射麻醉药后肩部疼痛至少减轻 50%[11]。患者在超声引导下肩峰下间隙注射 5 ml PRP 或 5 ml 生理盐水。此外，所有患者均进行为期 6 周的标准运动计划。在注射后 3 周、6 周、12 周和 24 周以及 1 年，通过西安大略肩袖疾病评分指数（WORC）、肩关节疼痛与功能障碍指数（SPADI）、VAS 评分和肩关节疼痛 Neer 试验来测量结果。在 1 年的随访中，发现 PRP 在改善生活质量、疼痛、功能受限和肩关节活动范围（ROM）方面并不比接受物理治疗的安慰剂组患者更有效。

Rha 等[2]继续比较 PRP 和干针治疗对肩袖疾病患者肩痛和功能的影响。纳入了 39 例冈上肌腱损伤小于 1.0 cm，但未完全撕裂的患者。其中一半患者接受两次干针治疗，另一半患者在超声引导下每隔 4 周接受两次 PRP 注射治疗。随访 6 个月时，采用 SPADI（肩关节疼痛和功能障碍指数）、被动关节活动范围（passive ROM）和医师评定量表来测量结果。6 个月时，PRP 组临床疗效优于干针组。

Shams 等[11]的另一项研究表明，PRP 与皮质类固醇治疗症状性肩袖撕裂的疗效相似。采用美国肩肘外科医师标准化肩部评估表（ASES）、Constant-Murley 肩关节功能评分（CMS）、简明肩关节功能测试（SST）和 VAS 评分评估疼痛，对 40 例有症状的肩袖撕裂患者在注射前、注射后 6 周、注射后 3 个月和 6 个月进行评估。与注射前相比，随着时间的推移，两个注射组的结果显示出统计显著性。3 个月时 PRP 组和皮质类固醇组之间有显著性差异，结果有利于 PRP，尽管 6 个月后无显著性差异。本研究认为，对于有皮质类固醇用药禁忌的患者，肩峰下 PRP 注射可能是皮质类固醇注射的一个很好的替代方案。

4. 髋关节骨关节炎

髋关节骨关节炎（osteoarthritis，OA）的研究不像膝关节骨关节炎广泛；然而，确实几乎没有其有效性的证据很少。OA 是一个缓慢发展的过程，其特征是疼痛、僵硬和活动受限。总的来说，约 40% 的 65 岁以上人群可能患有髋关节或膝关节 OA[13]。在 55 岁以上的白种人，仅髋关节 OA 患病率就可能达 7% ～ 25%[11]。OA 是由生物力学和生物化学因素引起的，它导致软骨障碍和骨肥大。在膝关节或髋关节内，促炎细胞因子和蛋白酶干扰透明质酸（hyaluronic acid，HA）的正常产生，极大降低了其分子量和黏弹性，从而导致关节软骨和关节功能退化[14]。受 OA 的影响，关节内 HA 浓度低于正常水平，因此任何外源性 HA 给药都能增加滑液黏度，从而提高减震和润滑能力。此外，HA 可与 CD44 受体结合刺激机体自身内源性 HA 的合成[15]。

目前髋关节 OA 的非手术治疗方式包括非药物治疗和药物治疗，旨在减轻疼痛、僵硬和功能障碍。关节内皮质类固醇注射往往能暂时减轻疼痛和改善功能[16]，但不会改变疾病的自然进展，还可能对髋关节结构产生不利影响[17]。

有四个重要的临床试验对 PRP 和 HA 治疗髋关节 OA 进行了比较。Battaglia 等[16]观察随访髋关节 OA 患者，比较 12 个月时 PRP 与 HA 的临床疗效。100 例慢性单侧髋关节 OA 患者，随机被分为 PRP 组和 HA 组，分别在超声引导下注射 PRP 和 HA。

在注射后1个月、3个月、6个月和12个月时，记录VAS评分和Harris髋关节评分（HHS）。在1个月和3个月的随访中，两组都显示出整体改善。在6个月和12个月时，有轻微恶化，但是HA和PRP之间没有显著性差异。总之，研究指出，PRP注射可有效地改善功能和减轻疼痛，但在12个月的随访中并不优于HA。

Sante等还比较了在超声引导下关节内注射HA与PRP的疗效[18]。研究纳入了43例单侧重度髋关节OA患者。患者被随机分为HA组或PRP组，共接受三次注射（每周一次）。在基线、注射后第4周和第16周时对患者进行评估。主要结果为VAS评分和WOMAC评分。结果显示，PRP组，在4周时，与基线相比VAS评分显著降低，但在16周时没有降低，长期随访表明，PRP对疼痛的早期疗效没有持续。相反，在16周时，HA组的VAS评分和WOMAC评分与基线比均显著降低。

在Dallari等[14]进行的随机对照试验中，在超声引导下分别注射PRP和HA，或联合注射治疗髋关节骨关节炎。试验的主要观察指标是注射后2个月、6个月和12个月时根据VAS评分得出的疼痛强度变化。其他指标包括WOMAC评分和PRP中生长因子的浓度及其与临床预后的相关性。111例患者被随机分为三组，分别注射PRP（44例）、PRP＋HA（31例）或HA（36例），共三周注射治疗。在所有的随访中，PRP组患者的VAS评分最低。结果表明，关节内注射PRP可显著改善髋关节OA患者的临床症状，且无相关副作用。

Doria等[13]在80例有早期髋关节OA症状的患者中，进行了前瞻性双盲随机对照临床试验。观察指标包括治疗前、治疗后6个月和12个月的WOMAC评分、VAS评分和Harris髋关节评分。在两个观察时间点，两组患者的观察指标均较基线有显著改善；然而，中度OA患者中PRP疗效并不优于HA。

尽管髋关节OA关节内注射PRP的证据有限，但根据患者疼痛减轻及功能改善的评分，PRP有应用前景。若干研究确实表明，与HA相比，PRP在疼痛减轻方面起效更早；然而，随着时间的推移，尤其是在注射后12个月，没有显著性差异。想要了解PRP是否可以作为因OA而推迟髋关节手术的一种方式，还需要进行更多高质量研究。

4.1 前交叉韧带撕裂

前交叉韧带（anterior cruciate ligament，ACL）撕裂是与运动医学相关的最常见损伤之一，因此前交叉韧带重建手术成为此领域最常见的手术方法之一[19]。大部分为年轻患者和运动员，对伤病恢复、重返赛场的期望值很高。尽管目前大多数外科手术技术可以达到满意的效果，但这并不能得到百分百保证，并且并非所有患者都能够恢复至受伤前的活动水平。临床预后可能不仅取决于所用移植物的类型，甚至取决于诸如受伤前膝关节松弛程度等因素。由于这些损伤的性质及患者的期望值，目前大多数研究都着眼于改善前交叉韧带的愈合，减少失败率以及缩短恢复期的方法。PRP是这些热门治疗方法之一，并被认为是一种有潜力的治疗剂。

Vogrin等开展的前瞻性随机试验[20]得出结论，从自体PRP中产生并局部应用的血小板凝胶，在4～6周内，PG-处理组（血小板凝胶-处理组）的骨韧带界面血管化水平（0.33±0.09）明显高于对照组（0.16±0.09，$P<0.001$）。Sanchez等开展的一项观察性研究[21]评估了37位志愿者在第二次关节镜检查中移植物的大体形态，这37位志愿者行自体腘绳肌腱重建前交叉韧带术时，分别接受了常规治疗（对照组，$n=15$）或富含生长因子的富血小板血浆制剂治疗（$n=22$）。术后6～24个月移植物成熟阶段，通过活检标本的韧带组织成熟度指数来评估组织变化。研究发现，经过富生长因子血浆处理的移植物有77.3%被新形成的类滑膜组织的结缔组织包裹，而对照组为40%。

Matteo等的系统文献综述[22]表明，PRP的唯一优势是随着时间推移，与移植物更好的成熟度相关，但在临床效果、骨移植物融合、防止骨隧道扩大方面没有明显的有益效果。Riediger等最近的文献综述[23]结论表明，未能显示出使用PRP等生物制剂的益处，因此不支持在前交叉韧带重建中进行常规使用。然而，一些证据表明，使用PRP可能会在短期内促进移植物吸收部位的愈合、促进移植物成熟度、减弱骨隧道扩大。Seijas等进行的前瞻性随机双盲临床研究[24]评估了在应用自体富生长因子血浆（autologous plasma rich in growth factors，PRGF）进行“髌骨移植”或“骨-髌腱-骨”（bone-tendonbone，BTB）自体前交叉韧带重建时供区前膝疼痛情况。术后随访的前两个月，与对照组相比，PRGF 组供区疼痛减轻，存在显著差异。目前的研究未显示 PRP 对移植物融合或成熟的临床效果，但是在有效减少髌腱供区疼痛方面的研究有限。

5. 髌腱末端病

髌腱末端病是运动员出现疼痛的常见病因，被称为“跳跃膝”。此病与跳跃活动有关，更具体地说，是和反复跳跃运动有关。髌腱末端病不是炎症性疾病，而是一种退化性疾病。肌腱变性的发生伴随着腱组织的进行性退化，无法修复。

与髌腱末端病相关的危险因素包括高体重指数、大腹围、肢体长度差异、扁平足弓、股四头肌肌力下降、股四头肌和腘绳肌柔韧性低。然而，并不是所有进行同一类活动的人都患肌腱病，因此，必须同时存在内在和外在因素。

髌腱末端病会导致疼痛，致使患者身体衰弱，行动受阻。患者通常会出现髌腱近端和末端疼痛。患者在屈膝时会主诉肌腱近端疼痛；当伸膝时会主诉肌腱末端疼痛。激发试验为单腿深蹲测试，测试中髌腱的负荷会增加。超声和磁共振成像检查对诊断有帮助。常见的鉴别诊断包括髌股关节疼痛综合征、脂肪垫综合征、半月板撕裂、软骨损伤和牵拉疼痛。

常规治疗方式包括离心运动锻炼、体外冲击波疗法、注射类固醇、硬化剂和 HA。最后的治疗方式则是手术。人们对 PRP 的治疗产生了兴趣。PRP 含高浓度生长因子，有助于阻止肌腱退化。这些生长因子作用于腱细胞（一种维持肌腱内环境稳定的细胞）。这些生长因子包括血小板源性生长因子、血管内皮生长因子、表皮生长因子以及胰岛素样生长因子。他们能够促进增殖、细胞分化、趋化作用和新血管生成。然而，支持 PRP 用于髌腱末端病治疗的证据尚有争议。

已有若干项 PRP 治疗髌腱末端病的研究。这些研究包括 PRP 与生理盐水、PRP 与干针疗法、PRP 与体外冲击波疗法、PRP 与类固醇。一些研究表明，PRP 优于其他治疗方式，但是一些研究未得出这一结论。Scott 等开展的一项研究[17]表明，PRP 在改善髌腱末端病症状方面并不比盐水的效果更好。同时也研究了 LR-PRP 和 LP-PRP。该项研究在三个中心进行，每个中心纳入 20 例患者，随访 12 周。研究结果无统计差异，但在 6 周和第 12 周时，LR-PRP 组患者的疼痛加剧了。研究者假设这种情况是因为白细胞（white blood cell，WBC）介入，炎性反应增加。此项研究的不足在于样本量，物理疗法不规范，并且大多数是中青年的男性患者。

PRP 可能比干针疗法更有效。Dragoo 等开展的一项研究[15]表明，PRP 联合干针疗法疗效优于单独干针疗法。结果显示恢复加速，但是随着时间的推移，疗效逐渐减弱。值得注意的是，本研究中，PRP 组主诉疼痛明显减轻，症状和功能有所改善。PRP 也可能比体外冲击波疗法（extracorporeal shock wave therapy，ESWT）疗效更好。Vetrano 等[25]一共观察了 43 例患者，他们在年龄、性别、运动类型方面都具有可比性。随访超过一年，在 6 个月和 12 个月时，疼痛和功能都有改善。研究人员指出，PRP 可能会改善肌腱病，因为他们在注射 PRP 时没有使用局部麻醉剂。然而，以往研究表明，ESWT 和 PRP 都会增加肌腱细胞的数量，生成Ⅰ型和Ⅲ型胶原，这些是肌腱修复所需的。

这些研究中的差异可归因于 PRP 的制备以及注射进肌腱的 PRP 的量。注射量从 3 ml 到 5 ml 不等。此外，PRP 的制备缺乏标准性。另一个待解决的问题是注射频率。大多数研究着眼于单次注射，平均随访时间为一年。反复注射代替单次注射可能更有益于患者。

6. 足底筋膜炎

足底筋膜炎是足跟疼痛的常见原因，影响不同生活方式的人。其发病原因为长期站立和跑步引起的足部过度使用。风险因素包括高足弓、腿部长度差异、肥胖、久坐的生活方式以及跟腱和足部内在肌肉的紧绷。与髌腱末端病一样，此病是一个慢性退化的过程，不是急性炎症的继发性疾病。足底筋膜炎通过体检和病史来确诊。患者主诉足跟疼痛、晨僵，以及行走后疼痛可缓解。然而，一天结束时，疼痛可能又会增加。体检中经常可注意到，患者通常会保护受累的脚。按压足底内侧跟骨区域会引起剧烈刺痛。诊断足底筋膜炎没有必要进行影像检查。但是超声和磁共振成像检查是最好的检查方法。

足底筋膜炎的保守治疗包括：休息，使用对乙酰氨基酚、使用非甾体抗炎药，通过按摩和活动进行调节。如果无任何改善，或者物理疗法几乎没有改善，推荐使用其他疗法，这些疗法包括经皮针刺、类固醇注射、使用足踝前夜间支架和肉毒杆菌。PRP治疗足底筋膜炎应用日益广泛。

Sherpy 等的一项研究[26]表明，PRP 和类固醇注射的效果相当。两组患者的临床症状均得以改善。类固醇注射组患者的超声检查结果好转，筋膜变薄，回声增高。Monto 等的研究[27]表明，对于重度慢性足底筋膜炎，PRP 的治疗效果优于类固醇注射。本研究随访 24 个月，结果表明类固醇注射后初期患者的功能得以改善，但是后续会疗效减弱，PRP 注射后，患者的功能逐步改善，在 3 个月时，功能得以最大改善，随后保持稳定至 24 个月。需要注意的是，大多数关于 PRP 的研究通常使用 3 ～ 5 ml 的注射量，而 Monto 等[27]使用了 9 ml 的注射量。目前尚不确定这一注射量是否产生有益的效果。但是可以假设，随着注射量的增加，所释放的生长因子会更多，有助于修复受损的胶原蛋白。Jain 等的研究也表明，PRP 的效果优于类固醇注射，并强调 PRP 的疗效比类固醇注射更持久。

Yang 等的一项 meta 分析[28]表明，PRP 对功能状态或疼痛没有短期疗效，但是长期来看疗效更好，其原因是 PRP 中的生长因子的再生过程需要时间。与类固醇注射相比，PRP 的优势在于发生脓肿、骨髓炎、脂肪垫萎缩、足底筋膜撕裂的风险较低。

与类固醇注射相比的研究不同，Kim 等[29]比较了 PRP 与葡萄糖增生疗法（dextrose prolotherapy，DP）。此研究中 11 例患者接受总计 2 次的葡萄糖增生疗法治疗，10 例患者接受总计 2 次的 PRP 注射治疗。研究发现，2 组疼痛和功能均有改善，持续时间超过 6 个月，葡萄糖增生疗法和 PRP 并无差异。本研究的局限在于样本量小，没有安慰剂对照。因此，大量关于 PRP 治疗足底筋膜炎的研究有效性仍存争议。然而，与类固醇注射相比，副作用风险更小的 PRP 治疗更受青睐。此外，患者可能需要多次注射 PRP。

7. 小结

PRP 可能治疗多种肌肉与骨骼疾病。PRP 通过释放因子对伤口愈合、抑制炎症和疼痛、趋化作用、新血管生成、细胞外基质合成、瘢痕形成等环节（有助于软组织愈合）十分重要。若干研究着眼于 PRP 对膝骨关节炎、肱骨外上髁炎、前交叉韧带重建、肩袖肌腱病、髋关节骨关节炎、髌腱末端病、足底筋膜炎的治疗。这些研究证明，PRP 是一种替代疗法，可能会避免一些常规疗法（例如类固醇注射）中出现的副作用。然而，对于哪种 PRP 制剂更佳、哪种制备工艺更优，目前还未有共识。更大规模的 PRP 作用研究及其标准化制备可能需要进一步推进。

参考文献

1. Han C, Na Y, Zhu Y, Kong L, Eerdun T, Yang X, Ren Y. Is platelet-rich plasma an ideal biomaterial for arthroscopic rotator cuff repair? A systematic review and meta-analysis of randomized controlled trials. J Orthop Surg Res. 2019;14(1):183. https://doi.org/10.1186/s13018-019-1207-9.
2. Le AD, Enweze L, Debaun MR, Dragoo JL. Platelet-rich plasma. Clin Sports Med. 2019;38(1):17–44. https://doi.org/10.1016/j.csm.2018.08.001.
3. Urits I, Viswanath O, Galasso AC, Sottosani ER, Mahan KM, Aiudi CM, et al. Platelet-rich plasma for the treatment of low back pain: a comprehensive review. Curr Pain Headache Rep. 2019;23(7):52. https://doi.org/10.1007/s11916-019-0797-6.
4. Shen L, Yuan T, Chen S, Xie X, Zhang C. The temporal effect of platelet-rich plasma on pain and physical function in the treatment of knee osteoarthritis: systematic review and meta-analysis of randomized controlled trials. J Orthop Surg Res. 2017;12(1):16. https://doi.org/10.1186/s13018-017-0521-3.
5. Riboh JC, Saltzman BM, Yanke AB, Fortier L, Cole BJ. Effect of leukocyte concentration on the efficacy of platelet-rich plasma in the treatment of knee osteoarthritis. Am J Sports Med. 2015;44(3):792–800. https://doi.org/10.1177/0363546515580787.
6. Rashid H, Kwoh CK. Should platelet-rich plasma or stem cell therapy be used to treat osteoarthritis? Rheum Dis Clin North Am. 2019;45(3):417–38. https://doi.org/10.1016/j.rdc.2019.04.010.
7. Gato-Calvo L, Magalhaes J, Ruiz-Romero C, Blanco FJ, Burguera EF. Platelet-rich plasma in osteoarthritis treatment: review of current evidence. Ther Adv Chronic Dis. 2019;10:2040622319825567. https://doi.org/10.1177/2040622319825567.
8. Mishra AK, Skrepnik NV, Edwards SG, Jones GL, Sampson S, Vermillion DA, Vermillion DA, Ramsey ML, Karli DC, Rettig AC. Efficacy of platelet-rich plasma for chronic tennis elbow. Am J Sports Med. 2013;42(2):463–71. https://doi.org/10.1177/0363546513494359.
9. Gosens T, Peerbooms JC, Laar WV, Oudsten BLD. Ongoing positive effect of platelet-rich plasma versus corticosteroid injection in lateral epicondylitis. Am J Sports Med. 2011;39(6):1200–8. https://doi.org/10.1177/0363546510397173.

10. Peerbooms JC, Sluimer J, Bruijn DJ, Gosens T. Positive effect of an autologous platelet concentrate in lateral epicondylitis in a double-blind randomized controlled trial. Am J Sports Med. 2010;38(2):255–62. https://doi.org/10.1177/0363546509355445.
11. Shams A, El-Sayed M, Gamal O, Ewes W. Subacromial injection of autologous platelet-rich plasma versus corticosteroid for the treatment of symptomatic partial rotator cuff tears. Eur J Orthop Surg Traumatol. 2016;26(8):837–42. https://doi.org/10.1007/s00590-016-1826-3.
12. Kesikburun S, Tan AK, Yılmaz B, Yaşar E, Yazıcıoğlu K. Platelet-rich plasma injections in the treatment of chronic rotator cuff tendinopathy. Am J Sports Med. 2013;41(11):2609–16. https://doi.org/10.1177/0363546513496542.
13. Dawson J, Linsell L, Zondervan K, Rose P, Randall T, Carr A, Fitzpatrick R. Epidemiology of hip and knee pain and its impact on overall health status in older adults. Rheumatology. 2004;43:497–504. https://doi.org/10.1093/rheumatology/keh086.
14. Dallari D, Stagni C, Rani N, Sabbioni G, Pelotti P, Torricelli P, Tschon M, Giavaresi G. Ultrasound-guided injection of platelet-rich plasma and hyaluronic acid, separately and in combination, for hip osteoarthritis: a randomized controlled study. Am J Sports Med. 2016;44:664–71. https://doi.org/10.1177/0363546515620383.
15. Dragoo JL, Wasterlain AS, Braun HJ, Nead KT. Platelet-rich plasma as a treatment for patellar tendinopathy. Am J Sports Med. 2014;42(3):610–8. https://doi.org/10.1177/0363546513518416.
16. Battaglia M, Guaraldi F, Vannini F, Rossi G, Timoncini A, Buda R, Giannini S. Efficacy of ultrasound-guided intra-articular injections of platelet-rich plasma versus hyaluronic acid for hip osteoarthritis. Orthopedics. 2013;36(12):e1501–8. https://doi.org/10.3928/01477447-20131120-13.
17. Scott A, Laprade RF, Harmon KG, Filardo G, Kon E, Villa SD, et al. Platelet-rich plasma for patellar tendinopathy: a randomized controlled trial of leukocyte-rich PRP or leukocyte-poor PRP versus saline. Am J Sports Med. 2019;47(7):1654–61. https://doi.org/10.1177/0363546519837954.
18. Sante LD, Villani C, Santilli V, Valeo M, Bologna E, Imparato L, et al. Intra-articular hyaluronic acid vs platelet-rich plasma in the treatment of hip osteoarthritis. Med Ultrason. 2016;18(4):463. https://doi.org/10.11152/mu-874.
19. Anitua E, Sánchez M, Nurden AT, Nurden P, Orive G, Andía I. New insights into and novel applications for platelet-rich fibrin therapies. Trends Biotechnol. 2006;24(5):227–34. https://doi.org/10.1016/j.tibtech.2006.02.010.
20. Vogrin M, Rupreht M, Dinevski D, Hašpl M, Kuhta M, Jevsek M, et al. Effects of a platelet gel on early graft revascularization after anterior cruciate ligament reconstruction: a prospective, randomized, double-blind, clinical trial. Eur Surg Res. 2010;45(2):77–85. https://doi.org/10.1159/000318597.
21. Sánchez M, Anitua E, Azofra J, Prado R, Muruzabal F, Andia I. Ligamentization of tendon grafts treated with an endogenous preparation rich in growth factors: gross morphology and histology. Arthroscopy J Arthrosc Relat Surg. 2010;26(4):470–80. https://doi.org/10.1016/j.arthro.2009.08.019.
22. Matteo BD, Loibl M, Andriolo L, Filardo G, Zellner J, Koch M, Angele P. Biologic agents for anterior cruciate ligament healing: a systematic review. World J Orthop. 2016;7(9):592. https://doi.org/10.5312/wjo.v7.i9.592.
23. Riediger MD, Stride D, Coke SE, Kurz AZ, Duong A, Ayeni OR. ACL reconstruction with augmentation: a scoping review. Curr Rev Musculoskelet Med. 2019;12(2):166–72. https://doi.org/10.1007/s12178-019-09548-4.
24. Seijas R, Cuscó X, Sallent A, Serra I, Ares O, Cugat R. Pain in donor site after BTB-ACL reconstruction with PRGF: a randomized trial. Arch Orthop Trauma Surg. 2016;136(6):829–35. https://doi.org/10.1007/s00402-016-2458-0.
25. Vetrano M, Castorina A, Vulpiani MC, Baldini R, Pavan A, Feretti A. Platelet-rich plasma versus focused shock wave in the treatment of jumper's knee in athletes. Am J Sports Med. 2013;41(4):795–803. https://doi.org/10.1177/0363546513475345.
26. Sherpy NA, Hammad MA, Hagrass HA, Samir H, Abu-ElMaaty SE, Mortada MA. Local injection of autologous platelet rich plasma compared to corticosteroid treatment of chronic plantar fasciitis patients: a clinical and ultrasonographic follow-up study. Egypt Rheumatol. 2016;38:247–52. https://doi.org/10.1016/j.ejr.2015.09.008.
27. Monto RR. Platelet-rich plasma efficacy versus corticosteroid injection treatment for chronic severe plantar fasciitis. Foot Ankle Int. 2017;35(4):313–8. https://doi.org/10.1177/1071100713519778.
28. Yang WY, Han YH, Cao XW, Pan JK, Lin JT, Liu J. Platelet-rich plasma as a treatment for plantar fasciitis: a meta-analysis of randomized controlled trails. Medicine (Baltimore). 2017;96(44):e8475. https://doi.org/10.1097/MD.0000000000008475.
29. Kim E, Lee JH. Autologous platelet-rich plasma versus dextrose prolotherapy for the treatment of chronic recalcitrant plantar fasciitis. PMR. 2014;6(2):152–8. https://doi.org/10.1016/j.pmrj.2013.07.003.

烧伤患者的输血治疗 35

Rayhan Tariq，Christopher Hoffman，Mingqiang Li，Henry Liu
张建海 译 樊玉花 审校

1. 引言

据估计，全世界每年约有 180 000 人死于烧伤相关性损伤[1]。每年仅美国就有约 500 000 人因烧伤相关事件接受医学治疗，同时约 3500 例患者死于烧伤。2016 年，美国有 40 000 例烧伤住院患者，其中 30 000 人收治于医院烧伤中心[2]。住院时间大约为平均烧伤面积为每 1% 体表面积（total body surface area，TBSA）需要 1 天的住院时长，同时年龄、吸入性损伤或其他并发损伤均可增加住院时长[3]。

贫血是重度烧伤后常见的严重并发症之一，通常需要输血治疗。烧伤患者贫血分为两类：急性失血性贫血和危重症性贫血。在严重烧伤后的第 1 ～ 2 周时，急性失血性贫血是由热损伤、烧伤创面的反复手术以及如造血减少、红细胞隔离（译者注：即部分红细胞被隔离在烧伤患处）和红细胞破坏增加等内在生理变化所引起[4-5]。危重症性贫血通常发生在第 3 周之后，其发生因素较多，可能是由红细胞生成减少（如红细胞生成抑制、促红细胞生成素的减少、营养缺乏）与破坏增加（如红细胞隔离增加、红细胞形态异常、代谢增加和炎症反应）之间的失衡导致[6]。烧伤面积＞ 20% TBSA 的患者通常需要入住重症监护病房，且在住院期间可能需要多次接受输血治疗。烧伤患者在住院期间平均需要输注 14 单位的浓缩红细胞。

如上所述，烧伤患者通常都需要进行大量输血。输血有其自身的风险，包括免疫抑制、输血相关肺损伤（TRALI）、输血相关性循环超负荷（TACO）和感染的传播。输血与烧伤患者感染之间的相关性已被多年的文献所证明[6-7]。一项多中心回顾性研究和一项单中心回顾性研究均提示，每单位输血量可导致血液感染风险增加 11%[7-8]。据报道，死亡率会随着输血率的增加而增加。

高凝状态和凝血障碍均是重度烧伤后的重要严重并发症，须早期发现和积极干预。烧伤患者可在入院后不久或在恢复期诱发全身高凝状态。这种高凝状态通常是由于组织损伤、过度的炎症反应和低灌注引起的。凝血障碍，例如弥散性血管内凝血（disseminated intravascular coagulopathy，DIC），与烧伤面积＞ 40%TBSA 的重度烧伤相关[9]。凝血障碍和大量失血可导致烧伤患者凝血功能异常的多种临床表现，包括贫血、正常凝血状态，高凝 / 低凝状态及纤维蛋白溶解亢进。

2. 烧伤患者输血治疗的流行病学

多项研究探讨烧伤面积占 TBSA 百分比与输血率之间的关系来描述烧伤患者的输血需求。Birdsell 等在一项针对 109 例烧伤儿童患者的研究发现，烧伤面积≥ 30% TBSA 的儿童 100% 接受了输血，烧伤面积≤ 5% TBSA 的儿童均未接受输血[8]。Yogore 等在一项针对 1282 例烧伤患者的研究发现，5.7% 的患者烧伤面积≤ 10% TBSA、21% 的患者烧伤面积 11% ～ 20% TBSA、39% 的患者烧伤面积 21% ～ 30% TBSA 及 62% 的患者烧伤面积＞ 30% TBSA 需要接受输血[10]。而 Palmieri 等发现，在来自 21 个医疗中心的 620 例烧伤面积≥ 20% TBSA 的患者中有 74.7% 需要接受输血[6]。Posluszny 等发现 88.7% 的患者烧伤面积≥ 20% TBSA 需要接受输血[11]。Wu 等发现 133 例患者中有 86.5% 烧伤面积≥ 40% TBSA 需要接受输血，且 97.7% 要求输注血浆[12]。Lu 等发现 89 例烧伤面积达 15% ～ 65% TBSA 的患者中 71.9% 需要接受输血，44.9% 需要输注血浆[13]。

值得注意的是，既往输血率与烧伤面积占 TBSA 百分比有关。早期的几项研究中就已报道了输血率。Graves 等报道烧伤面积＞ 10% TBSA 的患者平均输注了 19.7 单位红细胞[7]。Vasko 等报道烧伤面积＞ 10% TBSA 的患者平均输注了 8.94 单位红细胞，烧伤面积＞ 30% TBSA 的患者需要输注 17 单位红细胞[14]。Palmieri 等报道烧伤面积≥ 20% TBSA 的患者平均输注了 13.7±1.1 单位红细胞，而烧伤面积≥ 50% TBSA 的患者需要输注＞ 30 单位红细胞，烧伤面积＞ 40% TBSA 的患者需要至少输注 11 单位红细胞[6]。Posluszny 等报道烧伤面积＞ 40% TBSA 的患者要求平均输血 20 单位[11]。Wu 等报道烧伤面积≥ 40% TBSA 的患者平均输血 68.2 单位[12]。

以上数字显示了传统上烧伤患者开放性输血的发展趋势。在病情稳定的 ICU 患者中进行的危重患者输血需求（The Transfusion Requirements in Critical Care，TRICC）试验，从传统的开放性输血策略（血红蛋白 10 ～ 12 g/dl）向目前限制性输血策略（血红蛋白 7 ～ 8 g/dl）转变，结果表明，限制性输血至少与开放性输血具有同样安全性，且降低了其院内死亡率[15]。但烧伤患者被 TRICC 试验及其后续研究排除在外。2017 年，一项名为“烧伤医疗评估中的输血需求（Transfusion Requirement in Burn Care Evaluation，TRIBE）”的多中心、前瞻性的大型随机调查研比较了烧伤面积＞ 20%TBSA 的患者中限制性与开放性输血策略的差异[16]，结果表明，两组患者间的死亡率、住院时间、ICU 住院时间或安全性均无显著性差异[16]。

3. 烧伤和凝血障碍

虽然给烧伤患者输血可能会减少与贫血相关的不良影响，但输血本身也有不良反应。主要包括肺水肿、容量超负荷、免疫抑制，TRALI 和潜在的凝血障碍。输血相关凝血障碍通常继发于大量输血，而导致稀释性凝血障碍。烧伤作为一种已知的破坏凝血级联反应的因素，表现为从亚临床表现到暴发性 DIC 间的多种临床表现。潜在的病理生理学机制是细胞炎症因子和组织因子的释放所介导的血栓形成和纤维蛋白溶解弥散，体内抗凝血剂随后被耗尽，继发于积极液体复苏的低体温及血液稀释也加剧了凝血异常。这些变化类似于重大创伤或脓毒症所致的紊乱[17]。介于上文提过的原因，动态测量凝血以准确评估当前的凝血状态对这些烧伤患者的管理大有裨益。在目前的医学实践中，这一点常在血液黏弹性检测的基础上来快速、床旁实现。凝血缺陷的纠正降低了相关的发病率和死亡率。据经验表明，黏弹性检测，如血栓弹力图与传统凝血检查配合使用可以更好地指导输血[18]。使用特定的血液成分可以在一定程度上限制患者暴露于血液制品的相关风险。然而，似乎使用黏弹性测试或特殊血液成分制品（冷冻沉淀、纤维蛋白原浓缩物和凝血酶原复合物浓缩物）尤其是在发展中国家，仍未被广泛采用[19]。

4. TRIBE 试验及烧伤患者最佳输血阈值

现在普遍认为，在 ICU 患者的治疗中限制性输血与开放性输血同样有效。这主要归功于 1999 年危重患者输血需求（TRICC）研究。然而，TRICC 研究并非专为烧伤患者设计，而是纳入了所有类型的 ICU 患者。烧伤患者具有某些独特的病理生理改变。高代谢状态、住院时间延长和需要反复接受手术是重症监护下严重烧伤患者的特点。烧伤治疗评估中的输血需求（TRIBE）研究是针对烧伤患者的输血相关问题开展的最早的前瞻性、随机对照的临床研究之一。TRIBE 研究旨在比较限制性输血策略（维持血红蛋白水平在 7 ～ 8 g/dl）和传统输血策略（维持血红蛋白在 10 ～ 11 g/dl）的差异[16]。在 TRIBE 研究中，来自 18 个医疗中心的 345 例患者在住院期间被随机分为限制性输血组（维持血红蛋白水平在 7 ～ 8 g/dl）和开放性输血组（维持血红蛋白水平在 10 ～ 11 g/dl）。限制性输血组的输血量中位数组为 8 单位，仅为开放性输血组输血量中位数（16 单位）的一半。该研究覆盖了包括 ICU 住院和外科手术在内的整个住院期。作者发现两组间患者的血液感染、器官功能障碍、机械通气天数、伤口愈合时间和 30 天死亡率均无显著性差异。这一精密设计的临床研究提供了高质量的证据，说明针对烧伤患者的限制性输血的治疗效果并不次于开放性输血，同时还降低了其血制品的暴露风险，节省了宝贵的血制品资源。

5. 小结

在美国，每年有近 500 000 人因烧伤相关创伤而需治疗，3500 例烧伤患者死于烧伤。失血过多和脓毒症可能导致烧伤患者凝血功能的多种异常，包括贫血、正常凝血状态或高凝和低凝状态以及纤维蛋白溶解亢进。纠正凝血障碍可降低相关的发病率和死亡率。黏弹性试验，如血栓弹力图和其他实时检验（point-of-care testing，POCT），能更好地指导临床输血和凝血功能管理，同时也可作为传统凝血检验的补充。可根据测量得出的血小板、纤维蛋白原和凝血因子的不足来补充特定的血液成分。TRIBE 研究明确了烧伤患者的最佳输血阈值。TRIBE 研究是一项设计精密的前瞻性随机多中心试验，表明限制性输血（血红蛋白 7 ～ 8 g/dl）和开放新输血（血红蛋白 10 ～ 11 g/dl）具有相似结果。限制性输血在烧伤患者中具有良好的耐受性，减少了对血制品的暴露，并通过减少血制品消耗和缩短住院时间提供了经济效益。

参考文献

1. WHO, fact sheets [Internet]. Burns; Available from: https://www.who.int/news-room/fact-sheets/detail/burns. Accessed on 28 Aug 2019.
2. National Burn Repository: Report of Data from 2017. American Burn Association. https://www.google.com/search?source=hp&ei=7BpnXcm_JdDy5gLR2b_gCw&q=national+burn+repository+report+of+data+from+2005-2015+executionexception&oq=National+Burn+Repository%3A+Report+of+Data+from+2005-2015+&gs_l=psy-ab.1.0.33i29912.4172.4172..10004...0.0..0.324.500.0j1j0j1......0....2j1..gws-wiz.....0....10001%3A0%2C154.GAJ2PGw0Atw. Accessed on 28 Aug 2019.
3. Taylor SL, Sen S, Greenhalgh DG, Lawless M, Curri T, Palmieri TL. Real-time prediction for burn length of stay via median residual hospital length of stay methodology. J Burn Care Res. 2016;37(5):e476–82. https://doi.org/10.1097/BCR.0000000000000332. PMID: 27355650.
4. Kimber RJ, Lander H. The effect of heat on human red cell morphology, fragility, and subsequent survival in vivo. J Lab Clin Med. 64:922–33. PMID: 14239955.
5. Loebl EC, Marvin JA, Curreri W, Baxter CR. Erythrocyte survival following thermal injury. J Surg Res. 1974;16:96–101. https://doi.org/10.1016/0022-4804(74)90016-x. PMID: 4818344.
6. Palmieri TL, Caruso DM, Foster KN, Cairns BA, Peck MD, Gamelli RL, et al. Effect of blood transfusion on outcome after major burn injury: a multicenter study. Crit Care Med. 2006;34(6):1602–7. https://doi.org/10.1097/01.CCM.0000217472.97524.0E. PMID: 16607231.
7. Graves TA, Cioffi WG, Mason AD Jr, McManus WF, Pruitt BA Jr. Relationship of transfusion and infection in a burn population. J Trauma. 1989;29(7):948–52; discussion 952–4. https://doi.org/10.1097/00005373-198907000-00007. PMID: 2746705.
8. Birdsell DC, Birch JR. Anemia following thermal burns: a survey of 109 children. Can J Surg. 1971;14(5):345–50. PMID: 5315619.
9. King DR, Namias N, Andrews DM. Coagulation abnormalities following thermal injury. Blood Coagul Fibrinolysis. 2010;21(7):666–9. https://doi.org/10.1097/MBC.0b013e32833ceb08. PMID: 20689402.
10. Yogore MG 3rd, Boral L, Kowal-Vern A, Patel H, Brown S, Latenser BA. Use of blood band services in a burn unit. J Burn Care Res. 6:835–41.
11. Posluszny JAGR. Anemia of thermal injury: combined acute blood loss anemia and anemia of critical illness. J Burn Care Res. 2006;27(6):835–41. https://doi.org/10.1097/01.BCR.0000245418.73538.25. PMID: 17091079.
12. Wu G, Zhuang M, Fan X, Hong X, Wang K, Wang H, et al. Blood transfusions in severe burn patients: epidemiology and predictive factors. Burns. 2016;42(8):1721–7. https://doi.org/10.1016/j.burns.2016.06.002. PMID: 27576934.
13. Lu RP, Lin FC, Ortiz-Pujols SM, Whinna HC, Cairns BA, Key NS. Blood utilization in patients with burn injury and association with clinical outcomes (CME). Transfusion. 2013;53(10):2212–21; quiz 2211. https://doi.org/10.1111/trf.12057. PMID: 23278449.
14. Vasko SD, Burdge JJ, Ruberg RL, Verghese AS. Evaluation of erythropoietin levels in the anemia of thermal injury. J Burn Care Rehabil. 1991;12(5):437–41. PMID: 1752878.
15. Hebert PC, Wells G, Blajchman MA, Marshall J, Martin C, Pagliarello G, et al. A multicenter, randomized controlled clinical trial of transfusion requirements in critical care. N Engl J Med. 1999;340(6):409–17. https://doi.org/10.1056/NEJM199902113400601. PMID: 9971864.
16. Palmieri TL, Holmes JH, Arnoldo B, Peck M, Potenza B, Cochran A, et al. Transfusion requirement in burn care evaluation (TRIBE): a multicenter randomized prospective trial of blood transfusion in major burn injury. Ann Surg. 2017;266(4):595–602. https://doi.org/10.1097/SLA.0000000000002408. PMID: 28697050.
17. Dobson GP, Letson HL, Sharma R, Sheppard FR, Cap AP. Mechanisms of early trauma-induced coagulopathy: the clot thickens or not? J Trauma Acute Care Surg. 2015;79(2):301–9. https://doi.org/10.1097/TA.0000000000000729. PMID: 26218701.
18. Marsden NJ, Van M, Dean S, Azzopardi EA, Hemington-Gorse S, et al. Measuring coagulation in burns: an evidence-based systematic review. Scars Burn Heal. 2017;3:1–13. https://doi.org/10.1177/2059513117728201. PMID: 29799542.
19. Lavrentieva A, Depetris N, Kaimakamis E, Berardino M, Stella M. Monitoring and treatment of coagulation abnormalities in burn patients. An international survey on current practices. Ann Burns Fire Disasters. 2016;29(3):172–7. PMID: 28149244.

院前急救输血 36

Marie-Christine Wright，Chikezie N. Okeagu，
Alaina L. Broussard，Keith P. Delaune，Shukan Patel，
Elyse M. Cornett，Alan David Kaye
孙璐璐 译 冒海蕾 易雯婧 审校

1. 引言

1628 年，英国医生威廉·哈维（William Harvey）在动物学杂志发表了里程碑式的著作《心与血液的运动》（通常称为《心血运行论》），描述了血液通过心脏做功在体内循环的过程。虽然人们已经知道血液对维持生命起至关重要的作用，但对血液如何被输送到组织中发挥这一重要功能却知之甚少。其实早在 1500 年前，古罗马的盖伦（Galen）就已提出当时广为流传的理论：血液由肝脏持续合成和分布，被各组织完全吸收[1]。哈维的发现引发了人们对血液循环的深入研究。在《心血运行论》发表后数十年内，动物输血实验获得成功；最终于 1818 年，由詹姆斯·布伦德尔（James Blunndell）成功进行了人体的输血治疗[2-3]。如今，输血已经成为美国医院最常见的治疗措施[4]。

输血的指征很多并且包括各种原因所致的失血、贫血及出血[5]。创伤患者合并出血，死亡率高达 40%[6]。此外，大量出血也表现为一系列生理功能紊乱，危害创伤患者生存。一旦患者合并出现低体温、代谢性酸中毒及凝血功能障碍，即“死亡三联征”，则预后不佳（图 36.1）。严重出血可直接导致体温过低；当出血无法控制时会导致交感系统兴奋，血液从非重要脏器转移流出以保证重要脏器灌注。这种生理性保护机制最终导致氧气供需失衡，迫使机体依靠无氧代谢供能，从而导致乳酸和酮体等酸性代谢产物堆积，pH 值下降，代谢性酸中毒加剧；为了控制大量失血，机体还将激活凝血级联反应，凝血因子被大量消耗，导致消耗性凝血功能障碍。此外，这些功能紊乱相互影响，促使酸中毒、凝血障碍及低体温的继续恶化，最终危及生命[7-10]。

认识到迅速干预这些因素可以为患者获得有利的结局提供最佳机会，为此发展出多种损伤控制性复苏（damage control resuscitation，DCR）策略[11]。输血是 DCR 策略的一种主要手段，也是患者收入创伤中心后的首要治疗手段之一[6, 10-11]。然而，死亡三联征在创伤后数分钟即可发生，远早于患者被送达医院的时间[12-13]，实际上，高达 56% 的创伤患者送达医院前就已经死亡[14]。因此，人们将目光聚焦于在抵达医院之前即可启动的急救措施，其中就包括院前输血（prehospital blood transfusions，PHBT）[11, 14-17]。

受战伤士兵治疗方案的启发，现代损伤控制性复苏旨在通过输注等比例的血浆、血小板及红细胞模拟重组的全血，缓解快速失血[18-19]。传统上，在

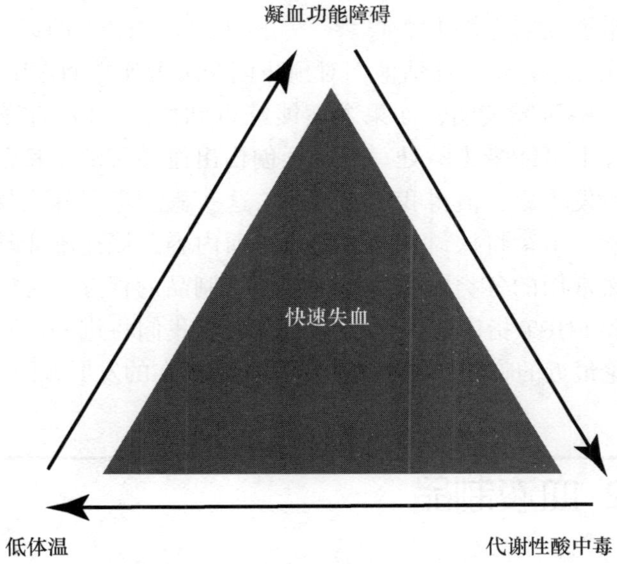

图 36.1 死亡三联征

院前以晶体液为基础的复苏已经很常见，但是近来越来越多的人开始关注强调早期输血的治疗方案[11, 20]。理论上，使用血液制品能有效缓解出血后的生理效应，提高生存率，然而部分研究却得到不一样的结果。斯佩里（Sperry）等的一项随机试验表明，院前使用冰冻血浆复苏与使用晶体液标准复苏的患者相比较，30天死亡率更低，分别是23%和33%[20]。沙克尔福德（Shackelford）的研究也表明，在受伤后30分钟内接受红细胞输注治疗的美国士兵，24小时和30天死亡率均降低[21]。但是，摩尔（Moore）等的研究发现接受血浆或生理盐水复苏治疗的创伤患者，28天死亡率没有差异[22]。类似的，里约特（Rijnhout）等对PHBT在降低死亡率方面的有效性进行了系统回顾和meta分析，未能发现PHBT有决定性的获益[23]。

除了模棱两可的结论，院前输血还存在其他争议。例如，血液制品的供给和储存一直是争议焦点[17]。血液制品保存需要适当的温度，并且有使用期限；此外，血液制品使用前还需加温处理[23-24]，若不进行加温直接使用，将进一步降低体温，加剧内环境紊乱，危及患者生命[8-9, 13, 23]，然而达成上述条件会花费巨额代价[23-24]。在紧急情况下，没有足够时间对受血者行血型鉴定，因此需要准备万能血型制品，避免血液排斥反应。即便进行了交叉配型实验，又或者使用万能血型制品，也可能发生过敏、容量超负荷及肺损伤等输血不良反应，在医院外进行输血的急救人员可能没有足够的设备来处理这些问题[20, 23]。

尽管院前输血有各种潜在风险，很少有患者被报道发生这些并发症[20, 23]。由于缺乏PHBT的标准化方案，难以评估他们对预防创伤患者死亡的作用。一些研究表明，如果方案能够得到优化，PHBT实际上可能带来益处。为降低创伤出血相关的不良预后发生率，值得我们对PHBT这一概念进行深入探索。本章将探讨PHBT的多方面内容，概述临床输血常用的各类血液制品，对血液制品的保存、运输和PHBT指南进行细节讨论，最后我们将进一步讨论最近的临床发现和PHBT的未来潜在的发展方向。

2. 血液制品

在美国，献血受到食品药品监督管理局（Food and Drug Administration，FDA）的严格管控。献血者年龄必须在16岁至65岁之间，体重至少110磅（约50 kg），排除特定疾病及传染性疾病。需调查献血者最近旅居史，有无文身及打孔，以及血红蛋白数、血压、用药情况及怀孕史等[25]。除了调查相关病史外，献血后还需对血液进行传染病检测，包括艾滋病病毒、乙型肝炎和丙型肝炎病毒、西尼罗河病毒（West Nile Virus，WNV）、人类嗜T细胞病毒（human T-cell lymphotropic virus，HTLV）（*译者注：原文HTVL，应为HTLV*）、巨细胞病毒（cytomegalovirus，CMV）、EB病毒（Epstein-Barr virus，EBV）、梅毒以及美洲锥虫病[25]。在美国，定期检查血液设备，且必须达到公共卫生服务法第42节的高质量标准，由FDA执行尽量确保血液供应安全[26]。献血者捐献全血后，需在5～8小时内通过冷冻离心法分离血液成分[27]。单采是一种备选的血液采集方法，其采集血液中的特定成分，同时利用过滤技术将剩余血液成分回输献血者[27]。

全血是未经加工的血液制品，包含了机体循环血液中的所有成分，包括红细胞（red blood cells，RBCs）（*译者注：原文RBC，应为RBCs*）、血浆、血小板和白细胞[27]。由于全血包含多种不同的成分，所以当外来血液带入受血者时，多种不良反应就会发生[27]。红细胞上的抗原“A”或“B”，决定一个人的血型是A、B、AB或O型。Rh因子则是另外一种抗原，Rh血型用“阳性”或“阴性”区分[25]。如果之前ABO血型错配，外来抗原和自身抗体结合，将引发致命的急性溶血性输血反应[25]。为了避免这种不良反应，如果血型不明，则可使用万能血型“O阴性”输注[25]。全血可在有执照的血库中以1～6℃保存35天，处于枸橼酸磷酸葡萄糖腺嘌呤（CPDA-1）的抗凝液中[27]。美国军方在战场上偶尔会使用“移动血库”（walking blood banks，WBB）提供的“温热新鲜全血”（warm fresh whole blood，WFWB）抢救战伤人员[28]。WFWB室温保存24小时或冷藏8小时后过期[28]。使用WFWB治疗战伤的最大缺点是具有急性溶血性反应的风险，主要原因是血型不匹配，也可能与感染源有关[28]。全血有以下几个优点：包含所有血液固有成分，与生理比例相同且不含防腐剂或添加剂，单一的模式储存在紧急情况下更容易获得[28]。2009年Spinella的研究表明，与成分输血相比，WFW与战伤失血性休克患者30天的生存率的升高相关[28]。由于全血包含所有的生理成分，易储存和获取，因此危重病人送达医院前输注全血，有利于预防出血相关的死亡。

浓缩红细胞（packed red blood cells，PRBCs）是最常见的血液制品，一个单位浓缩红细胞容量约 200 ml，血细胞比容可达 75%[29]。严重贫血患者（血红蛋白 < 70 g/L）或有严重隐性失血的患者输注 PRBCs，可快速提升血液携氧能力[29]。输注 1 单位的 PRBCs 后，患者的血红蛋白和血细胞比容分别提高 10 g/L 和 3% 左右[29]。输注 PRBCs 与输注全血一样，输注前需行 ABO 交叉配型实验以避免输血反应[25]。浓缩红细胞经过"洗涤""去白细胞"或"射线照射"处理后，也适用于某些特殊人群。洗涤红细胞经过生理盐水洗涤后，能去除 98% 的血浆、血小板及细胞碎片，还可以降低白细胞的浓度[29]。既往有输血过敏和 IgA 缺乏的患者，可使用洗涤浓缩红细胞，但需在生理盐水洗涤后 24 小时内使用[29]。PRBCs 过滤掉 99.9% 的白细胞就是少白浓缩红细胞，能有效降低 CMV、EBV 和 HTLV 的感染风险，减少发热反应[29]。照射红细胞就是使用 γ 射线照射 PRBCs，灭活所有淋巴细胞[29]。这些血液制品适用于免疫缺陷患者、淋巴瘤患者、干细胞和骨髓移植患者以及宫内输血等患者，避免供体感染宿主疾病[29]。PRBCs 可在 1 ～ 6℃的血库中保存长达 42 天；分发至临床后，在血液冷藏储存器中能保存 6 小时[27]。PRBCs 对院前救助失血性休克患者十分重要，输注高浓度的血红蛋白可快速提升携氧能力，这对严重大量失血的患者的器官功能十分重要。

新鲜冰冻血浆（fresh frozen plasma，FFP）包含所有凝血因子、蛋白质 C、蛋白质 S、抗凝血酶Ⅲ、白蛋白、免疫球蛋白、组织因子途径抑制剂和纤维蛋白原[30]。FFP 从全血中分离后，需在 6 小时内冰冻处理，以保存凝血因子的活性[30]。FFP 适用于凝血因子缺乏的患者，包括先天性缺乏，微血管出血伴凝血酶原时间（prothrombin time，PT）和活化部分凝血活酶时间（activated partial thromboplastin time，APTT）延长，大量血液置换相关的稀释性凝血功能障碍，弥散性血管内凝血、肝脏病变继发的凝血障碍[29]。紧急情况下 FFP 也可用于逆转华法林的抗凝效果，也可与血浆置换联合治疗血小板减少性紫癜和溶血性尿毒症[29]。FFP 可在低于－18℃（译者注：原文 18℃，应为－18℃）的血库中保存 1 年，但解冻后 5 天内必须使用[27]。

液体血浆（Liquid plasma，LP）的成分与 FFP 类似，主要区别是采血分离后，液体血浆保存于 1 ～ 6℃中，而 FFP 是冰冻保存。液体血浆从全血中分离出来后的保质期仅有 5 天，如果使用抗凝剂可保存 26 ～ 40 天左右[27]。液体血浆的凝血因子含量低于 FFP，例如，6 小时后凝血因子Ⅴ和Ⅷ开始减少[27]。与解冻后的 FFP 相比，LP 的保质期更长，有利于充足的血浆供给。输注血浆前也需行 ABO 交叉配型试验，但其配型系统与红细胞配型相反[31]。由于血浆中只含有抗体，而抗原位于红细胞膜，因此万能血浆供体是不含抗体的 AB 型血浆[31]。因为液体血浆的保质期比解冻后的 FFP 长，所以将来液体血浆可能在院前输血急救中发挥更加重要的作用。

血小板是出血过程中血凝块形成的必要成分。血小板可从单人全血或通过血液成分单采法从多人混合全血（4 ～ 6 个献血者）中采集[29]。对于血小板减少或有手术出血的患者，当血小板计数低于 50×10^9/L 时，或低于 100×10^9/L 且伴有临床出血风险时，建议预防性输注血小板[29]。血小板功能障碍发生微循环出血时也需补充血小板，但特发性血小板减少性紫癜（idiopathic thrombocytopenia purpura，ITP）禁止输注血小板[29]。血小板可在室温（20 ～ 24℃）中保存，但需持续轻微摇动以防血栓形成，血小板保质期为 5 天[29]。

冷沉淀是一种富含凝血因子Ⅷ、因子ⅩⅢ、纤维蛋白原、纤维连接蛋白和血友病因子的血液制品[29]。冷沉淀可用于预防先天性纤维蛋白原缺乏患者围手术期出血；治疗对去氨加压素（desmopressin，DDAVP）无效或持续出血的血友病患者；改善大量输血后纤维连接蛋白浓度 80 ～ 100 mg/dl 时微血管出血症状[29]。每 10 kg 体重补充 1 单位冷沉淀，纤维连接蛋白浓度可提高 50 mg/dl[29]。合成纤维蛋白凝血块需要消耗大量凝血因子，输注冷沉淀可以补充这些凝血因子，并且无需 ABO 配型实验[25]。依据上述原因，当需要大量输血时，冷沉淀在院前治疗中发挥着不可或缺的作用。

现代"损伤控制性复苏"方案建议，严重创伤大出血患者大量输血可按 1∶1∶1 的比例输注 PRBCs、FFP 和血小板[32]。美国急救人员几乎每天都能碰到这些创伤情况，大量输血可快速提高血液携氧能力，纠正血容量不足和创伤所致的凝血功能障碍；按 1∶1∶1 的比例输血可以预防稀释性凝血功能障碍[32]。如果这些患者在到达医院前接受院前输血治疗，生存问题就得以解决（表 36.1）。

3. 运输、保存和保质期

急救人员实施院前输血治疗，能有效改善患者预后，但美国的紧急医疗服务（emergency medical services，EMS）却不能落实此项治疗措施，因为患者获得的血液制品较院内输注的血液制品质量低，因此需要加强监督和协调从时间部署到输注的每一个环节以保证血液制品的质量。遗憾的是，这种严格的监察制度是后勤保障的障碍，限制了院前输血实施的推广。在这些限制因素中，血液运输过程中的温度调节仍是院前输血的最大难题，若超过理想温度，保质期可能会快速缩短，使得每次紧急呼叫都需随身携带血液制品（然而可能不是每次会使用）的操作极其浪费。维持血液在更低温环境下，将血液代谢活性降至最低，延长血液制品保质期。然而冰冻血液的方法并不可行，因为温度低于 2℃，红细胞就会发生脱水，随之溶血；此外，冰晶的形成也会损伤红细胞膜[33]。还需注意，全血和 PRBCs 不是输血中仅有的血液制品，不同的血液制品保存温度各不相同。

为确保患者在急诊室获得统一质量的血液制品，严格控制温度是维持护理的标准。控制保存温度，除了能预防血液制品变质和污染外，还能延长保质期。保质期通常指血液制品的最长有效时间。美国血库学会（American Association of Blood Banks，AABB）与 FDA 密切合作，制定了每种血液产品运输和保存的温度标准[34]。下文对每种血液制品的运输、保存温度和保质期的说明均参考 2018 年 AABB 制定的温度标准[35]。

AABB 推荐 PRBCs 存储温度为 1 ～ 6℃，运输温度为 1 ～ 10℃。PRBCs 的保质期由 75% 的输入红细胞在 24 小时后仍能在循环中存活的时间决定。根据使用不同的抗凝剂，PRBCs 的保质期从 21 天至 42 天不等。

针对血小板的准备，AABB 建议血小板在室温（20 ～ 24℃）中保存，需要持续轻柔的摇动。血小板的运输温度同保存温度，但不用持续摇动。因为在储存中持续摇动可改善血小板缺氧和随之发生的损伤，减少乳酸生产，避免 pH 值过低[36]。血小板的保质期为 5 天。

AABB 推荐 FFP 的保存温度≤−18℃，此温度保质期可达 12 个月（若保存温度降至−25℃，FFP 的保质期可延长至 36 个月）。但是，FFP 使用前必须解冻，一旦解冻，根据不同的添加剂，FFP 的保质期减少到 1 ～ 5 天。

AABB 建议冷沉淀保存温度≤−18℃，与 FFP 类似，冷沉淀使用前也需解冻，解冻后可在室温下保存，但保质期仅为 6 小时。

正如前面提到的，院前输血系统性实施的最大障碍就是不同血液制品的保存和运输需要特定温度符合法律规范的要求和建议。目前，根据不同的血

表 36.1 血液制品的成分分析、保质期和保存条件

血液制品	成分	保质期	保存条件
全血	生理状态比例的未经处理的红细胞、血浆、血小板、凝血因子和白细胞	CPD 或 CP2D 抗凝可保存 21 天，CPDA-1 抗凝可保存 35 天	1 ～ 6℃
浓缩红细胞（PRBCs）	仅 RBCs（未经 γ 射线照射或过滤，残留少量血浆和白细胞）	42 天	1 ～ 6℃
新鲜冰冻血浆（FFP）	所有凝血因子、抗凝血酶Ⅲ、白蛋白、免疫球蛋白、纤维蛋白质 C 和 S、组织因子途径抑制剂和纤维蛋白原	365 天 解冻后只能保存 5 天	≤−18 ℃，输血前需保存于 1 ～ 6℃
液体血浆（LP）	与 FFP 一样，缺乏凝血因子，未冰冻状态	从全血分离后 5 天（即 21 天＋ 5 天或 35 天＋ 5 天）	1 ～ 6℃
冷沉淀	凝血因子Ⅷ、因子ⅩⅢ、血友病因子、纤维蛋白原和纤维连接蛋白	365 天 解冻后只能保存 6 h	≤−18℃
血小板	仅包含血小板	5 天	20 ～ 24℃，需要持续轻微摇动

液制品有专门的保存容器，维持全血和血液成分在运输中所需的保存温度。这些保存容器通常是某种便携式冷藏箱，可远程监控，无论外界环境如何变化均能保持特定温度。由于便携式冷藏箱利于携带，相比标准血液制品冰箱，在保存和运输血液制品的过程中更受欢迎。这些储存设备的两个主要部件是一个隔绝温度容器和一个含冷却的插件或包装盒。常见的一种产品是美国 Pelican BioThermal 公司的 Crēdo™ Medic Pack Series 4 EMT 便携式冷藏箱，它能同时保存 2 单位的 PRBCs 和 2 单位的血浆。这套便携式冷藏箱最外层是运输保护壳，中间是一个真空层，最里面是一个装满重水的保温箱[37]。在使用前先冰冻重水（至少 8 小时），使用后会逐渐融化，融化后的重水温度是 3.8℃左右。测试表明，在这种保存条件下，维持血液制品 1 ～ 6℃的时间可达 24 小时[38]。其他一些公司也生产类似的血液制品 / 药品存储容器。美国 FaraeTec 公司生产的 LifeBox 50 有一个坚固的保护壳（与 Crēdo™ Medic Pack 不同），保护壳内是网状聚苯乙烯层，里面依次是碳凝胶真空隔热板、零渗透屏蔽罩保护的仪表盘、塑料材质的波纹内衬[39]。LifeBox 50 和 Crēdo™ Medic Pack 为代表的便携式冷藏箱，由复合材料制造，能有效维持目标温度，它们的优势是不需要电池也能工作，缺点就是造价昂贵。经过调研，按照目前的温度控制标准，即便不是为了极限温度控制，也找不到更便宜的材料生产冷藏箱[40]。如果全美国的 EMS 系统都遵循院前输血标准，那么会有更多的公司投入经费研究更有效、更经济的血液制品保存运输容器。

随着院前输血的发展，许多已经实施的方案达不到国家标准的要求。目前，已经制定了几个涉及全国范围的 EMS 流程指南，可提高 EMS 人员院前输血的工作效率，还能节约开销。相关部门还需减少血液资源的浪费和滥用，为了降低这种风险，EMS 部门需要与当地医院和血库紧密合作，允许对 EMS 的血源再调配。血液制品的保质期较短，若不及时使用会造成浪费，因此，从当地医院及血库“交换”新鲜收集的血液制品，确保即将过期的血液制品在医院被尽快使用[41]。某些 EMS 机构还实施一项原则，所有现有的血液制品或血液成分必须来源于不同的供体，如果其中一份血液制品发生输血反应，急救人员能继续使用其他指定的血液制品[38]。

根据院前输血指南的介绍，EMS 已经在使用其他的设备。例如，将温度探头放置于特定的冷藏箱内，可在救护车的仪表盘、飞机的人事部门显示温度，或向监管人员远程发送实时温度。EMS 还投资建造专门的制冷设备，更精确地调控温度以保存血液制品[38]。这些制冷设备拥有最新的技术，包括多达三套含软件的温控冗余系统，一旦发生故障或温度升高，能立刻发出警报[42]。一些项目包括即刻血红蛋白检测仪等设备帮助确定是否需要输血治疗。此外，能快速加热大量血液制品的便携式血液加温器是急救人员所必需的。Warrior Lite 血液加温器可将 200 ml/min 流速的血液制品从 10℃加热至 35℃[43]。

若将院前输血整合至急诊系统就没有后勤问题了。每个部门必须决定实施这类方案对当地而言的成本效益，需要考虑的因素包括当地休克 / 创伤的发生率，当地医院和（或）血库建立血源共享的可行性，急救站和急救车的配套设施及养护费用。由于急救人员在苛刻的环境中日常操作，有的设备如冷却器是过度磨损的牺牲品。这些冷藏器不仅昂贵，预处理和安装流程也费时费力[38]。输血指征不严格，不恰当的保存方案，或一些不可控因素（如车辆故障）等，都会造成血液制品浪费。按照血液制品有关储存、运输和管理的规定，对所有人员进行培训也是非常昂贵，但也极为重要[44]。各部门还需执行严格的文书记录，工作人员需花费时间完成这些文书工作。对于院前输血的研究方向，急救人员的关注点是输血的标准化流程制定和患者预后方面。然而，目前越来越多的 EMS 部门已经开展院前输血项目，我们应该对这些项目的成本效益进行核算，确保不会大幅增加财政支出。

上述后勤方面的压力，阻碍了 EMS 在全美推广院前输血治疗。历史上，美国军方使用医疗直升机运送血液制品已有一段时间[45]。其他机构实施类似做法的时间也各不相同。挪威直升机紧急医疗服务中心在过去的 30 年里间歇地部署了携带血液制品的直升机，但直到 2013 年才制定了每架飞机均应携带血液制品的标准[17]。大约在 2011 年，澳大利亚最先使用民用救援飞机运输血液制品，实施院前输血治疗，随后英国也开展了此项业务[46]。2016 年一项研究表明，在美国 235 个直升机紧急医疗服务中心中，仅有 25.3% 常规携带血液制品，其中仅 60% 的急救人员每次外出飞行时携带血液制品[47]。同时期，很多急救中心，例如美国的 Life Flight 急救中心，也开始尽可能地执行院前输血标准。有趣的是，从 2009 年开始，邮轮已经成功对船上的供体执行温热新鲜全血输血（warm fresh whole blood transfusion，WFWB）标准[17]。据报道，美国德克萨斯州柏树溪（Cypress Creek）紧急医疗服务和哈里斯县（Harris County）48 区急救中心从 2017 年开始，首先为患者运输和输注全血作为一种民用地面 EMS 服务[41]。2018 年，德克萨斯州圣安东尼奥（San Antonio）成为首个为急救人员和七个消防部门配备全血用于院前输血治疗的大都市地区[48]。随着相关研究工作的开展，美国各地的 EMS 有望在不远的将来实施院前输血治疗。随着院前输血的普及发展，后续研究应着重项目纳入的主要后勤保障，并允许健康保健机构参与改进工作，提高这些项目的成本效益；此外，还需标准化输血流程，最重要的就是改善患者的预后。

4. 输血指南和风险

目前各医疗组织及医院的输血指南均不相同，但不同的指南主旨及目的都表达的是同样的内容。在外科手术中，输血通常是麻醉科医师的责任，为此，美国麻醉科医师学会（American Society of Anesthesiologists，ASA）发布了它自己的相关输血指南。指南分为四个部分：患者评估、患者准备、输血前准备以及术中和术后失血管理（表 36.2）。

表 36.2 美国麻醉科医师学会的输血指南[49]

患者评估
1. 询问既往病史，特别注意既往输血史和当前用药史，例如华法林、氯吡格雷、阿司匹林或其他口服抗凝药物使用情况
2. 先天性凝血功能障碍病史，血栓性疾病，重要器官缺血的危险因素
3. 仔细斟酌输血的必要性，评估输血带来的利弊，患者的意愿也应考虑
4. 核实现有的检查结果，实施体格检查，必要时行其他实验室检查
患者准备
1. 合并慢性肾病、肾功能不全或拒绝输血的患者，可使用促红细胞生成素，还可选择合并使用铁剂治疗，降低输血带来的风险
2. 接受抗凝治疗的患者，是否停用抗凝治疗，需遵循专科医师的会诊意见
3. 服用抗血小板药物的患者，在输血前应停用药物
4. 接受手术的患者，预计会有大量失血，血液制品应在通知后短时间内即可获得
输血开始前的准备事项
1. 严格遵守 RBC 输注指南
（a）正在出血或潜在出血，血红蛋白在 60 ～ 100 g/L 间，还需评估血管内容量状态，终末组织及器官缺血表现，心肺储备功能
（b）尽量逐个单位输注 RBC
（c）避免给拒绝输血或无需输血的患者输血，可减少血液制品的浪费
（d）若便于 RBC 运输的方法可行，对大出血患者实施大量输血方案
2. 抗凝剂拮抗
（a）紧急情况下，可用凝血酶原复合物或 FFP 拮抗华法林的效果
（b）除术后需要快速恢复抗凝状态外，非紧急情况下可使用维生素 K 拮抗华法林的作用
3. 使用抗纤溶药物预防大出血
（a）行心肺转流术时，推荐使用抗纤溶药物预防出血，减少异体血输注
（b）某些骨科手术应考虑使用抗纤溶药物预防出血
（c）肝脏手术和其他高出血风险的临床情况，应使用抗纤溶药物预防出血
4. 急性等容性血液稀释（Acute normovolemic hemodilution，ANH）
（a）若条件允许，诸如心脏、骨科、胸腔以及肝脏等相关手术，可考虑使用 ANH 减少有大出血高风险的患者的异体输血量
术前及术后失血的管理
1. 异体 RBC 输注
（a）输血时无需考虑血液储存时长
（b）输注去白细胞的血液能减少异体输血的并发症

（续表）

2. 回收式自体 RBCs 输血 （a）若条件允许，可回输回收的自体 RBCs 作为节约血液的干预措施 3. 术中及术后监护 （a）定期观察术区，并与外科医师沟通，判断是否存在大出血 （b）检测负压吸引瓶，手术纱布，引流管等，评估出血量 （c）使用 ASA 标准监护仪监测重要器官灌注情况（例如血压、心率、氧饱和度及心电图） （d）怀疑合并贫血者，需监测血红蛋白和血细胞比容变化，并预估失血量 （e）怀疑合并凝血功能障碍者，需监测 INR、APTT 及纤维蛋白原浓度变化 （f）定期排查输血反应的体征和症状（例如发热、荨麻疹、呼吸窘迫等），一旦发现，立即停止输血 4. 大出血的治疗 （a）输血前监测血小板计数可能有益，但在临床中很难做到。对于出血量大的患者应该考虑评估抗凝药物使用情况 （b）若条件允许，输注 FFP 前应进行凝血功能检查，如 PT、APTT 和 INR （c）输注冷沉淀前应监测纤维蛋白原浓度 （d）大量出血或血小板功能障碍的患者，可考虑使用去氨加压素。纤维蛋白凝胶和凝血酶凝胶也可用于局部止血 （e）若出血原因是纤维蛋白溶解，可使用 D- 氨基己酸或氨甲环酸等药物治疗 （f）如果凝血功能检查示 INR 延长，可使用凝血酶原复合物（prothrombin complex concentrate，PCC）治疗 （g）其他方案都尝试后，可以考虑使用重组因子Ⅶ改善出血症状 （h）纤维蛋白原浓度升高可能有利于止血

危重病和创伤医学的输血与择期手术的输血指南不相同，但两种情况下的最终目标是一致的，就是稳定患者的生命体征，并尽可能预防长期并发症。美国重症医学会（American College of Critical Care Medicine，ACCCM）和危重症医学学会（Society of Critical Care Medicine）联合发布的输血指南涉及七个方面：（1）危重症；（2）脓毒症；（3）有急性肺损伤或急性呼吸窘迫综合征风险的患者；（4）神经系统损伤和疾病；（5）红细胞输注风险；（6）红细胞输注的替代方案；（7）减少输血的策略（表 36.3）。

美国血库学会（American Association of Blood Banks，AABB）也提出了自己的输血指南，但是，对于手术或紧急情况而言，ASA 与 ACCCM 的指南可能更实用。AABB 的输血指南分为两个方面（表 36.4）。

表 36.3　美国重症医学会的输血指南[50]

针对下述患者输注 RBCs 的建议
常规的重症患者 1. 大量失血时输注 RBCs 的指征包括失血性休克、出血、血流动力学不稳定或低氧供 2. 血流动力学稳定的重症患者合并贫血时，以血红蛋白 7 g/dl 或 10 g/dl 为临界值输注 RBCs，治疗效果类似，但合并急性心肌缺血的患者治疗效果可能不同 3. 不建议将血红蛋白作为输血的唯一指标，还应考虑其他临床症状，如循环容量、休克、临床症状持续时间以及血流动力学参数 4. 尽可能按单位输注 RBCs 5. 需要机械通气（mechanical ventilation，MV）的、创伤复苏后的、心脏疾病处于稳定期的重症患者，血红蛋白＜ 7 g/dl 时才需考虑输血治疗。若将输血阈值提高至 10 g/dl，在这些情况下不会有更大收益 6. 输注 RBCs 不是改善危重患者组织耗氧的唯一方法 7. 有急性冠脉综合征病史的患者合并贫血时，可从 RBCs 输注中获益
脓毒症患者[a] 1. 脓毒症患者输血指征需要单独评估，因为暂不清楚脓毒症患者的最佳输血指征，也没有明确的证据表明输血可以提高组织氧合
急性肺损伤（acute lung injury，ALI）和急性呼吸窘迫综合征（acute respiratory distress syndrome，ARDS）患者[a] 1. ALI 和 ARDS 是大量输血常见的并发症 2. 有发生 ALI 或 ARDS 风险的患者，应尽量避免输注 RBCs 3. 输血相关的 ALI 或 ARDS 事件应向血库报告 4. 输注 RBCs 不能帮助患者脱离呼吸机

（续表）

合并神经损伤和神经相关疾病患者[a] 1. 中重度创伤性脑损伤患者使用血红蛋白低于 10 g/dl 为输血指征没有任何益处 2. 判断神经损伤患者是否需要输注 RBCs 应该因人而异，目前暂无相关指南
输血风险[a] 1. 输注 RBCs 增加医院感染（伤口感染、肺炎、脓毒症）的风险 2. 输血后多器官功能衰竭和系统性反应综合征虽然罕见，但往往是最致命的因素，不得不重视 3. 输注去白细胞 RBCs 的优点还需进一步研究 4. 输注 RBCs 是 ICU 住院时间增加、并发症发生率和死亡率升高的独立相关因素 5. 接受 RBCs 输注的患者，是进入 ICU 和住院、并发症发生和死亡的高危人群 6. 输血和 ALI/ARDS 有一定的联系
RBCs 输注的替代方案[a] 1. 重组人促红细胞生成素可诱导网织红细胞生成，减少输血量 2. 正在研发的用于重症患者的血红蛋白类携氧载体（hemoglobin-based oxygen carriers，HBOCs），但在美国尚未获准使用
减少输注 RBCs 的策略[a] 1. 成人和儿童微量采血管的使用，实验室检测所需血量的减少，促使从静脉抽取的血量减少，最终表现为所需输血量减少 2. 将废弃血液保存以便再次使用的设备，可减少静脉采血量

[a] 没有足够的数据支持关于本主题的一级建议

表 36.4 美国血库学会的输血指南[51]

首要推荐 1. 血红蛋白低于 7 g/dl 是血流动力学稳定的患者，包括重症患者的输血指征 2. 血红蛋白低于 8 g/dl 是骨科、心脏手术患者、有心血管疾病病史的输血指征 3. 该建议不适用于下列情况：急性冠脉综合征、严重血小板减少症、合并出血风险的血液病或肿瘤疾病患者以及慢性输血依赖性贫血患者
次要推荐 1. 患者（包括新生儿）可预约保质期内的 RBCs，不能限制患者必须输注保质期 10 天内的 RBCs

在许多情况下，输注 RBCs 对患者的生存至关重要，然而输血反应确实随时发生，因此任何时候输注任何血液制品都应该考虑输血反应的问题。当红细胞由补体介导的免疫机制（通常继发于 ABO 血型不合）或物理性损伤（渗透或温度相关）被破坏时，就会发生输血所致的急性血管内溶血反应。严重并发症如休克和弥散性血管内凝血（disseminated intravascular coagulation，DIC）往往与 ABO 血型不匹配有关，与物理损伤关系不大。在手术室里 ABO 血型不匹配的临床症状包括：低血压、休克和发热。如怀疑 ABO 血型不合，应立即停止输血，并采取对症支持治疗，维持血压稳定。输注血小板、FFP 和冷沉淀等血液制品能改善消耗性凝血功能障碍[52]。输血 6 小时后常见的症状是输血相关性容量超负荷（transfusion-associated circulatory overload，TACO）和输血相关性急性肺损伤（transfusion-related acute lung injury，TRALI）等综合征，可累及呼吸系统，严重时危及患者生命。TACO 以静水压性肺水肿为特征，TRALI 表现为渗透性肺水肿[53]。含血液成分（FFP、血小板、RBCs）的血浆中所包含供体的抗体与患者粒细胞上的抗原结合诱发 TRALI。该反应随后导致肺毛细血管中的粒细胞聚集，补体激活，导致发热、低氧血症、急性呼吸窘迫、气道压力峰值增加等。TACO 和 TRALI 的症状相似，但区别就是 TRALI 有发热而 TACO 没有[54]。患者输注血小板经常有被细菌感染的风险，血小板储存于 20 ～ 24℃，这个温度有利于细菌生长。因此，筛查细菌污染的新方法使用后，输血反应病例大幅降低。然而，被污染的血液制品偶尔会被遗漏，因此输血后出现发热和低血压，都应该怀疑细菌污染的可能。若输血后发生低钙和低镁血症，应考虑枸橼酸中毒。在制备血液制品过程中，枸橼酸是一种常用的抗凝剂，但它很容易结合钙和镁离子。如果在短时间内大量输血，枸橼酸代谢就会失衡。另外，确实会发生患者 IgE 抗体攻击供者血浆中的蛋白质引起的过敏反应，患者经常出现荨麻疹等红斑性皮肤表现，可自行消退或使用苯海拉明治疗，若发生严重的过敏反应可危及生命[55]。

5. 临床前瞻

失血性休克是创伤患者可预防性死亡的主要原因，在院前情况中风险最高[56-57]。因此，患者快速转运是“最基本的”要求，但常因各种不可控的变化而延迟。院前输血结合控制出血治疗能有效挽救创伤患者的生命[56-58]。在严重创伤后的“黄金小时”是最具有决定性的，进行院前输血治疗可提高患者转运过程中的生存率，有利于协调接收医院，改善患者预后[58]。院前输血不会增加转运时间，甚至能缩短运输时间[57, 59]。

创伤大出血患者的死亡三联征分别是：凝血功能障碍、低体温和代谢性酸中毒[23, 60]。损伤控制性复苏策略能纠正或改善死亡三联征，包括：采取早期出血控制治疗、允许性低血压、保持患者体温减少凝血障碍的发生、尽量减少晶体液的使用，并尽早输注红细胞、血浆和血小板等治疗措施[15, 58, 61-63]。

创伤后凝血功能障碍很快发生，同时大量出血导致低灌注和休克症状[58]。创伤诱发的凝血功能障碍是判断输血需求，死亡率增加的重要指征。大量使用晶体液导致红细胞过度稀释、酸中毒、凝血系统过度激活、纤维蛋白原降解以及低体温都是加重创伤性凝血功能障碍的因素[15, 58, 61]。

输血不能保证出血将停止，并且创伤后纤维蛋白溶解会加剧出血，抗纤溶药物如氨甲环酸（tranexamic acid，TXA）与血液制品可联合使用[61]。此外，院前输注血浆可迅速补充缺乏的关键凝血因子，同时可通过“停留在血管内”作为理想的容量扩张剂。血浆还可防止内皮细胞多糖-蛋白质复合物降解，减少内皮细胞渗透性[60]。

美国和欧洲的出血损伤控制指南更倾向于“早期输注温热的血液制品”的理念[56]。全血是创伤大出血患者的最佳选择，因为全血不用考虑红细胞和血小板储存损伤的问题[61]。成分输血取代新鲜全血输注，原因是血液成分储存时间更长。少数直升机急救中心（Helicopter Emergency Medical Services，HEMS）会携带冷藏的全血，而美军会使用温热的全血，因为每个士兵都接受过提前筛查作为全血的来源[23]。尽管医院内以 1：1：1 的最佳比例进行 RBCs/FFP/ 血小板输注治疗，但由于后勤物流储存的限制，大多数 HEMS 仅携带 RBCs，而血浆和血小板不一定适用于院前环境[23]。

用于保障院前输血的血液制品的储存和运输是可行的[64-65]。需在运输车辆上安装连续温度监测仪和主动制冷装置[23, 64]。理想情况下，运输车辆上应配备液体加温器，因为输注冰冷的血液制品会加剧患者体温下降，导致严重的并发症[23, 57]。新鲜干燥血浆可能解决了解冻 FFP 用于院前输血的后勤问题[23]。血液制品的成本高和保质期短仍是一个关注点，但一直回收过期前的未使用的血液制品，将血液制品的损耗降至最低，使得院前输血的血液制品的供应和储存容易做到[56, 63]。

尽管在任何情况下输血均可能发生不良反应，院前输血是安全的，不良事件罕见且轻微[15, 22-23, 56-57, 66]。大多数的院前急救由个人实施，他们通常不会输血。救护实施者可能需要定期的教育和培训，包括将输血作为院前救护的一个选项。然而，已有研究表明不同的行业结果类似[56, 64]。

院前输血最常用的标准是收缩压＜ 90 mmHg；此外，心动过速（心率＞ 120 次 / 分）、无法量化的低灌注状态、格拉斯哥昏迷指数评分（GCS）＜ 8 分以及丧失言语表达能力也可被用作判断标准。其他输血指征还包括贯穿性创伤、创伤性截肢和疑似活动性出血。医生可根据临床经验评估患者的容量状态，护理人员可根据已定义的血压或心率参数进行判断[56]。

尽管创伤性颅脑损伤是创伤患者死亡的主要原因，但很多院前输血的研究未包含创伤性颅脑损伤患者[61, 67]。对于创伤性颅脑损伤患者而言，高渗生理盐水的治疗效果优于血液制品；高渗生理盐水渗透压比血液制品高，可从水肿的脑组织中吸取水分，通过改善脑灌注，降低颅内压和继发性脑损伤[61]。合并低血压或多发伤的创伤性颅脑损伤患者，输注血浆能改善神经功能的预后。院前输血相关的预后改善可能与凝血因子和纤维蛋白原有关，它们促进了神经保护机制，“减少大脑损伤范围及肿胀程度”[67]。

需要院前输血的严重创伤患者多为男性，但我们也应该针对儿童患者的院前输血进行研究[20, 64-65]。的确存在相当大一部分需要转运的儿童患者，其中包括有临床症状的贫血或血小板减少的非创伤性新生儿，我们应该为这类患儿制定儿童患者院前输血指南，包括“血红蛋白和血小板计数的实时评估”，与更典型的血流动力学标准[65]。此外，由于儿童患者包含新生儿、婴儿和14岁以下儿童，转运治疗团队需要携带适配的输血输液设备[65]。

意识到院前输血需要制定循证医学指南，美国国防部资助了三个随机对照试验研究项目：创伤后大出血控制试验（Control of Major Bleeding After Trauma，COMBAT），院前空运血浆研究（Prehospital Air Medical Plasma，PAMPer）以及院前血浆输注在创伤出血中应用的试验（Prehospital Use of Plasma in Traumatic Hemorrhage，PUPTH）[60]。PUPTH项目因样本数过少而被取消。

PAMPer研究是多中心联合的3期临床随机对照试验，比较在紧急航空转运期间，输注RBCs前使用解冻血浆复苏及接受标准治疗（晶体液复苏）的患者30天死亡率。干预组的24小时和30天死亡率显著降低，凝血酶原时间比值的中位数也低于晶体液复苏组，与随后是否接受院前RBCs输注无关[20]。生存曲线从随机化后3小时开始，一直到30天都具有显著性差异；值得注意的是，大多数出血死亡病例发生在创伤后的第一个3小时[20, 56]。此外，干预组炎症相关并发症发生率没有升高，轻微过敏反应或输血相关反应发生率也低[20]。有作者认为，院前血浆输注能缓解出血和（或）凝血功能障碍，降低炎症反应，减少损伤诱发的内皮细胞功能障碍，这是院前输血赋予的生存益处的机制[20]。

COMBAT项目是单中心临床随机对照试验，比较由陆路快速运输到城市一级创伤中心期间，接受2个单位血浆治疗与接受生理盐水治疗的创伤后失血性休克患者。主要结果是28天死亡率。院前血浆输注与28天死亡率无关。对于运输时间短的城市地区，解冻和输注血浆的努力可能带来最大益处[22]。

大多数已有的研究不能确定院前输血有利于城市患者短期或长期生存率[57]，一些研究结果显示结局有所改善，而另一些则没有差异[15, 59, 66]。院前研究，包括随机对照试验，需要考虑后勤和伦理方面的问题，例如“队列匹配、样本量和数据收集”的困难[23, 56, 68]。院前输血能提高患者转运至医院的生存率，但患者经医院治疗后的生存率并没有差异[15]，说明需要重新评估接收医院对创伤后失血性休克患者的治疗方案（表36.5）。

6. 小结

输血治疗的实施已经进步巨大。最初，输血被认为是一种危险的治疗，现在已经成为世界各地医疗机构的主要治疗手段。目前，美国FDA严格监管血液捐献。血液制品种类繁多，包括全血、浓缩红细胞、新鲜冷冻血浆、液体血浆、血小板和冷沉淀等。不同医院以及不同学会的输血指南有差异，然而，这些指南的目的和核心内容都是类似的，并且在手术过程中，输血是麻醉科医师的责任。由于输血指南差异性大，美国国防部资助了三个随机对照试验：COMBAT、PAMPer和PUPTH试验。然而，院前研究，包括随机对照试验，在后勤和伦理方面存在挑战，例如队列匹配、样本量和数据收集方面的困难。未来仍需对这些研究进行不断的探索和思考。

表36.5 院前输注血液制品和晶体液的优缺点（注意：为避免加重患者低体温，应输注加温液体及血液制品）

	PRBCs	血浆	血浆/RBCs（1∶1）	全血	晶体液
优点	向组织输送氧气	1. 快速补充缺乏的关键凝血因子 2. 最理想的扩容液体，能维持血管内有效循环容量 3. 降低内皮细胞通透性 4. 增强创伤性颅脑损伤患者的神经保护机制	输送氧气到组织，改善创伤性凝血功能障碍	1. 与生理状态最接近 2. 无存储损耗	1. 便于保存 2. 比血液制品花费少，更易获取 3. 没有输血相关不良事件
缺点	1. 晶体液能引起过度稀释 2. 不能终止出血 3. 需要持续温度监测下的冷藏 4. 输血不良事件风险小	1. FFP必须冷冻保存，使用前需解冻；可使用冰冻干燥血浆替代 2. 输血不良事件风险小	1. 运输过程中需要多套设备保存两种血液制品 2. 输血不良事件风险小	1. 保存时间短 2. 输血不良事件风险小	稀释凝血因子

参考文献

1. Bolli R. William Harvey and the discovery of the circulation of the blood. Circ Res. 2019;124(9):1300–2.
2. Learoyd P. The history of blood transfusion prior to the 20th century--part 1. Transfus Med. 2012;22(5):308–14.
3. Learoyd P. The history of blood transfusion prior to the 20th century-part 2. Transfus Med. 2012;22:372–6.
4. Pfuntner A, Wier LM, Stocks C. Most frequent procedures performed in U.S. Hospitals, 2011: statistical brief #165. Healthcare Cost and Utilization Project (HCUP) statistical briefs; 2006.
5. Yaddanapudi S, Yaddanapudi LN. Indications for blood and blood product transfusion. Indian J Anaesth. Indian Society of Anaesthetists. 2014;58:538–42.
6. Curry N, Hopewell S, Dorée C, Hyde C, Brohi K, Stanworth S. The acute management of trauma hemorrhage: a systematic review of randomized controlled trials. Crit Care. 2011;15:R92.
7. Mikhail J. The trauma triad of death: hypothermia, acidosis, and coagulopathy. AACN Clin Issues. 1999;10(1):85–94.
8. Gaunt C, Woolley T. Management of haemorrhage in major trauma. Contin Educ Anaesth Crit Care Pain. 2014;14:251–5.
9. Gerecht R. The lethal triad. Hypothermia, acidosis & coagulopathy create a deadly cycle for trauma patients. JEMS. 2014;39(4):56–60.
10. Kauvar DS, Lefering R, Wade CE. Impact of hemorrhage on trauma outcome: an overview of epidemiology, clinical presentations, and therapeutic considerations. J Trauma Inj Infect Crit Care. 2006;60:S3–11.
11. Rehn M, Weaver AE, Eshelby S, Røislien J, Lockey DJ. Prehospital transfusion of red blood cells in civilian trauma patients. Transfus Med. 2018;28(4):277–83.
12. Carroll RC, Craft RM, Langdon RJ, Clanton CR, Snider CC, Wellons DD, et al. Early evaluation of acute traumatic coagulopathy by thrombelastography. Transl Res. 2009;154(1):34–9.
13. Brohi K, Singh J, Heron MCT. Acute traumatic coagulopathy. J Trauma Acute Care Surg. 2003;54(6):1127–30.
14. Geeraedts LMG, Pothof LAH, Caldwell E, De Lange-De Klerk ESM, D'Amours SK. Prehospital fluid resuscitation in hypotensive trauma patients: do we need a tailored approach? Injury. 2015;46:4–9.
15. Rehn M, Weaver A, Brohi K, Eshelby S, Green L, Røislien J, et al. Effect of prehospital red blood cell transfusion on mortality and time of death in civilian trauma patients. Shock. 2019;51(3):284–8.
16. Holcomb JB, Donathan DP, Cotton BA, Del Junco DJ, Brown G, von Wenckstern T, et al. Prehospital transfusion of plasma and red blood cells in trauma patients. Prehosp Emerg Care. 2015;19(1):1–9.
17. Zielinski MD, Stubbs JR, Berns KS, Glassberg E, Murdock AD, Shinar E, et al. Prehospital blood transfusion programs: capabilities and lessons learned. J Trauma Acute Care Surg. 2017;82:S70–8.
18. Borgman MA, Spinella PC, Perkins JG, Grathwohl KW, Repine T, Beekley AC, et al. The ratio of blood products transfused affects mortality in patients receiving massive transfusions at a combat support hospital. J Trauma Inj Infect Crit Care. 2007;63:805–13.
19. Holcomb JB, Tilley BC, Baraniuk S, Fox EE, Wade CE, Podbielski JM, et al. Transfusion of plasma, platelets, and red blood cells in a 1:1:1 vs a 1:1:2 ratio and mortality in patients with severe trauma: the PROPPR randomized clinical trial. JAMA. 2015;313:471–82.
20. Sperry JL, Guyette FX, Brown JB, Yazer MH, Triulzi DJ, Early-Young BJ, et al. Prehospital plasma during air medical transport in trauma patients at risk for hemorrhagic shock. N Engl J Med. 2018;379:315–26.
21. Shackelford SA, Del Junco DJ, Powell-Dunford N, Mazuchowski EL, Howard JT, Kotwal RS, et al. Association of prehospital blood product transfusion during medical evacuation of combat casualties in Afghanistan with acute and 30-day survival. JAMA. 2017;318:1581–91.
22. Moore HB, Moore EE, Chapman MP, McVaney K, Bryskiewicz G, Blechar R, et al. Plasma-first resuscitation to treat haemorrhagic shock during emergency ground transportation in an urban area: a randomised trial. Lancet. 2018;392(10144):283–91.
23. Rijnhout TWH, Wever KE, Marinus RHAR, Hoogerwerf N, Geeraedts LMG, Tan ECTH. Is prehospital blood transfusion effective and safe in haemorrhagic trauma patients? A systematic review and meta-analysis. Injury. 2019;50(5):1017–27.
24. Adams PW, Warren KA, Guyette FX, Yazer MH, Brown JB, Daily BJ, et al. Implementation of a prehospital air medical thawed plasma program. J Trauma Acute Care Surg. 2019;87:1077–81.
25. Org® WR, Lockwood W. Blood transfusions.
26. Howard PR. Basic and applied concepts of blood banking and transfusion practices.
27. Basu D, Kulkarni R. Overview of blood components and their preparation. Indian J Anaesth. 2014;58(5):529–37.
28. Cap AP, Beckett A, Benov A, Borgman M, Chen J, Corley JB, et al. Whole blood transfusion. Mil Med. 2018;183(suppl_2):44–51.
29. Arya RC, Wander G, Gupta P. Blood component therapy: which, when and how much. J Anaesthesiol Clin Pharmacol. 2011;27(2):278.
30. Kelley W, Guzman N. Fresh frozen plasma (FFP). In: StatPearls. Treasure Island: StatPearls Publishing; 2019.
31. Liumbruno G, Bennardello F, Lattanzio A, Piccoli P, Rossetti G, Italian Society of Transfusion Medicine and Immunohaematology (SIMTI) Work Group as IS of TM and I (SIMTI) W. Recommendations for the transfusion of plasma and platelets. Blood Transfus. 2009;7(2):132–50.
32. Holcomb JB, Tilley BC, Baraniuk S, Fox EE, Wade CE, Podbielski JM, et al. Transfusion of plasma, platelets, and red blood cells in a 1:1:1 vs a 1:1:2 ratio and mortality in patients with severe trauma. JAMA. 2015;313(5):471.
33. Orlov D, Karkouti K. The pathophysiology and consequences of red blood cell storage. Anaesthesia. 2015;70:29–e12.
34. American Association of Blood Banks. Regulatory affairs.
35. American Association of Blood Banks. AABB temperature standards 2018; 2018.
36. Hunter S, Nixon J, Murphy S. The effect of the interruption of agitation on plateletquality during storage for transfusion. Transfusion. 2001;41(6):809–14.
37. Pelican BioThermal Technologies. Crēdo™ Medic Pack Series 4 248 EMT.
38. Louzon MJ, Hess JR, Metcalf RA, Pagano MB. Establishing prehospital transfusion with Airlift Northwest and Harborview Medical Center; 2017.
39. Faretec Incorporated responder products. LifeBox 50 transport container.
40. Stein C, Caetano E. Transportation of blood in a helicopter emergency medical service: the importance of specialised equipment. SAJCC. 2016;32(2):62–3.
41. Dogde M, Thompson D, Bank EA, Nealy W, Fisher AD. Whole blood in EMS may save lives. J Emerg Med Serv. 2018;43(2):50–4.
42. Levon Vartanian M. Blood on the ground | EMS World.
43. Lehavi A, Yitzhak A, Jarassy R, Heizler R, Katz YS, Raz A. Comparison of the performance of battery-operated fluid warmers. Emerg Med J. 2018;35(9):564–70.
44. McGinity AC, Zhu CS, Greebon L, Xenakis E, Waltman E, Epley E, et al. Prehospital low-titer cold-stored whole blood. J Trauma Acute Care Surg. 2018;84:S115–9.
45. Malsby RF, Quesada J, Powell-Dunford N, Kinoshita R, Kurtz J, Gehlen W, et al. Prehospital blood product transfusion by U.S. Army MEDEVAC during combat operations in Afghanistan: a process improvement initiative. Mil Med. 2013;178(7):785–91.
46. Bodnar D, Rashford S, Hurn C, Quinn J, Parker L, Isoardi K, et al. Characteristics and outcomes of patients administered blood in the prehospital environment by a road based trauma response team. Emerg Med J. 2014;31(7):583–8.

47. Karl A, Pham T, Yanosky JD, Lubin J. Variability of uncross-matched blood use by helicopter EMS programs in the United States. Prehosp Emerg Care. 2016;20(6):688–94.
48. Zhu CS, Pokorny DM, Eastridge BJ, Nicholson SE, Epley E, Forcum J, et al. Give the trauma patient what they bleed when and where they need it: establishing a comprehensive regional system of resuscitation based on patient need utilizing cold-stored, low-titer O+ whole blood. Transfusion. 2019;59:1429–38.
49. Apfelbaum JL, Nuttall GA, Connis RT, Harrison CR, Miller RD, Nickinovich DG. Practice guidelines for perioperative blood management. Anesthesiology. 2015;122(2):241–75.
50. Napolitano LM, Kurek S, Luchette FA, Corwin HL, Barie PS, Tisherman SA, et al. Clinical practice guideline: red blood cell transfusion in adult trauma and critical care*. Crit Care Med. 2009;37(12):3124–57.
51. Carson JL, Guyatt G, Heddle NM, Grossman BJ, Cohn CS, Fung MK, et al. Clinical practice guidelines from the AABB. JAMA. 2016;316(19):2025.
52. Sahu S, Hemlata AV. Adverse events related to blood transfusion. Indian J Anaesth. 2014;58(5):543–51.
53. Semple JW, Rebetz J, Kapur R. Transfusion-associated circulatory overload and transfusion-related acute lung injury. Blood. 2019;133(17):1840–53.
54. Roubinian N. TACO and TRALI: biology, risk factors, and prevention strategies. Hematology Am Soc Hematol Educ Program. 2018;2018(1):585–94.
55. Yasuda H, Ohto H, Yamaguchi O, Sakuma S, Suzuki T, Mita M, et al. Three episodes of delayed hemolytic transfusion reactions due to multiple red cell antibodies, anti-Di, anti-Jk and anti-E. Transfus Sci. 2000;23(2):107–12.
56. Shand S, Curtis K, Dinh M, Burns B. What is the impact of prehospital blood product administration for patients with catastrophic haemorrhage: an integrative review. Injury. 2019;50:226–34.
57. Peters JH, Smulders PSH, Moors XRJ, Bouman SJM, Meijs CMEM, Hoogerwerf N, et al. Are on-scene blood transfusions by a helicopter emergency medical service useful and safe? A multicentre case-control study. Eur J Emerg Med. 2019;26(2):128–32.
58. Tonglet ML, Greiffenstein P, Pitance F, Degesves S. Massive bleeding following severe blunt trauma: the first minutes that can change everything. Acta Chir Belg. 2016;116(1):11–5.
59. Holcomb JB, Swartz MD, DeSantis SM, Greene TJ, Fox EE, Stein DM, et al. Multicenter observational prehospital resuscitation on helicopter study (PROHS). J Trauma Acute Care Surg. 2017;83:S83.
60. Brown JB, Guyette FX, Neal MD, Claridge JA, Daley BJ, Harbrecht BG, et al. Taking the blood bank to the field: the design and rationale of the prehospital air medical plasma (PAMPer) trial HHS public access. Prehosp Emerg Care. 2015;19(3):343–50.
61. Eick BG, Denke NJ. Resuscitative strategies in the trauma patient: the past, the present, and the future. J Trauma Nurs. 2018;25(4):254–63.
62. Heuer M, Hussmann B, Lefering R, Kaiser GM, Eicker C, Guckelberger O, et al. Prehospital fluid management of abdominal organ trauma patients—a matched pair analysis. Langenbecks Arch Surg. 2015;400(3):371–9.
63. Sherren P, Burns B. Prehospital blood transfusion: 5-year experience of an Australian helicopter emergency medical service. Crit Care. 2013;17(Suppl 2):P295.
64. Heschl S, Andrew E, de Wit A, Bernard S, Kennedy M, Smith K. Prehospital transfusion of red cell concentrates in a paramedic-staffed helicopter emergency medical service. Emerg Med Australas. 2018;30(2):236–41.
65. Fahy AS, Thiels CA, Polites SF, Parker M, Ishitani MB, Moir CR, et al. Prehospital blood transfusions in pediatric trauma and non-trauma patients: a single-center review of safety and outcomes. Pediatr Surg Int. 2017;33(7):787–92.
66. Miller BT, Du L, Krzyzaniak MJ, Gunter OL, Nunez TC. Blood transfusion: in the air tonight? J Trauma Acute Care Surg. 2016;81(1):15–20.
67. Hernandez MC, Thiels CA, Aho JM, Habermann EB, Zielinski MD, Stubbs JA, et al. Prehospital plasma resuscitation associated with improved neurologic outcomes after traumatic brain injury. J Trauma Acute Care Surg. 2017;83(3):398–405.
68. Smith IM, James RH, Dretzke J, Midwinter MJ. Prehospital blood product resuscitation for trauma: a systematic review. Shock. 2016;46(1):3–16.

全血又回来了

37

Chris Murphy，Hyung Sun Choi
唐文红 译 许涛 审校

缩写

CDP	Citrate phosphate dextrose	枸盐酸磷酸葡萄糖
CPDA	Citrate phosphate dextrose adenine	枸盐酸磷酸葡萄糖腺嘌呤
EMS	Emergency medical services	紧急医疗服务
FFP	Fresh frozen plasma	新鲜冷冻血浆
FST	Forward Surgical Team	前沿手术队
FWB	Fresh whole blood	新鲜全血
PRBCs	Packed red blood cells	浓缩红细胞
PT	Prothrombin time	凝血酶原时间
PTT	Partial thromboplastin time	部分凝血活酶时间
SWB	Stored whole blood	储存全血
WFWB	Warm fresh whole blood	暖鲜全血

1. 引言

在输血治疗的早期，全血是从业者的唯一选择。随着时间的推移，随着血库技术的出现和将全血分离成不同成分，输血治疗和出血治疗已经从使用全血发展为成分输血。这样可以更有效地利用血液制品。然而，伊拉克和阿富汗军方大规模使用暖鲜全血（warm fresh whole blood，WFWB）重新激起了民用部门的兴趣，各大创伤中心都在评估全血在出血治疗中的应用。本章将回顾输血的历史和创伤对凝血的影响，提供全血输血与成分输血对创伤出血和大量输血的益处。

2. 输血疗法的历史

有记载的给人的第一次输血是1667年在法国进行的。Jean-Baptiste Denys 医生直接通过银管将血从羔羊股动脉输入患者静脉。输血是成功的，并促使输血疗法的进一步试验。随后的一名患者因精神病接受了羔羊血治疗，由于病情迅速好转，他最终接受了多次输血。后来他被发现患有梅毒螺旋体感染继发的神经梅毒，对羔羊输血的全身反应导致的高热足以杀死细菌。由于之后的患者不断出现输血反应，英国、法国甚至教皇都禁止输血[1]。输血直到19世纪，1818年，才再次恢复，盖伊医院的产科医生詹姆斯·布伦德尔博士（James Blundell）进行了第一次有记载的直接输血，当时他用注射器从献血者那里抽取静脉血，然后注射到患者体内治疗产后出血[2]。在1900年卡尔·兰德施泰纳（Karl Landsteiner）的血型发现，以及1912年奥滕伯格（Ottenberg）进一步发展的交叉配型技术使输血实践得到了改进[1]。随着1910年枸橼酸盐溶液的发展，对储存的全血进行输血成为可能，这种做法在第一次世界大战中首次得到广泛应用[3]。从第一次世界大战开始，血库的出现是战争中最重要的医学进步之一，并在未来几十年中不断发展和改进。随着第二次世界大战后全血分离技术的出现，人们一致认为，如果将捐献的全血分离成浓缩红细胞（packed red blood cells，PRBCs）、新鲜冰冻血浆（fresh frozen plasma，FFP）、血小板和冷沉淀，可以更有效地利用全血。这种现代的血库实践使得用特定的成分来纠正血液学缺陷成为可能，因此现在一个单位的全血可以为许多患者服务。面对未来几年可能出现的献血者短缺，这一解决办法更为可取和经济。结果，使用全血疗法在民用医院机构并不常见。在20世纪70年代和80年代，从全血疗法过渡到成分疗法[4]。目前全血使用的适应证很少（表37.1）。目前在民用医院机构实践中治疗大出血的指南是用RBCs、FFP和血小板浓缩液以1∶1∶1的比例补充成分，这已被美国外科医师学院接受并作为标准推广[5]。然而，只有有限的数据支持实践中的这种剧烈转变，其目的是复制全血。

尽管血库技术取得了进展，新鲜全血仍然是军队在二战和越南战争期间治疗创伤性出血的可选方法。它继续被广泛使用，且最近被称为“伊拉克自由行动”中，13%接受输血的患者接受新鲜全血。军队继续使用是出于必要。战斗创伤链中最早的管理级别被称为前沿手术队（Forward Surgical Team，FST）。这些团队专注于损伤控制，旨在稳定患者，以便将其运送到更高级别的医疗机构。考虑到这些团队有时地处偏远，通常唯一可用的血液制品是PRBCs。这是由于FFP和血小板储存需要一定的资源水平。由于可用的血液制品数量有限，一次严重的创伤会迅速耗尽血液供应。这就需要利用“步行供体程序”，在红细胞需求超过可用供应的情况下，允许新鲜全血（fresh whole blood，FWB）快速整合到复苏中。正是最近对全血的利用激起了民用医疗机构创伤外科医师可能利用全血用于治疗出血和凝血病的兴趣。

表37.1 全血使用的可能适应证

适应证		原因
儿科	新生儿换血	高胆红素血症的治疗[6]
	心脏外科	尽量减少供体暴露[7]
	颅面外科	降低凝血病的发生率，减少供体暴露[8]
成人	心脏外科（自体输血）	改善血小板功能，减少凝血障碍，减少对同种异体血的需求[9]
	产科出血	容量复苏，纠正凝血障碍[10]

3. 创伤和由此引起的凝血病

创伤是美国一个主要的公共卫生问题。外伤仍然是45岁以下美国人的主要死因，也是美国所有年龄段的第四大死因[11]。来自美国军方的数据显示，高达80%的可预防的外伤性死亡是继发于出血[12]，如果将这一数据应用于民用数据，美国每年可预防的死亡人数将占相当大的比例。此外，数据显示，出血导致的死亡通常发生在入院后的前24小时内[13]，因此早期识别和控制出血以及纠正凝血障碍是提高生存率的主要优先事项。

凝血病长期以来一直与创伤相关，并认为是创伤相关死亡的主要原因[14]。最近的数据显示，独立于所有其他变量，初始凝血酶原时间（prothrombin time，PT）和部分凝血活酶时间（partial thromboplastin time，PTT）是创伤患者全因死亡率的独立预测因子。初始PT升高超过14.0秒与死亡率增加35%相关，而初始PTT升高与所有死亡率增加32%相关[15]。考虑到这一点，了解与创伤相关的凝血疾病的原因以及最有效的纠正方法对于挽救未来的生命和资源非常重要[16]。

在严重创伤的情况下，凝血障碍几乎是普遍的，这可能是由于出血导致凝血因子和血小板的丢失，以及凝血成分的消耗[17]。被称为“恶性出血循环”的三因素（血液稀释、低体温和酸中毒）会使情况更加复杂和恶化[18]。

3.1 血液稀释

首先，凝血因子和血小板会在出血时直接丢失。随着血压下降和因补充丢失的间质液体进入血管这种损失会加剧，进一步稀释残留的凝血成分[17]。最后，在复苏过程中补充丢失的血容量的替代治疗将进一步稀释血液中的凝血成分。最近的研究表明，在大量晶体用于创伤复苏的情况下，会对结局产生有害影响，导致死亡率增加和机械通气时间延长[19]。丢失的血容量用晶体替代会导致凝血因子的进一步血液稀释。虽然有违常理，但是这也适用于血液成分。

将 500 ml 的血液加工成成分后，加入 180 ml 含有多种保护剂（葡萄糖、甘露醇、磷酸钠、碳酸氢钠等）的溶液。由此产生的 680 ml 溶液是一种贫血的（血细胞比容＜30%）、酸中毒的（pH＜7）和血小板减少（每微升 80 000 个血小板）的成分，其凝血因子浓度为全血的 60%[3]。如果一个患者接受 10 单位的 PRBCs，这个患者将失去大约 70% 的血浆和凝血因子，导致 PT 和 PTT 的延长。

3.2　低体温

在创伤环境中，由于运动活动减少导致热量生成减少和热量丢失增加，低体温通常会在受伤时开始出现[17]。到达创伤中心后，这种情况将继续，因为患者被制动并暴露在创伤室中接受进一步检查。使用的复苏液可能是未加热的。如果患者接受手术，当患者躺在沾满血液的床单上时，会发生传导性热损失，由于全身麻醉导致血管扩张，热量从核心重新分配到外周，暴露的内脏和浆膜表面的水分蒸发也会导致热损失[20]。体温每降低一摄氏度，血浆凝固反应的速率就降低 10%[21]。此外，较低的体温不利于血小板和血管性血友病因子（von Willebrand factor，vWF）的激活，体温低于 30℃时，将完全失活[22]。在低体温条件下，血小板不能合成在凝血级联反应的血管收缩阶段起重要起始作用的血栓素。如果患者重新变暖，这种缺陷是完全可逆的[23]。如果核心体温降到 34℃以下，凝血病发展迅速，低于 32℃，凝血病非常严重，出血往往无法停止，而且是致命的[17]。

3.3　酸中毒

酸中毒将直接影响内源性和外源性凝血途径，延长 PT 和 PTT，并影响血小板活化和聚集。在 pH 值为 6.8 时，这些测试结果将变得异常。在 pH 值为 6.4 时，凝血因子的功能减少一半，血小板聚集减少一半以上[24]。

3.4　成分疗法

如前所述，目前严重出血复苏的实践标准称为损伤控制复苏，患者接受等量的 RBCs、FFP 和血小板（即 1：1：1 的输注比例）[25]。这种复苏的目的是在体内再造全血。但是，由于在储存的血液成分中添加了防腐剂和抗凝剂，因此不可能在体内复制全血。

一单位现代的少白细胞 RBCs 悬液，通常是 330～350 ml 的体积。大约 195 ml 是 RBCs，剩下是悬液。这将使患者承受明显的酸和冷负荷，因为它们是在 1～6℃存储。储存 2 周后，pH 值将低于 7。例如，如果在输液过程中未适当加热，在大量输血情况下，时间是至关重要的，5 单位冷 RBCs 能使 70 kg 人的体温降低 1℃[17]。

一单位的 FFP 含有一单位全血中 80% 的血浆，通常为 220～250 ml。在总体积中，其中 80% 是血浆，其余为其他添加剂。输注时，一单位 FFP 可输送 500 mg 纤维蛋白原和 200 单位所有其他凝血因子。这意味着五单位的 FFP 将包含接近一升的血浆，这足以替代大约一个 70 kg 的人 25% 的凝血因子。在 4℃下储存，解冻的 FFP 将产生与红细胞相似的热负荷[17]。

单采血小板至少含有 3.0×10^{11} 个血小板，在 20～24℃储存。由于储存温度较高，它们的热负荷比 RBCs 和 FFP 少[17]。然而，储存的血小板确实表现出凝血功能的降低，这是储存期间高亲和力凝血酶受体表达降低的结果[26]。

考虑到所有这些，采用临床策略来处理大量输血情况似乎是不合理的，这种策略在最佳条件下将提供一种贫血、血小板减少和酸中毒，凝血蛋白浓度为 60% 的混合物[3]。这迫使医务人员考虑改变管理标准，并为大量输血提供更符合生理状况的更好的解决方案。医务人员不妨考虑全血。

4. 全血的重新出现

最初 250 年输血所采用的用血方案，全血又回到了大出血治疗的讨论中。它在军事环境中的应用已经引起了在民用实践中实施的讨论，包括最近在美国进行的随机对照试验。最近在德克萨斯州的一个一级创伤中心进行了一项这样的初步研究[27]。在讨论全血输血方案时，有两个要考虑的问题。

4.1 暖鲜全血

暖鲜全血（WFWB）定义为24小时内采集并输注的全血。在战斗中，献血后几分钟内可能发生输血。先前讨论的“步行供体程序”依赖于利用WFWB在短时间内输送大量血液。由于采集过程中所涉及的处理量最小且单位所需的抗凝剂量最小，因此这是在大量输血情况下复苏液体的最佳选择。由于全血具有显著的缓冲能力，WFWB可在室温下储存24小时，并且保存血小板和血浆凝血因子功能仍然可用[28]。然而，美国食品和药物监督管理局（FDA）并未批准其在民用环境中使用，因为它在使用前没有进行疾病筛查（通过对士兵进行血源性疾病的预筛查，在军用环境中可以减轻这种风险）。

4.2 储存全血

储存全血（SWB）是一种血液单位，在捐献后8小时内1～6℃的温度冷藏，并进行最低限度的处理。虽然添加了一些防腐剂，但剂量较小，仍需减少血液中的白细胞。然而，最终不会被分离成单独的组分[3]。本产品可在枸橼酸磷酸葡萄糖（CDP）中冷藏21天，或在枸橼酸磷酸葡萄糖腺嘌呤（CPDA-1）中冷藏35天[29]。当储存在适当的抗凝剂溶液中并进行输血相关疾病检测时，SWB被FDA批准用于民用环境[30]。

5. 储存全血的争论

最近的研究表明，在坚持以1∶1∶1比例给予PRBCs、FFP和单采血小板的成分治疗时，输送给患者的产品与最初认为在体内重组的血液不太相似。由于添加了防腐剂和抗凝剂，输送给患者的为稀释至29%的血细胞比容和90 000/μl的血小板计数的液体混合物（表37.2）。此外，与SWB相比，凝血因子浓度仅为62%，内源性凝血酶活性显著降低[31]。

历史上，人们对血液制品储存的关注使储存期间血小板减少了并降低了止血功能。目前血小板储存标准规定，血小板在20～24℃之间的保存时间不超过收集日期的5天[17]。这就合理地提出了一个问题，血小板在全血储存期间的生存活力。尽管存在这些问题，一个单位冷全血保存至14～21天内的血小板功能和总止血功能与传统室温下储存的血小板相当[32]。此外，先前的心脏外科研究也显示，与作为成分治疗一部分的单采血小板功能相比，SWB的血小板功能有所改善。在其中一项研究中，数据显示提供一单位全血可增加患者的血小板计数，其数量相当于提供六个单位血小板，平均血小板体积的增加高于提供十个单位血小板的水平[33]。

目前的数据表明，当通过快速复温注射装置输血时，SWB提供了比成分疗法更好的复苏效果。全血与患者流失的血液最为相似，因此所需的血液产品总量较小，暴露于患者的防腐剂和抗凝剂溶液量较小。储存全血的另一个好处是减少供体暴露。

6. 执行的挑战

尽管最近的数据反映了全血输血的好处，但它在民用实践中的广泛实施仍然存在一些障碍。由于目前成分输血的盛行，大多数血库都会对全血的储

表 37.2 成分输血与储存全血的比较[14, 17]

	PRBCs	FFP	血小板	SWB
体积（1单位）	300～350 ml	220～250 ml	200～300 ml	500 ml
内容	195 ml RBCs 155 ml 悬浮液（防腐剂、抗凝剂）	20% 枸橼酸盐、糖和抗凝剂溶液	50 ml 抗凝血浆 10 ml 枸橼酸盐和糖溶液	70 ml 抗凝剂和防腐剂溶液
	混合液 容量 720～900 ml 血细胞比容 29% 90 000 血小板 /μl 62% 凝血因子活性			血细胞比容 38%～50% 150～400 k 血小板 /μl 100% 凝血因子活性

存和处理感到陌生。另一个重要的挑战将是在患者运输车上提供全血用于紧急医疗服务（EMS）。在院前环境下，全血输注对患者护理和预防创伤早期凝血病有很大影响。鉴于全血的保质期相对较短，因此必须尽早制定指南和方案，以确保正确储存和处理冷全血。

在麻醉学、外科学和急诊医学医师的指导下，这些组织管理的挑战最好由多学科团队来解决，包括每一级的患者管理。这些团队将在制定全血采集、检测和储存的标准化方案以及输注适应证和禁忌证方面发挥关键作用。这些协议将为建立一个全血输注计划提供一个坚实的基础，将有助于克服和适应程序的启动中任何未预见的障碍。

7. 小结

曾经全血输注是输血治疗的唯一选择，随着现代血库和成分输血的出现降低了全血输注。然而，全血输注在军事战场上不断的成功应用促使人们对其在民用场合的应用进行了新的研究。全血的重新出现为治疗凝血病提供了最为生理的解决方案，并大大简化了指导患者医疗的输血方案和治疗方法。目前正在美国主要创伤中心进行试验，全血输注具有巨大潜力，将对麻醉实践产生深远的影响。

参考文献

1. Spinella PC. Warm fresh whole blood transfusion for severe hemorrhage: US Military and potential civilian applications. Crit Care Med. 2008;36(7):30–5.
2. Loong ED, Law PR, Healey JN. Fresh blood by direct transfusion for haemostatic failure in massive haemorrhage. Anaesth Intensive Care. 1975;9(4):371–5.
3. Zielinski MD, Jenkins DH, Hughes JD, Badjie KS, Stubbs JR. Back to the future: the renaissance of whole-blood transfusions for massively hemorrhaging patients. Surgery. 2004;155:883–6.
4. Repine TB, Perkins JG, Kauvar DS, Blackborne L. The use of whole fresh blood in massive transfusion. J Trauma. 2005;60(6):59–66.
5. American College of Surgeons Committee on Trauma. Advanced Trauma Life Support Student Manual; 1994:87–9.
6. Girelli G, Antoncecchi S, Casadei AM, et al. Recommendations for transfusion therapy in neonatology. Blood Transfus. 2015;13(3):484–97.
7. Jobes DR, Sesok-Pizzini D, Friedman D. Reduced transfusion requirement with use of fresh whole blood in pediatric cardiac surgical procedures. Ann Thorac Surg. 2015;99:1706–12.
8. Thottahil P, Sesok-Pizzini D, Taylor JA, Fiadjoe JE, Vincent A, Stricker PA. Whole blood in pediatric craniofacial reconstruction surgery. J Craniofac Surg. 2017;28(5):1175–8.
9. Martin K, Keller E, Gertler R, Tassani P, Wiesner G. Efficiency and safety of preoperative autologous blood donation in cardiac surgery: a matched-pair analysis in 432 patients. Eur J Cardiothorac Surg. 2010;37(6):1396–401.
10. Alexander JM, Sarode R, McIntire DD, Burner JD, Leveno KJ. Whole blood in the management of hypovolemia due to obstetric hemorrhage. Obstet Gynecol. 2009;113:1320–6.
11. American Association for the Surgery of Trauma [Internet]. Chicago; c2019. Trauma Facts. Available from http://www.aast.org/trauma-facts
12. Bellamy RF. The causes of death in conventional land warfare: implications for combat casualty care research. Mil Med. 1984;149:55–62.
13. Demetriades D, Murray J, Charalambides K, et al. Trauma fatalities: time and location of hospital deaths. J Am Coll Surg. 2004;198:20–6.
14. McNamara JJ, Burran EL, Stremple JF, Molot MD. Coagulopathy after major combat injury: occurrence, management, and pathophysiology. Ann Surg. 1972;176(2):243–6.
15. MacLeod JB, Lynn M, McKenny MG, Cohn SM, Murtha M. Early coagulopathy predicts mortality in trauma. J Trauma. 2003;55(1):39–44.
16. Kauvar DS, Holcomb JB, Norris GC, Hess JR. Fresh whole blood transfusion: a controversial military practice. J Trauma. 2006;61(1):181–4.
17. Armand R, Hess JR. Treating coagulopathy in trauma patients. Transfus Med Rev. 2003;17(3):223–31.
18. Johnson JL, Moore EE, Kashuk JL, et al. Effect of blood products transfusion on the development of postinjury multiple organ failure. Arch Surg. 2010;145(10):973–7.
19. Jones DG, Nantais J, Rezende-Neto JB, Yazdani S, Vegas P, Rizoli S. Crystalloid resuscitation in trauma patients: deleterious effect of 5L or more in the first 24h. BMC Surg. 2018;18:93.
20. Burch JM, Denton JR, Noble RD. Physiologic rationale for abbreviated laparotomy. Surg Clin N Am. 1997;4(1):779–82.
21. Watts DD, Trask A, Soeken K, et al. Hypothermic coagulopathy in trauma: effect of varying levels of hypothermia on enzyme speed, platelet function, and fibrinolytic activity. J Trauma. 1998;44:846–54.
22. Kermode JC, Zheng Q, Milner EP. Marked temperature dependence of the platelet calcium signal induced by human von Willebrand factor. Blood. 1999;94(1):199–207.
23. *Grosso SM, Keenan JO. Whole blood transfusion for exsanguinating coagulopathy in a US Field Surgical Hospital in Postwar Kosovo. J Trauma. 2000;49:145–8.
24. Green FW, Kaplan MM, Curtis LE, Levine PH. Effect of acid and pepsin on blood coagulation and platelet aggregation: a possible contributor to prolonged gastroduodenal mucosal hemorrhage. Gastroenterology. 1978;74:38–43.
25. Holcomb JB, Jenkins D, Rhee P, et al. Damage control resuscitation: directly addressing the early coagulopathy of trauma. J Trauma. 2007;62(2):307–10.
26. Lozano ML, Rivera J, Gonzalez-Conejero R, Moraleda JM, Vicente V. Loss of high-affinity thrombin receptors during platelet concentrate storage impairs the reactivity of platelets to thrombin. Transfusion. 1997;37:368–75.
27. Cotton BA, Podbielski J, Camp E, Welch T, del Junco D, Bai Y, Hobbs RM, Scroggins JM, Hartwell B, Kozar RA, Wade CE, Holcomb J. A randomized controlled pilot trial of modified whole blood versus component therapy in severely injured patients requiring large volume transfusions. Ann Surg. 2013;258(4):527–33.
28. Hughes JD, Macdonald VW, Hess JR. Warm storage of whole blood for 72 hours. Transfusion. 2007;47:2050–6.
29. Kurup PA, Arun P, Gayathri NS, Dhanya CR, Indu AR. Modified formulation of CPDA for storage of whole bood, and of SAGM

for storage of red blood cells, to maintain the concentration of 2,3-diphosphoglycerate. Vox Sang. 2003;85(4):253–61.
30. Administration FDA. Code of Federal Regulations Title 21. Chapter I – Food and Drug Administration Department of Health and Human Services 2018.
31. Ponschab M, Schöchl H, Gabriel C, Süssner S, Cadamuro J, Haschke-Becher E, Gratz J, Zipperle J, Redl H, Schlimp CJ. Haemostatic profile of reconstituted blood in a proposed 1:1:1 ratio of packed red blood cells, platelet concentrate and four different plasma preparations. Anaesthesia. 2015;70:528–36.
32. Pivalizza EG, Stephens CT, Sridhar S, Gumbert SD, Rossman S, Bertholf MF, Bai Y, Cotton BA. Whole blood for resuscitation in adult civilian trauma in 2017: a narrative review. Anesth Analg. 2018;127(1):157–.
33. Lavee J, Martinowitz U, Mohr R, Goor DA, Golan M, Langsam J, Malik Z, Savion N. The effect of transfusion of fresh whole blood versus platelet concentrates after cardiac operations. A scanning electron microscope study of platelet aggregation on extracellular matrix. J Thorac Cardiovasc Surg. 1989;97(2):204–12.

生理盐水：对于出血患者并不够生理

38

Brandan Kovacs，Hermandeep Dhami，Erica Ash
卜岚 译 包睿 审校

1. 引言

如果不提及非血液制品在复苏中的作用，那么对血液制品的讨论将是不完整的。当血液制品有限或无法获得时，临床上常选择输注晶体液。晶体液被用于低血容量、低血压，或更为严重的休克患者的快速容量复苏。液体复苏的最终目标是，在无法快速输注血液制品的情况下维持终末器官灌注。

虽然有很多晶体液可供选择，包括复方电解质溶液、醋酸盐缓冲溶液、葡萄糖溶液、生理盐水、乳酸林格液等，但两种最常见的晶体液是乳酸林格液和生理盐水（normal saline）[1]。生理盐水是本章的重点。本章介绍了生理盐水的历史和组成，包括其在复苏中的作用和局限性，以及有关晶体液用于复苏的当前趋势。

2. 生理盐水简史

生理盐水为何“生理（normal）”？生理盐水的确切来源尚不完全清楚。历史参考资料表明，首次尝试静脉输液发生在 1831 年英国霍乱疫情爆发初期[2]。霍乱患者遭受了严重的腹泻，当时医师便寻求一种治疗方法，来提高这些因胃肠道大量液体流失而脱水的患者的生存率。一种潜在的治疗方法是注入一种与血液具有相似密度的溶液，以期实现完全中性的液体平衡。与常规做法相比，这些早期的输液技术不被大众所承认。随着对确定生理平衡性液体成分的重要研究的进行，研究人员提出了几种适合这一要求的液体。在此期间，最初的林格溶液的配方有了雏形，尽管该配方与目前的有细微差别。W. S. Barlow 引用了 19 世纪 90 年代中期一项研究，认为 0.92% 的盐水几乎是生理性的[2]。这项引用的研究是由 Hartog Jacob 博士进行的一项体外研究，观察了不同浓度的盐水对血液溶血的影响。Hamburger 博士在他的研究中发现，浓度为 0.9% 的盐水具有与人体血清相似的凝固点，并且最不可能引起溶血。对于这个时代的医师来说，这一发现暗示浓度为 0.9% 的盐水是最生理的，因此是“正常的”。Hamburger 随后将这种液体称为“无差别液体”，最终被改名为现在的名称，即生理盐水[3]。从这项单一的体外研究到广泛的体内使用的确切轨迹尚不清楚。一种想法是生理盐水将盐和水混合简单又便宜，因此十分普遍[2]。Hamburger 的试验具有生物学意义，因为非溶血性是输注液体一项特别重要的因素，但他并没有切中要害。需要注意的重点是，生理盐水对人体血液而言既不是“无差别的”“正常的”，也不是生理的。

3. 生理盐水的成分

用最简单的术语来说，生理盐水的成分只是氯化钠，即我们熟知的盐水。溶于水时，钠和氯化物会解离。生理盐水每升含有 154 毫摩尔的钠和氯（mmol/L）。生理盐水的 pH 值为 5.0，渗透压为 309 mOsm[3]。将这些值与正常人体生理值进行比较，血液中钠通常在 135 ～ 145 mmol/L，氯通常在 98 ～ 107 mmol/L 之间。人体血液的正常生理 pH 值为 7.4，渗透压为 275 ～ 295 mOsm[3]。因此，当与人的基线相比时，生理盐水是高钠、高氯、酸性和高渗的，这证明它远非正常或生理。根据晶体液和人体血清之间的明显差异，输注生理盐水具有可预测的副作用。鉴于生理盐水中氯离子明显过量，高氯性酸中毒可能是最值得我们注意的。快速注入生理盐水会导致氯离子升高，从而导致碳酸氢根消除量相应增加。这会导致给予生理盐水后可预测的、剂量依赖性的正常 AG 高氯型代谢性酸中毒[4]。尽管与人体血清相比，生理盐水显然是高钠的，但研究表明，患者肾功能正常的情况下，钠负荷不足会引起临床高钠血症。值得注意的是，严重肾功能不全的重症患者相对而言无法调节其摄入量和水电解质平衡，可能出现钠调节异常。但是，应将此视为特例，而不是常规情况[5]。

4. 为什么要使用生理盐水?

生理盐水与人类血清几乎没有相似之处，特别是在钠、氯化物和酸度方面，那为什么要使用生理盐水？确切的历史原因尚不清楚。不过，现代历史提供了相关背景。在越南战争中，许多经历严重失血的士兵在快速使用血液制品或晶体液后，生存率得到了改善。在此期间，所观察到的晶体液输注量与失血量的比例约为 2∶1 或 3∶1。这个历史脚注在未经进一步研究的情况下被采纳为准则，并成为高级创伤生命支持（Advanced Trauma Life Support，ATLS）方案的一部分[6]。输注晶体液作为液体复苏的最重要的原因可能与近代在 21 世纪初期发表的脓毒症相关的静脉输液研究相关。这项 2001 年发表在《新英格兰医学杂志》上的研究表明，诊断脓毒症后的最初 3 小时内，给予 30 ml/kg 容量的液体负荷，即所谓的早期目标导向疗法（early goal-directed therapy，EGDT），可降低死亡率[7]。脓毒症发病率和死亡率均较高。这项研究当时具有重大的临床前景，并很快体现在随后的拯救脓毒症运动的指南建议中。然而，直到最近进行的三项大型多中心试验显示，使用 EGDT 无生存益处，这使其结果的重要性受到了挑战。此外，研究认为在资源匮乏的环境中，静脉补液作为早期治疗会增加死亡率[8]。有了这种矛盾的证据，2016 年拯救脓毒症运动指南强烈建议继续使用晶体进行 30 ml/kg 的 EGDT 液体复苏，同时也承认支持这项干预措施获益的证据有限。文章专门引用了三项大型多中心试验提供的与 EGDT 的初始观点相反的结论，但是脓毒症指南的作者还提到，在三项多中心试验中，没有明确确定的危害，因此液体复苏的潜在好处可能胜过任何未确定的危害[9]。其他试验表明，生理盐水导致的高氯性代谢性酸中毒会增加死亡率。与平衡液相比，生理盐水更容易减少肾血流量。同时合并高氯血症、酸中毒和肾血流量减少会增加急性肾损伤（acute kidney injury，AKI）的风险，特别是在危重患者中。在这些试验中，认为使用替代性液体可避免由此增加的风险[10]。

5. 生理盐水与晶体平衡液

尽管数据显示了对生理盐水的支持和反对，但最近的一些研究已经将生理盐水与晶体平衡液进行了比较，以确定使用晶体液是否比生理盐水的理论危害具有更大的生理益处。晶体液（如复方电解质溶液和乳酸林格液）的成分可以更好地匹配人体血清参数。生理盐水和晶体平衡液之间的成分差异是否足以引起患者预后的临床显著差异?

一项 meta 分析研究了 9 项随机对照试验，这些试验比较了使用生理盐水和晶体平衡液的重症患者，主要结果是死亡率差异，次要结果是包括急性肾损伤和输注生理盐水相关肾脏替代治疗等副作用的风险。最终尽管没有发现两组之间的明显差异，但研究列出了未对危重患者进行进一步亚分类的局限性。对于危重患者（如失代偿性心力衰竭或终末期肾脏疾病）输注生理盐水是否不同于晶体平衡液，不得而知。这种局限性突出了正在进行的研究的重要性[11]。

另一项近期的回顾性研究，旨在比较使用生理盐水和复方电解质溶液治疗糖尿病酮症酸中毒（diabetic ketoacidosis，DKA）的差异。该研究是由此前的一项研究所推动的，那项研究结果认为输注生理盐水相关的高氯性酸中毒会延长 DKA 患者的发作时间[12]。该试验评估了 84 例 DKA 患者，其中 23 例使用复方电解质溶液复苏，61 例使用生理盐水复苏。作为主要结局的平均复苏时间两组结果相似。

但是，用复方电解质溶液复苏的患者在 4 ～ 6 小时和 6 ～ 12 小时内，其 pH 值有统计学上的显著上升。该研究的局限性在于，研究人群中仅有一小部分测量了 pH 值[13]。最终，这两项研究都强调了进一步随机对照试验的重要性，这些试验探索了生理盐水的组成对各种疾病状态下复苏的影响，尽管它们均未能确定生理盐水和晶体平衡液之间有显著的临床差异。

其他研究试图确定在初次复苏之后该选择哪种液体维持输注。一项针对烧伤患者的研究，比较了乳酸林格液（一种晶体平衡液）和加入葡萄糖的生理盐水，对烧伤患者的液体蒸发损失进行维持补液。这项研究发现，完全接受乳酸林格液治疗的患者随着时间的流逝更容易出现低钠血症，这很可能是由于其钠浓度较低所致。此外，这项研究发现，仅乳酸林格液组的患者更有可能出现血糖降低。加入葡萄糖的生理盐水组中的患者更可能同时具有正常的钠和更高的血糖浓度[14]。作者将此研究作为证据表明，即使当前晶体平衡液不足够生理，无法单独用于维持输液，但目前也尚无定论确定生理盐水或晶体平衡液哪种更优越。复苏和维持的液体选择因具体情况而异，何种液体更具显著益处需要进一步的研究。

6. 晶体液管理的新趋势：创伤患者

自越南战争以来便出现了治疗创伤患者失血的方案，即接受输注晶体液[6]。几十年来，这一领域的变化进展缓慢，此建议在 ATLS 指南中根深蒂固。最近，一些研究对这一定论提出了挑战。这些研究集中在损伤控制性复苏（damage control resuscitation，DCR）的概念上，提供尽可能少的复苏手段以防止“船”（在这种情况下为人体）的下沉。DCR 背后的理论是多因素的，包括高氯代谢性酸中毒、平均动脉压、凝血异常和晶体液输注量。DCR 的关键要素是在纠正任何潜在异常因素之前进行损伤控制性手术，即止血。研究表明，对 DCR 的关注会降低严重创伤患者的死亡率，但同时会引起其他相关疾病的发病率。

相对较低的平均动脉压是 DCR 的核心概念。研究表明，与先前公认的 65 mmHg 的目标平均动脉压（MAP）相比，50 mmHg 的 MAP 可减少凝血功能障碍和出血。关于此机制的主流理论认为其与血栓形成有关。在活动性出血的创伤患者中，低血容量会导致血压下降，在出血部位可能会形成小的、稀薄的血栓。虽然 MAP 升高对组织灌注可能是有利的，但它们可能另外导致这些初始的稀薄血栓破裂并导致进一步的出血。维持最低 50 mmHg 的 MAP 不增加 30 天死亡率，还能减少失血量。DCR 的建议是输注较少的液体以维持较低的 MAP。

创伤患者中常合并凝血障碍。这种凝血功能失调的根本原因尚不清楚，但可能是由于持续的出血和凝血因子的消耗。DCR 认为输注大量的清液体会引起进一步的稀释性凝血功能障碍，从而延长出血时间。相反，DCR 侧重于血液制品对凝血障碍的目标导向治疗，以最大程度地减少这种稀释性的凝血功能障碍。在资源有限的环境中，或血液制品不易获得时，使用有限的清液体也是可以接受的复苏策略。最新数据显示，失血量与晶体液补液量更合适的比例可能接近于 1∶1.6，而不是传统由 ATLS 建议的 1∶3。

高氯代谢性酸中毒是本章前面提到的问题，但在本章 DCR 中再次强调。DCR 建议不要在非颅脑外伤中使用高氯液体，因为存在 AKI 的风险，而是建议使用晶体平衡液来进行限制性容量复苏。值得注意的是该推荐也有例外，即颅脑外伤患者。由于生理盐水可以减少脑组织水肿和肿胀，因此在此类患者中仍然是推荐的。与晶体平衡液相比，生理盐水略为高渗。总体而言，DCR 的出现可能预示着晶体液在复苏中的用法发生了重大转变[15-17]。

7. 小结

生理盐水是历史上用于容量复苏的一种关键晶体液。生理盐水有几种已知的风险，最明显的是高氯型代谢性酸中毒和肾功能不全。虽然存在这些风险，但并没有研究确定生理盐水和晶体平衡液之间有临床上的显著差异，尽管最新的数据可能更清楚地表明生理盐水会增加特定人群中 AKI 的风险。几十年来，ATLS 一直将失血量与输注晶体液的比例定为 1∶3。最近，通过提出新的失血量与输液比例（1∶1.6）和新的治疗方案（如 DCR），都对这种做法提出了挑战。这些论点都主张限制性晶体液复苏。尽管越来越多的数据表明，与输注清液体相比，增加血液制品的使用可能是有益的，但总会存在资源限制，使医师倾向于使用晶体液。随着许多最近和正在进行的试验提供了新的数据，生理盐水的未来使用尚不明确。然而，暂时而言，生理盐水仍然是有价值的临床工具。

参考文献

1. Epstein EM, Waseem M. Crystalloid fluids. StatPearls [Internet]. Treasure Island: StatPearls Publishing; 2019.
2. Awad S, Allison SP, Lobo DN. The history of 0.9% saline. Clin Nutr. 2008;27(2):179–88.
3. Li H, Sun S-R, Yap JQ, Chen J-H, Qian Q. 0.9% saline is neither normal nor physiological. J Zhejiang Univ Sci B. 2016;17(3):181–7.
4. Eisenhut M. Adverse effects of rapid isotonic saline infusion. Arch Dis Child. 2006;91(9):797–.
5. Sam R, Feizi I. Understanding hypernatremia. Am J Nephrol. 2012;36(1):97–104.
6. Krausz MM. Initial resuscitation of hemorrhagic shock. World J Emerg Surg. 2006;1:14.
7. Rivers E, Nguyen B, Havstad S, Ressler J. Early goal-directed therapy in the treatment of severe sepsis and septic shock. N Engl J Med. 2001;345:1368–77.
8. Brown RM, Semler MW. Fluid management in sepsis. J Intensive Care Med. 2018;34(5):364–73.
9. Rhodes A, Evans LE, Alhazzani W, Levy MM, Antonellil M, Ferrer R. Surviving sepsis campaign: international guidelines for management of sepsis and septic shock: 2016. Critical Care Med. 2017;45(3):503–504.
10. Semler MW, Rice TW. Saline is not the first choice for crystalloid resuscitation fluids. Crit Care Med. 2016;44(8):1541–4.
11. Liu C, Lu G, Wang D, Lei Y, Mao Z, Hu P. Balanced crystalloids versus normal saline for fluid resuscitation in critically ill patients: a systematic review and meta-analysis with trial sequential analysis. Am J Emerg Med. 2019;37(11):2072–8.
12. Chua HR, Venkatesh B, Stachowski E, et al. Plasma-lyte 148 vs 0.9% saline for fluid resuscitation in diabetic ketoacidosis. J Crit Care. 2012;27:138–45.
13. Oliver WD, Willis GC, Hines MC, Hayes BD. Comparison of plasma-lyte a and sodium chloride 0.9% for fluid resuscitation of patients with diabetic ketoacidosis. Hosp Pharm. 2018;53(5):326–30.
14. Bedi MK, Sarabahi S, Agrawal K. New fluid therapy protocol in acute burn from a tertiary burn care centre. Burns. 2019;45(2):335–40.
15. Chatrath V, Khetarpal R, Ahuja J. Fluid management in patients with trauma: restrictive versus liberal approach. J Anaesthesiol Clin Pharmacol. 2015;31(3):308.
16. Chang R, Holcomb JB. Optimal fluid therapy for traumatic hemorrhagic shock. Crit Care Clin. 2017;33(1):15–36.
17. Wise R, Faurie M, Malbrain MLNG, Hodgson E. Strategies for intravenous fluid resuscitation in trauma patients. World J Surg. 2017;41(5):1170–83.

老年患者的血液管理 39

Arnaldo Vera-Arroyo，Richard A. Zack-Guasp
费苗苗 译 姚滢 审校

随着人类寿命的增加，需要住院及外科手术治疗的老年患者人数也在急剧增加。老年患者通常伴有生理机能老化、慢性疾病、服用多种药物以及日渐衰退的身体状况。总的来说，老年患者行大手术死亡率不高，但是术后由于一种或者多种并发症的发生使得 30 天死亡率明显增加[1]。

贫血是老年人的常见疾病，有研究表明大于 65 岁的老年男性及老年女性贫血的发生率分别是 11% 和 10.2%，而且随着年龄增加，贫血的发生率也在急剧增加，当年龄大于 85 岁时，贫血的发生率达到 20%[2]，近期研究表明这一比例甚至高达 32%[3]。1968 年国际卫生组织（world health organization，WHO）将贫血的阈值定义为男性血红蛋白< 13.0 g/dl，女性血红蛋白< 12.0 g/dl[4]。该定义将年龄大于 15 岁的男性或女性人群归类为成人，并且没有按不同年龄段区分亚组。近期 WHO 发布贫血的严重程度分级，但是也没有 15 岁以上的成人按照年龄段分组[5]。

老年人贫血的主要原因包括肿瘤、感染、炎症、慢性肾病、营养不良导致铁、叶酸或维生素 B_{12} 缺乏等疾病、急性失血及其他因素[3, 6]。这些原因导致患者术前的贫血状态，大量的调查表明临床医生不常规处理术前贫血主要是因为缺乏处理时间，通常血液检查的结果报告时间均临近手术，且此时较难推迟手术[7]。术前阶段即便是轻微贫血的患者，也应该全面分析了解患者情况，因为贫血明显增加老年患者 30 天死亡率和心脏事件的发生率，尤其是老年男性及合并其他疾病的患者[8-9]。确定贫血及其原因能够给治疗提供依据并影响预后。围手术期外科手术出血、凝血障碍、血液稀释、血栓形成、静脉切开术以及术后红细胞生成减慢，都可能导致手术患者贫血程度加重[10]（表 39.1）。

根据现有标准约有 6.9% ～ 50% 的老年人可以定义为虚弱状态[11-12]。虚弱指的是患者在外界压力下生理机能易损，导致健康状态不佳[13]。包括非主动性的体重减轻、疲劳、肌肉无力、步态缓慢和久坐行为[13]。普通人群中，虚弱与较高的医院死亡率相关，八旬老人中，虚弱与 30 天死亡率相关[14-15]。而这些患者通常血红蛋白水平较低，伴随较高的充血性心力衰竭发生率，以及 Folstein 简易精神状态检查（Folstein’s Mini Mental Status Examination，MMSE）的平均评分较低，该检查主要用于评估认知损害[12]。贫血是老年人生理机能下降的独立危险因素，并影响日常生活[16]。贫血是虚弱的潜在危险因素[11]。随着衰老生理机能下降以及对虚弱重要性的认识和认知的改变，人们正试图将重点放在老年人的病情诊断、处理和治疗上，以降低死亡率、并发症率、改善不良结局和住院时间延长等问题。

输血是增加红细胞（red blood cell，RBC）数量和血红蛋白（hemoglobin，Hg）最有效的方法。输血治疗已经有一个多世纪了。在第一次世界大战期间，战场上的士兵接受了异体手臂对手臂的直接换血，到 1914 年底一共报道了 44 例病例[17]。其他治

表 39.1 低 Hg 水平的相关临床问题[9]

低 Hg 水平是以下疾病的危险因素：				
心血管疾病	认知损害	失眠	心境损害	
低 Hg 水平与以下情况相关：				
执行功能下降	体力下降	跌倒和骨折的风险增加	住院次数增加	住院时间延长

疗方法也被证实可增加红细胞数量和血红蛋白含量。最近的研究表明缺铁性贫血需要静脉或者口服补铁、叶酸和维生素 B_{12} 以及促红细胞生成素。

在六项麻醉干预研究中，围手术期输血对死亡率有着显著影响[18]。经过不断的研究，已经为贫血患者和老年人群建立安全输血阈值。阈值分为开放性输血阈值及限制性输血阈值，大多数文献报道血红蛋白低于 8 g/dl 及血细胞比容＜ 25% 作为限制性输血阈值[19]。最近的一项 meta 分析显示，采用开放性输血策略治疗的老年患者 30 天死亡率显著下降，心脏并发症的预后更好[20]。重点关注这类人群，是因为理论上较低的血红蛋白会增加心肌缺血或梗死、脑血管事件和任何潜在疾病的恶化风险。有趣的是，最近一项 meta 分析显示，重症患者和围手术期患者的输血策略可能有所不同[21]。其他一些观点认为，围手术期限制性输血策略应谨慎应用于接受大手术的高风险患者，因为限制性输血策略可能增加心血管、血管外科及骨科手术中供氧不足及死亡率增加等不良事件的风险，不过这一观点不适用于危重症患者[22]。围手术期输血管理指南已经发布，同样适用于老年患者。

输血并非没有并发症，多达 1/100 的输血会发生输血反应。输血反应的表现多样，可以表现为轻到重的各种体征或症状。不良反应的体征和症状包括：高热、寒战和僵直、皮疹和荨麻疹、风团、血红蛋白尿、微血管出血、低氧血症、呼吸窘迫、气道峰压增加、低血压和低钙血症[23]。鉴于老年患者当前的疾病状态以及低储备的生理机能，这些输血反应对他们来说是有害的（表 39.2）。

表 39.2 输血不良反应的症状和体征[23]

过敏性输血反应	严重溶血性输血反应	脓毒性输血反应	输血相关性急性肺损伤（TRALI）
急性溶血性输血反应	低血压输血反应	输血相关性循环超负荷（TACO）	
迟发性溶血或迟发性血清学输血反应	大量输血相关反应（碱中毒、高钾血症、低体温）	输血相关性移植物抗宿主病	
非溶血性发热	输血后紫癜	输血相关性坏死性肠炎	

1. 心脏手术患者输血

心脏手术的患者接受输血治疗的比例更高。既往，冠状动脉疾病或者心肌缺血患者应用 Hg 10 g/dl 或 Hct 30% 规则。行心脏手术、冠状动脉旁路移植术（CABG）以及瓣膜置换术的患者疾病负荷重，这类患者通常都伴有贫血。这类手术可以是择期手术也可能是会导致死亡率增加的急诊手术。年龄大于 60 岁通常是心脏手术死亡率的一个预测指标，但近年来年龄的影响已有下降[24]。EURSCORE Ⅱ是原评分的修改版本，将年龄作为变量之一，用于评估心脏手术风险[25]。该评分被开发用于预测评估心脏手术患者是否需要输血。Alhamdi 等的输血风险理解评分工具（Transfusion Risk Understanding Scoring Tool，TRUST）[24] 和 Ranucci 等的输血风险和临床知识（Transfusion Risk and Clinical Knowledge，TRACK）[25] 也把年龄作为变量之一。TRUST 适用于年龄＞ 65 岁，TRACK 适用于年龄＞ 67 岁的患者。这些评分系统可以识别出那些输血风险高的患者，并且可以优化和避免输血[26]。这些患者在手术前选择优化处理，可以考虑采取干预措施来降低输血率，包括停止血小板抑制剂，给予叶酸、铁剂和促红细胞生成素[26]（表 39.3）。

早期文献报道了心肺转流术（cardiopulmonary bypass，CBP）中的血液稀释，引起缺血和（或）炎症反应及重要器官损伤[27]，特别是肾损伤和脑卒中[28-29]，增加了发病率和死亡率。近期的一些随机对照研究，比如 TRACS[30]（平均年龄 69 岁）以及 TRICS[31]（主要为老年患者，平均年龄 72 岁）表明限制性输血策略并不比开放性输血策略损害更大，此外 TITRe2[32]（平均年龄 70 岁）提出限制性输血策略在患病率及病死率方面并不优于开放性输血策略。其他一些研究表明术中红细胞输注与死亡率增加有关，且常见于高龄患者且 EUROSCORE 评分较高[33]。一项 meta 分析认为，在心脏手术患者中使用 7 ～ 8 g/dl 的限制性输血策略是相对安全的[34-35]。

但对于需要大量输血的患者，采用高比例输血可以减少器官功能障碍，降低死亡率[36]。对于术前确认贫血的患者，一项随机对照研究采用静脉注射铁剂、皮下注射促红细胞生成素 α 和维生素 B12 以及口服叶酸的超短期联合治疗，以减少血液制品输

表 39.3　预测输血的评分系统

TRACK[25]	评分	TRUST[24]	评分
年龄＞ 67 岁	6	年龄＞ 65 岁	1
女性体重＜ 60 kg；男性体重＜ 85 kg	2	术前血红蛋白水平＜ 13.5 g/dl	1
女性	4	女性	1
复杂手术	7	体重＜ 77 kg	1
术前血细胞比容	低于 40%，每一个百分点计 1 分（最高 13 分）	非择期手术	1
TRACK 评分推断输血风险百分比		血清肌酐水平＞ 1.36 mg/dl	1
		非单一手术	1
		心脏手术病史	1
		基线风险＝ 0；输血概率 0 ～ 19% 低风险＝ 1；输血概率 20% ～ 39% 中风险＝ 2；输血概率 40% ～ 59% 高风险＝ 3；输血概率 60% ～ 79% 极高风险＝ 4 ～ 8；输血概率 80% ～ 100%	

血[37]。未来还需要进一步研究这种疗法的益处和副作用。

2. 危重症患者的输血

重症监护室的输血主要根据阈值来进行，影响因素有患者的年龄、病情严重程度、转入 ICU 的原因、存在胃肠道出血、并发心脏病或急性心肌梗死。在重症监护室中具有里程碑意义的研究之一是重症监护输血需求研究（Transfusion Requirements in Critical Care，TRICC），该研究显示，与开放性输血策略（Hg ＜ 10 g/dl）相比，限制性输血策略（Hg ＜ 7.0 g/dl）与医院死亡率下降显著相关，但是 30 天死亡率二者相似。而对于病情较轻的患者和那些接受限制性输血策略的 55 岁以下的患者，30 天死亡率显著下降[38]。重症监护室患者的病情较重且有多种合并症，他们入 ICU 的诊断可能是单因素的或多因素的。患者情况的多样性需要被考虑，这可能影响输血阈值的标准。在平均年龄为 66.1±12.5 的患者中，将并发心脏病患者的输血阈值从 8 ～ 9 g/dl 增加到 9 ～ 10 g/dl，显示死亡率降低[39]。这一人群的贫血可能导致心肌缺血，且并不能通过增加心输出量来增加合适的供氧。

3. 消化道出血患者的输血

消化道出血的发病率和病死率较高，且多见于老年患者。上消化道出血（upper gastrointestinal bleeds，UGIB）的最常见原因是消化性溃疡疾病，下消化道出血（lower gastrointestinal bleeds，LGIB）的原因包括憩室出血、缺血性结肠炎、痔疮、结直肠息肉或肿瘤以及血管扩张等。胃肠道出血患者有多种危险分级评分。Rockwall 评分主要用于消化道出血患者的进一步出血和死亡风险评估。这是唯一一个将年龄纳入其标准的评分：其中年龄＜ 60 岁（0 分），60 ～ 79 岁（1 分），＞ 80 岁（2 分）。大多数研究的对象都是 18 岁以上成年人，而有关老年人的研究却很少。在急性上消化道出血患者中，随机接受限制性输血患者 6 周内的生存率高于接受开放性输血策略的患者[39]。一项 meta 分析包括了 Villanueva 等的研究，该分析表明，在成人急性 UGIB 患者中采用限制性输血策略可能改善患者预后[40]，但该研究排除了近期发生缺血性事件的患者。因此，心肌梗死和其他缺血性事件的风险是未知的。一项对男性 LGIB 患者的回顾性分析发现，开放性输血和限制性输血策略之间没有明显差异，但年龄是再出血和住院死亡率的独立危险因素[19]。

4. 脓毒症及脓毒性休克患者的输血

另一个患者转入ICU的重要原因是脓毒性休克。2016年脓毒症生存指南建议，在没有心肌缺血、严重低氧血症、急性出血或其他症状减轻的情况下，对脓毒性休克患者Hg＜7.0 g/dl时应给予输血，有活动性出血和（或）计划进行有创性操作时，血小板＜10 000/mm^{3}预防性输注，血小板＜20 000/mm^{3}有明显出血风险，血小板＞50 000/mm^{3}伴活动性出血、手术或有创性操作时，输注新鲜冷冻血浆纠正凝血异常[41]。上述建议来自于两个试验，脓毒性休克输血需求试验（Transfusion Requirements in Septic Shock trial，TRISS）以及早期脓毒性休克的基于方案治疗（Protocol-Based Care for Early Septic Shock，ProCESS）试验，后者对输血治疗的指导较少。TRISS的结论是，与那些因血红蛋白水平低于9 g/dl而大量输血的患者相比，在限制性输血策略中接受去白细胞输血的患者的输血量更少，但90天的死亡率、生命支持使用率和存活天数相似[24]。TRISS还显示，当患者被分为70岁以下和70岁以上年龄段时，有无心血管疾病的患者在90天的死亡率上没有明显差异[25]。ProCESS试验中，当$ScVo_2$＜70%时，Hg＜10 g/dl输注患者与标准的Hg＜7.5 g/dl输注患者（平均年龄～61±16），60天住院死亡率和90天死亡率没有差异[25]。最近的一项试验观察了接受开放性输血策略的危重肿瘤患者（平均年龄约61±13.5），发现90天的死亡率降低[24]，但这项试验没有对老年患者进行亚组分析。临床医生根据脓毒症治疗指南做出他们的医疗决策，但现在还没有针对老年脓毒症/脓毒性休克患者输血的具体指南。

5. 老年创伤患者的输血

随着老年患者在美国人口中所占比例的增加，接受创伤治疗的老年患者的数量也会相应增加。据统计，老年人群的创伤大多是由摔伤引起的骨科创伤，但出血性钝器创伤也在逐渐增加。大多数关于创伤的研究都集中在18～45岁的成年人身上，这使得老年创伤患者的治疗处于未知状态。

正如在创伤环境中预期的那样，继发于创伤导致的出血并发症或大范围的外科治疗已经使输血成为复苏的主要手段。在急性失血和创伤的情况下，原本贫血的发生和不良反应会被放大，这与促炎症反应有关，导致骨髓和铁代谢受到抑制，从而影响红细胞生成。老年创伤患者在入院和出院时血红蛋白水平均较低，尽管接受了更多输血[42]。出院时血红蛋白水平较低可能是因为创伤诱导的高儿茶酚胺血症、促红细胞生成素抵抗和促炎细胞因子的过表达增加了骨髓的抑制。尽管如此，出院时贫血并不能预测该人群的60天死亡率或计划外再入院[43]。至于输血比率的增加，我们已经看到尽管有可用的指南，输血阈值因临床医生而不同，根据过去经验来说老年患者输血阈值更高，这与他们年龄相关的心血管生理改变有关。

一项针对70岁以上患者的回顾性研究，该研究历时8年，设置限制性输血阈值低于7.0 g/dl，开放性输血阈值低于10.0 g/dl，最终观察到开放性输血阈值对这一人群是不利的，输血是并发症的一项独立危险因素[44]。接受开放性输血阈值的幸存者ICU的住院时间和天数都有延长[44]。老年创伤患者应采取限制性输血策略，可以有效减少不良反应的发生。

6. 老年患者骨科手术的输血

骨科手术是老年人群中最常见的外科手术之一。这些手术可以是择期手术，但也可能是由于摔伤或外伤导致的骨折和急性大量失血。许多老年人由于目前合并的其他疾病可能正在服用抗凝药物。这些可能会影响持续出血、抗凝药物逆转反应、手术时机和输血的选择。FOCUS试验纳入了年龄＞65岁（平均81.6岁）有心血管疾病风险的患者，表明开放性输血策略并不能降低死亡率，除非有贫血症状且Hg降至8 g/dl以下[39]。继续对这一组患者进行了3年的随访，结果显示，与限制性输血策略相比，开放性输血策略对死亡率没有影响[40]。但是，一项来自疗养院和避难所的虚弱老年患者随机对照试验表明，开放性输血策略的实施有可能提高疗养院老年患者的生存率[19]。一项回顾性研究表明，在髋部骨折手术中，限制性输血策略会增加心血管事件的风险[41]。我们所看到的是，大多数接受髋关节骨折修复需要输血的患者在术后病房输血相对更多。虽然感染数量和住院时间增加，但大量输血患者的死亡率没有明显变化[24]。在观察身体病损恢复情况时，无论是开放性输血策略还是限制性输血策略都没有明显差异[25]。

7. 谵妄患者的输血

谵妄是老年患者术后的主要并发症之一。谵妄会导致住院时间延长、康复效果差、更多的治疗以及更高的发病率和死亡率。一些研究集中在检查输血对髋部骨折患者术后谵妄的影响，发现与限制性输血阈值 8 g/dl 相比，开放性输血策略的更高血红蛋白水平（高于 10 g/dl）并没有降低术后谵妄的发生[25]。相似的结果也在老年患者接受择期的单侧全髋关节置换术的研究中得到了证实。一项由 TRIFE 研究提供的析因分析发现，旨在使血红蛋白高于 11.3 g/dl 的开放性输血策略可以预防术后第 10 天的谵妄[24]。本研究中的患者在术后 2 天内返回他们的病区，之后由一个专门的老年骨科团队随访。老年患者在他们所熟悉的环境中能够有效地减少谵妄的发生。虽然预防术后谵妄不是输血的指征，但对于老年患者应始终考虑其风险及获益。

尽管文献大多将成人和老年患者分为一组，但也有一些专注于老年患者的研究，不过指南没有对年龄进行区分，只是着重考虑了相关临床症状。2014 年美国麻醉科医师协会的指导方针认为限制性输血策略导致输血减少，并确定了血红蛋白在 6 g/dl 和 10 g/dl 之间的水平应基于患者是否存在出血的风险、血管内容量状态、器官缺血的症状和体征以及心肺储备功能来输注红细胞[19]。

一项关于重大外科手术后贫血的国际共识建议在必要和可行的情况下，对贫血进行检测、鉴别、使用铁剂和（或）促红细胞生成素进行治疗，并对临床稳定的患者采用限制性输血阈值（Hg 7 ～ 8 g/dl）[45]。2018 年 Frankfurt 共识会议发表了关于血液管理的临床和研究建议[39]。强烈建议检查和处理围手术期贫血，某些情况下有条件地使用铁剂和促红细胞生成素。他们还强烈建议将限制性输血阈值定义为：重症监护患者但临床稳定的 Hg ＜ 7 g/dl，接受心脏手术的患者 Hg ＜ 7.5 g/dl，髋关节骨折、心血管疾病或其他危险因素患者 Hg ＜ 8 g/dl，血流动力学稳定的急性消化道出血患者 Hg 7 ～ 8 g/dl。为了提高红细胞的合理利用，医院需要制定围手术期血液管理方案。

8. 小结

越来越多的老年患者将在医疗病房就诊，接受择期手术、急诊手术或重症治疗，这些患者很可能会出现或发展为贫血。贫血的病因不同，因此治疗方式也不相同，特别是对于老年患者。输血应考虑合并疾病、活动性症状、初始血红蛋白水平、贫血的其他治疗方法、贫血原因的治疗以及医疗的优化。由于缺乏老年患者的全面数据，我们不得不根据现有的指南将老年患者与其他患者一起讨论。

我们需要收集更多的数据，以便在不同的内科及外科治疗中针对老年人群的输血和贫血进行循证的输血实践和医疗决策。

参考文献

1. Hamel MB, Henderson WG, Khuri SF, Daley J. Surgical outcomes for patients aged 80 and older: morbidity and mortality from major noncardiac surgery. J Am Geriatr Soc. 2005;53(3):424–9.
2. Guralnik JM, Eisenstaedt RS, Ferrucci L, Klein HG, Woodman RC, Dc W. Prevalence of anemia in persons 65 years and older in the United States: evidence for a high rate of unexplained anemia Prevalence of anemia in persons 65 years and older in the United States: evidence for a high rate of unexplained anemia. Blood. 2013;104(8).
3. Bach V, Schruckmayer G, Sam I, Kemmler G, Stauder R. Prevalence and possible causes of anemia in the elderly: a cross-sectional analysis of a large European university hospital cohort. Clin Interv Aging. 2014;9:1187–96.
4. WHO. Nutritional anaemias. Report of a WHO scientific group. [Internet]. Geneva: World Health Organization 1968. Available from: http://whqlibdoc.who.int/trs/WHO_TRS_405.pdf.
5. World Health Organisation, WHO. Haemoglobin concentrations for the diagnosis of anaemia and assessment of severity. Geneva, Switzerland: World Health Organization [Internet]. 2011;1–6. Available from: http://apps.who.int/iris/bitstream/handle/10665/85839/WHO_NMH_NHD_MNM_11.1_eng.pdf?ua=1%0Ahttp://scholar.google.com/scholar?hl=en&btnG=Search&q=intitle:Haemoglobin+concentrations+for+the+diagnosis+of+anaemia+and+assessment+of+severity#1.
6. Guralnik JM, Eisenstaedt RS, Ferrucci L, Klein HG, Woodman RC, Dc W. Prevalence of anemia in persons 65 years and older in the United States: evidence for a high rate of unexplained anemia prevalence of anemia in persons 65 years and older in the United States: evidence for a high rate of unexplained anemia. Blood [Internet]. 2004;104(8):2263–8. Available from: http://www.embase.com/search/results?subaction=viewrecord&from=export&id=L39331821%5Cn. https://doi.org/10.1182/blood-2004-05-1812.

7. Manzini PM, Dall'Omo AM, D'Antico S, Valfrè A, Pendry K, Wikman A, et al. Patient blood management knowledge and practice among clinicians from seven European university hospitals: a multicentre survey. Vox Sang. 2018;113(1):60–71.
8. Wu W-C, Schifftner TL, Henderson WG, Eaton CB, Poses RM, Uttley G, et al. Preoperative hematocrit levels and postoperative outcomes in older patients undergoing noncardiac surgery. JAMA. 2007;297(22):2481–8.
9. Stauder R, Valent P, Theurl I. Anemia at older age: etiologies, clinical implications, and management. Blood. 2018;131(5):505–14.
10. Muñoz M, Acheson AG, Auerbach M, Besser M, Habler O, Kehlet H, et al. International consensus statement on the peri-operative management of anaemia and iron deficiency. Anaesthesia. 2017;72(2):233–47.
11. Chaves PHM, Semba RD, Leng SX, Woodman RC, Ferrucci L, Guralnik JM, et al. Impact of anemia and cardiovascular disease on frailty status of community-dwelling older women: the Women's Health and Aging Studies I and II [Internet]. 2005 [cited 2019 Jul 8]. Available from: https://academic.oup.com/biomedgerontology/article-abstract/60/6/729/590335.
12. Khandelwal D, Goel A, Kumar U, Gulati V, Narang R, Dey AB. Frailty is associated with longer hospital stay and increased mortality in hospitalized older patients. J Nutr Health Aging [Internet]. 2012;16(8):1–4. Available from: http://www.embase.com/search/results?subaction=viewrecord&from=export&id=L52209305%0Ahttp://dx.doi.org/10.1007/s12603-012-0369-5%0Ahttp://findit.library.jhu.edu/resolve?sid=EMBASE&issn=12797707&id=doi:10.1007%2Fs12603-012-0369-5&atitle=Frailty+is+associat.
13. Cesari M, Calvani R, Marzetti E. Frailty in older persons. Clin Geriatr Med [Internet]. 2017;33(3):293–303. Available from: https://doi.org/10.1016/j.cger.2017.02.002.
14. Muscedere J, Waters B, Varambally A, Bagshaw SM, Boyd JG, Maslove D, et al. The impact of frailty on intensive care unit outcomes: a systematic review and meta-analysis. Intensive Care Med. 2017;43(8):1105–22.
15. Flaatten H, de Lange DW, Morandi A, Andersen FH, Artigas A, Bertolini G, et al. The impact of frailty on ICU and 30-day mortality and the level of care in very elderly patients (≥ 80 years). Intensive Care Med. 2017;43(12):1820–8.
16. Penninx BWJH, Guralnik JM, Onder G, Ferrucci L, Wallace RB, Pahor M. Anemia and decline in physical performance among older persons. Am J Med. 2003;115(2):104–10.
17. Garraud O, Tissot J-D. Transfusion, history and ethics: hundred years after WWI battlefield operations. Transfus Clin Biol [Internet]. 2019;26(1):1–2. Available from: https://doi.org/10.1016/j.tracli.2019.01.001.
18. Boet S, Etherington N, Nicola D, Beck A, Bragg S, Carrigan ID, et al. Anesthesia interventions that alter perioperative mortality: a scoping review. Syst Rev. 2018;7(1):1–15.
19. Practice guidelines for perioperative blood management: an updated report by the American Society of Anesthesiologists Task Force on Perioperative Blood Management*. Anesthesiology [Internet]. 2015;122(2):241–75. Available from: https://doi.org/10.1097/ALN.0000000000000463.
20. Simon GI, Craswell A, Thom O, Fung YL. Outcomes of restrictive versus liberal transfusion strategies in older adults from nine randomised controlled trials: a systematic review and meta-analysis. Lancet Haematol. 2017;4(10):e465–74.
21. Chong MA, Krishnan R, Cheng D, Martin J. Should transfusion trigger thresholds differ for critical care versus perioperative patients? A meta-analysis of randomized trials. Crit Care Med. 2018;46(2):252–63.
22. Hovaguimian F, Myles PS. Restrictive versus liberal transfusion strategy in the perioperative and acute care settings. Anesthesiology. 2016;125(1):46–61.
23. Delaney M, Wendel S, Bercovitz RS, Cid J, Cohn C, Dunbar NM, et al. Transfusion reactions: prevention, diagnosis, and treatment. Lancet [Internet]. 2016;388(10061):2825–36. Available from: https://doi.org/10.1016/S0140-6736(15)01313-6.
24. Alghamdi AA, Davis A, Brister S, Corey P, Logan A. Development and validation of Transfusion Risk Understanding Scoring Tool (TRUST) to stratify cardiac surgery patients according. Transfusion. 2006;46(7):1120–9.
25. Ranucci M, Castelvecchio S, Frigiola A, Scolletta S, Giomarelli P, Biagioli B. Predicting transfusions in cardiac surgery: the easier, the better: the Transfusion Risk and Clinical Knowledge score. Vox Sang. 2009;96:324–32.
26. Carson JL, Sieber F, Cook DR, Hoover DR, Noveck H, Chaitman BR, et al. Liberal versus restrictive blood transfusion strategy: 3-year survival and cause of death results from the FOCUS randomised controlled trial. Lancet. 2015;385(9974):1183–9.
27. Habib RH, Zacharias A, Schwann TA, Riordan CJ, Durham SJ, Shah A. Adverse effects of low hematocrit during cardiopulmonary bypass in the adult: Should current practice be changed? J Thoracic CArdiovasc Surg. 2003;125(6):1438–50.
28. Habib RH, Zacharias A, Schwann TA, Riordan CJ, Engoren M, Durham SJ, et al. Role of hemodilutional anemia and transfusion during cardiopulmonary bypass in renal injury after coronary revascularization: implications on operative outcome. Crit Care Med. 2005;33(8):1749–56.
29. Karkouti K, Djaiani G, Borger MA, Beattie WS, Fedorko L, Wijeysundera D, et al. Low hematocrit during cardiopulmonary bypass is associated with increased risk of perioperative stroke in cardiac surgery. Ann Thorac Surg. 2005;80(4):1381–7.
30. Hajjar LA, Vincent J-L, Galas FRBG, Nakamura RE, Silva CMP, Santos MH, et al. Transfusion requirements after cardiac surgery: The TRACS randomized controlled trial. JAMA. 2010;304(14):1559–67.
31. Mazer CD, Whitlock RP, Fergusson DA, Hall J, Belley-Cote E, Connolly K, et al. Restrictive or liberal red-cell transfusion for cardiac surgery. N Engl J Med. 2017;377(22):2133–44.
32. Murphy GJ, Pike K, Rogers CA, Wordsworth S, Stokes EA, Angelini GD, et al. Liberal or restrictive transfusion after cardiac surgery. N Engl J Med. 2015;372(11):997–1008.
33. Vlot EA, Verwijmeren L, van de Garde EMW, Kloppenburg GTL, van Dongen EPA, Noordzij PG. Intra-operative red blood cell transfusion and mortality after cardiac surgery. BMC Anesthesiol. 2019;19(1):1–7.
34. Carson JL, Stanworth SJ, Alexander JH, Roubinian N, Fergusson DA, Triulzi DJ, et al. Clinical trials evaluating red blood cell transfusion thresholds: an updated systematic review and with additional focus on patients with cardiovascular disease. Am Heart J [Internet]. 2018;200:96–101. Available from: https://doi.org/10.1016/j.ahj.2018.04.007.
35. Kheiri B, Abdalla A, Osman M, Haykal T, Chintalapati S, Cranford J, et al. Restrictive versus liberal red blood cell transfusion for cardiac surgery: a systematic review and meta-analysis of randomized controlled trials. J Thromb Thrombolysis [Internet]. 2019;47(2):179–85. Available from: https://doi.org/10.1007/s11239-018-1784-1.
36. Delaney M, Stark PC, Suh M, Triulzi DJ, Hess JR, Steiner ME, et al. Massive transfusion in cardiac surgery: the impact of blood component ratios on clinical outcomes and survival. Anesth Analg. 2017;124(6):1777–82.
37. Spahn DR, Schoenrath F, Spahn GH, Seifert B, Stein P, Theusinger OM, et al. Effect of ultra-short-term treatment of patients with iron deficiency or anaemia undergoing cardiac surgery: a prospective randomised trial. Lancet [Internet]. 2019;393(10187):2201–12. Available from: https://doi.org/10.1016/S0140-6736(18)32555-8.
38. Kherad O, Restellini S, Martel M, Sey M, Murphy MF, Oakland K, et al. Outcomes following restrictive or liberal red blood cell transfusion in patients with lower gastrointestinal bleeding. Aliment Pharmacol Ther. 2019;49(7):919–25.

39. Mueller MM, van Remoortel H, Meybohm P, Aranko K, Aubron C, Burger R, et al. Patient blood management: recommendations from the 2018 Frankfurt Consensus Conference. JAMA. 2019;321(10):983–97.
40. Cooper DJ, McQuilten ZK, Nichol A, Ady B, Aubron C, Bailey M, et al. Age of red cells for transfusion and outcomes in critically ill adults. N Engl J Med [Internet]. 2017;377(19):1858–67. Available from: http://www.nejm.org/doi/10.1056/NEJMoa1707572.
41. Ii E, Nashef SAM, Roques F, Sharples LD, Nilsson J, Smith C. EuroSCORE II †. Eur J Cardiothorac Surg. 2012;41:734–45.
42. Roubinian NH, Murphy EL, Mark DG, Triulzi DJ, Carson JL, Lee C, et al. Long-term outcomes among patients discharged from the hospital with moderate anemia a retrospective cohort study. Ann Intern Med. 2019;170(2):81–9.
43. Ong AW, Jaisingh NR, Butler S, Sigal A, Fernandez FB. Is it safe to discharge geriatric trauma patients with anemia? Am J Surg. 2018;215(3):419–22.
44. Deleon AN, Uecker JM, Stafford S v, Ali S, Clark A, Brown CVR. Restrictive transfusion in geriatric trauma patients. Am Surg. 2016;82(1):85–8.
45. Leff J, Romano CA, Gilbert S, Nair S. Validation study of the transfusion risk and clinical knowledge (TRACK) tool in cardiac surgery patients: a retrospective analysis. J Cardiothorac Vasc Anesth. 2019;33:2669–75.

药物滥用和凝血功能障碍 40

Mitchell C. Fuller，George M. Jeha，Lu Sun，
Ariunzaya Amgalan，Ivan Urits，Elyse M. Cornett，
Alan David Kaye
陈霞　译　刘珊珊　审校

1. 引言

维持血液处于流动的液体状态至关重要，这使外周组织能得到充足的氧气和营养物质。然而，当机体的血管损伤时，在损伤部位的血液会从液态转化为固态，这是一种健康的生理适应性反应。这种机制叫做**凝血**。凝血是一个高度动态的过程，很大程度上取决于促凝血因子、抗凝血因子和纤溶蛋白之间的平衡[1]。一系列改变这种复杂的出凝血平衡状态以及血管内血栓形成的疾病被称为**凝血功能障碍**。

凝血功能障碍与医院内发病率和死亡率高度相关，增加了医疗系统的经济负担。凝血功能障碍的常见原因有：药物相关、药物-药物相互作用和营养保健品。在这方面，鼻出血、异常瘀伤和胃肠道出血与口服抗凝药有关，而痔疮出血可与引起便秘的药物有关[2]。此外，其他一些因素也会导致药物性出血，包括年龄增长、多药联合治疗、药物-药物相互作用和共存疾病。随着慢性疾病的持续增多，多种药物联合治疗比以往任何时候都更加普遍，这与异常出凝血状态直接相关。

最近的临床文献已经将非法和娱乐性药物的使用与引起显著临床后果的凝血功能障碍联系在一起。文献表明，娱乐性酒精消费正在上升[3]。酒精对凝血功能障碍的作用一直存在争议，但目前的假说认为酒精对凝血功能障碍和纤维蛋白溶解有双向作用[4]。

当制定复杂的药物治疗方案时以及有不良的娱乐性药物使用风险时，教育患者为优化住院和门诊患者的安全提供了一个原理模型。特别是，随着每年引入的药物数量越来越多，药剂师单独负责患者教育或医生依靠记忆，来避免使用可能会引起出血的药物，不再可行[5]。

因此，有必要采用**多学科的方法**来制定药物治疗方案，以减少出血风险、远期发病率、经济和临床负担。接受外科手术和操作的患者需要进行充分的麻醉科会诊，以确定他们正在服用的药物是否会增加出血风险，从而增加发病率和（或）死亡率的风险。

本章讨论药物滥用和凝血功能障碍的普遍性，并着重于深入评估患者、麻醉关注点和治疗策略。

2. 凝血功能障碍的情况

肝脏疾病患者的促凝和抗凝状态可能有复杂的改变，导致出血和血栓形成的风险增加[6]。肝脏疾病的病因使这种情况更加复杂，其可能独立地影响凝血功能。例如丙型肝炎病毒（hepatitis C virus，HCV）感染，除了容易导致慢性肝病和肝硬化外，还会通过破坏血管内皮、改变促凝血因子和抗凝血因子途径以及影响血小板功能，导致凝血功能的改变[7]。此外，大约 21% 的 HIV 感染成人中存在 HCV 阳性[8-9]。在这些患者中，同时存在肝硬化、慢性 HCV 感染、HIV 感染，以及潜在的酒精滥用、乙型肝炎病毒（hepatitis B virus，HBV）感染、营养不良或其他并发症，进一步使出凝血平衡复杂化。这使得完全阐明凝血功能障碍的病因学变得困难。

慢性肝病是导致美国和世界范围内人类发病和死亡的一个重要病因，每年全美国有 4.4 万人死于慢性肝病，全世界每年有 200 万人死于慢性肝病[10-12]。

大约450万人患有确诊的肝病[13]。HBV和HCV的感染是已知的可发展为慢性肝硬化和肝癌的危险因素。在美国，HBV的感染流行率约为0.35%，大多数HBV相关的死亡原因是肝细胞癌和失代偿性肝硬化[12，14-15]。在美国，慢性HCV的感染流行率为1%[12]。据估计，高达68%的慢性丙型肝炎感染仍未确诊[16]。

HIV感染与血栓栓塞事件的风险增加有关。虽然这种效应背后的确切机制尚不清楚，但人们认为，长时间的炎症状态、慢性免疫激活和凝血因子的改变是影响因素[17-19]。血小板减少通常与HIV相关，使感染患者发生重大出血事件的风险增加[20-21]。随着抗逆转录病毒疗法（antiretroviral therapy，ART）的引入，艾滋病相关血小板减少症的流行率有所下降。在ART之前的时代，高达40%的HIV患者可能存在血小板减少[22]。在当今高效ART时代，这个数字可能在0.6%～15%之间[21，23-24]。丙型肝炎病毒感染和肝硬化等合并症是HIV感染者发生血小板减少的危险因素[20]。

3. 与凝血功能障碍相关的药物

3.1 合成大麻

“合成大麻”一词描述的是一组功能类似于Δ^9-四氢大麻酚（tetrahydrocannabinol，THC）的混合化合物[25]。THC作为大麻的活性成分被发现以来，其合成类似物的开发一直是人们关注的一个领域[26]。由于合成大麻容易合成、成本低、效力高，而且无法在常规药物筛选中检测到，因此合成大麻对非法药物市场具有吸引力，近年来已成为大麻的流行替代品。根据《管制药品法案》，它们被列为附表I物质，由于缺乏监管，这些物质的组合是高度可变的[27]。它们已经在网上、便利店和加油站作为商品出售，通常冠以草药混合物、熏香和空气清新剂的名称，并标有“不适合人类食用”的标签[25，28-29]。尽管试图通过立法来控制这些化合物的生产和分销，但制造商通常会在必要时改变化学结构，以逃避法律追究[29-33]。

一生中，合成大麻使用的流行率在0.2%～4%之间，在青少年后期和20岁早期达到顶峰[34]。这些药物在娱乐性大麻使用者中很受欢迎[35]。在美国高中的高年级学生中，合成大麻的使用每年的流行率仅次于大麻[36]。6%～17%的美国大学生在大学期间至少服用过一次合成大麻，1%的14～18岁的欧洲人在一生中至少服用过一次合成大麻[37-39]。

在美国，已发生数百起合成大麻被长效抗凝血灭鼠剂（long-acting anticoagulant rodenticides，LAARs）污染，导致凝血和出血并发症的案例。2018年3月和4月，伊利诺伊州公共卫生部报告称，最近使用合成大麻的患者中爆发了严重的凝血功能障碍，合成大麻引起了全美国的关注[40]。报告了150多例，包括5例死亡病例。进一步的调查显示凝血功能障碍与合成大麻的服用没有直接关系，而是与维生素K拮抗剂的污染有关，如溴鼠灵、溴敌隆和（或）鼠得克，这些药物用于商业上的灭鼠剂[25，40-42]。2018年7月，美国食品药品监督管理局（Food and Drug Administration，FDA）发布了一份新闻稿，警告使用被溴鼠灵和其他LAARs污染的合成大麻有关的重大健康风险，称数百名患者在服用这些产品后住院治疗[29]。

虽然掺杂LAARs的原因尚不清楚，但据推测，这些化合物可能延长了或者增强了药物的精神活性[27，43]。在服用被维生素K拮抗剂污染的合成大麻从而导致凝血功能障碍的报告病例中，溴鼠灵似乎是最常见的污染物[25]。

迄今为止，伊利诺伊州、马里兰州、佛罗里达州、印第安纳州、肯塔基州、密苏里州、宾夕法尼亚州、弗吉尼亚州和威斯康星州的卫生部门共报告了202例溴鼠灵意外中毒病例[40，42]。合成大麻相关凝血功能障碍的确切流行情况尚不清楚。然而鉴于对该类问题的认识相对缺乏以及合成大麻的非法性质，毫无疑问病例总数仍被低估[41]。

3.2 酒精

酒精是一种常用的物质。根据2017年全美国毒品使用和健康调查，在美国，86.3%的人报告他们在一生中的某个时间点曾经饮酒，70.1%的人报告在过去的一年中有过饮酒。据估计，有1410万名18岁及以上的人有酒精滥用[44-45]。酒精每年造成多达88 000人死亡，使其成为美国可预防死亡的第三大原因[46]。

酒精是一种已知的肝毒素，可导致肝炎、脂肪变性、纤维化、肝硬化和肝癌[47-48]。此外，饮酒已被证明会影响血管内皮、血小板和纤溶系统[49-50]。肝硬化与促凝血和抗凝血蛋白合成异常导致的出血风险增加相关，同时又与肝功能障碍引起的全身炎症导致的高凝状态相关[51]。在一项超过 48 000 名男性的前瞻性研究中，酒精摄入与以胃肠出血为主的出血风险增加有关[52]。每年因酒精性肝病而死亡的人数约为 14 000 人[53]。

4. 患者的评估

对疑似药物滥用的患者进行临床评价的第一步是进行评估，下一步是治疗，这将在本章的稍后部分讨论。根据临床情况的不同，有两种形式的初始药物滥用检查：评估和筛查。筛查可用于评估初级保健中可能存在的药物滥用问题，一般回答简单的"是"或"否"（如 CAGE、AUDIT 和 TCUDS Ⅱ 酒精中毒问卷）[54]。相反，评估是一个确定问题性质，确定诊断和制定治疗建议的过程。一组评估工具通常用于麻醉、重症监护和急救场所中，来治疗高敏度患者，这将是本文的一个关注主题。

4.1　正常血液凝血功能及临床评估

本文将对正常凝血的生理学进行回顾，这有助于理解随后阐述的由物质诱发的凝血功能障碍过程。凝血途径有两种，外源性途径和内源性途径，最后到达共同凝血途径。外源性途径被组织因子（tissue factor，TF）激活。相反，当血管内皮受损，Ⅳ型胶原、血管性血友病因子（von Willebrand factor，vWF）和其他带负电荷的表面暴露时，内源性途径就会被激活[55]。外源性途径由血浆Ⅶ因子触发的瀑布式凝血级联反应和共同凝血途径组成。内源性途径则由血浆Ⅻ、Ⅺ、Ⅸ和Ⅷ因子形成的类似凝血级联反应以及共同凝血途径组成。外源性和内源性途径有共同的凝血途径，总结起来为血浆Ⅹ因子、Ⅴ因子、凝血酶（Ⅱ因子）和不溶性纤维蛋白（Ⅰ因子）的凝血级联反应[56]。外源性物质（如药物）引起的纤维蛋白稳态的改变可诱发血凝块的形成，如果不加以治疗，可能发展为弥散性血管内凝血（disseminated intravascular coagulopathy，DIC）。DIC 是一个涉及多系统的综合征，而不是单一的疾病，表现为凝血因子 / 血小板消耗和产生之间的不平衡，最终导致器官损伤[56]。在临床上，有必要了解物质诱发的凝血功能障碍机制，以便进行全面的临床评估。

临床医生利用大量的临床工具来评估血液出血和凝血功能。相关实验室检查包括全血细胞计数、凝血时间测定（APTT、PT、TT）、基于个体血凝块检验（血浆纤维蛋白原、Ⅴ因子）、显色底物法（Ⅷ因子）和交联纤维蛋白测定（D- 二聚体）。凝血酶原时间（prothrombin time，PT）指暴露于 TF 后血浆凝固的时间，包括外源性途径和共同凝血途径，是一个容易测量的检查方法，尤其适用于那些接受外科手术或介入性疼痛治疗，同时有相关病史或服用已知改变凝血级联过程药物的患者。国际标准化比值（international normal ratio，INR）是服用华法林监测的金标准，等于个体 PT/ 正常对照 PT。PT 正常值为 11 ～ 13 秒。活化部分凝血活酶时间（activated partial thromboplastin time，APTT）是指血浆在暴露于激活内源性和共同凝血途径的接触因子时发生凝血的时间。APTT 正常值是 25 ～ 35 秒。凝血酶时间（thrombin time，TT）测量的是凝血的最后一步，即纤维蛋白原转化为纤维蛋白，通常为 14 ～ 19 秒。基于血凝块检验通过对缺乏单一凝血因子的血浆进行正常的 PT/APTT 检测，来估测单一凝血因子，如Ⅴ因子或纤维蛋白原。显色底物法略有不同，利用显色底物的裂解活性对照标定曲线，来确定特定凝血因子的活化百分比。Ⅷ因子显色分析可用于排除血友病 A（Ⅷ因子缺乏）。最后，可测定纤维蛋白降解产物——如 D- 二聚体——被指定为非特异性标记物，以评估血栓的存在。

如果一种药物抑制了正常的凝血级联反应，凝血时间就会增加，导致凝血时间延长（APTT、PT、TT）。表 40.1 列出了当暴露于一种药物，从而进展为以消耗凝血因子为特征的 DIC 状态时，血液凝血实验室值的变化。

表 40.1 急性弥散性血管内凝血功能障碍（如药物诱发凝血功能障碍）时的参数变化

参数	急性 DIC
血小板计数	减少
凝血酶原时间（PT）	延长
活化部分凝血活酶时间（APTT）	延长
凝血酶时间（TT）	延长
血浆纤维蛋白原	减少
血浆Ⅴ因子	减少
血浆Ⅷ因子	减少
纤维蛋白降解产物	升高
D- 二聚体	升高

5. 凝血功能障碍相关药物的临床管理

5.1 合成大麻类

合成大麻相关毒性的临床管理是一个挑战[57]。目前关于逆转 LAAR 相关出血的指南包括：必要时给予血液制品和维生素 K_1（叶醌 / 植酮），并通过密切监测凝血实验值、临床表现和血清 LAAR 浓度来调整剂量[27, 57-65]。对于 INR 升高的急性严重出血，建议给予新鲜冰冻血浆（fresh frozen plasma，FFP）或四因子凝血酶原复合物，同时静脉注射维生素 K，每隔 1 两小时检查 INR，如果 INR 仍升高，重复给药或调整剂量[58, 62-66]。当 INR 恢复正常，溴鼠灵的血清水平检测不到时，应考虑降低维生素 K 剂量，要记住，即便如此，凝血功能障碍仍可能持续存在[57, 62-64]。最近，2019 年约翰 · 霍普金斯卫生系统发布了一个治疗急性 LAAR 中毒的方案；在他们的研究中，75% 的患者在 24 小时内有效地将 INR 降低到 2 以下[27]。有一些病例报道，使用重组活化Ⅶ因子作为 LAAR 相关急性凝血功能障碍的替代治疗方案，但其作用时间相对较短（约 3 小时），并且目前有关该疗法有效性的数据有限[67-68]。考虑到 LAARs 的半衰期较长，以及凝血功能障碍复发或持续存在的可能性，急性期治疗后需辅以维生素 K 的长期维持治疗[62-64]。LAAR 相关凝血功能障碍的处理类似于华法林过量的处理，但由于 LAARs 比华法林效力更强，LAAR 中毒患者需要更高剂量的维生素 K[27]。治疗 LAAR 诱导的凝血功能障碍需要外源性维生素 K，剂量范围为每天 20 ～ 600 mg，但由于 LAAR 的效力和半衰期较长，很难确定确切的剂量和治疗时间[27, 62-64]。根据毒性程度和 LAAR 血清水平，可能需要长期每日服用维生素 K，达数周至 1 年以上[57]。除了经典的逆转 LAAR 相关凝血功能障碍的治疗方案，有病例报道使用苯巴比妥（一种细胞色素 P450 诱导剂）来加速溴鼠灵的清除，但尚没有苯巴比妥与维生素 K 的相互作用和安全性数据[69-70]。因此，2019 年的一篇综述建议目前不要使用细胞色素 P450 诱导剂，直到有更多的研究支持其使用[70]。LAAR 致出血的一个重要并发症是反常血栓形成，这在病例报道中有所描述[71-74]。反常血栓形成可能是由于 LAAR 引起了抗凝蛋白 C 和 S 的早期消耗或是输血治疗的并发症[71-74]。对怀疑 LAAR 中毒的患者进行有效治疗，需要仔细评估风险与获益、监测凝血因子水平、做凝血试验和评估临床表现。

5.2 保健营养品

过去 20 年里，非处方药品的数量激增，这些药品价格低廉、容易获得，而且没有药品所需的严格审批程序。在市场上销售的这些药品中，许多都被称为神奇药品，可以恢复活力，并且当一些复杂的疾病治疗方法有限时，该类药品可提供帮助。Kaye 等进行的一项研究中，70% 的患者在常规麻醉术前评估中没有透露他们正在服用草药。此外，在计划接受手术或疼痛治疗的人群中，大约有三分之一的人服用一种或多种这类草药[75]。在这方面，卡瓦植物、芦荟、黑升麻、药鼠李、chaparral（注：一种广泛应用的草药）、紫草、麻黄和许多其他与肝损伤有关的草药普遍在世界各地的柜台销售。对乙酰氨基酚、阿司匹林、布洛芬和萘普生是常见的非处方镇痛药，它们以剂量依赖的方式造成肝损伤。

5.3 酒精

滥用酒精与创伤、肝硬化和终末期肝损伤（end-stage liver damage，ESLD）有关，这会导致促凝血和抗凝血因子的大量减少。此外，先前的研究表明，酒精与创伤患者的凝血功能障碍有直接联系[76]。因此，对滥用酒精的患者进行前瞻性的治疗，对于预防一部分凝血功能障碍是必要的。预防方法包括药物治疗、社会心理治疗，或两者兼而有之，取决于滥用酒精的严重程度。对于轻度滥用，药物治疗的效果不明；因此推荐适当的社会心理治疗，包括动机访谈、简短干预、认知行为治疗、住院治疗、互助小组和应急管理[77-79]。对于中度到重度的酒精滥用，药物治疗和适当的社会心理治疗相结合是有效的。纳曲酮和阿坎酸是治疗酒精滥用的两种常用药物。meta 分析研究显示两者的疗效无差异[80-81]。然而，纳曲酮可能是首选，因为患者在刚开始治疗时仍可以饮酒。此外，患者对纳曲酮的依从性可能比阿坎酸更强，因为纳曲酮每天服用一片，而阿坎酸每天服用三次，每次两片。另外，对于因慢性酒精滥用导致的肝损伤（如急性肝炎和肝硬化）患者，阿坎酸是首选的治疗方法，因为它主要通过肾脏排泄，而不是通过肝脏代谢。对于肝硬化患者，巴氯芬被认为是安全的，并与较高的戒断率相关。然而，目前还缺乏关于巴氯芬疗效的证据[82]。

当必须手术时，滥用酒精和肝硬化患者在围手术期的风险更高。例如：吸入性肺炎、难以进行氧气滴定、对液体和电解质有特殊需要、脱水引起低血压和免疫抑制引起伤口感染[83]。震颤谵妄是危及生命的术后并发症，其表现为幻觉、定向障碍、心动过速、高血压、体温过高、躁动和出汗[84]。一线治疗是静脉注射长效苯二氮䓬类药物（如地西泮和氯氮䓬），并联合支持治疗。然而，劳拉西泮和奥沙西泮更适于治疗急性肝炎或肝硬化患者，因为它们药效短，可以防止过度镇静。

当慢性酒精滥用导致肝硬化和随后的肝功能衰竭时，促凝血因子和抗凝血因子之间的平衡被破坏，这可能导致凝血功能障碍和出血风险增高。经典评估方法是通过标准的凝血实验室检测方法，PT 大于 18 秒，aPTT 大于 60 秒，INR 大于 1.5，或者这些值都高于实验室参考值的 1.5 倍[85-86]。其中，aPTT 的延长时间对诊断更有特异性。即时检验技术，包括血栓弹力图（thromboelastography，TEG）和旋转式血栓弹力计（rotational thrombelastometry，RoTEM），可测量血栓形成的综合黏弹特性[76]。维生素 K 缺乏常见于失代偿性肝硬化。连续三天注射 10 mg 维生素 K 被认为是足够的，以纠正维生素 K 缺乏引起的凝血功能障碍[87]。

虽然大容量输注可能进一步稀释红细胞、凝血因子和血小板的浓度，但对于大出血的创伤患者，使用晶体和胶体进行容量复苏是稳定体循环的第一步。因此，FFP 通常与浓缩红细胞和血小板以 1∶1∶1 的比例共同输入[88-89]。FFP 含有促凝血因子、抗凝血因子、抗纤溶因子、白蛋白和免疫球蛋白。FFP 输注可快速补偿凝血因子，但应注意相关风险，如急性肺损伤、病毒感染、暴露于免疫球蛋白和容量超载[90]；尤其是肝硬化和 ESLD 患者，因为潜在的容量超载可能增加门静脉压力[91]。

凝血酶原复合物浓缩物（prothrombin complex concentrate，PCC）含有高浓度Ⅱ、Ⅶ、Ⅸ、Ⅹ因子和少量蛋白 C 和 S、肝素、抗凝血酶。它已被用于治疗上述遗传性凝血因子缺乏症，并能迅速逆转维生素 K 拮抗药（华法林）的作用[92]。PCC 不像 FFP 那样容易导致容量超负荷，而且也有研究认为 PCC 在凝血酶生成方面优于 FFP，凝血酶生成有助于纤维蛋白的生成[93]。此外，PCC 被认为与血栓形成风险的增加无关[94]。因此，PCC 可能是治疗已经具有较高静脉血栓形成风险的 ESLD 患者凝血功能障碍的一个很好的候选药物。

重组 FⅦ（recombinant FⅦ，rFⅦ）是目前常用的药物，但其疗效存在争议。产科出血和钝器外伤的治疗中 rFⅦ是有益的，有助于减少大量输血而不增加血栓栓塞并发症[90]。然而，其他研究表明，rFⅦ可能增加血栓栓塞风险[54]。鉴于不同研究的结果不一致，只有在其他治疗方法失败时，rFⅦ才可能被推荐使用。

创伤和肝硬化患者被发现存在高纤溶状态，这加重了出血，原因可能是纤溶酶原激活物抑制剂 -1 水平的改变[95]。因此，抗纤溶药物在活动性出血和血液稀释的情况下可能是有益的。目前可用的抗纤溶药物包括赖氨酸类似物，e- 氨基己酸和氨甲环酸。它们加固了脆弱的纤维蛋白凝块，否则这些凝块对纤溶酶是敏感的。据报道，赖氨酸类似物可以减少心脏、骨科和肝脏手术中的失血量和输入红细胞的需求[96]。随机安慰剂对照试验已经证明了氨甲环酸在降低患者死亡率方面的有效性[90]。

由于促凝和抗凝过程的不平衡，静脉血栓形成是肝硬化和 ESLD 患者的另一个令人担心的主要问题。深静脉血栓形成和肺栓塞的预防可以通过机械方法和药物来实现。机械方法可以采用压力袜和充气加压装置。常用的抗血栓预防药物包括依诺肝素、低分子量肝素、华法林和直接口服的抗凝血药物[54]。

6. 小结

凝血是一个动态过程，主要取决于促凝血因子、抗凝血因子和纤溶蛋白之间的平衡。凝血功能障碍的一个特殊原因——药物诱发性出血——由于药物使用、药物间相互作用和天然药物的增加，已引起了人们的注意。药物引起的出血通常被认为是非甾体抗炎药使用后的消化道出血。然而还有一些其他因素也会导致药物诱发性出血，包括高龄、营养保健品、多种药联合治疗、药物-药物相互作用和合并症。最近的临床文献表明，酒精和合成大麻是药物诱导凝血功能障碍的主要原因。仅在美国，就有数百起合成大麻被长效抗凝血灭鼠剂（LAARs）污染的案例，导致凝血功能障碍和出血并发症。酒精是一种已知的肝毒素；然而，饮酒已被证明还会影响血管内皮、血小板和纤溶系统。此外，肝病患者促凝和抗凝方面可能有复杂的变化，从而增加出血和血栓形成的风险。

对疑似药物滥用的患者进行临床评价的第一步是进行评估。筛查可在初级保健中评估可能存在的药物滥用问题。临床医生利用大量的临床工具来评估凝血功能。相关实验室检查包括全血细胞计数、凝血时间测定（aPTT、PT、TT）、基于个体血凝块检验（血浆纤维蛋白原、Ⅴ因子）、显色底物法（Ⅷ因子）和交联纤维蛋白测定（D-二聚体）。对滥用酒精的患者进行前瞻性的治疗，对于预防一部分凝血功能障碍是必要的。这可以通过药物治疗、心理治疗或两者结合来实现，具体取决于酒精滥用的严重程度。当必须手术时，滥用酒精和肝硬化患者在围手术期的风险更高。合成大麻相关毒性的临床管理是一个挑战。目前关于逆转 LAAR 相关出血的指南包括：必要时给予血液制品和维生素 K_1（叶醌/植酮），并通过密切监测凝血试验值、临床表现和血清 LAAR 浓度来调整剂量。然而最终，对患者进行相关教育，让他们了解药物滥用，以及滥用药物有恶化已有凝血功能障碍或发展为凝血功能障碍的可能性，是医疗保健工作人员可以利用的最关键工具。

参考文献

1. Othman M, Kaur H. Thromboelastography (TEG). In: Methods in molecular biology. Clifton: Humana Press Inc.; 2017. p. 533–43.
2. Hamrick J, Hykamp D. Drug-induced bleeding. 2015;40(12): 17–21.
3. Dawson DA, Goldstein RB, Saha TD, Grant BF. Changes in alcohol consumption: United States, 2001-2002 to 2012-2013. Drug Alcohol Depend. 2015;148:56–61.
4. Howard BM, Kornblith LZ, Redick BJ, Conroy AS, Nelson MF, Calfee CS, et al. Exposing the bidirectional effects of alcohol on coagulation in trauma: impaired clot formation and decreased fibrinolysis in rotational thromboelastometry. J Trauma Acute Care Surg. Lippincott Williams and Wilkins. 2018;84:97–103.
5. Hasnain H, Ali H, Zafar F, Sial AA, Hameed K, Shareef H, et al. Drug-drug interaction; facts and comparisons with national and international Bench Marks. A threat more than a challenge for patient safety in clinical and economic scenario. Prof Med J. 2017;24(03):357–65.
6. De Gottardi A. Coagulopathy of chronic liver disease. N Engl J Med. 2011;365(15):1452; author reply 1453–4.
7. González-Reimers E, Quintero-Platt G, Martín-González C, Pérez-Hernández O, Romero-Acevedo L, Santolaria-Fernández F. Thrombin activation and liver inflammation in advanced hepatitis C virus infection. World J Gastroenterol. 2016;22(18):4427–37.
8. Garg S, Brooks J, Luo Q, Skarbinski J. Prevalence of and factors associated with hepatitis C virus (HCV) testing and infection among HIV-infected adults receiving medical care in the United States. Infectious Disease Society of America (IDSA).
9. Yehia BR, Herati RS, Fleishman JA, Gallant JE, Agwu AL, Berry SA, et al. Hepatitis C virus testing in adults living with HIV: a need for improved screening efforts. PLoS One. 2014;9(7):e102766.
10. Kochanek KD, Murphy SL, Xu J, Arias E. National vital statistics reports. 2019;68(9). June 24, 2019 Deaths: Final Data for 2017.
11. Setiawan VW, Stram DO, Porcel J, Lu SC, Le Marchand L, Noureddin M. Prevalence of chronic liver disease and cirrhosis by underlying cause in understudied ethnic groups: the multiethnic cohort. Hepatology. 2016;64(6):1969–77.
12. Moon AM, Singal AG, Tapper EB. Contemporary epidemiology of chronic liver disease and cirrhosis. Clin Gastroenterol Hepatol. 2019.
13. Center for Health Statistics N. Table A-4. Selected diseases and conditions among adults aged 18 and over, by selected characteristics: United States, 2018. 2018.
14. Le MH, Yeo YH, Cheung R, Henry L, Lok AS, Nguyen MH. Chronic hepatitis B prevalence among foreign-born and U.S.-born adults in the United States, 1999-2016. Hepatology. 2020;71(2):431–43.
15. Szpakowski JL, Tucker LY. Causes of death in patients with hepatitis B: a natural history cohort study in the United States. Hepatology. 2013;58(1):21–30.
16. Cooke GS, Andrieux-Meyer I, Applegate TL, Atun R, Burry JR, Cheinquer H, et al. Accelerating the elimination of viral hepatitis: a Lancet Gastroenterology & Hepatology Commission. Lancet Gastroenterol Hepatol. Elsevier Ltd. 2019;4:135–84.
17. Funderburg NT, Lederman MM. Coagulation and morbidity in treated HIV infection. Thromb Res. 2014;133(Suppl 1):S21–4.
18. Hsue PY, Scherzer R, Grunfeld C, Nordstrom SM, Schnell A, Kohl LP, et al. HIV infection is associated with decreased thrombin generation. Clin Infect Dis. 2012;54(8):1196–203.
19. Baker JV, Hullsiek KH, Bradford RL, Prosser R, Tracy RP, Key NS. Circulating levels of tissue factor microparticle procoagulant activity are reduced with antiretroviral therapy and are associated with persistent inflammation and coagulation activation among HIV-positive patients. J Acquir Immune Defic Syndr. 2013;63(3):367–71.
20. Marks KM, Clarke RMA, Bussel JB, Talal AH, Glesby MJ. Risk

factors for thrombocytopenia in hiv-infected persons in the era of potent antiretroviral therapy. J Acquir Immune Defic Syndr. 2009;52(5):595–9.
21. Nascimento FG, Tanaka PY. Thrombocytopenia in HIV-infected patients. Indian J Hematol Blood Transfus. 2012;28(2):109–11.
22. Morris L, Distenfeld A, Amorosi E, Karpatkin S. Autoimmune thrombocytopenic purpura in homosexual men. Ann Intern Med. 1982;96:714.
23. Vannappagari V, Nkhoma ET, Atashili J, Laurent SST, Zhao H. Prevalence, severity, and duration of thrombocytopenia among HIV patients in the era of highly active antiretroviral therapy. Platelets. 2011;22(8):611–8.
24. Ambler KLS, Vickars LM, Leger CS, Foltz LM, Montaner JSG, Harris M, et al. Clinical features, treatment, and outcome of HIV-associated immune thrombocytopenia in the HAART era. Adv Hematol. 2012;2012:910954.
25. Arepally GM, Ortel TL. Bad weed: synthetic cannabinoid-associated coagulopathy. Blood. 2019;133(9):902–5.
26. Gaoni Y, Mechoulam R. Isolation, structure, and partial synthesis of an active constituent of hashish. J Am Chem Soc. 1964;86(8):1646–7.
27. Bahouth MN, Kraus P, Dane K, Plazas Montana M, Tsao W, Tabaac B, et al. Synthetic cannabinoid-associated coagulopathy secondary to long-acting anticoagulant rodenticides. Medicine (Baltimore). 2019;98(36):e17015.
28. Seely K, Lapoint J, Moran J, Fattore L. Spice drugs are more than harmless herbal blends: a review of the pharmacology and toxicology of synthetic cannabinoids. Prog Neuropsychopharmacol Biol Psychiatry. 2012;39(2):234–243 7. 2014;39(0).
29. Gottlieb S, Marks P, Woodcock J. Press Announcements - Statement from FDA warning about significant health risks of contaminated illegal synthetic cannabinoid products that are being encountered by FDA. US Food and Drug Administration Home Page. Available.
30. Fattore L, Fratta W. Beyond THC: the new generation of cannabinoid designer drugs. Front Behav Neurosci. 2011;5(September):1–12.
31. Waugh J, Najafi J, Hawkins L, Hill SL, Eddleston M, Vale JA, et al. Epidemiology and clinical features of toxicity following recreational use of synthetic cannabinoid receptor agonists: a report from the United Kingdom National Poisons Information Service. Clin Toxicol (Phila). 2016;54(6):512–8.
32. Loeffler G, Hurst D, Penn A, Yung K. Spice, bath salts, and the US military: the emergence of synthetic cannabinoid receptor agonists and cathinones in the US Armed Forces. Mil Med. 2012;177:1041–8. https://doi.org/10.7205/MILMED-D-12-00180.
33. Brewer TL, Collins M. A review of clinical manifestations in adolescent and young adults after use of synthetic cannabinoids. J Spec Pediatr Nurs. 2014;19:119–26. https://doi.org/10.1111/jspn.12057.
34. Loeffler G, Delaney E, Hann M. International trends in spice use: prevalence, motivation for use, relationship to other substances, and perception of use and safety for synthetic cannabinoids. Brain Res Bull. 2016;126:8–28.
35. Winstock AR, Barratt MJ. Synthetic cannabis: a comparison of patterns of use and effect profile with natural cannabis in a large global sample. Drug Alcohol Depend. 2013;131(1–3):106–11.
36. Weaver MF, Hopper JA, Gunderson EW. Designer drugs 2015: assessment and management. 2015;1–9.
37. Egan KL, Suerken CK, Reboussin BA, Spangler J, Wagoner KG, Sutfin EL, et al. K2 and Spice use among a cohort of college students in southeast region of the USA. Am J Drug Alcohol Abuse. 2015;41(4):317–22.
38. Palamar JJ, Acosta P. Synthetic cannabinoid use in a nationally representative sample of US high school seniors. Drug Alcohol Depend. 2015;149:194–202.
39. Cottencin O, Rolland B, Karila L. New designer drugs (synthetic cannabinoids and synthetic cathinones): review of literature. Curr Pharm Des. 2014;20:4106–11.
40. Navon L, Moritz E, Austin C, Wahl M, Aks S, Layden J. The public health response to a large poisoning outbreak involving an illicit substance: synthetic cannabinoids contaminated with a long-acting anticoagulant rodenticide, Illinois, March–July, 2018. J Public Heal Manag Pract. 2019. 9000;Publish Ah.
41. Fasih A. Lethal coagulopathy resulting from the consumption of contaminated synthetic cannabinoids: the story of a public health crisis. J Public Health (Bangkok). 2019;(March 2018):1–6.
42. Center for Disease Control and Prevention. Outbreak of life-threatening coagulopathy associated with synthetic cannabinoid use. Available from https://emergency.cdc.gov/han/han00410.asp.
43. Waien S, Hayes DJ, Leonardo J. Severe coagulopathy as a consequence of smoking crack cocaine laced with rodenticide. N Engl J Med. 2001;345(9):700.
44. SAMHSA. 2017 National survey on drug use and health (NSDUH). Table 5.5A—alcohol use disorder in past year among persons aged 12 or older, by age group and demographic characteristics: numbers in thousands, 2016 and 2017.
45. Substance Abuse and Mental Health Services Administration. 2017 National Survey on Drug Use and Health. Table 2.19B—Alcohol use in lifetime, past year, and past month among persons aged 12 or older, by detailed age category: percentages, 2016 and 2017.
46. Mokdad AH, Marks JS, Stroup DF, Gerberding JL. Actual causes of death in the United States, 2000. JAMA. 2004;291:1238–45.
47. Types of alcohol-induced liver damage. https://liverfoundation.org/for-patients/about-the-liver/diseases-of-the-liver/alcohol-related-liver-disease/.
48. Mellinger JL. Epidemiology of alcohol use and alcoholic liver disease. Clin Liver Dis. John Wiley and Sons Inc. 2019;13:136–9.
49. Tousoulis D, Ntarladimas I, Antoniades C, Vasiliadou C, Tentolouris C, Papageorgiou N, et al. Acute effects of different alcoholic beverages on vascular endothelium, inflammatory markers and thrombosis fibrinolysis system. Clin Nutr. 2008;27(4):594–600.
50. Shen CJ, Kao CH, Hsu TY, Chen CY, Lin CL, Shih HM. Effect of alcohol intoxication on the risk of venous thromboembolism. Med (United States). 2017;96(42):e8041.
51. Harrison MF. The misunderstood coagulopathy of liver disease: a review for the acute setting. West J Emerg Med. eScholarship. 2018;19:863–71.
52. Strate LL, Singh P, Boylan MR, Piawah S, Cao Y, Chan AT. A prospective study of alcohol consumption and smoking and the risk of major gastrointestinal bleeding in men. PLoS One. 2016;11(11):e0165278.
53. Stahre M, Roeber J, Kanny D, Brewer RD, Zhang X. Contribution of excessive alcohol consumption to deaths and years of potential life lost in the United States. Prev Chronic Dis. 2014;11:1–12.
54. Saner FH, Bezinover D. Assessment and management of coagulopathy in critically-ill patients with liver failure. Curr Opin Crit Care. 2019;25(2):179–86.
55. Grover SP, Mackman N. Intrinsic pathway of coagulation and thrombosis: insights from animal models. Arterioscler Thromb Vasc Biol. 2019;39(3):331–8.
56. Boral BM, Williams DJ, Boral LI. Disseminated intravascular coagulation. Am J Clin Pathol. 2016;146(6):670–80.
57. Rubinstein I, Weinberg G, van Breemen R, Hershow RC, Feinstein DL. Treatment for long acting anticoagulant rodenticide poisoning - beyond INR monitoring? Toxicol Commun. 2018;2(1):59–61.
58. Watt BE, Proudfoot AT, Bradberry SMVJ. Anticoagulant rodenticides. Toxicol Rev. 2005;24(4):259–69.
59. Wang Y, Kotik V, Fahim G, Alagusundaramoorthy S, Eltawansy SA, Mathis S, et al. Treatment of brodifacoum overdose with prothrombin complex concentrate. Am J Health Syst Pharm. 2016;73(1):e14–7.
60. Bruno GR, Howland MA, McMeeking A, Hoffman RS. Long-acting anticoagulant overdose: brodifacoum kinetics and optimal vitamin K dosing. Ann Emerg Med. 2000;36(3):262–7.
61. Doyle RJ, Elfessi Z, Kolman K. Fixed dose 4-factor prothrombin complex concentrate for bleeding caused by long acting anticoagu-

lant rodenticides. Am J Emerg Med. 2018;36(10):1922.e3–4.
62. Khan A. How to address bleeding reversal in synthetic cannabinoid users. Pharm Times. 2018.
63. King N, Tran MH. Long-acting anticoagulant rodenticide (Superwarfarin) poisoning: a review of its historical development, epidemiology, and clinical management. In: Transfusion medicine reviews, vol. 29: W.B. Saunders; 2015. p. 250–8. https://www.clintox.org/wp-content/uploads/2016/05/Anticoagulant-Rodenticide-Poisoning.pdf.
64. DeLoughery TG, Shatzel J. The superwarfarin chronicles. ASH Clinical News. 2018. p. 1.
65. Kelkar AH, Smith NA, Martial A, Moole H, Tarantino MD, Roberts JC. An outbreak of synthetic cannabinoid-associated coagulopathy in Illinois. N Engl J Med. 2018;379(13):1216–23.
66. Caravati EM, Erdman AR, Scharman EJ, Woolf AD, Chyka PA, Cobaugh DJ, Wax PM, Manoguerra AS, Christianson G, Nelson LS, Olson KR, Booze LLTW. Long-acting anticoagulant rodenticide poisoning: an evidence-based consensus guideline for out-of-hospital management. Clin Toxicol. 2007;45(1):1–22.
67. Zupančić-Šalek S, Kovačević-Metelko J, Radman I. Succesful reversal of anticoagulant effect of superwarfarin poisoning with recombinant activated factor VII. Blood Coagul Fibrinolysis. 2005;16(4):239–44.
68. Frontera JA, Lewin JJ, Rabinstein AA, Aisiku IP, Alexandrov AW, Cook AM, et al. Guideline for reversal of antithrombotics in intracranial hemorrhage: a statement for healthcare professionals from the Neurocritical Care Society and Society of Critical Care Medicine. Neurocrit Care. 2016;24(1):6–46.
69. Lipton RA, Klass EM. Human ingestion of a ‘superwarfarin’ rodenticide resulting in a prolonged anticoagulant effect. JAMA. 1984;252(21):3004–5.
70. Rubinstein I, van Breemen R, Nosal DG, Weinberg G, Hershow RC, Feinstein DL. Should cytochrome P450 inducers be used to accelerate clearance of brodifacoum from poisoned patients? Drugs R D. 2019;19(1):67–71.
71. Laposata M, Van Cott EM, Lev MH. Case records of the Massachusetts General Hospital. Case 1-2007. A 40-year-old woman with epistaxis, hematemesis, and altered mental status. N Engl J Med. 2007;356(2):174–82.
72. Papin F, Clarot F, Vicomte C, Gaulier JM, Daubin C, Chapon F, et al. Lethal paradoxical cerebral vein thrombosis due to suspicious anticoagulant rodenticide intoxication with chlorophacinone. Forensic Sci Int. 2007;166(2–3):85–90.
73. Franco D, Everett G, Manoucheri M. I smell a rat: a case report and literature review of paradoxical thrombosis and hemorrhage in a patient with brodifacoum toxicity. Blood Coagul Fibrinolysis. 2013;24(2):202–4.
74. De Paula EV, Montalvao SAL, Madureira PR, Jose Vieira R, Annichino-Bizzacchi JM, Ozelo MC. Simultaneous bleeding and thrombosis in superwarfarin poisoning. Thromb Res. 2009;123(4):637–9.
75. Kaye AD, Clarke RC, Sabar R, Vig S, Dhawan KP, Hofbauer R, et al. Herbal medicines: current trends in anesthesiology practice--a hospital survey. J Clin Anesth [Internet]. 2000 Sep [cited 2016 Dec 14];12(6):468–71. Available from: http://www.ncbi.nlm.nih.gov/pubmed/11090733.
76. Howard BM, Kornblith LZ, Redick BJ, Vilardi RF, Balhotra KS, Crane JM, et al. The effects of alcohol on coagulation in trauma patients: interpreting thrombelastography with caution. J Trauma Acute Care Surg. 2014;77(6):865–71; discussion 871-2.
77. Stecker T, McGovern MP, Herr B. An intervention to increase alcohol treatment engagement: a pilot trial. J Subst Abus Treat. 2012;43(2):161–7.
78. Tonigan JS, Toscova R, Miller WR. Meta-analysis of the literature on alcoholics anonymous: sample and study characteristics moderate findings. J Stud Alcohol. 1996;57(1):65–72.
79. Barnett NP, Celio MA, Tidey JW, Murphy JG, Colby SM, Swift RM. A preliminary randomized controlled trial of contingency management for alcohol use reduction using a transdermal alcohol sensor. Addiction. 2017;112(6):1025–35.
80. Jonas DE, Amick HR, Feltner C, Bobashev G, Thomas K, Wines R, et al. Pharmacotherapy for adults with alcohol use disorders in outpatient settings. JAMA. 2014;311(18):1889–1900. https://doi.org/10.1001/jama.2014.3628.
81. Rösner S, Leucht S, Lehert P, Soyka M. Acamprosate supports abstinence, naltrexone prevents excessive drinking: evidence from a meta-analysis with unreported outcomes. J Psychopharmacol. 2008;22(1):11–23.
82. Rose AK, Jones A. Baclofen: its effectiveness in reducing harmful drinking, craving, and negative mood. A meta-analysis. Addiction. 2018;113(8):1396–406.
83. Moran S, Isa J, Steinemann S. Perioperative management in the patient with substance abuse. Surg Clin North Am. 2015;95(2):417–28.
84. Abraham E, Shoemaker WC, Mccartney SF. Cardiorespiratory patterns in severe delirium tremens. Arch Intern Med. 1985;145(6):1057–9.
85. Brohi K, Cohen MJ, Davenport RA. Acute coagulopathy of trauma: mechanism, identification and effect. Curr Opin Crit Care. 2007;13(6):680–5.
86. Hoyt DB, Dutton RP, Hauser CJ, Hess JR, Holcomb JB, Kluger Y, et al. Management of coagulopathy in the patients with multiple injuries: results from an international survey of clinical practice. J Trauma - Inj Infect Crit Care. 2008;65(4):755–64; discussion 764–5.
87. Amarapurkar PD, Amarapurkar DN. Management of coagulopathy in patients with decompensated liver cirrhosis. Int J Hepatol. 2011;2011:695470.
88. Holcomb JB, Wade CE, Michalek JE, Chisholm GB, Zarzabal LA, Schreiber MA, et al. Increased plasma and platelet to red blood cell ratios improves outcome in 466 massively transfused civilian trauma patients. Ann Surg. 2008;248(3):447–58.
89. Johansson PI, Stensballe J. Hemostatic resuscitation for massive bleeding: the paradigm of plasma and platelets - a review of the current literature. Transfusion. 2010;50(3):701–10.
90. Bolliger D, Görlinger K, Tanaka KA. Pathophysiology and treatment of coagulopathy in massive hemorrhage and hemodilution. Anesthesiology. 2010;113(5):1205–19.
91. Giannini EG, Stravitz RT, Caldwell SH. Correction of hemostatic abnormalities and portal pressure variations in patients with cirrhosis. Hepatology. 2014;60(4):1442.
92. Ansell J, Hirsh J, Poller L, Bussey H, Jacobson A, Hijlek E. The pharmacology and management of the vitamin K antagonists: the Seventh ACCP Conference on Antithrombotic and Thrombolytic Therapy. Chest. 2004;126(3 Suppl):204S–33S.
93. Abuelkasem E, Hasan S, Mazzeffi MA, Planinsic RM, Sakai T, Tanaka KA. Reduced requirement for prothrombin complex concentrate for the restoration of thrombin generation in plasma from liver transplant recipients. Anesth Analg. 2017;125(2):609–15.
94. Sørensen B, Spahn DR, Innerhofer P, Spannagl M, Rossaint R. Clinical review: prothrombin complex concentrates - evaluation of safety and thrombogenicity. Crit Care. 2011;15(1):201.
95. Ferguson JW, Helmy A, Ludlam C, Webb DJ, Hayes PC, Newby DC. Hyperfibrinolysis in alcoholic cirrhosis: relative plasminogen activator inhibitor type 1 deficiency. Thromb Res. 2008;121(5):675–80.
96. Henry DA, Carless PA, Moxey AJ, O’Connell D, Stokes BJ, McClelland B, et al. Anti-fibrinolytic use for minimising perioperative allogeneic blood transfusion. Cochrane Database Syst Rev. 2007;(4):CD001886.

围手术期输注异体血液制品对癌症复发的影响 41

Yang Jiang，Jay Karri，Kristen Mathias，Alaa Abd-Elsayed
杨文宇　译　王嘉锋　审校

1. 引言

传统认为纠正贫血可以改善癌症切除患者的预后[1-2]。因此，围手术期常应用异体血液制品来优化医学上这一脆弱群体的状态。然而，近年来，越来越多的研究表明围手术期输血可能会增加癌症的复发[3-5]。

癌症复发是一个毁灭性的临床结局，因为它通常导致整体发病率和死亡率的上升。因此，即使在早期的癌症管理中也必须考虑远期结局。在治疗过程中尽早采用预防措施可能可以预防癌症复发并改善患者长期预后。保守地使用血液制品已经被认为是降低癌症复发风险的手段。

在过去的十年中，有越来越多的文献表明输血与围手术期不良事件发病率、转移进展，以及无病生存期和总生存期降低有关。这些研究涉及癌症临床背景、癌症类型以及治疗癌症的外科技术。支持这一理论的最有力证据是胃癌、食管癌、结直肠癌、胰腺癌和前列腺癌研究领域，其中结直肠癌的随机对照试验最多[3, 6-7]。然而，围手术期输血（perioperative blood transfusion，PBT）与远期不良预后之间的关系仍存在争议，因为迄今为止的大多数研究都是回顾性和观察性的。其他实体肿瘤的相关文献在数量、质量和共识上更为有限。总的来说，尽管在恶性肿瘤患者接受手术治疗时经常会考虑给予 PBT，但仍缺乏高水平的证据和建议来指导临床实践。

虽然已经有多种理论试图提出 PBT 导致癌症复发的可能机制，但对这一现象背后确切的病理生理学仍然知之甚少，无法清楚地阐述。输血相关免疫调理（transfusion-related immunomodulation，TRIM）被认为是 PBT 后癌症复发分子机制的主流理论[3, 8-9]。这一理论认为输血可下调受者的炎症反应，从而营造一个促肿瘤生长的宿主环境。促炎细胞因子、生长因子以及血液中所含的微粒都被认为可以改变免疫环境从而促进肿瘤的发生[10-11]。输血导致患者结局不良的继发性非免疫机制包括术后感染性并发症、肺和心脏损伤以及凝血级联反应的破坏[3]。也有理论认为输血可能导致手术吻合口瘘的可能性增加，从而降低整体生存率[12-13]。然而，大多数研究 PBT 和癌症复发的最高水平证据表明，免疫调理失控是潜在的病理生理学原因。

宿主免疫受抑制程度，取决于所使用的血液制品的类型、献血者的特征、输血的数量和时机。在所有血液制品的输注中均已发现输血相关免疫调理的现象，包括全血、浓缩红细胞、血浆和血小板[14]。与异体血相比，自体血输注与不良结局的相关性更弱[15]。多项研究还表明献血者的年龄可影响患者预后[16]。输注血液制品的剂量、白细胞去除的情况和输血时机（无论是术前、术中还是术后）也会影响患者的预后[3, 16-20]。在上述因素的影响下，宿主免疫调理可受到不同程度的影响，进而导致肿瘤复发和患者预后发生差异。

有一些与输血无关的混杂因素并不支持 PBT 可独立导致癌症患者结局不良的理论。必须考虑患者群体、癌症类型和手术过程所存在的固有风险。除了输血因素以外，需要大量输血的患者和手术本身就意味着癌症复发的风险较高。围手术期需要输血的患者通常具有更差的术前营养和体能状态及贫血等基线特征。患者也可能患有晚期或难以根治的癌症，手术时间更长，术中失血更多，或者使用了某些特定类型的麻醉剂。这些手术的术中操作更有可能增加循环中恶性细胞的数量，并且需要应用更强效的可能降低宿主免疫力的麻醉剂和药物[21-22]。这一亚群患者也可能存在较高的围手术期应激、炎症反应、代谢紊乱和术后并发症风险。患者结局和肿瘤复发可能与这些混杂因素相关，而与输血本身无关。一些支持输血相关免疫调理的文献通过多因素分析排除了这些混杂因素，而部分研究并没有[23]。此外，我们大多数的临床证据都是回顾性研究，导致混杂因素难以排除。这需要更高质量的随机对照试验来证明输血是否可独立于外科和人群的高危因素来增加肿瘤的复发。

虽然长期以来输血被认为对接受癌症切除术患者的围手术期管理有益，但越来越多的文献表明输血可能会增加癌症复发的风险。不幸的是，目前仍缺乏设计严密和有影响力的研究来支持这一新概念，还需要进一步的探索。一些现有的研究存在许多临床混杂因素，无法清楚地描述 PBT 及其对无肿瘤复发生存期和总体生存期的长期影响。因此，我们仍十分缺乏的循证数据来指导正确使用 PBT 以优化围手术期风险和预防癌症复发。虽然如此，关于这一现象的深入理解对评价相关文献和输血指南是有帮助的。本章内容旨在阐述输血相关免疫调节的机制、癌症复发的危险因素和 PBT 的临床注意事项。

2. 输血相关免疫调节

在围手术期输血和癌症复发的机制中，被研究和引用最多的是输血相关免疫调理（TRIM）[3, 8-9]。这一理论认为，输血可能通过改变免疫环境来抑制宿主免疫，从而使肿瘤复发。随后，转移性祖细胞可能与免疫调节分子发生相互作用以维持其生存和增殖。通过影响免疫环境，PBT 理论上对术后并发症、疾病复发、转移和总死亡率均有负面影响。通过免疫失调，PBT 与患者术后短期院内感染和长期肿瘤生成的易感性增加有关。

通常认为宿主免疫破坏可能是通过以下几种机制来实现的，包括输血抑制自然杀伤细胞活性，减弱单核细胞吞噬能力，增加免疫抑制型辅助性 T 细胞的亚型，上调调节性 T 细胞活性并抑制白细胞介素 -2 的产生，增强可溶性微粒，如人白细胞抗原（HLA）Ⅰ类肽和成纤维细胞相关（FAS）配体[3, 8-9, 24]。其他机制还包括克隆缺失、诱导宿主免疫失能和耐受，以及可改变宿主反应的献血者血浆 B 细胞抗体。

宿主细胞免疫功能的干扰主要来自于正常辅助性 Th 细胞、调节性 T 细胞（Treg）、自然杀伤细胞（NK）和单核细胞活性的改变[24-26]。Th_1 细胞广泛参与对抗细胞内病原体和肿瘤发生的免疫反应。相反的，Th_2 细胞主要瞄准细胞外病原体并允许肿瘤存活与侵袭。PBT 与 Th_1 活性降低和 Th_2 活性增加的基因表达改变有关，从而导致宿主防御减弱并促进肿瘤复发。Treg 也被认为可通过减少 IL-2 的产生来抑制宿主免疫。此外，NK 细胞和单核细胞通常通过降低肿瘤感染细胞的细胞毒性，防止肿瘤生存和转移，发挥免疫调节作用。输血后，NK 细胞和单核细胞数量减少，使得癌细胞不仅在虚弱的宿主免疫系统中复发，而且可维持其存活和增殖。细胞毒性 NK 细胞和单核巨噬细胞的减少也可能激活游离癌栓，导致术后复发和转移。到目前为止，只有 Th_1/Th_2 比值的降低和 NK 细胞活性的抑制被证实，这些研究主要是在胃肠道肿瘤中开展。PBT 导致宿主免疫抑制和肿瘤复发的理论还需要在其他类型的癌症和其他细胞类型中进一步证实。

有关肿瘤发生的详细免疫机制仍有待进一步阐明以预防肿瘤复发。白细胞去除被认为可通过限制免疫刺激抗原的暴露来减弱 TRIM。也有假设认为减少血液储存时间能使 TRIM 的影响最小化。尽管目前临床输血标准对白细胞去除和血液储存具有明确要求，但是献血者血液制品仍被认为含有活化的促炎细胞因子、趋化因子、生长因子、前列腺素和其他生物化学微粒（如 HLA Ⅰ类肽和可溶性 FAS 配体），这些因素均可使免疫环境转向免疫抑制和促肿瘤增殖的宿主状态。这些炎性生化物质理论上可以促进各个生长阶段的肿瘤发生。它们促进上皮间充质转化，增加血管通透性，促使癌症的迁移和转移。输血成分还可能包括血管内皮生长因子、纤溶酶原激活物和其他生化物质，这些物质可允许转移细胞存活、侵袭和增殖。免疫抑制和癌症生存的确切分子、通路和机制还需要更多的实验室研究来进一步阐明。尽管如此，TRIM 仍然是 PBT 和癌症复发的主要理论。

输血也可能通过非免疫机制导致患者预后不良。这些非免疫性输血后遗症可单独引起围手术期和术后死亡率的增加。PBT 增加术后院内感染的风险（伤口部位和导管相关感染）[5, 24, 27]。事实上，有充分的证据证明免疫抑制型基因表达与围手术期感染并发症相关。术后腹腔感染也被证明是总体预后不良的独立危险因素。PBT 还与肺部并发症（血栓栓塞、急性呼吸衰竭和肺炎）、心脏并发症（心肌梗死、心绞痛、心律失常和心搏骤停）和非免疫输血相关并发症（ABO 血型不合引起的溶血反应、血液错配反应以及继发的缺氧诱导因子促进肿瘤血管生成）相关。

在胃食管交界癌和结直肠癌中，吻合口瘘（anastomotic leakage，AL）是一种特殊的并发症，经常被认为与输血相关[13]。有趣的是，PBT 被认为会损害微循环流变学，引起炎症，尤其是在吻合口部位。这种现象多见于围手术期接受血液制品后 1 周内，可能导致再次手术。多元分析数据显示吻合口瘘已经成为整体和癌症特异性生存率下降的独立危险因素。这些 PBT 导致患者不良结局的非免疫机制提供了 TRIM 导致癌症复发这一主要理论以外的另一种解释。无论是通过免疫机制还是非免疫机制，PBT 都与术后短期和长期的不良预后有关。

3. 癌症复发的危险因素

与癌症复发相关的危险因素与患者需要围手术期输血的危险因素显著重叠[1-6]。需要 PBT 的患者通常也是基础状态较差、癌症晚期、需要更长手术过程的患者。因此，除了输血的影响外，这些患者本身更有可能出现癌症复发，可能混淆 PBT 与总体预后的关联。虽然一些文献分析了这些混杂因素，并表明 PBT 是癌症复发的独立危险因素，但是也有文献表明 PBT 与癌症复发的关系依赖于其他混杂因素。

有直观的数据支持，ECOG（美国东部肿瘤协作组）评分和 Karnofsky 评分状态差的患者在手术干预后的整体生存率和癌症特异性生存率也较低。营养不良、贫血和基础功能储备较低的患者更有可能对手术应激有较差的耐受能力。这导致了更多与 PBT 效应无关的术中和术后并发症[28-30]。

生存期降低的患者往往有更高等级的肿瘤负荷，即高分级、晚期和难以切除的肿瘤。此外，这些患者通常需要更长的手术时间，与更大的失血量相关。这种情况可能需要更强的麻醉药物和更长的麻醉时间，从而导致宿主免疫抑制。此类肿瘤通常包含一些特定的肿瘤部位，如腹腔内肿瘤或与胃肠道肿瘤，它们更容易导致恶性细胞进入循环，并与癌症复发独立相关。因此，免疫和非免疫机制可作为与 PBT 并行的因素导致患者预后结局不良。患者高危特征、肿瘤类型和手术过程引起的围手术期应激、代谢紊乱和外来植入物等因素，均可能混淆 PBT 与患者不良结局的相关性。

所有这些混杂因素均可影响患者结局和肿瘤复发，与输血本身无关。高危生理因素例如老龄、低 BMI、吸烟、基础状态较差、术前贫血、潜在的合并症、新辅助化疗（NAC）需求，或患者特定的外科因素（如病理分期、淋巴结转移、肿瘤大小、手术时间、手术难度和预计失血量等），不仅影响输血的决策，而且影响癌症相关的特定结局。与 PBT 后患者预后差相关且与输血无关的重要术后并发症包括血栓栓塞事件、胃排空延迟、未控制的高血糖和住院时间延长。

有些文献通过多因素分析支持 PBT 独立于这些混杂因素以外影响患者预后，但并非全都如此。仍有部分研究没有进行多因素分析来校正这些混杂因素。此外，已知的 PBT 和不良结局相关的数据主要是回顾性的。现有的临床证据难以区分混淆因素的作用。这需要更高质量的随机对照试验来证明输血可独立增加肿瘤的复发率，而不受外科手术和高危人群相关因素的影响。

某些特定癌症类型中 PBT 与不良预后的相关性可能更高。具体来说，支持这一理论的数据大多数来自胃食管癌、结肠直肠癌、胰腺癌和前列腺癌等患者[30-44]。

PBT 在膀胱癌和肾癌中也有所研究，但是目前文献的异质性仍较大，研究质量较差[45-52]。不幸的是，在其他类型的肿瘤中证据更少。头颈部肿瘤、肺癌、肝癌、胆道癌、腹膜癌、卵巢癌和宫颈癌中的证据很有限，甚至是矛盾的[17-18, 22, 53-55]。现有文献中提示 PBT 与癌症复发无关的研究还包括各种原发肿瘤的脊柱转移，然而，该证据是非常有限的[56]。

总的来说，尽管 PBT 是围绕癌症手术治疗的普遍问题，但相关数据仍显不足。大多数现有的证据是回顾性和观察性的。随机对照试验非常有限，PBT

与癌症复发相关性的研究大多来自结直肠癌，还需要更多高质量的证据来阐明 PBT 与癌症复发相关还是无关。我们应争取更多的公众支持来获取高水平证据，以规范指南来指导临床实践。

4. 围手术期输血的临床注意事项

目前临床上以输血来纠正癌症手术患者的缺血状态是合理且适用的[3]。实践中输血模式既有保守型也有开放型，以期预防早期输血相关的不良后果，同时有效地纠正贫血。然而，很少或几乎没有文献和指南来指导输血实践模式。此外也缺乏各种不同输血模式和远期癌症复发风险相关性的文献。无论如何，到目前为止的文献提示医生在制订输血决策时应考虑几个重要的参数：保守性和开放性输血的阈值，总输血剂量的高低以及自体血或异体血的选择。值得注意的是，输血实践在很大程度上取决于特定的临床环境，需始终考虑癌症类型、严重程度和手术出血风险等参数。

输血阈值高度取决于临床环境。然而，有学者认为保守性输血参数可能优于开放性输血参数[17-18, 41]。Xue 等研究了一组胃腺癌手术患者的输血情况[34]。首先，他们发现在 150 个月的随访期间，接受输血的患者总生存率较低。最重要的是，对术前贫血状态进行亚组分析时该趋势仍保持不变，即输血患者在慢性期有更高的远期死亡率，而与术前贫血状态无关。术前血红蛋白＞ 10 g/dl 的“非贫血”患者接受输血后比未输血患者死亡率更低，而这一现象在术前血红蛋白为 7 ～ 10 g/dl 的患者中并不明显。此外，他们还发现输血对 3 期胃腺癌的“非贫血”患者是有害的。随后，Liu 等发现，无论是否处于贫血状态[31]，所有接受输血的 3 期胃癌患者的累积生存期都较低。Baumeister 等在一组头颈部癌症患者中也发现了类似的情况[22]。他们得出的结论是，在接受头颈部鳞状细胞癌切除术的患者中，围手术期应采用限制性输血阈值。

在对患者做出最终的输血决定后，应注意围手术期总输血量被认为是具有剂量依赖性的坏处的[17-18, 41]。在决定输血后，医疗人员利用各种方法来确定总输血量，这一点尤其值得重视。因此，总输血量是另一个可能值得干预和调查的问题。Nizri 等[17]研究了弥漫恶性腹膜间皮瘤患者各种总输血剂量背景下的预后。他们发现总输血剂量与无进展生存期和总生存期之间有直接的剂量依赖的反向相关性。有趣的是，Latif 等学者也进行了类似的探索。他们在一组非小细胞肺癌患者中发现，输注一个单位浓缩红细胞没有增加任何癌症复发的风险[18]。然而，他们发现增加的输血量与无病生存率和总生存率呈负相关。因此，这些研究支持使用谨慎而保守的输血策略。

除上述因素外，血液制品的献血者来源在输血准备中也是重要的考虑因素[3]，自体输血被认为在癌症复发方面可能比同种异体血液制品的危害更小[32-33]。自体产品的优越性尚未完全确定，主要是因为绝大多数探索这一现象的研究都涉及同种异体输血，这也是目前临床实践标准推荐的做法。此外，考虑到自体血液可能含有恶性细胞，切除后可能再次引入体内，因此自体血的适用仍存在安全问题。然而，在许多癌症背景下自体血的使用已经被接受为一种安全的临床实践。事实上，包括头颈部癌症队列在内的一些小型回顾性研究发现，相对于自体血[57]，同种异体输血导致了更大的癌症复发风险。然而，目前还缺乏更有力的证据。

5. 小结

虽然 PBT 在某些特定的临床场景中是用来纠正术前贫血的必要措施，但是在癌症手术人群中有研究发现其可能与癌症复发的风险增加相关。值得注意的是，已经有广泛的研究表明，在这个脆弱的人群中癌症复发的风险增加与 PBT 直接相关，而与术前贫血状态无关。然而，也有一些研究认为，临床因素（从癌症严重程度到患者基础状态）才是最终导致癌症复发风险的影响因素，而并非 PBT。PBT 是否诱导癌症复发还有待进一步阐明。与之相关的主流理论表明，TRIM 下调了输血受者的免疫活性机制从而导致了促癌宿主环境的产生。无论其具体分子机制如何，谨慎的输血决策对于优化患者的安全状况和长期无病生存还是有必要的。遗憾的是，临床医生对 PBT 导致癌症复发的关注仍然不足，需要进一步的研究来探索 PBT 与癌症复发相关的潜在机制及指导临床输血的决策制订。

参考文献

1. Dunne JR, Malone D, Tracy JK, Gannon C, Napolitano LM. Perioperative anemia: an independent risk factor for infection, mortality, and resource utilization in surgery. J Surg Res. 2002;102(2):237–44.
2. Schrijvers D. Management of anemia in cancer patients: transfusions. Oncologist. 2011;16(suppl 3):12–8.
3. Cata JP, Wang H, Gottumukkala V, Reuben J, Sessler DI. Inflammatory response, immunosuppression, and cancer recurrence after perioperative blood transfusions. Br J Anaesth. 2013;110(5):690–701.
4. Amato A, Pescatori M. Perioperative blood transfusions and recurrence of colorectal cancer. Cochrane Database Syst Rev. 2006;(1).
5. Vamvakas EC. Transfusion-associated cancer recurrence and postoperative infection: meta-analysis of randomized, controlled clinical trials. Transfusion. 1996;36(2):175–86.
6. Blumberg N, Agarwal MM, Chuang C. Relation between recurrence of cancer of the colon and blood transfusion. Br Med J (Clin Res Ed). 1985;290(6474):1037–9.
7. Foster RS Jr, Costanza MC, Foster JC, Wanner MC, Foster CB. Adverse relationship between blood transfusions and survival after colectomy for colon cancer. Cancer. 1985;55(6):1195–201.
8. Vamvakas EC, Blajchman MA. Transfusion-related immunomodulation (TRIM): an update. Blood Rev. 2007;21(6):327–48.
9. Blajchman MA. Transfusion immunomodulation or TRIM: what does it mean clinically? Hematology. 2005;10(sup1):208–14.
10. Qiu L, Wang DR, Zhang XY, et al. Impact of perioperative blood transfusion on immune function and prognosis in colorectal cancer patients. Transfus Apher Sci. 2016;54(2):235–41.
11. Zhu M, Zhu Z, Yang J, Hu K, Li Y. Impact of perioperative blood transfusion on gene expression biomarkers in patients with gastrointestinal cancer. Transfus Apher Sci. 2018;57(5):656–60.
12. Pang QY, An R, Liu HL. Perioperative transfusion and the prognosis of colorectal cancer surgery: a systematic review and meta-analysis. World J Surg Oncol. 2019;17(1):7.
13. Terp Fjederholt K, Svendsen LB, Mortensen FV. Perioperative blood transfusions increases the risk of anastomotic leakage after surgery for GEJ-cancer. Am J Surg. 2017;214(2):293–8.
14. Nakaseko Y, Haruki K, Shiba H, et al. Impact of fresh frozen plasma transfusion on postoperative inflammation and prognosis of colorectal liver metastases. J Surg Res. 2018;226:157–65.
15. Li SL, Ye Y, Yuan XH. Association between allogeneic or autologous blood transfusion and survival in patients after radical prostatectomy: a systematic review and meta-analysis. PLoS One. 2017;12(1):e0171081.
16. Loftus TJ, Lopez AN, Jenkins TK, et al. Packed red blood cell donor age affects overall survival in transfused patients undergoing hepatectomy for non-hepatocellular malignancy. Am J Surg. 2019;217(1):71–7.
17. Nizri E, Kusamura S, Fallabrino G, Guaglio M, Baratti D, Deraco M. Dose-dependent effect of red blood cells transfusion on perioperative and long-term outcomes in peritoneal surface malignancies treated with cytoreduction and HIPEC. Ann Surg Oncol. 2018;25(11):3264–70.
18. Latif MJ, Tan KS, Molena D, et al. Perioperative blood transfusion has a dose-dependent relationship with disease recurrence and survival in patients with non-small cell lung cancer. J Thorac Cardiovasc Surg. 2019;157:2469–77.
19. Wu HL, Tai YH, Lin SP, Chan MY, Chen HH, Chang KY. The impact of blood transfusion on recurrence and mortality following colorectal cancer resection: a propensity score analysis of 4,030 patients. Sci Rep. 2018;8(1):13345.
20. Moschini M, Soria F, Abufaraj M, et al. Impact of intra- and postoperative blood transfusion on the incidence, timing, and pattern of disease recurrence after radical cystectomy. Clin Genitourin Cancer. 2017;15(4):e681–8.
21. Lopez-aguiar AG, Ethun CG, Mcinnis MR, et al. Association of perioperative transfusion with survival and recurrence after resection of gallbladder cancer: a 10-institution study from the US Extrahepatic Biliary Malignancy Consortium. J Surg Oncol. 2018;117(8):1638–47.
22. Baumeister P, Canis M, Reiter M. Preoperative anemia and perioperative blood transfusion in head and neck squamous cell carcinoma. PLoS One. 2018;13(10):e0205712.
23. Warschkow R, Güller U, Köberle D, et al. Perioperative blood transfusions do not impact overall and disease-free survival after curative rectal cancer resection: a propensity score analysis. Ann Surg. 2014;259(1):131–8.
24. Jensen LS, Andersen AJ, Christiansen PM, Hokland P, Juhl CO, Madsen G, Mortensen J, Meller-Nielsen C, Hanberg-Sørensen F, Hokland M. Postoperative infection and natural killer cell function following blood transfusion in patients undergoing elective colorectal surgery. Br J Surg. 1992;79(6):513–6.
25. Kaplan J, Sarnaik S, Gitlin J, Lusher J. Diminished helper/suppressor lymphocyte ratios and natural killer activity in recipients of repeated blood transfusions. Blood. 1984;64(1):308–10.
26. Tartter PI, Steinberg B, Barron DM, Martinelli G. Transfusion history, T cell subsets and natural killer cytotoxicity in patients with colorectal cancer 1. Vox Sang. 1989;56(2):80–4.
27. Manning-geist BL, Alimena S, Del Carmen MG, et al. Infection, thrombosis, and oncologic outcome after interval debulking surgery: does perioperative blood transfusion matter? Gynecol Oncol. 2019;153(1):63–7.
28. Zhou PY, Tang Z, Liu WR, et al. Perioperative blood transfusion does not affect recurrence-free and overall survivals after curative resection for intrahepatic cholangiocarcinoma: a propensity score matching analysis. BMC Cancer. 2017;17(1):762.
29. Liu J, Chen S, Chen Y, Wang N, Ye X. Perioperative blood transfusion has no effect on overall survival after esophageal resection for esophageal squamous cell carcinoma: a retrospective cohort study. Int J Surg. 2018;55:24–30.
30. Peng T, Zhao G, Wang L, et al. No impact of perioperative blood transfusion on prognosis after curative resection for hepatocellular carcinoma: a propensity score matching analysis. Clin Transl Oncol. 2018;20(6):719–28.
31. Liu X, Ma M, Huang H, Wang Y. Effect of perioperative blood transfusion on prognosis of patients with gastric cancer: a retrospective analysis of a single center database. BMC Cancer. 2018;18(1):649.
32. Motoyama S, Saito R, Kamata S, et al. Survival advantage of using autologous blood transfusion during surgery for esophageal cancer. Surg Today. 2002;32(11):951–8.
33. Li L, Zhu D, Chen X, Huang Y, Ouyang M, Zhang W. Perioperative allogeneic blood transfusion is associated with worse clinical outcome for patients undergoing gastric carcinoma surgery: a meta-analysis. Medicine (Baltimore). 2015;94(39):e1574.
34. Xue L, Chen XL, Wei-han Z, et al. Impact of perioperative blood transfusion on postoperative complications and prognosis of gastric adenocarcinoma patients with different preoperative hemoglobin value. Gastroenterol Res Pract. 2016;2016:6470857.
35. Xu D, Fang X, Li Y, Zhang Z, Li Q. Perioperative blood transfusion is one of the factors that affect the prognosis of gastric cancer. J BUON. 2018;23(3):672–7.
36. Kim JK, Kim HS, Park J, et al. Perioperative blood transfusion as a significant predictor of biochemical recurrence and survival after radical prostatectomy in patients with prostate cancer. PLoS One. 2016;11(5):e0154918.
37. Pushan Z, Manbiao C, Sulai L, Jun L, Ruidong Z, Hanshen Y. The impact of perioperative blood transfusion on survival and recurrence after radical prostatectomy for prostate cancer: a systematic review and meta-analysis. J Cancer Res Ther. 2018;14(Supplement):S701–7.

38. Amri R, Dinaux AM, Leijssen LGJ, Kunitake H, Bordeianou LG, Berger DL. Do packed red blood cell transfusions really worsen oncologic outcomes in colon cancer? Surgery. 2017;162(3):586–91.
39. Tokunaga R, Nakagawa S, Miyamoto Y, et al. The impact of preoperative anaemia and anaemic subtype on patient outcome in colorectal cancer. Colorectal Dis. 2019;21(1):100–9.
40. Mörner ME, Edgren G, Martling A, Gunnarsson U, Egenvall M. Preoperative anaemia and perioperative red blood cell transfusion as prognostic factors for recurrence and mortality in colorectal cancer-a Swedish cohort study. Int J Colorectal Dis. 2017;32(2):223–32.
41. Kneuertz PJ, Patel SH, Chu CK, et al. Effects of perioperative red blood cell transfusion on disease recurrence and survival after pancreaticoduodenectomy for ductal adenocarcinoma. Ann Surg Oncol. 2011;18(5):1327–34.
42. Mavros MN, Xu L, Maqsood H, et al. Perioperative blood transfusion and the prognosis of pancreatic cancer surgery: systematic review and meta-analysis. Ann Surg Oncol. 2015;22(13):4382–91.
43. Park HM, Park SJ, Shim JR, et al. Perioperative transfusion in pancreatoduodenectomy: the double-edged sword of pancreatic surgeons. Medicine (Baltimore). 2017;96(49):e9019.
44. Sutton JM, Kooby DA, Wilson GC, et al. Perioperative blood transfusion is associated with decreased survival in patients undergoing pancreaticoduodenectomy for pancreatic adenocarcinoma: a multi-institutional study. J Gastrointest Surg. 2014;18(9):1575–87.
45. Abu-ghanem Y, Zilberman DE, Dotan Z, Kaver I, Ramon J. Perioperative blood transfusion adversely affects prognosis after nephrectomy for renal cell carcinoma. Urol Oncol. 2018;36(1):12.e15–20.
46. Arcaniolo D, Manfredi C, Cindolo L, et al. Impact of perioperative blood transfusions on the outcomes of patients undergoing kidney cancer surgery: a systematic review and pooled analysis. Clin Genitourin Cancer. 2019;17(1):e72–9.
47. Iwata T, Kimura S, Foerster B, et al. Perioperative blood transfusion affects oncologic outcomes after nephrectomy for renal cell carcinoma: a systematic review and meta-analysis. Urol Oncol. 2019;37(4):273–81.
48. Tsivian M, Abern MR, Tsivian E, et al. Effect of blood transfusions on oncological outcomes of surgically treated localized renal cell carcinoma. Urol Oncol. 2018;36(8):362.e1–7.
49. Cata JP, Lasala J, Pratt G, Feng L, Shah JB. Association between perioperative blood transfusions and clinical outcomes in patients undergoing bladder cancer surgery: a systematic review and meta-analysis study. J Blood Transfus. 2016;2016:9876394.
50. Chalfin HJ, Liu JJ, Gandhi N, et al. Blood transfusion is associated with increased perioperative morbidity and adverse oncologic outcomes in bladder cancer patients receiving neoadjuvant chemotherapy and radical cystectomy. Ann Surg Oncol. 2016;23(8):2715–22.
51. Furrer MA, Fellmann A, Schneider MP, Thalmann GN, Burkhard FC, Wuethrich PY. Impact of packed red blood cells and fresh frozen plasma given during radical cystectomy and urinary diversion on cancer-related outcome and survival: an observational cohort study. Eur Urol Focus. 2018;4(6):916–23.
52. Wang YL, Jiang B, Yin FF, et al. Perioperative blood transfusion promotes worse outcomes of bladder cancer after radical cystectomy: a systematic review and meta-analysis. PLoS One. 2015;10(6):e0130122.
53. Xun Y, Tian H, Hu L, Yan P, Yang K, Guo T. The impact of perioperative allogeneic blood transfusion on prognosis of hepatocellular carcinoma after radical hepatectomy: a systematic review and meta-analysis of cohort studies. Medicine (Baltimore). 2018;97(43):e12911.
54. Bogani G, Ditto A, Martinelli F, et al. Impact of blood transfusions on survival of locally advanced cervical cancer patients undergoing neoadjuvant chemotherapy plus radical surgery. Int J Gynecol Cancer. 2017;27(3):514–22.
55. Connor JP, O'shea A, Mccool K, Sampene E, Barroilhet LM. Perioperative allogeneic blood transfusion is associated with poor overall survival in advanced epithelial ovarian cancer; potential impact of patient blood management on cancer outcomes. Gynecol Oncol. 2018;151(2):294–8.
56. Paulino pereira NR, Beks RB, Janssen SJ, et al. Are allogeneic blood transfusions associated with decreased survival after surgical treatment for spinal metastases? Spine J. 2016;16(8):951–61.
57. Moir MS, Samy RN, Hanasono MM, Terris DJ. Autologous and heterologous blood transfusion in head and neck cancer surgery. Arch Otolaryngol Head Neck Surg. 1999;125(8):864–8.

红细胞增多症的围手术期处理 42

Jianli Zhao，Liang Huang，David Matson，Na Li，Henry Liu
陆珠凤　译　许涛　审校

1. 引言

红细胞增多症是指红细胞总数绝对增加的临床情况。这种情况也被称为红血球增多症。红细胞增多症有三种不同的形式：原发性红细胞增多症、继发性红细胞增多症和混合性红细胞增多症（即原发性同时合并继发性）。真性红细胞增多症（polycythemia vera，PV）是原发性红细胞增多症最常见的一种形式，是造血干 / 祖细胞克隆性疾病[1]，虽然低危患者可以用阿司匹林和静脉切开术治疗，但高危患者可能更适合使用细胞减灭疗法，在美国细胞减灭最常用的是羟基脲治疗。围手术期，PV 可能会增加患者血栓栓塞和出血性并发症的发生率[1-2]。现代医学对 PV 的治疗包括静脉切开、抗凝、血液稀释和细胞减灭疗法，以维持血细胞比容（Hct）45% 以下并预防血栓栓塞事件。高危 PV 患者通常需要用羟基脲进行细胞减灭治疗[3-4]。

2. 红细胞增多症的分类

2.1　原发性红细胞增多症

原发性红细胞增多症是由获得性（体细胞）或遗传性（种系）突变引起的，这些突变发生在红系祖细胞，导致循环血液中红细胞增殖和堆积（即红细胞增多症）。这类突变发生在 PV 中且大多数遗传性红细胞增多症由促红细胞生成素受体（EPOR）基因的“功能获得性”突变引起[3]。原发性红细胞增多症通常可与继发性红细胞增多症区分开来，体外试验显示红细胞祖细胞在少量或不添加促红细胞生成素（EPO）的情况下可发生增殖[3]。

2.2　继发性红细胞增多症

继发性红细胞增多症是指血液中存在促红细胞生成的循环血浆因子（EPO、睾酮等）。在少数情况下，暴露于钴、血管紧张素 / 血管紧张素受体 1 的红系信号失调（例如，肾移植后红细胞增多）或血浆中胰岛素样生长因子 -1 水平升高可刺激红细胞生成[5]。

原发性和继发性红细胞增多症都有后天和先天性的原因。继发性红细胞增多症可由“适当”或“不适当”的生理反应引起。适当的生理反应的例子包括对缺氧和低氧血症的生理性反应，引起血液中红细胞（RBC）数量的增加；这也见于低血红蛋白低氧饱和度的肺病、高羧基血红蛋白水平的重度吸烟者或先天性疾病患者，如氧亲和力增高的突变血红蛋白、2,3- 二磷酸甘油酸［2,3-DPG］合成的遗传性缺陷。不适当反应的例子包括分泌 EPO 的肿瘤或由于先天性缺氧感知障碍引起的 EPO 增加[6]。

混合性（原发性合并继发性）先天缺氧感知障碍：一些红细胞增多症患者具有原发性（即，红系祖细胞对 EPO 的敏感性增加）和继发性红细胞增多症的特征（即 EPO 水平升高）的共同特征。混合性红细胞增多症的例子包括楚瓦什人红细胞增多症、先天性 von Hippel-Lindau（VHL）基因突变和 EPAS1［编码缺氧诱导因子功能获得性（HIF）-2α］突变[6-7]。

3. 发病机制

真性红细胞增多症（PV）是最常见的原发性红细胞增多症。与其他费城染色体阴性的慢性骨髓增生性肿瘤（原发性血小板增多症和原发性骨髓纤维化）一样，PV 通常由一个以上遗传因素引起，要么是获得性体细胞，要么是遗传性生殖系，单个造血祖细胞发生突变，导致红细胞生成增加，同时血小板和骨髓细胞数量不同程度增加[8]。

克隆性：PV 起源于于单个造血祖细胞。因此，绝大多数循环髓系细胞在起源上是同源的[8]。基因突变导致了髓系细胞克隆性扩张，同样道理，患有 PV 的患者多能造血干细胞发生了突变。然而，大多数 T 淋巴细胞和自然杀伤细胞仍然是多克隆的[9]。首次在体外观察到 PV 祖细胞异常，这些细胞在没有外源性 EPO 的情况下形成了红细胞集落，而这种现象在正常人的祖细胞中是没有的。这一发现已被用作诊断分析，以帮助区分 PV 与其他原因的红细胞增多症[9]。没有外源性 EPO 刺激的红细胞克隆是不寻常的，被称为自发的，EPO 非依赖性或内源性红细胞克隆。这种非典型的红细胞增殖是 PV 的标志。

JAK2（JAK2V617F）突变：多项研究表明，JAK/STAT 信号在细胞增殖和细胞存活中发挥关键作用[10]，特别是在红细胞生成中 EPO-EPOR 信号[11]。在小鼠中，JAK2 缺陷由于缺乏明确的红细胞生成而显示出胚胎致命性[12]。此外，JAK2 －／－胎儿肝髓系祖细胞对包括 EPO 在内的多种造血生长因子均无反应[13]。2004 年首次提出了 PV 通过 JAK2 的异常信号转导[14]，随后在大多数 PV 患者中发现了一种单核苷酸 JAK2 体细胞突变（JAK2 V617F）[15]，这在 4 个独立研究中得到证实[16]。这种单核苷酸的变化被证明与天然 PV 红系有许多特性相似，祖细胞为 EPO 非依赖性和超敏性 PV 红细胞克隆。

一些 JAK2 抑制剂已经开发出来并在临床试验中进行了测试，在 PV 患者，特别是原发性和继发性骨髓纤维化患者显示了一些临床效益。鲁索替尼是 FDA 批准的首个用于原发性骨髓纤维化和 PV 的药物。虽然鲁索替尼减轻症状并部分改善脾肿大，但似乎并没有改变疾病的生物学特性[16]。

其他遗传特征：绝大多数 PV 患者会有涉及外显子 14 或 12 的 JAK2 突变。JAK2 突变也可以出现在其他具有不同临床表型的骨髓增生性肿瘤，如原发性血小板增多症和原发性骨髓纤维化。JAK2 突变似乎不能解释 PV 患者预后的异质性。这些表型变异的潜在机制可能包括其他基因的突变、可变基因表达水平的变异和表观遗传修饰。

4. 围手术期并发症

血栓栓塞并发症是 PV 患者围手术期治疗的主要关注点。PV 患者循环红细胞增多与血液高黏度相关，这可能导致血栓形成 / 栓塞并发症的风险增加，如脑血管意外、心肌梗死或外周血管事件。几乎一半的 PV 患者除了红细胞外，还可能有其他血细胞成分的增殖。因此，这些 PV 患者也可能出现血小板增多和白细胞增多[17-18]。“出血性”风险增加（7.3%）作为 PV 患者的并发症也有报道；这可能与病程中白细胞负担增加有关[19]。出血风险的同时增加也可归因于获得性血管性血友病，尤其是在有血小板增多的 PV 患者中，也可能与其他血小板功能缺陷有关[9, 20]。

5. 围手术期管理

5.1 术前评估

所有 PV 患者术前应有完整的病史和体格检查，以记录可能改变预后或治疗策略的症状、体征和实验室研究。术前评估还应包括静脉或动脉血栓形成史；症状包括瘙痒、红斑性肢痛病、发热、出汗、体重减轻、早期饱腹、疲劳、头痛、头晕、视觉障碍、非典型胸痛和感觉异常；心血管风险评估；通过体格检查评估肝脾大小。除了常规的实验室检查如全血细胞分类计数，外周血涂片、肝肾功能和电解质检查外，还检查 JAK2 V617F 突变，如果为阴性，还应检查 CALR 外显子 9 和 MPL 外显子 10 的突变；在有出血或血小板计数＞ 1 000 000/ml 的临床证据的患者中，也需要监测获得性血管性血友病。有些患者可能需要骨髓活检。PV 是一种全骨髓病。当出现红细胞增多、白细胞增多和血小板增多伴或不伴脾肿大时，PV 的诊断是确定的，不管克隆标志物是什么。然而，如果它可以表现为孤立的红细胞增多、白细胞增多或血小板增多，并伴有脾肿大和（或）骨髓纤维化，或这些的任何组合，JAK2 驱动基因突变表达可消除继发性或假性红细胞增多症的可能性。

6. 围手术期管理

一般来说，PV 的治疗有两个目标：通过预防血栓形成、难治性脾肿大和白血病转化来减轻症状和延长生存期。具体来说，围手术期治疗的目标是简单的，通过静脉切开治疗预防和管理血栓栓塞并发症，以降低血液高黏度和控制血小板增多[21]。荷兰的一项研究表明，主要的临床差异存在于 PV 治疗策略。静脉切开术缩短了控制血细胞比容的时间，而羟基脲似乎能更好地控制血小板和白细胞水平。血栓性血管事件发生率仍然具有临床意义[22]。

6.1 静脉切开术

血栓形成无疑是 PV 患者最直接的威胁。静脉切开术是这些患者治疗的基础。静脉切开术可减少红细胞数量，扩大血浆容量[23]。静脉切开术可以每天或每隔一天进行一次，或一次性通过红细胞单采术完成[24]。静脉采血通常既不会引起骨髓纤维化，也不会刺激造血，因为 PV 造血是自发的[25]。

6.2 细胞减灭疗法

血栓形成风险高的 PV 患者需要接受细胞减灭治疗，PV 研究小组通常采用羟基脲。羟基脲是一种非烷基化剂[21, 26]，用于 PV 患者的治疗。羟基脲通过清除参与核苷二磷酸还原的酪氨酸自由基，抑制核糖核苷酸还原酶，从而减少脱氧核糖核苷酸的生成。它可以抑制骨髓中血细胞的产生[25]。羟基脲确实影响 DNA 合成；它可能导致治疗相关的急性髓系白血病，因为它们促进携带有害突变的造血干细胞的克隆扩增[27]。

6.3 血小板增多症的预防和治疗

阿司匹林：阿司匹林在 PV 患者的治疗中起重要作用[28]。一项随机对照研究证实了小剂量阿司匹林治疗对 PV 患者的血栓并发症有预防作用[29]。

6.4 其他症状管理

水性瘙痒：根据症状严重程度，治疗可选择鲁索替尼，补骨脂素，紫外线 A，PegFIN 和羟基脲。血小板增多诱发的血管性血友病综合征通常不会引起自发性出血；对于小手术或牙科手术，氨甲环酸或 e- 氨基己酸的治疗应该足够了。对于血小板增多诱导的血管性血友病综合征患者的重大手术，必须治疗血小板计数减少，并达到瑞斯托霉素（血小板聚集试剂（诱导剂）辅助因子活性正常[21, 28]。干扰素：PegFIN 是一种缓解血小板增多症患者偏头痛或 TIA 的很好的治疗选择[21]。

对于静脉血栓栓塞，应立即开始抗凝。低分子肝素仍然是急性治疗的首选，其次是维生素 K 拮抗剂，根据指南使用[30]。直接口服抗凝剂也越来越多地用于非骨髓增生性肿瘤人群的预防和静脉血栓栓塞治疗[30]。

7. 预后

PV 患者需要长期治疗以延长生存期和提高生活质量。几乎所有的患者都应该在开始时接受阿司匹林的治疗和静脉切开术[29]，以达到血细胞比容 $< 45\%$ 的目标[28]；治疗应随着疾病的自然发展而改变[8, 28]。管理决策应根据新的情况和新的证据，基于客观测量和主观测量进行修改或更新（图 42.1）。一些患者将受益于治疗方法的增加或修改[28, 31]。早期诊断和基于证据的患者管理将改善长期的临床结果和获得更好的生活质量。

8. 麻醉注意事项

PV 患者应进行彻底的术前评估和风险分层，并将血细胞比容水平控制在 45% 以下。术中可考虑用晶体液稀释血液，以避免血液高黏度。术后治疗应强调密切监测血细胞比容水平和潜在并发症的发生。

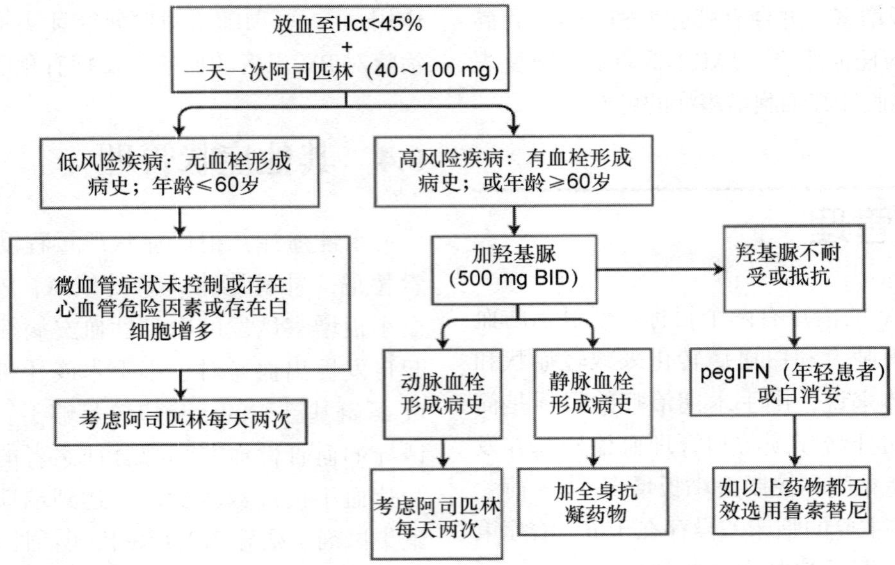

图 42.1 真性红细胞增多症患者的治疗（Modified from [30]）

9. 小结

围手术期患者更有可能出现贫血问题而不是红细胞增多症。红细胞增多症意味着红细胞总数超过正常人体所需。红细胞增多症可分为原发性、继发性和混合性。PV 是原发性红细胞增多症最常见的类型。PV 是一种形态上和功能上都正常的血细胞产生过多的肿瘤。红细胞增多导致高血液黏度，使患者易发生血栓性 / 栓塞性并发症，如卒中、心脏病发作和周围血管事件。PV 患者也可能出现出血性并发症。PV 患者通常接受静脉切开术使 Hct ＜ 45% 并接受阿司匹林治疗，这对于低心血管风险的患者是有效的。高危患者通常需要使用羟基脲进行细胞减灭治疗。有时候也需要用到干扰素或鲁索替尼。麻醉团队应强调彻底的术前评估和 Hct 控制至＜ 45%，术中适当稀释血液，密切监测 Hct 水平和术后并发症的临床处理。

参考文献

1. Campbell PJ, Green AR. The myeloproliferative disorders. N Engl J Med. 2006;355(23):2452–66. https://doi.org/10.1056/NEJMra063728. PMID: 17151367.
2. Tefferi A, Elliott M. Thrombosis in myeloproliferative disorders: prevalence, prognostic factors, and the role of leukocytes and JAK2V617F. Semin Thromb Hemost. 2007;33:313–20. https://doi.org/10.1055/s-2007-976165. PMID: 17525888.
3. Marchioli R, Finazzi G, Specchia G, Cacciola R, Cavazzina R, Cilloni D, et al. Cardiovascular events and intensity of treatment in polycythemia vera. N Engl J Med. 2013;368(1):22–33. https://doi.org/10.1056/NEJMoa1208500. PMID: 23216616.
4. Mesa R, Vannucchi AM, Yacoub A, Zachee P, Garg M, Lyons R, et al. The efficacy and safety of continued hydroxycarbamide therapy versus switching to ruxolitinib in patients with polycythaemia vera: a randomized, double-blind, double-dummy, symptom study (RELIEF). Br J Haematol. 2017;176(1):76–85. https://doi.org/10.1111/bjh.14382. PMID: 27858987.
5. Mehta J, Wang H, Iqbal SU, Mesa R. Epidemiology of myeloproliferative neoplasms in the United States. Leuk Lymphoma. 2014;55(3):595–600. https://doi.org/10.3109/10428194.2013.813500. PMID: 23768070.
6. Prchal JT, Sokol L. "Benign erythrocytosis" and other familial and congenital polycythemias. Eur J Haematol. 1996;57(4):263–8. PMID: 8982288.
7. Arber DA, Orazi A, Hasserjian R, Thiele J, Borowitz MJ, Le Beau MM, et al. The 2016 revision to the World Health Organization classification of myeloid neoplasms and acute leukemia. Blood. 2016;127(20):2391–405. https://doi.org/10.1182/blood-2016-03-643544. PMID: 27069254.
8. Barbui T, Thiele J, Carobbio A, et al. Disease characteristics and clinical outcome in young adults with essential thrombocythemia versus early/prefibrotic primary myelofibrosis. Blood. 2012;120(3):569–71.
9. Passamonti F, Malabarba L, Orlandi E, Baratè C, Canevari A, Brusamolino E, et al. Polycythemia vera in young patients: a study on the long-term risk of thrombosis, myelofibrosis and leukemia. Haematologica. 2003;88(1):13–8. PMID: 12551821.
10. Randi ML, Putti MC, Scapin M, Pacquola E, Tucci F, Micalizzi C, et al. Pediatric patients with essential thrombocythemia are mostly polyclonal and V617FJAK2 negative. Blood. 2006;108(10):3600–2. https://doi.org/10.1182/blood-2006-04-014746. PMID: 16849644.
11. Sekiya Y, Okuno Y, Muramatsu H, Ismael O, Kawashima N, Narita A, et al. JAK2, MPL, and CALR mutations in children with essential thrombocythemia. Int J Hematol. 2016;104(2):266–7. PMID: 27209416.
12. Teofili L, Cenci T, Martini M, Capodimonti S, Torti L, Giona F, et al. The mutant JAK2 allele burden in children with essential thrombocythemia. Br J Haematol. 2009;145(3):430–2. PMID: 19208099.

13. Teofili L, Giona F, Martini M, Cenci T, Guidi F, Torti L, et al. The revised WHO diagnostic criteria for Ph-negative myeloproliferative diseases are not appropriate for the diagnostic screening of childhood polycythemia vera and essential thrombocythemia. Blood. 2007;110(9):3384–6. PMID: 17644735.
14. Jensen AW, Tefferi A, Arndt CA. Cerebral venous sinus thrombosis associated with essential thrombocytosis in a pediatric patient. J Pediatr Hematol Oncol. 2007;29(3):156–9. PMID: 17356393.
15. Khan AA, Kumar V, Anand I, Kumar M, Sharma P, Bhargava M. JAK2 mutation-negative essential thrombocythemia in a child presenting with cerebral venous thrombosis. Hematol Oncol Stem Cell Ther. 2012;5(1):66–8. PMID: 22446615.
16. Kurosawa H, Okuya M, Matsushita T, Kubota T, Endoh K, Kuwashima S, et al. JAK2V617F mutation-positive childhood essential thrombocythemia associated with cerebral venous sinus thrombosis. J Pediatr Hematol Oncol. 2009;31(9):678–80. PMID: 19707158.
17. Kearon C, Akl EA, Comerota AJ, Prandoni P, Bounameaux H, Goldhaber SZ, et al. Antithrombotic therapy for VTE disease: antithrombotic therapy and prevention of thrombosis, 9th ed: American College of Chest Physicians evidence- based clinical practice guidelines. Chest. 2012;141(2 Suppl):e419S–96S. https://doi.org/10.1378/chest.11-2301. PMID: 22315268.
18. Lim Y, Lee JO, Kim SH, Kim JW, Kim YJ, Lee KW, et al. Prediction of thrombotic and hemorrhagic events during polycythemia vera or essential thrombocythemia based on leukocyte burden. Thromb Res. 2015;135(5):846–51. https://doi.org/10.1016/j.thromres.2015.02.023. PMID: 25743883.
19. Guo L, Chughtai AR, Jiang H, Gao L, Yang Y, Yang Y, et al. Relationship between polycythemia and in-hospital mortality in chronic obstructive pulmonary disease patients with low-risk pulmonary embolism. J Thorac Dis. 2016;8(11):3119–31. https://doi.org/10.21037/jtd.2016.11.31. PMID: 28066591.
20. Giona F, Teofili L, Moleti ML, Martini M, Palumbo G, Amendola A, et al. Thrombocythemia and polycythemia in patients younger than 20 years at diagnosis: clinical and biologic features, treatment, and long-term outcome. Blood. 2012;119(10):2219–27. https://doi.org/10.1182/blood-2011-08-371328. PMID: 22262773.
21. Spivak JL. How I treat polycythemia vera. Blood. 2019;134(4):341–52. https://doi.org/10.1182/blood.2018834044. PMID: 31151982.
22. van de Ree-Pellikaan C, de Kreuk A, Schaar CG, Beeker A, Dompeling EC, Gerrits CJH, et al. Treatment strategies for polycythemia vera: observations in a Dutch 'real world' cohort study. Eur J Haematol. 2019. https://doi.org/10.1111/ejh.13291. PMID: 31298768.
23. Spivak JL. Polycythemia vera: myths, mechanisms, and management. Blood. 2002;100(13):4272–90. PMID: 12393615.
24. Teofili L, Valentini CG, Rossi E, De Stefano V. Indications and use of therapeutic phlebotomy in polycythemia vera: which role for erythrocytapheresis? Leukemia. 2019;33(1):279–81.
25. Messinezy M, Pearson TC. Incidence of myelofibrosis following treatment of primary polycythaemia by venesection [letter; comment]. Br J Haematol. 1995;89(1):228–30.
26. Randi ML, Bertozzi I, Cosi E, Santarossa C, Peroni E, Fabris F. Idiopathic erythrocytosis: a study of a large cohort with a long follow-up. Ann Hematol. 2016;95:233–7.
27. Wong TN, Miller CA, Jotte MRM, et al. Cellular stressors contribute to the expansion of hematopoietic clones of varying leukemic potential. Nat Commun. 2018;9(1):455.
28. Tefferi A, Barbui T. Polycythemia vera and essential thrombocythemia: 2019 update on diagnosis, risk-stratification and management. Am J Hematol. 2019;94(1):133–43. https://doi.org/10.1002/ajh.25303. PMID: 30281843.
29. Landolfi R, Marchioli R, Kutti J, European Collaboration on Low-Dose Aspirin in Polycythemia Vera Investigators, et al. Efficacy and safety of low-dose aspirin in polycythemia vera. N Engl J Med. 2004;350(2):114–24.
30. Tefferi A, Vannucchi AM, Barbui T. Essential thrombocythemia treatment algorithm 2018. Blood Cancer J. 2018;8(1):2. https://doi.org/10.1038/s41408-017-0041-8. PMID: 29321520.
31. Rumi E, Cazzola M. Diagnosis, risk stratification, and response evaluation in classical myeloproliferative neoplasms. Blood. 2017;129(6):680–92.

早产儿的血液管理 43

Robert Jungerwirth，Hao Wu，Hannah J. Hsieh
文平山 译 万小健 审校

1. 引言

近二十多年来随着新生儿学的进步，早产儿的存活率逐步提升。这类人群接受手术、麻醉以及输血的数量也随之增加[1]。新生儿（尤其是早产儿）对麻醉科医师提出了许多独特的围手术期挑战（体型较小、气道并发症多、发生呼吸暂停和心动过缓、循环和呼吸系统发育不全、肾脏和肝脏系统发育不全引起的代谢紊乱，以及颅内出血、坏死性小肠结肠炎、脓毒症等早产合并症）。贫血和血小板减少症在新生儿中非常常见，尤其是早产儿[2-5]。总体而言，早产儿发生输血过度的可能性更高[6-7]。严格的输血制度和对献血者的筛查减少了传染性疾病的传播，但早产儿属于易感人群，原有疾病使其发生此类并发症的风险更高。

关于输血效能和最佳输血阈值目前仍存在很多争论，NICU[8-9]或儿科麻醉医师[10-11]对此尚未达成共识。目前的管理指南大多是基于专家意见。指导新生儿输血实践的研究和证据仍在探索；已有研究尝试确定新生儿和婴儿输注红细胞的触发因素及阈值，并且正在进行有关血小板和血浆输注的研究[12]。

2. 贫血的原因和危险因素

出生后，足月儿和早产儿的血红蛋白（Hgb）浓度均会进行性下降。对于健康的足月儿，出生时 Hgb 的浓度范围为 14.6 ～ 22.5 g/dl，到 8 ～ 10 周龄时降至最低点 10 ～ 12 g/dl。这通常被称为“新生儿生理性贫血”，健康新生儿能够较好地耐受且无需治疗。Hgb 的水平会随着时间逐渐升高，并在 2 岁时达到成人水平[13]。

相比而言，早产儿 Hgb 浓度在 4 ～ 6 周龄时迅速降至最低点 7 ～ 8 g/dl，被称为“早产儿贫血”[14]。这通常伴随着贫血的临床体征，如皮肤苍白、体重增加不良、活动性下降、心动过速和呼吸急促[15]。早产儿贫血是由生理性因素和非生理性因素共同作用所致。有一些生理进程与分娩及适应子宫外环境相关，包括与成人相比，新生儿 RBC 的生存周期更短，高氧亲和力的血红蛋白 F 向低氧亲和力的血红蛋白 A 转变使得氧解离曲线偏移，贫血时血浆促红细胞生成素浓度较低[13-14]。

导致早产儿贫血的非生理因素包括因静脉切开术引起的医源性失血、脓毒症、营养不良、急性失血或出血，新生儿溶血性疾病和心肺疾病[13，15-16]。

手术是急性失血和贫血的主要原因，需要对新生儿进行输血。在澳大利亚墨尔本的皇家儿童医院进行了一项为期 2 年的研究，对所有接受 RBC 的输注者进行对比，与年龄较大的儿童相比，新生儿接受 RBC 输血的可能性显著升高。新生儿更有可能接受诸如开腹手术和开胸手术这样的大手术。在开腹手术时，与年龄较大儿童相比，新生儿红细胞输注的发生率更高[17]。

已证实贫血与死亡率和早产儿红细胞输注的发生率明显相关[18]。Goobie 等的研究发现，术前贫血是新生儿术后死亡率的独立危险因素，术前 Hct ＜ 40% 是预测总体死亡率的最佳临界值[19]。

虽然 RBC 输血是挽救生命的措施，尤其是在急性围手术期失血的情况下，但 RBC 的输注也可能与早产儿死亡率增加相关[20-22]。人们一直在努力寻找预防贫血和避免非必要输血及其相关不良反应的方法。

3. 根据血红蛋白和血细胞比容指导红细胞输注

成人输血指南通常是根据维持一定水平的 Hgb 和血细胞比容（Hct）以保证组织获得充分氧供。但是，对于早产儿，尚不清楚哪些参数指标最能体现氧供和氧需失衡以及是否需要输血。一些国家已经发布了关于新生儿输血的国家性指南；但是，各国之间存在很多不同，尚未达成一致（表 43.1）。

4. 开放性与限制性红细胞输注指南

由于对早产儿的输血阈值尚无共识，有几项研究比较了限制性输血 Hgb 阈值和开放性输血 Hgb 阈值，以确定最佳输血阈值。采用限制性输血策略不仅会大大减少输血次数和使用血液制品的次数，而且还节省资金。在加强实施指南顺应性后，一家医疗中心 12 个月内节省了 780 074 美元[27]。

Bell 等的随机对照研究发现，与开放性输血组相比，限制性输血组早产儿的颅脑严重不良事件（定义为 4 级，脑实质内出血或脑室周围白质软化，或两者兼有）发生率显著增高，呼吸暂停的发作和频率增加。他们推测是限制性输血组可能全身向大脑输送的氧较低，可能导致脑损伤和呼吸暂停事件增加。动脉血氧含量降低可能导致脑血流量增多和严重脑出血。目前尚不清楚这些短期结果是否会影响大脑发育和远期功能[28]。

相比之下，有些研究表明开放性或限制性输血的患者预后无显著差异[6-7, 29-30]。有研究报道，在超低出生体重儿（ELBW）中采用更严格的限制性输血策略后，输血率下降了 71%，但总体生存率或急性并发症等主要结果并未改变。值得注意的是，所有研究对象都接受了每周一次的重组人促红细胞生成素治疗[7]。

Valieva 等观察研究发现，开放性输血对体重、心率或呼吸暂停发作等贫血相关临床指标没有显著影响。然而，他们确实观察到输血后吸氧和利尿剂的需求增加，并发现输血与坏死性小肠结肠炎发生之间存在关联。根据这些结果，该中心随之采取了更为严格的输血策略[29]。

在需要接受输血的早产儿（PINT）研究项目中，将超低出生体重儿随机分为限制性输血组和开放性输血组，研究人员发现，死亡率或重大疾病发病率（定义为 BPD、ROP 或超声检查发现脑损伤）等主要结局无差异[6]。随后对相同的患者在 18 和 21 个月大时进行随访，研究人员发现两组之间在总死亡或严重神经发育障碍（脑瘫、认知障碍、视觉或听觉障碍）方面无显著差异[31]。

目前有两项对比开放性或限制性输血对早产儿神经认知发育影响的试验正在进行。一项为输血阈值对极低出生体重婴儿的神经认知结果的影响（ETTNO）研究，将 920 名 ELBW 新生儿随机分为限制性输血组和开放性输血组。他们追踪了这些患儿远期的发育情况，并观察 24 个月大时死亡率或严重神经发育障碍的发生率（ClinicalTrials.gov，NCT 01393496）[32]。另一项为早产儿输血（TOP）研究，1800 多名极低出生体重儿随机接受开放性输血或限制性输血流程。主要结果是比较在 22 ～ 26 个月大时神经障碍引起的死亡。他们还将随访这些患儿至 5 ～ 6 岁，评估他们神经和功能的结果

表 43.1 关于新生儿红细胞输注最新国际指南的比较

	美国红十字会[23]		英国血液学标准学会[24]		澳大利亚国家血液管理局[25]		加拿大血液服务局[26]	
出生后时间	无呼吸支持	需呼吸支持[a]	无呼吸支持	需呼吸支持	无呼吸支持	需呼吸支持	无呼吸支持	需呼吸支持
0 ～ 7 天	Hct ＜ 20% ～ 30%	Hct ＜ 30% ～ 45%	Hgb ＜ 10 g/dl	Hgb ＜ 10 ～ 12 g/dl	Hgb ＜ 10 ～ 12 g/dl	Hgb ＜ 11 ～ 13 g/dl	Hgb 10 g/dl Hct 30%	Hgb 11.5 g/dl Hct 35%
8 ～ 14 天	Hct ＜ 20% ～ 30%	Hct ＜ 30% ～ 45%	Hgb ＜ 7.5 ～ 8.5 g/dl	Hgb ＜ 9.5 ～ 10 g/dl	Hgb ＜ 8.5 ～ 11 g/dl	Hgb ＜ 10 ～ 12.5 g/dl	Hgb 8.5 g/dl Hct 25%	Hgb 10 g/dl Hct 30%
≥ 14 天	Hct ＜ 20% ～ 30%	Hct ＜ 30% ～ 45%	Hgb ＜ 7.5 ～ 8.5 g/dl	Hgb ＜ 8.5 ～ 10 g/dl	Hgb ＜ 7 ～ 10 g/dl	Hgb ＜ 8.5 ～ 11 g/dl	Hgb 7.5 g/dl Hct 23%	Hgb 8.5 g/dl Hct 25%

[a] 呼吸支持是指需要吸氧、持续气道正压通气或机械通气的中至重度心肺疾病

（ClinicalTrials.gov，NCT 01702805）。这两项即将完成的研究结果备受期待，并且无疑将为这一领域做出贡献。

5. 其他输血指标

对于新生儿，经典的输血指征是维持特定的 Hgb 或 Hct 水平、补充血液丢失或改善临床症状，如呼吸暂停、心动过速、呼吸急促或生长障碍[9]［译者注，查看所引用文献，用于相关临床症状支持治疗时，也需要一定的血细胞比容作为参考，如患儿血细胞比容＜ 30%，若伴有呼吸暂停、心动过缓、血氧饱和度下降、持续性心动过速（＞ 180 次 / 分）、持续性呼吸急促（＞ 80 次 / 分）、体重增加缓慢（白天摄入足够热量的情况下，前 4 天中体重增加＜ 10 g/ 天），考虑输血。］。最近研究表明，Hgb 和 Hct 不足以评估组织氧合以及输血需求[33-35]。此外有证据表明，常规的临床和实验室指标（例如低血压、心动过速、血细胞比容和代谢性酸中毒）不能有效预测患病早产儿血容量或循环容量不足[36]。Keyes 等的研究表明，早产儿输血并未使传统输血相关临床指标（心率、呼吸频率或呼吸暂停 / 心动过缓发生频率）达到所预想的变化。这些临床变量与 Hct 之间也没有相关性[37]。需要通过更多的研究寻找更好的灌注和氧合指标作为输血标志。

5.1　红细胞体积和血容量

红细胞体积（red cell volume，RCV）即循环中的红细胞总量，以 ml/kg 体重表示，据称作为总血容量的替代指标要优于血细胞比容[38]。血容量在贫血时非常重要，因为总血容量的减少导致血流重新分配到大脑和心脏等重要器官。这导致了贫血早期低血流组织灌注不足和缺氧[39]。此外，在高危新生儿中，极低的 RCV 值与高死亡率相关[40]。

在健康患者中，Hct 与总 RCV 相关。但是在患病婴儿中，Hct 和 RCV 之间的相关性较差[41]，由于毛细血管完整性受损以及因此导致的血浆成分外渗，血浆容积趋于下降和波动。在这些患者中，无法根据 Hgb 或 Hct 浓度准确预测血容量[36]。一些婴儿可以保持相对正常的 Hgb 水平，而他们的实际 RCV 较低[42]。然而，RCV 难以测量且可能在估算总血容量和输血需求方面效用有限[33]。

5.2　网织红细胞计数

网织红细胞是未成熟的红细胞，是骨髓对贫血反应的标志物。与 Hgb 和 Hct 相结合，网织红细胞计数可助于决定是否需要输血。一些指南建议将网织红细胞绝对计数＜ 100 000 细胞 /μl 或网织红细胞计数＜ 5% 以及 Hgb 和 Hct 作为 RBC 输血的标志[9, 43]。然而，目前仍然缺乏将网织红细胞计数作为输血可靠触发标志的证据[44]。

5.3　血清乳酸盐

乳酸是无氧代谢的终产物，可作为组织缺氧和灌注不足指标。其被视为早产儿输血的潜在生化触发标志。研究表明，输注 RBC 后乳酸明显下降。但是，输血前乳酸值与 Hgb、Hct 或其他临床相关贫血变量（心率、呼吸频率、呼吸暂停或心动过缓次数、或体重增加）之间没有相关性[45-47]。脓毒症、窒息和先天性心脏病以及使用正性肌力药等临床情况也可导致血清乳酸水平升高。乳酸是贫血的标志物，但它的特异性不足以作为早产儿输血触发标志[16, 44]。

5.4　近红外光谱

近红外光谱（near-infrared spectroscopy，NIRS）是一种无创连续监测工具，通过确定氧化 Hgb 与总 Hgb 的比值测量局部组织氧饱和度（regional tissue oxygen saturation，rSO_2）。NIRS 已被推荐与 Hgb 和 Hct 一起使用作为判断氧供需失衡以及可能的输血需求的重要临床手段。由于脑总血容量的 75% ～ 85% 为静脉血，因此利用 NIRS 检测脑局部组织氧饱和度（cerebral regional tissue oxygen saturation，$CrSO_2$）是测量脑静脉饱和度的替代方法。使用脉搏血氧饱和度（SaO_2）作为脑动脉血氧饱和度的值，可以计算出脑部分组织氧摄取量（fractional tissue oxygen extraction，FTOE）。FTOE 反映了脑氧供需比例，可作为脑缺氧及缺血指标[48-49]。

对新生儿有关NIRS的许多研究着眼于脑氧饱和度及脑灌注，因为一般认为这些患者神经损伤主要由于脑灌注失衡所致[50]。有证据表明，输注RBC后$CrSO_2$增加，这与$CrSO_2$是组织氧合标志物的观点一致。这不仅在术中输注RBC的成人中得到证实[51]，在儿童和新生儿中也得到证实[34-35, 48, 52-53]。尽管在新生儿中$CrSO_2$测量值是可靠的，但多项研究证实NIRS测量氧合和去氧Hgb绝对浓度并不可靠[49, 54]。实际上，此后的许多研究表明，输血前后Hgb与$CrSO_2$之间的相关性较差[33-35, 48, 55]，这表明Hgb并不是反映组织氧合的可靠标志[34, 55]。

Wardle等研究发现FTOE与Hgb之间的相关较弱，这进一步支持了Hgb浓度是较差的组织氧合指标。有趣的是，他们发现RCV和FTOE之间存在显著相关性。他们还证实，有症状贫血的早产儿FTOE（组织耗氧量增加）更高，而无症状贫血的早产儿FTOE与对照组相似[33]。Van Hoften等观察发现，输注RBC后FTOE立即下降，而$CrSO_2$则显著增加[48]。

NIRS不仅用于测量新生儿的脑部氧饱和度和灌注，还用于测量其他周围组织的局部氧饱和度[34-35, 53]。Bailey等观察发现，输血后内脏组织血氧饱和度（splanchnic tissue oxygen saturation，$SrSO_2$）显著增加[34]，Dani等的研究表明，输注RBC可提高有贫血症状早产儿的脑、内脏和肾氧合。值得注意的是，该研究还同时观察到输血后FTOE降低[53]。

Seidel等研究发现，初始NIRS值非常低的婴儿，氧饱和度下降的次数最高，输血后氧饱和度下降次数明显减少。这表明低$CrSO_2$值（< 55%）的婴儿，尤其是那些经常氧饱和度下降的婴儿可能从输注RBC中获益最多[35]。

Bailey等将内脏-脑氧合比（splanchnic-cerebral oxygenation ratio，SCOR）作为早产儿需输血的有用参数。输血后临床改善的婴儿在输血前SCOR低于那些输血后未获得临床改善的婴儿。这些患儿在输血过程中SCOR也显著升高。作者假设有症状的新生儿SCOR较低，因为他们分流内脏血流来维持脑血流量和氧供。这一证据表明，SCOR可作为此类患者输血触发指标[55]。

所有这些发现表明，NIRS可能是组织氧供需失衡的可靠标志，并且可以作为RBC输血的标志物。

6. RBC制品的选择

6.1 去白红细胞

红细胞（*译者注：原文中RBC $SrSO_2$多出$SrSO_2$，应删去*）去白是将RBC中供体白细胞去除的过程，从而降低发生诸如非溶血性输血发热反应、变态反应以及同种异体免疫反应等输血反应风险[56]。去除白细胞的同时还可以滤除储存期间积累的肿瘤坏死因子（TNF-alpha）、白介素1（IL-1）和白介素8（IL-8）等促炎细胞因子。去除白细胞还可减少通过白细胞传播的传染病，例如EB病毒（EBV）、巨细胞病毒（CMV）和人T细胞淋巴细胞病毒（HTLV）-Ⅰ[57]。然而，去白红细胞制品在预防输血相关性移植物抗宿主病（GVHD）方面并非如此有效。

鉴于新生儿免疫系统尚未成熟，输注红细胞时供体白细胞可能会抑制免疫反应，产生同种异体抗体，并通过在肺和视网膜等易感组织中产生自由基而导致微血管损伤。1999年在加拿大全国实施血液制品储存前去除白细胞计划后，一项针对早产儿的研究显示，NICU死亡率或菌血症发生率没有显著降低。但是，支气管肺发育不良、早产儿视网膜病变、坏死性小肠结肠炎和脑室内出血等其他临床结局有所减少。他们还发现NICU平均滞留时间减少了11天[58]。

6.2 辐照

使血液制品暴露于电离辐射中破坏细胞核中的DNA以灭活供体T细胞，从而显著降低高危患者（包括低出生体重新生儿、接受宫内输血的新生儿、进行血液置换的新生儿，以及先天性免疫缺陷者）发生输血相关性GVHD的风险。对于高危患者，所有含有活性T细胞的血液成分都应辐照，包括RBC、血小板、粒细胞和新鲜血浆。冷沉淀中不太可能含有活性T细胞，鉴于冻融过程对供体T细胞的破坏作用，是否需要辐照冷冻血浆尚且存在争议。与去白血制品相比，辐照血液制品不能确保避免CMV感染。

但是，辐照 RBC 会损伤细胞膜，使其保质期缩短至 28 天。这种损害也被认为会导致被辐照血液制品中钾离子浓度的升高。缩短辐照与输血之间的间隔可以最大程度减少钾离子外渗，并且大量输血之前最好进行 RBC 洗涤以降低高钾血症的风险。相比之下，血小板的特性及储存似乎不受辐照的影响。

6.3 血液制品的储存时间

在美国冷藏 RBC 最多可保存 42 天，平均保质期为 2 至 3 周。有些研究观察了 RBC 储存时间对预后的影响，但没有显著差异。红细胞储存时间对早产儿的影响（ARIPI）研究是一项双盲、随机对照试验，377 名极低出生体重新生儿被分配至输注 RBC 存储时间少于 7 天组（平均 5.1 天，标准差 2.0 天）或标准血库储存组（平均 14.6 天，标准差 8.3 天）。他们发现死亡率或新生儿严重并发症发生率（支气管肺发育不良、早产儿视网膜病变、坏死性小肠结肠炎、脑室内出血）无显著差异[59]。但是这些结果不具有普遍性，因为患者输血阈值没有标准化，并且在美国冷藏 RBC 的平均储存时间约为 18 天[12]。

重度贫血伴乳酸酸中毒患儿输血后组织氧合（TOTAL）研究，290 名乌干达 5 个月至 5 岁患有严重贫血（主要继发于疟疾）伴乳酸酸中毒的患儿，随机输注储存时间分别为 1 ～ 10 天（中位数 8 天）或 25 ～ 35 天（中位数 32 天）的去白 RBC。就临床评估、脑血氧饱和度、电解质异常、不良事件、生存率或 30 天恢复方面各组之间无显著差异[60]。另一项正在进行的研究调查了输注储存时间少于 7 天与标准血库储存时间（库存时间最久）RBC 后的结局，被称为 NICU 血制品储存时间（ABC PICU）研究[61]。

7. 输血的并发症和风险

新生儿对麻醉和血液制品方面提出了一些独特的挑战。婴儿和新生儿发生输注 RBC 而出现不良事件的可能性更高——据 Stainsby 等估测，12 个月以下婴儿的不良事件发生率为 37：100 000，而 1 ～ 18 岁少年儿童为 18：100 000，成人为 13：100 000[62]。因早产儿需要输血的可能性很高，存在接触多个献血者的风险。执行输血指南和使用限制性输血法既可以降低输血的风险，也可减少婴儿接触献血者的数量。有建议采用多包收集或定向捐献的方式，尽可能减少与多个献血者的接触。

早产儿可能更容易发生高钾血症（特别是在输注储存时间较长或辐照后的血液）、低钙血症、低血糖（可能是由于输血过程中葡萄糖输注不足）以及大量输血引起的体温过低。患病的新生儿更易发生输血相关移植物抗宿主病，因此，近亲直接捐献献血者及辐照后血制品非常重要[63]。此外，对英国儿童输血不良后果的分析发现，大量病例在输血的不同阶段存在错误，包括输注的血液成分不符合要求规定，甚至是针对不同患者[62]。

7.1 输血相关性肺损伤

尽管输血相对安全，但新生儿（尤其是早产儿）患输血相关性肺损伤（TRALI）的风险更高[12, 62, 64-65]。TRALI 诊断困难，尤其是新生儿，因为他们多已病情危重。排除已发急性肺损伤病史非常困难，因为许多患者已行气管插管同时胸片表现异常。这些患者也很容易出现液体超负荷，而判断这些患者的液体状态可能非常困难。他们存在相对免疫抑制和不成熟中性粒细胞。这也可能导致新生儿和婴儿的 TRALI 漏报[65]。

7.2 感染

输血有传播细菌、病毒和其他病原体的风险，最常见的是 CMV。据估计，美国献血者中 CMV 患病率为 30% ～ 70%。因此，血清 CMV 阴性的新生儿应输注 CMV 阴性或去白血制品。Glanternik 等也报告了三例经输血传播的新生儿巴贝虫病（*译者注，一种经硬蜱传播的血液原虫病，以严重贫血和高热为特征*）病例，这些捐献的血液不仅没有 FDA 认可的血液检测，也没强制检测。巴贝虫病的易感性与较低的出生体重和较低的胎龄有关[66]。

7.3 支气管肺发育不良

支气管肺发育不良（bronchopulmonary dysplasia,

BPD）是一种由于肺泡发育不良而引起的慢性肺部疾病。它是早产儿最常见的后遗症，其特征是需要吸氧和校正胎龄第 36 周时进行严重程度评估。导致 BPD 的因素很多，包括未成熟肺的氧化损伤和炎性损伤。输注 RBC 可能会增加氧化应激，并且已证实发生患 BPD 的新生儿比未患 BPD 的新生儿需输注更多 RBC[67]。然而，Valieva 等发现在出生 28 天时 BPD 的发生率与输血次数显著相关，但与校正后胎龄第 36 周时无关[29]。同样，Chen 等将 36 个极低出生体重早产儿随机分为开放性或限制性 PRBC 输血组，呼吸系统结局未发现显著差异。然而，他们发现，极低出生体重儿慢性肺病的发生与 30 天内输血总量超过 30 ml 有关[30]。

7.4　坏死性小肠结肠炎

坏死性小肠结肠炎（necrotizing enterocolitis，NEC）的特征是肠道炎症和缺血性坏死。早产儿 NEC 的发生率为 2% ～ 15%，死亡率为 15% ～ 30%，与胎龄和出生体重成反比。其发病机制可能是多因素的，与遗传易感性、新生儿胃肠道血管自动调节反应的不成熟、贫血、肠道定植微生物的变化、肠道和免疫功能的不成熟以及肠黏膜免疫反应过度有关[68]。

曾有研究报道过输注 RBC 与 NEC 风险增加之间的相关性[69-70]。但是，最近的研究发现输血与 NEC 之间没有关联[71-73]，还有研究发现输血对 NEC 具有保护作用[74]。Patel 等对 598 名 VLBW 新生儿进行了一项多中心前瞻性观察队列研究，对出生体重、中心、母乳喂养、疾病严重程度和初始抗生素治疗的持续时间进行调整。他们发现严重贫血（当进展为 NEC 后的一周内）与 NEC 风险增加相关（校正后的因果关系 HR 为 5.99，95%CI 2 ～ 18）。然而，他们发现进展为 NEC 的一周内，输血与未输血的患者 NEC 发病率无差异（校正后的因果关系 HR 0.44，95%CI 0.17 ～ 1.12）[75]。尚不清楚是输血是否增加 NEC 风险，或者更确切地说输血是严重贫血相关 NEC 的替代标志。也有推测认为，输血可以抑制饮食所致的肠系膜灌注增加，并且有证据表明输血期间停止进食可以降低 NEC 的风险[76]。

7.5　严重的脑室内出血

脑室内出血（intraventricular hemorrhage，IVH）是早产儿脑部损伤的重要原因，通常因原生质血管脆弱和脑血流变化所致。一项回顾性病例对照研究发现，初始头部超声未显示出血的 VLBW，之后发生 3 或 4 级 IVH 者接受输血的可能性显著升高[77]。同一团队对 IVH 为 1 级随后发展至 3 或 4 级的新生儿进行研究，发现输血与 IVH 加重有关。然而，目前尚不清楚 IVH 的加重与输血部分相关还是仅仅因输血所致[78]。对 VLBW 新生儿多中心前瞻性研究中，Bednarek 等（1998 年）建议，尽管不具有临床意义，但在 NICU 中开放输血患者发生 3 ～ 4 级 IVH 的风险更高[8]。

7.6　早产儿视网膜病变

一些研究发现，输血次数和容量与早产儿视网膜病变（retinopathy of prematurity，ROP）之间存在相关性；但是发病机制尚不清楚。有学者认为可能的机制为成人血红蛋白与氧分子具有更强大的亲和力，使得未成熟视网膜氧供增加。此外，游离铁和自由基产生增加也可导致视网膜损伤。考虑到早在出生 4 周时即对 ROP 危险因素敏感，使用各种方法避免不必要的输血对早产儿尤为重要[79]。

一些研究发现输血与 ROP 之间存在相关性。一项关于 45 名低出生体重早产儿的前瞻性观察研究发现，在出生后第一周（OR 1.16，95%CI 1.03 ～ 1.3）和出生后前两个月（OR 2.93，95%CI 1.52 ～ 5.62）内，输血量与 ROP 的进展有关。Inder 等还发现，在 56 名 VLBW 新生儿中，28 天内输血与发生 ROP 的风险有关（校正 OR 2.03，CI 1.13 ～ 4.49）。在 98 个极低出生体重儿中，30 天内的输血次数与 ROP 的发生有关（OR 1.27，95%CI 1.04 ～ 1.55）[22, 80-81]。

最近，Lundgren 等对极早产儿进行研究，纳入 78 例前瞻性研究以及 227 例回顾性队列研究，均发现出生后第一周出现贫血是 ROP 的独立危险因素。在 227 名婴儿中，贫血持续时间和输血均与需要接受治疗的 ROP 有关；然而，在多变量模型中，出生后第一周仅有贫血天数最适用于此模型（以及出生后前 4 周脓毒症和从出生到 35 周机械通气的天数）[82-83]。

8. 输血的替代方法

避免贫血可显著减少早产儿的输血次数，从而降低相关疾病发病率和死亡率。对美国西部四家采用相同 RBC 输血指南的 NICU 进行回顾性分析发现，尽管对指南的依从性无异，各单位之间的输血率却有很大差异。低输血率 NICU 的 NEC 和 IVH 发生率较低，每 1000 个 NICU 住院日可节约成本 6970 美元。此外，低输血率单位还制定了书面的预防贫血指导意见，包括诸如在 VLBW 分娩时进行脐带挤血、输注脐带血，以及对特定新生儿使用达贝泊汀等措施[84]。

8.1　血液保护

血液保护措施可以减少失血对新生儿贫血的影响，尤其是在低出生体重儿中。方法包括显微技术实验室操作、无创监测以及对胎盘中的胎儿血进行基本实验室检测。将实验项目进行整合有助于减少用血过多，并且可重新利用废弃的血液。

在 PICU 入住超过 48 h 的 63 名患儿中，体重不足 10 kg 患儿静脉失血引起的每千克体重血液丢失量最大，因为他们体型较小且失血占体重比较大。这些患儿住院时间长被迫更多次地抽血，PICU 住院期间失血量占千克体重更多。而且单项化验抽取的血液量显著多于多项化验抽取的量[85]。

重症 ELBW 新生儿在前两周使用脐动脉导管（UAC）在线离体床旁监测仪可使实验室检测所致失血量明显减少（22%），同时 RBC 输注量明显减少（33%）。该监测仪抽取 1.5 ml 血液样本分析其血气、电解质和血细胞比容水平；除去检测用血 25 μl 以外的所有血液回输。但当一个研究中心的 NICU 改变实验室检测方法时，该研究提前终止，并且第 18 ～ 24 个月时死亡率、发病率和神经发育结果方面没有差异[86]。Mahieu 等发现，采用实时检测分析仪（用于床旁血气、血红蛋白、电解质和胆红素）可将 VLBW 婴儿的输血量从 50% 显著降低至 38.9%，每名新生儿的总费用可降低 8.51%[87]。

8.2　延迟脐带结扎和脐带挤压

延迟脐带结扎（delayed umbilical cord clamping，DCC）可为新生儿从胎儿循环过渡到新生儿循环提供更充裕的时间，尤其是早产儿。还可以通过胎盘输血增加新生儿血容量，改善过渡期血流动力学状态，并且可以降低发生 IVH、输血、呼吸窘迫或呼吸机支持以及死亡的风险。

一项对极早产儿立即或延迟脐带结扎的随机对照试验表明，显示延迟结扎与 IVH 和脓毒症的发生率降低显著相关，而 BPD 和 NEC 的发生率没有差异[88]。另一项研究发现，延迟结扎脐带可减少低体温、新生儿呼吸道干预（分娩后在产房第一个 24 小时或在 NICU 停留期间进行肺表面活性物质治疗或插管）以及输血[89]。然而，Strauss 等发现，尽管脐带结扎延迟 1 分钟可以获得更高的血细胞比容和 RBC 体积、质量，但输血次数没有差异[90]。

在一项由 4680 例早产儿参与的回顾性队列研究中，接受 DCC 的患儿发生严重神经系统损伤的发生率（校正后的 OR 为 0.80，95%CI 0.64 ～ 0.99）和死亡率（校正后的 OR 为 0.74，95%CI 0.59 ～ 0.93）更低；BPD、ROP 分期＞ 3、NEC 分期＞ 2、迟发性脓毒症或接受＞ 2 次输血的发生率没有显著差异[91]。另一项针对 45 例婴儿的病例对照研究，比较了 DCC 与立即脐带结扎对应用 NIRS 和平均动脉血压监测脑血流自动调节功能的影响。他们发现，与立即脐带结扎组相比，DCC 组的脑自动调节功能明显更强，IVH 发生率更低（OR 0.14，$P < 0.01$）。他们推测 DCC 主要通过稳定脑血管系统并阻止全身血压的波动来保护神经系统[92]。

脐带挤压（剥离）可以使血液更快地从胎盘流向婴儿，从而缩短 DCC 期间脱离新生儿治疗时间。将 40 名早产儿随机分配至立即脐带结扎或脐带挤压后结扎组中，挤压组的输血可能性更小，输血次数更少，初始血红蛋白浓度更高，平均血压更高。挤压组的机械通气时间或吸氧的时间也更短，死亡率没有显著差异[93]。

2019 年更新的 Cochrane 综述了 37 周前出生婴儿立即与延迟脐带结扎比较的多项随机对照试验，结果表明延迟脐带结扎可降低早产儿出院前死亡以及任何等级 IVH 的风险，但脐带结扎最佳时机或脐带挤压效果仍缺乏足够的证据[94]。

8.3 促红细胞生成素（EPO）

鉴于早产儿红细胞生成和促红细胞生成素（erythropoietin，EPO）水平通常较低，建议将EPO和达贝泊汀作为减少新生儿输血的方法。对157名早产儿的随机对照试验发现，使用人重组EPO治疗患儿比安慰剂组减少了输血次数（1.1 *vs.* 1.6，$P=0.046$）和输血量（16.5 *vs.* 23.9 ml，$P=0.023$）。虽然输血有所减少，但给予EPO的患儿网织红细胞计数（$P=0.0001$）和血细胞比容值（$P=0.0001$）更高；早产主要并发症的发生率没有差异[95]。Ohls等对80名低出生体重儿的随机试验中，进一步将EPO与达贝泊汀和安慰剂进行了比较。他们发现，与安慰剂相比，给予EPO和达贝泊汀的患儿认知评分更高，脑瘫的发生率更低[96]。

对EPO或达贝泊汀对早产或低出生体重儿输血影响的Cochrane综述发现，早期EPO治疗降低输血的风险（风险比0.79，95%CI 0.73～0.85）、减少输血量（均值差7 ml/kg，95%CI 2～12）以新生儿接受的献血者数量（均值差0.54，95%CI 0.20～0.89）。虽然神经发育结果不同，但死亡率、IVH和NEC等方面无显著差异。然而，在事后分析发现，ROP的风险增加。鉴于EPO减少输血和血制品暴露的可能性较低，“可能……临床重要性有限”以及考虑到ROP风险的增加，作者不推荐使用EPO（达贝泊汀则需进一步研究）[15]。

研究发现，与血清相比，玻璃体液中EPO的含量更高。有人提出，EPO预防血管凋亡和刺激血管生成的作用可能对预防ROP第一阶段（低水平IGF-1可阻止血管生成）和恶化增殖性ROP方面起重要作用[97]。一项对327名低出生体重早产儿的回顾性队列研究发现，给予重组EPO与进展性视网膜病变风险增加相关（OR 1.27，95%CI 1.04～1.55）[98]。Suk等还发现，接受超过20次重组EPO治疗的患儿发生ROP的风险更高（OR 3.53，95%CI 1.59～7.85）；值得注意的是，在20天以后开始接受EPO治疗的患儿（与20天前开始接受EPO相比）也具有较高的风险（OR 3.57，95%CI 1.59～8.03）[99]。

9. 血小板减少症

与足月儿相比，早产儿更容易出现血小板减少症[100]。NICU中约22%～35%新生儿出现血小板减少症[101]。早产儿在出生后除了血小板数量减少外，出生后3～4天血小板反应性低下。血小板减少症与细菌和真菌感染、胎龄小、低出生体重、妊娠期高血压、坏死性小肠结肠炎和DIC有关[102]。血小板减少症患儿的皮肤、肾、肺或中枢神经系统出血也明显增多，死亡率更高[100]。

9.1 病因/风险因素

新生儿血小板减少症定义为血小板计数低于150 000/ml[104]。血小板显著减少是指血小板计数小于100 000/ml，严重血小板减少症是指血小板计数小于50 000/ml。然而，2009年的一项研究表明，新生儿血小板减少症的临界值可能需要修正，因为正常血小板计数可能会降至150 000/ml以下，并且仍在参考值第5～第95百分位数之间[100]。

血小板减少症可分为早发性（出生后3天以内）和迟发性（出生后3天以后）[5]。早发性血小板减少症的病因和产前因素有关，例如严重的宫内生长受限及母体因素，如先兆子痫、HELLP综合征、免疫性血小板减少、妊娠期高血压、系统性红斑狼疮和癌症[103]。迟发性血小板减少症可能由细菌性脓毒症、坏死性小肠结肠炎或中心静脉导管相关的血栓事件引起[104]。

血小板减少的机制包括生成数量降低，血小板消耗增加，血管外丢失增加或这些因素的组合。与非血小板减少症患儿相比，血小板减少症早产儿循环中巨核祖细胞较少。低胎龄（small for gestational age，SGA）新生儿在出生后第一周也有发生血小板减少症的风险[105]。三分之一的SGA新生儿早期患有血小板减少症。这些新生儿中10%有血小板减少的明确原因，而90%血小板减少症是由于再生不足所致而非血小板消耗或破坏[105]。通过胎盘输入母体来源同种异体抗体以及自身抗体所致的新生儿血小板减少症占9%～20%[106]。

极低出生体重儿（*译者注：原文中为*Very low birth rate infants，*应为*Very low birth weight infants）

IVH 的发生率最高，可达 25%[107]。严重血小板减少症容易诱发新生儿脑室内出血，但是大多数发生严重 IVH 的早产儿在 IVH 之前没有血小板减少，而在 IVH 之后却出现了血小板减少和凝血障碍[102]。IVH 通过增加消耗量引起血小板减少。血小板减少症（血小板计数低于 150×10⁹/L）是 VLBW 新生儿 IVH 的危险因素（危险比为 2.17），但血小板减少症的严重程度与随后发生 IVH 的风险之间没有关系。

9.2　治疗（血小板输注）

根据新生儿病情和血小板计数的情况。状态稳定的新生儿患 ICH 的风险较低[102]。在不同的研究中，关于输注血小板的准确标准尚无共识。

9.3　输注阈值

一项观察性研究表明，严重血小板减少症（血小板计数＜ 60×10^9/L）新生儿中，约有 1/3 的血小板计数低至＜ 20×10^9/L。但是，这些新生儿中只有 9% 发生了大出血。血小板计数最低值与大出血风险之间没有显著相关性。大多数发生严重出血的新生儿胎龄＜ 28 周（占出血者的 85%），且发生在出生后 14 天内。这表明，胎龄和产后年龄更有可能是危险因素。绝大部分（84%）血小板被输注给没有出血或仅有少量出血的新生儿[5]。

有一项随机对照试验比较了在血小板计数相对较高（＜ 150×10^9/L）和较低（＜ 50×10^9/L）患者中预防性输血的区别。两组 ICH 的发生率无差异。早期预防性血小板输注并未降低颅内出血的发生率或严重程度[108]。

最近一项关于早产儿血小板输注阈值的多中心大样本前瞻性随机试验显示，在出生后 28 天内，以 50 000/ml 为阈值输血小板比以 25 000/ml 为阈值发生死亡或大出血的发生率更高。优势比为 1.57（95% 置信区间 1.06 ～ 2.32；$P = 0.02$）。造成这种差异的原因尚不清楚。可能是由于血小板 2/2 免疫及炎症作用导致的。这表明限制性血小板输注触发值更可取[109]。

不应对低 IVH 风险患儿输注血小板，仅仅是为维持血小板计数在某个水平之上。输血小板患儿的死亡率是未输注患儿的两倍，尽管死亡率可能是继发于潜在疾病而非输血负反应[3]。此外，死亡率与血小板输注次数有关[103]。血小板减少症的严重程度与 IVH 风险无关[110]。

9.4　输血小板标志物

未成熟血小板分数（immature platelet fraction，IPF）是新生儿巨核细胞生成活性的标志物，反映了血小板的生成率。IPF 可用于预测血小板减少症的病程，并可以识别患者是否存在血小板计数急剧下降的风险。此信息有助于判断哪些新生儿将从输注血小板中获益[111]。

9.5　并发症

血小板输注会加重 NEC[112]。其他有关风险包括细菌污染和 CMV 感染。降低血小板输注风险的方法包括通过光化学法灭活交联病毒、细菌和宿主细胞的 DNA 及 RNA[107]。

9.6　其他治疗方案

血小板输注的替代方法包括重组人血小板生成素（TPO）。TPO 是巨核细胞生成和血小板生成的主要调节因子[100]。但是，有些患者产生了抗 -TPO 抗体，可导致再生障碍性贫血和严重的低再生性血小板减少症[113]。FDA 已经批准了两种血小板生成素受体激动剂，艾曲波帕和罗米司亭，仅有少数新生儿接受了这些药物的治疗[3]。此外，TPO 受体激动剂从开始给药到血小板计数显著增加需要 7 ～ 10 天[105]。

参考文献

1. Howarth C, Banerjee J, Aladangady N. Red blood cell transfusion in preterm infants: current evidence and controversies. Neonatology. 2018;114:7–16.
2. Keir AK, Yang J, Harrison A, et al. Temporal changes in blood product usage in preterm neonates born at less than 30 weeks' gestation in Canada. Transfusion. 2015;55(6):1340–6.
3. Christensen RD, Henry E, Wiedmeier SE, et al. Thrombocytopenia among extremely low birth weight neonates: data from a multihospital healthcare system. J Perinatol. 2006;26(6):348–53.

4. Roberts I, Stanworth S, Murray NA. Thrombocytopenia in the neonate. Blood Rev. 2008;22(4):173–86.
5. Stanworth SJ, Clarke P, Watts T, et al. Prospective, observational study of outcomes in neonates with severe thrombocytopenia. Pediatrics. 2009;124(5):e826–34.
6. Kirpalani H, Whyte RK, Andersen C, et al. The premature infants in need of transfusion (PINT) study: a randomized, controlled trial of a restrictive (low) versus liberal (high) transfusion threshold for extremely low birth weight infants. J Pediatr. 2006;149:301–7.
7. Maier RF, Sonntag J, Walkta MM, et al. Changing practices of red blood cell transfusions in infants with birth weights less than 1000g. J Pediatr. 2000;136(2):220–4.
8. Bednarek FJ, Weisberger S, Richardson DK, et al. Variations in blood transfusions among newborn intensive care units. SNAP II Study Group. J Pediatr. 1998;133:601–7.
9. Kasat K, Hendricks-Munoz KD, Mally PV. Neonatal red blood cell transfusions: searching for better guidelines. Blood Transfus. 2011;9(1):86–94.
10. Jouffroy R, Baugnon T, Carli P. A survey of blood transfusion practice in French-speaking pediatric anesthesiologists. Ped Anesthesia. 2011;21:385–93.
11. Wittenmeier E, Troeber C, Zier U, et al. Red blood cell transfusion in perioperative pediatric anesthesia: a survey of current practice in Germany. Transfusion. 2018;58(7):1597–605.
12. Goel R, Josephson CD. Recent advances in transfusions in neonates/infants. F1000 Research. 2018;7:609.
13. Widness JA. Pathophysiology of anemia during the neonatal period, including anemia of prematurity. Neoreviews. 2008;9(11):e520.
14. Strauss RG. Anaemia of prematurity: pathophysiology and treatment. Blood Rev. 2010;24(6):221–5.
15. Ohlsson A, Aher SM. Early erythropoietin for preventing red blood cell transfusion in preterm and/or low birth weight infants. Cochrane Database Syst Rev. 2014;4. Art No: CD004863.
16. Ree IMC, Lopriore E. Updates in neonatal hematology: causes, risk factors, and management of anemia and thrombocytopenia. Hematol Oncol Clin N Am. 2019;33:521–32.
17. Keung CY, Smith KR, Savoia HF, et al. An audit of transfusion of red blood cell units in pediatric anesthesia. Ped Anesthesia. 2009;19:320–8.
18. Banerjee J, Asamoah FK, Singhvi D, et al. Haemoglobin level at birth is associated with short term outcomes and mortality in preterm infants. BMC Med. 2015;13(16):1–7.
19. Goobie SM, Faraoni D, Zurakowski D, et al. Association of preoperative anemia with postoperative mortality in neonates. JAMA Pediatr. 2016;170(9):855–62.
20. Dos Santos AM, Guinsburg R, de Almeida MF, et al. Red blood cell transfusions are independently associated with intra-hospital mortality in very low birth weight preterm infants. J Pediatr. 2011;159(3):371–6.
21. Ghirardello S, Dusi E, Cortinovis I, et al. Effects of red blood cell transfusions on the risk of developing complications or death: an observational study of a cohort of very low birth weight infants. Am J Perinatol. 2017;34(1):88–95.
22. Wang YC, Chan OW, Chiang MC, et al. Red blood cell transfusion and clinical outcomes in extremely low birth weight preterm infants. Pediatr Neonatol. 2017;58(3):216–22.
23. Red blood cells: general information. In: A compendium of transfusion practice guidelines. 3rd ed. American Red Cross. 2017. Retrieved from: http://success.redcross.org/success/file.php/1/TransfusionPractices-Compendium_3rdEdition.pdf. Accessed on 25 Aug 2019.
24. New HV, Berryman J, Bolton-Maggs PHB, British Committee for Standards in Haematology, et al. Guidelines on transfusion for fetuses, neonates and older children. Br J Haematol. 2016;175:784–828.
25. National Blood Authority (NBA). Patient blood management guidelines: module 6 – neonatal and paediatrics. NBA, Canberra, Australia. 2016. Retrieved from: https://www.blood.gov.au/pubs/pbm/module6/#Table_F_1. Accessed on 25 Aug 2019.
26. Lau W. Chapter 13: Neonatal and pediatric transfusion. In: Canadian blood services, clinical guide to transfusion. 2017. Retrieved from https://professionaleducation.blood.ca/en/transfusion/guide-clinique/neonatal-and-pediatric-transfusion Accessed on 25 Aug 2019.
27. Baer VL, Henry E, Lambert DK, et al. Implementing a program to improve compliance with neonatal intensive care unit transfusion guidelines was accompanied by a reduction in transfusion rate: a pre-post analysis within a multihospital health care system. Transfusion. 2011;51:264–9.
28. Bell EF, Strauss RG, Widness JA, et al. Randomized trial of liberal versus restrictive guidelines for red blood cell transfusion in preterm infants. Pediatrics. 2005;115:1685–91.
29. Valieva OA, Strandjord TP, Mayock DE, Juul SE. Effects of transfusions in extremely low birth weight infants: a retrospective study. J Pediatr. 2009;155:331–7.
30. Chen HL, Tseng HI, Lu CC, et al. Effect of blood transfusions on the outcome of very low body weight preterm infants under two different transfusion criteria. Pediatr Neonatol. 2009;50:110–6.
31. Whyte RK, Kirpalani H, Asztalos EV, et al. Neurodevelopmental outcome of extremely low birth weight infants randomly assigned to restrictive or liberal hemoglobin thresholds for blood transfusion. Pediatrics. 2009;123(1):207–13.
32. ETTNO Investigators. The 'effects of transfusion thresholds on neurocognitive outcome of extremely low birth-weight infants (ETTNO)' study: background, aims, and study protocol. Neonatology. 2012;101:301–5.
33. Wardle SP, Yoxall WC, Crawley E, Weindling MA. Peripheral oxygenation and anemia in preterm babies. Pediatr Res. 1998;44:125–31.
34. Bailey SM, Hendricks-Munoz KD, Wells JT, Mally P. Packed red blood cell transfusion increases regional cerebral and splanchnic tissue oxygen saturation in anemic symptomatic preterm infants. Am J Perinatol. 2010;27:445–53.
35. Seidel D, Blaser A, Gebauer C, et al. Changes in regional tissue oxygenation saturation and desaturations after red blood cell transfusion in preterm infants. J Perinatol. 2013;33:282–7.
36. Aladangady N, Aitchison TC, Beckett C, et al. Is it possible to predict the blood volume of a sick preterm infant? Arch Dis Child Fetal Neonatal Ed. 2004;89:F344–7.
37. Keyes WG, Donohue PK, Spivak JL, et al. Assessing the need for transfusion of premature infants and role of hematocrit, clinical signs, and erythropoietin level. Pediatrics. 1989;84(3):412–7.
38. Jones JG, Holland BM, Hudson IRB, Wardrop CAJ. Total circulating red cells versus haematocrit as the primary descriptor of oxygen transport by the blood. Br J Haematol. 1990;76:288–94.
39. Wardrop CAJ, Jones JG, Holland BM. Detection, correction and ultimate prevention of anemias in the preterm infant. Transfus Sci. 1991;12:257–70.
40. Faxelius G, Raye J, Gutberlet R, et al. Red cell volume measurements and acute blood loss in high risk newborn infants. J Pediatr. 1977;90:273–81.
41. Phillips HM, Abdel-Moiz A, Jones JG, et al. Determination of red-cell mass in assessment and management of anaemia in babies needing blood transfusion. Lancet. 1986;327:882–4.
42. Hudson I, Cooke A, Holland B, et al. Red cell volume and cardiac output in anaemic preterm infants. Arch Dis Child. 1990;65:672–5.
43. Bishara N, Ohls RK. Current controversies in the management of the anemia of prematurity. Semin Perinatol. 2009;33(1):29–34.
44. Banerjee J, Aladangady N. Biomarkers to decide red blood cell transfusion in newborn infants. Transfusion. 2014;54(10):2574–82.
45. Moller JC, Schwarz U, Schaible TF, et al. Do cardiac output and serum lactate levels indicate blood transfusion requirements in anemia of prematurity? Intensive Care Med. 1996;22:472–6.

46. Frey B, Losa M. The value of capillary whole blood lactate for blood transfusion requirements in anaemia of prematurity. Intensive Care Med. 2001;27:222–7.
47. Takahashi D, Matsui M, Shigematsu R, et al. Effect of transfusion on the venous blood lactate level in very low-birthweight infants. Pediatr Int. 2009;51(3):321–5.
48. Van Hoften JC, Verhagen EA, Keating P, et al. Cerebral tissue oxygen saturation and extraction in preterm infants before and after blood transfusion. Arch Dis Child Fetal Neonatal Ed. 2010;95(5):F352–8.
49. Menke J, Voss U, Moller G, Jorch G. Reproducibility of cerebral near infrared spectroscopy in neonates. Biol Neonate. 2003;83:6–11.
50. Chakravarti S, Srivastava S, Mittnacht AJC. Near infrared spectroscopy (NIRS) in children. Semin Cardiothorac Vasc Anesth. 2008;12(1):70–9.
51. Torella F, Haynes SL, McCollum CN. Cerebral and peripheral oxygen saturation during red cell transfusion. J Surg Res. 2003;110:217–21.
52. Liem KD, Hopman JCW, Oeseburg B, et al. The effect of blood transfusion and haemodilution on cerebral oxygenation and haemodynamics in newborn infants investigated by near infrared spectrophotometry. Eur J Pediatr. 1997;156:305–10.
53. Dani C, Pratesi S, Fontanelli G, et al. Blood transfusions increase cerebral, splanchnic, and renal oxygenation in anemic preterm infants. Transfusion. 2010;50:1220–6.
54. Wolf M, Von Siebenthal K, Keel M, et al. Comparison of three methods to measure absolute cerebral hemoglobin concentration in neonates by near-infrared spectrophotometry. J Biomed Opt. 2002;7(2):221–7.
55. Bailey SM, Hendricks-Munoz KD, Mally P. Splanchnic-cerebral oxygenation ratio as a marker of preterm infant blood transfusion needs. Transfusion. 2012;52:252–60.
56. Hillyer CD, Silberstein LE, Ness PM, et al. Blood banking and transfusion medicine: basic principles and practice. 2. Philadelphia: Elsevier; 2007. p. 243.
57. Kim Y, Xia BT, Chang AL, Pritts TA. Role of leukoreduction of packed red blood cell units in trauma patients: a review. Int J Hematol Res. 2016;2(2):124–9.
58. Fergusson D, Hebert PC, Lee SK, et al. Clinical outcomes following institution of universal leukoreduction of blood transfusions for premature infants. JAMA. 2003;289:1950–6.
59. Fergusson DA, Hebert P, Hogan DL, et al. Effect of fresh red blood cell transfusions on clinical outcomes in premature, very low-birth-weight infants. JAMA. 2012;308(14):1443–51.
60. Dhabangi A, Ainomugisha B, Cserti-Gazdewich C, et al. Effect of transfusion of red blood cells with longer vs shorter storage duration on elevated blood lactate levels in children with severe anemia: the TOTAL randomized clinical trial. JAMA. 2015;314(23):2514–23.
61. Tucci M, Lacroix J, Fergusson D, et al. The age of blood in pediatric intensive care units (ABC PICU): study protocol for a randomized controlled trial. Trials. 2018;19(1):404.
62. Stainsby D, Jones H, Wells AW, et al. Adverse outcomes of blood transfusion in children: analysis of UK reports to the serious hazards of transfusion scheme 1996–2005. Br J Haematol. 2008;141:73–9.
63. Barcelona SL, Thompson AA, Cote CJ. Intraoperative pediatric blood transfusion therapy: a review of common issues. Part II: transfusion therapy, special considerations, and reduction of allogenic blood transfusions. Ped Anesthesia. 2005;15:814–30.
64. Gauvin F, Robillard P, Hume H, et al. Transfusion-related acute lung injury in the Canadian paediatric population. Paediatr Child Health. 2012;17(5):235–9.
65. Lieberman L, Petraszko T, Yi Q, et al. Transfusion-related lung injury in children: a case series and review of the literature. Transfusion. 2014;54:57–64.
66. Glanternik JR, Baine IL, Rychalsky MR, et al. A cluster of cases of Babesia microti among neonates traced to a single unit of donor blood. Pediatr Infect Dis J. 2018;37(3):269–71.
67. Cooke RW, Drury JA, Yoxall CW, James C. Blood transfusion and chronic lung disease in preterm infants. Eur J Pediatr. 1997;156:47–50.
68. Maheshwari A, Patel RM, Christensen RD. Anemia, red blood cell transfusions, and necrotizing enterocolitis. Semin Pediatr Surg. 2018;27(1):47–51.
69. Mally P, Golombek SG, Mishra R, et al. Association of necrotizing enterocolitis with elective packed red blood cell transfusions in stable, growing, premature neonates. AM Perinatol. 2006;23:451–8.
70. Blau J, Calo JM, Dozor D, et al. Transfusion-related acute gut injury: necrotizing enterocolitis in very low birth weight neonates after packed red blood cell transfusion. J Pediatr. 2011;158:403–9.
71. AlFaleh K, Al-Jebreen A, Baqays A, et al. Association of packed red blood cell transfusion and necrotizing enterocolitis in very low birth weight infants. J Neonatal Perinatal Med. 2014;7(3):193–8.
72. Sharma R, Kraemer DF, Toraazza RM, et al. Packed red blood cell transfusion is not associated with increased risk of necrotizing enterocolitis in premature infants. J Perinatol. 2014;34:858–62.
73. Wallenstein MB, Arain YH, Birnie KL, et al. Red blood cell transfusion is not associated with necrotizing enterocolitis: a review of consecutive transfusions in a tertiary neonatal intensive care unit. J Pediatr. 2014;165:678–82.
74. Sood BG, Rambhatla A, Thomas R, Chen X. Decreased hazard of necrotizing enterocolitis in preterm neonates receiving red cell transfusions. J Matern Fetal Neonatal Med. 2015;29(5):737–44.
75. Patel RM, Knezevic A, Shenvi N, et al. Association of red blood cell transfusion, anemia, and necrotizing enterocolitis in very low-birth-weight infants. JAMA. 2016;315(9):889–97.
76. Jasani B, Rao S, Patole S. Withholding feeds and transfusion-associated necrotizing enterocolitis in preterm infants: a systematic review. Adv Nutr. 2017;8(5):764–9.
77. Baer VL, Lambert DK, Henry E, et al. Among very-low-birth-weight neonates is red blood cell transfusion an independent risk factor for subsequently developing a severe intraventricular hemorrhage? Transfusion. 2011;51:1170–8.
78. Baer VL, Lambert DK, Henry E, et al. Red blood cell transfusion of preterm neonates with a grade 1 intraventricular hemorrhage is associated with extension to a grade 3 or 4 hemorrhage. Transfusion. 2011;51:1933–9.
79. Romagnoli C. Risk factors and growth factors in ROP. Early Hum Dev. 2009;85:S79–82.
80. Inder TE, Clemett RS, Austin NC, et al. High iron status in very low birth weight infants is associated with an increased risk of retinopathy of prematurity. J Pediatr. 1997;131:541–4.
81. Dani C, Reali MF, Bertini G, et al. The role of blood transfusions and iron intake on retinopathy of prematurity. Early Hum Dev. 2001;62:57–63.
82. Lundgren P, Athikarisamy SE, Patole S, et al. Duration of anaemia during the first week of life is an independent risk factor for retinopathy of prematurity. Acta Paediatr. 2018;107(5):759–66.
83. Lundgren P, Hellgren G, Pivodic A, et al. Erythropoietin serum levels, versus anaemia as risk factors for severe retinopathy of prematurity. Pediatr Res. 2019;86(2):276–82.
84. Henry E, Christensen RD, Sheffield MJ, et al. Why do four NICUs using identical RBC transfusion guidelines have different gestation age-adjusted RBC transfusion rates? J Perinatol. 2015;35:132–6.
85. Valentine SL, Bateman ST. Identifying factors to minimize phlebotomy-induced blood loss in the pediatric intensive care unit. Pediatr Crit Care Med. 2012;13(01):22–7.
86. Widness JA, Madan A, Grindeanu LA, et al. Reduction in red blood cell transfusions among preterm infants: results of a randomized trial with an in-line blood gas and chemistry monitor. Pediatrics. 2005;115(05):1299–306.
87. Mahieu L, Marien A, De Dooy J, et al. Implementation of a multi-

parameter Point-of-Care-blood test analyzer reduces central laboratory testing and need for blood transfusions in very low birth weight infants. Clin Chim Acta. 2012;413:325–30.
88. Mercer JS, Vohr BR, McGrath MM, et al. Delayed cord clamping in very preterm infants reduces the incidence of intraventricular hemorrhage and late-onset sepsis: a randomized, controlled trial. Pediatrics. 2006;117(4):1235–42.
89. Song D, Jegatheesan P, DeSandre G, Govindaswami B. Duration of cord clamping and neonatal outcomes in very preterm infants. PLoS One. 2015;10(9):1–10.
90. Strauss RG, Mock DM, Johnson KJ, et al. A randomized clinical trial comparing immediate versus delayed clamping of the umbilical cord in preterm infants: short-term clinical and laboratory endpoints. Transfusion. 2008;48:658–65.
91. Lodha A, Shah PS, Soraisham AS, et al. Association of deferred vs immediate cord clamping with severe neurological injury and survival in extremely low-gestation-age neonates. JAMA Netw Open. 2019;2(3):e191286.
92. Vesoulis ZA, Liao SM, Mathur AM. Delayed cord clamping is associated with improved dynamic cerebral autoregulation and decreased incidence of intraventricular hemorrhage in preterm infants. J Appl Physiol. 2019;127:103–10.
93. Hosono S, Mugishima H, Fujita H, et al. Umbilical cord milking reduces the need for red cell transfusions and improves neonatal adaptation in infants born at less than 29 weeks' gestation: a randomized controlled trial. Arch Dis Child Fetal Neonatal Ed. 2008;93:F14–9.
94. Rabe H, Diaz-Rossello JL, Duly I, et al. Effect of timing of umbilical cord clamping and other strategies to influence placental transfusion at preterm birth on maternal and infant outcomes. Cochrane Database Syst Rev. 2012;8:CD003248.
95. Shannon KM, Keith JF, Mentzer WC, et al. Recombinant human erythropoietin stimulates erythropoiesis and reduces erythrocyte transfusions in very low birth weight preterm infants. Pediatrics. 1995;95(1):1–8.
96. Ohls RK, Kamath-Rayne BD, Christensen RD, et al. Cognitive outcomes of preterm infants randomized to darbepoetin, erythropoietin, or placebo. Pediatrics. 2014;133(6):1023–30.
97. Romagnoli C, Tesfagabir MG, Giannantonio C, Papacci P. Erythropoietin and retinopathy of prematurity. Early Hum Dev. 2011;87S:S39–42.
98. Brown MS, Baron AE, France EK, Hamman RF. Association between higher cumulative doses of recombinant erythropoietin and risk for retinopathy of prematurity. J AAPOS. 2006;10:143–9.
99. Suk KK, Dunbar JA, Liu A, et al. Human recombinant erythropoietin and the incidence of retinopathy of prematurity: a multiple regression model. J AAPOS. 2008;12:233–8.
100. Wiedmeier SE, Henry E, Sola-Visner MC, Christensen RD. Platelet reference ranges for neonates, defined using data from over 47,000 patients in a multihospital healthcare system. J Perinatol. 2009;29(2):130–6.
101. Mehta P, Vasa R, Neumann L, Karpatkin M. Thrombocytopenia in the high-risk infant. J Pediatr. 1980;97(5):791–4.
102. Christensen RD. Platelet transfusion in the neonatal intensive care unit: benefits, risks, alternatives. Neonatology. 2011;100:311–8.
103. Resch E, Hinkas O, Urlesberger B, Resch B. Neonatal thrombocytopenia-causes and outcomes following platelet transfusions. Eur J Pediatr. 2018;177(7):1045–52.
104. Lopriore E. Updates in red blood cell and platelet transfusions in preterm neonates. Am J Perinatol. 2019;36(suppl S2):S37–40.
105. Christensen RD, Baer VL, Henry E, Snow GL, Butler A, Sola-visner MC. Thrombocytopenia in small-for-gestational-age infants. Pediatrics. 2015;136(2):e361–70.
106. Beiner ME, Simchen MJ, Sivan E, Chetrit A, Kuint J, Schiff E. Risk factors for neonatal thrombocytopenia in preterm infants. Am J Perinatol. 2003;20(1):49–54.
107. Sola-Visner M, Saxonhouse MA, Brown RE. Neonatal thrombocytopenia: what we do and don't know. Early Hum Dev. 2008;84(8):499–506.
108. Andrew M, Vegh P, Caco C, et al. A randomized, controlled trial of platelet transfusions in thrombocytopenic premature infants. J Pediatr. 1993;123(2):285–91.
109. Curley A, Stanworth SJ, Willoughby K, et al. Randomized trial of platelet-transfusion thresholds in neonates. N Engl J Med. 2019;380(3):242–51.
110. Sparger KA, Assmann SF, Granger S. Platelet transfusion practices among very-low-birth-weight infants. JAMA Pediatr. 2016;170(7):687–94.
111. Cremer M, Paetzold J, Schmalisch G, et al. Immature platelet fraction as novel laboratory parameter predicting the course of neonatal thrombocytopenia. Br J Haematol. 2009;144(4):619–21.
112. Patel RM, Josephson CD, Shenvi N, et al. Platelet transfusions and mortality in necrotizing enterocolitis. Transfusion. 2019;59(3):981–8.
113. Li J, Yang C, Xia Y, et al. Thrombocytopenia caused by the development of antibodies to thrombopoietin. Blood. 2001;98(12):3241–8.

凝血与区域麻醉 44

Chrissy Cherenfant，Uchenna Umeh
倪丽亚　译　邓小明　审校

1. 凝血级联反应概述

凝血是一个血凝块形成的复杂过程，而血凝块形成是预防出血和促进伤口愈合的基础。这个过程由初级止血触发，包括血小板黏附、聚集并形成血小板凝块。血小板凝块具有双重功能：激活凝血级联反应，同时也是一个不稳定的、暂时的止血措施[3-4]。血小板与凝血级联反应之间的关系说明熟知某些抗血小板药物可能对区域麻醉影响的重要性。

抗凝药物通过抑制凝血级联反应的某些方面来发挥作用。凝血级联由钙、磷脂、凝血蛋白组成。这些蛋白质也被称为凝血因子，依序被激活成丝氨酸蛋白酶，最终形成纤维蛋白凝块。凝血块的形成通过两种协同的途径来实现：外源性凝血途径和内源性凝血途径。血管内皮受损，内膜下胶原纤维暴露，因子Ⅻ被激活为丝氨酸蛋白酶，即因子Ⅻa，内源性凝血途径启动[5]。然后。Ⅻa作为刺激物激活因子Ⅺ和因子Ⅸ的下游产物。因子Ⅸa与作为辅因子的因子Ⅷ形成复合物，进而激活因子Ⅹ成为因子Ⅹa（图44.1）[4-5]。

外源性凝血途径的启动也是由于血管受损，但是通过内皮细胞释放组织因子，然后组织因子激活因子Ⅶ成为因子Ⅶa，组织因子与Ⅶa共同激活因子Ⅹ成为因子Ⅹa。两条途径的交联点是因子Ⅹa[6-7]，并作为后续的“共同径路”[3-4, 8]。此后，因子Ⅹa在辅因子-因子Ⅴa的辅助下激活并裂解凝血酶原（因子Ⅱ）成为凝血酶（因子Ⅱa）。然后凝血酶将纤维蛋白原分解为纤维蛋白（因子Ⅰa）。其后，纤维蛋白单体彼此聚集形成一个纤维蛋白网，稳定血小板凝块，以促进凝血级联反应的形成，并最终形成纤维蛋白凝块[5-8]。

2. 抗凝药物及其对区域麻醉的影响

区域麻醉包括脊椎麻醉、硬膜外麻醉和神经阻滞[9-10]。得益于区域麻醉的手术包括髋部、膝部、足踝、乳房、胸部、腹部和剖宫产[11-13]。与大多数医疗干预措施一样，始终重要的是权衡区域麻醉的获益与风险。可能发生的一个重要但罕见并发症是脊髓或硬膜外血肿及其相关神经系统并发症[9, 14-16]。因此，至关重要的是要认识到可能导致这种情况很可能发生的风险因素。患者使用抗凝药物增加了出血的可能性，同样地增加脊髓血肿的可能。为了解决该问题，已经制定了相关指南，以帮助麻醉科医师管理患者区域麻醉，从而使患者获益，同时降低风险。本章提及的大多数指南来自于2018年美国区域麻醉与疼痛医学学会（American Society of Regional Anesthesia and Pain Medicine，ASRA）最新发布的指南。从根本上来说，这些指南为循证医学建议，旨在有助于麻醉科医师和其他医疗工作者提供安全的外周神经阻滞与椎管内麻醉服务[9, 17-20]。

2.1　肝素：普通肝素和低分子量肝素

肝素及其衍生物通过与抗凝血酶结合干扰凝血级联反应，使凝血酶（因子Ⅱa）、因子Ⅹa和因子Ⅸa失活，结果不能形成纤维蛋白凝块[21-22]。鱼精蛋白能够逆转肝素的抗凝作用，而低分子量肝素（low molecular weight heparin，LMWH）与鱼精蛋白结合较少，因此鱼精蛋白逆转LMWH的时间更长。当给予肝素治疗剂量时，通过测定部分凝血活酶时间（partial thromboplastin time，PTT）和抗因子Ⅹa能监测肝素的作用，后者更准确。然而，对于椎

图 44.1　凝血的级联反应

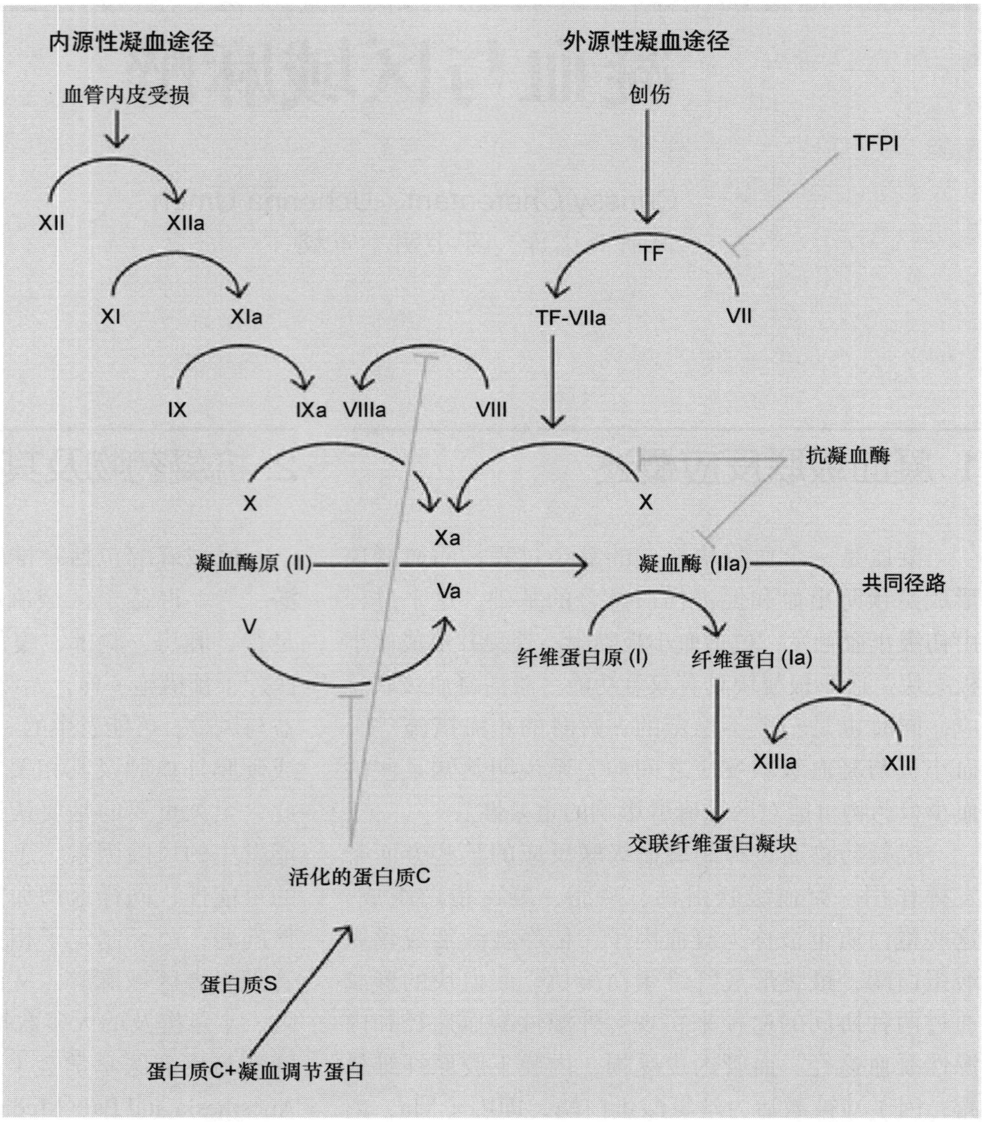

管内阻滞而言，抗 Xa 因子并不能作为出血风险的预测因子。由于最适合区域阻滞的抗 Xa 因子具体水平尚未确定，因此不推荐抗 Xa 因子作为监测 LMWH 的指标。体外循环期间，活化凝血时间（activated clotting time，ACT）用于监测较高剂量肝素的应用。

普通肝素（unfractionated heparin，UFH）与 LMWH 具有不同的生物化学和药理学特性，通常优先考虑使用 LMWH，而不是肝素。LMWH 具有更多的优势，如半衰期更长、出血副作用风险更低以及药代动力学更易预测[23-24]。

对于应用 UFH 患者实施脊髓麻醉，ASRA 的建议如下[9]：

- 椎管内阻滞前 4 ～ 6 h 停止静脉用肝素。
- 确认凝血正常。
- 针穿刺后至少 1 h 方可给予肝素。
- 最后一次肝素剂量后 4 ～ 6 h 可拔除椎管内导管。
- 术后监测患者，以早期发现运动阻滞，并考虑使用局部麻醉药的最小浓度，以有利于早期发现脊髓血肿。
- UFH 或 LMWH 的使用超过 4 天，考虑到肝素诱导性血小板减少症的可能，建议椎管内阻滞或椎管内导管拔管前检测血小板计数。

值得注意的是，皮下（subcutaneous，SC）注射普通肝素基于不同给药剂量有不同的建议。使用 5000 单位 UFH，2 次 / 日或 3 次 / 日，应在最后一次给药后 4 ～ 6 h 方可实施椎管内阻滞。术后导管留置期间低剂量 UFH 的使用没有禁忌。对于较高剂量

UFH，如 7500 ～ 10 000 单位（审校者注：原文为 7500 ～ 1000 单位），2 次 / 日或每日剂量超过 20 000 个单位，建议最后一次给药后 12 h 方可实施椎管内麻醉。术后留置椎管内导管期间使用高剂量 UFH 及其安全性尚未明确。因此，对这些患者的管理必须基于个体化评估其风险与获益[9]。

应用 LMWH 患者实施脊椎麻醉的建议不同于应用 UFH 患者。存在指南方面的差异是由于 LMWH 与 UFH 药理学特征不同以及和来自病例报告与临床数据的信息。这些数据使美国 FDA 于 2013 年发出一项药物与安全通讯，该通讯要求更新 LMWH 的信息，其目标在于降低椎管内血肿和截瘫的风险。有意思的是，对于 LMWH，确定与脊髓血肿相关的麻醉与患者因素包括：女性、年龄＞ 65 岁、硬膜外操作、术后早期给予 LMWH（＜ 12 h）以及每天超过一次剂量[25]。而值得注意的是，ASRA 关于 LMWH 的建议如下[9]：

- 应用预防性剂量 LMWH 后，椎管内穿刺应至少间隔 12 h。
- 椎管内穿刺 / 置管后至少 12 h 内，不应给予预防性剂量 LMWH。如果需要给予第二次预防剂量，应在第一次给药后至少间隔 24 h。应用最后一次剂量 LMWH 后 12 h 方可拔出导管。
- 如果术前 2 h 内使用过 LMWH，应避免椎管内穿刺，因为此时穿刺操作可能正逢抗凝作用近峰水平。
- 应用高（治疗）剂量 LMWH（依诺肝素钠，1 mg/kg，1 次 /12 h；依诺肝素钠，每日 1.5 mg/kg；达肝素钠，120 U/kg，1 次 /12 h；达肝素钠，每日 200 U/kg；或亭扎肝素钠，每日 175 U/kg）的情况下，建议穿刺 / 置管间隔至少 24 h。
- 非高出血风险的手术后，治疗剂量 LMWH 可在 24 h 内恢复；对于高出血风险手术，治疗剂量 LMWH 应在术后 48 ～ 72 h 恢复。

2.2　华法林

华法林是一种口服抗凝剂，其通过干扰凝血因子Ⅱ、Ⅶ、Ⅸ和Ⅹ的合成而影响凝血级联反应。肝脏生成特定的凝血因子必需维生素 K 环氧化物还原酶，华法林能抑制该酶的活性[26]。华法林对维生素 K 的抑制作用通过阻碍内源性和外源性凝血途径而导致凝血因子和血凝块产生减少。通过检测凝血酶原时间（prothrombin time，PT）和国际标准化比值（international normalized ratio，INR）能监测华法林的抗凝效应。应用新鲜冰冻血浆（fresh frozen plasma，FFP）、凝血酶原复合物浓缩剂（prothrombin complex concentrate，PCC）和维生素 K 能逆转华法林的抗凝作用[27]。PCC 可为由因子Ⅱ、Ⅸ和Ⅹ组成的三因子复合物或因子Ⅱ、Ⅶ、Ⅸ和Ⅹ组成的四因子复合物。PPC 也可能由蛋白质 C、蛋白质 S、肝素组成，其作用是使大量凝血因子浓度能保持 25 倍于正常血浆浓度[28]。

对于应用华法林患者的区域麻醉管理，ASRA 的建议如下[9]：

- 椎管内麻醉前最好停止使用华法林 5 天，使 INR 恢复正常。
- 华法林治疗患者应用硬膜外镇痛期间常规监测感觉与运动功能，并应用感觉与运动阻滞最小化的麻醉。
- 当重新使用华法林预防血栓时，当 INR 小于 1.5 时才可拔除椎管内导管。值得注意的是，尽管这些建议是基于实验室和临床数据，但是 INR 大于 1.5 但小于 3 时拔除椎管内导管的风险尚不明确。
- 留置硬膜外导管患者 INR 大于 3，可停用或减少华法林用量。
- 导管拔除后连续监测神经系统功能至少 24 h。

2.3　磺达肝素

磺达肝素是一种用于注射的合成的戊聚糖。它的优点包括吸收迅速、与血小板无相互作用以及半衰期长达 17 ～ 21 h，从而允许一次性给药。然而，它的缺点是没有逆转药[29]。磺达肝素的抗凝作用是其抑制因子Ⅹa。在有助于确定磺达肝素剂量范围的初期临床试验中，没有脊髓血肿的任何报道。这是因为该试验采取了严格的标准，例如一次穿刺未成功或穿刺发生出血的患者被排除在外。因此，区域麻醉时应用磺达肝素的真正风险并不明确，这为

ASRA 的建议带来更多的思考[9]：

- 在获得进一步的临床经验之前，椎管内技术操作应该用于临床试验的情况下（一次穿刺、避免椎管内留置导管、无创性穿刺针）。如果不可行，应该考虑另一种替代的预防性方法。
- 应在术后首次给药前 6 h 拔除椎管内导管。

2.4 直接凝血酶抑制剂

地西芦定、比伐芦定和阿加曲班为注射用抗凝剂，常用于治疗肝素诱导的血小板减少症。它们共同的抗凝机制是抑制凝血酶，通过检测活化 PTT 能监测其抗凝效应，但是没有任何药物可逆转其作用。由于缺乏确定患者管理和风险的信息，ASRA 不推荐对接受这些注射用凝血酶抑制剂的患者实施椎管内麻醉[9]。

2.5 新型口服抗凝剂

新型口服抗凝剂或非维生素 K 拮抗剂口服抗凝剂，也称为 NOACs，因有许多优点而越来越多地使用。应用 NOACs 时无需监测。其颅内出血较少，且起效快，常用于有效预防凝血块形成，如静脉血栓栓塞。NOACs 包括达比加群酯、阿哌沙班、贝曲沙班、依度沙班和利伐沙班[30-33]。

达比加群酯是一种口服的凝血酶直接抑制剂，半衰期为 12 ～ 17 h，其 80% 以上经肾排泄。达比加群酯最可靠的监测方法是监测凝血酶时间（thrombin time，TT）、蛇毒凝固时间（ecarin clotting time，ECT）和稀释凝血酶时间（diluted thrombin time，dTT）[34]。2015 年，FDA 批准了艾达赛珠单抗作为达比加群酯的快速逆转药物。艾达赛珠单抗是一种单克隆抗体，为达比加群酯凝血酶复合物的非竞争性不可逆抑制剂，其在数分钟内起效[35]。最初，达比加群酯的生产商由于经验有限，建议不要放置硬膜外导管，因此导致有关达比加群酯与椎管内麻醉的数据有限。然而，随着对其药代动力学的不断了解以及专家意见的发布，已提出了应用达比加群酯期间椎管内麻醉的建议。值得注意的是，这些建议在很大程度上受达比加群酯肾排泄的影响。ASRA 指南如下[9]：

- 建议椎管内阻滞前停用达比加群酯 120 h。但是，如果肾功能状态确定，不存在出血的额外风险因素（如年龄＞ 65 岁，高血压，联合应用抗血小板药物），宜考虑一个更加分级的方法：
  - 对于所有建议，考虑检测 ECT 和 dTT。然而，目前仍不确定实施椎管内麻醉可接受的达比加群酯残留活性水平。
  - 肌酐清除率（creatinine clearance，CrCl）≥ 80 ml/min 的患者，椎管内麻醉前 72 h 停用达比加群酯。
  - CrCl 介于 50 ～ 79 ml/min，建议停用 96 h。
  - CrCl 介于 30 ～ 49 ml/min，建议停用 120 h。
  - CrCl ＜ 30 ml/min，不建议实施椎管内麻醉。
- 建议术后首次使用达比加群酯前 6 h 拔除椎管内导管。
- 在应用达比加群酯期间拔除留置导管前，停用达比加群酯 34 ～ 36 h 或评价 dTT 或 ECT。

利伐沙班、阿哌沙班、依度沙班和贝曲沙班均是 NOACs，其抗凝作用都是通过抑制因子Ⅹa。因此，监测这些药物作用的最好方法是通过抗Ⅹa 因子测定[9]。最近研发出一些 NOACs 的逆转药物：艾达赛珠单抗、安德剎特（andexanet）和 ciraparantag。艾达赛珠单抗是前面讨论过的达比加群酯的逆转药物。安德剎特作为诱饵受体与阿哌沙班、依度沙班、利伐沙班和贝曲沙班结合，从而抑制它们的作用机制。安德剎特还可逆转低分子肝素、普通肝素和磺达肝素的抗血栓作用。最后，ciraparantag/aripazine 可利用其氢键结合并逆转所有 NOACs 和肝素的作用[35-36]。这些逆转药物都是最新型药物，并且 ciraparantag 仍在研究中。常用的其他逆转药物有如重组凝血因子Ⅶa 和 PCC，后者是一种华法林的逆转剂[37]。因子Ⅷ旁路活性抑制剂（factor eight inhibitor bypassing activity，FEIBA）是另一种逆转剂，其通过其组成成分因子Ⅱ、Ⅸ、Ⅹ、Ⅶa、凝血酶原以及凝血酶原复合物凝血因子产生血栓而终止出血[38]。

对于应用利伐沙班的患者，ASRA 的建议如下[9]：

- 椎管内麻醉前停止使用利伐沙班 72 h。如果小于 72 h，考虑检测利伐沙班或抗因子Ⅹa 活性水平。目前仍不明确实施椎管内麻醉可接受的利伐沙班残留活性水平。
- 给予术后首次剂量前 6 h 拔除椎管内导管。
- 留置导管期间意外应用了利伐沙班，则在导管拔除前停用利伐沙班 22 ～ 26 h，或者拔除导管前评估抗因子Ⅹa 测定以校准利伐沙班水平。

对于应用阿哌沙班的患者，ASRA 的建议如下[9]：

- 椎管内麻醉前停止使用阿哌沙班 72 h。如果小于 72 h，考虑检测阿哌沙班或抗因子Ⅹa 活性水平。目前仍不明确实施椎管内麻醉可接受的阿哌沙班残留活性水平。
- 给予术后首次剂量前 6 h 拔除椎管内导管。
- 留置导管期间意外应用了阿哌沙班，则在导管拔除前停用阿哌沙班 26 ～ 30 h，或者拔除导管前通过抗因子Ⅹa 测定校准阿哌沙班水平。

对于应用依度沙班的患者，ASRA 的建议如下[9]：

- 椎管内麻醉前停止使用依度沙班 72 h。如果小于 72 h，考虑检测依度沙班或抗因子Ⅹa 活性水平。目前仍不明确实施椎管内麻醉可接受的依度沙班残留活性水平。
- 给予术后首次剂量前 6 h 拔除椎管内导管。
- 拔除导管前，停用依度沙班 20 ～ 28 h，或者进行抗因子Ⅹa 测定以校准依度沙班水平。

对于应用贝曲沙班的患者，ASRA 的建议如下[9]：

- 椎管内麻醉前停止使用贝曲沙班 72 h。如果小于 72 h，考虑检测贝曲沙班或抗因子Ⅹa 活性水平。
- CrCl ＜ 30 ml/min 的患者，不建议实施椎管内麻醉。
- 在应用下一个剂量前 5 h 拔除椎管内导管。
- 留置导管期间，停用贝曲沙班 72 h，然后拔除导管。

2.6　溶栓疗法

溶栓药，也称为纤维蛋白溶解药，通过纤溶酶的作用降解纤维蛋白凝块。纤溶酶源自于其非活性前体纤溶酶原。纤溶酶的作用机制是溶解纤维蛋白凝块。这可产生纤维蛋白降解产物，后者可抑制血小板聚集，从而进一步发挥其抗凝作用。溶栓药包括外源性纤溶酶原激活剂如链激酶和尿激酶以及组织型纤溶酶原激活剂（tissue plasminogen activator，t-PA）如阿替普酶和替奈普酶。纤溶酶原激活剂可刺激纤溶酶原转化为纤溶酶，并溶解纤维蛋白，从而降低纤维蛋白和纤溶酶原的含量。t-PA 对纤维蛋白更具选择性，它可与纤维蛋白结合，刺激纤维蛋白凝块的降解[9，39-40]。

对于应用溶栓药的患者，ASRA 的建议如下[9]：

- 除非极其特殊情况，反对实施脊髓麻醉或硬膜外麻醉[9]。
- 建议停用溶栓药与椎管内穿刺的时间间隔为 48 h，并有记录证实有关凝血实验结果正常如纤维蛋白原。由于纤维蛋白原是恢复较晚的凝血因子之一，因此它能用于确定残留溶栓作用。还值得注意的是，穿刺“不可压迫的血管”是溶栓疗法的主要禁忌证，目前建议穿刺操作后 10 天进行溶栓疗法。
- 在溶栓药应用期间或接近溶栓药应用时间接受椎管内麻醉的患者，建议对患者每隔不到 2 h 进行神经学检查。这种情况下，如果使用硬膜外导管持续输注，麻醉应该是感觉与运动阻滞最小，以便进行神经学监测。
- 对于意外接受溶栓药的患者不建议拔除椎管内导管，但是建议检测纤维蛋白原水平。

2.7　抗血小板药物

抗血小板药物包括非甾体抗炎药物（nonsteroidal anti-inflammatory drugs，NSAIDs）、阿司匹林、血小板受体拮抗剂和血小板磷酸二酯酶ⅢA 抑制剂。尚未发现 NSAIDs 和阿司匹林可增加区域麻醉相关并发症的风险，因为这些药物对血小板功能影响很小。因此，对于接受阿司匹林或 NSAIDs 患者实施麻醉或导管技术的时机，没有任何建议[9，41]。然而，ASRA 警告：在应用 NSAIDs 或阿司匹林的同时应用其他药物如抗血小板药物和抗凝药物的情况下实施区域麻醉可增加出血的风险[9]。

噻氯匹定、氯吡格雷和普拉格雷是噻吩吡啶的衍生物，它们不可逆地抑制血小板表面 ADP 受体中的 P2Y12 成分。这可阻止 GPⅡb/Ⅲa 受体复合物活化，从而减少血小板聚集。替格瑞洛与 P2Y12 受体结合，也具有类似的作用机制；然而，它不是噻吩吡啶衍生物，其与受体结合呈可逆性和非竞争性。坎格雷洛选择性与 P2Y12 受体可逆性结合，也阻止血小板活化和聚集，但是该药物是静脉注射用[42]。

对应用这些药物的患者，ASRA 的建议如下[9]：

- 椎管内麻醉前，停药间隔时间建议：噻氯匹定停用 10 天，氯吡格雷停用 5 ～ 7 天，普拉格雷停用 7 ～ 10 天，替格瑞洛停用 5 ～ 7 天以及坎格雷洛停用 3 h。
- 术后 24 h 可恢复抗血小板疗法的药物有噻氯匹定、氯吡格雷和普拉格雷（噻吩吡啶疗法）以及替格瑞洛。
- 由于普拉格雷或者替格瑞洛起效快，因此应用这两种药物时不应该留置椎管内导管。
- 由于噻氯匹定和氯吡格雷并不会立即发挥抗血小板作用，因此在没有使用负荷量的情况下，应用这两种药物时椎管内导管可保留 1 ～ 2 天。
- 术后重新恢复使用坎格雷洛疗法前 8 h 拔除椎管内导管。
- 如果不给予负荷剂量，可在椎管内穿刺操作后 / 导管拔除后恢复噻吩吡啶和替格瑞洛疗法。如果给予了负荷剂量，建议拔除导管与给药的间隔时间为 6 h。

GPⅡb/Ⅲa 受体拮抗剂包括阿昔单抗、依替巴肽和替罗非班。这些药物非常显著地抑制血小板聚集，这影响到涉及区域麻醉患者的建议。相比之下，使用阿昔单抗后血小板正常聚集重新出现在 24 h ～ 48 h；使用依替巴肽和替罗非班后，血小板正常聚集出现在 4 ～ 8 h 内[43]。应用这些药物的患者，ASRA 建议在血小板功能恢复前避免椎管内操作。如果椎管内操作后给予这些药物治疗，建议应用感觉与运动阻滞最小的药物，这样能监测患者神经系统功能。目前没有关于拔除导管时间的建议，但是建议权衡脊髓出血的风险与抗血小板疗法的获益[9]。

西洛他唑通过抑制磷酸二酯酶Ⅲ来可逆地抑制血小板聚集。关于该药物对椎管内阻滞出血风险的影响不明，因此根据其消除半衰期，建议椎管内麻醉前停用西洛他唑 2 天。另外，ASRA 建议重新开始该药抗血小板疗法前拔除椎管内导管，导管拔除后 6 h 可给予术后首次剂量[9]。

双嘧达莫的抗血小板作用也是通过抑制血小板聚集。ASRA 的建议如下[9]：

- 椎管内麻醉前 24 h 停用。
- 重新开始该药抗血小板疗法前拔除椎管内导管，并建议导管拔除后 6 h 给药。

2.8 草药疗法

已知影响止血的草药有大蒜、人参和银杏。这些草药均影响血小板聚集，因此与我们的讨论相关[44-46]。尽管有应用大蒜和银杏后椎管内出血的病例报道，但是较大型的研究发现草药治疗的患者术后出血方面无任何差异[47-49]。这为 ASRA 的建议提供了重要参考，ASRA 建议指出草药在一定程度上并不会产生干扰椎管内阻滞表现的风险。对于应用这些草药的患者，也不建议停用药物，或不建议避免区域麻醉[9]。然而，正如对使用双重抗血小板药物或同时应用抗血小板药物与抗凝药物治疗的患者实施椎管内麻醉持保留意见一样，对于同时应用草药与抗凝药物的患者实施椎管内麻醉持类似的谨慎意见[9]。

3. 外周神经阻滞

对于应用抗凝药物的患者，担心通过外周与神经丛技术实施区域麻醉的并发症有出血、血肿形成以及随后的神经学影响。评估并描述应用抗凝药物患者接受外周神经阻滞和神经丛阻滞并发症的病例报道和研究有限。从现有资料来看，与神经功能障碍相比，大出血是其危急并发症。这可能是由于出血发生在固定、不可压缩的深部空间，在此出血增加了患者的发病率[9, 50]。对于应用抗凝药物的患者接受外周神经或较浅表神经丛阻滞，ASRA 建议采用与椎管内麻醉类同的指南。但是，对于接受深部神经丛或深部外周神经阻滞的患者，建议麻醉操作、导管留置、导管拔除应根据具体部位与该部位血管分布、出血带来的后果以及可压缩性而定。值得注意的是，目前缺乏更具体的建议，如特定解剖部位的建议，这提示人们需要这方面的进一步研究和病例报道。

4. 产科患者的抗凝

妊娠是一种高凝状态。诸如剖宫产、年龄增长、既往血栓栓塞史以及肥胖都会加重已存在的血栓前期状态。妊娠后 6 周也与血栓形成率较高有关[51]。这些特征可能有利于某些患者从抗凝治疗中获益。

由于椎管内麻醉是经阴式分娩和剖宫产术常见且有效的疼痛管理方法，因此熟知已抗凝患者的椎管内麻醉管理非常重要。肝素是应用于妊娠期的主要抗凝药，因为其不影响胎儿发育[18, 51-53]。

一项关于产科患者接受血栓预防剂量 UFH 或 LMWH 的系统评价并未发现一例与脊髓硬脊膜外血肿（spinal epidural hematoma，SHE）相关的因果关系[54]。相反，妊娠期间直接口服抗凝药的一项研究表明，抗凝药可导致流产、胎儿畸形以及疗效可疑，而没有血栓或出血并发症的报道[55]。对于产妇，ASRA 对应用肝素期间的麻醉管理提出了类似的建议，这在此前有过讨论。然而，对于正在服用抗凝药并需要紧急干预的患者，这些指南应该适当修改，应评估全身麻醉与椎管内麻醉的风险[9]。总体而言，关于妊娠期间应用抗凝药物对椎管内麻醉和硬膜外血肿发生率影响的数据有限，这提示人们需要对此进行更多的研究[54]。

5. 脊髓血肿

出血是抗凝疗法的主要并发症，因此抗凝治疗的患者接受椎管内麻醉有形成血肿的风险。血肿可发生在硬膜外、硬膜下或蛛网膜下腔。但是，由于硬膜外腔有静脉丛，所以该部位更常见出血。脊髓血肿罕见，由于存在漏报，抗凝治疗患者脊髓血肿发生率并不明了[9, 56]。

脊髓血肿并无症状，直到其开始压迫脊髓，引起神经学症状与疼痛。这些神经方面的后果包括膀胱/肠道功能障碍以及最常见的运动与感觉障碍[54, 57-58]。脊髓 MRI 是脊髓血肿最敏感、最特异的诊断方法。如果没有出现截瘫或严重功能障碍，保守治疗下患者可恢复；保守治疗常包括密切随访、频繁的神经学检查、影像检查和止血药物。也有血肿自发性消退的个案[57-62]。然而，如果发生截瘫，治疗方法是迅速地通过椎板切除术进行脊髓外科减压、清除血肿和止血[60-62]。

6. 小结

美国区域阻滞和疼痛学会提出的指南是基于病例报道、临床研究、专家意见、血液学、药理学数据和其他组织如欧洲麻醉学会提供的建议。尽管这些指南是循证的回顾，但是重要的是要注意这些指南不能排除对每例具体患者风险与益处的权衡。对接受改变止血状态疗法的患者实施区域阻滞，确定他们的风险因素并改善凝血状态同样重要。然而，这些建议在有助于为患者提供安全、优质医疗服务，同时降低不良事件风险如脊髓血肿方面是至关重要的。本章讨论的循证指南无疑是有益的，但并不是绝对正确。必须记住，始终需要进一步研究以及更多数据与病例报道，以建立基于更强证据的最新指南。

参考文献

1. Stults BM, Dere WH, Caine TH. Long-term anticoagulation. Indications and management. West J Med. 1989;151(4):414–29.
2. Barnes GD, Lucas E, Alexander GC, Goldberger ZD. National trends in ambulatory oral anticoagulant use. Am J Med. 2015;128(12):1300–5.e2.
3. Palta S, Saroa R, Palta A. Overview of the coagulation system. Indian J Anaesth. 2014;58(5):515–23.
4. Periayah MH, Halim AS, AZM S. Mechanism action of platelets and crucial blood coagulation pathways in hemostasis. Int J Hematol Oncol Stem Cell Res. 2017;11(4):319–27.
5. Smith SA, Travers RJ, Morrissey JH. How it all starts: initiation of the clotting cascade. Crit Rev Biochem Mol Biol. 2015;50(4):326–36.
6. Hall JE. Hemostasis and blood coagulation. In: Guyton and hall textbook of medical physiology: enhanced e-book. 11th ed. Philadelphia: Elsevier Health Sciences; 2010. p. 457–9.
7. Kumar V, Abbas AK, Fausto N, Aster JC. Hemodynamic disorders, thromboembolic disease and shock. In: Robbins and Cotran pathologic basis of disease. 8th ed. Philadelphia: Saunders Elsevier; 2010. p. 118–20.
8. Chaudhry R, Babiker HM. Physiology, coagulation pathways. [Updated 2019 Apr 17]. In: StatPearls [Internet]. Treasure Island (FL): StatPearls Publishing; 2019. Available from: https://www.ncbi.nlm.nih.gov/books/NBK482253/.
9. Horlocker TT, Vandermeulen E, Kopp SL, Gogarten W, Leffert LR, Benzon HT. Regional anesthesia in the patient receiving antithrombotic or thrombolytic therapy: American Society of Regional Anesthesia and Pain Medicine Evidence-Based Guidelines (fourth edition). Reg Anesth Pain Med. 2018;43(3):263–309.
10. Torpy JM, Lynm C, Golub RM. JAMA patient page. Regional anesthesia. JAMA. 2011;306(7):781.
11. Smith LM, Cozowicz C, Uda Y, et al. Neuraxial and combined neuraxial/general anesthesia compared to general anesthesia for major truncal and lower limb surgery: a systematic review and meta-analysis. Anesth Analg. 2017;125:1931.
12. Johnson RL, Kopp SL, Burkle CM, et al. Neuraxial vs general anaesthesia for total hip and total knee arthroplasty: a systematic review of comparative-effectiveness research. Br J Anaesth. 2016;116(2):163–76.
13. Lirk P, Hollmann MW. Outcome after regional anesthesia: weighing risks and benefits. Minerva Anestesiol. 2014;80(5):610–8.
14. Ash EA. Chapter 119. Safety in regional anesthesia. In: Atchabahian

A, Gupta R, editors. The anesthesia guide. New York: McGraw-Hill; 2013. p. 499–504.
15. Horlocker T, Kopp S. Epidural hematoma after epidural blockade in the United States: it's not just low molecular heparin following orthopedic surgery anymore. Anesth Analg. 2013;116(6):1195–7.
16. Benzon HT. Chapter 8. Regional anesthesia in the anticoagulated patient. In: Hadzic A, editor. Hadzic's peripheral nerve blocks and anatomy for ultrasound-guided regional anesthesia. 2nd ed. New York: McGraw-Hill; 2012. p. 107–13.
17. Enneking FK, Huntoon MA. Regional anesthesia in the patient receiving antithrombotic or thrombolytic therapy: if only the data were produced in a river not a pond! Reg Anesth Pain Med. 2018;43(3):223–4.
18. Regional anaesthesia and patients with abnormalities of coagulation: the Association of Anaesthetists of Great Britain & Ireland The Obstetric Anaesthetists' Association Regional Anaesthesia UK. Anaesthesia. 2013;68(9):966–72.
19. Gogarten W, Vandermeulen E, Van Aken H, et al. Regional anaesthesia and antithrombotic agents: recommendations of the European Society of Anaesthesiology. Eur J Anaesthesiol. 2010;27(12):999–1015.
20. Horlocker TT, Wedel DJ. Anticoagulation and neuraxial block: historical perspective, anesthetic implications, and risk management. Reg Anesth Pain Med. 1998;23(6 Suppl 2):129–34.
21. Hirsh J, Warkentin TE, Shaughnessy SG, et al. Heparin and low-molecular-weight heparin: mechanisms of action, pharmacokinetics, dosing, monitoring, efficacy, and safety. Chest. 2001;119(1 Suppl):64S–94S.
22. Gray E, Hogwood J, Mulloy B. The anticoagulant and antithrombotic mechanisms of heparin. Handb Exp Pharmacol. 2012;207:43–61.
23. Merli GJ, Groce JB. Pharmacological and clinical differences between low-molecular-weight heparins: implications for prescribing practice and therapeutic interchange. P T. 2010;35(2):95–105.
24. Hirsh J, Bauer KA, Donati MB, Gould M, Samama MM, Weitz JI. Parenteral anticoagulants: American College of Chest Physicians Evidence-Based Clinical Practice Guidelines (8th edition). Chest. 2008;133(6 Suppl):141S–59S.
25. Center for Drug Evaluation and Research. FDA drug safety communication: updated recommendations to decrease risk of spinal column bleeding and paralysis in patients on low molecular weight heparins. U.S. Food and Drug Administration. https://www.fda.gov/drugs/drug-safety-and-availability/fda-drug-safety-communication-updated-recommendations-decrease-risk-spinal-column-bleeding-and#tabs-3.
26. Crader MF, Johns T, Arnold JK. Warfarin drug interactions. [Updated 2019 Jul 5]. In: StatPearls [Internet]. Treasure Island (FL): StatPearls Publishing; 2019. Available from: https://www.ncbi.nlm.nih.gov/books/NBK441964/.
27. Hanley JP. Warfarin reversal. J Clin Pathol. 2004;57(11):1132–9.
28. Franchini M, Lippi G. Prothrombin complex concentrates: an update. Blood Transfus. 2010;8(3):149–54.
29. Reynolds NA, Perry CM, Scott LJ. Fondaparinux sodium: a review of its use in the prevention of venous thromboembolism following major orthopaedic surgery. Drugs. 2004;64(14):1575–96.
30. Cappelleri G, Fanelli A. Use of direct oral anticoagulants with regional anesthesia in orthopedic patients. J Clin Anesth. 2016;32:224–35.
31. Kaushal M, Rubin RE, Kaye AD, Gritsenko K. Anticoagulation and neuraxial/peripheral anesthesia. Anesthesiol Clin. 2017;35(2):e21–39.
32. Van den heuvel JM, Hövels AM, Büller HR, Mantel-teeuwisse AK, De boer A, Maitland-van der Zee AH. NOACs replace VKA as preferred oral anticoagulant among new patients: a drug utilization study in 560 pharmacies in The Netherlands. Thromb J. 2018;16:7.
33. De caterina R, Ageno W, Agnelli G, et al. The non-vitamin K antagonist oral anticoagulants in heart disease: section V-special situations. Thromb Haemost. 2019;119(1):14–38.
34. Demir M. Coagulation testing for new oral anticoagulants. J Atr Fibrillation. 2015;8(3):1089.
35. Abed HS, Kilborn MJ, Chen V, Sy RW. Reversal agents in the era of NOACs. J Atr Fibrillation. 2017;10(4):1634.
36. Levy JH, Douketis J, Weitz JI. Reversal agents for non-vitamin K antagonist oral anticoagulants. Nat Rev Cardiol. 2018;15(5):273–81. https://doi.org/10.1038/nrcardio.2017.223.
37. Rowe AS, Dietrich SK, Phillips JW, Foster KE, Canter JR. Activated prothrombin complex concentrate versus 4-factor prothrombin complex concentrate for vitamin K-antagonist reversal. Crit Care Med. 2018;46(6):943–8.
38. Turecek PL, Váradi K, Gritsch H, Schwarz HP. FEIBA: mode of action. Haemophilia. 2004;10(Suppl 2):3–9.
39. Baker WF. Thrombolytic therapy: current clinical practice. Hematol Oncol Clin North Am. 2005;19(1):147–81, vii.
40. Ali MR, Salim Hossain M, Islam MA, et al. Aspect of thrombolytic therapy: a review. Scientific World Journal. 2014;2014:586510.
41. Vela Vásquez RS, Peláez Romero R. Aspirin and spinal haematoma after neuraxial anaesthesia: myth or reality? Br J Anaesth. 2015;115(5):688–98.
42. Wijeyeratne YD, Heptinstall S. Anti-platelet therapy: ADP receptor antagonists. Br J Clin Pharmacol. 2011;72(4):647–57.
43. Schneider DJ. Anti-platelet therapy: glycoprotein IIb-IIIa antagonists. Br J Clin Pharmacol. 2011;72(4):672–82.
44. Wong WW, Gabriel A, Maxwell GP, Gupta SC. Bleeding risks of herbal, homeopathic, and dietary supplements: a hidden nightmare for plastic surgeons? Aesthet Surg J. 2012;32(3):332–46.
45. Hirsch GE, Viecili PRN, De almeida AS, et al. Natural products with antiplatelet action. Curr Pharm Des. 2017;23(8):1228–46.
46. Tsai TP. Chapter 12. Anticoagulation, antiplatelet medications. In: Atchabahian A, Gupta R, editors. The anesthesia guide. New York: McGraw-Hill; 2013. p. 50.
47. Gilbert GJ. Ginkgo biloba. Neurology. 1997;48:1137.
48. Lee A, Chui PT, Aun CS, Lau AS, Gin T. Incidence and risk of adverse perioperative events among surgical patients taking traditional Chinese herbal medicines. Anesthesiology. 2006;105:454–61.
49. Moss J, Yuan CS. Herbal medicines and perioperative care. Anesthesiology. 2006;105:441–2.
50. Doan L. Chapter 163. Management of continuous peripheral nerve blocks. In: Atchabahian A, Gupta R, Atchabahian A, Gupta R, editors. The anesthesia guide. New York: McGraw-Hill; 2013. p. 690–1.
51. James AH. Pregnancy and thrombotic risk. Crit Care Med. 2010;38(2 Suppl):S57–63.
52. Leffert L, Butwick A, Carvalho B, et al. The Society for Obstetric Anesthesia and Perinatology consensus statement on the anesthetic management of pregnant and postpartum women receiving thromboprophylaxis or higher dose anticoagulants. Anesth Analg. 2018;126(3):928–44.
53. ACOG Practice Bulletin No. 196: Thromboembolism in pregnancy. Obstet Gynecol. 2018;132(1):e1–e17.
54. Leffert LR, Dubois HM, Butwick AJ, Carvalho B, Houle TT, Landau R. Neuraxial anesthesia in obstetric patients receiving thromboprophylaxis with unfractionated or low-molecular-weight heparin: a systematic review of spinal epidural hematoma. Anesth Analg. 2017;125(1):223–31.
55. Lameijer H, Aalberts JJJ, Van Veldhuisen DJ, Meijer K, Pieper PG. Efficacy and safety of direct oral anticoagulants during pregnancy; a systematic literature review. Thromb Res. 2018;169:123–7.
56. Moen V, Dahlgren N, Irestedt L. Severe neurological complications after central neuraxial blockades in Sweden 1990–1999. Anesthesiology. 2004;101(4):950–9.
57. Lee LA, Posner KL, Domino KB, Caplan RA, Cheney FW. Injuries

associated with regional anesthesia in the 1980s and 1990s: a closed claims analysis. Anesthesiology. 2004;101(1):143–52.

58. Nelson A, Benzon HT, Jabri RS. Diagnosis and management of spinal and peripheral nerve hematoma. In: Hadzic A, editor. Hadzic's textbook of regional anesthesia and acute pain management. 2nd ed. New York: McGraw-Hill; 2012.
59. Nam KH, Choi CH, Yang MS, Kang DW. Spinal epidural hematoma after pain control procedure. J Korean Neurosurg Soc. 2010;48(3):281–4.
60. Tailor J, Dunn IF, Smith E. Conservative treatment of spontaneous spinal epidural hematoma associated with oral anticoagulant therapy in a child. Childs Nerv Syst. 2006;22(12):1643–5.
61. Zhang S, Geng F, Wang J, Zhang Z, Du C. Rapid recovery of spontaneous spinal epidural hematoma without surgical treatment: case report and literature review. World Neurosurg. 2018;115:216–9.
62. Raasck K, Habis AA, Aoude A, et al. Spontaneous spinal epidural hematoma management: a case series and literature review. Spinal Cord Ser Cases. 2017;3:16043.

铁过载 45

Michael Godbold，Patrick D. McFarland
王森 译 赵珍珍 审校

铁过载对麻醉的影响

1. 引言

铁过载是指体内循环铁含量过高。大约有 1600 万美国人有某种形式的铁过载，其中遗传性血色病是最常见的铁过载形式[11]。估计有 10% ～ 14% 的人群是某种形式铁过载的基因突变携带者[14]。铁过载影响多种器官系统，包括肝脏、心脏和内分泌系统。铁过载的症状包括从皮肤色素沉着变化到严重的终末期脏器损伤，包括肝硬化和心力衰竭。目前的治疗方案是高效控制循环铁水平。然而，如果不治疗，铁过载会进展为肝硬化，并增加与麻醉相关的发病率和死亡率。

2. 铁代谢

要了解铁过载和其他铁平衡紊乱，必须研究人体是如何调节铁代谢的。铁代谢受到特定蛋白质和稳态机制（包括细胞铁吸收和释放之间的平衡）的良好调节。参与调节这种平衡的特殊蛋白质包括转铁蛋白、铁蛋白、铁转运蛋白和铁调节蛋白等。转铁蛋白在肝脏合成，是负责血浆中铁转运的主要蛋白质。在铁转运过程中，转运蛋白一次结合两个铁分子（Fe^{3+}）[7]。铁蛋白在细胞中起到储存铁的作用。铁蛋白是一种相对较大的蛋白质，分子量为 440 kDa，一次可储存 4500 个铁原子[3]。此外，作为一种急性期反应物，铁蛋白水平在应激和炎症期间会升高以防止氧化损伤。铁蛋白血清水平是全身铁储备的一个很好的替代测量指标。大约 1 ng/ml 的铁蛋白相当于 10 mg 的全身铁[7]。铁过载的特点是在没有任何混杂感染或炎症的情况下，铁蛋白水平升高。

铁从细胞输出到进入循环，这一过程是由铁转运蛋白完成的。铁转运蛋白允许肠道中的肠上皮细胞输出从饮食中吸收的铁，并允许循环中的巨噬细胞输出从血红素再吸收中回收的铁。铁调节蛋白在负反馈机制中起主要调节作用，确保正常的铁平衡。铁调节蛋白通过限制饮食中的铁吸收和巨噬细胞释放铁来防止铁过载[13]。蛋白质的活性与血清铁蛋白水平直接相关；换言之，当铁蛋白水平高时，铁调节蛋白活性也高，反之亦然。铁调节蛋白基因表达突变或蛋白功能障碍会导致病理性原发性铁过载状态。

正常的人体总铁含量为 3 ～ 4 g，大部分存在于血红素[7]。这种元素也存在于含铁蛋白质中，如细胞色素和肌红蛋白，以及血浆中结合的转铁蛋白。铁本身不溶于血浆，产生自由基会产生毒性；然而，转铁蛋白起到了对抗这种效应的作用，为转铁蛋白结合铁提供了溶解度。因此，几乎所有在血浆中循环的铁都与转铁蛋白结合[7]。其余的主要以铁蛋白的形式储存在肝脏和脾脏等器官中。此外，在正常的铁储存方面存在性别差异。由于月经的原因，成年女性的铁储存量通常低于成年男性。

铁的吸收主要通过胃肠道进行。铁的吸收量因饮食摄入和胃肠道吸收率而异。胃肠道吸收几乎完全由铁调节蛋白调节。由肝细胞产生并由铁调节蛋白抗菌肽（HAMP）基因表达，铁调节蛋白是控制铁通过胃肠道吸收的主要机制。铁调节蛋白与铁转运蛋白结合并导致其内化和降解。如上所述，铁转运蛋白是负责铁在胃肠道、巨噬细胞和肝细胞内的跨细胞运动的蛋白质。铁转运蛋白功能的抑制导致铁通过胃肠道流失和低铁状态[13]。

胃肠道铁吸收的稳态控制主要是通过控制铁调节蛋白生成来调节。铁调节蛋白生成的主要控制手段是通过铁含量和红细胞生成活性来实现的。循环铁高含量导致铁调节蛋白合成增加，随后铁吸收减少。其次，骨髓中红细胞生成活性的增加会导致铁调节蛋白生成减少，并增加循环铁含量。除了这两种主要的控制机制外，在炎症、感染和慢性肾脏疾病的状况下，铁调节蛋白也被上调。相反，在缺氧、遗传性血色病和丙型肝炎的状况下，铁调节蛋白下调。

铁调节蛋白还控制巨噬细胞释放铁。通过吞噬作用，巨噬细胞将血红素从分解的红细胞中再吸收。依据铁调节蛋白的局部浓度，巨噬细胞将利用铁转运蛋白把再吸收的铁释放到循环中，或依靠铁蛋白储存铁以供之后的释放[9]。

铁的流失没有铁的吸收和释放那样严格。通过出汗和胃肠道排泄等过程，正常的铁流失率约为1～2 mg/d[7]。仅仅通过饮食，成年男性和女性都可以弥补这些日常流失；然而，成年女性由于月经期间额外的铁流失，更容易缺铁。关于未来可能的药物治疗，一些研究表明肾脏或许含有可能的排泄途径，这可能是对抗铁过载状态的药物靶点[2]。

3. 铁过载的症状和体征

铁过载可引起多种临床表现。并发症可以是轻微的，如皮肤色素沉着，也可以是严重的，如终末期脏器衰竭。在血色病中，男性因缺少月经比经期女性更容易出现铁过载的症状[11]。最终，如果肝脏或心脏受到过度损伤，终末期脏器衰竭可能致命。损伤的严重程度与铁过载的程度直接相关，因为毒性是由器官组织中的游离铁沉积导致的[17]。铁过载典型的临床表现取决于器官受累的程度，其范围很广泛，包括：

- 非特异性腹痛和全身不适
- 皮肤青铜色沉着
- 关节痛
- 继发于糖尿病的多尿、多饮
- 垂体性腺功能减退引起的性欲减退、阳痿及皮肤色素沉着
- 肝功能异常和炎症，可进展为肝硬化
- 心悸、劳力性呼吸困难以及心律失常和沉积性心肌病引起的周围性水肿

既往铁过载被称为“铜色糖尿病”，是由于皮肤因色素沉积过度而变成黄色，而糖尿病则是由胰腺组织中的游离铁沉积引起的。早期体征和症状缺乏特异性常常导致诊断延误，此时晚期器官损伤已经发生[17]。

4. 铁过载的病因

铁过载的病因可分为两大类：铁摄入量增加和胃肠道吸收增加。铁摄入量增加主要是由于饮食摄入增加或需要频繁输血引起。医源性膳食摄入增加包括口服铁剂或静脉注射铁剂。慢性输血相关疾病引起的铁过载也称为输血相关铁过载。在这类患者中，评估输血需求是很重要的，因为每个单位的红细胞中约含有200 mg铁[17]。输血相关的铁过载通常由以下疾病引起：

- 镰状细胞贫血和其他溶血性贫血
- 骨髓增生异常综合征
- 重型 β - 地中海贫血
- 化疗、骨髓移植或干细胞移植
- 固有红细胞和血红蛋白异常

导致胃肠道铁吸收增加的疾病包括血色病、无效性红细胞生成和慢性肝病。原发性遗传性血色病是最常见的形式，是由于HFE基因突变导致铁调节蛋白生成下降所致。其他形式的血色病包括幼年型（由血幼素基因突变引起）和新生儿血色病，该病通常会致命。无效性红细胞生成引起的贫血包括地中海贫血、铁粒细胞性贫血和其他遗传性贫血。无效性红细胞生成导致红细胞前体的破坏，随后增加红细胞生成的整体活性，减少铁调节蛋白的生成，增加循环铁。

另一种分类铁过载的方法是原发性（遗传性）和继发性（获得性）。任何在正常铁调节途径的内在缺陷导致过量的铁负荷被认为是原发性铁过载。原发性铁过载包括罕见的遗传性疾病，如遗传性血色病、低转铁蛋白血症和针状纤溶酶血症。低水平的转铁蛋白可用于运输铁，低转铁蛋白血症导致过量铁储存在各个器官。铜蓝蛋白参与铁的输出和运输路径。铜蓝蛋白在输出和运输过程中分别与铁转运蛋白和转铁蛋白一起加工铁。铜蓝蛋白缺乏导致肝脏铁循环不充分，铁过量积累。遗传性血色病即如上所述。

任何导致铁负荷过量的外在因素都被称为继发性铁过载。继发性铁过载包括慢性输血相关性疾病，以及铁摄入增加和静脉注射铁剂过量。

5. 实验室检查和影像学诊断

铁过载的诊断通过两项血液检查，即铁蛋白水平和转铁蛋白饱和度（TSAT）来确认。如前所述，铁蛋白与体内铁总量直接相关。铁蛋白水平升高，男性为 200 ～ 300 μg/L，女性为 150 ～ 200 μg/L。铁过载被定义为铁蛋白水平大于 1000 μg/L[17]。值得注意的是，铁蛋白被认为是急性期反应物，在非铁过载状态下可以升高。因此，铁过载的诊断也需要转铁蛋白饱和度来确认。转铁蛋白饱和度的算法为血清铁除以总铁结合力。正常的 TSAT 在 20% ～ 50% 之间，TSAT ＞ 50% 可确认为铁过载[5]。

在严重的铁过载案例中，在确定必要的影像诊断时，还必须考虑终末脏器的损伤。为了评估体内的铁含量，建议使用磁共振成像（MRI），优于计算机断层扫描（CT），因为后者的敏感性有限[17]。有肝硬化症状或体征的患者应进行相应的肝功能检查。在某些情况下，用心电图（ECG）、超声心动图（ECHO），甚至心脏 MRI 进行心脏评估也是必要的。一如既往，患者的临床特征将决定进一步的心脏和肝脏检查。

6. 铁过载的并发症

尽管很难识别，但是铁过载引起的并发症还是经常会遇到。早期症状和体征是非特异性的，临床表现可以从皮肤色素沉积、关节痛到致命的终末期脏器衰竭。肝脏是铁的主要储存场所，肝实质在铁过载状态下通常经历细胞死亡。来自有毒铁水平的活性氧会导致氧化损伤，从而产生致癌作用[5]。此外，氧化损伤可引起门脉纤维化，甚至发展为肝硬化甚至肝细胞癌[4]。一些研究已经表明，输血依赖性患者如果不治疗，可在 2 ～ 10 年内发展成门脉纤维化和肝硬化[8]。

过量的铁负荷也会显著影响心肌。事实上低浓度的游离铁对心脏细胞也有毒性[17]。心脏损伤常常发生在肝脏受到损伤之后。铁过载最常见的心脏并发症是充血性心肌病，尽管可能发生心包炎和心律失常[10]。此外，在晚期疾病中，心源性猝死也有报道[6]。与其他受累器官一样，心脏损伤的程度与器官组织中游离铁的沉积量直接相关。研究表明，当铁蛋白水平超过 1000 μg/L 时，结局会恶化[12]。同样地，由于早期体征和症状缺乏特异性，疾病往往会进展至发生心脏并发症。当铁含量达到危急值时，最终会出现收缩功能障碍以及临床状态的潜在快速恶化。

其他器官系统也会受到影响，包括内分泌系统和下丘脑-垂体-肾上腺（HPA）轴。如前所述，糖尿病是由铁沉积引起的胰腺功能障碍和随后的氧化损伤引起的。此外，由于甲状旁腺受累，还可能发生低钙血症及其相关并发症。脑垂体中的游离铁沉积可导致多种症状，如不孕和生长障碍[5]。

7. 铁过载对围手术期的影响

对于易受慢性铁过载影响的患者，在进入手术室前必须仔细评估脏器损伤的程度。与以往一样，术前心脏风险分层和合并症的优化应用于指导术中麻醉管理和最小化围手术期并发症的风险。如上所述，铁过载的非特异性早期表现需要警惕筛查尚未出现晚期病症的高危患者。筛查通过血清铁蛋白和转铁蛋白饱和度水平来完成。一项针对血色病患者的长期研究表明，如果避免肝硬化进展，生存率就没有变化。因此，对这些患者的治疗包括铁过载的早期诊断，继续尝试降低铁水平，防止肝硬化导致的寿命缩短[1]。

当出现终末脏器损伤时，必须评估这种损伤对麻醉管理的影响。在选择麻醉药物时，应考虑晚期肝病的药效动力学，因为可能观察到药物代谢和蛋白质结合的改变。另外，由于血小板和凝血因子受到影响，凝血效果发生改变。在这类患者群体中，考虑到慢性铁过载的性质和输血单位中存在的额外铁负荷，以及限制自由输血策略的其他相关风险，限制性输血管理策略是谨慎的[15]。心脏受累情况可能需要额外的检查，如心电图评估基线心律和超声心动图评估心脏解剖和收缩功能。失代偿性心力衰竭和不稳定心律失常在进行择期手术前应进行管理和优化。

慢性铁过载通常用铁螯合剂或治疗性静脉切开术治疗。铁螯合疗法已被明确证实有利于输血依赖性贫血患者[16]。麻醉科医师必须考虑这些药物在围手术期的不良反应，铁螯合剂，如地拉罗司和去铁胺，可影响细胞色素 P450 药物代谢途径，对围手术期麻醉药物的剂量存在潜在的影响[18]。此外，还应研究治疗性静脉切开术的时间表，并评估适当的细胞计数，以确保器官组织充分的氧供。

8. 小结

铁过载是一种罕见的疾病过程，它会导致特定的麻醉相关影响。体内铁水平的稳态调节是通过涉及肝脏、胃肠道和循环血红蛋白的复杂过程实现的。本章综述了转铁蛋白、铁蛋白、铁转运蛋白和铁调节蛋白在铁代谢和铁水平调节中的作用。铁过载的症状有很大的不同，从轻微的腹痛到严重的终末脏器损伤，包括肝衰竭和心力衰竭。由于症状广泛，临床上诊断铁过载必须谨慎。这一诊断是通过两项血液检查——铁蛋白水平和转铁蛋白饱和度（TSAT）来完成的。进一步的检测重点是确定铁过载的主要原因，并评估是否存在任何终末器官损伤。铁过载的遗传病因包括血色病、低转铁蛋白血症和针状纤溶酶血症。铁过载的次要原因包括输血相关的铁过载和过量的额外用药。

对铁过载患者的麻醉处理应着重于通过实验室检测了解铁过载的程度，并确定铁过载的原因。最终，评估终末器官损伤是麻醉科医师最关心的问题。肝脏、心脏和血液系统的全面评估是必要的，并且必须在对铁过载综合征患者进行麻醉前完成。

参考文献

1. Adams PC, Speechley M, Kertesz AE. Long-term survival analysis in hereditary hemochromatosis. Gastroenterology. 1991;101(2):368–72.
2. Andrews NC. Forging a field: the golden age of iron biology. Blood. 2008;112:219.
3. Arosio P, Levi S. Cytosolic and mitochondrial ferritins in the regulation of cellular iron homeostasis and oxidative damage. Biochim Biophys Acta. 2010;1800(8):783.
4. Asare GA, Massanda KS, Kew MC, Paterson AC, Kahler-Venter CP, Siziba K. Hepatocellular carcinoma caused by iron overload: a possible mechanism of direct hepatocarcinogenicity. Toxicology. 2006;219:41–52.
5. Bacon BR, Kwiatkowski JL. Approach to the patient with suspected iron overload. UpToDate. Topic 7157 version 70.0. 2019. Available: https://www-uptodate-com/contents/approach-to-the-patient-with-suspected-iron-overload. Accessed 05.09.2019.
6. Buja LM, Roberts WC. Iron in the heart. Etiology and clinical significance. Am J Med. 1971;51:209–21.
7. Camaschella C. Regulation of iron balance. UpToDate. Topic 7105 version 60.0. 2019. Available: https://www.uptodate.com/contents/regulation-of-iron-balance. Accessed 05.09.2019.
8. Hershko C, Peto TE. Non-transferrin plasma iron. Br J Haematol. 1987;66:149–51.
9. Korolnek T, Hamza I. Macrophages and iron trafficking at the birth and death of red cells. Blood. 2015;125:2893.
10. Liu P, Olivieri N. Iron overload cardiomyopathies: new insights into an old disease. Cadiovasc Drugs Ther. 1994;8:101–10.
11. McDowell L, Sticco K. Iron overload. StatPearls; Feb 2019.
12. Morrison ED, Brandhagen DJ, Phatak PD, et al. Serum ferritin level predicts advanced hepatic fibrosis among U.S. patients with phenotypic hemochromatosis. Ann Intern Med. 2003;138:627–33.
13. Nemeth E, et al. The role of hepcidin in iron metabolism. Acta Haematol. 2009;122:78–86.
14. Powell LW, George DK, McDonnell SM, Kowdley KV. Diagnosis of hemochromatosis. Ann Intern Med. 1998;129(11):925–31.
15. Schafer AI, Cheron RG, Dluhy R, et al. Clinical consequences of acquired transfusional iron overload in adults. N Engl J Med. 1981;304:319–24.
16. Shander A, Sazama K. Clinical consequences of iron overload from chronic red blood cell transfusions, its diagnosis, and its management by chelation therapy. Transfusion. 2010;50:1144–55.
17. Shander A, et al. Iron overload and toxicity: implications for anesthesiologists. J Clin Anesth. 2012;24:419–25.
18. Skerjanec A, Wang J, Maren K, Rojkjaer L. Investigation of the pharmacokinetic interactions of deferasirox, a once-daily oral iron chelator, with midazolam, rifampin, and repaglinide in healthy volunteers. J Clin Pharmacol. 2010;50:205–13.

发展中国家的血液制品管理 46

Kyle Gress，Karina Chari pova，Mitchell C. Fuller，
Ivan Urits，Alan David Kaye
孟海兵　译　杨涛　审校

1. 引言：了解问题

输血和血液制品不仅在危及生命的紧急情况下至关重要，同时也用于急性或慢性疾病患者的常规治疗[1]。在发展中国家（developing countries，DGCs）如撒哈拉以南的非洲国家，最大的输血需求来自患有疟疾相关贫血的儿童和产科出血的妇女[1-2]。这些临床情况的相关死亡率高达25.5%[2]。尽管世界卫生组织（world health organization，WHO）在2019年将新鲜冷冻血浆、血小板、红细胞和全血列入基本用药范畴，但许多发展中国家仍缺乏获得这些血液制品的可靠途径[3]。

完善的血液制品管理需要稳定的供应、标准化的处理、检测程序以及正确使用血液制品的临床和实验室技术[1]。大多数发展中国家面临的问题包括三个方面：供应不足、需求过量和质量不过关。成本问题使这些问题更加复杂。事实上，红十字会等国际组织不能永久资助发展中国家的输血系统，这一责任属于国家政府[4]。在撒哈拉以南非洲，许多国家利用外部资金建立了国家血液管理部门，但很少国家能够将其转变为自给自足的可靠系统[1]。

与发达国家相比，DGCs缺乏对维持充足供应至关重要的自愿无偿献血者[5]。由于源自对感染相关的恐惧和当地的文化信仰，这些国家严重依赖替代性献血者[5-6]。即便如此，重复献血者的比例仍然很低，导致血液供应不稳定。此外极少数发展中国家拥有分馏技术，导致严重缺乏血浆衍生品[5]。无指导性输血和大量废弃血液加剧了发展中国家的用血短缺[5]。临床上只有在适当的时候才应该输血。遗憾的是，大多数临床输血指南依赖于临床评估，即有质量保证的血红蛋白测定[1]。在没有这些服务的地方，临床医师完全依靠临床判断，当判断错误时，可能会导致单位输血的成本是准确血红蛋白测试后输血成本的40倍[1]。尽管大多数与输血相关的研究集中于预防输血相关感染而非解决血液短缺问题，但事实上针对减少不必要的输血来增加血液供应的研究前景十分广阔[1]。

对人类免疫缺陷病毒（human immunodeficiency virus，HIV）认识的提高，极大地提升了DGCs血液制品的质量，但仍需努力改进对其他输血相关感染因素的检测[5]。最近的数据显示，撒哈拉以南的非洲国家输血相关感染率仍然远高于高收入国家，HIV、乙型肝炎（hepatitis B，HBV）和丙型肝炎（hepatitis C，HCV）的传播风险分别达到每1000单位输血发生1、4.3和2.5例次[7]。在高收入国家，相关感染率分别约为1/（2×10^6）、$1/10^5$和1/（2.5×10^6）[7]。更可怕的是这些感染率可能低估了疾病的真实传播情况，因为获得性病毒还存在二次传播感染[1]。截至2016年，在非洲的许多地区，HCV抗体并不是常规血液筛查项目，只有小部分血库使用乙肝表面抗原酶联免疫吸附测定（enzyme-linked immunosorbent assay，ELISA）试剂盒，原因是该病毒具有地方性，其检测被认为不具有成本效益[1]。血液供应的数量和质量之间存在微妙的关系，以疟疾为例，疟疾在非洲是导致贫血（需要输血治疗）的主要原因，也可以通过输血传播[1]。尽管疟疾的发病率和死亡率都很高，但在疟疾流行地区若

排除患有低度寄生虫病的献血者有可能导致血液供应的显著减少[1]。值得注意的是，通过血型和交叉配血技术对献血者和受血者进行配对可以确保血液制品的质量[5]。血库污染和冷链中断（通常由于运输过程中频繁断电）导致的细菌感染经常被忽视，但却严重降低可用血液的质量[1]。

2. 展望：解决方案和建议

通常用于确保高收入国家高质量血液充足供应的方法不一定适合发展中国家[8]。在发展中国家，现实的解决方案必须依赖当地资源、建立研究和教育网络并促进使用指南和审核逐步改善临床实践[1]。在许多以供应不足和资金缺乏为主要障碍的国家，可以通过重组现有系统取得进步[4]。首先，应该将输血医学纳入国家级卫生保健系统[1, 4]。其次，必须制定一项国家血液管理政策，以确定负责提供血液服务的组织、这些服务的筹资方式、可接受的献血形式以及进行采购和输血的规定[4]。遗憾的是，在 2016 年，尽管几乎所有非洲国家都制定了国家血液管理政策，但超过一半的国家无法实施其政策[1]。在许多情况下，无法执行国家血液政策源于一种组织体系，该体系依赖于医院在没有国家控制或协调的情况下运营自己血液相关服务的能力[4]。国际患者血液管理（patient blood management，PBM）基金会围绕“在正确的时间向正确的患者提供正确数量的正确血液制品”的理念，构建了一个成功的 PBM 发展计划[9]。它为输血指南、临床人员的教育和培训以及评估输血准确性的反馈机制提供了正式建议[9]。利用这一框架，像乌干达这样的国家已经能够开发 PBM 项目，其特点是国家监督委员会和单个医院的标准操作程序[9]。目前大多数撒哈拉以南非洲国家包括乌干达正处于发展 PBM 项目的早期阶段[9]。

2.1 增加供应

目前，世界上大约 80% 的人只能获得全球 20% 的血液制品[10]。遗憾的是，增加供应的最佳方式仅是鼓励无偿的自愿献血者进行重复献血。因为在埃及进行的一项针对 2880 单位血液的研究中发现无偿献血者的健康状况明显好于替代献血者或有报酬的献血者[11]。虽然很难调动献血者的积极性，但尼日利亚联邦卫生部等实体通过媒体参与和公众人物在媒体上的捐赠方式取得了成功[1]。尼日利亚还实施了“25 俱乐部”等战略，以表彰 25 岁以下的献血者；津巴布韦创建了“25 承诺俱乐部”，这是一个利用教育激励措施吸引学生献血 25 次的项目[1]。在印度，“流动血库”制度解决了因人口分散造成的供应问题，该制度由一批预先获批的健康献血者组成，他们由农村医院招募，提供可靠和及时的血液供应[12-13]。事实证明，红十字会和 WHO 创建的教育项目和材料有助于消除对献血过程的误解，特别是在农村地区[1, 5]。招募新的献血者和将替代献血者转变为重复献血者可能需要当地和国际组织的共同努力。与增加供应齐头并进的是减少浪费。在一些存在失血风险的外科手术前会进行交叉配血，但这些血液通常会被浪费掉，每单位成本约为 40 美元[14]。来自英国的研究建议，只有在审计表明该单位血液被使用的可能性大于 50% 的情况下，才进行交叉匹配。这一做法，以及审核血液供应使用情况的一般做法，可能会促进对现有产品的更好管理[14]。

2.2 需求减少

在发展中国家，大部分血液需求用于治疗贫血，尤其是儿童贫血。在南非，女性贫血患病率约为 31%，男性为 17%[15]。虽然这些贫血病例中有许多需要治疗，但在实施输血前可以考虑使用治疗营养性贫血和刺激红细胞生成的补血药物[5, 15]。同样，羟基脲可用于降低镰状细胞性贫血的输血需求，高血细胞比容胎盘血可用于新生儿贫血的小容量紧急输血[1]。还开发了新的策略来降低婴儿高胆红素血症的过量换血比率[16-17]。有人提出，正式评估血清总胆红素和脑病的临床症状可以更好地预测核黄疸风险，减少输血需求并改善整体健康状况[17]。随机临床试验——抗纤维蛋白溶解治疗大出血研究（CRASH-2）表明，在与大量失血相关的创伤病例中，若在创伤后最初 3 h 内给予抗纤维蛋白溶解剂氨甲环酸，可将死亡率降低 10%[1]。根据 PBM 的建议，麻醉和手术技术最大限度地减少失血以及在围手术期优化凝血状态，对于减少急诊和计划术中血液需求至关重要[15]。教育输血处方医师了解适当的输血方案和可用的血液替代品如晶体液和胶体液，也有助于减少血液需求[5]。鉴于马拉维医院严格执行输血协议，其输血数量减少了 75%，这些创新干预措施的实施与严格的输血指南相结合，可能显著降低发展中国家对血液和血液制品的需求，且不会对死亡率产生负面影响[1]。

2.3　提高质量

提高可用血液和血液产品质量的主要策略有两个：献血前的检测和献血后减少病原体。血液制品监测的建议包括检测直接抗球蛋白和筛查 HIV、HBV、HCV、梅毒以及区域性病原体，如虫媒病毒、克氏锥虫和人类嗜 T 淋巴细胞病毒[1, 5, 18]。遗憾的是，与抗 HIV、抗 HCV 和乙型肝炎表面抗原检测相关的特异性、敏感性、易用性和成本各不相同[1]。例如，核酸检测的广泛使用在大多数发展中国家受到成本的限制[1, 11]。幸运的是，比核酸检测更具成本效益的两款抗 HIV 的 ELISA 试验正在研究中[1]。同样，埃及的数据表明，在保证特异性的情况下，核心抗原检测比 RNA 检测能够更有效地检测 HCV 的存在[18]。快速免疫化学检测继成功开发针对 HIV 的测试之后正在为其他传染性病原体进行开发[1]。这些检测的发展有可能通过减少对高技能员工和先进加工设备的需求来降低成本[1]。此外，研究人员正在考虑用抗疟药物对流行地区的受血者进行预防性治疗，而不是排除患有低度寄生虫病的献血者[1]。减少病原体指一系列干预措施，包括使用加热或酒精分馏来消除血浆产品中的病毒成分。减少病原体是可行的，但不能用于全血或包装的红细胞，此外还与后勤问题相关，如对复杂设备和熟练人员的成本和要求[19]。重要的是要注意，只要这些病毒的流行率仍然很高，即使在给定窗口期的情况下进行适当的测试，病毒传播的剩余风险也不会降低[1]。因此，尽管制定适当的筛查方案很重要，但解决抗逆转录病毒的治疗问题同样必不可少。

参考文献

1. Roberts DJ, Field S, Delaney M, Bates I. Problems and approaches for blood transfusion in the developing countries. Hematol Oncol Clin N Am. 2016;30:477–95.
2. Oladapo O, Adetoro O, Ekele B, Chama C, Etuk S, Aboyeji A, et al. When getting there is not enough: a nationwide cross-sectional study of 998 maternal deaths and 1451 near-misses in public tertiary hospitals in a low-income country. BJOG. 2016;124(6):928–38.
3. WHO. Model list of essential medicines. 21st ed. 2019.
4. Koistlnen J. Organization of blood transfusion services in developing countries. Vox Sang. 1994;67:247–9.
5. Gibbs WN, Corcoran P. Blood safety in developing countries. Vox Sang. 1994;67:377–81.
6. Abdel Jalil AA, Katzka DA, Castella DO. Approach to the patient with dysphagia. Am J Med. 2015;18(10):1138–42.
7. Jayaraman S, Chalabi Z, Perel P, Guerriero C, Roberts I. The risk of transfusion-transmitted infections in sub-Saharan Africa. Transfusion. 2010;50(2):433–42.
8. Custer B, Zou S, Glynn SA, Makani J, Tayou Tagny C, El Ekiaby M, et al. Addressing gaps in international blood availability and transfusion safety in low- and middle-income countries: a NHLBI workshop. Transfusion. NLM (Medline). 2018;58:1307–17.
9. Eichbaum Q, Murphy M, Liu Y, Kajja I, Hajjar LA, Sibinga CTS, et al. Patient blood management: an international perspective. Anesth Analg. 2016;123(6):1574–81.
10. Gani F, Cerullo M, Ejaz A, Gupta PB, Demario VM, Johnston FM, et al. Implementation of a blood management program at a tertiary care hospital. Ann Surg. 2019;269(6):1073–9.
11. Abdelrazik AM, Ezzat Ahmed GM. Priority needs and wisdom strategy for blood transfusion safety in developing low-resource countries. Transfus Apher Sci. 2016;54(1):147–9.
12. Sood R, Raykar N, Till B, Shah H, Roy N. Walking Blood Banks: An immediate solution to rural India's blood drought. Indian J Med Ethics. 2018;III(2):134–7.
13. Selvakumar S, Shahabudeen P, Paul RT. An analysis of re-configured blood transfusion network of urban India to improve the service level: a simulation approach. J Med Syst. 2019;43(2):28.
14. Faridi S, Ahmad A, Beg MA, Siddiqui F, Edhi MM, Khan M. Arranging blood for elective thyroid surgeries: dilemma continues in the developing world. BMC Res Notes. 2017;10(1):1–2.
15. Althoff FC, Neb H, Herrmann E, Trentino KM, Vernich L, Füllenbach C, et al. Multimodal patient blood management program based on a three-pillar strategy. Ann Surg. 2019;269(5):794–804.
16. Chhapola V, Sharma AG, Kanwal SK, Kumar V, Patra B. Neonatal exchange transfusions at a tertiary care centre in North India: an investigation of historical trends using change-point analysis and statistical process control. Int Health. 2018;10(6):451–6.
17. Olusanya BO, Iskander IF, Slusher TM, Wennberg RP. A decision-making tool for exchange transfusions in infants with severe hyperbilirubinemia in resource-limited settings. J Perinatol. 2016;36(5):338–41.
18. Abdelrazik AM, Abozaid HE, Montasser KA. Role of Hepatitis C Virus (HCV) core antigen in improving blood transfusion safety in high prevalence, resource limited countries, a step forward. Transfus Apher Sci. 2018;57(4):566–8.
19. Ware AD, Jacquot C, Tobian AAR, Gehrie EA, Ness PM, Bloch EM. Pathogen reduction and blood transfusion safety in Africa: strengths, limitations and challenges of implementation in low-resource settings. Vox Sang. 2018;113(1):3–12.

接受介入性疼痛管理的患者使用抗凝和抗血栓药物的注意事项和指南

47

Jordan S. Renschler，Amanda L. Granier，George M. Jeha，
John E. Scheinuk，Matthew E. Nungesser，Joshua M. Etienne，
Abigail P. Erwin，Chrissy Cherenfant，Uchenna Umeh，
Michael P. K. Webb，Erik M. Helander，Alan David Kaye
李秀娟　译　林福清　审校

1. 引言

越来越多的慢性疼痛通过介入性疼痛管理来治疗。这是一个新兴的专业，应用于患者疾病的诊断与治疗。大多数介入性疼痛治疗是经皮进行的。此外，区域麻醉和围手术期镇痛也是经皮给药的，所有这些都有出血风险[1]。患者本身也可能有出血的遗传风险，所以先天性或医源性抗凝都值得在介入治疗时额外注意。

止血功能改变使介入性疼痛管理和区域麻醉变得更为复杂。为了解决区域和神经阻滞术后出血和血肿的风险，美国区域麻醉学会（ASRA）发布了指南，并于 2018 年更新了指南[2]。重要的是，一些研究提出了相互矛盾的建议，指南试图调和，特别是在强效抗血栓药物使用越来越多的情况下。

介入性疼痛管理主要是对门诊患者实施的各种治疗[3]。尽管 ASRA 指南解决了许多重要风险，但它们并非适用于疼痛介入管理医生。为此，针对疼痛介入管理医生的文献和出血风险分层的总结不断发展和更新[1]。与其他治疗一样，在评估患者出血风险时，该治疗的益处必须大于所涉及的风险。最终，医生必须在评估和分析所涉及的风险和利益后，关于是否继续该治疗做出明智的决定。为此，医生必须了解凝血生理学，出血性疾病的病理生理机制，抗凝药药理学以及与个别手术相关的技术风险。

2. 凝血生理学

通常，出血和止血之间存在并保持一种平衡。为了保持这种平衡，活化剂、辅因子和抑制剂之间存在复杂的相互作用。整个止血过程包括了以下三个过程：（1）原发性止血，（2）继发性止血，（3）纤维蛋白溶解。

原发性止血形成的血栓比较薄弱，血小板在这个步骤中起关键作用[4]。血管内皮的针刺伤会导致血小板形成易碎的血栓来止血。内皮损伤期间，细胞外基质暴露，血小板会发生一系列变化：黏附，激活和聚集。这种导致血小板沉积的过程被称为原发性止血。

血小板衍生自骨髓巨核细胞的片段，周围包裹着一层对血管内皮的黏附过程至关重要的糖蛋白。内皮损伤后，会暴露出一种名为 von Willebrand 因子（vWF）的内皮下蛋白。血小板表达的糖蛋白Ⅰb 受体与暴露的 vWF 结合，从而促进血小板黏附至受损的内皮。糖蛋白Ⅰb 与 vWF 结合后，血小板活化，脱颗粒并改变形状。活化后，血小板表达糖蛋白Ⅱb/Ⅲa 受体，从而启动血小板聚集过程。血小板

表面的糖蛋白Ⅱb/Ⅲa受体与纤维蛋白原结合，从而允许其他血小板聚集并通过纤维蛋白原在Ⅱb/Ⅲa受体之间桥接。该过程受到严格的调节，周围完整的内皮细胞，局部抗凝剂和体液抑制因子可防止在血管损伤区域之外的不适当的血小板黏附。

凝血级联反应是继发性止血的驱动机制，继发性止血可以稳定原发性止血过程中形成的脆弱血小板血栓[4]。没有激活的凝血因子不断循环，直到通过暴露于组织因子或受损内皮而被激活。除了von Willebrand因子（由血小板 α 颗粒和内皮细胞形成）和Ⅷ因子（在内皮细胞中形成）外，所有凝血因子均以酶原形式在肝脏中合成。凝血因子的激活包括蛋白水解成活性酶。凝血因子的裂解是逐步进行的，每种凝血因子都会导致后续凝血因子的裂解和激活。最后一步是凝血酶将纤维蛋白原激活为纤维蛋白。纤维蛋白是不溶于水的，而纤维蛋白原活化前是水溶性的。纤维蛋白是加强原发性止血时形成的血小板血栓稳定的主要因素。纤维蛋白相互交联，然后加强已经稳定的血小板血栓，最终形成血凝块。

关于继发性止血的确切机制存在多种理论。大部分的主导理论都建立在内源性和外源性的凝血途径基础上。最近的研究提出了另一种机制，即“基于细胞”的途径。

继发性止血的内源性和外源性途径合并为一条共同途径，形成稳定的止血栓。仅在出现内皮损伤，暴露组织因子的情况下才激活外源性途径。组织因子的暴露导致Ⅶ因子活化为Ⅶa因子，从而启动凝血级联路径[5]。内源性途径不需要额外的活化成分，仅在血液内成分接触异物表面时被启动[5]。内源性途径和外源性途径均指向共同的途径，即Ⅹ因子与辅助因子Ⅴa活化为Ⅹa因子。Ⅹa因子随后将Ⅱ因子（凝血酶原）裂解为Ⅱa因子（凝血酶），后者将Ⅰ因子（纤维蛋白原）裂解为Ⅰa因子（纤维蛋白）。

基于细胞的凝血理论支持血栓形成的三个不同阶段：启动，放大和扩增阶段。该途径中的中心实体（即细胞）是血小板，认为其可为反应提供底物和物理靶点。组织因子（TF）是另一个关键组成部分。在启动阶段，载有TF的细胞与Ⅶ因子结合并激活它。然后，该复合物激活Ⅹ和Ⅸ因子，随后又激活Ⅴ和Ⅱ因子。在正常循环中，少量的Ⅱa在局部和体液抑制剂作用下会保持静止，但是在改变的循环状态中，则会进入放大阶段。在原发性止血中激活的血小板具有扩大的促凝表面，少量的凝血酶（Ⅱa）进而激活Ⅸa。Ⅸ和Ⅷa形成稳定的复合物。在扩增阶段，这种Ⅸ＋Ⅷ复合物很容易将Ⅹ活化为Ⅹa，即“Ⅹase”。随后，稳定的“Ⅹase”将多种前体因子水解为活性形式，主要产生更多的Ⅴa和Ⅱa。这被称为凝血酶爆发[6]。

凝血是受严格调控的，仅发生在受伤区域以控制出血，失调将导致严重后果，比如动脉和静脉血栓形成事件。有三种抑制途径可调节凝血过度：(1)抗凝血酶Ⅲ，(2)血栓调节蛋白，(3)组织因子抑制剂。抗凝血酶Ⅲ能抑制Ⅱa、Ⅸa、Ⅺa，尤其是Ⅹa因子。血栓调节蛋白通过结合凝血酶激活抗凝蛋白C和S，导致Ⅴa因子和Ⅷa因子发生蛋白水解。组织因子抑制剂利用负反馈来防止Ⅹ因子激活。纤溶系统还通过纤溶酶（纤溶酶原的激活形式）调节凝血。纤溶酶原被组织型纤溶酶原激活剂（tissue-type plasminogen activator，TPA）裂解为活化的纤溶酶。纤溶酶是一种蛋白水解酶，能够降解血纤蛋白、血纤蛋白原、Ⅴ因子、Ⅷ因子、凝血酶原和Ⅻ因子。由于TPA结合血栓激活纤溶酶原，因此蛋白水解仅限于局部血栓。

3. 凝血病理生理学

凝血级联反应病理性紊乱表现为出血性或血栓性疾病。出血性疾病可以是后天获得性的也可以是先天遗传性的。三种最常见的出血性遗传病是血管性血友病、血友病A和血友病B[7-8]。

大约每1000人中就有1人患有血管性血友病，这是最普遍的遗传性出血病[8]。它是由vWF在数量或质量上的缺陷引起的[7]。如上所述，vWF与内皮下成分和循环中的血小板结合，从而在原发性止血中发挥作用，通过在血小板和内皮下组织之间形成桥梁来介导血小板黏附。另外，vWF通过充当Ⅷ因子的载体蛋白并延长Ⅷ因子的半衰期而起到稳定Ⅷ因子的作用。血管性血友病患者，vWF的这两种功能均受损。血小板黏附性降低，凝血因子Ⅷ水平降低。遗传性血管性血友病是常染色体显性遗传疾病。主要症状包括淤青和黏膜出血，尤其是鼻出血和月经过多。在手术过程中，也可能会出现手术部位渗血时间延长。出血时间对诊断血管性血友病没有帮助。相反，使用血小板功能分析仪（PFA-100）评估闭合时间对诊断此病有价值[7]。治疗包括去氨加压素和Ⅷ因子替代疗法。由于存在“功能获得性”突变，因此在治疗前明确 vWD 的特定类型非常重要，以免药物治疗可能导致灾难性的血栓并发症。

A 型血友病是一种出血性疾病，由Ⅷ因子的缺陷引起，抑制Ⅹ因子激活，从而中断了内源性凝血途径。该疾病与Ⅹ染色体关联，因此主要影响男性。A 型血友病的血浆 vWF 浓度不变，但此病风险很高。此病引起的出血事件可能危及生命，尤其是颅内出血，死亡率高达 30%。活化部分凝血活酶时间（activated partial thromboplastin time，aPTT），是内源性凝血途径的评估指标，它的延长可用来诊断 A 型血友病。A 型血友病的凝血酶原时间和出血时间通常保持正常。疾病的严重程度取决于Ⅷ因子的血浆浓度，因此Ⅷ因子替代疗法是 A 型血友病治疗的重要组成部分[8]。Ⅷ因子替代疗法是一种选择，但外科手术或外伤性出血的普遍应用重组激活Ⅶ因子治疗，该因子被认为能够通过与组织因子和血小板表面的相互作用来发挥止血功能[8]。B 型血友病与 A 型血友病在临床上很难区分，B 型血友病缺乏Ⅸ因子。治疗方法也与 A 型血友病相似，只不过替代的是重组或血浆衍生的Ⅸ因子，而不是Ⅷ因子。

维生素 K 对几种凝血因子的功能至关重要。因此维生素 K 缺乏时会引起凝血功能障碍。营养不良，脂肪吸收不良，抗生素使用和肝脏疾病均可导致维生素 K 缺乏症[4]。肝酶微粒体羧化酶是将因子Ⅱ、Ⅶ、Ⅸ和Ⅹ转化为 γ- 羧化活性形式所必需的。微粒体羧化酶依赖于维生素 K，因此维生素 K 缺乏会降低这四个凝血因子的功能。缺乏维生素 K 的患者可能由于凝血功能受损而导致黑便、血尿、瘀斑和血肿[4]。在手术前，可以补充维生素 K 以防止出血并发症。

正常的肝功能对于凝血因子的产生至关重要。肝脏合成功能严重受损时可能通过多种方式损害凝血功能。肝功能不全时，血小板减少，血小板功能不全，凝血因子产生减少，凝血因子消耗增加和纤维蛋白溶解增加，进而发生止血紊乱。止血功能障碍随着肝病的进展而逐渐加重，所有阶段均存在出血的风险[8]。手术前筛查肝脏疾病可能会降低意外出血事件的风险。通过分析血红蛋白、PT、aPTT、血小板计数、血小板功能、纤维蛋白原水平和胆红素水平，可以进行风险分层。对于有出血风险的肝病患者，治疗方法包括补充维生素 K、新鲜冷冻血浆、血小板和冷沉淀。对于胆道疾病患者，仅补充维生素 K 就足够了[9]。

肾功能受损也可能导致止血功能不佳[10]。肾功能损害可能导致血小板、内皮下新陈代谢、血小板与血管相互作用的缺陷。肾功能受损（主要是通过减少药物的排泄）也可增强抗血小板药物和低分子量肝素的作用。对于肾衰竭患者，完整的凝血检查对患者安全至关重要。出血时间可以反映肾脏疾病引起的血小板功能障碍，而 PT 或 aPTT 升高可能提示凝血因子缺乏。恢复肾功能不全患者凝血功能平衡的方法，包括透析、纠正贫血、去氨加压素、冷沉淀、雌激素和避免使用抗血小板药物[10]。

4. 止血药理学：与介入医师的临床相关性

4.1 COX 抑制剂

直接环氧合酶（COX）抑制剂通过直接抑制 COX-2 和（或）COX-1 前列腺素途径起作用，可导致许多生理变化，影响凝血功能稳态并减少身体炎症反应[11]。使用非特异性 COX 抑制剂药可降低血栓素 A2 水平。该物质会触发血小板聚集、血管痉挛，并最终使血小板释放 5- 羟色胺[12]。阿司匹林是一种抑制 COX 的药物，可通过酶乙酰化来不可逆地抑制 COX-1 途径，从而破坏血栓素 A2。与这一机制相关的研究表明，提高前列环素 / 血栓素 A2 的比例，可以使血小板聚集减少，有助于减少血栓形成和凝血[13]。血栓形成的减少在理论上有增加患者出血的风险。但是这种情况很少见。小剂量的阿司匹林可以发挥抗血小板作用，持续 7 ～ 10 天，直到骨髓更新出新的血小板为止[14]。大剂量的 ASA 通过 COX-2 抑制前列环素（PGI2），来拮抗抗血小板机制。非甾体抗炎药还可以减少前列腺素的产生，从而减轻炎症反应并发挥镇痛作用[15]。

4.2 华法林

维生素 K 是合成 G1a 蛋白家族所必需的，G1a

蛋白家族包括正常凝血所需的四个凝血因子（Ⅱ、Ⅶ、Ⅸ、Ⅹ）[16]。这些凝血因子对于维持体内凝血平衡很重要，如果缺乏就可能导致危及生命的出血。华法林直接抑制凝血酶原和Ⅶ、Ⅸ和Ⅹ因子中谷氨酸残基的 γ-羧化作用，从而阻止维生素K环氧化物活化。这种抑制作用不是立即发生的，而是在活性因子消耗或重吸收之后才变得明显。华法林对凝血稳态的净效应取决于它所影响的每种凝血因子的半衰期，范围为6～8小时（Ⅶ）至50＋小时（Ⅱ）[17]。因此华法林在给药后3～5天产生最大的抗凝作用。矛盾的是，由于抑制了蛋白质C和S，使用华法林后会出现短暂的促凝作用。华法林的疗效在很大程度上取决于个体差异（年龄，性别，医疗状况，遗传学，饮食），并且在开始治疗时需要密切监测[18]。华法林的作用可以通过凝血酶原时间（prothrombin time，PT）和国际标准化比值（international normalized ration，INR）来监测。PT是监测外源性凝血途径和共同凝血途径的常用指标，可以反映纤维蛋白原和因子Ⅴ、Ⅶ、Ⅹ所介导的凝血时间。INR有助于监测PT，并将其与患者其他实验室指标联系起来，以更好地控制抗凝药的用量[19]。

4.3 糖蛋白受体拮抗剂

血小板聚集途径有一个共同的最终受体，称为糖蛋白Ⅱb/Ⅲa（glycoprotein Ⅱb/Ⅲa receptor，GPⅡb/Ⅲa）受体，如果被阻断或抑制，将导致可逆的血小板聚集抑制[20]。这种机制可影响凝血早期阶段以及血小板与受损血管表面的结合[21]。GPⅡb/Ⅲa受体抑制剂包括阿昔单抗、依替巴肽和替罗非班。阿昔单抗是人源单克隆抗体的Fab片段，可作为糖蛋白Ⅱb（GPⅡb）受体的拮抗剂。静脉给药时，它可以抑制接近80%的血小板聚集。依替巴肽阻断GPⅡb上的纤维蛋白原结合位点，导致血小板聚集下降50%～80%。替罗非班是一种非肽酪氨酸衍生物，可以模拟GPⅡB/Ⅲa受体的天然配体[21]。

4.4 噻吩吡啶抑制剂

这些抑制剂主要通过与P2Y12受体结合而起作用，P2Y12受体在给药2小时后不可逆地修饰并显著抑制ADP依赖性血小板凝集，并在6小时达到峰值[22]。使用该类药物后，血小板功能终生（7～10天）受影响。但是仅60%～70%的ADP受体对噻吩吡啶敏感。由于噻吩吡啶抑制剂是选择性的血小板受体抑制剂，因此被认为是相对安全的抗血小板药物。此类药物包括氯吡格雷（商品名Plavix）、普拉格雷（商品名Effient）和噻氯匹定（商品名Ticlid）。氯吡格雷常用于预防动脉粥样硬化或血管性疾病病史的患者的缺血性卒中、心肌梗死和血管性意外死亡[6]。

4.5 肝素

肝素是用于预防和（或）治疗血栓形成的最古老的药物之一[23]。肝素通过增加抗凝血酶Ⅲ的活性来抑制凝血酶、Ⅸa和Ⅹa因子。肝素使抗凝血酶Ⅲ暴露出其活性位点而发生构象变化，进而增加活性。高分子量肝素（high molecular weight heparin，HMWH）以其较高的分子量而著称，范围从5000～40 000 Da，故而无法被胃肠道吸收。通过静脉注射或皮下给药时，由于半衰期短只有1小时，因此在门诊使用受限。肝素通常用于住院治疗，以防止静脉血栓形成。肝素的有效性通过部分凝血活酶时间（PTT）来监测，但是与华法林不同的是，肝素使用时不需要密切监测。

4.6 低分子量肝素

低分子量肝素（low molecular weight heparins，LMWH）是从高分子量肝素中分离出来的，它们的分子量（大多数分子低于8000 Da）很低。低分子量肝素通过结合抗凝血酶而起作用，发生构象变化并增加了凝血酶抑制剂和Ⅹa因子的亲和力[24]。与高分子量肝素相比，低分子量肝素具有更高的生物利用度，更长的半衰期以及可能每天只给药一次。主要通过皮下给药[23]（表47.1）。

4.7 直接凝血酶抑制剂

肝素和维生素K拮抗剂是抗凝治疗中最常用的药物，而直接凝血酶抑制剂（direct thrombin

表 47.1　常用抗凝药比较

药物类别	药物	机制	作用	监测	不良反应
环氧合酶抑制剂（COX1/COX2）	**非甾体抗炎药、阿司匹林**	阻断环氧合酶 1/ 环氧合酶 2	抑制血栓素 A2（血液稀释）和炎症（前列腺素）		增加出血（COX1） 抑制免疫和炎症反应（COX2）
华法林		抑制凝血酶原和Ⅶ、Ⅸ和Ⅹ因子中谷氨酸残基的 γ- 羧化	抑制凝血	凝血酶原时间（PT） 国际标准化比值（INR）	生理性出血和（或）病理性出血概率增加 瘀斑 恶心呕吐
糖蛋白受体拮抗剂	**阿昔单抗（ReoPro）、依替巴肽（Integrilin）、替罗非班（Aggrasta）**	拮抗糖蛋白Ⅱb 受体	血小板聚集减少		增加出血 血小板减少
噻吩吡啶抑制剂	**氯吡格雷（Plavix）、普拉格雷（Effient）、噻氯匹定（Ticlid）**	与 P2Y12 结合，导致 ADP 依赖性的血小板聚集减少	凝固能力降低		增加出血 恶心呕吐 血栓形成 血小板减少性紫癜
肝素	**高分子肝素**	增加抗凝血酶Ⅲ活性	抑制凝血酶、Ⅸa、Ⅹa，从而减少血栓	部分凝血活酶时间（PTT）	增加出血 肝素诱导的血小板减少（HIT） 骨质疏松 注射部位反应
低分子肝素		结合抗凝血酶	抑制凝血酶和Ⅹa 因子，从而减少血栓	部分凝血活酶时间（PTT）	增加出血 注射部位反应 HIT（比肝素少见）

inhibitors，DTIs）在抗凝治疗中也发挥越来越重要的作用。DTIs 通过使游离凝血酶和已经与血纤蛋白结合的凝血酶失活来发挥作用。这种失活是通过结合凝血酶的活性位点和（或）外结合位点（exosites）引起的。直接凝血酶抑制剂试验者合作小组在对患者个体数据的 meta 分析中，回顾了 DTIs 在急性冠脉综合征管理中的作用。与肝素相比，DTIs 组在治疗结束时和治疗 30 天时，死亡和心肌梗死的发生率均降低[25]。

DTIs 可以是单价或二价抑制剂。单价抑制剂，例如阿加曲班和达比加群酯，通过与凝血酶的活性位点结合而起作用。二价抑制剂，例如水蛭素衍生物地西卢定、来匹卢定（重组水蛭素）、比伐卢定，通过凝血酶的一个外结合位点与其活性位点结合而起作用。

阿加曲班可逆地与凝血酶的活性位点结合，从而抑制凝血酶激活多种凝血因子的能力。重要的是，阿加曲班在肝素诱导的血小板减少症（heparin-induced thrombocytopenia，HIT）中起着重要作用，当使用肝素有禁忌时，它被用来替代肝素进行抗凝。这可以用于启动体外循环时的全身抗凝治疗。与历史对照组相比，阿加曲班抗凝药可改善 HIT 患者的临床结局，而不会增加出血风险[26]。达比加群酯是另一种单价 DTIs，可替代华法林用于急性静脉血栓栓塞和房颤患者卒中的预防。与所有抗凝治疗一样，出血风险也会相应增加。基于这些理由，尤其是在广泛使用的逆转剂——艾达司珠单抗（idarucizumab）出现之前，达比加群酯在房颤中的效用受到了质疑。与华法林相比，达比加群酯应用 150 mg 剂量可以降低卒中和全身性栓塞的发生率，但大出血的发生率相似[27]。水蛭素衍生物地西卢定、来匹卢定和比伐卢定都是肝素的替代物。与历史对照相比，来匹卢定治疗 HIT 并发血栓形成时可减少血栓事件（相对危险度降低，0.63 ～ 0.78）[28]（表 47.2）。

4.8　Ⅹa 因子抑制剂

直接抑制Ⅹa 因子的药物是抑制凝血级联反应的现代典型药物。它们已广泛用于治疗肺栓塞、深静

表 47.2 直接凝血酶抑制剂

参数	来匹卢定	阿加曲班	达比加群酯
类别	二价	单价	单价
适应证	HIT 的抗凝	HIT 的抗凝	预防脑卒中
给药途径	胃肠外给药	胃肠外给药	口服
达到峰值浓度时间	2 ～ 3 h	2 ～ 4 h	1.5 ～ 2 h
清除部位	肾	肝	肾

脉血栓形成和房颤引起的栓塞性卒中患者。这些药物可用于临床治疗，因为它们可以以固定剂量给药而无需常规凝血监测。患者对Xa 因子抑制剂耐受性良好，据报道该药物最常见的不良事件是出血。Xa 因子抑制剂的黑匣子警告：停止治疗后卒中风险增加，硬膜外或脊髓血肿风险增加。没有针对Xa 因子抑制剂的特异性逆转剂，但新药 andexanet 很有前途。andexanet 是一种生物重组Xa 因子，它作为竞争性受体，在服用后几分钟内和输注过程中，逆转了老年健康志愿者应用阿哌沙班和利伐沙班的抗凝活性，且没有出现临床毒副作用的证据[29]。

5. 区域麻醉的出血并发症和风险

椎管穿刺的风险极少，但可能对患者造成毁灭性的后果，尤其是出血并发症要引起重视[30]。对于有出血性疾病的患者和（或）服用抗凝药物的患者尤其如此，因为这会增加潜在的出血风险。在开始操作之前，医生必须权衡这类患者的风险和收益，以减少发病率和死亡率。

椎管穿刺的风险因素包括目标结构的位置、针头的大小以及穿刺尝试的次数。穿刺损伤可能产生较小的后果如硬膜穿刺后的头痛，也可以产生严重的后果如椎管内血肿[31]。穿刺损伤将椎管内血肿的可能性增加了 11 倍[32]。年龄、性别、BMI 和脊髓缺损是穿刺并发症的风险因素。例如，没有脊椎畸形的患者比有脊椎畸形的患者，一次成功穿刺率高 2.6 倍[33]。术前评估影响患者成功穿刺的风险因素，可以帮助减少多次穿刺相关并发症的发生率。

椎管内血肿会导致神经功能的永久丧失，而使用抗凝药物会增加穿刺损伤所致血肿的发生率。接受抗凝治疗的患者，硬膜外血肿的发生率约为 33/100 000（硬膜外麻醉）和 1/100 000（蛛网膜下腔阻滞）。远高于未接受抗凝治疗的患者，硬膜外血肿的发生率约为 1/150 000（硬膜外麻醉）和 1/220 000（蛛网膜下腔阻滞）[34]。

使用抗凝药物（如肝素和华法林）的患者，在进行椎管内麻醉和硬膜外导管拔除时都必须选择适当的时机。在椎管内穿刺引起椎管血肿的药物相关因素分析中发现，160 例椎管血肿病例中，31% 涉及低分子量肝素的使用，24% 涉及普通肝素的使用，还有 11 例涉及华法林的使用[35]。FDA 重点报道了 30 例使用低分子量肝素后出现硬膜外或脊髓血肿的病例[36]。自 1998 年以来，通过 MedWatch 系统报告了 2 例术前使用华法林，在进行椎管内阻滞后出现了脊髓血肿的病例[37]。

医生还应意识到，有内科疾病的患者进行椎管内穿刺时出血风险会增加。肝衰竭可能引起血小板减少和其他正常凝血生理的改变[38]。在 166 例脊髓血肿的报告中，有 4 例与肝病有关，有 10 例与肾功能不全有关[35]。

抗血栓药物通过干扰凝血级联反应来减少血栓形成。这会导致出血增加，因此医生可以在疼痛治疗操作之前停止使用该药物以降低出血的风险。但是，医生也必须考虑停药引起的潜在血栓并发症，特别是对于那些有冠状动脉或脑血管疾病病史的患者[35]。一项对疼痛介入医生进行的在线调查显示，在很多情况下，进行疼痛治疗之前已停用了抗凝药物。根据调查，疼痛介入操作前停用抗凝药情况如下：97% 氯吡格雷；96% 噻氯匹定；95% 替罗非班；93% 西洛他唑；85% 双嘧达莫；60% 阿司匹林 350 mg；39% 阿司匹林 81 mg；39% 的其他非甾体抗炎药。有一项评估表明，在疼痛处理过程中，由血栓形成引起的并发症比出血引起的并发症更为严重，前者发生率是后者的 3 倍[1]。这些信息让从业者可以停下来思考并仔细权衡停止有医疗指征的抗凝治疗的利弊。了解患者使用抗凝剂的原因可以帮助医生提高临床操作的安全性，同时也应该谨慎地咨询患者的处方医生是否可以停用抗凝剂。

医生必须在疼痛治疗操作之前、之中和之后考虑改变抗凝药物方案的相关风险，以确保患者的安全。例如，包括阿司匹林在内的非甾体抗炎药在椎管穿刺中几乎没有引起脊髓血肿的风险[32, 39]。因此，停用小剂量阿司匹林可能会增加血栓形成的风险，但对出血的风险没有影响。而且只有单独服用阿司匹林时才如此。与其他抗凝药物、SSRIs 和（或）鱼油等补充剂一起使用时会增加血肿的风险[30]。例如，阿司匹林与抗凝药物肝素联用时，椎管内穿刺发生血肿的风险增加了 26 级[32]。

6. 建议与安全

在接受介入治疗的患者中，抗凝治疗的管理需要考虑以下几个因素，主要是在继续抗凝治疗相关的出血风险、抗凝的医学适应证以及中止治疗相关的血栓栓塞风险之间寻求平衡[40-42]。虽然通常需要停用抗凝以最大限度地减少术后出血的风险，但围手术期停用、继续和重新开始抗凝治疗都有相关的风险[40-42]。在临床实践中，尽管很少有证据表明继续抗凝会有明显的出血风险，而且指导临床实践的证据也有限，但接受抗凝治疗的患者在进行介入治疗之前通常还是会停药[40, 43-46]。实际上在干预前 10 天就停药和不加选择地使用桥接疗法存在很大风险[40, 46]。在这些使用抗凝药物的患者中，最近的研究表明将预期的手术操作进行分层为低风险（每年＜ 4%）、中风险（每年 4 ～ 10%）和高风险（每年＞ 10%）并根据患者特定的风险因素进行调整是有益的[40, 46]。其他注意事项包括评估桥接治疗的必要性、患者的合并症以及所使用特定抗凝剂的药物特性[41, 46-47]。

7. 血栓栓塞风险的估计

抗凝治疗的三个最常见的适应证是心房颤动、近期的血栓栓塞病史和安装人工心脏瓣膜[41, 46-49]。CHA2DS2-VASc 评分是一种风险分层系统，用于预测非瓣膜性心房颤动患者卒中和血栓栓塞的未来风险（尽管围手术期未经过前瞻性验证），可能有助于评估接受外科手术的患者的相对血栓栓塞风险，以及评估是否需要桥接疗法。CHA2DS2-VASc 评分计分法：充血性心力衰竭、高血压、年龄 65 ～ 74 岁、糖尿病病史、血管疾病病史和性别女性分别计 1 分。对于年龄大于或等于 75 岁和（或）卒中、短暂性脑缺血发作或静脉血栓栓塞的既往疾史，计 2 分。年龄小于 65 岁和性别男性，计 0 分。分数 0 ～ 2 分被认为是血栓栓塞的低风险；3 ～ 4 分被认为是中等风险；得分＞ 4 分被认为是高风险[46-47, 50]。就血栓栓塞而言，事件发生后 6 个月内血栓栓塞的风险最高。人工心脏瓣膜是体内的非自身组织，可能非上皮化或不完全上皮化。更换二尖瓣和较老一代的二尖瓣（球笼瓣 / 倾斜碟瓣）发生栓塞现象的风险最高。根据患者因素，现代的双叶假体在主动脉位置可评估为中等风险或低风险。

8. 严重出血的风险分层

影响严重出血并发症的可能性有几个因素，包括外科手术 / 介入操作的类型、目标区域的解剖结构、诸如患者年龄和肥胖症等个体因素[40, 47]。有充分的证据将操作分为严重出血的低风险、中风险和高风险操作。这通常与操作的可精简性及入路有关。如果对高风险的患者进行低风险或中风险的手术，则应分别将这些患者视为中风险或高风险。导致高风险的因素包括高龄、出血倾向、联用其他抗凝剂或抗血小板药、存在晚期肝病或肝硬化以及存在肾脏疾病[40, 47]。术前何时停用抗凝药以及术后何时恢复治疗，需考虑操作和患者风险类别以及所用抗凝剂类型的影响。在这方面，还应注意，许多草药和过量药物可能会干扰凝血级联反应，并具有累加和（或）协同作用。其中一些药物的半衰期相对较短，作用仅持续数天。但是，美国麻醉学会建议停用这些药物 2 至 3 周，以确保不会产生任何明显的影响，因为这些药物的半衰期许多是未知的，并且制备方法也有很大差异。

下面概述了基于潜在出血风险的几种椎管穿刺的风险分层[40]：

低风险操作：

- 痛点和肌内注射
- 周围关节
- 周围神经阻滞
- 骶髂关节和韧带注射以及神经阻滞
- 骶管注射
- 神经节阻滞

中风险操作：

- 小关节介入治疗
- 经 L4、L5 或 S1 椎间孔入路硬膜外注射
- 腰椎椎间盘手术
- 腹下神经丛阻滞
- 腰交感神经阻滞
- 外周神经刺激器测试和植入
- 囊袋翻修，植入式脉冲发生器 / 鞘内泵更换
- 经皮马尾神经粘连松解术
- L4 以下经皮腰椎椎间盘减压
- 椎间棘突修复
- 腰椎椎间盘造影
- L5 ～ S1 椎板间入路硬膜外注射

高风险操作：

- 颈椎、胸椎和高位腰椎（L4 ～ L5 以上）椎板间入路硬膜外穿刺
- 颈椎、胸椎和 L3 以上腰椎经椎间孔硬膜外注射
- 脊髓刺激器测试和植入
- 经椎板间或椎间孔入路粘连松解术
- L4/L5 以上的节段经皮椎间盘减压术
- 星状神经节，胸、内脏或腹腔交感神经丛阻滞
- 胸椎和颈椎椎间盘手术
- 颈椎、胸椎和腰椎的椎体强化术（L4 以上）
- 鞘内导管和泵植入术
- 棘突间撑开装置植入术

腹部疝气修补、腋窝淋巴结清扫、胆囊切除术被认为是发生严重出血的低风险手术。眼后房手术、血管外科手术、普外科手术、前列腺切除术和息肉切除术被认为是有严重出血的高风险手术[47]。

9. 桥接疗法

仅在血栓栓塞风险很高的患者中，才建议在手术之前或之后桥接肝素或其他抗凝药物。这可能包括近期发生缺血性卒中或脑血管意外，置换过二尖瓣或老旧的机械心脏瓣膜，以及 CHA2DS2-VASc 评分≥ 5 分的患者[46-47]。然而对于大多数患者来说，桥接疗法导致抗凝方案复杂、出血增多、住院时间延长、合并症严重，同时在预防血栓栓塞方面无显著差异[40, 46, 48]。就桥接抗凝的实用性应进行多学科会诊，若抗凝引起重大并发症的风险很小，通常不需要桥接治疗。

10. 其他注意事项

抗凝药停用时间的指导原则取决于药物的性质。例如，由于需要重新合成凝血因子，必须在Ⅹa 因子抑制剂停药之前停用维生素 K 拮抗剂。在围手术期管理或围手术期抗凝药停药中也必须考虑患者的年龄、体重、肝功能、肾功能和其他合并症的情况[40, 46-47]。

如果认为一项介入操作可能有中度到重度出血风险，则应提前停用大多数抗凝药物，以最大程度地减少出血事件的风险。当然由于药理特性的差异，不同种类的抗凝药在停用时间和方法上都有不同的建议。ASRA 和 ASIPP 基于广泛文献综述的基础，发表了关于抗凝药物处理的建议[40]。根据低、中、高风险的疼痛介入治疗技术差异，总结了针对不同药物和操作类型的管理指南。

10.1 华法林

建议根据患者的 INR 停用华法林。ASIPP 和 ASRA 认为，INR ＜ 3 时，出血风险低的疼痛治疗可以安全地进行。对于中–高风险的疼痛治疗，ASRA 建议 INR 正常时可进行，而 ASIPP 则认为 INR ≤ 1.5 时才可以进行。对于血栓栓塞事件风险高的患者，考虑使用低分子量肝素桥接[39, 50]。

10.2 非甾体抗炎药 / 阿司匹林

对于每天服用阿司匹林的患者，应仔细权衡出血和凝血的风险，决定是否停止或继续治疗。服用阿司匹林进行一级预防的患者可以毫不犹豫地停药。

ASRA 建议在中低风险介入治疗前 4 天和在高风险介入治疗前 6 天，大剂量和小剂量的阿司匹林治疗的患者均需停药。ASIPP 建议，中低风险的介入治疗，医师酌情决定是否停用阿司匹林或提前 3 天停药，但对于高风险的介入治疗，建议提前 5 天停药[39]。

关于脊柱手术是否需要停用 NSAIDs 的证据很有限。ASRA 和 ASIPP 的共识是 NSAIDs 不提供保护作用。然而由于停用 NSAIDs，患者可能会主诉因停用消炎镇痛药而疼痛难忍。ASRA 建议在手术前 1 ～ 10 天停用 NSAIDs，如吡罗昔康等药物应在术前 10 天停用，而布洛芬和双氯芬酸可持续使用至术前 1 天。几乎没有证据表明使用非甾体抗炎药会引起重大出血风险，临床医生可能会选择围手术期继续使用这些药物，以减轻患者的痛苦。ASIPP 建议，无论治疗操作的风险分层如何，都可以继续使用 NSAIDs，或按照 ASRA 指南的规定，在术前 1 ～ 10 天停用 NSAIDs[40]。

10.3　ADP 受体抑制剂

ADP 受体抑制剂（如氯吡格雷和替卡格雷）可阻断血小板的聚集。对于低风险的脊柱介入治疗，ASIPP 和 ASRA 均指出患者可以安全地继续使用这类药物。对于中风险的介入治疗，ASIPP 建议经治医生根据药物的药效学和药代动力学来决定是否继续使用这些药物或停药 3 ～ 7 天。ASRA 建议在中风险的介入治疗之前停药 7 ～ 10 天。ASRA 和 ASIPP 均建议在高危脊柱疼痛介入治疗之前停用这些药物 3 ～ 10 天，这同样取决于药物的特性[40，51]。

10.4　GP Ⅱ b/Ⅲ a 抑制剂

阿昔单抗、依替巴肽和替罗非班是 GP Ⅱ b/Ⅲ a 抑制剂，可阻止血小板聚集。由于很少或根本没有证据表明在低风险分层的疼痛介入性治疗中继续使用这些药物会增加出血，所以 ASIP 和 ASRA 均表示这些药物可以继续使用。对于中度至高度风险的介入性脊柱手术，ASIPP 建议在介入治疗前停用阿昔单抗 1 ～ 2 天，并停用依替巴肽和替罗非班 8 小时，而 ASRA 建议在介入治疗前 2 ～ 5 天停用阿昔单抗，介入治疗前 8 ～ 24 小时停用依替巴肽和替罗非班[40]。

10.5　磷酸二酯酶抑制剂

西洛他唑和潘生丁通过抑制磷酸二酯酶可逆地抑制血小板聚集。双嘧达莫与阿司匹林的合剂 Aggrenox 也是磷酸二酯酶抑制剂。对于低风险或中风险的疼痛介入治疗，ASRA 和 ASIPP 均指出，除 Aggrenox 外，这些药物均可继续使用。由于阿司匹林成分的原因，ASRA 建议这类药物术前停药 4 天，这与对阿司匹林的建议相符。根据 ASIPP 规定，应在高风险介入治疗之前 5 天停用 Aggrenox。根据 ASRA 的规定，应在高风险介入治疗之前 6 天停用 Aggrenox。对于仅接受西洛他唑或双嘧达莫的高危介入治疗患者，ASIPP 指出可以继续用药或停药 2 天，而 ASRA 则建议停药 2 天[40]。

10.6　肝素 / 低分子量肝素

肝素和低分子量肝素经常在术前被用于桥接其他抗凝剂。ASRA 和 ASIPP 均建议在脊柱疼痛手术中使用这些药物。对于静脉注射使用的肝素治疗，无论手术风险分层如何，均应在介入治疗前 4 小时停用。对于皮下注射的肝素治疗，应在介入治疗前 8 ～ 10 小时停药。对于低分子量肝素，ASRA 和 ASIPP 建议在任何介入性脊柱手术之前停用 24 小时[40，52]。

10.7　直接凝血酶抑制剂（达比加群酯）

直接凝血酶抑制剂（如达比加群酯）可以直接抑制凝血酶将纤维蛋白原转化为纤维蛋白的能力。在进行脊柱疼痛介入手术之前，必须密切注意患者的肾功能以决定如何停药[52-53]。对于低风险的介入治疗，ASRA 和 ASIPP 均建议达比加群酯可以继续使用或停药 2 天。对于中风险和高风险的介入治疗，ASRA 和 ASIPP 建议肾功能正常的患者停药 4 ～ 5 天，肾功能受损的患者停药 6 天[40]。

11. 小结

凝血相关的药典内容广泛。这是一个广阔且不断扩展的医学领域，对于任何医师来说，药效学和药代动力学知识都是必不可少的。医生的责任是在进行椎管内穿刺时要仔细权衡出血和发生血栓的风险。出血风险评分可以使医生快速有效地决定是否可以进行椎管内穿刺。评估内容包括了解手术的技术风险，以及出血风险较高患者可能发生的并发症[30]。椎管内穿刺的绝对风险无法避免，但可以遵循指南来降低风险。像美国区域麻醉学会提出的那样，风险评分使医生能够有效地评估风险，以确保患者接受最有效的治疗，而将后遗症的风险降至最低[30]。最后，草药、非处方药、鱼油和许多其他药物会干扰凝血级联反应，并产生累加和（或）协同抗凝作用。从而增加出血和严重并发症的风险。

参考文献

1. Manchikanti L, Falco FJE, Benyamin RM, Caraway DL, Kaye AD, Helm S, et al. Assessment of bleeding risk of interventional techniques: a best evidence synthesis of practice patterns and perioperative management of anticoagulant and antithrombotic therapy. Pain Physician. 2013;16:SE261–318.
2. Horlocker TT, Wedel DJ, Rowlingson JC, Enneking FK. Executive summary: regional anesthesia in the patient receiving antithrombotic or thrombolytic therapy. Reg Anesth Pain Med. 2010;35(1):102–5.
3. Manchikanti L, Abdi S, Atluri S, Benyamin RM, Boswell MV, Buenaventura RM, et al. An update of comprehensive evidence-based guidelines for interventional techniques in chronic spinal pain. Part II: guidance and recommendations. Pain Phys. United States. 2013;16:S49–283.
4. Meisenberg G, Simmons W. Hemostasis and Thrombosis. Principles of medical biochemistry. Saunders. 29th April 2011:p.608.
5. Smith SA, Travers RJ, Morrissey JH. How it all starts: Initiation of the clotting cascade. Crit Rev Biochem Mol Biol. 2015;50:326–36.
6. Bahuleyan B. Hemostasis: a cell based model journal of physiology and pharmacology advances. J Phys Pharm Adv [Internet]. 2019;2015:638–42. Available from: www.grjournals.com.
7. Sadler JE, Budde U, Eikenboom JCJ, Favaloro EJ, Hill FGH, Holmberg L, et al. Update on the pathophysiology and classification of von Willebrand disease: a report of the Subcommittee on von Willebrand Factor. J Thromb Haemost. John Wiley & Sons, Ltd (10.1111). 2006;4:2103–14.
8. Mannucci PM, Tuddenham EGD. The Hemophilias — from royal genes to gene therapy. N Engl J Med. Massachusetts Medical Society. 2001;344:1773–9.
9. Sallah S, Bobzien W. Bleeding problems in patients with liver disease. Postgrad Med. Taylor & Francis. 1999;106:187–95.
10. Weigert AL, Schafer AI. Uremic bleeding: pathogenesis and therapy. Am J Med Sci. 1998;316:94–104.
11. Hawkey CJ. COX-1 and COX-2 inhibitors. Best Pract Res Clin Gastroenterol. 2001;15:801.
12. Hamberg M, Svensson J, Samuelsson B. Thromboxanes: a new group of biologically active compounds derived from prostaglandin endoperoxides. Nutr Rev. 2009;44:208.
13. Bates SM, Greer A, Middeldorp S, Veenstra DL, Prabulos AM, Vandvik PO. VTE, thrombophilia, antithrombotic therapy, and pregnancy – antithrombotic therapy and prevention of thrombosis, 9th ed: American College of Chest Physicians evidence-based clinical practice guidelines. Chest. 2012;141(2 Suppl):e691S–736S.
14. Patrono C, García Rodríguez LA, Landolfi R, Baigent C. Low-dose aspirin for the prevention of Atherothrombosis. N Engl J Med. 2005;353:2373.
15. Vane JR, Botting RM. Anti-inflammatory drugs and their mechanism of action. Inflamm Res. 1998;47:78.
16. Vermeer C, Vitamin K. The effect on health beyond coagulation – an overview. Food Nutr Res. 2012;56:5329.
17. Appadu B, Barber K. Drugs affecting coagulation. Anaesth Intensive Care Med. 2018;19:656.
18. DeLoughery TG. Warfarin. Hemostasis and Thrombosis. 3rd ed. Springer International Publishing. 2015:3. https://doi.org/10.1007/978-3-319-09312-3
19. Hirsh J, Dalen JE, Anderson DR, Poller L, Bussey H, Ansell J, et al. Oral anticoagulants: mechanism of action, clinical effectiveness, and optimal therapeutic range. Chest. 2001;119:8S.
20. Cook NS, Kottirsch G, Zerwes HG. Platelet glycoprotein IIb/IIIa antagonists. Drugs Future. 1994.
21. Stangl PA, Lewis S. Review of currently available GP IIb/IIIa inhibitors and their role in peripheral vascular interventions. Semin Intervent Radiol. 2010;27:412.
22. Ibanez B, Vilahur G, Badimon JJ. Pharmacology of thienopyridines: rationale for dual pathway inhibition. Eur Hear J Suppl. 2006;8:G3–9.
23. Gray E, Mulloy B, Barrowcliffe TW. Heparin and low-molecular-weight heparin. Thromb Haemost. 2008;99(5):807–18. https://doi.org/10.1160/TH08-01-0032.
24. Bussey H, Francis JL. Heparin overview and issues. Pharmacotherapy. 2004;24:103S.
25. Di Nisio M, Middeldorp S, Büller HR. Direct thrombin inhibitors. N Engl J Med. 2005;353(10):1028–40.
26. Lewis BE, Wallis DE, Berkowitz SD, Matthai WH, Fareed J, Walenga JM, et al. Argatroban anticoagulant therapy in patients with heparin-induced thrombocytopenia. Circulation. 2001;103:1838.
27. Larsen TB, Rasmussen LH, Skjøth F, Due KM, Callréus T, Rosenzweig M, et al. Efficacy and safety of dabigatran etexilate and warfarin in "real-world" patients with atrial fibrillation: A prospective nationwide cohort study. J Am Coll Cardiol. 2013;61:2264.
28. Schulman S, Beyth RJ, Kearon C, Levine MN. Hemorrhagic complications of anticoagulant and thrombolytic treatment: American College of Chest Physicians evidence-based clinical practice guidelines (8th edition). Chest. American College of Chest Physicians. 2008;133:257S–98S.
29. Siegal DM, Curnutte JT, Connolly SJ, Lu G, Conley PB, Wiens BL, et al. Andexanet Alfa for the reversal of factor Xa inhibitor activity. N Engl J Med. 2015;373:2413–24.
30. Shah R, Kaye AD, Kaye A, Tsai JY. Anticoagulation and regional anesthesia concerns. Essentials Reg Anesth. 2012;
31. Allen DJ, Chae-Kim SH, Trousdale DM. Risks and complications of Neuraxial Anesthesia and the use of anticoagulation in the surgical patient. Baylor Univ Med Cent Proc. 2002;15:369.
32. Stafford-Smith M. Impaired haemostasis and regional anaesthesia. Can J Anaesth. 1996;43:R129–41.
33. Ružman T, Gulam D, Drenjančević IH, Venžera-Azenić D, Ružman N, Burazin J. Factors associated with difficult neuraxial blockade. Local Reg Anesth. 2014;7:47–52.
34. Claerhout AJ, Johnson M, Radtke JD, Zaglaniczny KL. AANA journal course: update for nurse anesthetists. Anticoagulation and spinal and epidural anesthesia. AANA J. 2004;72(3):225–31.
35. Kaye AD, Manchikanti L, Novitch MB, Mungrue IN, Anwar M, Jones MR, et al. Responsible, safe, and effective use of antithrom-

botics and anticoagulants in patients undergoing interventional techniques: American Society of Interventional Pain Physicians (ASIPP) guidelines. Pain Physician. 2019;22:S1–74.
36. Lumpkin MM. FDA public health advisory. Anesthesiology. 1998;88:27A–8A.
37. Horlocker TT, Wedel DJ, Rowlingson JC, Enneking FK, Kopp SL, Benzon HT, et al. Regional anesthesia in the patient receiving antithrombotic or thrombolytic therapy: American Society of Regional Anesthesia and Pain Medicine Evidence-Based Guidelines (Third Edition). Reg Anesth Pain Med. 2010;35:64–101.
38. Harrop-Griffiths W, Cook T, Gill H, Hill D, Ingram M, Makris M, et al. Regional anaesthesia and patients with abnormalities of coagulation: the Association of Anaesthetists of Great Britain & Ireland the Obstetric Anaesthetists' Association Regional Anaesthesia UK. Anaesthesia. 2013;68(9):966–72.
39. Vela Vásquez RS, Peláez Romero R. Aspirin and spinal haematoma after neuraxial anaesthesia: Myth or reality? Br J Anaesth. 2015;115:688.
40. Kaye AD, Manchikanti L, Novitch MB, Mungrue IN, Anwar M, Jones MR, et al. Responsible, safe, and effective use of antithrombotics and anticoagulants in patients undergoing interventional techniques: American Society of Interventional Pain Physicians (ASIPP) Guidelines. Pain Physician. 2019;22(1S):S75–S128.
41. Moesker MJ, De Groot JF, Damen NL, Huisman MV, De Bruijne MC, Wagner C. How reliable is perioperative anticoagulant management ? Determining guideline compliance and practice variation by a retrospective patient record review. BMJ Open. 2019;9(7):e029879. https://doi.org/10.1136/bmjopen-2019-029879 PMID: 31320357 PMCID: PMC6661608.
42. Arthroplasty A, Barlow BT, Hannon MT, Waldron JE. Preoperative management of abstract. 2019;00:1–9.
43. Horlocker TT, Wedel DJ, Rowlingson JC, Enneking FK, Kopp SL, Benzon HT, Brown DL, Heit JA, Mulroy MF, Rosen- quist RW, Tryba M, Yuan CS. Regional anesthesia in the patient receiving antithrombotic or thrombolytic therapy: American Society of Regional Anesthesia and Pain Medicine Evidence-Based Guidelines (Fourth Edition). Reg Anesth Pain Med. 2018;43(3):263–309.
44. Horlocker TT, Bajwa ZH, Ashraf Z, Khan S, Wilson JL, Sami N, Peeters-Asdourian C, Powers CA, Schroeder DR, Decker PA, Warfield CA. Risk assessment of hemorrhagic complications associated with nonsteroidal antiinflammatory medications in ambulatory pain clinic patients undergoing epidural steroid injection. Anesth Analg. 2002;95(6):1691–7.
45. Horlocker TT, Wedel DJ, Schroeder DR, Rose SH, Elliott BA, McGregor DG, Wong GY. Preoperative antiplatelet therapy does not increase the risk of spinal hematoma associated with regional anesthesia. Anesth Analg. 1995;80:303–9.
46. Rechenmacher SJ, Fang JC. Bridging anticoagulation. J Am Coll Cardiol. Elsevier Inc. 2015;66:1392–403.
47. Patel RB, Tassiopoulos AK. Anticoagulants and surgery: so many agents, so many taking them. Adv Surg. Elsevier Inc. 2019;53:235–51.
48. Shaw JR, Woodfine JD, Douketis J, Schulman S, Carrier M. Perioperative interruption of direct oral anticoagulants in patients with atrial fibrillation: a systematic review and meta-analysis. Res Pract Thromb Haemost. 2018;2(2):282–90.
49. Haas E, Onel E, Miller H, Ragupathi M, White PF. A double-blind, randomized, active-controlled study for post-hemorrhoidectomy pain management with liposome bupivacaine, a novel local analgesic formulation. Am Surg. 2012;78(5):574–81.
50. Coppens M, Eikelboom JW, Hart RG, Yusuf S, Lip GYH, Dorian P, et al. The CHA2DS2 -VASc score identifies those patients with atrial fibrillation and a CHADS 2 score of 1 who are unlikely to benefit from oral anticoagulant therapy. Eur Heart J. 2013;34:170–6.
51. Douketis JD, Spyropoulos AC, Spencer FA, Mayr M, Jaffer AK, Eckman MH, et al. Perioperative management of antithrombotic therapy. Antithrombotic therapy and prevention of thrombosis, 9th ed: American College of Chest Physicians evidence-based clinical practice guidelines. Chest. 2012;141(2 Suppl):e326S–50S.
52. Spyropoulos AC, Douketis JD. How I treat anticoagulated patients undergoing an elective procedure or surgery. Blood. 2012;120(15):2954–62.
53. Stangier J, Rathgen K, Sthle H, Mazur D. Influence of renal impairment on the pharmacokinetics and pharmacodynamics of oral dabigatran etexilate: an open-label, parallel-group, single-centre study. Clin Pharmacokinet. 2010;49(4):259–68.

红细胞的储存损伤：生物学与随机对照试验的争论 48

Lauren Smajdor，Bruce D. Spiess
胡涵　译　易雯婧　邓小明　审校

1. 引言

自20世纪初发现ABO组织相容性抗原以来，输血（blood transfusion）一直是现代医学的重要基础[1-2]。如今，在美国及大多数发达国家，输注库存血液是临床首要的治疗方法。在第一次与第二次世界大战前以及战争期间，随着冷藏技术和抗凝血方法的改进，血液库存得到不断的发展（从未进行过安全性/有效性检测）[2]。血液库存领域对基础设施的重视，确保了日益增长需求的供应。输血安全重点一直在消除传染性病毒、寄生虫和细菌污染，且成效卓著[1-4]。20世纪80年代的HIV危机促使人们采取行动，以确保尽可能"最安全"的血液供应，只是把重点聚焦在病毒性疾病方面[1-4]。不应低估输血安全方面的进步。先进的检测技术和献血者的自我报告降低了病毒传播风险，这使得HIV和丙型肝炎风险非常小，以至于只能通过计算机建模来计算（与实际测量相反）[1-6]。

在美国血液可以保存长达42天，在一些欧洲国家可以保存49天。最近，输血的风险研究转向了结局：免疫调理（院内感染和癌症复发）、输血相关急性肺损伤（transfusion-related acute lung injury，TRALI）、器官功能障碍（肾和肺）以及一些氧供问题[6]。回顾性研究引发了人们对红细胞（red blood cells，RBCs）储存时长与负面结局之间关系的忧虑[7]。由于一篇警示性文章[7]以及其他先前发表的论著，已发起了多项随机对照试验（RCTs）来探讨血液储存时长与结局（死亡率）之间的关联[8-13]。这篇综述首先调查了目前已知的关于RBC储存损伤的生物学，然后讨论了回顾性研究的数据，最后是RCTs。RBCs生物学储存变化与大多数RCTs之间是否存在天壤之别？如果没有理解这些研究的含义和局限性，讨论这些数据的医师应该会大为困惑。回顾性对比研究引发了RCTs，而不只是生物学数据[14]。RCTs的负面结局赢得了极大赞扬，但几乎没有受到批评质疑[15]。血库人员并不完全同意他们自己从RCTs中得出的结论。对血库人员的一项调查（97%同意）表明，在他们医院使用新鲜血液可以产生临床益处，尽管80%的人相信RCTs[16]。66%的人表示，他们认为储存寿命是一个主要问题，但是81%的人表示，他们的医疗机构没有采取任何措施来改善新鲜血液的使用[16]。因此，困惑依旧存在，不仅因为生物学与结局数据相矛盾，而且由于来自"专家"，即血库人员的信息。本章旨在帮助医务人员理解这些相互矛盾/令人困惑的数据。

2. 储存损伤

储存的RBCs（直到42天）随着时间而发生生化、代谢、结构、炎症和生理变化，且随时间而加重。这些变化统称为储存损伤[17]。随着时间的推移，RBCs发生退化、形态改变、细胞膜物质丢失、细胞内离子外漏、膜蛋白表达改变和溶血。这些复杂的变化与储存期间氧化应激（炎症/血红素释放和活性氧）超负荷以及抗氧化剂消耗有关[18-21]。应用铬酸钠放射性标记输注的RBCs，然后定期取样确定输血后RBCs的清除和动力学，可得出所输注RBCs的存活率[19]。监管标准是输注前储存血袋中溶血量不应超过 1%，且输注的 75% RBCs 在体内存活 24 h（美国 FDA）。对少数储存的血液单位进行检验，然后假定以同样方式处理的其他所有血液单位符合所监管的原始血液单位检测得出的初始结果。对于在体分解，给健康志愿者输注储存血液，然后在 24 h 时计算溶血。大量输注的 RBCs 在第一个 24 h 内从患者血液循环中清除，这些不可存活 RBCs 所占百分比随着血液储存时间延长而增加。目前，美国 FDA 要求储存 RBC 溶血率低于 1%，并且在输血后储存 RBC 至少有 75% 在受血者体内存活 24 h[20]。相反，监管部门认为所输注 RBC 的 25% 在体内作为细胞碎片被清除是可接受的。目前并没有任何法规要求所输注的任何细胞功能正常，且并不检测血管异常或疾病过程发生炎症的患者的体内溶血。

2.1 携氧 / 氧供

RBCs 没有有氧呼吸，它们缺乏线粒体。RBCs 依靠无氧糖酵解产生三磷酸腺苷（ATP），并产生副产物 2,3- 二磷酸甘油酸（2,3-DPG）。储存的血液可能含有葡萄糖、磷酸盐、柠檬酸和腺嘌呤，以有助于细胞膜完整所需的能量产生。随着血液储存时间的延长，乳酸蓄积，pH 值下降，同时 ATP 和 2,3-DPG 含量下降[22-32]（图 48.1）

2,3-DPG 的下降可导致血红蛋白（hemoglobin，Hgb）对 O_2 的亲和力增加、P_{50} 降低，从而氧供减少。2,3-DPG 下降的作用类似于镰状细胞或胎儿 Hgb[31]。（输注的）陈旧血液通过肺部时进行氧合，但是在外周组织中不能很好地释放 O_2[28-33]。输血可导致

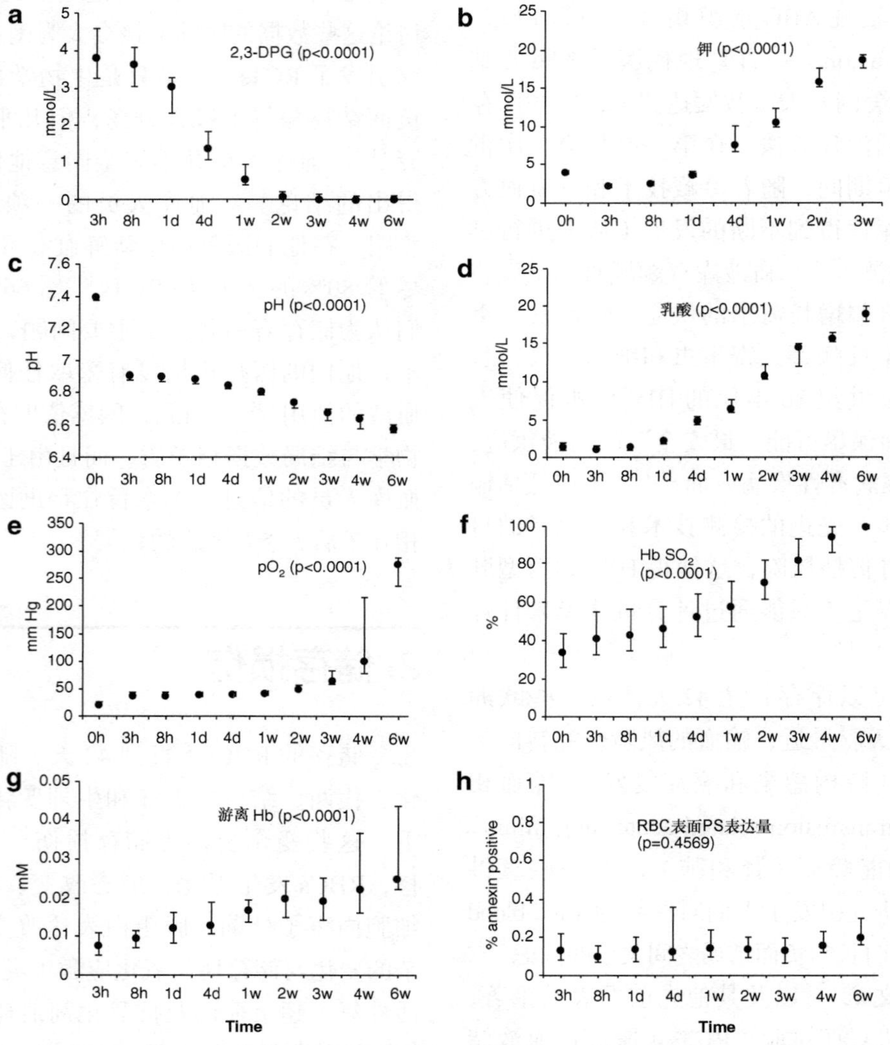

图 48.1 血液储存 3 小时至 6 周期间 RBCs 储存损伤的主要细胞标记物血浆水平值。值得注意的是，2,3-DPG 在 1 周时耗尽，其他指标在存储 1 天之内开始变化（Adapted and reprinted with permission from Bennett-Guerrero E，Veldman TH，Doctor A，et al. Evolution of adverse changes in stored RBCs. Proc Nat Acad Sci 2007；104：17063-17，068）

P_{50} 左移长达 3 天[32]。输血后人体胃黏膜水平 O_2 下降[33]，输注陈旧血时更为明显。输血并不总是能增加组织氧供[30-35]。相反，最近的一项随机对照试验（后面讨论）证实输血后脑氧合改善[36]。

在啮齿动物失血性休克模型中，根据物种特异性血液进行复苏，输注新鲜血液或陈旧血液均可同样地改善血压、中心静脉压和混合静脉氧张力[31]。但是，如果输注陈旧血液，利用灵敏的细胞内氧张力监测仪发现细胞氧张力下降 400%。只有新鲜全血才可恢复细胞氧供[31]。健康人体只有 Hgb 水平低于 5 g/dl 时才会达到临界氧供，这在非洲有关镰状细胞和疟疾儿童输注陈旧血液与较新鲜血液的对比研究的结果一致[36-37]。一项对健康志愿者的研究表明，当他们献血并选择性地将血液稀释至血红蛋白浓度为 5.5 g/dl 时，开始出现神经学改变，将血液回输后即可缓解。研究人员将此作为人体临界氧供的间接证据[38]。

减缓储存血液中 2,3-DPG 下降的研究正在进行中。储存血液中的添加剂可以在所有 2,3-DPG 耗尽前的 8 天内提高其水平。输血时血液储存平均约 21 天[16]。如果输注的血液平均储存 21 天，应用添加剂维持 2,3-DPG 的努力到目前为止并无功效。目前复活添加剂可提高红细胞 ATP 和 2, 3-DPG 水平[37]。这些药物并不常用，因为他们至少需要一小时复活血液，之后还需要一小时洗涤细胞[37]。目前复活技术尚无 RCTs 研究。2,3-DPG 的变化是讨论陈旧血液对比新鲜血液时有争议的一部分。

2.2　细胞刚性 / 破裂和炎症

储存所致细胞膜刚性增加可导致 RBCs 聚集、黏附在内皮细胞上，使 RBCs 变得僵硬，并抑制 RBCs 通过毛细血管的移动。RBCs 刚性可导致微血管阻力增加[39-41]。在陈旧红细胞与活性单层内皮细胞相互作用的红细胞剪切应力模型上的研究证实，剪切力相关的内皮细胞损伤增加与输血后肺部微血管变化相似。

在 21 例长期频繁输血的患者中，不同输血事件下对每例受试者标准输血（平均储存时间为 24.5 天）与输注储存少于 5 天血液进行比较[40]。使用先前验证过的充血张力计指数测量内皮功能。结果显示输注陈旧血液可降低充血反应，表明内皮细胞功能障碍且发生炎症反应[40]。

新近一项代谢组学研究阐述了陈旧血液与内皮细胞功能密切关联[42]。该研究检测了丹麦 28 万多例接受与未接受输血的患者血液样本。代谢组学的变化比 pH 值或游离 Hgb 要详细得多。代谢组学测得 RBC 质量标志物 -RBC 柔韧性指数与 28 万例输血患者的结局相关[42]。

在输注储存 5 天或 30 ～ 42 天自体血液的健康志愿者中，输注血液的储存时间对肺动脉压力没有影响[43]。作者认为输注陈旧血液后缺乏肺动脉血管收缩作用提示陈旧血液一氧化氮结合活性方面无任何差异[43]。也许输注一个单位自体血液（约 5% 血容量）的年轻健康志愿者可能具有较强适应能力，并不出现肺血管反应。同一组研究人员通过测定肥胖或存在内皮功能障碍患者肺动脉压力的研究证实，陈旧血液确实会加重这些患者的内皮功能障碍[39-43]。我们很少给完全健康的患者输血[43]。

随着年龄增长以及在许多疾病和输注陈旧血液的情况下，功能性毛细血管密度（每单位组织中开放毛细血管的数量）减少[28-29]。年龄越大、并发疾病越多的患者，其功能性毛细血管密度基线较低，而这些患者正是最可能接受输血的患者。目前尚无任何有关这类疾病下输血的动物研究。

一项心脏 RCT 研究证实谵妄结局存在差异，这可能与微血管损害有关[44]。

随着 RBCs 储存时间的增加，RBCs 功能障碍性形态伴柔韧性降低可导致内皮细胞功能障碍，且有炎症增加的趋势[45-47]。内皮细胞对流动血液的血管剪切力很敏感。陈旧血液增加内皮剪切应力，并上调这些细胞对血小板、白细胞和其他细胞损伤的反应性[45, 47]。该数据不同于以前在健康志愿者置入肺动脉导管得出的结果。在此，我们看到一些动物模型基础科学研究与 RCTs 结果的显著差异。

2.3　溶血、钾和游离血红蛋白

随着储存时间的延长，RBCs 释放出游离 Hgb，这是一种一氧化氮清除剂。在红细胞中，血红蛋白围绕着大量抗氧化剂－谷胱甘肽。Hgb 如果呈游离、不结合状态，对神经组织、内皮细胞和肾细胞具有毒性作用。游离 Hgb 的释放可导致血管收缩、内皮功能障碍，并可能导致更多的血小板和中性粒细胞黏附于微循环。随着储存时间延长，RBCs 可能削弱低氧状态下一氧化氮反应性的小动脉舒张作用[47]。这种一氧化氮反应再次与在健康志愿者发现的结果不同，但与功能性毛细血管密度的研究结果一致。

游离 Hgb 具有组织毒性，可被结合珠蛋白清除。铁代谢对多种金属蛋白（Hgb、细胞色素、过氧化氢酶、色氨酸吡咯酶）极为重要，因此游离铁被彻底清除。游离铁和未结合血红素是强效氧化剂[48-51]。高水平的游离 Hgb 与肾功能障碍 / 肾衰竭相关。在大量输血的豚鼠模型中的研究证实，与储存 2 天的血液相比，输注（储存 21 ～ 28 天）陈旧血液可明显增加高血压、血管损伤和肾功能不全的发生[48-51]。输血后溶血量和游离 Hgb 量与器官损伤的严重程度以及所输注血液单位的储存时间有关。并且，在输血的同时输注结合珠蛋白的情况下，游离 Hgb 水平下降，不良结果减少[48-50]。有关输血释放游离 Hgb 的其他研究探讨了陈旧红细胞与新鲜红细胞的激光衍射法或剪切应力分析[51]。在一项随机试验的小型亚组分析研究中，20 例脓毒症患者接受储存小于 10 天的新鲜血液或储存大于 15 天的陈旧血液，采用侧流暗场成像测量患者舌下微循环功能。人体暗场成像能用于评估功能性毛细血管密度，而较新的技术可用于评估内皮糖萼的厚度。而在该研究中，糖萼的评估结合了近红外光谱来探究组织氧水平[51]。结果显示，随着游离 Hgb 的增加，功能性毛细血管密度降低（恶化）；而随着血液储存时间延长，组织 Hgb 指数（每克组织的红细胞传输量）变差[51]。这项研究可能特别引人注目的是，游离 Hgb 的升高发生在输注陈旧红细胞后，这意味着体内循环中的这些红细胞被分解[51]。该结果与此前所描述的随着储存时间延长红细胞脆性增加的生物学特性相吻合[51-52]。如上所述，血管外溶血似乎是所输注红细胞受到广泛的破坏，这种破坏并不是在储存袋内。当比较输注了储存时长在 6 周以上血液的健康志愿者时，输注越陈旧血液，红细胞破坏和游离 Hgb 越多[53]。这是生物学的一个重要部分，因为它表明经储存后的红细胞膜确实是脆弱的。

随着红细胞储存时间延长，细胞外钾含量上升[29，54-55]。儿科患者发生过高钾性心搏骤停[54-55]。当患者已有酸中毒、低心排血量、低钙血症、高血糖症和体温过低时，这种死亡风险增加。危重症婴儿易发生输血相关事件，有幼儿输血猝死的病例报道[47，54-55]。已有小儿心脏外科的建议；如果可能输注 4 个单位或更多血液的小儿，应该给患儿输注新鲜血液[56]。

2014 年，儿科麻醉学会（Society for Pediatric Anesthesia，SPA）及其患者安全组织发布了一份“安全苏醒”倡议，以应对输血相关高钾性心搏骤停的担忧。SPA 提倡“在发生明显的血流动力学损害前预测和补充失血”[55]。当基线电解质异常、肾功能受损时，提倡使用更大孔径的外周静脉通路以满足较长的输注时间（较快的输注速率可给身体带来较大的高钾性负荷），并减少 RBC 溶血。目前还不清楚 RCTs 对这些建议可能产生怎样的影响[54]。

2.4 独特的蛋白 / 微粒

带 3 离子交换剂蛋白（band 3 ion exchanger protein）是许多糖酵解酶的锚定物。该蛋白的破坏对 RBCs 具有损害作用。较长时间储存可刺激 RBCs 释放亚微米大小的细胞质膜碎片到上清液-微粒[57-65]。一般认为，储存 RBCs 膜脂质氧化以及许多蛋白氧化可导致细胞膜不稳定。在血液库存期间，随着氧化功能障碍加剧，带 3 离子交换剂蛋白参与了该过程[66]。

当带 3 离子交换分子被破坏时，其聚合物在细胞膜内移动形成囊泡，作为机体清除衰老或受损（氧化）细胞的信号[66]。带 3 离子交换剂蛋白受损部分移动到细胞表面可产生新抗原，该抗原进而刺激巨噬细胞清除这些细胞。带 3 离子交换剂蛋白的破裂可能与一系列促炎事件有关，并与 TRALI 密切相关。与凋亡相关的其他细胞标记物如磷脂酰丝氨酸（细胞膜结构）以及表达它们的囊泡数量，随着储存时间的延长而成比例地增加。在正常生理状态下，释放的红细胞微粒具有保护作用，当这些有害的氧化蛋白出现时，其可使老化或受损的 RBCs 被清除。然而，当我们输注大量功能障碍细胞进入循环时，微粒形成和带 3 表达也可能产生相反的作用[66]。

Lang 及其同事在 2006 年提出了“红细胞凋亡”（eryptosis）这个术语来描述红细胞的自杀式死亡[65]。表达氧化磷脂酰丝氨酸（功能障碍的细胞膜成分）的微囊泡 / 微粒实际上为促凝反应创建了一个表面[60]。这些表面氧化的脂质能够促进凝血酶的生成和血小板的活化，这是一个危害血管的过程，并且扩大了炎症反应[60]。

Solomon 和 Klein 研究了输注陈旧血液对脓毒症犬的影响，他们利用金黄色葡萄球菌肺炎的犬模型来代表 ICU 的危重患者[67]。与人类患者一样，这些犬接受了机械通气、输液、血管升压药、镇静和抗生素治疗。这些动物被随机分成两组，分别接受储存 7 日和 42 日的犬血。输注陈旧血液组的死亡率显著增加。值得注意的是，输注陈旧血液的犬肺损伤和休克程度加重。与此相关的是，输注陈旧血液的犬游离 Hgb 增加，而后者能清除一氧化氮。这项犬类研究是使用标准血液库存技术证明输注陈旧血液增加大型动物模型死亡率的第一个随机盲法试验[67]。值得注意的是，犬类模型与将在人类进行的 RCTs 究竟有多大区别。这项犬类研究观察了可输注的最陈旧血液，这在人类 RCTs 是应避免的。此外，它所观察的动物处于极端临床应激下，这不会在人类 RCTs 中进行。

微粒是细胞膜上的芽状碎片，可发现存在于储存红细胞和血小板中[60-63, 68]。它们特别具有促炎作用，并刺激凝血酶生成和纤维蛋白溶解[69]。研究显示，储存 42 天的血液比新鲜血液含有更多的微粒[61]。血液储存越久，微粒越多。在动物研究中，储存血液中的红细胞微粒可清除一氧化氮，并导致肺细胞功能障碍和肺动脉功能障碍[62, 67]。新鲜冷冻血浆（fresh frozen plasma，FFP）中存在微颗粒，这两者都与 TRALI 有关[62]。氧化微粒具有免疫调理作用，最初上调巨噬细胞。如果产生足够的微粒，这种效应就会被抑制，导致免疫抑制[57]。关于输血中微粒研究的文献本身应该是一篇综述。

2.5　回顾性结局数据

观察性 / 回顾性研究表明，心脏手术或创伤或危重患者接受陈旧血液输注后，其发病率和死亡率并不总是增加。早在 1997 年，一项 37 例危重患者的回顾性研究显示，输注血液的储存时间与死亡率增加有关[64]。此后不久，在大量输血的创伤患者中，多变量逻辑回归分析发现输注血液的储存时间与多系统器官衰竭有关[68]。相反，在心脏手术中，当混杂因子载入模型时，输注血液的储存时间并不影响结果[69]。

结直肠癌复发与肿瘤切除术中所输注血液的储存时间有关[70]。这项全国数据库研究分析了 740 例患者，平均随访 6.8 年，追踪了患者所输注血液的储存时间。接受陈旧血液的患者癌症复发概率较高，预后较差[70]。在创伤患者应用更多陈旧血液与结局关系中，免疫调理作用表现为当使用更多或陈旧的血液时，存活患者感染率增加[71]。在两个心脏手术数据库中，血液储存时间与不良结局之间并不存在相关性[72-73]。然而，改变争论焦点的是由 Koch 进行的一项关于心脏患者的大型研究[7]。

2008 年，Koch 等在克利夫兰医学中心（Cleveland Clinic）进行了一项回顾性（1998—2006）单中心研究，比较输注“较新鲜血（newer blood）”（≤ 14 天）与“较陈旧血（older blood）”（> 14 天）的冠状动脉旁路移植（CABG）或瓣膜手术患者[7]。为了减少混杂因素，排除了输注新旧混合血液的患者数据。研究发现，输注较陈旧的血液可增加住院死亡率（2.8% *vs.* 1.7%，$P = 0.004$），延长机械通气（9.7% *vs.* 5.6%，$P < 0.001$），增加肾衰竭（2.7% *vs.* 1.6%，$P = 0.003$）、脓毒症（4.0% *vs.* 2.8%，$P = 0.01$）和（或）多系统器官衰竭（0.7% *vs.* 0.2%，$P = 0.007$）。较陈旧血液与多种严重不良事件相关（25.9% *vs.* 22.4%，$P = 0.001$）。输注较新鲜血液组 1 年生存率为 92.6%，输注较陈旧血液组为 89.0%（$P < 0.001$）。

人们对 Koch 的研究褒贬不一。赞赏的是由于她将输注的血液储存时间作为一个连续变量进行分析。在上面提到的心脏手术患者谵妄的研究中也做过这样的分析[36]。主要批评质疑是两组患者 ABO 血型分类不同，其他潜在的重要混杂因素没有均衡分布。编辑批评性评论指出，在 8 年的研究时间里，或许应用去白细胞血液可能已经改变了所研究的患者疾病严重程度[14]。这些批评进一步加强呼吁 RCTs。

2012 年，一项对心脏病和创伤患者的 21 项研究（18 项观察性研究，$n = 409\ 966$；3 项随机对照试验，$n = 126$）的回顾性 / 前瞻性 meta 分析结果确实表明，每输注 1 单位陈旧血液，死亡风险增加 16%（OR 1.16）[74-77]。显然，这项 meta 分析中大型回顾性研究的数据压倒 RCTs 的数据。

2.6　随机对照试验

大多数 RCT 结果与生物学和回顾性数据相反。

2016年的一项meta分析评估了纳入5229例患者的12项RCTs[77]。结果并未发现较新鲜RBCs与较陈旧RBCs对死亡率[相对风险（RR），1.04；95%置信区间（CI），0.94～1.14；$P = 0.45$；$I^2 = 0\%$，中等质量证据]或不良事件（RR，1.02；95%置信区间，0.91～1.14；$P = 0.74$；$I^2 = 0\%$，低质量证据）有任何影响[78]。这项分析有其局限性。所分析的试验预先设置一个可变界点来定义较新鲜RBCs与较陈旧RBCs。该试验还使用了不同的值如平均值或中位数，来报告输血使用范围。没有任何一项研究将血液储存时间当作是一个连续的变量，这一点很重要。试验还包括多种不同疾病状态下的输血，有些试验并不局限于仅一种储存时间的血液与另一种储存时间的血液相比较。一些研究使用了去白细胞或辐照血液，而另一些研究则没有。通过辐照或洗涤的红细胞能改变储存损伤的影响。在整个研究过程中，血液处理和储存的方法不同。该研究样本量大于5000例患者；虽然这样的样本量可能足够，但当搜寻一个阴性结果时，没有进行任何效能分析来判定其效能。

ARIPI（Age of Red Blood Cells in Premature Infants，早产儿红细胞储存时间）的研究纳入加拿大377例新生儿（存在钾相关输血不良结果以及肠坏死的潜在风险），他们被随机分配输注特别新鲜的血液（≤7天）与标准血液即不同储存时长的库存血（平均储存14.6天）[79]。结局没有任何差异。ARIPI是第一批随机对照试验之一。他们对比了输注特别新鲜血液与输注新鲜血液。有人批评试验中所输注的“标准储存时间”血液有一个宽泛的时间范围，但是最终都认为这些是新鲜血液。对肠坏死没有进行明确的效能分析，而在该年龄组中肠坏死是输血相关的可怕并发症[79]。此外，实施这项研究的中心非常关注输血的不良事件，所以在研究中对“最佳实践”的选择或许存在偏倚。

2015年，“ABLE”（Age of Blood Evaluation，血液储存时间评估）研究纳入了来自加拿大和欧洲5个国家64个中心三级护理重症监护治疗病房的2510例患者[80]。ABLE比较了接受“新鲜”血液（平均储存时间6.1天）与接受标准血液（平均储存时间22天）的患者[80]。患者以1∶1的比例被分配到两个研究组中的一个，其随机区组长度为6、8或10。使用“意向治疗”分析，他们发现在研究开始的第90天，接受新鲜血液的患者死亡为37%，而标准组患者35%。虽然输注较新鲜血液无任何益处，但是研究小组确实注意到，他们使用了“限制性输血策略”，患者输血前平均血红蛋白为7.7 g/dl。这很重要，因为许多医疗机构的输血指征设定更高或更宽松，而这可能影响结局，因为这些患者接受较多血液制品。此外，方案的总体依从率为＞95%；然而，随机分到“新鲜血液”组的患者有16%接受了至少1个单位储存时间＞7天的RBC，因此依从率显然不是95%[80]。当完成意向治疗分析时，1个单位陈旧血液会使数据变得无效吗？

INFORM（Informing Fresh versus Old Red Cell Management，报告新鲜与陈旧红细胞管理）试验是从2012年到2015年在多个中心所有手术患者进行的一项前瞻性/随机化研究，共招募了超过3.1万例患者，但是有2.9万例关于死亡率的可用数据（表面上数量很大）[81]。该研究采用1∶2的随机分组（更多患者接受陈旧血液），新鲜血液储存≤7天，而陈旧血液储存8～35天，极少数患者接受储存大于35天的血液。陈旧血液组的血液平均存储时间为23.6天，而新鲜血液组的血液平均存储时间为13.0天。没有研究极度陈旧的血液，也没有将血液储存时间作为一个连续变量进行评估，尽管他们得出结论认为输注储存时间超过35天的血液也没有问题。许多患者同时输注了陈旧血液与新鲜血液。此外，许多患者接受了血小板、FFP和冷沉淀物，但是这些血液制品被认为对结果没有任何影响而被忽视。因为这是一个如此庞大的研究，INFORM可以被认为是最终答案。它称赞自己的设计“符合实际”，研究的输血量相对较小，换句话说，这是一个可以完成的研究。

该设计没有比较在犬脓毒性休克研究中的最陈旧血液与最新鲜血液。尽管INFORM的优势在于招募了多种类型的手术，但是可能悄然存在入选偏倚。例如，一般认为将心血管手术作为一个亚组包括在内是一种优势。该研究有9000多例心血管手术患者。结果发现，心脏手术患者院内死亡率高得惊人，新鲜血液组为12.3%，陈旧血液组为11.2%。大多数心血管外科手术接受的住院死亡率为5%或更低。心脏手术如此惊人的高死亡率回避了一个问题——这些患者是谁？

如果常规手术的29 000例患者没有任何差异，

那么 INFORM 研究的有效性就值得质疑。研究观察的结局是死亡。这些 29 000 例手术的预期死亡率是多少？死亡率是输血 RCTs 的正确结局吗？如果死亡率是终点，那么将输注血液的储存时间作为一个（分段的或连续的）变量一分为二或分多组研究之前，就需要知道输血导致死亡的风险。输血导致的死亡率并不明了，因为从来没有人做过比较输血与患者血液管理（patient blood management，PBM）（非输血）的研究。

输血导致死亡的最大原因是 TRALI。据报道 TRALI 的发病率为 1/6000 ～ 20 000。在这种罕见发生率的情况下，基于这种副作用的 RCT 效能分析需要极大数量的病例。这再次回避了一个问题：也许并不能对陈旧血液和新鲜血液进行 RCTs，因为死亡率是终点，除非研究纳入大量患者（可能数百万例，且需要分组非常明确）。这种认识下支持这样一种观点，即如果需要如此庞大例数来进行效能分析，那么血液储存时间真是没什么差异。但是，也许不应该针对“所有人”来研究这个问题，而应该针对与 TRALI 相关死亡率相当高的高危人群。研究人员不愿设计这样的研究。相反，ICU 危重患者每输血 200 单位发生 TRALI 可能大于 1 例，死亡率为 50%[82]。理解随机性大大降低，就不需要如此大样本进行效能分析吗？

INFORM 研究中超过 1 万例患者住过 ICU。但这并不意味着 ICU 是他们输血干预的主要地点。与 INFORM 研究同时发表的一篇有关 RCTs 评论认为，目前我们知道的答案是陈旧血液没有任何影响。

一项非随机性、前瞻性观察研究主要针对极长储存时间血液的应用。输注 35 ～ 42 天极长储存时间的血液与死亡率增加有关。如同犬脓毒性休克一样，这项研究的重点是高危患者。一直认为观察性研究的“权重”不如 RCTs[83]。

红细胞储存时间研究（Red-Cell Storage Duration Study，RECESS）旨在比较 1481 例≥ 12 岁接受输血的复杂心脏手术后患者的临床结局[84]。患者输注储存时间≤ 10 天或≥ 21 天的血液，可能试图模仿 Koch 使用的血液储存时间。需要指出的是，所有患者由于进行了体外循环，已经经历了溶血。经历溶血的影响可能是一项混杂因素。研究者测量了手术前后多器官功能障碍评分（Multiple Organ Dysfunction Score，MODS）的变化，评分范围为 0 至 24 分，其中 24 分表示患者死亡。评分在术后 7 天或患者死亡进行，取决于哪个先发生[84]。研究的主要结果显示，输注储存时间短的血液组平均 7 天的变化为 8.5 分，而输注储存时间长的血液组为 8.7 分，差异 0.2 分有利于输注储存时间短的血液组，但没有显著性（差异的 95% 置信区间，－ 0.6 至 0.3；$P = 0.44$）。他们的结论是，全因死亡率相近。术后第 7 天，输注储存时间短的血液组 15 例死亡，输注储存时间长的血液组 11 例死亡（$P = 0.43$）。住院天数和 ICU 滞留天数没有差异。该研究的一个局限是，由于医院的政策，所输注的每个单位血液失效日期没有被隐藏，这可能会给研究带来偏倚。研究人员还指出，他们无法设计研究来区分死亡率或其他罕见临床事件的差异。这项研究的另一个局限性是，虽然研究了新鲜血液和中等储存时间血液的影响，但是他们没有研究最陈旧血液（35 ～ 42 天）的影响[84]。

之前已经提到过[36]，在一项来自非洲的研究中，血清乳酸水平升高和血红蛋白水平极低的严重贫血危重儿童被随机输注较新鲜与较陈旧的血液。这项研究值得特别关注，因为它不仅关注了死亡率，而且深入研究了关键的生理过程：乳酸生成 / 清除、肺功能障碍、昏迷和电解质紊乱。这项研究发现输注较新鲜与较陈旧血液在这些生理指标方面没有差异。换句话说，较陈旧血液纠正乳酸生成 / 酸中毒和脑供氧不足的速度与较新鲜血液一样迅速[36]。在较新鲜血液组所输注的血液存储时间中位数约为 8 天，而较陈旧血液组为 32 天，这肯定是相当大的差异。这个单一的 RCT 解决了这个问题或否定了迄今为止所有的生物学研究？这很难说，但是对于所有对这一复杂问题感兴趣的人来说，这肯定值得注意。这项研究在血液储存时间的分组方面设计得很好，并且它研究了复杂的生理事件，而人们一直认为这些事件与储存血液的储存时间有关。事实上，很难将这项单一的 RCT 与动物和生物化学研究的数据一并进行解释。

一项在心脏手术中进行的 RCT 确实发现了结局的差异。该 RCT 显示，当血液储存时间作为一个连续变量进行分析时，输注陈旧血液与新鲜血液后患者谵妄的发生存在差异[44]。这项分析复杂，但储存时间超过 21 天的血液可增加谵妄（储存时间每增加一天的比值比为 1.02 ～ 1.23）[44]。他们发现新鲜血液（< 14 天）与陈旧血液（21 天）的集中比较没有差异。如 Koch 研究一样，血液储存时间作为一个连续变量来研究可能极为重要。

如上所述，完成 RCTs 的一个主要问题是患者可能接受不同储存时间的血液，除非严格控制所有使用的血液，否则血液储存时间的变化可能会使一些研究结果无效。研究小组如何处理诸多储存不同时间库存血的输注呢？这些输血也许是在“研究期间”以外。相对来说，只有少数危重患者只接受 1 单位血液。一些 RCTs 只在住院的某些阶段控制输注血液的储存时间，而其他时间接受任何储存时间的血液。

由于对 RCTs 的限制，使得它们不能比较最陈旧血液，而且符合“实际”（意味着大多数患者接受多个储存时间不同的血液——INFORM 研究），因此产生了偏倚。所有单位的血液储存时间都不一样。在陈旧血液中乳酸水平、微粒产生、钾水平和游离 Hgb 范围很宽广。因此每个储存 14 天或 35 天的血液单位并不一样。

在 Koch 的分析中，血液储存时间既是一个整体（平均储存时间）也是连续的变量。RCTs 主要通过比较血液储存时间的均值或中位数来研究数据。如果分组重叠，如同 INFORM 研究，那么连续变量分析最有意义。

3. 小结 / 展望

到目前为止，还没有研究探究过真正新鲜温暖的全血，这种全血曾用于世界大战期间，并在伊拉克冲突中显现（非随机）其最有效的作用。还没有研究对限制所有输血的患者血液管理中的标准实践（输注储存时间 21 ～ 25 天的血液）与最佳实践进行比较。重要的是，我们并不知道输血的死亡风险。因此，不可能对所有 RCT 研究进行效能分析，以试图发现无差异。为了揭示结局无差异，必须严格设计有适当对照的非劣效性试验[85]。这样的设计应该基于以往工作中已知的生物学，以及正在研究的不良结局已知风险（在这种情况下死亡率是未知的）。对于输血来说，TRALI 是死亡的最大原因。INFORM 和所有其他 RCTs 均未考虑 FDA 有关非劣效试验指南[86]。如果没有适当的设计，RCTs 不能声称已经解决了这个问题。本文并未关注每项 RCT 研究的设计。

一些血液中心的目前实践是给三级医疗中心提供陈旧血液，以避免其过期。病情较重的患者和复杂的创伤患者往往在三级医疗中心。这些患者通常处于更危急的状态，可能特别地对陈旧血液制品更敏感。除了非洲对严重贫血儿童的研究和心脏病患者的谵妄研究之外，几乎没有随机前瞻性试验是建立在储存损伤已知的生物学变化所产生的假设之上的。换句话说，我们没有将基于生理学的研究转化为基于假设的人体试验。相反，我们设计的试验似乎（仅仅因为其样本量大）回答了，但是实际上并没有回答关于血液储存时间与结局的问题。

那么，麻醉科医师应该得出什么结论呢？很少有资料表明输血可改善高危患者亚组的结局。大量相关数据表明输血与免疫抑制、TRALI、住院时间延长、肾功能障碍 / 衰竭增加以及许多其他不良结局有关。有大量的生物学理由说明输注库存陈旧血液的风险可能增大。然而，到目前为止，RCTs 给医学提供了一些相互矛盾的证据，证明陈旧血液不会造成更差的结局。也许更准确地说，生物学的个体机制研究、回顾性研究、meta 分析和 RCTs 是相当矛盾的。并没有设计 RCTs 作为假设检验或非劣效性检验来比较最陈旧血液与最新鲜血液。

对血库人员的民意调查非常具有指导意义，大多数人（97%）仍然认为最大限度地减轻红细胞储存损伤将产生临床获益[16]。大多数人（81%）知道他们的中心并没有改变其临床实践，而改为提供新鲜血液[16]。

医学并不是完全基于 RCTs 进行的，输血就是最好的例子。RCTs 从未证明吸烟与癌症、心脏病和血管疾病之间的关联。而生物学在这方面是有意义的。

美国血库人员协会（American Association of Blood Bankers）表示这个问题已经得到了解答，所以目前看来，即使有新的 RCTs，也会很少[87]。人们不得不反问一个问题：如果 RCTs 的设计不是为了反映和检验生物学问题，并且 RCTs 有固有的缺陷 / 偏差（根据 FDA 的指南，不是设计为非劣效性检验），我们真正做了什么研究？

目前正在开发改进血液储存的新技术。如果血液储存的时间没有影响，并且血库行业真正相信（他们似乎不相信），那么产业资金如何能投入到减少储存损伤方面？事实上，这个问题远未解决。读者应该记得，当输血第一次在战区使用时，手术室应用的是来自士兵的温暖、新鲜全血。我们知道，同种异体血液本身的有效性还没有经过适当的检验，从而并不能为我们提供最佳的实践答案，也不能提供应该由非劣效性检验得出的死亡风险。

参考文献

1. World Health Organization global database on blood safety: report 2004–2005. Geneva: World Health Organization; 2008.
2. Starr D. Blood: an epic history of medicine and commerce. New York: Harper Collins; 2002. p. 53–146.
3. Seghatchian J. Multilayer-strategy to enhance optimal safety of the blood supply: the role of pathogen inactivation for optimizing recipient safety and helping health care cost containment. Transfus Apher Sci. 2015;52:233–6.
4. Blood Connects Us All. World Health Organization. N.p., n.d. Web. 13 June 2016.
5. Leparc GF. Safety of the blood supply. Cancer Control. 2015;22:7–15.
6. Bolton-Maggs PH, Cohen H. Serious Hazards of Transfusion (SHOT) haemovigilance and progress in improving transfusion safety. Br J Haematol. 2013;163:303–14.
7. Koch CG, Li L, Sessler DI, et al. Duration of red-cell storage and complications after cardiac surgery. N Engl J Med. 2008;358:1229–39.
8. Weinberg JA, McGwin G Jr, Griffin RL, et al. Age of transfused blood: an independent predictor of mortality despite universal leukoreduction. J Trauma. 2008;65:279–82; discussion 282–284.
9. Robinson SD, Janssen C, Fretz EB, et al. Red blood cell storage duration and mortality in patients undergoing percutaneous coronary intervention. Am Heart J. 2010;159:876–81.
10. Eikelboom JW, Cook RJ, Liu Y, Heddle NM. Duration of red cell storage before transfusion and in-hospital mortality. Am Heart J. 2010;159:737–743.e1.
11. Edgren G, Kamper-Jørgensen M, Eloranta S, et al. Duration of red blood cell storage and survival of transfused patients. Transfusion. 2010;50:1185–95.
12. Leal-Noval SR, Muñoz-Gómez M, Arellano-Orden V, et al. Impact of age of transfused blood on cerebral oxygenation in male patients with severe traumatic brain injury. Crit Care Med. 2008;36:1290–6.
13. Gauvin F, Spinella PC, Lacroix J, et al. Association between length of storage of transfused red cells and multiple organ dysfunction syndrome in pediatric intensive care patients. Transfusion. 2010;50:1902–13.
14. Dzik W. Fresh blood for everyone? Balancing availability and quality of stored RBCs. Transf Med. 2008;18:260–5.
15. Belpulsi D, Spitalnik SL, Hod EA. The controversy over age of blood: what do clinical trials really teach us? Blood Transf. 2017;15:112–5.
16. Roback JD. Perspectives on the impact of storage duration on blood quality and transfusion outcomes. Vox Sang. 2016;111:357–64. https://doi.org/10.1111/vox.12441.
17. Qu L, Triulzi DJ. Clinical effects of red blood cell storage. Cancer Control. 2015;22:26–37.
18. Carl H, Soumya R, Srinivas P, Vani R. Oxidative stress in erythrocytes of banked ABO blood. Hematology. 2016;21:630–24.
19. Nagababu E, Scott AV, Johnson DJ, et al. Oxidative stress and rheologic properties of stored red blood cells before and after transfusion to surgical patients. Transfusion. 2016;56:1101–11.
20. The International Committee for Standardization in Hematology. Recommended methods for radioisotope red cell survival studies. Blood. 1971;38:378–86.
21. Yoshida T, Shevkoplyas SS. Anaerobic storage of red blood cells. Blood Transfus. 2010;8:220–36.
22. Paglia G, D'Alessandro A, Rolfsson Ó, et al. Biomarkers defining the metabolic age of red blood cells during cold storage. Blood. 2016;128:e43–50.
23. Rinalducci S, Zolla L. Biochemistry of storage lesions of red cells and platelet concentrates: a continuous fight implying oxidative/nitrosative/phosphorylative stress and signaling. Trans Apher Sci. 2015;52:262–9.
24. Pallotta V, Rinalducci S, Zolla L. Red blood cell storage affects the stability of cytosolic native protein complexes. Transfusion. 2015;55:1927–36.
25. Tarasev M, Chakraborty S, Alfano K. RBC mechanical fragility as a direct blood quality metric to supplement the storage time. Mil Med. 2015;180:150–7.
26. Grau M, Freiderichs P, Krehan S, et al. Decrease in red cell blood cell deformability is associated with a reduction in RBC-NOS activation during storage. Clin Hemorrheol Microcirc. 2015;16:215–29.
27. Hu X, Patel RP, Weinberg JA, et al. Membrane attack complex generation increases as a function of time in stored blood. Transfus Med. 2014;24:114–6.
28. Hess JR. Measures of stored red blood cell quality. Vox Sang. 2014;107:1–9.
29. Bennett-Guerrero E, Veldman TH, Doctor A, et al. Evolution of adverse changes in stored RBCs. Proc Natl Acad Sci U S A. 2007;104:17063–8.
30. Tsai AG, Hofmann A, Cabrales P, Intaglietta M. Perfusion vs. oxygen delivery in transfusion with "fresh" and "old" red blood cells: the experimental evidence. Transf Apher Sci. 2010;43:69–78.
31. Tsai AG, Cabrales P, Intaglietta M. Microvascular perfusion upon exchange transfusion with stored red blood cells in normovolemic anemic conditions. Transfusion. 2004;44:1626–34.
32. Scott AV, Nagababu E, Johnson DJ, et al. 2,3-diphosphoglycerate concentrations in autologous salvaged versus stored red blood cells in surgical patients after transfusion. Anesth Analg. 2016;122:616–23.
33. Marik PE, Sibbald WJ. Effect of stored-blood transfusion on oxygen-delivery in patients with sepsis. JAMA. 1993;269:3024–9.
34. Walsh TS, McArdle F, Mclellan SA, et al. Does storage time of transfused red blood cells influence regional or global indexes of tissue oxygenation in anemic critically ill patients? Crit Care Med. 2004;32:364–71.
35. Fitzgerald RD, Martin CM, Dietz GE, Doig GS, Potter RF, Sibbald WJ. Transfusing red blood cells stored in citrate phosphate dextrose adenine-1 for 28 days fails to improve tissue oxygenation in rats. Crit Care Med. 1997;25:726–32.
36. Dhabangi A, Ainomugisha B, Cserti-Gazdewich C, et al. Effect of transfusion of red blood cells with longer vs shorter storage duration on elevated blood lactate levels in children with severe anemia. JAMA. 2015;314:2514–23. https://doi.org/10.1001/jama.2015.13977.
37. Koshkaryev A, Zelig O, Manny N, Yedgar S, Barshtein G. Rejuvenation treatment of stored red blood cells reverses-storage-induced adhesion to vascular endothelial cells. Transfusion. 2009;49:2163–43.
38. Weiskopf RB, Feiner J, Hopf H, et al. Fresh blood and aged stored blood are equally efficacious in immediately reversing anemia-induced brain oxygenation deficits in humans. Anesthesiology. 2006;104:911–20.
39. Seo J, Conegliano D, Farrell M, et al. A microengineered model of RBC transfusion-induced pulmonary vascular injury. Sci Rep. 2017;7:3413.
40. Parviz Y, Hsia C, Alemayehu M, et al. The effect of fresh versus standard blood transfusion on microvascular endothelial function. Am Heart J. 2016;181:156–61.

41. Bordbar A, Johansson PI, Paglia G, et al. Identified metabolic signature for assessing red blood cell unit quality is associated with endothelial damage markers and clinical outcomes. Transfusion. 2016;56:852–62.
42. Nemkov T, Hansen KC, Dumont LJ, D'Alessandro A. Metabolomics in transfusion medicine. Transfusion. 2016;56:980–93.
43. Hayek SS, Neuman R, Ashraf K, et al. Effect of storage-aged red blood cell transfusions on endothelial function in healthy subjects. Transfusion. 2015;55:2768–9.
44. Brown CH 4th, Grega M, Seines OA, et al. Length of red cell unit storage and risk for delirium after cardiac surgery. Anesth Analg. 2014;119:242–50. https://doi.org/10.1213/ANE.0000000000000134.
45. Berra L, Pinciroli R, Stowell CP, et al. Autologous transfusion of stored red blood cells increases pulmonary artery pressure. Am J Resp Crit Care Med. 2014;190:800–7.
46. Karger R, Lukow C, Kretschmer V. Deformability of red blood cells and correlation with ATP content during storage as leukocyte-depleted whole blood. Transfus Med Hemother. 2012;39:277–82.
47. Callan MB, Patel RT, Rux AH, et al. Transfusion of 28 day-old leukoreduced or non-leukoreduced stored red blood cells induces an inflammatory response in healthy dogs. Vox Sang. 2013;105:319–27.
48. Manlhiot C, McCrindle BW, Menjak IB, et al. Longer blood storage is associated with suboptimal outcomes in high-risk pediatric cardiac surgery. Ann Thorac Surg. 2012;93:1563–9.
49. Schaer DJ, Buehler PW, Alayash AI, Belcher JD, Vercellotti GM. Hemolysis and free hemoglobin revisited: exploring hemoglobin and hemin scavengers as a novel class of therapeutic proteins. Blood. 2013;121:1276–84.
50. Baek JH, et al. Hemoglobin-driven pathophysiology is an in vivo consequence of the red blood cell storage lesion that can be attenuated in guinea pigs by haptoglobin therapy. J Clin Invest. 2012;122:1444–58.
51. Gladwin MT, Kanias T, Kim-Shapiro DB. Hemolysis and cell-free hemoglobin drive an intrinsic mechanism for human disease. J Clin Invest. 2012;122:1205–9.
52. Damiani E, Adario E, Luchetti MM, et al. Plasma free hemoglobin and microcirculatory response to fresh or old blood transfusions in sepsis. PLoS One. 2015; https://doi.org/10.1371/jopurnal.pone.0122655.
53. Rapido F, Brittenham GM, Bandyopadhyay S, et al. Prolonged red cell storage before transfusion increases extravascular hemolysis. J Clin Invest. 2017;127(1):375–82.
54. Dietrich HH, Ellsworth ML, Sprague RS, Dacey RG Jr. Red blood cell regulation of microvascular tone through adenosine triphosphate. Am J Physiol Heart Circ Physiol. 2000;278:H1294–8.
55. Raza S, Ali Baig M, Chang C, et al. A prospective study on red blood cell transfusion related hyperkalemia in critically ill patients. J Clin Med Res. 2015;7:417–21.
56. Lee AC, Heitmiller ES. Preventing pediatric transfusion-associated incidents of hyperkalemic cardiac arrest: Anesthesia Patient Safety Foundation; 2014. https://www.apsf.org/newsletters/html/2014/June/01_pedhyper.htm. Accessed October 31, 2016.
57. Weed RI, LaCelle PL, Merrill EW. Metabolic dependence of red cell deformability. J Clin Invest. 1969;48:795–809.
58. Cognasse F, Hamzeh-Cognasse H, Laradi S, et al. The role of microparticles in inflammation and transfusion: a concise review. Transfus Apher Sci. 2015;53:159–67.
59. Fischer D, Büssow J, Meybohm P, et al. Microparticles from stored red blood cells enhance procoagulant and proinflammatory activity. Transf. 2017; https://doi.org/10.1111/trf.14268.
60. Levin G, Sukhareva E, Lavrentieva A. Impact of microparticles derived from erythrocytes on fibrinolysis. J Thromb Thrombolysis. 2016;41:452–8.
61. Rubin O, Deloble J, Prudent M, et al. Red blood cell-derived microparticles isolated from blood units initiate and propagate thrombin generation. Transfusion. 2013;53:1744–54.
62. Gamonet C, Mourey G, Aupet S, et al. How to quantify microparticles in RBCs? A validated cytometry method allows the detection of an increase in microparticles during storage. Transfusion. 2017;57:504–16.
63. Said AS, Doctor A. Influence of red blood cell-derived microparticles upon vasoregulation. Blood Transfus. 2017;15:522–34.
64. Jy W, Ricci M, Shariatmadar S, et al. Microparticles in stored red blood cells as potential mediators of transfusion complications. Transfusion. 2011;51:886–93.
65. Rubin O, Canellini G, Delobel J, Lion N, Tissot JD. Red blood cell microparticles: clinical relevance. Transfus Med Hemother. 2012;39:342–7.
66. Lang F, Lang KS, Lang PA, Huber SM, Wieder T. Mechanisms and significance of eryptosis. Antioxid Redox Signal. 2006;8:1183–92.
67. Rinalducci S, Ferru E, Blasi B, Turrini F, Zolla L. Oxidative stress caspase-mediated fragmentation of cytoplasmic domain of erythrocyte band 3 during blood storage. Blood Transfus. 2012;10(Suppl 2):s55–62.
68. Solomon SB, Wang D, Sun J, et al. Mortality increases after massive exchange transfusion with older stored blood in canines with experimental pneumonia. Blood. 2013;121:1663–72.
69. D'Alessandro A, Liumbruno G, Grazzini G, Zolla L. Red blood cell storage: the story so far. Blood Transfus. 2010;8:82–8.
70. Sweeney J, Kouttab N, Kurtis J. Stored red blood cell supernatant facilitates thrombin generation. Transfusion. 2009;49:1569–79.
71. Purdy FR, Tweeddale MG, Merrick PM. Association of mortality with age of blood transfused in septic ICU patients. Can J Anaesth. 1997;44:1256–61.
72. Zallen G, Offner PJ, Moore EE, et al. Age of transfused blood is an independent risk factor for post injury multiple organ failure. Am J Surg. 1999;178:570–2.
73. Vamvakas EC, Carven JH. Length of storage of transfused red blood cells and postoperative morbidity in patients undergoing coronary artery bypass graft surgery. Transfusion. 2000;40:101–9.
74. Mynster T, Nielsen HJ, Danish RANXO5 Colorectal Cancer Study Group. Storage time of transfused blood and disease recurrence after colorectal cancer surgery. Dis Colon Rect. 2001;44:955–64.
75. Offner PJ, Moore EE, Biffl WL, Johnson JL, Silliman CC. Increased rate of infection associated with transfusion of old blood after severe injury. Arch Surg. 2002;137:711–6.
76. Leal-Noval SR, Jara-Löpez I, Garcia-Garmendia JL, et al. Influence of erythrocyte concentrate storage time on postsurgical morbidity in cardiac surgery patients. Anesthesiology. 2003;98:815–22.
77. Van de Watering L, Lorinser J, Versteegh M, Westendord R, Brand A. Effects of storage time of red blood cell transfusions on the prognosis of coronary artery bypass graft patients. Transfusion. 2006;46:1712–8.
78. Wang D, Sun J, Solomon SB, Klein HG, Natanson C. Transfusion of older stored blood and risk of death: a meta-analysis. Transfusion. 2012;52:1184–95.
79. Alexander PE, Barty R, Fei Y, et al. Transfusion of fresher vs older red blood cells in hospitalized patients: a systematic review and meta-analysis. Blood. 2016;127:400–10.
80. Da F, Hébert P, Hogan DL, et al. Effect of fresh red blood cell transfusions on clinical outcomes in premature, very low birth-weight infants: the ARIPI randomized trial. JAMA. 2012;308:1443–51.
81. Lacroix J, Hébert PC, Fergusson D, et al. The ABLE study: a randomized controlled trial on the efficacy of fresh red cell units to improve the outcome of transfused critically ill adults. Transfus Clin Biol. 2015;22:107–11.
82. Heddle NM, Cook RJ, Arnold DM, et al. Effect of short-term vs. long-term blood storage on mortality after transfusion. N Engl J Med. 2016;375:1937–45.
83. Rana R, Fernández-Pérez ER, Khan SA, et al. Transfusion-related acute lung injury and pulmonary edema in critically ill patients: a retrospective study. Transfusion. 2006;46:1478–83.
84. Goel R, Johnsons DJ, Scott AV, et al. Red blood cells stored 35 days

or more are associated with adverse outcomes in high-risk patients. Transfusion. 2016;56:1690–8.
85. Non-Inferiority Clinical Trials to Establish Effectiveness-Guidelines for Industry, United States Department of Health and Human Services Food and Drug Administration, Center for Drug Evaluation and Research (CDER) Centers for Biologics Evaluation and Research (CBER), November 2016, pages 1–56.
86. Steiner ME, Ness PM, Assmann SF, et al. Effects of red-cell storage duration on patients undergoing cardiac surgery. N Engl J Med. 2015;372:1419–29.
87. AABB. Press Release: October 24, 2016: International trial shows no survival advantage with fresh red blood cells. http://www.aabb.org/press?Pages?pr161024.aspx.

彩　图

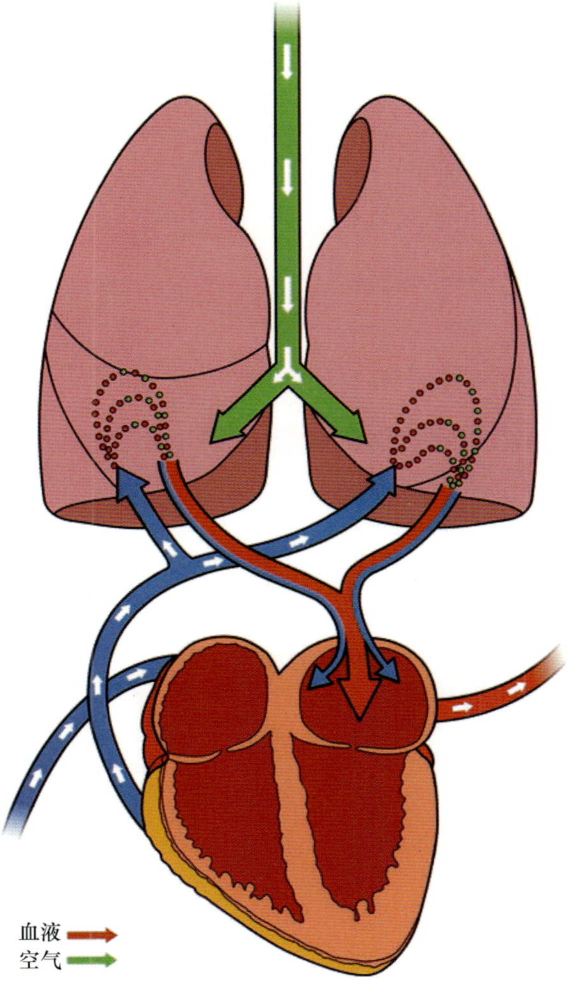

彩图 1　公元 1236 年在伊本 · 纳菲斯的著作中描述的肺循环的示意图[11]

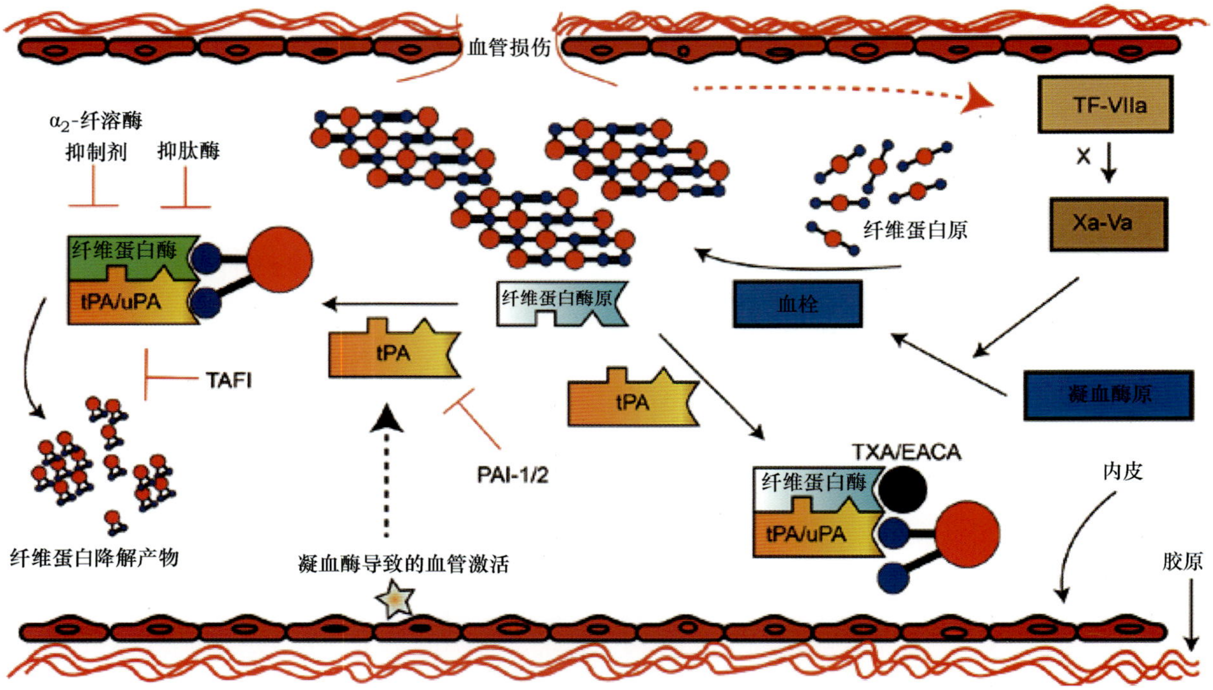

彩图 2 止血和纤溶及其抑制物的作用机制图。血管壁损伤后（红色虚线箭头），表达的组织因子（TF）与因子ⅦA结合，使凝血酶产生并发挥止血作用。凝血酶将催化可溶性纤维蛋白原转化为纤维蛋白网，从而导致血凝块的形成。凝血酶也刺激内皮细胞释放组织型纤溶酶原激活物（tPA）（黑色虚线箭头），与纤维蛋白表面的纤溶酶原形成复合物释放活性纤溶酶。通过巨噬细胞、单核细胞和尿道上皮细胞释放的尿激酶型纤溶酶原激活物（uPA）也可以形成纤溶酶。纤溶酶将纤维蛋白裂解为可溶性的纤维蛋白降解产物。氨甲环酸（TXA）和 ε-氨基己酸（EACA）通过竞争性结合到纤溶酶原的赖氨酸结合位点从而抑制血管内纤溶。这一过程阻止了纤溶酶的释放，并形成稳定的纤维蛋白凝块。抑肽酶能够可逆性的抑制游离纤溶酶。纤溶酶原激活物抑制物（PAI-1 和 PAI-2）、α-2 抗纤溶酶（A2AP）和凝血酶激活的纤溶抑制物（TAFI）均能发挥抗纤溶作用

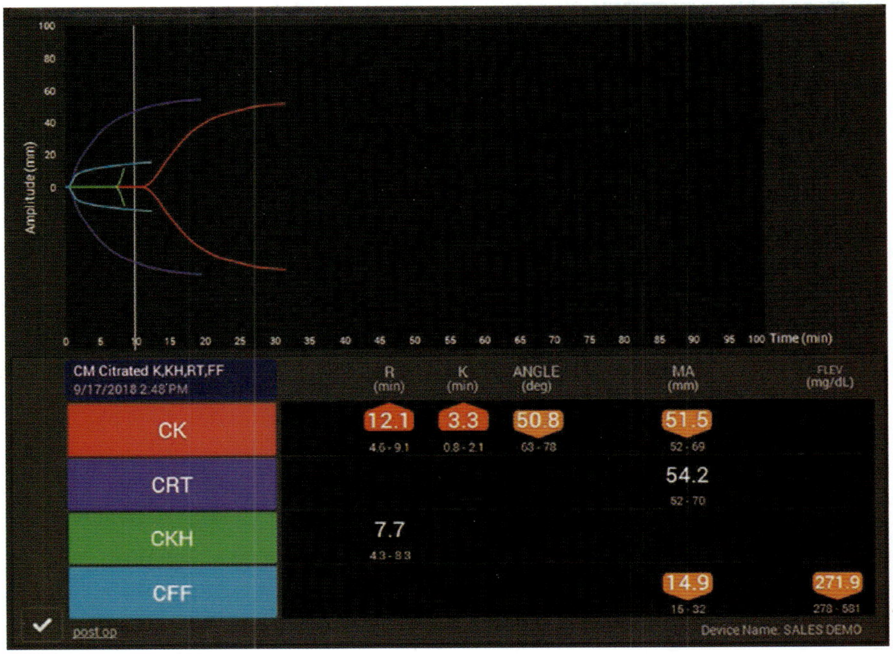

彩图 3 全面的凝血测试卡片追踪曲线。CK，柠檬酸化的高岭土；CKH，带有肝素酶的柠檬酸化的高岭土；CRT，柠檬酸化的快速 TEG；CFF，柠檬酸化的功能性纤维蛋白。白线代表的时间为 10 分钟，此时已有几个可用参数用于决策指导

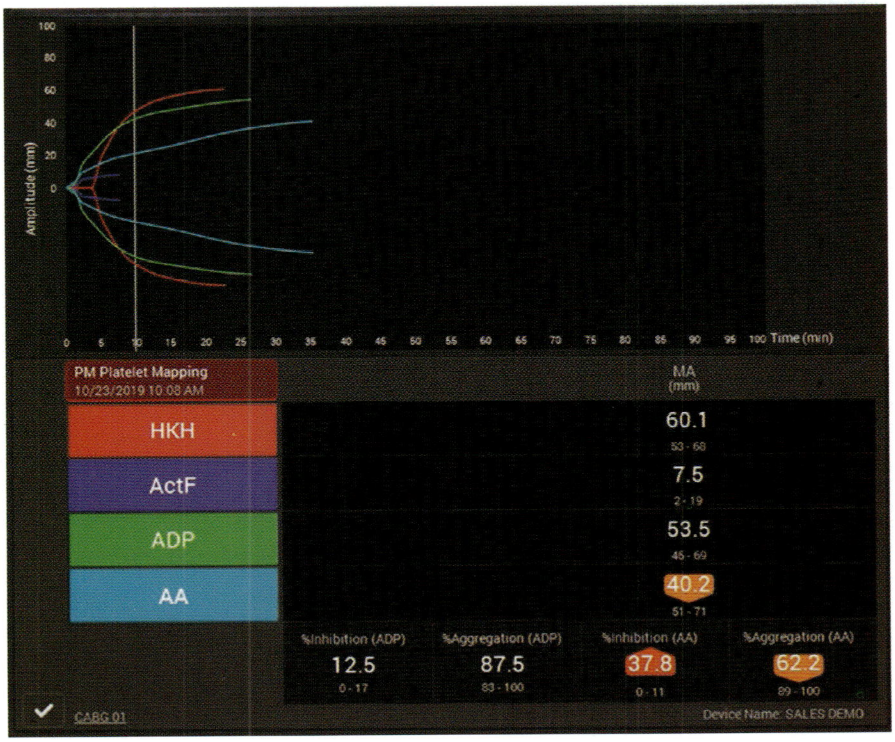

彩图 4 上述追踪曲线来自血小板标测测试卡片。HKH，带有肝素酶的肝素化的高岭土，代表最大的血小板活化或无抑制作用；ActF，代表血块无血小板贡献或 100% 抑制的血块。ADP 和 AA 追踪曲线反映了激动剂添加到活化剂后的血块强度。最后两个评估了抑制后患者的残留血小板反应性

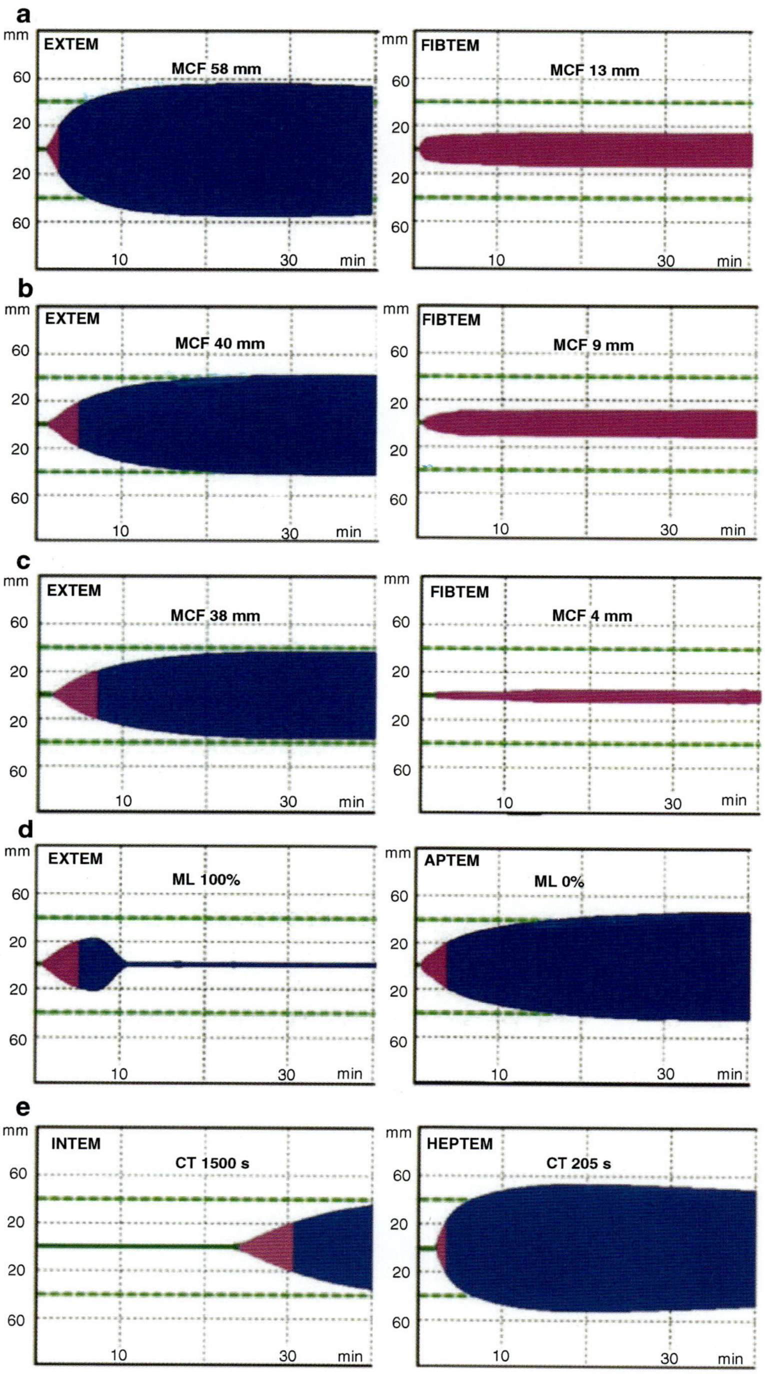

彩图 5 INTEM。该测试激活凝血的接触阶段。结果受凝血因子、血小板、纤维蛋白原和肝素的影响。在没有肝素的情况下，INTEM 是一种凝血系统的筛选试验。用于有关应用新鲜冷冻血浆、凝血因子、纤维蛋白原或血小板等治疗决策。

HEPTEM。该检测是在肝素（或低分子肝素）降解酶存在下进行的 INTEM 检测。HEPTEM 和 INTEM 的 CT 值差异证实了肝素的存在。

EXTEM 试验通过生理激活组织因子激活止血。其结果受外源性凝血因子、血小板和纤维蛋白原的影响。EXTEM 表示外源性凝血途径。该试验不受肝素（包括在 EXTEM 中的肝素抑制剂）的影响。可用于凝血因子、纤维蛋白原或血小板的目标导向治疗。FIBTEM 检测是基于 EXTEM 针对血块中纤维蛋白的检测方法。

FIBTEM 通过使用细胞松弛素 D 不可逆地抑制血小板来消除血小板对凝块形成的影响。细胞松弛素 D 是一种肌动蛋白聚合的有效抑制剂，可破坏肌动蛋白微丝，而微丝是血小板细胞骨架介导血块收缩的重要组成部分。使用细胞松弛素比使用不完全阻断血小板的糖蛋白Ⅱb/Ⅲa 抑制剂更有效。FIBTEM 可检测纤维蛋白原缺乏或纤维蛋白聚合紊乱，如因血浆制品扩容引起的，并能迅速确定是否需要纤维蛋白原替代品。

APTEM 基于 EXTEM 检测方法检测纤维蛋白溶解。相比 EXTEM，APTEM 可以检测爆发性纤溶

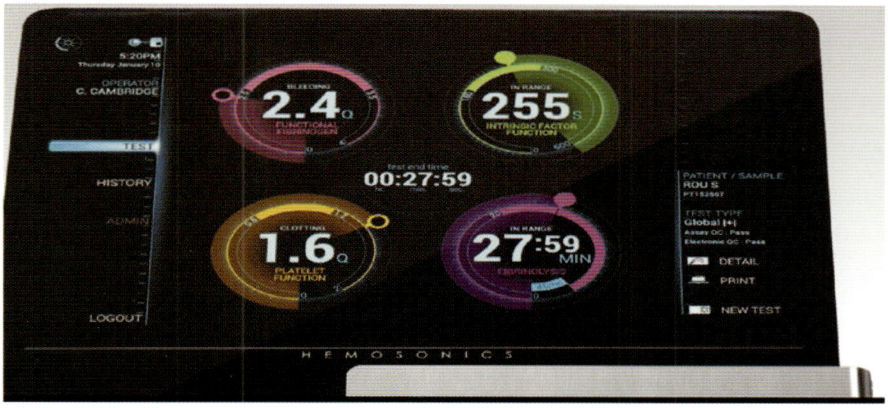

彩图 6　超声多普勒血流动力检测仪显示的测试结果

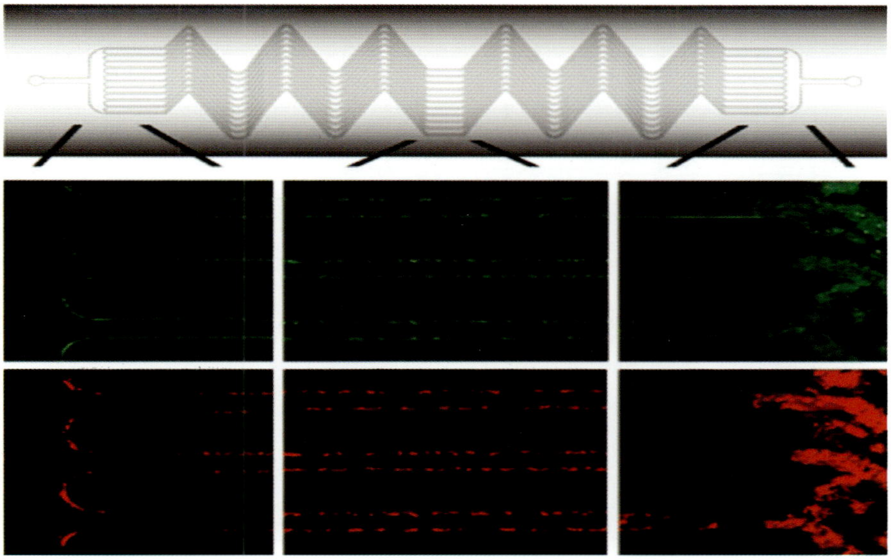

彩图 7　微流控通道示意图（Courtesy of Wyss Institute at Harvard University）